国家科学技术学术著作出版基金资助出版

甲状腺超声诊断与介入治疗

主　　编　徐辉雄　张一峰

名誉主编　梁　萍　李建初

副 主 编　孙丽萍　金　晔　金凤山

编　　委（按姓氏笔画排序）

丁诗思	同济大学附属第十人民医院	张会丽	同济大学附属第十人民医院
王　丹	同济大学附属第十人民医院	陆　清	复旦大学附属中山医院厦门医院
王　帅	同济大学附属第十人民医院	陈　洁	上海交通大学附属胸科医院
王　实	同济大学附属第十人民医院	陈云超	复旦大学附属中山医院厦门医院
朱菁莪	同济大学附属第十人民医院	范培丽	复旦大学附属中山医院
向莉华	同济大学附属第十人民医院	岳雯雯	同济大学附属第十人民医院
刘　卉	同济大学附属第十人民医院	金　晔	同济大学附属第十人民医院
刘博姬	同济大学附属第十人民医院	金凤山	同济大学附属第十人民医院
孙丽萍	同济大学附属第十人民医院	赵　丹	杭州市红十字会医院
李小龙	复旦大学附属中山医院	赵崇克	复旦大学附属中山医院
李嘉欣	同济大学附属第十人民医院	徐辉雄	复旦大学附属中山医院
时　惠	同济大学附属第十人民医院	郭乐杭	同济大学附属第十人民医院
伯小皖	同济大学附属第十人民医院	黄琼漪	同济大学附属第十人民医院
余松远	同济大学附属第十人民医院	彭成忠	同济大学附属第十人民医院
汪翰祥	同济大学附属第十人民医院	董　霖	同济大学附属第十人民医院
张　颖	同济大学附属第十人民医院	蔚　青	同济大学附属第十人民医院
张一峰	同济大学附属第十人民医院		

人民卫生出版社

·北 京·

图书在版编目（CIP）数据

甲状腺超声诊断与介入治疗 / 徐辉雄，张一峰主编
. -- 北京 ： 人民卫生出版社，2025. 6
　ISBN 978-7-117-35906-1

　Ⅰ.①甲…　Ⅱ.①徐…　②张…　Ⅲ.①甲状腺疾病—
超声波诊断　Ⅳ.①R581.04

　中国国家版本馆 CIP 数据核字（2024）第 026567 号

| 人卫智网 | www.ipmph.com | 医学教育、学术、考试、健康，购书智慧智能综合服务平台 |
| 人卫官网 | www.pmph.com | 人卫官方资讯发布平台 |

甲状腺超声诊断与介入治疗

Jiazhuangxian Chaosheng Zhenduan yu Jieru Zhiliao

主　　编：徐辉雄　张一峰
出版发行：人民卫生出版社（中继线 010-59780011）
地　　址：北京市朝阳区潘家园南里 19 号
邮　　编：100021
E - mail：pmph @ pmph.com
购书热线：010-59787592　010-59787584　010-65264830
印　　刷：人卫印务（北京）有限公司
经　　销：新华书店
开　　本：889 × 1194　1/16　　印张：41
字　　数：1269 千字
版　　次：2025 年 6 月第 1 版
印　　次：2025 年 7 月第 1 次印刷
标准书号：ISBN 978-7-117-35906-1
定　　价：298.00 元

打击盗版举报电话：**010-59787491**　**E-mail：WQ @ pmph.com**
质量问题联系电话：**010-59787234**　**E-mail：zhiliang @ pmph.com**
数字融合服务电话：**4001118166**　　**E-mail：zengzhi @ pmph.com**

主编简介

徐辉雄 二级教授，主任医师，博士生导师。复旦大学附属中山医院超声医学科主任、上海超声诊疗工程技术研究中心主任、上海市甲状腺疾病研究中心副主任、上海市影像医学研究所副所长、复旦大学超声医学与工程研究所所长、同济大学附属第十人民医院超声医学科学科带头人。兼任中华医学会超声医学分会委员兼浅表器官和血管学组副组长、中国医师协会介入医师分会常务委员兼超声介入专业委员会副主任委员、上海市医学会超声医学专科分会候任主任委员、上海市医师协会理事、上海市医院管理协会理事等职。

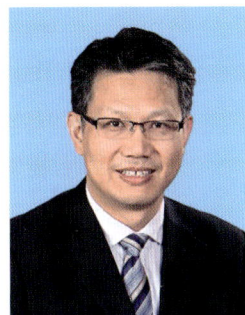

长期从事肿瘤影像及介入治疗相关的临床工作、基础研究和转化工作。在肿瘤超声多模态影像和超声引导微创治疗等领域取得了一些重要的科学发现。标志性成果以第一或通信作者发表在 *Journal of Clinical Oncology*，*Nature Communications*，*Journal of Experimental Medicine*，*Journal of Clinical Investigation*，*Radiology*，*Thyroid*，*Journal of Clinical Endocrinology & Metabolism*，*Advanced Materials*，*Eclinical Medicine*，*Advanced Functional Materials*，*Advanced Science* 等刊物上。工作成果被美国、欧洲多个国际权威诊疗指南多次引用。与团队受世界超声医学与生物学联合会（World Federation for Ultrasound in Medicine and Biology，WFUMB）主席邀请执笔《国际肝脏超声造影指南》《WFUMB甲状腺超声弹性成像指南》和《前列腺超声弹性成像指南》，推动了中国超声学科与国际接轨。主持和参与编写国内外20余部行业指南。

上海市住院医师规范化培训优秀管理者，上海医学领军人才，同济大学育才奖励金一等资助金获得者，同济大学医学院十佳研究生导师。近年来培养研究生数十人、国家优秀青年基金获得者2人、上海市青年拔尖人才1人、上海市"科技创新行动计划"启明星项目（A）类获得者2人、上海市优秀毕业生3人。

主持国家自然科学基金国家重大科研仪器研制项目、国家自然科学基金杰出青年基金、原创探索项目等国家级课题多项。获省部级科研成果一等奖、二等奖8项。

主编《超声设备及检查技术》、《消化系统疾病超声入门》、《皮肤超声诊断学》、《肝胆胰脾疾病超声造影》、《前列腺超声诊断学》、*Diagnostic Ultrasound in Derunatology* 等专著，并任 *British Journal of Radiology*、《肿瘤影像学》期刊及研究生教材《浅表器官超声诊断学》副主编，在国内外核心刊物发表论文200余篇。

　　张一峰　医学博士，教授，主任医师。上海超声诊疗工程技术研究中心副主任，从事超声工作 20 年，擅长甲状腺、乳腺等疾病超声诊断及介入治疗，在超声造影、弹性超声、超声相关分子诊断等临床应用方面也有丰富的经验。

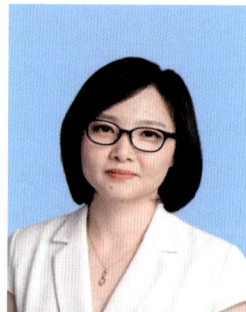

　　担任上海市医学会超声医学专科分会青年委员会委员、上海市医学会超声医学分会人工智能及远程超声学组副组长、上海市社会医疗机构协会超声医学分会人工智能及远程专家委员会副主任委员、中国医师协会介入医师分会超声介入专业委员会乳腺介入学组副主任委员、中国抗癌协会第五届肿瘤影像专业委员会委员、中国抗癌协会肿瘤精准治疗专业委员会委员、中国医学装备协会超声装备技术分会战创伤与急症超声专业委员会常务委员、中国医学装备协会超声装备技术分会远程及移动超声专业委员会常务委员等。

　　主持国家自然科学基金面上项目、国家自然科学基金青年项目、上海市自然科学基金面上项目等课题 10 项。

　　任《肿瘤影像学》青年通信编委，*Advanced in Ultrasound Diagnosis and Therapy*（*AUDT*）青年通信编委。主编专著《肝胆胰脾疾病超声造影》。在 *Journal of Clinical Oncology* 等《科学引文索引》（science citation index，SCI）收录期刊发表论文 20 余篇。

副主编简介

孙丽萍 主任医师，医学博士，博士生导师。同济大学附属第十人民医院超声医学科主任。擅长介入性超声、血管超声及超声造影。现任中华医学会超声医学分会第十届委员会腹部脏器超声学组成员、上海市医学会超声医学分会腹部学组副组长、中国医师协会介入医师分会超声介入专业委员会青年委员会常务委员、上海市医学会肿瘤介入专科分会第一届委员会委员、中国抗癌协会肿瘤影像专业委员会青年委员、中国女医师协会超声医学专业委员会委员、上海市超声医学工程学会理事。

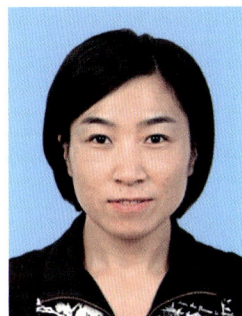

承担国家级、省市级及院内课题 6 项。主编《消化系统疾病超声入门》，副主编《肝胆胰脾疾病超声造影》，副主编《前列腺超声诊断学》，参与编写《血管超声经典教程》。以第一作者在 SCI 收录期刊发表论文 20 余篇，中文 5 篇。

金 晔 医学博士，副主任医师。重点从事腹部、浅表器官疾病及儿科疾病超声诊断的临床及科研工作。担任中国医学装备协会超声装备技术分会远程及移动超声专业委员会委员、第一届中国中医药信息学会中西医结合介入分会委员、上海市医学会超声医学专科分会第八届及第九届委员会儿科学组组员。主持并完成上海市卫生健康委员会面上项目 2 项。主编专著《消化系统疾病超声入门》。

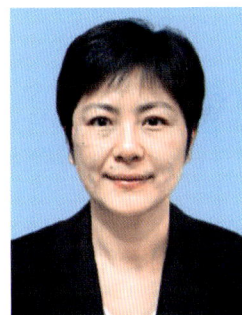

金凤山 医学硕士，主治医师。上海医学会超声分会浅表及运动学组委员、上海市超声医学工程学会肌骨超声专委会委员，擅长肌骨及浅表器官疾病诊断及介入治疗。2017 年赴美国费城 Thomas Jefferson University 进修学习肌骨疾病超声介入治疗。现兼任中国超声医学工程学会第三届肌肉骨骼超声专业委员会青年委员会委员、中国研究型医院学会肌骨及浅表超声专业委员会青年委员会委员、中国中医药信息学会中西医结合介入分会委员。参编《皮肤超声诊断学》等著作 3 部。

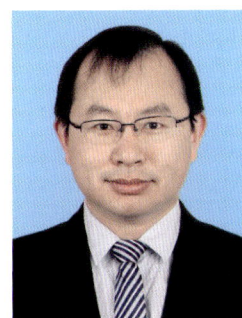

序一

甲状腺是人体重要的内分泌器官，分泌的甲状腺素影响人体各器官，与生长发育、新陈代谢、功能活动等均有密切的关系。近年来由于检查技术的进步和大众健康意识的提高，甲状腺及甲状旁腺疾病的检出率明显增高并引起了社会的广泛关注。据估计，成年人有一半左右罹患甲状腺疾病。庞大的疾病人群给医疗系统带来了极大的压力。有关甲状腺疾病尤其是甲状腺结节过度诊断和过度治疗的话题在学术界一直存在争议，部分学者将之归因于甲状腺超声检查的广泛应用，另有部分学者则认为超声对甲状腺肿瘤的早期检出和早期诊断功不可没。简单地对甲状腺及相邻的甲状旁腺疾病进行治疗或处置显然不符合当前的实际情况，如能充分挖掘现有临床诊断体系的潜力，在治疗或处置前能明确病变性质及危险度，将极大地规避和减少目前治疗中存在的一些乱象。

甲状腺疾病的诊断和治疗看似简单，但明显存在诊断标准不一、诊断水平参差不齐、治疗方案千变万化、相关学科一哄而上等诸多问题，往往给患者和从事相关诊疗工作的医师带来极大的困惑，并造成资源浪费。上海市卫生健康委员会有鉴于此，特委托同济大学附属第十人民医院组建了国内第一个规范化的甲状腺疾病诊疗中心，即上海市甲状腺疾病研究中心。中心自2016年8月试运行以来，整合甲状腺内科、外科、病理科、核医学科、超声医学科、放疗科等多个相关学科的资源，实现了患者"一站式"诊治，取得了良好的效果，在业内形成了良好的口碑和学术影响。

徐辉雄教授所带领的超声医学科作为上海市甲状腺疾病研究中心的重要组成部分，近10年来一直致力于甲状腺及甲状旁腺疾病的相关临床和基础研究，并取得了丰硕的成果。他带领的团队作为我国唯一机构受世界超声医学与生物学联合会（WFUMB）邀请，执笔了《WFUMB甲状腺超声弹性成像指南》，对推进中国超声医学与国际的交流和接轨做出了重要贡献。徐辉雄教授同时作为编写组组长代表中华医学会超声医学分会制定了我国首部《甲状腺弹性超声指南》，并在国际上发表，推动了我国原创指南的国际化。他们的研究成果发表在甲状腺相关的顶级杂志如 *Journal of Clinical Oncology*，*Thyroid*，*Journal of Clinical Endocrinology & Metabolism*，*Radiology* 上，并被国际上20余部指南和共识引用，在甲状腺诊治的国际舞台上发出了中国声音。

我与该书主编徐辉雄教授相识近20年，他在非常艰苦的条件下带领团队从比较低的起点开始创业、默默耕耘，在学科建设、人才培养、服务大众上都做出了开拓性的贡献，得到了业界的肯定。该书是徐辉雄教授团队在甲状腺及甲状旁腺超声诊断和介入治疗领域深耕10余年的呕血之作，全书共37章，近千幅精美插图，堪称甲状腺及甲状旁腺超声专业领域的鸿篇巨著。鉴于此，我谨代表本人及中华医学会超声医学分会对该书的出版表示热烈的祝贺，同时欣然接受邀请担任该书名誉主编并为之作序。

书中有大量的案例和丰富的图片，图文并茂，形象生动。我相信无论是初学者，还是相关领域的专门医师，均能从书中吸收营养并有所裨益。该书的出版必将推动我国甲状腺及甲状旁腺超声诊断和介入治疗事业的进步，是一本不可多得的工具书。

梁　萍

中国人民解放军总医院第五医学中心超声医学科　主任

中华医学会超声医学分会　主任委员

中国研究型医院学会肿瘤介入专业委员会　主任委员

序二

随着环境及生活方式的改变、高分辨率超声的普及应用、大众健康意识的提高，甲状腺结节发病率逐年上升，甲状腺癌也成为发病率增长最快的肿瘤。"甲状腺结节"不仅是老百姓关注度较高的话题之一，而且带来了医疗、商业保险政策的改变。在某种程度上，甲状腺疾病的诊治不单纯是一个医学问题，还影响到社会经济学、大众心理学层面。近年来，随着可视化实时高分辨率超声在甲状腺诊疗中的广泛应用，甲状腺疾病的诊治理念已经发生了巨大的变化，经典的甲状腺及甲状旁腺超声书籍已不能全面反映新理念和技术的进展，临床一线医生迫切需要一部既全面、客观，又科学、实用的专著来指导临床实践和相关科学研究。

依托于同济大学附属第十人民医院建设的上海市甲状腺疾病研究中心和上海超声诊疗工程技术研究中心近年来紧密跟踪国内外该领域前沿进展，在就诊流程、诊疗模式、组织架构、理念创新上均做出了不少有益的尝试，改善了患者的就医体验并显著提高了诊治水平，在学术界和社会上产生了较大的影响。中华医学会超声医学分会浅表器官和血管学组在第十三届国际甲状腺知识宣传周期间，由上海市甲状腺疾病研究中心和上海超声诊疗工程技术研究中心主办了大型科普义诊活动。该活动得到上海广播电视台新闻综合频道、上海教育电视台、新民晚报、文汇报等主流媒体报道，同时在新疆、青海、贵州等地区开展远程会诊，团队深入学校、社区普及甲状腺有关知识，覆盖人数百万计，产生了良好的社会影响，凸显了中华医学会超声医学分会的社会责任和公益担当，践行了科学普及与科技创新同等重要的新发展理念。

《甲状腺超声诊断与介入治疗》一书是徐辉雄教授团队在开展甲状腺及甲状旁腺疾病科学普及之余，在超声诊断和治疗领域多年临床与科研创新的心血之作。全书在编写体例和架构上都做出了重大突破，在甲状腺及甲状旁腺疾病相关的基础内容方面，突出强调了近年来病理分型方面的一些变化，同时涵盖了分子诊断学相关的进展；在甲状腺及甲状旁腺疾病的超声诊断方面，突出了疾病背景介绍、相关指南的推荐意见以及具体的案例，同时也有近年来人工智能和机器人远程超声诊疗方面的进展；在甲状腺及甲状旁腺疾病的介入诊疗方面，详细介绍了具体操作、注意事项、经典案例等，尤其是阐述了其他工具书较少提及的、近年来才开展的一些新技术。此外，颈部其他相关疾病的超声诊断及介入治疗方面内容在该书中也有大量篇幅涉及。

该书集基础性、实用性、前沿性、权威性、规范性于一体。在此，我十分乐意向广大同道大力推荐这本著作并为之作序，相信该书的出版对我国甲状腺及甲状旁腺超声诊疗整体水平的提升将起到重要的推动作用。

李建初

中国医学科学院北京协和医院超声医学科　主任

中华医学会超声医学分会　候任主任委员

前言

　　甲状腺疾病与超声诊断这两个看似不相干的领域从来没有像今天这样水乳交融、如胶似漆。在学科高度融合、高度交叉的今天，传统的超声诊疗模式已不能适应当下来自社会和患者的期待，也不能反映当前蓬勃兴起的精准医学范式对超声医学提出的更高需求。

　　甲状腺疾病的诊断和治疗规范历来由相关专业内科和外科医师主导，相关权威指南发起人也多为内科或外科医师。应该承认，美国甲状腺协会（American Thyroid Association，ATA）、美国国立综合癌症网络（National Comprehensive Cancer Network，NCCN）、美国临床内分泌医师学会（American Association of Clinical Endocrinologists，AACE）、美国内分泌学院（American College of Endocrinology，ACE）以及意大利临床内分泌协会（Associazione Medici Endocrinologi，AME）等发布的甲状腺疾病诊治指南仍然是我们管理和处置甲状腺疾病的重要指引，其中有关超声的章节和推荐意见值得超声医学专业人员反复认真体会和用心感悟。但另一方面，甲状腺及甲状旁腺疾病的超声诊断和介入治疗发展迅猛，近年来涌现出不少新技术、新理念、新手段，在临床上受到广大患者的欢迎和拥护。

　　当超声医学走近和拥抱甲状腺疾病的诊疗时，超声医师一方面需要对现存的指南和规范保持敬畏的心态；另一方面也需要讲好超声的故事，用高水平的临床研究和高级别的循证医学证据，让临床能理解并客观地看待超声医学的发展和进步。我们可以看到，由于我国超声医学工作者的努力，美国临床内分泌医师学会、美国内分泌学院以及意大利临床内分泌协会发布的最新甲状腺疾病诊治指南中纳入了甲状腺弹性超声的有关内容，认为甲状腺结节的硬度特征是中度危险因素之一。同时，在我国广泛开展的甲状腺结节热消融也被越来越多的国际指南认可和推荐。实际上，以上观点和推荐意见都经历了从不认可、怀疑、将信将疑、有条件地接受、热情拥抱的过程，这也是所有临床新技术必然经历的过程，需要各方客观理性地对待。应该认识到，今天的所谓真谛，明天可能成为谬误；今天看来不可思议的方案，明天可能成为主流。所以，同道们始终要以开放的心态，理性地看待各种争议，积极寻求对患者最佳的诊疗方案。

　　时代的洪流浩浩荡荡，超声医学也已发展成为临床二级学科。站在新的历史起点，回顾前辈们在甲状腺及甲状旁腺领域做出的巨大贡献，从事相关领域的超声同道更加有理由团结一致、积极拼搏，拥抱各种新技术，以崭新的形象更好地为百姓健康服务；但同时超声同道也要克服自身短板，以包容开放的心态，更好地向相关专业的同道虚心学习，听取不同的意见，求同存异，寻求相互尊重和理解。

　　在从事甲状腺及甲状旁腺超声诊断和介入治疗的临床工作中，我们深深地体会到同道们渴求甲状腺及甲状旁腺相关基础知识，希望能将超声诊断和介入治疗的日常工作与当前国际主流指南和共识的观点对接，同时也希望能在重重迷雾中看清未来的发展方向。本书的编写团队即是在这样一个宏大的背景下组建的。团队在甲状腺及甲状旁腺超声诊断和介入治疗方向深耕十余年，有丰富的临床工作经验和感悟，在书籍的编写中也参考了同道的很多意见。本书编写历时三年，行文造句均反复斟酌，力求准确反映最新动态和进展。书中有大量的案例、图片和视频，既方便初学者掌握基础知识，也方便专科医师进一步进阶和提高；既方便超声医师学习有关超声医学专业知识，也方便大家查阅最新的病因、病理、分子检测、临床表现和预后等相关内容，对疾病有一个详细而完整的了解。本书强调实用性与新颖性并重、影像表现与临床意义相结合，力争做到参考性强并能反映相关领域的最新进展，是一部对甲状腺及甲状旁腺超声诊断和介入治疗全面归纳总结的工具书。

本书由上海超声诊疗工程技术研究中心牵头组织编写，并受上海市"强主体"临床重点专科建设项目（NO：SHSLCZDZK03502）、上海超声诊疗工程技术研究中心项目（NO：19DZ2251100）、国家科学技术学术著作出版基金、同济大学学术专著（自然科学类）出版基金资助。

本书主要作者为上海超声诊疗工程技术研究中心、复旦大学附属中山医院、复旦大学超声医学与工程研究所、同济大学医学院超声医学研究所、同济大学附属第十人民医院超声医学科的中青年医师，他们均具有非常丰富的临床实际经验，同时在临床科研方面也取得了较为突出的成绩。经过4年多的资料收集、整理、编写，大家在日常工作之余投入了大量时间和精力。本书的编写同时得到了不少院外专家的指导，在此对各位的辛苦付出一并表示感谢！由于本书涉及大量的相关专业知识，同时甲状腺及甲状旁腺疾病的进展更新极快，不同专业间存在意见不一甚至完全相左的情况，需要进一步消化吸收和相互借鉴。编者的经验和水平也存在不足，书中难免会有一些疏漏、不妥甚至错误之处，恳请各位同道不吝赐教，定当及时修正。

上海超声诊疗工程技术研究中心是上海市科技创新体系的重要组成部分，是开展工程化研究与开发，突破行业共性与关键技术，加快科技成果的转移、辐射和扩散，引领行业技术进步，增强本市战略性新兴产业技术创新能力的重要基地，为促进本市创新驱动发展发挥基础性功能作用。

上海超声诊疗工程技术研究中心是上海加快建设具有全球影响力的科技创新中心的重要组成部分。该中心以促进超声生物工程技术的基础研发及临床转化为己任，同时也是超声工程技术推广、科学研究、培养领军人才、国内外合作交流、培训教育的重要基地。中心于2019年由上海市科学技术委员会批准。

徐辉雄　张一峰

上海超声诊疗工程技术研究中心

上海市甲状腺疾病研究中心

复旦大学超声医学与工程研究所

同济大学医学院超声医学研究所

复旦大学附属中山医院超声科

同济大学附属第十人民医院超声医学科

2024 年 10 月

目录

第三篇　甲状腺介入性超声

第四篇　甲状旁腺总论

第五篇　甲状旁腺超声诊断

第六篇　甲状旁腺超声介入

第七篇　颈部淋巴结与其他颈部肿块超声诊断及介入

附录

参考文献

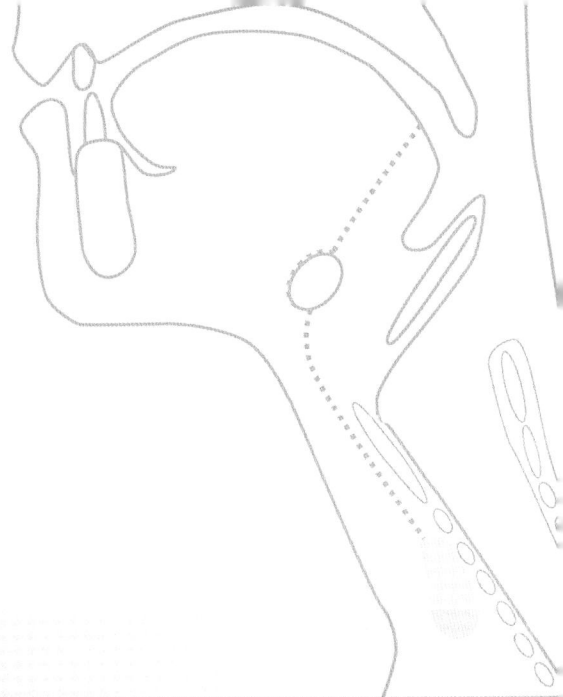

第一篇

甲状腺总论

第一章
甲状腺超声诊断发展简史

超声技术应用于医学开始于20世纪40年代。超声波第一次用于医学诊断是在1942年，Karl Theodore Dussik 使用了 A 型超声仪穿透法定位脑室。20世纪50年代起，人们就尝试用脉冲反射成像检测甲状腺。随着20世纪50年代第一台二维 B 型超声扫查仪的问世，超声技术逐渐被应用于甲状腺等浅表器官的诊断。甲状腺超声诊断最早的报道开始于1957年，Howry 等最早报道 B 型超声诊断甲状腺。1967年，日本东京大学医学院第二外科 Fujimoto 等报道了使用水浴法进行 B 型超声扫描的数据。作者运用 B 型超声进行了300多例甲状腺疾病的检查，总结了184例超声检查结果与组织学检查相符的病例的超声特点，并大致将异常的图像分为4种类型。1971年12月，Blum 等发表了一系列甲状腺结节的 A 型超声图像，并证明了超声检查区分实性结节和囊性结节的能力，以及其在测量甲状腺结节尺寸上的准确性。

国内甲状腺普通超声诊断开始于1979年钱蕴秋等率先报道了 A、B 型超声检查甲状腺。党渭楼、燕山、谢冠群、石建明、张缙熙等最早一批的超声医学专家亦对超声在甲状腺中的应用进行了一系列研究。随着高频超声的发展以及甲状腺超声相关指南的推出，甲状腺超声在诊断性能以及图像质量上均较以往有了质的飞跃。1985年，党渭楼、燕山等报道了甲状腺肿块的超声诊断结果，详细介绍了正常甲状腺及其周围结构的超声表现以及甲状腺肿块的超声表现，将甲状腺肿块超声表现分为增强光团型、减弱光点区型及无回声的暗区型。北京协和医院张缙熙教授在国内首次报道了 B 型超声对甲状旁腺腺瘤的诊断，他们运用 Aloka SSD-250 型线阵式超声诊断仪（探头频率3.5～5MHz）对10例甲状旁腺腺瘤进行了诊断，全部病例经手术及病理证实，超声诊断正确者9例，假阳性1例。研究指出用高分辨率、带动态聚焦装置的超声诊断仪，不仅可以发现，而且可以定位腺瘤引起的甲状旁腺功能亢进。

20世纪80年代出现的彩色多普勒血流成像（color Doppler flow imaging，CDFI），则是在实时 B 型超声图像中，以彩色表示血管中血液流动的成像方式，使超声对甲状腺疾病的显示由结构显像向功能显像转变。在甲状腺疾病中，CDFI 最初用于毒性弥漫性甲状腺肿［Graves 病（Graves disease，GD）］的鉴别诊断。美国南加利福尼亚大学 Ralls 等于1988年首次提出甲状腺功能亢进的"甲状腺地狱"（thyroid inferno）征象，即火海征，为 Graves 病的诊断提供了新的方向。国内1994—1998年李建初、张缙熙、蔡胜、闻悝等相继报道了甲状腺疾病彩色多普勒超声的应用。

此后，超声造影、三维超声、弹性超声等新技术日新月异，并且逐渐应用于甲状腺疾病的诊断，为弥补灰阶超声和彩色多普勒超声的不足发挥了重要的作用。三维超声在发明之初多应用于产科超声。2001年，德国维尔茨堡大学 Schlögl 等首次报道利用三维超声对甲状腺的体积进行了测量。2006年，Slapa 等将此技术应用于甲状腺良恶性结节的诊断。

甲状腺疾病超声造影是甲状腺超声成像的又一次革新，它能敏感地显示甲状腺实质及甲状腺结节微血流灌注情况的变化。2001年，Amodio 等首先使用了第一代超声造影剂 Levovist 评估了甲状腺功能亢进患者的治疗效果。同年，Spiezia 等报道了甲状腺结节的造影表现，并对比分析了甲状腺癌与腺瘤等其他良性肿瘤之间的时间 - 强度曲线参数。现在甲状腺超声造影已成为甲状腺介入治疗评估疗效的主要方法，并作为甲状腺疾病常规超声诊断的重要补充。

超声弹性成像是超声医学继超声造影以后的又一项具有重大意义的新技术，使医学超声从形态学、血流动力学、微循环灌注学进入到生物力学的领域。1991年，德克萨斯大学医学院放射科Ophir教授等首次提出弹性成像可应用于评估生物组织的硬度，此后弹性成像技术得到了迅猛的发展，目前甲状腺疾病已成为弹性成像主要应用领域之一，在甲状腺结节良恶性鉴别诊断、甲状腺弥漫性病变评价、甲状腺疾病介入术前术后评估、预测颈部淋巴结转移、降低不必要的穿刺等方面都发挥了重要的作用。2004年，国外有报道弹性成像用于甲状腺癌的诊断。我国上海市第六人民医院王燕等2010年报道了应变弹性成像在直径＜1cm的甲状腺结节中的诊断价值。同济大学附属第十人民医院在国内较早开展了甲状腺弹性成像定量诊断的研究，于2012年确定了甲状腺癌弹性成像定量诊断截断值为2.87m/s，此后围绕弹性成像对甲状腺结节鉴别诊断、定性弹性超声评分新方法、弹性超声在桥本甲状腺炎患者中的诊断价值、对淋巴结转移的预测价值等展开了系统性的研究，取得了多项国际原创性成果，其中弹性成像对淋巴结转移的预测价值的研究结果在2014年发表于知名期刊*Radiology*上，是国人关于甲状腺弹性成像方面研究在*Radiology*上的首篇报道。

近年来，随着人工智能（artificial intelligence，AI）技术的不断发展以及超声在甲状腺结节诊疗过程中的优势愈发凸显，AI在甲状腺超声中的应用引起了越来越广泛的关注。基于现有AI在甲状腺超声中的研究发展趋势，多项研究表明，影像组学在甲状腺结节的良恶性鉴别、减少不必要穿刺率、预测颈部淋巴结转移、预测基因突变等方面均有良好的应用价值。

甲状腺介入诊断方面的应用开始于1971年，丹麦学者Thommesen等首先报道了甲状腺细针穿刺技术。1975年，Kolendorf等报道了甲状腺细针穿刺活检术对甲状腺弥漫性病变及恶性肿瘤的诊断价值，认为细针穿刺活检可以作为一种无风险的辅助检查。当时的研究结果显示，甲状腺细针穿刺活检术对桥本甲状腺炎的诊断有价值，但对恶性病变的诊断没有价值，这可能是由于甲状腺细胞诊断学发展的局限所致。彼时由于缺乏超声引导、担心针道转移等原因，甲状腺细针穿刺的准确性和安全性还颇有争议。此后由于高频超声引导的应用、甲状腺细胞学的发展，甲状腺细针穿刺已经成为甲状腺结节管理流程中不可或缺的重要环节，是甲状腺结节术前诊断最准确、最有效的检查方式。1983年，Ciatti等报道了超声引导下甲状腺细针穿刺细胞学（ultrasound-guided fine needle aspiration，US-FNA）检查。1982年，Gerfo等首次报道了甲状腺粗针穿刺的研究，并比较了甲状腺粗针穿刺与细针穿刺的应用价值。甲状腺粗针穿刺弥补了细针穿刺对甲状腺某些疾病诊断的局限性，与细针穿刺一起为甲状腺病变术前诊断及管理提供了可靠的保障。

甲状腺疾病介入治疗，最早应用的是无水乙醇注射治疗。但是无水乙醇在甲状腺疾病的应用要远远晚于其他器官，早在1897年，Yeats等就用无水乙醇注射治疗乳腺癌，但是直到1985年，才有关于注射无水乙醇治疗甲状腺囊性结节及继发性甲状旁腺功能亢进的报道。2000年，Pacella等首次报道了甲状腺结节激光消融的应用，为甲状腺结节消融治疗时代拉开了序幕。此后，射频消融、微波消融、高强度聚焦超声以及冷冻消融纷纷应用于甲状腺疾病，并取得了良好的治疗效果，应用范围也逐渐从良性结节扩大到部分微小癌及复发转移灶。

甲状腺相关学术团体，国外比较知名的是美国甲状腺协会（American Thyroid Association，ATA）。该协会所编写的《甲状腺结节和分化型甲状腺癌诊疗指南》得到了全球范围的认可，是目前甲状腺结节和甲状腺癌诊疗的重要参考。我国甲状腺相关专业较权威的学术团体主要有中国医师协会外科医师分会甲状腺外科医师委员会、中华医学会外科学分会内分泌外科学组、中国抗癌协会甲状腺癌专业委员会、中国研究型医院学会甲状腺疾病专业委员会等。国际上较权威、认可范围较广的指南有：《2015ATA：成人甲状腺结节与分化型甲状腺癌管理指南》、美国国家综合癌症网络（National Comprehensive Cancer Network，NCCN）发布的《2019NCCN临床实践指南：甲状腺癌》、美国临床内分泌医师学会（American Association of Clinical Endocrinologists，AACE）、美国内分泌学院（American College of Endocrinology，ACE）以及意大利临床内分泌协会（AME）共同发布的《2016AACE/ACE/AME指南：甲状腺结节的诊断和管理》、美国放射学会（American College of Radiology，ACR）发布的《2017ACR甲状腺影像报告和数据系统（TI-RADS）：ACR TI-RADS委员会白皮书》等；国内甲状腺相关较权威、认可范围较广的指南有:《2020 甲状腺结节超声恶性危险分层中国指南:C-TIRADS》、中国抗癌协会甲状腺癌专业委员会《甲状腺微小乳头状癌诊断与治疗专家共识（2016 版）》、2017 年《甲状腺结节超声诊断规范》等，具体见本书附录 1。

2016 年 8 月 18 日，国内首个集甲状腺内科、外科、核医学科、超声医学科、病理科于一体的上海市甲状腺疾病研究中心正式筹备并于 1 年后获批，推进了甲状腺超声诊断和介入治疗进一步整合到甲状腺的整体医疗工作中。2020 年 3 月，上海市第十人民医院超声医学科成立日间病房，超声引导下甲状腺结节消融等进入一个新的发展阶段；2021 年，超声医学科肿瘤微创治疗中心住院病房成立，相关诊疗工作进一步提质增量。2022 年，复旦大学附属中山医院甲状腺疾病诊疗中心成立。相关诊疗模式在国内外得到了快速推广。

医学超声发展的 70 年来，在国内外超声医学医师与学者的共同推动下，超声在甲状腺疾病诊治方面的应用也逐渐变得越来越重要，当前甲状腺疾病诊治逐渐向分子化、微创化、人工智能化方向发展，甲状腺超声诊治的未来必将取得比过去 70 年更快、更令人惊叹的发展。

第二章
甲状腺解剖与功能

第一节　甲状腺解剖

一、位置及毗邻结构

（一）甲状腺位置

甲状腺（thyroid gland）是成年人体内最大的内分泌腺，外形似蝴蝶，呈"H"形，由左、右两个侧叶及中间连接左、右腺叶的峡部（isthmus）组成。

正常成人甲状腺（图2-1-1）位于环状软骨水平下方，横跨于气管前，对应第5颈椎与第1胸椎的区域。侧叶位于喉下部与气管颈部的前外侧。侧叶又可分为前后缘、上下端和前外侧面、前内侧面。侧叶上端偏离甲状软骨斜线水平，达甲状软骨中部，下端至第6气管软骨环，向后与第5～7颈椎高度平齐。峡部一般位于第2～4气管软骨的前方，吞咽时可随喉部上下移动。

部分人可存在自峡部向上伸出与侧叶相连（常为左侧叶）的锥状叶（pyramidal lobe），为胚胎发育的遗迹，可随年龄的增长而逐渐退化。

此外，甲状腺组织可异位生长，常见于颈前正中，上起自舌根，下至胸骨柄后或前上纵隔。

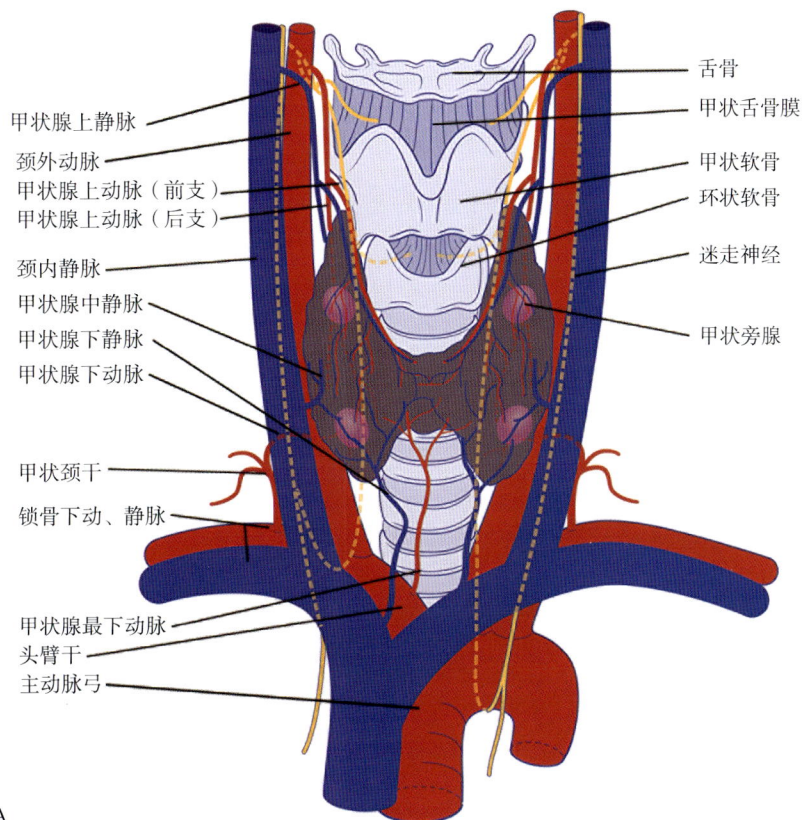

甲状腺上静脉
颈外动脉
甲状腺上动脉（前支）
甲状腺上动脉（后支）
颈内静脉
甲状腺中静脉
甲状腺下静脉
甲状腺下动脉
甲状颈干
锁骨下动、静脉
甲状腺最下动脉
头臂干
主动脉弓

舌骨
甲状舌骨膜
甲状软骨
环状软骨
迷走神经
甲状旁腺

A

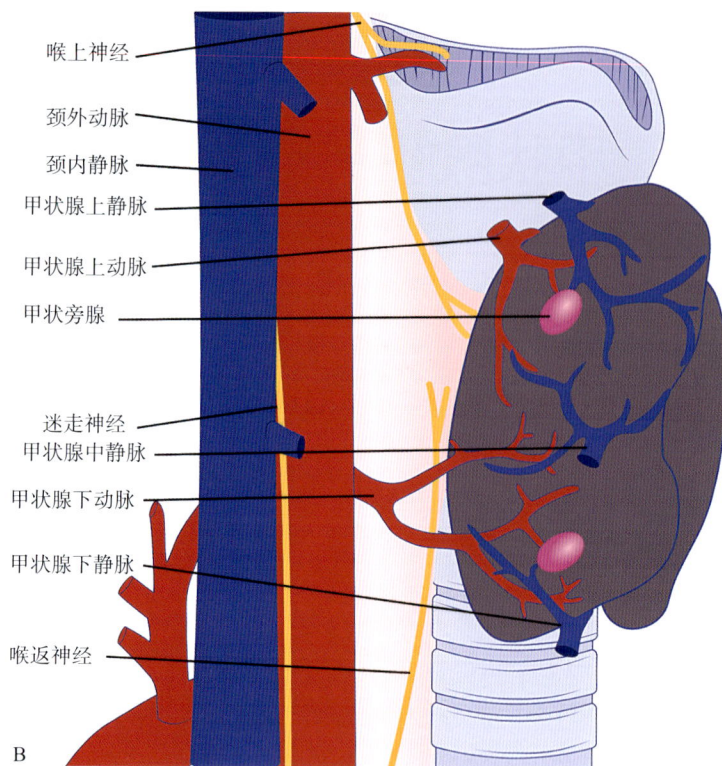

图 2-1-1　甲状腺解剖示意图

A. 正面观；B. 背面观。此图由葛岚医生绘制。

（二）甲状腺周围毗邻结构

甲状腺的后方为气管、咽和食管，两侧为颈总动脉、颈内静脉和迷走神经。甲状腺周围结构由浅入深依次为皮肤、浅筋膜层、颈阔肌、胸锁乳突肌、舌骨下肌群及气管前筋膜等（图 2-1-2）。

舌骨下肌群包括胸骨舌骨肌、胸骨甲状肌、甲状舌骨肌及肩胛舌骨肌，分布于颈前正中线两侧。

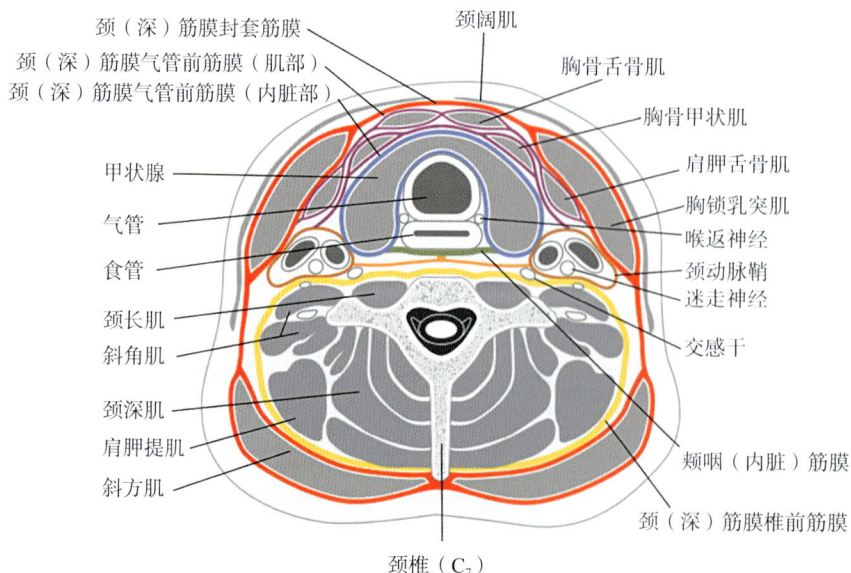

图 2-1-2　甲状腺周围毗邻结构解剖示意图

二、形态与大小

甲状腺侧叶的形态类似于上宽下窄的圆锥形，两叶多不对称，右叶稍大于左叶。正常甲状腺的侧叶长径为 3~6cm，横径及前后径分别为 2~3cm 和 1~2cm。

甲状腺峡部横向连于两叶之间，前面凸起，后面凹陷。峡部大小变化很大，偶见缺如，通常其横向及纵向的长度均约 1.3cm，厚度约 0.2cm。

甲状腺平均重量约 25g，女性稍重，大小可随年龄、季节和营养状态而有所变化。一般女性相较于男性变化大，如在月经中期及妊娠过程中可增大。

三、甲状腺被膜

甲状腺由两层被膜包裹，内层称为真被膜，是以结缔组织构成的纤维结构，包裹于甲状腺表面，与腺体紧密相连，并发出纤维血管和神经深入甲状腺实质，将甲状腺分为若干大小不等的小叶；外层为甲状腺鞘（又称外科囊、假被膜），由颈深筋膜的气管前筋膜包绕而成（图 2-1-3）。两层被膜之间的间隙称为囊鞘间隙，为手术分离甲状腺的重要部位。

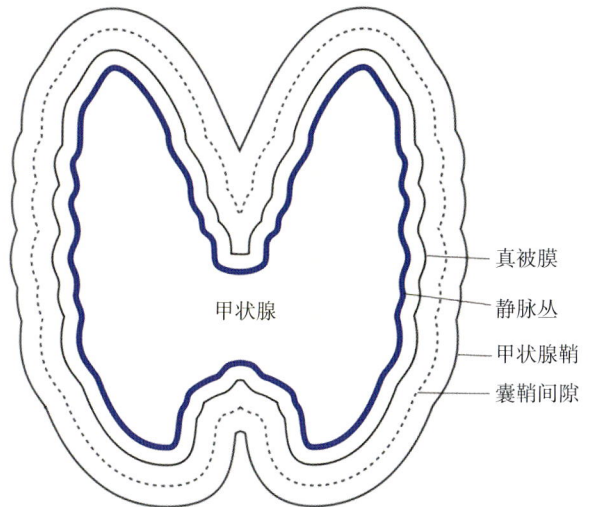

真被膜
静脉丛
甲状腺鞘
囊鞘间隙

甲状腺

图 2-1-3 甲状腺被膜

四、甲状腺的血管、淋巴引流与神经支配

（一）甲状腺的血管

甲状腺的血液供应非常丰富，按单位体积的血流量计算，其每分钟每克组织的血流量达到 4~6mL，约为肾脏的 3 倍。其血供来源主要来自甲状腺上、下动脉，有时还存在发自头臂干或主动脉弓的甲状腺最下动脉。此外，食管及气管供血的小动脉均有分支至甲状腺。甲状腺的静脉起自甲状腺腺体的表面和气管前方的静脉丛，分为上、中、下 3 对静脉。

1. 甲状腺动脉

（1）甲状腺上动脉（superior thyroid artery，STA）：多数起自颈外动脉起始部的前壁，少数可起自颈总动脉分叉处或颈总动脉。其发出后向内下走行至甲状腺侧叶的上极，分为前、后两腺支穿入甲状腺筋膜。前腺支沿着侧叶前缘下行，分布于侧叶前面，并有分支沿甲状腺峡部与对侧支吻合；后腺支沿侧叶后缘下行，与甲状腺下动脉的升支吻合，主要供应甲状腺外侧面和内侧面（见图 2-1-1）。

（2）甲状腺下动脉（inferior thyroid artery，ITA）：多起自锁骨下动脉的甲状颈干，少数直接起自锁骨下动脉或椎动脉。甲状腺下动脉沿前斜角肌内侧缘上行，至第 6 颈椎平面，在颈动脉鞘与椎血管之间呈弓形横过颈总动脉后方弯向内下，近甲状腺侧叶下极再弯向上内，至侧叶后面分为上、下两支，并穿入甲状腺筋膜鞘，分布于甲状腺的下面和后面，上支与甲状腺上动脉的后支吻合（见图 2-1-1）。

（3）甲状腺最下动脉（lowest thyreoid artery，LTA）：可起自头臂干、主动脉弓、右颈总动脉或胸廓内动脉等。该动脉一般沿气管前方上升，进入甲状腺峡部。

2. 甲状腺静脉 甲状腺静脉变异较大。其起自甲状腺浅面和气管前面的静脉丛，汇合成甲状腺上、中、下 3 对静脉（见图 2-1-1）。

（1）甲状腺上静脉（superior thyroid vein，STV）：自腺体上部发出，伴行于同名动脉，经甲状腺上方和侧面越过肩胛舌骨肌和颈总动脉汇入颈内静脉。

（2）甲状腺中静脉（middle thyroid vein，MTV）：收集腺体下部的血液，自甲状腺侧面的中下 1/3 交界处横过颈总动脉前方汇入颈内静脉。

（3）甲状腺下静脉（inferior thyroid vein，ITV）：起自腺体静脉丛，由数条小静脉汇集而成。左甲状腺下静脉注入左头臂静脉，右甲状腺下静脉向下斜跨头臂干，注入右头臂静脉与上腔静脉交界处。此外，两侧甲状腺下静脉在气管前的吻合支，形成了甲状腺奇静脉丛（unpaired thyroid venous plexus）。

（二）甲状腺的淋巴引流

甲状腺淋巴管网也很丰富，主要来源于滤泡周围与被膜下的静脉丛，回流到甲状腺周围形成了许多区域性淋巴结。一般分为 3 个淋巴结组：甲状腺上部淋巴管汇入环甲膜前的喉前、咽前淋巴结；甲状腺下部淋巴管汇入气管前、气管旁淋巴结；经过甲状腺侧叶的淋巴管汇入颈内静脉周围淋巴结（图 2-1-4）。此外，甲状腺的淋巴管还可直接引流入胸导管而无须经过中间的淋巴结。

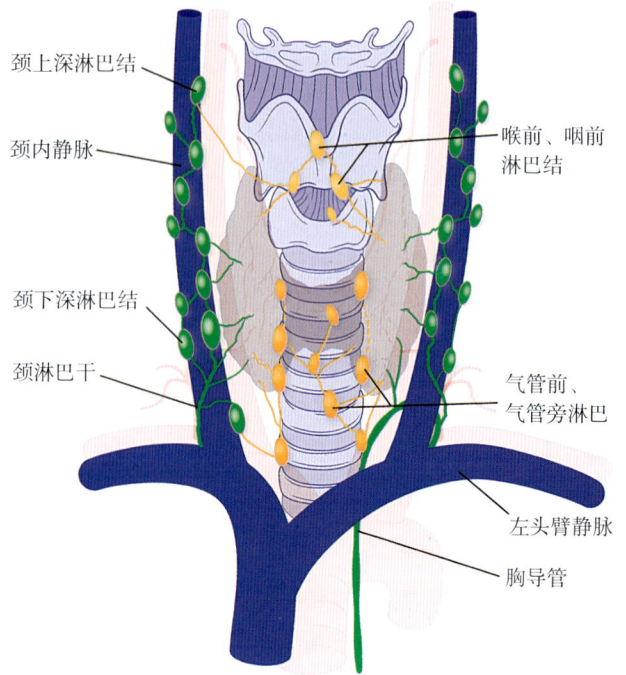

图 2-1-4　甲状腺淋巴引流的解剖示意图
此图由葛岚医生绘制。

（三）甲状腺神经支配

支配甲状腺的神经主要为源于颈部交感神经节的上支和中支神经，副交感神经系统对甲状腺功能的调节也有一定作用。

五、甲状腺周围神经

甲状腺周围有很多重要的神经，主要包括迷走神经（vagus nerve，VN）、喉上神经（superior laryngeal nerve，SLN）、喉返神经（recurrent laryngeal nerve，RLN）、颈部交感神经干和神经节。

（一）迷走神经

迷走神经自颈静脉孔出颅，与颈总动脉、颈内静脉共同走行于颈动脉鞘内，随后下行入胸腔。迷走神经在颈静脉孔下膨大，形成结状神经节，其发出咽神经和喉上神经，入胸腔后分出喉返神经（见图 2-1-1）。

（二）喉上神经

喉上神经为迷走神经在颈部的分支，起自迷走神经下神经节，于舌骨大角处分为内、外两支。内支伴喉上动脉穿过甲状腺舌骨膜入喉；外支伴甲状腺上动脉走行向前下方，并在距离甲状腺侧叶上极 1cm 处与甲状腺上动脉分离。

（三）喉返神经

喉返神经为迷走神经在胸部的分支，左侧喉返神经绕过主动脉弓后逆行向上，右侧喉返神经绕过右锁骨下动脉后逆行向上。

　　喉不返神经（non-recurrent laryngeal nerve，NRLN）是喉返神经的一种变异，发生率为0～4.76%。喉不返神经同样起源于迷走神经，直接在颈部入喉，不经锁骨下动脉或主动脉弓的逆向绕行。约58.3%的喉不返神经起源位置高于喉气管连接处水平（图2-1-5A），41.7%起源于该水平以下（图2-1-5B）。

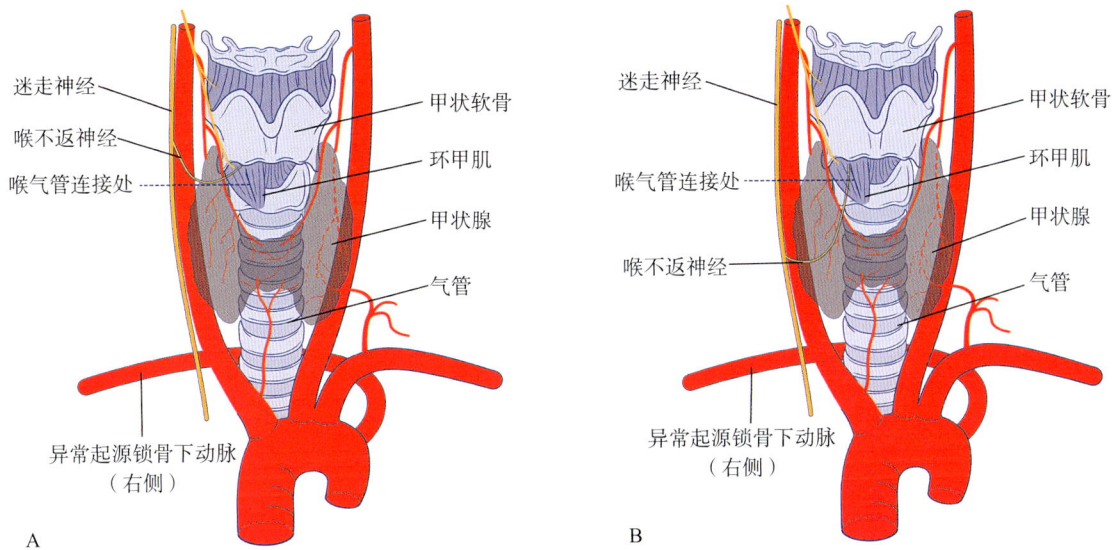

图 2-1-5　喉不返神经起源位置解剖示意图

A. 喉不返神经起源位置高于喉气管连接处水平；B. 喉不返神经起源于喉气管连接处水平以下。此图由葛岚医生绘制。

　　喉不返神经的发生与主动脉弓解剖变异相关，右侧较左侧多见。约89.3%右侧喉不返神经的相关解剖变异为右侧锁骨下动脉异常起源于主动脉弓，随后经食管后方绕行至右侧（图2-1-6）；左侧喉不返神经偶见报道，已见报道者均出现内脏反位即右位主动脉弓，同时合并左侧锁骨下动脉异常起源于右位主动脉弓。

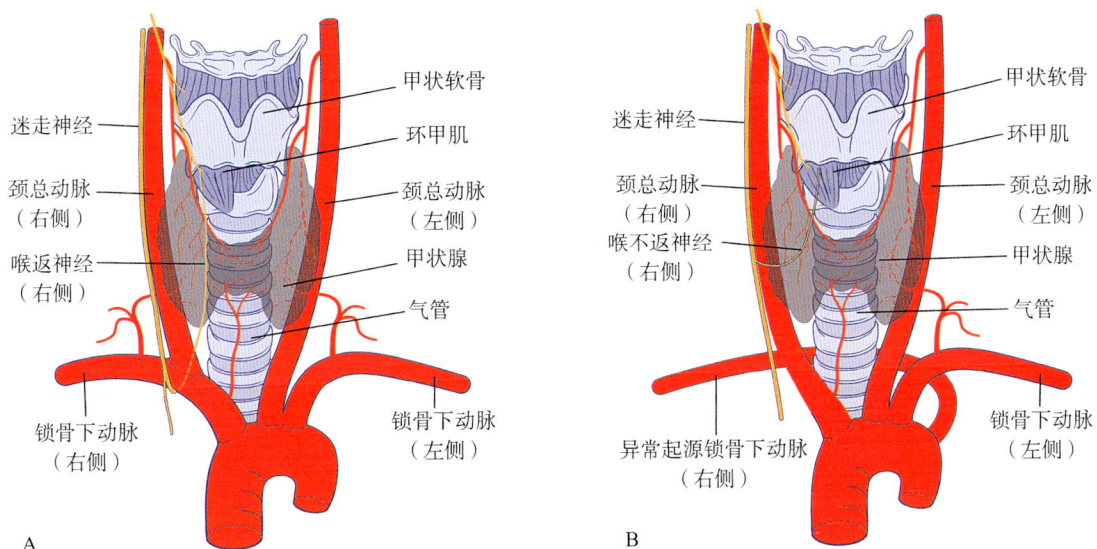

图 2-1-6　喉返神经及喉不返神经解剖示意图

此图由葛岚医生绘制。

喉不返神经是喉返神经的一种变异，也是导致其医源性损伤的主要危险因素，如果术前未能及时观察到其存在，术中神经损伤发生率增加近 6 倍。Iacobone 等发现，术前超声通过发现主动脉弓及右锁骨下动脉的解剖异常及内脏反位等特征对患者进行间接的评估，发现患者有无喉不返神经的准确率超过 98%。

（四）颈部交感神经干和神经节

颈部交感神经节分为上、中、下 3 对，分别为颈上交感神经节、颈中交感神经节和颈下交感神经节（星状神经节）（图 2-1-7）。

颈上交感神经节位于 $C_{2\sim4}$ 颈椎横突水平，颈中交感神经节位于 C_6 水平，颈下交感神经节（星状神经节）位于 C_7 与第 1 胸椎水平。

颈部交感神经干为连接神经节的神经纤维组织，颈部交感神经干和颈部交感神经节位于颈部血管鞘后方，颈椎横突前方。

颈中交感神经节根据位置分为外侧型

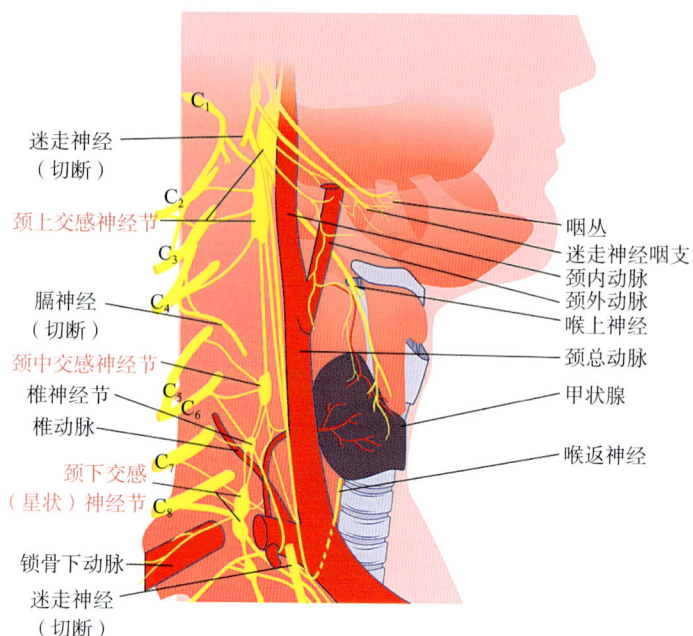

图 2-1-7　颈部交感神经节解剖示意图

颈部交感神经节分为上、中、下 3 对，分别为颈上交感神经节、颈中交感神经节和颈下交感神经节（星状神经节）。

注：为直观显示颈部交感神经节解剖，图中迷走神经及膈神经展示为切断状态。

（位于颈长肌和颈动脉鞘之间）和中间型（位于甲状腺和颈总动脉之间）。星状神经节由颈下神经节与第 1 胸神经节融合而成，位于甲状腺侧叶的后外侧，其前方为颈动脉、内侧为喉返神经、后内侧为颈长肌、后外侧为前斜角肌。颈中交感神经节和星状神经节与甲状腺关系密切，甲状腺穿刺和手术时可能受损而导致 Horner 综合征，出现瞳孔缩小但对光反应正常、病侧眼球内陷、上睑下垂及患侧面部少或无汗等症状。

第二节　甲状腺的组织胚胎学

一、甲状腺胚胎发育

甲状腺起源于内胚层，与喉、肺、上消化道等来源于同一结构，是胚胎内分泌腺中出现最早的腺体。了解甲状腺的胚胎发育有助于理解甲状腺的解剖结构及甲状腺异常。

（一）甲状腺原基（中原基）

胚胎第 4 周初，在原始咽底正中处（相当于第 1 咽囊平面的奇结节尾侧）的内胚层细胞增生，上皮增厚，此上皮增厚区在胚胎咽部腹侧正中舌隆突与联合突（鳃下隆起）之间进一步发育，此处位于第 2 咽弓水平（或鳃弓），向腹侧突出形成甲状腺原基（primordium of thyroid gland），相当于成人舌盲孔的中线位置。之后迅速向咽腹侧深部生长，形成一个盲管，称甲状舌管（thyroglossal duct）。随后原基向尾侧生长、下降，末端细胞增生并向两侧膨大分成两个芽突，芽突继续向颈部生长，其根部借细长的甲状舌管与原始咽底壁相连。

胚胎第 5 周后期甲状舌管开始萎缩退化，第 6~8 周逐渐消失，仅在起始端舌根部残留一个浅凹，称为盲孔，但部分可以管状结构的形式继续存在，后者持续到出生后可能就是甲状舌管囊肿。随着原基的进一步分化发育，左、右芽突的末端细胞增生，同时逐渐沿颈前下降至颈中部，并同时向两侧扩展，演变成为甲状腺的两个侧叶，中间部成为峡部。

胚胎第 7 周时，甲状腺抵达其最后位置，位于气管前方及两侧，表面覆盖薄层被膜（图 2-2-1）。若甲状腺在下降和发育过程中发生异常，则甲状腺的形态和位置就会出现变异，如异位甲状腺或甲状腺某个部位缺如等。

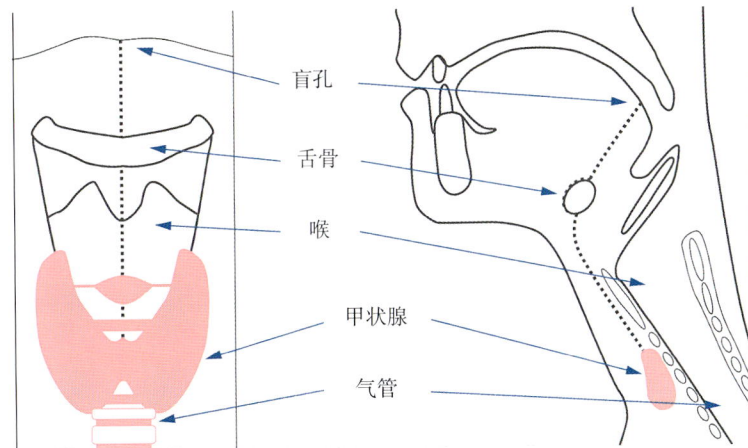

图 2-2-1 中原基自盲孔下降路线图

盲孔为甲状舌管退化萎缩后在舌根部留下的遗迹。

（二）滤泡的发生和融合

滤泡（follicle）的形成开始于胚胎第 8~10 周。胚胎第 8 周腺体开始增大，细胞索增多。第 10 周后，细胞索相继断裂形成若干细胞团。随后，细胞团内的细胞之间出现小间隙，间隙逐渐互相融合成大的空腔，形成有腔的小滤泡，即原始甲状腺滤泡。

原始滤泡相互融合，间质组织伸入其内，形成了甲状腺的基本结构——甲状腺滤泡。至此，甲状腺由实性细胞索发展成中心具有小腔的圆形细胞团。胚胎第 10~12 周时，甲状腺滤泡中开始出现胶质，同时来自中胚层的细胞分化形成甲状腺的结缔组织和血管。第 13~14 周时，滤泡增多，大部分滤泡腔内充满嗜酸性的胶样物质，第 13 周后在超微结构水平上可观察到滤泡细胞形态学已分化成熟，第 14 周整个甲状腺已遍布结构清晰的滤泡。在第 100 天左右，甲状腺滤泡细胞已能利用母体供给的碘合成甲状腺素。

整个妊娠期甲状腺的重量都在增加，在妊娠第 10~20 周呈近似直线性增长，从 5~20mg 增长到 250~500mg，后期甲状腺的增大主要是滤泡的增加所致。

（三）甲状腺侧原基

甲状腺侧原基由后鳃体（ultimobranchial body）构成，C 细胞通过后鳃体移行进入甲状腺，通常在妊娠第 7~8 周后鳃体与咽囊分开并向中部移行入甲状腺原基，并与之融合形成整个甲状腺。融合通常发生在侧叶的中部或中部偏上，与大部分原基融合之后，后鳃体解体，C 细胞弥漫分布于周围的滤泡组织。

二、甲状腺组织学

正常甲状腺切面呈褐色，由纤细的纤维结缔组织分隔呈大小不一的小叶。显微镜下，甲状腺由富含甲状腺球蛋白的胶质滤泡组成，滤泡内衬扁平到矮柱状高矮不等的单层滤泡上皮（图 2-2-2A）。正常甲状腺有 50 万~150 万个滤泡，滤泡直径为 50~500μm，平均 200μm。薄层纤维结缔组织伸入腺实质内，将其分成许多大小不等的小叶，每个甲状腺小叶由 20 ~ 40 个滤泡组成，分隔小叶的纤维结缔组织最终形成甲状腺的薄层被膜。

甲状腺激素合成时，胶质被滤泡上皮重吸收，参与体内新陈代谢的调节。滤泡细胞的形态与甲状腺功能状态有关，激素分泌活跃时，滤泡腔边缘常形成扇贝状空隙（图 2-2-2B）。嗜酸性变的甲状腺滤泡上皮细胞被称为 Hürthle 细胞，特征表现为丰富的颗粒状嗜酸性细胞质（简称"胞质"），这与胞质内丰富的线粒体有关。

甲状腺内含有两种不同内分泌活性的细胞：滤泡细胞和 C 细胞，分别来自不同的胚胎结构。滤泡细胞为其最大的细胞群，来源于甲状腺原基；而 C 细胞通过侧基，也就是所谓的后鳃体迁移入原基。

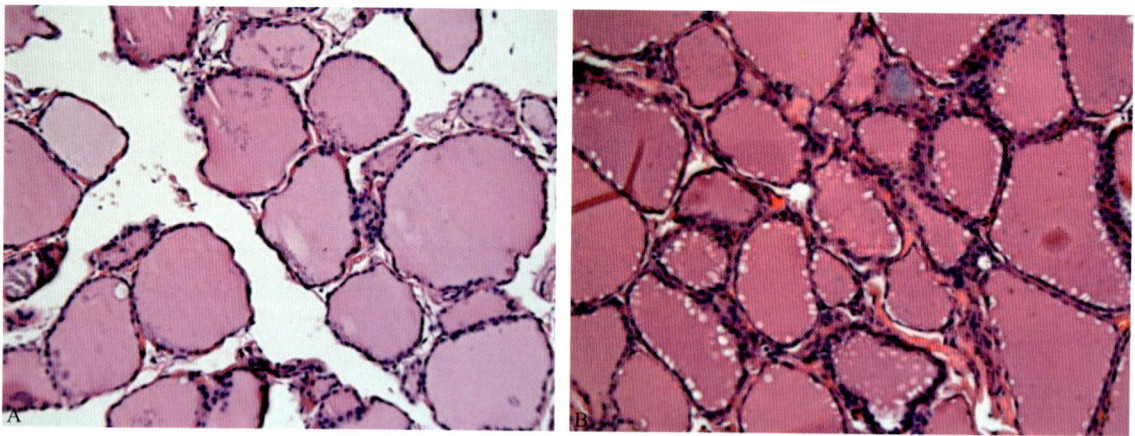

图 2-2-2　正常甲状腺组织学

A. 正常甲状腺由含胶质的甲状腺滤泡组成，大小不等，滤泡细胞通常为单层，立方形；B. 由于滤泡腔内胶质被重吸收，空泡形成，可于胶质边缘见扇贝样轮廓（石蜡，HE 染色）。

（一）甲状腺滤泡

滤泡是甲状腺的特征性结构，各滤泡之间相互挤压导致滤泡结构多呈球形或多边形外观，大小不等。单层的滤泡上皮细胞（follicular epithelial cell）组成滤泡结构，滤泡上皮细胞顶部于滤泡中央可吸收细胞外胶质，基底部借薄层纤维血管间质与毛细血管网相连，这些丰富的毛细血管网紧紧包绕在滤泡周围。

滤泡上皮细胞能合成和分泌甲状腺素及甲状腺球蛋白（thyroglobulin，Tg），Tg 呈胶体状（colloid）充满滤泡腔。

（二）C 细胞

C 细胞，即滤泡旁细胞（parafollicular cell），1966 年被命名为 C 细胞。C 细胞是甲状腺内第 2 种主要的上皮成分，但在甲状腺中的分布数量较少，一般仅占甲状腺细胞总数的 0.1% 或更少。多分布于滤泡周围，基底膜内侧，单个或小簇状，属于弥散性神经内分泌细胞，可通过分泌降钙素调节血钙水平。

C 细胞来源于外胚层的神经嵴细胞，胚胎期逐渐移行至后鳃体，通过后鳃体移行进入甲状腺，部分后鳃体细胞也可迁至甲状腺内，进而分化为 C 细胞。C 细胞分布于甲状腺侧叶后上部（上 1/3 和中 1/3 交界处），此分布特点与后鳃体内神经嵴细胞从后侧面迁入的特点相符合。因此，起源于 C 细胞的甲状腺髓样癌多位于甲状腺侧叶的后上部。与女性相比，男性的 C 细胞数量更多。

后鳃体细胞还可进入胸腺和甲状旁腺，所以胸腺和甲状旁腺也可有 C 细胞。

C 细胞体积较大，呈卵圆形或梭形，常单独或呈小团分布于滤泡细胞周围或与其并列，顶部常被滤泡上皮细胞覆盖，不与滤泡腔内的胶质接触。细胞基底部胞质内有许多分泌颗粒，以胞吐方式分泌颗粒内的降钙素（calcitonin，Ctn）。

常规 HE 染色很难辨别 C 细胞，使用降钙素（Ctn）免疫组化染色可将其显示出来。正常成人每个低倍视野 C 细胞的数量一般不超过 10 个；婴幼儿和老年人 C 细胞较多，每个低倍视野可多达 100 个以上。C 细胞增生定义为每个低倍视野（每 100× 视野中）中查见 50 个以上的 C 细胞，有 3 个及以上这样的低倍视野。C 细胞增生分为生理性和病理性，病理性常与一些异常综合征有关，如 MEN2A 和 MEN2B 综合征。

（三）实性后鳃体残余

甲状腺侧叶中、上 1/3 交界处的后内侧和外侧常见实性后鳃体残余（巢），于滤泡间呈小簇状分布，可伴有鳞状分化或囊性变。实性细胞巢需与甲状腺微小乳头状癌相互鉴别，前者细胞呈多角形，与移行细胞类似，缺乏典型乳头状癌的核特征（图 2-2-3）。免疫组化染色，实性细胞巢表达高分子量和低分子量角蛋白，甲状腺转录因子 -1（thyroid transcription factor-1，TTF-1）和 Tg 通常阴性。甲状腺内偶尔可见成熟的脂肪、软骨岛、胸腺岛、唾液腺样组织及甲状旁腺等成分，这可能与甲状腺发育异常有关。

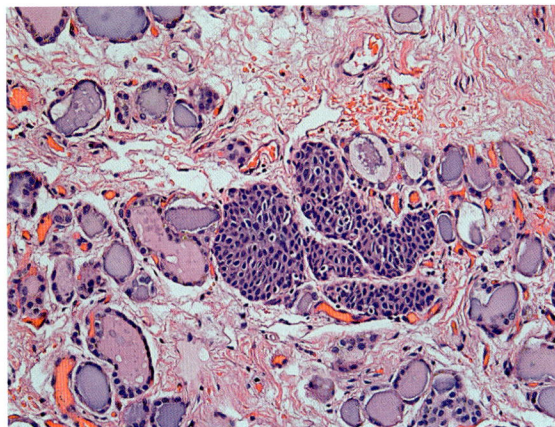

图 2-2-3　甲状腺内的实性细胞巢
实性细胞与后鳃体残余有关，常于滤泡间小簇分布，细胞多角形，大小较一致，需与甲状腺微小乳头状癌相鉴别（石蜡，HE 染色）。

第三节　甲状腺生理

甲状腺是人体最大的内分泌腺。甲状腺滤泡细胞合成与分泌的甲状腺激素（thyroid hormone，TH）包括甲状腺素（3,5,3',5'-tetraiodo thyronine，T_4）和三碘甲腺原氨酸（3,5,3'-triiodothyronine，T_3）。T_4 为甲状腺储备甲状腺激素的主要形式，约占总量的 93%，半衰期长达 6~7d；T_3 约占总量的 7%，半衰期不足 1d。T_3 生物活性远高于 T_4，约为后者的 5 倍。还有极少量无生物活性的化合物，如反式三碘甲腺原氨酸（reverse triiodothyronine，rT_3）。甲状腺滤泡旁细胞（C 细胞）合成与分泌降钙素。

一、甲状腺激素的合成与分泌

甲状腺激素的合成与分泌（图 2-3-1）主要由甲状腺滤泡完成，后者是甲状腺的基本单位，由单层滤泡上皮细胞围绕而成。合成与分泌过程中有一系列生物大分子参与，包括甲状腺球蛋白（Tg）、甲状腺过氧化物酶（thyroid peroxidase，TPo）、促甲状腺激素（thyroid stimulating hormone，TSH）等。

Tg 是一种由 5 496 个氨基酸残基构成的糖蛋白，由甲状腺滤泡细胞合成并以胶质的形式储存于滤泡腔内；TPo 由甲状腺滤泡细胞合成，其作用是催化 I⁻ 氧化为活化碘以及 Tg 酪氨酸残基的碘化和缩合；TSH 负责调控 TPo 的合成与分泌。

（一）甲状腺激素的合成

甲状腺激素的合成主要包括三个步骤：①甲状腺滤泡上皮细胞摄取血液中的碘，并将其聚集和转运至滤泡腔；② TPo 催化 I⁻ 氧化为活化碘及 Tg 的酪氨酸残基碘化，生成一碘酪氨酸（monoiodotyrosine，MIT）残基和二碘酪氨酸（diiodotyrosine，DIT）残基；③在 TPo 的催化下，MIT 与 DIT 缩合形成 T_4 或 T_3。

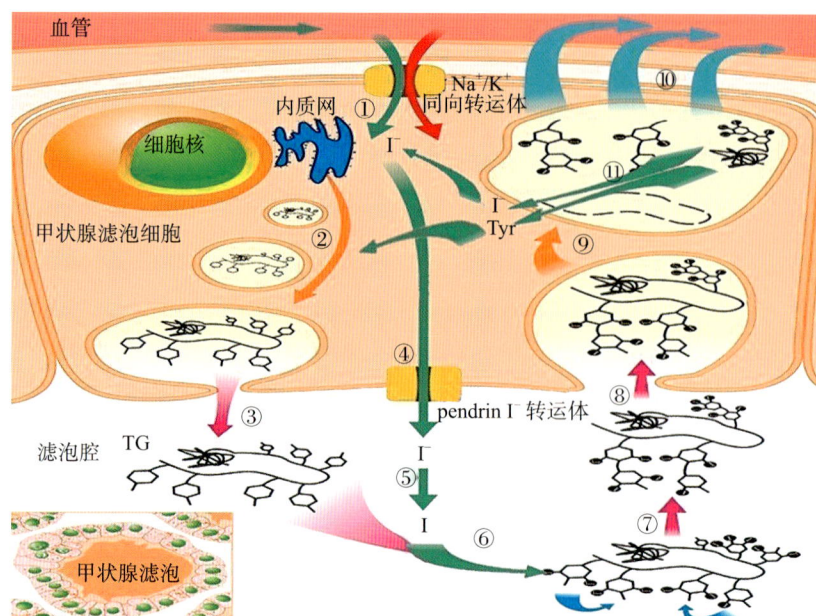

图 2-3-1　甲状腺激素合成与分泌

①聚碘；②Tg 合成；③Tg 经胞吐作用释放入滤泡腔；④I^- 经 pendrin 转运蛋白进入滤泡腔；⑤I^- 经 TPo 催化氧化为有机活化 I；⑥Tg 中酪氨酸残基（tyrosine residues，Tyr）碘化为 MIT、DIT；⑦MIT、DIT 缩合为 T_3、T_4；⑧胞吞作用；⑨Tg 经蛋白酶解释放 T_3 和 T_4；⑩T_3 和 T_4 经转运蛋白介导分泌入血；⑪MIT、DIT 在脱碘酶作用下释放出 I^- 和 Tyr 供合成激素再利用（pendrin 是阴离子转运蛋白，参与 I^- 进入滤泡腔的转运）。

（二）甲状腺激素的分泌

在 TSH 的作用下，甲状腺滤泡细胞以吞饮的方式摄取滤泡腔内的 Tg，Tg 经蛋白酶水解为 T_4、T_3、MIT 和 DIT。T_4 和 T_3 由滤泡细胞分泌入血液循环，MIT 和 DIT 由酪氨酸碘化脱碘酶水解、脱碘，释放的碘可循环再利用。

由此可见，甲状腺激素合成的必需单位是甲状腺滤泡，必需原料是 Tg 与碘，关键酶是 TPo，甲状腺激素的合成与分泌受 TSH 的调控。

二、甲状腺激素的转运与代谢

甲状腺激素脂溶性强，在血液循环中主要与血浆蛋白相结合，为其运输形式。脱碘是甲状腺激素主要降解方式，T_4 脱碘为 T_3 和 rT_3，T_3 和 rT_3 可进一步脱碘降解。甲状腺激素主要在肝、肾、骨骼肌等部位降解，约 20% 的 T_4 和 T_3 与肝内的葡糖醛酸结合后经胆汁排泄，或者在肝、肾脱去氨基、羧基后经粪、尿排出。

三、甲状腺激素的生理功能与调节

甲状腺激素几乎作用于机体所有组织，调节生长发育与新陈代谢，是维持机体功能活动的基础激素。

（一）促进生长发育

胚胎期，甲状腺激素促进神经元的增殖、分化及突触的形成。幼年期，甲状腺激素可刺激骨化中心发育成熟，加速软骨骨化，与生长激素（growth hormone，GH）协同调控生长发育。因此，先天性甲状腺发育不全的患儿，即使出生时身高正常，但可有脑发育不全，于出生 3 ~ 4 个月后表现出明显的智力迟钝和长骨生长迟滞。

11 周前胎儿的甲状腺不具备浓集碘和合成甲状腺激素的能力，这一阶段的甲状腺激素需由母体提供。所以，缺碘地区的孕妇尤其需要适当补充碘，保证足够的甲状腺激素合成，以预防和减少呆小症的发病率。

（二）调节新陈代谢

1. 增加能量代谢 甲状腺激素促进肝、肾等组织耗氧，从而使机体产热增加。在禁食及静息状态下，机体产热效应可用基础代谢率（basal metabolic rate，BMR）表示。

BMR 计算公式多样，最常用 Gale 法表示，即 BMR=（脉率 + 脉压）−111。

BMR 测定要在安静状态下空腹进行，正常值为 ±10%；轻度甲状腺功能亢进时增加至 +20% ~ 30%；+30% ~ 60% 为中度甲状腺功能亢进；重度甲状腺功能亢进时，BMR 可提高达 60% ~ 80%。甲状腺功能减退时，BMR 显著降低。

2. 调节物质代谢 生理水平的甲状腺激素对糖、脂肪、蛋白质的合成与分解均有调节作用。甲状腺激素分泌过量时，促进分解代谢的作用更明显。

（1）调节糖代谢：甲状腺激素不仅能加速肠黏膜吸收葡萄糖、糖异生和糖原分解，还可同时加强外周组织对糖的利用。因此，甲状腺功能亢进患者餐后血糖升高，但又能很快降低，但总体趋势为升高血糖。

（2）调节脂肪代谢：甲状腺激素能诱导脂肪细胞分化、增殖，参与脂肪酶合成，促进脂肪的合成与分解，加速脂肪代谢速率。对于胆固醇代谢，甲状腺激素可加强胆固醇合成，促进胆固醇转化为胆酸，增加低密度脂蛋白受体的可利用性，有助于胆固醇从血中清除。

甲状腺功能亢进患者脂肪消耗增加，血胆固醇含量低于正常；甲状腺功能减退患者脂肪合成与分解均降低，体脂比例、血清胆固醇水平升高，易发生动脉粥样硬化。

（3）调节蛋白质代谢：在生理情况下，甲状腺激素促进脱氧核糖核酸（deoxyribonucleic acid，DNA）转录和信使核糖核酸（messenger ribonucleic acid，mRNA）形成，促进蛋白质的合成，有利于机体生长发育及功能活动，表现出正氮平衡。

过量的 T_3 可抑制蛋白质的合成，引起负氮平衡。甲状腺激素分泌缺乏时，蛋白质合成障碍，组织间黏蛋白沉积，水滞留于皮下形成黏液性水肿。

（三）影响器官系统功能

甲状腺激素对各系统器官功能产生不同程度影响（图 2-3-2），大多是由于甲状腺激素促进机体代谢和耗氧所产生的结果。

1. 心血管系统 生理条件下，甲状腺激素直接作用于心肌，增强心肌对儿茶酚胺的敏感性，使心率增快，心肌收缩力增强，心输出量增加，同时使血管扩张，降低舒张压。因此，甲状腺功能亢进时，心脏做功远高于正常生理水平，时间长久致心脏负荷过量，心肌缺氧、变性，导致心功能不全和心律失常。

2. 消化系统 甲状腺激素可增进食欲，促进肠蠕动。甲状腺激素分泌过多时，食欲亢进，大便次数增加，同时还会引起肝功能损害，转氨酶升高。甲状腺激素分泌减低时，食欲减退，肠蠕动减慢，甚至引起腹胀、便秘。

3. 其他系统 甲状腺激素提高神经系统的兴奋性，增强细胞对儿茶酚胺的反应；加强肌肉收缩活动。甲状腺激素分泌过量时，可表现为紧张、焦虑、易激动、肌肉细微震颤；反之则会言行迟钝、记忆力减退，表情淡漠、疲惫无力。

甲状腺激素对生殖系统也有重要作用，甲状腺功能亢进时月经稀少或闭经；甲状腺功能减退时，儿童出现性腺发育迟缓，成年女性出现月经紊乱、停经、闭经，受孕后易流产。

凸眼

皮肤湿润

多汗

胃肠运动增加

月经稀少

毛发细软

心悸

食欲亢进

体重减轻

肌肉无力

A

表情淡漠

皮肤干燥

怕冷

便秘

胫前黏液性水肿

毛发粗糙

心动过缓

食欲减退

体重增加

肌肉无力

B

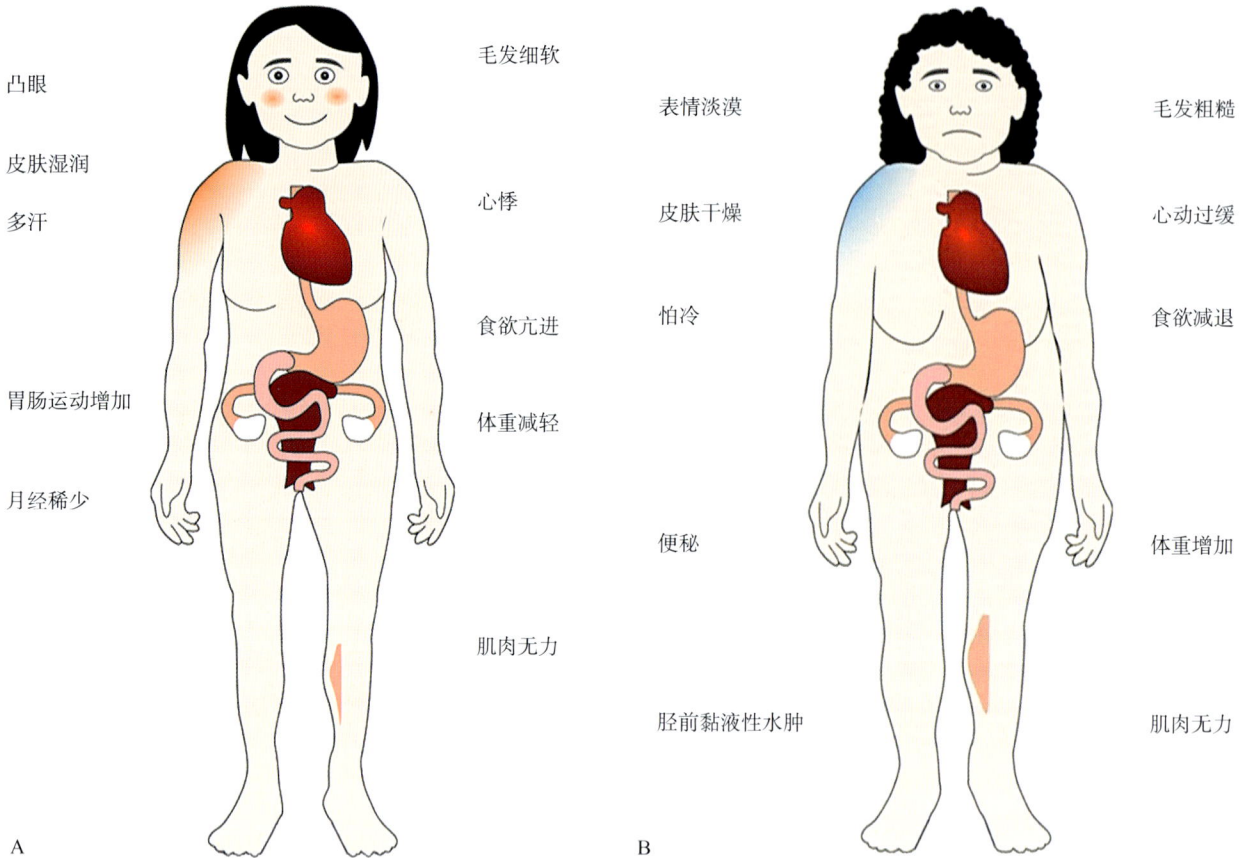

图 2-3-2 甲状腺功能异常临床表现示意图

A. 甲状腺功能亢进；B. 甲状腺功能减退。

（四）甲状腺功能调节

甲状腺功能直接受腺垂体分泌的 TSH 调控，形成下丘脑-垂体-甲状腺轴调节系统，维持血液中甲状腺激素水平相对稳定（图 2-3-3）。甲状腺还可根据血碘水平，通过自身调节来改变摄取碘和合成甲状腺激素的能力。

四、降钙素

降钙素由甲状腺滤泡旁细胞（C 细胞）分泌，主要靶器官是骨骼和肾。降钙素主要通过抑制破骨细胞的活动，减少骨溶解和骨转换，抑制近端肾小管重吸收钙、磷，产生降低血钙和血磷的效应。降钙素的分泌主要受血钙水平的调节，血钙浓度增加时，降钙素分泌增多。

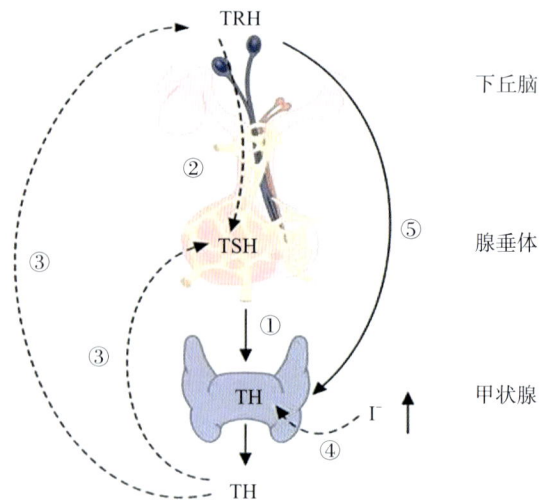

TRH

下丘脑

②

TSH

③

③

①

TH

I⁻ ↑

④

腺垂体

甲状腺

⑤

TH

图 2-3-3 下丘脑-垂体-甲状腺轴

① TSH 促进甲状腺激素的合成与分泌并维持甲状腺生长；②促甲状腺激素释放激素（thyrotropin-releasing hormone，TRH）促进 TSH 合成与分泌；③甲状腺激素对下丘脑和腺垂体的分泌具有负反馈调节作用；④血 I⁻ 水平过高可直接抑制甲状腺功能；⑤交感神经兴奋促进甲状腺激素的分泌。

第三章
甲状腺病理

采用高分辨率超声检查，成年人甲状腺结节检出率高达 50%～60%，其中大部分甲状腺结节为良性，恶性结节占 7%～15%。根据生物学行为的不同，甲状腺结节分为良性、交界性和恶性。甲状腺结节种类繁多，包括先天性、反应性、炎症性和肿瘤性病变，其中大部分病变通过相应的临床、影像学及生化学检查即可做出诊断，但部分结节性病变常还需细胞学和组织病理学检查来进一步明确其病变性质。

良性结节包括各种先天性、反应性、炎症性及腺瘤性病变。恶性结节常以甲状腺结节的形式出现，常见的为上皮性癌。有两大类，分别是向甲状腺滤泡上皮细胞分化的癌和向滤泡旁细胞分化的癌。前者以甲状腺乳头状癌和滤泡癌为代表，后者为髓样癌。根据不同的分化程度，滤泡上皮细胞分化的癌又可分为分化型甲状腺癌和去分化型甲状腺癌，分化型甲状腺癌（differentiated thyroid carcinoma，DTC）包括最常见的乳头状癌（papillary thyroid carcinoma，PTC）和滤泡癌（follicular thyroid carcinoma，FTC）；去分化型甲状腺癌包括低分化甲状腺癌（poorly differentiated thyroid carcinoma，PDTC）和未分化甲状腺癌（anaplastic thyroid carcinoma，ATC）。甲状腺癌是内分泌系统中最常见的恶性肿瘤，约占全身实体性肿瘤的 1%。交界性肿瘤是位于良性肿瘤和恶性肿瘤之间，具有恶性生物学潜能的一组病变。

第一节　甲状腺细胞学诊断

明确的诊断是甲状腺疾病治疗的前提。细针穿刺细胞学检查（fine needle aspiration，FNA）是甲状腺结节初诊的首选方法之一。其目的是从各类甲状腺结节的患者中筛选出需要手术治疗的患者。FNA 的优点包括简单易行、快速、安全、检测费用低和准确性高。

FNA 诊断的敏感性和特异性分别为 70%～98%、58%～100%，其对甲状腺良性结节的阴性预测值（negative predictive value，NPV）大于 95%，对恶性结节的阳性预测值（positive predictive value，PPV）也高达 94%。

美国甲状腺协会（ATA）指出 FNA 是诊断甲状腺结节最经济有效的方法。FNA 的应用有效降低了甲状腺患者手术的数量，提高了恶性甲状腺手术的比例。除了在甲状腺结节初诊中有重要作用外，FNA 还可用于甲状腺良性结节和恶性结节术后的随访。

由于甲状腺结节通常较小，以往徒手 FNA 最易出现的问题是不能获取到足够量满意的标本。近年来，超声引导下 FNA 的广泛应用，有效地提高了满意标本的比例，对穿刺细胞学不能确定类型的结节联合分子检测，又进一步提高了 FNA 诊断的准确性。

一、甲状腺细胞学相关标本处理方法

（一）传统涂片方法

FNA 获取标本后的处理，目前国内大多采用的是传统涂片（conventional smear，CS）的方法，风干或乙醇湿固定，然后分别采用 Diff-Quik 染色和巴氏染色。传统涂片的优点是最大限度地保存了穿刺样本中细胞碎片的结构和背景物质。

1. **风干涂片的 Diff-Quik 染色**　处理步骤简单，染色时间短，数分钟内即可完成制片，能快速地确定穿刺标本是否满意。现场快速评估（rapid on-site evaluation）一般采用的是这种方法。风干涂片 Diff-Quik 染色还能有效区别背景中的胶质或淀粉样物，胶质在这种染色中呈蓝色。由于风干涂片比乙醇固定处理的涂片细胞体积大约 1.5 倍，为避免将涂片制作过程中这种人为假象与提示甲状腺乳头状癌的核特征相混淆，风干涂片一般不用于细胞学的诊断。

2. **巴氏或苏木精 - 伊红（hematoxylin and eosin staining，HE）染色**　乙醇湿固定涂片多采用巴氏或 HE 染色（图 3-1-1）。其细胞核细节显示清楚，与石蜡常规切片相似。甲状腺乳头状癌细胞核表现为毛玻璃样、透明状，核沟和核内包涵体易见。穿刺样本常混有不等量的血液，红细胞过多时将严重影响涂片质量，乙醇湿固定处理的方法还兼有减少背景中红细胞的作用。

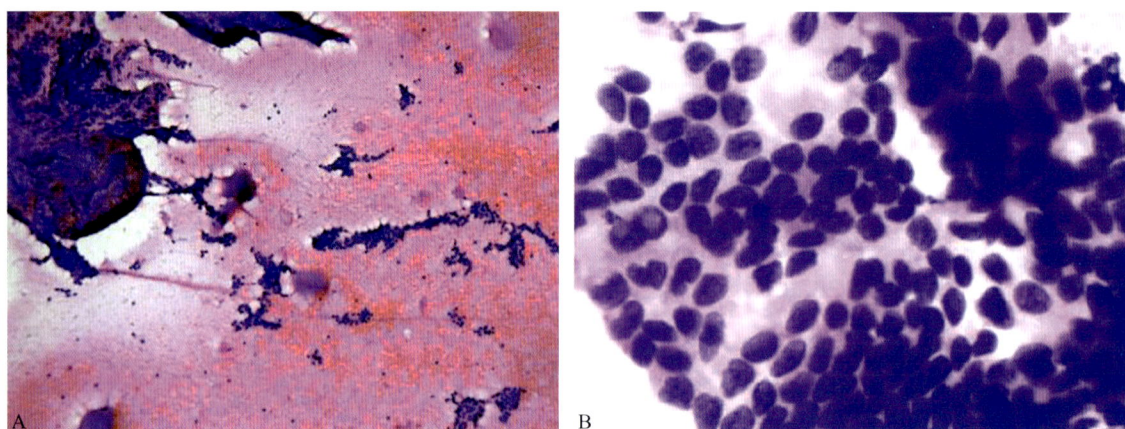

图 3-1-1　传统细胞学涂片与液基细胞制片
A. 传统细胞学涂片；B. 液基细胞制片。

（二）液基细胞制片

与液基细胞制片（liquid-based preparations，LBP）相比，传统涂片对操作者要求较高，制片步骤烦琐。为了减少传统涂片中常见的由于细胞涂抹不均匀、背景较重、人为假象等情况的出现，液基细胞制片越来越多地应用于甲状腺 FNA 的制片中。

液基细胞制片方法如 ThinPrep 和 SurePath，有效地简化了制片操作步骤。通过细胞富集，涂片中可供诊断的细胞量常更加丰富，同时还能减少背景物质（主要是血液）对涂片判读的影响。将穿刺样品直接注入液基细胞固定液中，样本的运输和保存相对便利，制片后剩余的细胞还可进一步用于后续细胞蜡块的制备。采用液基细胞制片方法的细胞学涂片，细胞均匀地分布于玻璃片固定的位置内，背景较干净，细胞核细节显示更加清晰（见图 3-1-1）。

但由于液基细胞制片处理的过程会使得大细胞片段减少，背景胶质丢失，且其细胞较传统涂片变得更圆、更小，核内包涵体也更不易见，这种变化可能会对习惯于传统涂片阅片的诊断医师造成影响。

二、Bethesda 报告系统

2007 年，在美国国家癌症研究所（National Cancer Institute，NCI）主持召开的甲状腺 FNA 科学会议上，形成了甲状腺细胞学分类的框架共识，并提出了一项新的甲状腺细胞病理学分层报告系统，即

Bethesda 报告系统（Bethesda system for reporting thyroid cytopathology，TBSRTC）。该系统将 FNA 细胞学诊断分成 6 个等级 / 类（表 3-1-1）。Bethesda 报告系统的建立，有利于甲状腺结节恶性风险度的评估（risk of malignancy，ROM）及相应临床治疗指南的制定，使得相关医师间的交流更加简洁和有效。

表 3-1-1　第 1 版甲状腺细胞病理学 Bethesda 报告系统推荐的诊断总体分类

分类	定义
I	标本无法诊断或不满意 [a]
	仅有囊液
	标本几乎无细胞
	其他（血液遮盖、凝固假象、干燥假象等）
II	良性病变
	符合良性滤泡结节（包括腺瘤样结节、胶质结节等）
	在适当临床背景下，符合慢性淋巴细胞性（Hashimoto）甲状腺炎
	符合肉芽肿性（亚急性）甲状腺炎
	其他
III	意义不明确的细胞非典型病变或意义不明确的滤泡性病变 [b]
IV	滤泡性肿瘤或可疑滤泡性肿瘤
	如为嗜酸细胞（Hürthle 细胞）型，需注明
V	可疑恶性肿瘤
	可疑甲状腺乳头状癌
	可疑甲状腺髓样癌
	可疑转移癌
	可疑淋巴瘤
	其他
VI	恶性肿瘤
	甲状腺乳头状癌
	甲状腺髓样癌
	低分化癌
	未分化（间变性）癌
	鳞状细胞癌
	混合性癌（注明成分）
	转移性癌
	非霍奇金淋巴瘤
	其他

注：[a、b]这两个术语意义相同，各实验室可根据习惯进行选择。

　　2017 年，第 2 版 Bethesda 报告系统（表 3-1-2）在延续第 1 版 6 个分层等级的基础上，对不同级别甲状腺结节的管理方案指南和辅助分子检测方面的内容进行了更新，并引入了 2017 年版世界卫生组织（World Health Organization，WHO）甲状腺肿瘤分类中新提出的具有甲状腺乳头状癌核特征的非浸润性甲状腺滤泡性肿瘤（non-invasive follicular thyroid neoplasm with papillary-like nuclear feature，NIFTP）。该新分类肿瘤的生物学行为良好，被归入甲状腺交界性肿瘤，具有极低的恶性潜能。第 2 版报告系统重新估计了 NIFTP 引入后各等级风险度的评估的变化，并提供了部分细胞学诊断可选择的注释内容。由于液基细胞制片越来越多地应用于甲状腺 FNA，第 2 版 Bethesda 报告系统还采用了更多的液基细胞制片图片示例。

表 3-1-2　第 2 版 Bethesda 报告系统：加入 NIFTP 前后的恶性风险度、临床处理指南及建议加入的相应注释

诊断分类	恶性风险 /%	包括 NIFTP 的恶性风险 /%[d]	临床处理[a]	可选择注释
标本无法诊断或不满意	5 ~ 10	无意义	超声引导下重复 FNA	无
良性病变	0 ~ 3	无意义	临床和超声随访	无
意义不明确的细胞非典型病变或意义不明确的滤泡性病变	10 ~ 30	6 ~ 18	重复 FNA，分子检测或腺叶切除	无
滤泡性肿瘤或可疑滤泡性肿瘤	25 ~ 40	10 ~ 40	分子检测，腺叶切除	相应的组织学诊断可能为滤泡性腺瘤、滤泡癌、滤泡型甲状腺乳头状癌和新近描述的具有甲状腺乳头状癌核特征的 NIFTP
可疑恶性肿瘤	50 ~ 75	45 ~ 60	甲状腺全切除或腺叶切除[b,c]	相应的组织学诊断可能为 FVPTC 和具有甲状腺乳头状癌核特征的 NIFTP，细胞学无法明确诊断
恶性肿瘤	97 ~ 99	97 ~ 99	甲状腺全切除[c]	小部分（3% ~ 4%）诊断为甲状腺乳头状癌的病例，对应的组织学诊断可能为具有甲状腺乳头状癌核特征的 NIFTP

注：[a]. 实际的处理取决于除 FNA 诊断之外的其他因素（如临床表现、超声检查）。[b]. 一些研究建议结合分子检测结果来评估外科手术类型。[c]. 若为转移性癌或淋巴瘤，临床处理可能不同。[d]. 引入 NIFTP 后的恶性风险度的预期变化是基于有限的回顾性研究的结果。FVPTC：滤泡亚型甲状腺乳头状癌（follicular variant of papillary thyroid carcinoma）。

（一）标本无法诊断或不满意

甲状腺 FNA 是临床诊断甲状腺结节良、恶性的首选方法之一。为保证穿刺获取的细胞能准确反映结节病变的性质、为临床处置或治疗提供有价值的诊断信息、降低诊断假阴性率，FNA 判读之前均应首先进行标本满意度评估，该步骤的有无影响了后续诊断的正确与否。

尽管标本满意的标准存在一定的争议，第 2 版 Bethesda 报告系统推荐的仍是之前由美国梅奥诊所制定并被广泛接受和应用的标准，即涂片中有 ≥ 6 个保存完好、清晰可见（染色优良、细胞无扭曲变形和遮盖）的滤泡细胞团，且每团有 ≥ 10 个滤泡细胞，6 个细胞团最好分布于同一张涂片上。若不能同时满足上述标准要求，即为不满意标本，归入"标本无法诊断或不满意（nondiagnostic or unsatisfactory，ND/Unsat）"（图 3-1-2）。

单一标本的满意度评价常有很大的局限性，当结节出血、囊性变或仅为单纯的胶质结节时，穿刺细胞量通常较少，无法满足上述标准要求。所以在出现以下特殊情况、不满足上述满意标准时仍可认定为满意标本。①实性结节：当穿刺细胞存在明显非典型性时，滤泡细胞的最少数量无须限定。②炎性病变的实性结节：涂片中可能仅有大量的炎症细胞。③胶质结节：含有丰富胶质的结节常为良性病变，涂片以容易识别的大量胶质为主，其细胞的最少数量可无须限定。

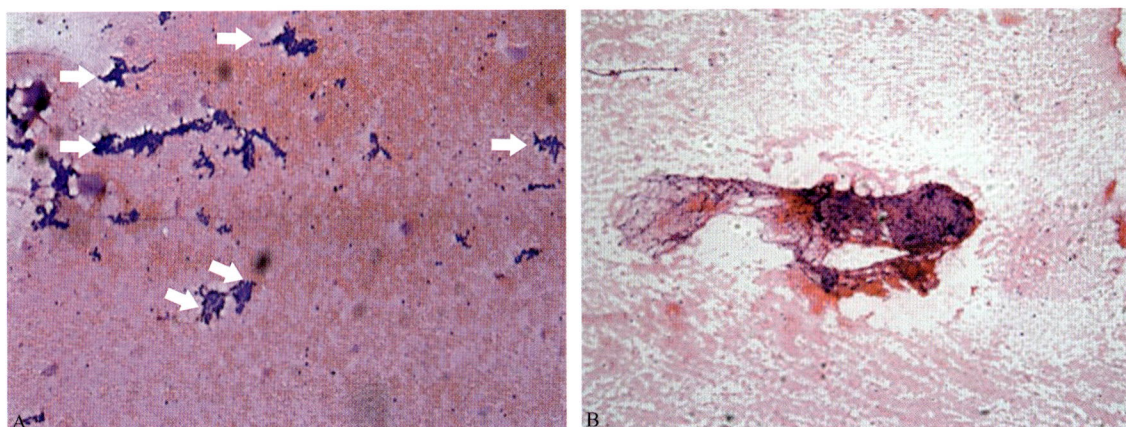

图 3-1-2　甲状腺 FNA 细胞学满意及不满意涂片

A. 满意标本，涂片中见至少 6 个细胞团（箭头所示），每团至少 10 个细胞，染色佳，保存完好，无明显遮盖；B. 不满意标本，图片中仅见单核淋巴细胞样细胞，未见甲状腺滤泡上皮细胞。

甲状腺穿刺标本是否符合满意标本的标准取决于涂片中滤泡细胞和背景胶质的数量与质量，而非滤泡细胞不在该评价范围之内，包括巨噬细胞、淋巴细胞、纤维间质等。

液基细胞制片中胶质成分损失较多，于涂片中胶质背景常不明显，所以液基细胞制片对于胶质结节的判断可能与传统涂片存在一定差异。

满意标本除了与细胞数量有关外，还与制片的质量关系密切。制片质量一般可以从以下 3 方面进行评价：标本固定及时，无明显风干现象；滤泡细胞无明显覆盖；细胞涂片染色质量良好。

满意标准的应用使得甲状腺 FNA 穿刺假阴性率低于 3%。尽管大多数（90%～95%）不满意标本实为良性结节，当细胞学涂片判读为"标本无法诊断或不满意"时，还是给临床处理带来了不少的困难和争议。近年来，随着穿刺技术的提高、制片方法的优化和超声引导的广泛应用，穿刺满意标本的比例有了明显提高，但仍有约 20%FNA 标本无法满足满意标本的标准。满意标本中，FNA 对良性结节的总体诊断敏感性和特异性分别为 97% 和 42%。由于大多数判读为"标本无法诊断或不满意"的结节手术切除率低，其真实的恶性危险度较难评估，参考早期手术切除结节的病例，恶性肿瘤的发生率为 9%～32%，推断该类结节总体恶性风险度为 5%～10%。

Bethesda 报告系统中，"标本无法诊断（ND）"与"标本不满意（Unsat）"均表示标本不充分或不满意，两个术语等同使用。判读为 ND/Unsat 的标本，假阴性情况最多见于实性结节和伴有囊性变的甲状腺乳头状癌中。标本不满意多与结节较小、位置深、明显的纤维化或钙化有关。结节明显囊性变时，涂片中可仅有组织细胞或吞噬含铁血黄素的巨噬细胞。一般认为，直径 ≤ 3cm 的单纯性囊性结节其恶性风险低，但一项回顾性的研究发现，927 例 FNA 判读为"标本无法诊断"与"标本不满意"的囊性结节，其恶性肿瘤的发生率高达 11.1%。穿刺中出血过多，涂片中的滤泡细胞被大面积红细胞覆盖，可同样导致 ND/Unsat。所以对于根据 Bethesda 报告系统判读为 ND/Unsat 的结节，仍需紧密结合临床、超声及影像学表现，减少假阴性的情况。

临床处理：①初次判读为"标本无法诊断"的非完全囊性结节首选超声引导下重复穿刺。为减少上一次穿刺反应性或修复性改变的影响，一般于 3 个月内间隔一段时间再行穿刺。然而《2015ATA 成人甲状腺结节与分化型甲状腺癌指南》中指出，这种间隔时间限制并无证据支持。重复穿刺使得约 70% 的实性结节和 50% 的囊性结节可获得诊断性的判读结果。②对重复穿刺再次判读为 ND/Unsat 的甲状腺结节，临床需密切随访或选择诊断性手术，尤其当结节明显增大或超声评估恶性风险较高时。③传统涂片质量不佳可改进制片方法，如额外的液基细胞制片和制备细胞蜡块。④穿刺现场快速评估，减少标本细胞量不足的情况（图 3-1-3）。

（二）良性病变

"良性病变（benign）"的判读涂片应首先满足满意标本的标准。"良性病变"是甲状腺结节 FNA 最常见的细胞学诊断，占所有病例的 60%～70%。该类结节的细胞涂片由不同比例的胶质和细胞组成，评价的细胞包括一般的滤泡细胞、嗜酸性变的细胞、巨噬细胞和炎症细胞。

1. 良性滤泡性结节　包括一组细胞学特征相似的良性病变，可有或无包膜，结节单发或多发。对应的组织学诊断可能为结节性甲状腺肿、腺瘤样结节、胶质结节、部分甲状腺腺瘤、Graves 病结节、甲状舌管囊肿及甲状旁腺囊肿等。

良性滤泡性结节判读依据如下（图 3-1-4）：

滤泡细胞量多少不等，一般稀疏到中等；大至中等的滤泡，细胞排列规整，蜂巢片状，细胞间隔清楚，无明显挤压和重叠；出现的三维立体结构相对简单，偶尔可见乳头状增生；可存在少量微滤泡结构，但与肿瘤性微滤泡不同，无明显的细胞拥挤和重叠，细胞无明显异型。

滤泡细胞核圆形或椭圆形，形态规整，如类似红细胞大小，核无明显增大，少部分滤泡细胞可轻度大小不一；染色质浓染、均质或细颗粒状；滤泡细胞胞质内可含有色素，但多无诊断意义；可见少量裸

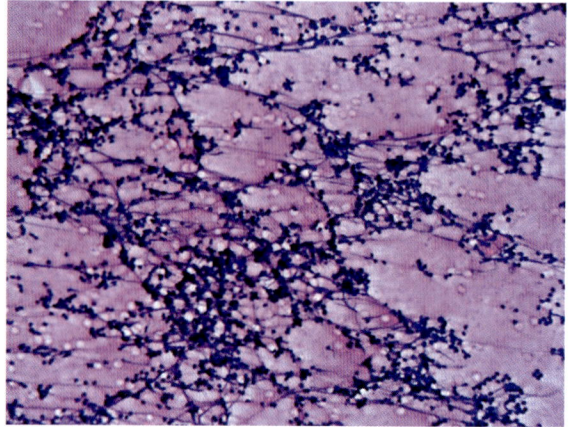

图 3-1-3　炎性病变的实性结节
（可供诊断细胞量不足）

涂片中仅见大量淋巴细胞，未见明显的甲状腺滤泡上皮细胞（涂片，HE 染色）。

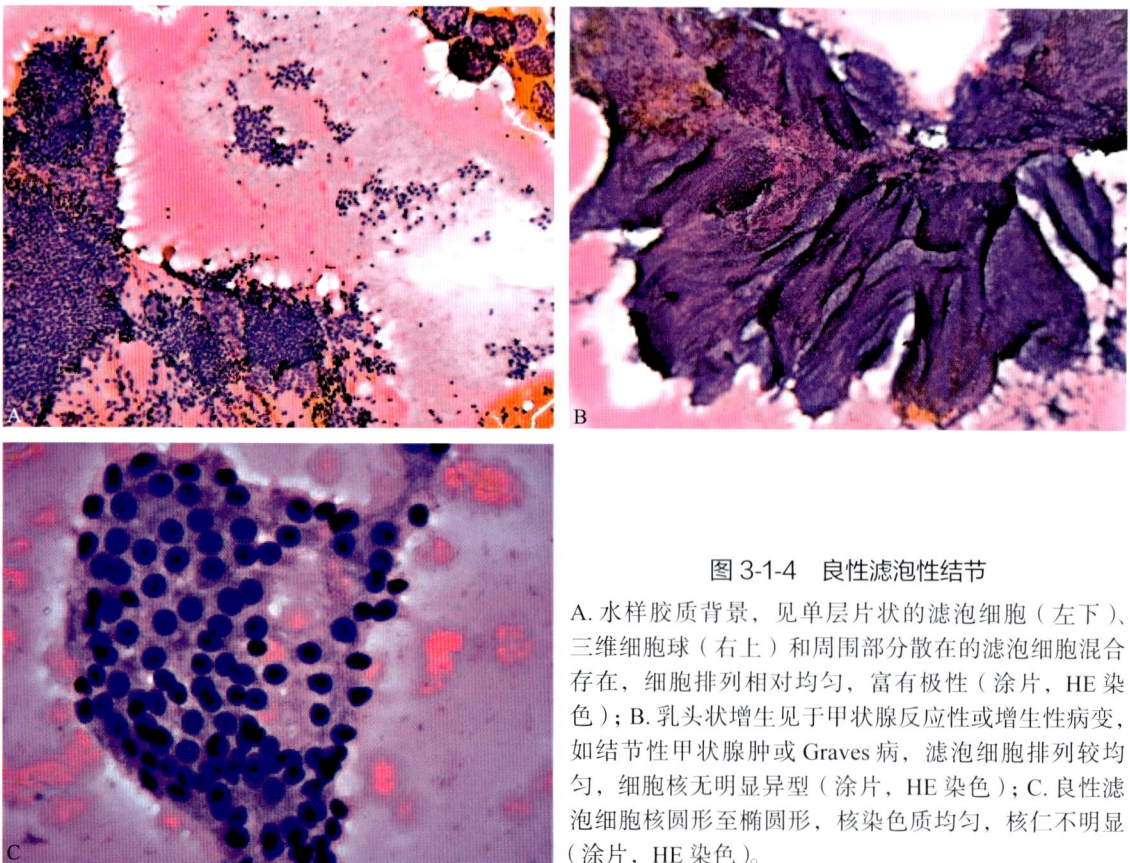

图 3-1-4　良性滤泡性结节

A. 水样胶质背景，见单层片状的滤泡细胞（左下）、三维细胞球（右上）和周围部分散在的滤泡细胞混合存在，细胞排列相对均匀，富有极性（涂片，HE 染色）；B. 乳头状增生见于甲状腺反应性或增生性病变，如结节性甲状腺肿或 Graves 病，滤泡细胞排列较均匀，细胞核无明显异型（涂片，HE 染色）；C. 良性滤泡细胞核圆形至椭圆形，核染色质均匀，核仁不明显（涂片，HE 染色）。

核，可能与制片操作过程中滤泡上皮细胞胞质丢失有关。

背景胶质丰富，稀薄或稠厚，水样胶质常与良性甲状腺结节有关。但胶质丰富不能除外甲状腺乳头状癌的可能，如巨滤泡型乳头状癌也含有较多的胶质。存在 Hürthle 细胞时，若穿刺标本中 Hürthle 细胞不占主要部分，且无明显异型性，仍诊断为良性病变。结节伴有修复性改变时，穿刺细胞可出现非典型改变，但多较局限且相对温和。部分可见巨噬细胞。

临床上常不易区分甲状腺囊肿和发生于甲状旁腺的囊肿，两者穿刺标本均为无细胞或少细胞囊液。甲状旁腺囊肿囊液多为清亮液体，细胞稀疏，甲状旁腺细胞排列呈小片状或微滤泡结构，细胞核深染，胞质稀少。对于甲状腺区的囊性病变，囊液的甲状旁腺激素水平测定有助于囊肿的鉴别。

其他少见的囊肿性病变还有甲状舌管囊肿和鳃裂囊肿，穿刺物常见蛋白质样体液。涂片表现为多量的炎症细胞背景中见部分鳞状上皮和纤毛柱状细胞，甲状腺滤泡上皮细胞稀少。

丰富的胶质常提示甲状腺良性滤泡性结节，但巨滤泡型乳头状癌和囊性甲状腺乳头状癌也富含胶质。为避免误诊，胶质丰富时仍需仔细评估滤泡上皮的细胞学特征。

2．Graves 病　是一种与自身免疫相关的甲状腺疾病。多见于中年妇女。临床表现常有甲状腺功能亢进症状，甲状腺弥漫性肿大，多无须穿刺。部分患者由于非弥漫性大结节或冷结节形成而接受甲状腺FNA 检查。

Graves 病细胞学无特异性，与良性滤泡性结节相似：细胞较为丰富，片状或乳头状增生，细胞排列较松散，可见少量微滤泡结构。多为水样胶质。细胞核增大，呈泡状，核仁较明显。胞质丰富，泡沫样，可见明显的火焰细胞，但火焰细胞并非 Graves 病所特有，也见于其他甲状腺增生性或肿瘤性病变。背景中有少量淋巴细胞和 Hürthle 细胞。细胞核可伴局灶非典型性，但无诊断性乳头状癌核特征。当患者有放射性碘治疗史时，可出现明显非典型性的细胞，应避免误诊。

3．慢性淋巴细胞性甲状腺炎（桥本甲状腺炎）　是最常见的淋巴细胞性甲状腺炎。多见于中年女性，是一种自身免疫性甲状腺炎。临床多表现为甲状腺弥漫性肿大、甲状腺功能减退、血液中相关抗体的升高。

慢性淋巴细胞性甲状腺炎的细胞学表现无明显特异性，常见大量多种形态的淋巴细胞，无异型性。滤泡细胞的数量与甲状腺纤维化程度有关，细胞通常较为丰富，病变后期纤维化明显时，滤泡细胞可显著减少，此时无须限定滤泡细胞的最少数量。Hürthle 细胞多见，单个或片状分布，胞质丰富，颗粒样，细胞核大，有明显的核仁。

Hürthle 细胞的出现无诊断特异性，也可见于良性滤泡性结节和 Hürthle 细胞肿瘤。若淋巴细胞稀少或缺失，Hürthle 细胞增多，需除外嗜酸细胞性肿瘤，尤其当结节直径＞3cm 时，其恶性风险增高，胶质稀少，多核巨细胞少见。当明显的淋巴细胞和 Hürthle 细胞混合成片出现时，提示慢性淋巴细胞性甲状腺炎的可能性增加（图 3-1-5）。需要注意的是，淋巴细胞也可出现于甲状腺其他增生性和肿瘤性病变中。

4．亚急性肉芽肿性甲状腺炎　又称 De Quervain 甲状腺炎，是一种自限性疾病，通常认为与病毒感染有关。出现结节并疑为肿瘤时可行 FNA 检查，由于穿刺操作常会引起患者的剧烈疼痛，导致标本取样不佳。

亚急性肉芽肿性甲状腺炎的细胞学缺乏特异性，背景中炎症细胞（中性粒细胞、嗜酸性粒细胞和淋巴细胞）多少不一，可见肉芽肿和多核巨细胞，滤泡细胞通常较少。恢复期后，炎症细胞和巨噬细胞减少或缺失。

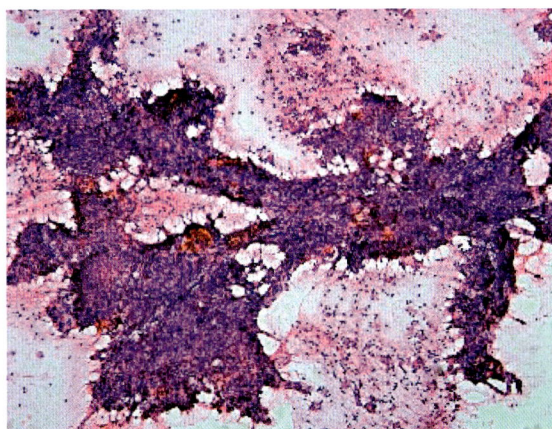

图 3-1-5　慢性淋巴细胞性甲状腺炎
纤维化背景和淋巴细胞背景，见良性甲状腺滤泡细胞，部分细胞嗜酸性变（涂片，HE 染色）。

穿刺标本中见肉芽肿除要考虑亚急性肉芽肿性甲状腺炎外，还需鉴别可引起肉芽肿性炎症的其他病变，如结节病、感染、硬化性淋巴瘤、癌等。

5. 急性甲状腺炎 多见于免疫功能低下的患者，与微生物感染有关。有明显的红、肿、热、痛等局部症状和/或急性感染的全身症状。

细胞学表现为大量的中性粒细胞、坏死、纤维素样物，巨噬细胞偶见，滤泡细胞稀少，常无胶质。

急性甲状腺炎需与肿瘤性坏死相鉴别。甲状腺未分化癌常伴有明显的急性炎症反应，坏死明显，其穿刺细胞学与急性甲状腺炎细胞学存在部分重叠，但炎症和坏死背景中常见异型性明显的肿瘤细胞，且穿刺标本细菌培养为无菌性。

6. Riedel 甲状腺炎 罕见。临床表现为甲状腺进行性纤维化，并向周围组织扩展，于颈部形成坚硬、固定的肿块，类似于甲状腺未分化癌或淋巴瘤。

细胞学标本通常细胞稀少，见散在胶原束和形态温和的梭形细胞，有少量的慢性炎症细胞，一般无胶质和滤泡细胞。

尽管细胞学诊断为良性甲状腺结节的患者只有很少的一部分人手术，其真实的恶性风险较难评估。多数研究证实，该类诊断假阴性率非常低（0~3%），阴性预测值多大于95%。出现假阴性情况的原因可能有：①取样误差，穿刺样本不具有代表性。取样误差可能与结节本身的性质，如囊性变或多结节有关，并受穿刺者操作的影响。超声引导下 FNA 可进一步提高穿刺的效率。②具有诊断意义的细胞量不足。部分具有诊断意义的样品可能在制片过程中损失。③制片质量不佳的影响。出现人工假象、细胞固定不佳或涂片有明显的干燥。④细胞涂抹不均匀，重叠明显。⑤滤泡细胞被大面积红细胞或超声耦合剂覆盖，影响涂片判读。⑥判读误差，典型的细胞学改变不明显。

临床处理：细胞学判读为"良性病变"的结节恶性风险较低。《2015ATA 成人甲状腺结节与分化型甲状腺癌指南》推荐，当细胞学诊断为良性时，不需要立即进行进一步的诊断或治疗，一般采用保守方法处理，建议根据超声风险分层确定随访。但当结节体积较大、伴随症状明显、有临床和/或超声检查提示有令人担忧的风险时，可选择重复穿刺和/或手术治疗。

（三）意义不明确的细胞非典型病变/意义不明确的滤泡性病变

Bethesda 报告系统中，意义不明确的细胞非典型病变/意义不明确的滤泡性病变（atypical cell of undetermined significance/follicular lesion of undetermined significance，AUS/FLUS）定义为细胞（包括滤泡上皮细胞、淋巴细胞或其他）和组织结构异型性小，既不能判读为良性，但又不足以归入可疑滤泡性肿瘤、可疑恶性肿瘤或恶性的病变。

这类病变恶性风险度低，既不能归入良性病变，但又不属于恶性病变。AUS 和 FLUS 两者是同义词，各单位可根据习惯选择。AUS 包括样本中所有的滤泡上皮细胞、淋巴细胞和其他细胞的非典型改变，当非典型细胞主要限于滤泡上皮细胞时，使用 FLUS 更为恰当。

细胞学判读为 AUS/FLUS 的情况有：

1. 细胞学非典型病变 包括以下情况：

（1）局灶细胞非典型：大部分细胞表现为良性，存在少量细胞出现细胞核增大、核膜不规则、核沟、苍白核，甚至核内假包涵体等非典型的情况。

（2）广泛但轻微的细胞非典型。

（3）非典型囊壁衬覆细胞：良性或恶性结节囊性变时均可出现囊壁衬覆细胞，其中良性结节中的囊壁衬覆细胞呈修复性改变，表现为良性滤泡上皮、淋巴细胞、泡沫样组织细胞及巨噬细胞背景中出现扁平拉长的梭形细胞，细胞核增大，染色质淡染，细胞间常有明显的间隔。非典型囊壁衬覆细胞缺乏修复性改变特征，并出现核沟、明显核仁和/或核内假包涵体。

（4）组织细胞样细胞：组织细胞样细胞比一般的组织细胞更大，细胞核更圆，核质比高，胞质高度泡沫样，缺乏含铁血黄素等色素沉积，多散在分布，也可簇状或形成微滤泡结构。出现时需警惕囊状乳头状癌或鞋钉亚型乳头状癌的可能。

2．结构非典型病变　主要表现为：

（1）微滤泡形成：细胞量稀少，胶质缺乏，出现的罕见细胞簇呈微滤泡或拥挤的三维立体结构，这可能与滤泡性肿瘤 / 可疑滤泡性肿瘤（follicular neoplasm/suspicious for follicular neoplasm，FN/SFN）的取材局限有关。

（2）灶状明显的微滤泡结构伴有轻度细胞核非典型改变：细胞量中等或丰富，局灶微滤泡结构明显，细胞轻度非典型，但又不足以诊断 FN/SFN。需要注意，若穿刺取样为增生的甲状旁腺组织，也可表现为伴有非典型改变的微滤泡结构和细胞学特征。

3．细胞学和结构的非典型病变　表现为轻度的细胞学非典型和结构非典型同时出现，该类病变需警惕 NIFTP 和滤泡型乳头状癌的可能。

4．嗜酸性变或 Hürthle 细胞的相关病变　包括以下情况：

（1）临床无明确良性甲状腺结节特征，穿刺细胞量稀少，胶质缺乏，出现的少量细胞大部分或几乎全部为 Hürthle 细胞时，这可能与滤泡性肿瘤（Hürthle 细胞型）/ 可疑滤泡性肿瘤（Hürthle 细胞型）（follicular neoplasm Hürthle cell type/suspicious for follicular neoplasm Hürthle cell type，FNHCT/SFNHCT）的取材局限有关。

（2）临床疑为慢性淋巴细胞性甲状腺炎（桥本甲状腺炎），涂片中出现 Hürthle 细胞，但缺乏淋巴细胞背景。

（3）临床疑为结节性甲状腺肿，涂片中有少量 Hürthle 细胞，多提示滤泡上皮细胞嗜酸性变而非嗜酸细胞性肿瘤。

5．非典型病变，非特指型　包括以下情况：①少量滤泡细胞核明显增大，伴有显著的核仁，但缺乏乳头状癌核特征。这种情况可见于缺乏临床资料但有药物或放射性碘治疗史的甲状腺疾病患者。②缺乏甲状腺乳头状癌细胞核改变，但出现砂粒体样钙化。③其他。

6．非典型淋巴细胞，除外淋巴瘤　指涂片中见伴有异型的淋巴细胞，但尚不满足"可疑淋巴瘤"的诊断。

AUS/FLUS 占甲状腺 FNA 报告的 1%～22%，常为一种排除性诊断。与 FN/SFN 有部分重叠，判读重复性差，需谨慎使用。AUS/FLUS 诊断比例可作为实验室质控的指标之一，第 1 版 Bethesda 报告系统中提出应将 AUS/FLUS 诊断比例控制在 7% 左右。

AUS/FLUS 诊断的影响因素可能有：①非典型性的细胞量少，无法进一步明确分类；②标本制备过程中人为假象的影响，细胞非典型改变不能确定是真正的非典型性还是人为因素引起。

AUS/FLUS 总体异型性小，恶性风险低。系统性回顾研究发现，AUS/FLUS 结节中细胞（核）异型性明显的病例，恶性风险较结构异型明显的病例更高，前者风险度评估约为后者的 2 倍。AUS/FLUS 中嗜酸细胞型病变低于普通细胞型的病变。

Bethesda 报告系统中有 3 类意义不明确的非典型病变，包括 AUS/FLUS（图 3-1-6）、FN/SFN 或滤泡性肿瘤（Hürthle 细胞型）/ 可疑滤泡性肿瘤（Hürthle 细胞型）和可疑恶性（suspicious for malignancy，SFM）。这 3 类占所有 FNA 诊断的 15%～30%，判读为其中任何一类均意味着结节的良恶性无法明确，但随着诊断分级的增高，对应的恶性风险度越大。相对于 SFM（恶性风险度：50%～75%）和 FN/SFN（恶

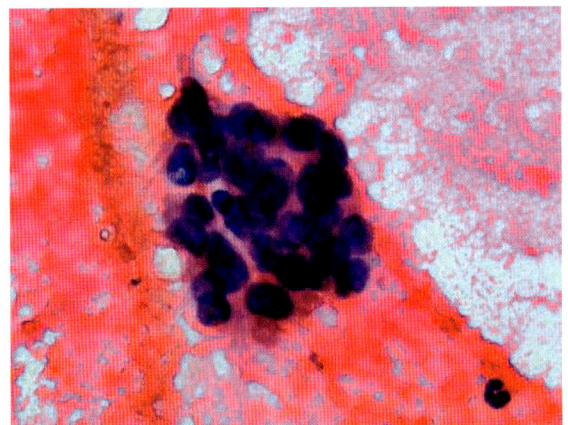

图 3-1-6　意义不明确的结构和细胞非典型病变

涂片中见结构异型的滤泡细胞簇，细胞排列拥挤，细胞非典型表现为核膜略不规则，细胞核增大，染色质轻度苍白，无核沟和核内假包涵体（涂片，HE 染色）。

性风险度：25%～40%）较高的恶性风险，AUS/FLUS 恶性风险较低，恶性风险度为 10%～30%；引入 NIFTP 后，恶性风险度进一步降为 6%～18%。不确定类型的结节临床处理存在争议，分子检测有助于结节进一步风险分层，但其检测费用较高。

AUS/FLUS 多与甲状腺良性病变有关，如甲状腺增生性病变、腺瘤样结节、慢性淋巴细胞性甲状腺炎。当涂片中出现以结构异型为主的细胞时，如拥挤的三维立体结构或小梁状，需鉴别该类细胞是否来源于甲状旁腺病变。甲状旁腺细胞多无明显异型性，一般较正常甲状腺滤泡上皮细胞稍小，常表现为胡椒盐样染色质和颗粒状的胞质，细胞排列拥挤，免疫细胞化学染色、甲状旁腺激素测定和相关的分子检测有助于辨别细胞来源。

临床处理：AUS/FLUS 的应用降低了诊断性手术的病例。《2015ATA 成人甲状腺结节与分化型甲状腺癌指南》建议对于首次判读为 AUS/FLUS 的结节保守处理：选择重复穿刺或分子检测辅助诊断。当初次穿刺标本细胞量少或保存欠佳时，首选重复穿刺。对于细胞量充足，保存良好，但存在细胞弥漫轻度非典型性的病变，首选分子检测。重复穿刺，多数病例判读为良性，10%～30% 的结节再次判读为 AUS/FLUS。

常用的 $BRAF^{V600E}$ 突变检测对判读为 AUS/FLUS 的结节敏感性较低，扩大基因组突变检测虽然能提高检测的敏感性，但特异性差。商品化的试剂盒如 Afirma 基因测序分析器（Afirma genomic sequencing classifier，GSC）、ThyroSeq v3 和 ThyGeNEXT/ThyraMIR 的检测结果均有助于进一步降低 AUS/FLUS 结节的恶性风险。对检测结果为阴性的患者，提示临床随访为宜。临床处理方案的制订需结合穿刺细胞形态、分子检测结果、影像学特征、临床检查结果及患者倾向综合考虑。

（四）滤泡性肿瘤 / 可疑滤泡性肿瘤

滤泡性肿瘤 / 可疑滤泡性肿瘤（FN/SFN）这一分类常富于细胞，细胞量中等或以上；滤泡细胞形态相对正常，较一致；细胞排列结构变化大，明显拥挤，可见微滤泡、小梁状或缎带状结构，伴有散在单个细胞；细胞核圆形、染色质颗粒状，轻度深染，核仁不明显，部分细胞核可伴有轻度非典型改变（图 3-1-7，图 3-1-8）；背景胶质稀少或缺如。细胞量稀疏或标本中出现明显的乳头状癌核改变时均不符合本类诊断。FN 与 SFN 是同义词，实验室可根据习惯选择使用，由于后续的组织学证实该类结节有较大比例为增生性而非肿瘤性病变，一些实验室倾向于选择 SFN 这种描述，既承认细胞诊断的局限性，又与组织学诊断保持了良好的一致性。

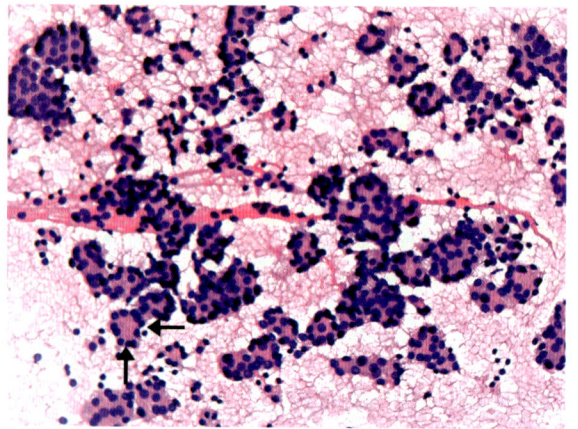

图 3-1-7 滤泡性肿瘤或可疑滤泡性肿瘤（1）

低倍镜下见多量结构较一致的微滤泡，滤泡细胞排列呈环状，部分细胞重叠，细胞核圆形，轻度深染，无明显异型性（涂片，HE 染色）。

微滤泡的定义：①排列拥挤、重叠平铺的细胞团，每团细胞 < 15 个；②细胞呈腺样或花环状圈状排列（至少见到 2/3 圈），部分微滤泡中央见少量浓染的胶质；③微滤泡结构相对一致。

微滤泡本身无诊断特异性，于良性或恶性病变中均可出现，只有当微滤泡结构占优势时，才具有诊断作用。当穿刺细胞稀少，细胞排列以微滤泡结构为主时，由于细胞量与细胞排列之间存在不一致性，诊断 AUS/FLUS 可能更合适，可选择重复穿刺或 / 和分子检测辅助诊断。

细胞学判读为 FN/SFN 的结节对应的组织学形态较为宽泛，既包括甲状腺滤泡上皮来源的病变，又包括甲状旁腺细胞来源的病变。可为良性、交界性或恶性。穿刺检测的意义在于挑选出那些可疑肿瘤性，尤其恶性肿瘤的病例。FN/SFN 对应的组织学诊断可能为：结节性甲状腺肿、结节状增生、滤泡性腺瘤、滤泡癌、甲状腺乳头状癌滤泡亚型、NIFTP 和甲状旁腺肿瘤。约 35% 细胞学判读为 FN/SFN 的

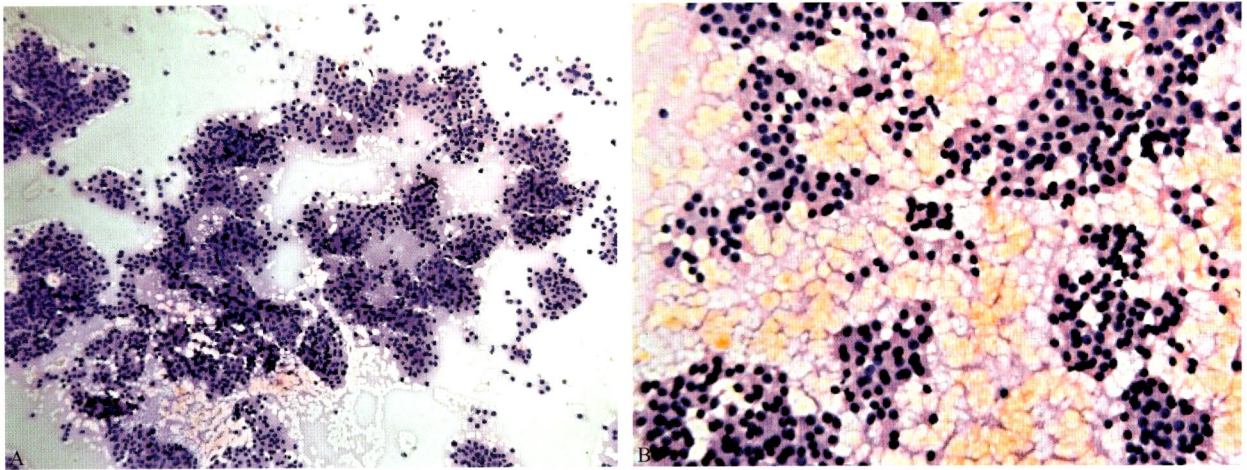

图 3-1-8　滤泡性肿瘤或可疑滤泡性肿瘤（2）

A. 低倍镜下细胞量丰富，胶质缺乏，拥挤排列的细胞呈小簇状或小梁状，可见微滤泡结构及单个散在细胞；B. 胞核圆形，大小较一致，染色质轻度深染，核仁不明显。手术切除标本证实该结节为甲状腺滤泡癌（涂片，HE 染色）。

结节，其组织学证实为增生性而非肿瘤性病变。

　　由于滤泡性肿瘤的良恶性鉴别主要依据组织学上是否出现包膜和 / 或血管的侵犯，FNA 无法进一步明确，但当穿刺样本中细胞密度增大、细胞非典型明显时，其恶性风险增加。

　　另外，滤泡性肿瘤和 FVPTC 在细胞学上也存在较多相似之处，当乳头状癌核特征性改变局限、穿刺样本不够具有代表性时，可能导致 FN/SFN 诊断重复性下降，并与组织学不一致率增加。涂片中同时存在滤泡性肿瘤的结构改变和提示乳头状癌的部分非典型核特征时，诊断为 FN/SFN 还是 SFM 与涂片中细胞形态改变的质和量有关，并可参考注释内容进行注释。当涂片中胶质背景缺乏、细胞形态单一、排列拥挤，三维立体或小梁状结构明显时，且临床无法明确肿瘤位于甲状腺实质或其周围的甲状旁腺，还应考虑结节是否有来源于甲状旁腺的可能（图 3-1-9）。

　　细胞学判读为 FN/SFN 的结节，术后病理证实为恶性的比例为 25% ~ 40%，且其中大部分（27% ~ 68%）为甲状腺乳头状癌，而非滤泡癌。新分类中将 NIFTP 不再归为恶性肿瘤后，FN/SFN 的恶性风险

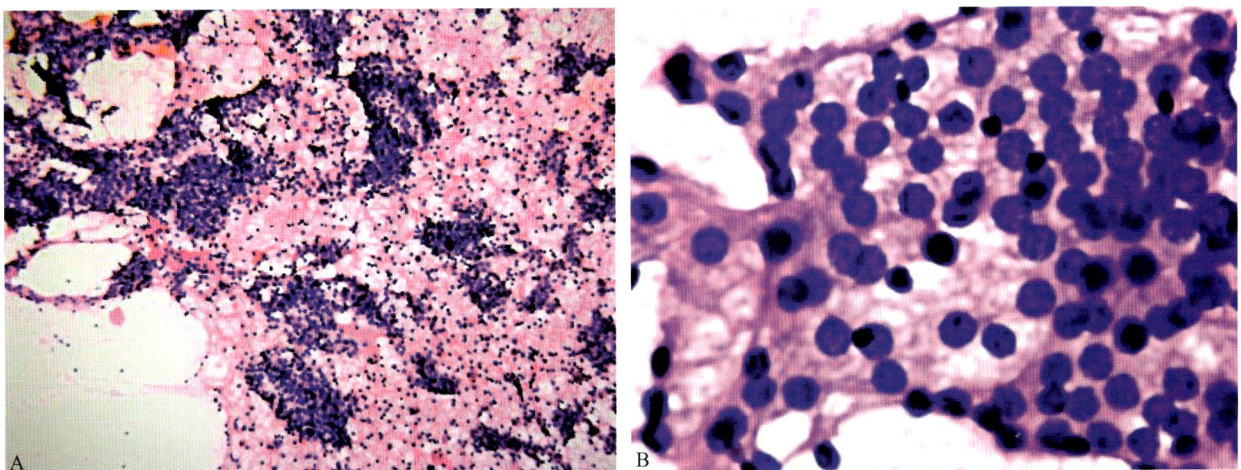

图 3-1-9　滤泡性肿瘤或可疑滤泡性肿瘤（3）

A. 低倍镜下见多量大小较一致、排列拥挤的滤泡细胞，背景无明显胶质，细胞排列小簇状、小梁状或单个散在；B. 细胞核圆形，部分有重叠，染色质细颗粒状，核仁不明显。手术切除标本证实该结节为甲状旁腺腺瘤（涂片，HE 染色）。

度改变不明显，为 10%～40%。第 2 版 Bethesda 报告系统提供了细胞学诊断可选择的注释内容，强调了该类结节对应组织学为各种滤泡性肿瘤的可能性。

《2015ATA 成人甲状腺结节与分化型甲状腺癌指南》推荐对该类分类的结节辅以分子检测，有助于进一步风险分层，提高甲状腺恶性手术的比例。Afirma 基因表达分析器和 TyroSeqV3 检测还可进一步区分结节是否来源于甲状旁腺。滤泡癌和滤泡性腺瘤常见的分子改变均为 RAS 基因突变和 PAX8/PPARγ 基因重排，于滤泡癌中分别为 40%～50% 和 30%～40%，滤泡性腺瘤中分别为 20%～40% 和 2%～13%。

临床处理：通常采取诊断性腺叶切除。《2015ATA 成人甲状腺结节与分化型甲状腺癌指南》建议不要直接对该类结节进行手术，而应在综合考虑临床和超声影像学特征，辅以分子检测的基础上，充分评估结节恶性风险后制订诊疗方案。

（五）滤泡性肿瘤 / 可疑滤泡性肿瘤（Hürthle 细胞型）

滤泡性肿瘤（Hürthle 细胞型）/ 可疑滤泡性肿瘤（Hürthle 细胞型）这一分类的特点是：标本全部或几乎全部由 Hürthle 细胞构成，细胞量中等到丰富；细胞存在小细胞或大细胞异型性；细胞排列松散，多为单个散在分布，也可见合体样细胞或拥挤的细胞簇；双核细胞常见；背景缺乏胶质、淋巴细胞及浆细胞，或仅有少量；部分病例见毛细血管于细胞间穿越现象。小细胞异型性是指 Hürthle 细胞胞质较少，细胞较小，但核质比高。大细胞异型性指富含颗粒状胞质的 Hürthle 细胞，细胞核大小差异明显，至少 2 倍及以上。

诊断中，滤泡性肿瘤（Hürthle 细胞型）和可疑滤泡性肿瘤（Hürthle 细胞型）两个术语均可使用，但由于术后组织病理证实该类结节有较大比例（16%～25%）为反应性或增生性病变，部分实验室可能更倾向于使用可疑滤泡性肿瘤（Hürthle 细胞型）。

Hürthle 细胞又被称为嗜酸细胞（eosinophils）、嗜酸性细胞（oxyphil cell）或 Askanazy 细胞，其形态学特点是胞质丰富、红染颗粒状；细胞核大，圆形或椭圆形；核仁常较明显。这种形态学变化与胞质内线粒体聚集有关。由于可疑 Hürthle 细胞肿瘤与可疑非 Hürthle 细胞滤泡性肿瘤具有明显的细胞形态学和分子遗传学差异，甲状腺 TBSRTC 系统建议将滤泡性肿瘤 / 可疑滤泡性肿瘤进一步分为 Hürthle 细胞性病变和非 Hürthle 细胞性病变。

Hürthle 细胞见于反应性、增生性或肿瘤性病变中。反应性或增生性病变包括慢性淋巴细胞性甲状腺炎伴有 Hürthle 细胞增生、结节性甲状腺肿或腺瘤样结节中的嗜酸细胞化生。肿瘤性病变包括嗜酸细胞腺瘤、嗜酸细胞癌、乳头状癌嗜酸细胞亚型、滤泡癌嗜酸细胞亚型和髓样癌。结节性甲状腺肿的穿刺细胞涂片中，Hürthle 细胞常与正常甲状腺滤泡上皮细胞混合存在，细胞间黏附性好，多平铺片状，背景胶质丰富。淋巴细胞性甲状腺炎细胞学则表现为 Hürthle 细胞背景中有较多的淋巴细胞，伴有非典型改变的 Hürthle 细胞常呈小团状（3～10 个）分布，核染色质淡染，毛玻璃样，与乳头状癌特征性的核改变相似。伴有嗜酸细胞分化的乳头状癌和乳头状癌嗜酸细胞亚型的细胞学特征可能与 Hürthle 细胞性肿瘤有许多相似之处，并且 Hürthle 细胞肿瘤也可出现部分乳头状癌核或结构的改变，当细胞学形态无法明确时，应加以备注进行说明。

甲状腺髓样癌细胞学多表现为细胞量丰富、细胞黏附性差，与 Hürthle 细胞肿瘤有部分重叠，但前者胞质多少不等，颗粒状，无明显核仁，核内包涵体罕见或无，免疫细胞染色也能有助于鉴别。颗粒细胞瘤发生于甲状腺非常罕见，其细胞学表现可与 Hürthle 细胞肿瘤非常相似，免疫细胞染色 S-100 阳性、角蛋白阴性。甲状旁腺增生、甲状旁腺腺瘤或癌均可见胞质丰富、嗜酸性颗粒样改变的细胞，其形态与 Hürthle 细胞类似，但甲状旁腺细胞形态多较一致、核圆形、染色质胡椒盐样，免疫细胞染色或囊液的甲状旁腺激素测定有助于鉴别。

嗜酸细胞腺瘤和嗜酸细胞癌分别是滤泡性腺瘤和滤泡癌中的一个亚型，其嗜酸细胞的量多在 75% 以上，且更具有恶性潜能和侵袭性。嗜酸细胞癌仅占滤泡癌（follicular carcinoma，FC）中的小部分（15%～20%），FC 中常见的 PAX8/PPARγ 基因重排几乎不见于嗜酸细胞癌中，嗜酸细胞癌常见的为线粒体和核 DNA 拷贝数变异（copy number alterations，CNAS）。基于有限的研究显示，嗜酸细胞肿瘤的恶性潜能高于非嗜酸细胞型，尤其当患者年龄＞ 40 岁、结节直径＞ 3.5cm 时。

甲状腺 FNA 的意义在于筛选出那些潜在的 Hürthle 细胞肿瘤，尽管诊断敏感性较高，但特异性差。同滤泡性腺瘤和滤泡癌一样，Hürthle 细胞腺瘤和 Hürthle 细胞癌的鉴别也是基于组织学上是否存在包膜和 / 或血管侵犯的证据。滤泡性肿瘤（Hürthle 细胞型）/ 可疑滤泡性肿瘤（Hürthle 细胞型）诊断的恶性风险度（risk of malignancy，ROM）为 0 ~ 40%。目前尚无可靠的辅助检测方法鉴别 Hürthle 细胞肿瘤的良、恶性，但基于分子检测的方法在肿瘤风险评估上仍显示了良好的应用前景。Afirma 基因测序分类器和 ThyroSeqV3 均能有效地对滤泡性肿瘤（Hürthle 细胞型）/ 可疑滤泡性肿瘤（Hürthle 细胞型）进一步进行风险分层，避免了针对恶性风险度较低患者的不必要甲状腺腺叶手术。

临床处理：同 FN/SFN 一样，通常采取诊断性腺叶切除。《2015ATA 成人甲状腺结节与分化型甲状腺癌指南》中提出，分子检测可协助该类结节的风险评估。手术决策的制订应综合考虑结节的细胞学形态、临床及超声影像学特点、分子检测结果和患者意愿。

（六）可疑恶性

Bethesda 报告系统中可疑恶性（suspicious for malignancy，SFM）是指穿刺样本中出现了强烈提示恶性肿瘤的部分细胞形态学特征，但又不足以明确恶性肿瘤诊断的情况（异型细胞数量或质量的不足）。SFM 约占所有 FNA 诊断的 3%（1% ~ 6.3%），包括可疑甲状腺乳头状癌、可疑髓样癌、可疑淋巴瘤及可疑转移性癌和可疑恶性肿瘤（非特殊类型）。SFM 中最多见的为可疑甲状腺乳头状癌。不包括可疑滤泡性肿瘤和 / 或 Hürthle 细胞肿瘤。

SFM 诊断的目的是将细胞学高度可疑恶性肿瘤的信息客观地传递给临床医师，这种不确定性允许临床医师在为患者制订治疗方案时更加保守，使得在不降低 FNA 诊断整体敏感性的同时，保持对恶性类别较高的阳性预测值。SFM 的判读有一定的主观性，需谨慎使用。在具有乳头状癌核特征的 NIFTP 归为交界性肿瘤前，SFM 这一类别的恶性风险度为 50% ~ 75%，阳性预测值为 70%（53% ~ 100%），重新分类后，其恶性风险度降至 45% ~ 60%。

出现 SFM 的原因可能有：①结节本身存在异质性或囊性变；②取样偏差；③标本处理不规范；④制片质量欠佳；⑤细胞形态学特征的特异性差，出现少见亚型。

临床处理：甲状腺全叶切除是常见的处理方式。手术范围的确定还需结合临床和超声风险评估，并综合患者的意愿。由于 SFM 恶性风险较高，手术治疗是常见的处理方法，辅助分子检测作用有限。但若预计分子检测结果可能会影响诊断或手术决策，可考虑对"SFM，可疑甲状腺乳头状癌"和"SFM，可疑髓样癌"的结节进行分子检测。其他相关的辅助检查、免疫细胞化学和血生化检测有助于进一步明确"SFM，可疑髓样癌"的诊断，流式细胞技术对"SFM，可疑淋巴瘤"的诊断也非常有帮助。

临床提示高风险的因素有：①有相关家族史；②年龄＜ 20 岁或＞ 70 岁；③头颈部有放射线接触史，尤其是在儿童时期；④男性；⑤结节近期明显增大；⑥结节直径＞ 4cm（大部分指南推荐结节直径＞ 1cm 时均应 FNA 检查）；⑦有明显的临床压迫症状；⑧结节固定，活动度差；⑨喉部检查出现声带麻痹及同侧肿块；⑩区域淋巴结肿大。

（七）甲状腺乳头状癌

甲状腺细针穿刺中恶性肿瘤的诊断率约为 5%（2% ~ 16%）。其中最常见的为甲状腺乳头状癌（PTC）。甲状腺乳头状癌以经典型最多见，此外还包括十余种特殊亚型。甲状腺乳头状癌亚型形态变化较大，表现为与经典型不同的结构和 / 或细胞学特征，部分亚型还有不同的遗传学特点和生物学行为。经典型甲状腺乳头状癌和各亚型的诊断均以肿瘤细胞是否具有典型的甲状腺乳头状癌核特征为基础（图3-1-10）。甲状腺乳头状癌亚型中，滤泡型最多见。与较差预后有关的有高细胞型、柱状细胞型和鞋钉样型。另外实体型和弥漫硬化型是否也与不良预后有关，目前尚存在争议。

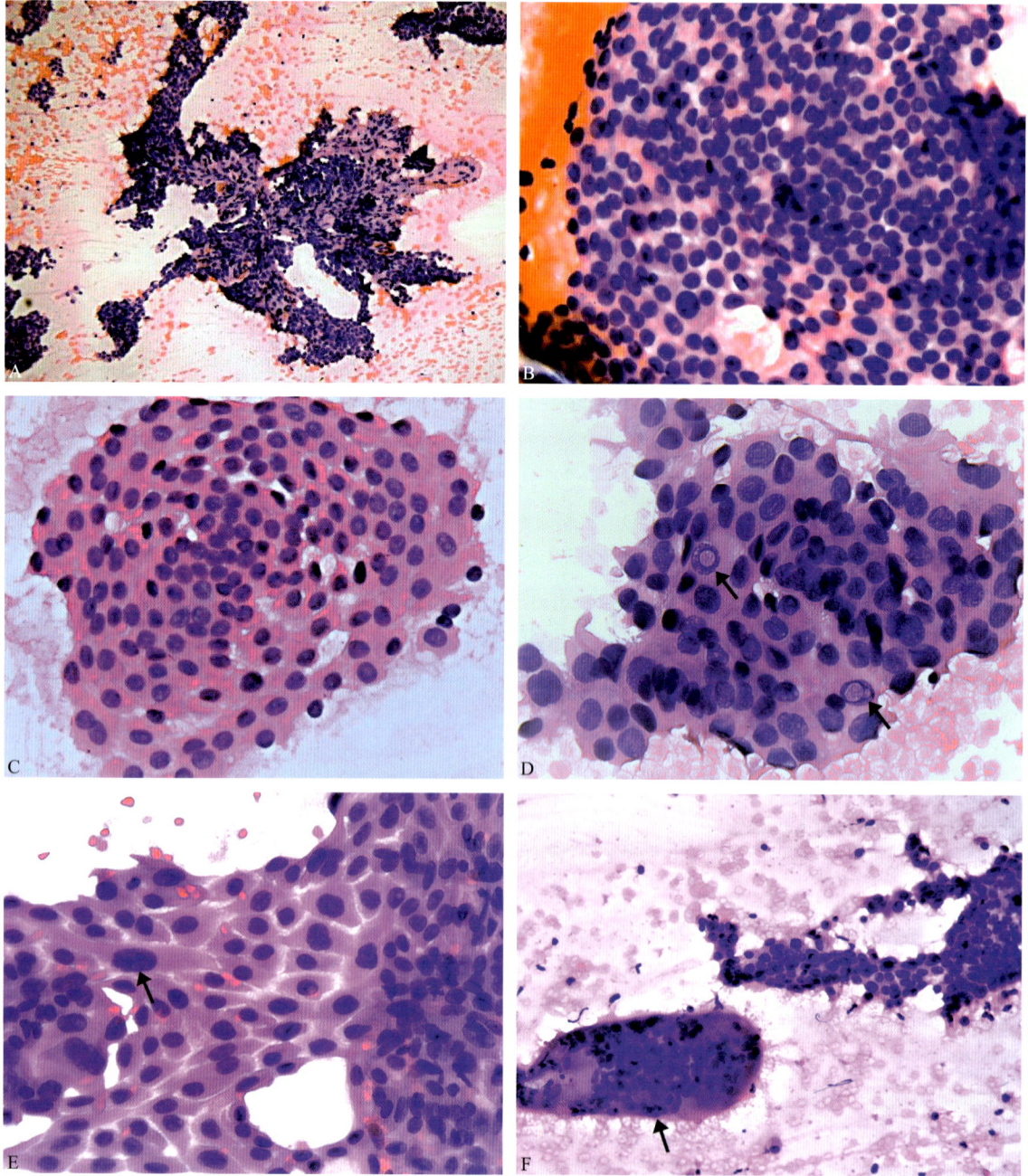

图 3-1-10　甲状腺乳头状癌

A. 涂片中细胞量较为丰富，见真性乳头状组织片段，乳头中央见纤维血管轴心，表面被覆排列紊乱的肿瘤细胞，部分区域细胞脱落，形成含毛细血管的钝端（涂片，HE 染色）。B. 单层排列的肿瘤细胞，部分区域细胞排列拥挤，核重叠，核型不规则，核沟易见（涂片，HE 染色）。C. 单层排列的肿瘤细胞，旋涡状 / 洋葱皮样，周边区细胞核较中央更加呈椭圆形。该结构细胞片段可能来自乳头顶端细胞的剥离，提示乳头状癌。细胞核型不规则，核呈毛玻璃状，可见核沟（涂片，HE 染色）。D. 细胞核不规则，核染色质淡染，毛玻璃样，可见两个明显的核内假包涵体（涂片，HE 染色）。E. 单层排列的肿瘤细胞，细胞排列紊乱，胞质明显嗜酸性，细胞形态似鳞状细胞样。细胞核异型性明显，大小不等，可见爆米花样核（涂片，HE 染色）。F. 肿瘤性甲状腺滤泡上皮旁见多核巨细胞（涂片，HE 染色）。

1. **经典型**　经典型甲状腺乳头状癌是甲状腺乳头状癌中最常见的类型，具有明显的乳头状结构和特征性细胞核改变。对应的细胞学形态特点有：

（1）真性乳头结构（有纤维血管轴心），部分可形成含毛细血管的钝端。

（2）特征性细胞核：细胞核增大和／或变长，椭圆形，核质比（N/C）增大；核膜厚，不规则、纵行的核沟，核内假包涵体或见爆米花样核；染色质粉尘样，苍白透明；偏位小核仁。

（3）砂粒体：砂粒体于 FNA 中出现比例远低于组织学标本，其本身也不具有特异性，还可见于甲状腺髓样癌、桥本甲状腺炎等其他非肿瘤性病变中，但当与其他提示甲状腺乳头状癌的核特征同时出现时，其阳性预测值高达 100%。

（4）其他具有辅助诊断价值的形态学改变：细胞排列拥挤，呈合胞体样或旋涡状／洋葱皮状细胞排列；特殊的细胞形态：鳞样细胞、组织细胞样细胞、鞋钉样细胞；背景出现多核巨细胞或泡泡糖样胶质。

上述所有关于甲状腺乳头状癌细胞学特征的任何一项，单独均不足以准确诊断甲状腺乳头状癌，只有当这些特征相对广泛又组合出现时，才具有较肯定的诊断价值。

甲状腺肿瘤的新分类中，部分不伴包膜和血管侵犯的包裹型滤泡型甲状腺乳头状癌由于恶性风险极低，几乎无转移或复发潜能，被重新归类为交界性肿瘤，命名为具有乳头状核特征的 NIFTP。

为提高 FNA 诊断的准确性，第 2 版 Bethesda 报告系统建议细胞学诊断为"恶性肿瘤，甲状腺乳头状癌"应具有以下特征之一：真性乳头结构片段、砂粒体和核内包涵体。对于可疑甲状腺乳头状癌，滤泡样结构明显，缺乏砂粒体和核内包涵体的标本，根据细胞异型程度和数量的不同，可诊断为滤泡性肿瘤／可疑滤泡性肿瘤、可疑恶性肿瘤或恶性肿瘤，甲状腺乳头状癌，并加以注释说明，以强调组织学可能为滤泡亚型的乳头状癌或 NIFTP 的情况。

当 FNA 中细胞排列以单层片状排列结构为主时，经典型甲状腺乳头状癌与良性滤泡结节的鉴别点除了是否具有特征性乳头状癌核的改变外，还在于两者细胞排列拥挤程度明显不同。甲状腺乳头状癌中单层片状细胞排列拥挤、重叠，核常呈明显的镶嵌状，可形成复杂的三维立体结构。良性滤泡结节中，细胞间隔均匀、无明显拥挤，细胞排列呈蜂窝状、折叠片段结构简单。甲状腺乳头状癌背景通常较干净，淋巴细胞较多时可见于 Warthin 瘤样乳头状癌或弥漫硬化型乳头状癌中。淋巴细胞与具有异形核的滤泡细胞簇混杂存在时，需警惕是否为反应性，如慢性淋巴细胞性甲状腺炎。

$BRAF^{V600E}$ 突变是甲状腺乳头状癌最常见的分子改变，见于 40%～80% 的 PTC 中，尤其多见于经典型和高细胞型，具有很高的敏感性和特异性。第二常见的为 RAS 基因突变，但特异较差。

2. 滤泡型　FVPTC 是最常见的甲状腺乳头状癌亚型，占所有甲状腺乳头状癌的 18%～30%。FVPTC 的特点为完全或几乎完全由甲状腺乳头状癌滤泡组成，滤泡大小不等，细胞核具有典型甲状腺乳头状癌核特征。

滤泡型甲状腺乳头状癌包括浸润型和包裹型两类。前者具有浸润性的生长模式，遗传学和生物学行为均与经典型甲状腺乳头状癌相似，淋巴结转移率高，$BRAF^{V600E}$ 突变常见；后者常有较完整的包膜。诊断主要依赖于肿瘤细胞的甲状腺乳头状癌的核特征。

根据是否伴有包膜或血管侵犯，包裹型 FVPTC 又分为包裹型伴有浸润和包裹型不伴有浸润两种。两者均与经典的 PTC 不同，其遗传学特征和生物学行为更接近于滤泡性肿瘤（滤泡性腺瘤和滤泡癌），常为 RAS 突变。伴有浸润的包裹型 FVPTC 淋巴结转移少见，与甲状腺滤泡癌相似，多表现为肺或骨等远处转移。

包裹型 FVPTC 不伴有被膜／血管侵犯时，其恶性风险极低。《2017 版 WHO 甲状腺肿瘤分类》将这一组不伴有浸润的包裹型 FVPTC，且同时满足严格组织学纳入和排除标准的病变重新归类为具有乳头状核特征的 NIFTP，属于交界性非恶性肿瘤。NIFTP 占先前甲状腺恶性肿瘤分类中的 20%～25%，该分类的提出使得甲状腺 FNA 诊断中多个不确定类别和恶性类别的相关恶性风险度（ROM）不同程度地改变，并总体下降。

FVPTC 穿刺标本细胞量通常较为丰富，合胞体样细胞簇或微滤泡多见，也可见少量伴有分支结构的细胞片段。细胞核增大，染色质苍白，可见核沟，但与经典甲状腺乳头状癌不同，其核内假包涵体少见或缺失。部分肿瘤可见稠厚胶质。多核巨细胞、乳头样片段或囊性变成分少见或不显著。

　　大滤泡型甲状腺乳头状癌是指肿瘤性滤泡一半以上为大滤泡结构，其细胞学标本与普通的 FVPTC 不同，主要由单层片状的肿瘤细胞片段和 / 或大小不一的滤泡组成，背景常有大量稀薄的胶质。乳头状癌细胞核特征不明显，表现与普通的 FVPTC 相似，核内假包涵体少见。多无乳头状结构和砂粒体。

　　由于 FVPTC 和 NIFTP 的细胞核改变可非常细微，特异性差，或仅有部分细胞及局部显示具有诊断意义的核变化，FNA 对 FVPTC 的诊断敏感性明显低于经典型 PTC。对于可疑滤泡型甲状腺乳头状癌者，可进一步加以注释说明。分子检测和超声影像学检查也有一定的提示作用，非浸润性 FVPTC 和 NIFTP 常见的基因改变为 *RAS* 基因突变和 *PAX8/PPARγ* 基因异位，其他少见的改变还有 *THADA* 基因融合及 *BRAF*^{K601E} 突变。

　　3．高细胞型　高细胞型甲状腺乳头状癌（tall cell variant of papillary thyroid carcinoma，TCV-PTC）特点为细胞细长，其长度（高度）是其宽度的 3 倍或以上，胞质丰富，颗粒状，边界清楚，并具有经典甲状腺乳头状癌的核特征，是一种侵袭性甲状腺乳头状癌。

　　高细胞型甲状腺乳头状癌的细胞学表现具有典型的甲状腺乳头状癌核特征。与传统甲状腺乳头状癌相比，高细胞型甲状腺乳头状癌的形态学特点有：细胞核更长、更大；胞质丰富，嗜酸性，颗粒状；核质比（N/C）稍低；细胞边界清楚；核染色质颗粒感更明显；核仁明显、居中；可出现核分裂象；明显的核内假包涵体，甚至于同一细胞核内出现多个，呈肥皂泡样或爆米花样核；砂粒体少见。

　　4．囊性型　甲状腺结节伴囊性变常见，结节可为良性或恶性。甲状腺乳头状癌是最常发生囊性变的甲状腺恶性肿瘤。囊性甲状腺乳头状癌穿刺标本由稀薄的水样液体、多量的组织细胞和伴有组织细胞样形态的肿瘤组成。

　　囊性甲状腺乳头状癌穿刺细胞量通常较少，其诊断需滤泡上皮细胞具有明确的甲状腺乳头状癌核特征，核沟易见，但苍白核或细粉尘样的染色质多不明显。其他提示囊性变的细胞学特征有：稀薄或水样胶质背景；囊壁衬覆细胞碎片；吞噬含铁血黄素的巨噬细胞；稀疏的肿瘤细胞以边缘不规则的小簇状排列多见；"组织细胞"细胞，富含空泡；胞质丰富、颗粒状，外形较为僵直；砂粒体少见。

　　由于取样偏差或肿瘤细胞量较少，囊性甲状腺乳头状癌是 FNA 出现假阴性的常见原因之一。高分辨率超声引导穿刺有助于囊性甲状腺乳头状癌的精确取样。伴有囊性变的甲状腺结节中有 4.6%～17.6% 为恶性，所以对于甲状腺非胶质结节，当穿刺样本中无诊断性滤泡细胞时，最好判读为"标本无法诊断"或"标本不满意"，并备注"仅有囊液"。《2015ATA 成人甲状腺结节与分化型甲状腺癌指南》推荐：超声图像提示伴有恶性风险或直径＞1.5cm 的甲状腺囊性结节均应行 FNA 检查和随访。

　　5．嗜酸细胞型　嗜酸细胞型甲状腺乳头状癌具有典型甲状腺乳头状癌核特征，胞质嗜酸性变，当肿瘤主要（＞75%）由嗜酸性变的肿瘤细胞构成时，即为嗜酸细胞型甲状腺乳头状癌。

　　嗜酸细胞型甲状腺乳头状癌细胞学表现为肿瘤细胞的胞质丰富、嗜酸性颗粒样，细胞常呈多边形；有明确的甲状腺乳头状癌核改变；细胞排列多样，乳头状、片状、微滤泡或单个散在；背景淋巴细胞缺乏或极少。

　　嗜酸性变的细胞常见，可见于甲状腺良性、其他恶性或转移性肿瘤中。当穿刺标本以嗜酸性细胞为主时，需仔细寻找肿瘤细胞是否具有典型的甲状腺乳头状癌核特征。高细胞型甲状腺乳头状癌胞质也表现为明显的嗜酸性变，但其细胞较长，长度（高度）约为宽度的 3 倍或以上。嗜酸细胞型甲状腺乳头状癌淋巴细胞背景缺乏，当淋巴细胞较多时，应考虑 Warthin 样型甲状腺乳头状癌。穿刺细胞明显嗜酸性变，但乳头状癌核特征改变不明显或不充分时，将其归类为"滤泡性肿瘤（Hürthle 细胞型）/ 可疑滤泡性肿瘤（Hürthle 细胞型）"或"可疑甲状腺乳头状癌，嗜酸细胞型"可能更为恰当。

　　6．Warthin 样型　Warthin 样型甲状腺乳头状癌的组织形态与发生于腮腺的 Warthin 瘤相似，表现为明显的乳头状结构和局限性（乳头轴心和肿瘤周围）淋巴细胞增生、淋巴滤泡形成。Warthin 样型甲状腺乳头状癌常与慢性淋巴细胞性甲状腺炎有关。

　　穿刺细胞学标本表现为明显的淋巴细胞、浆细胞背景；肿瘤细胞乳头状排列或散在分布，并多与淋巴细胞或浆细胞混杂出现；有明确的乳头状癌细胞核特征；胞质嗜酸性变明显。

Warthin 样型甲状腺乳头状癌穿刺标本需与慢性淋巴细胞性甲状腺炎相鉴别。两者淋巴细胞及浆细胞背景均较明显，伴嗜酸性变的滤泡细胞增多，但前者易见乳头状片段及核内假包涵体，且细胞异型性较后者更加明显，更为广泛。

7．**鞋钉样型**　甲状腺乳头状癌中，鞋钉样细胞表现为细胞极性和黏附性的丧失，细胞核偏位，凸出于细胞顶端，当肿瘤中＞30% 的细胞伴有鞋钉样改变时，即为鞋钉样型。

鞋钉样细胞具有典型的乳头状癌核的特征；由于细胞极性和黏附性的丧失，肿瘤细胞多以单个散在为主，也可见由鞋钉样细胞组成的小乳头或小细胞片段；细胞核突出于顶端，对侧胞质逐渐变窄，细胞细长，呈彗星状；肥皂泡样或爆米花样的核内胞质假包涵体易见。

鞋钉样型甲状腺乳头状癌较普通型更具侵袭性，与肿瘤的不良预后有关，70%～80% 存在 $BRAF^{V600E}$ 突变。

8．**柱状细胞型**　柱状细胞型是甲状腺乳头状癌中的少见亚型之一。其特点是细胞呈柱状，细胞核椭圆形，较深染，假复层状排列，并具有类似于分泌型子宫内膜或结肠腺瘤的核上或核下胞质空泡。

穿刺细胞学标本常富于细胞；排列呈乳头状、团簇状或小管状；细胞核椭圆形，具有明确甲状腺乳头状癌核的特征，但细胞核深染，复层排列、核沟及核内胞质假包涵体不明显；胞质部分空泡化；背景胶质缺乏。

柱状细胞型甲状腺乳头状癌细胞学标本需与转移性结直肠癌或子宫内膜癌相鉴别，该亚型无明显的坏死背景。免疫细胞染色可见 Tg 和甲状腺转录因子 -1 阳性，PAX-8 和 CDX-2 诊断价值有限。

9．**筛状 - 桑葚状型**　筛状 - 桑葚状型甲状腺乳头状癌具有独特的筛状和桑葚样结构，可合并部分滤泡状、乳头状或实性巢状结构，多胶质缺乏。细胞呈高柱状或梭形，伴灶状鳞状细胞化生，桑葚样。筛状 - 桑葚状型甲状腺乳头状癌有明确的甲状腺乳头状癌核特征，但核较深染。核假复层状排列常见。部分细胞核可由于生物素蓄积而透明变。

穿刺标本常富于细胞，缺乏胶质；细胞排列呈乳头状、筛状或桑葚体状；细胞圆形或椭圆形，也可表现为梭形；有明确的甲状腺乳头状癌核特征，但核内假包涵体稍少见；无砂粒体和多核巨细胞，但可见泡沫状或吞噬含铁血黄素的组织细胞。

筛状 - 桑葚状型甲状腺乳头状癌少见。部分为遗传相关性，与家族性腺瘤性息肉病（familial adenomatous polyposis，FAP）和 Gardner 综合征高度相关。家族性腺瘤性息肉病相关的筛状 - 桑葚状型甲状腺乳头状癌的细胞核和胞质 β-catenin 均呈阳性。

10．**弥漫硬化型**　弥漫硬化型乳头状癌的病理组织学表现为肿瘤弥漫累及甲状腺一侧或双侧叶，有大量的砂粒体和鳞状上皮化生，间质纤维化明显，伴多量淋巴细胞浸润，常见广泛的淋巴管侵犯，远处转移也较为多见，是一种侵袭性亚型。

穿刺细胞学标本表现为肿瘤细胞簇与大量的炎症细胞密切混杂；瘤细胞的胞质致密，边界清楚；背景中见大量的淋巴细胞和砂粒体；鳞状细胞化生的肿瘤细胞多见；有明确的甲状腺乳头状癌核特征，但核沟及核内假包涵体较经典型少见，核染色质苍白不明显。

弥漫硬化型乳头状癌多见于年轻患者，女性好发。临床表现与甲状腺炎相似，常无明显的肿块形成，表现为甲状腺弥漫性受累，可伴有疼痛。由于 FNA 样本中淋巴细胞丰富，易被误诊为慢性淋巴细胞性甲状腺炎，但其混杂的滤泡上皮明显的异型性与良性的甲状腺炎症性病变不同。

11．**实性型**　实性型甲状腺乳头状癌组织学以实性结构为主，缺乏乳头、滤泡结构和胶质，实性区域占总肿瘤成分的一半或以上，肿瘤细胞具有甲状腺乳头状癌的核特征。

穿刺细胞学标本细胞排列结构多样，常见合胞体性组织碎片、微滤泡 / 小梁状结构和缺乏黏附性的散在单个细胞，乳头状结构缺乏或极少；无明显胶质；有明确的甲状腺乳头状癌核特征，但细胞核较经典型更圆，染色质更深染。

实性型甲状腺乳头状癌多见于年轻患者，女性多见。常与辐射暴露史有关。切尔诺贝利核事故后，儿童幸存者中实性型甲状腺乳头状癌比例高达 30%～35%，与辐射暴露有关的转染重排（rearranged during transfection，*RET*）/*PTC3* 基因重排常见。

实性型甲状腺乳头状癌的穿刺细胞学需与甲状腺髓样癌和甲状腺低分化癌进行鉴别。甲状腺髓样癌单细胞模式也常见，但其核染色质呈胡椒样，缺乏典型乳头状癌的核特点。当穿刺细胞的核质比增高，出现核分裂象和坏死时，常提示为甲状腺低分化癌。

12．相关肿瘤　透明样变梁状肿瘤（hyalinizing trabecular tumor，HTT）是一种少见的滤泡上皮源性肿瘤，细胞具有甲状腺乳头状癌的核特征，组织学常见明显的小梁状生长方式和透明样变的间质；遗传学和形态学特征均与甲状腺乳头状癌部分重叠，但临床过程多为良性，以往常被归入滤泡性腺瘤中；有部分恶性潜能，总体预后较好。

穿刺细胞学标本中，透明样变梁状肿瘤较难与甲状腺乳头状癌相互区别，两者均有明显的核沟和核内假包涵体；细胞圆形或椭圆形，偶尔也可见砂粒体，但一般无明显的乳头片段形成；黏附性肿瘤细胞可放射状围绕透明样变的间质周围；部分透明样变梁状肿瘤细胞有胞质核旁黄色小体。

甲状腺 FNA 中，透明样变梁状肿瘤常被误诊为甲状腺乳头状癌或可疑乳头状癌。免疫组化染色可见 Ki67（MIB-1）特征性表现，细胞膜和胞质着色，有助于透明样变梁状肿瘤的诊断。透明样变梁状肿瘤存在较高比例的 *RET/PTC* 基因重排，与甲状腺乳头状癌相当，提示两者关系密切，但透明样变梁状肿瘤中无 *BRAF* 和 *RAS* 基因突变。

临床处理：甲状腺乳头状癌的各亚型通常不影响临床处理，FNA 判读为甲状腺乳头状癌的患者均应进行外科会诊。甲状腺腺叶切除或甲状腺全切除是常见的处理方式，但是否需进行手术治疗及手术范围的确定，需综合患者临床信息和超声影像学检查结果。

（八）甲状腺髓样癌

甲状腺髓样癌（medullary thyroid carcinoma，MTC）是一种起源于甲状腺滤泡旁细胞（C 细胞）的恶性肿瘤，散发性或遗传相关性。甲状腺髓样癌具有多种细胞形态和独特的免疫表型，淀粉样基质常见；乳头状、片状、巢状、梁状或岛状结构；核染色质颗粒或块状（胡椒盐样）。

穿刺细胞量多中等或丰富；细胞黏附性差，大量的单个散在细胞与小簇状细胞混合存在（图 3-1-11）；细胞轻到中度异型，形态变化大，圆形、多角形、浆细胞样或梭形，偶尔可见形状怪异的异形核；胞质丰富，颗粒状，细胞界限不清；细胞核圆形或椭圆形，常偏位，核染色质粗或呈细颗粒状，表现为神经内分泌肿瘤胡椒盐样的染色质特征；核仁不明显；偶见核内包涵体和核沟，出现典型的核沟及核内包涵体时需与甲状腺乳头状癌鉴别；1/3～1/2 的髓样癌标本中，背景可见类似胶质的淀粉样物。

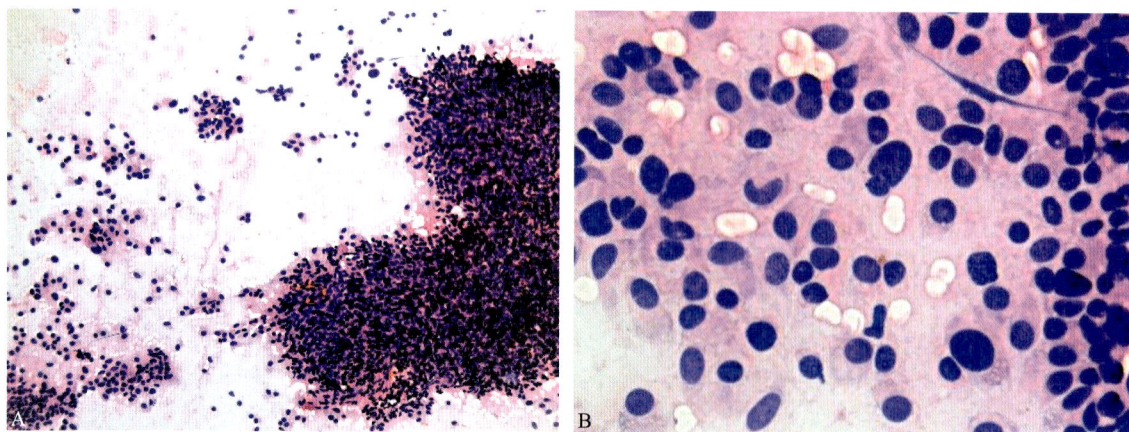

图 3-1-11　甲状腺髓样癌

A. 涂片中细胞丰富，见黏附性良好的合胞体样细胞和周围单个散在的细胞，细胞梭形或上皮样（涂片，HE 染色）；B. 核圆形，见大的异形核，核染色质细颗粒状（胡椒盐样），核仁不明显（涂片，HE 染色）。

（九）甲状腺低分化癌

甲状腺低分化癌（poorly differentiated thyroid cancer，PDTC）罕见。起源于甲状腺滤泡细胞。

甲状腺低分化癌缺乏乳头状癌经典的核特征，细胞较小，核形不规则，排列呈岛状、实体或梁状的结构，肿瘤细胞巢周围常见薄的纤维血管性间质，肿瘤分化差，核分裂象及坏死多见。

穿刺标本常明显富于细胞；细胞排列拥挤或散在，呈不规则实体状、岛状或梁状结构（非大滤泡，也非微滤泡），由于肿瘤细胞形态于低倍镜下较为单一，易被误认为微滤泡结构；胞质少，或伴有嗜酸性变（浆细胞样），核质比（N/C）增高，裸核常见；细胞核圆形，染色质增粗，核分裂象及凋亡细胞常见；核仁较小；背景胶质缺乏，可见坏死的细胞碎片。肿瘤细胞明显的实性、岛状或梁状排列对细胞学提示甲状腺低分化癌有重要作用。

由于甲状腺低分化癌缺乏甲状腺乳头状癌典型的核特征，细胞学标本易被误诊为 FN/SFN。鉴别诊断还包括甲状腺其他原发性恶性肿瘤和转移性癌，其诊断需经组织学上进一步明确。

（十）甲状腺未分化（间变性）癌

甲状腺未分化（间变性）癌（undifferentiated thyroid carcinoma or anaplastic thyroid carcinoma，UTC 或 ATC）组织学形态多样，细胞表现为异型性明显的梭形细胞、鳞状细胞样细胞或多形性瘤巨细胞，也可见横纹肌样细胞和小细胞。肿瘤坏死明显，常伴有大量炎症细胞浸润及周围软组织累及，核分裂象易见。甲状腺未分化癌可与分化型甲状腺癌同时存在。

穿刺细胞量通常较为丰富，胶质缺乏，有明显的坏死和炎症性背景，可见中性粒细胞侵入肿瘤细胞胞质内；细胞异型性显著，散在或形成大小不一的细胞簇，梭形细胞样细胞最常见，也可见浆细胞样或横纹肌样细胞，部分病例可见破骨样巨细胞；细胞核增大，常见高级别异形核，核形明显不规则，核分裂象常见，染色质粗糙团块状；核仁明显。当穿刺标本以梭形细胞为主时，需鉴别的病变包括甲状腺髓样癌、Riedel 甲状腺炎、肉瘤、恶性黑色素瘤及转移性癌等。当甲状腺未分化癌与其他分化型癌同时存在时，涂片中可见分化较好的肿瘤细胞和胶质成分。

（十一）甲状腺淋巴瘤

原发性甲状腺淋巴瘤（primary thyroid lymphoma，PTL）不同类型的 FNA 细胞学表现也不同，涂片中以非黏附性、丰富的淋巴细胞为主，一般有 3 种细胞学模式。

以形态单一的大淋巴细胞为主：最常见。细胞异型性明显，多见于弥漫大 B 细胞淋巴瘤。

以形态单一的小淋巴细胞为主：多见于黏膜相关淋巴结组织淋巴瘤。包括边缘区细胞、单核样 B 细胞、小淋巴细胞、浆细胞和散在少量的免疫母细胞和中心母细胞样细胞。

大淋巴细胞和小淋巴细胞混合存在：这种细胞学模式也可见于甲状腺炎性病变，需仔细鉴别。

（十二）甲状腺转移性肿瘤

相关的临床病史对甲状腺转移性肿瘤的细胞学诊断有重要作用。其穿刺细胞形态多与原发性肿瘤相似。

第二节　甲状腺组织学诊断

一、甲状腺先天性病变

（一）甲状腺不发育

甲状腺不发育是一种罕见的先天性异常，也可由于甲状腺先天性发育不全或酶缺陷导致的功能受限而引起。多于婴幼儿时期通过筛查发现。

（二）激素合成障碍性甲状腺肿

激素合成障碍性甲状腺肿亦称为遗传性甲状腺肿。本病与甲状腺激素合成的遗传性缺陷有关，表现为甲状腺功能严重减退，非对称性多结节性甲状腺肿大。

激素合成障碍性甲状腺肿发病年龄范围较广，新生儿及成年人均可发病，多发生在 24 岁之前，平均诊断年龄为 16 岁。女性稍多见。

显微镜下无正常的甲状腺组织，伴有显著的纤维化，增生的纤维结缔组织将甲状腺分隔成大小不一的结节。结节内滤泡形态多样，胶质缺乏。滤泡细胞排列呈实性、岛状、微滤泡或小梁状。细胞核可伴有明显的非典型变，细胞核增大、深染、核型不规则，或可见核沟。

（三）甲状舌管囊肿

甲状舌管囊肿直径一般 < 2cm。内含透明液体，合并感染时液体呈脓性，囊内壁较光滑。

显微镜下，囊内壁见鳞状上皮、柱状上皮或含有纤毛的立方上皮被覆。当继发感染、纤维化明显时，被覆上皮可丢失。甲状舌管囊肿的囊壁内常见多少不等的甲状腺组织，甲状腺组织可正常，也可伴发炎症性、增生性及肿瘤性病变。

甲状舌管囊肿伴发恶性肿瘤少见，常为甲状腺乳头状癌。诊断前需仔细检查正常部位的甲状腺，除外甲状腺原发部位乳头状癌的可能。

（四）异位甲状腺

异位甲状腺镜下形态与正常部位甲状腺组织相似，镜下表现为充满胶质的滤泡，可见部分滤泡旁 C 细胞。正常位置甲状腺周围的脂肪组织及骨骼肌内常见少量甲状腺，可能与发育异常有关。

异位甲状腺可发生与正常位置甲状腺相似的病变，包括炎症、增生及各类肿瘤。

（五）甲状腺内的鳃裂样囊肿

甲状腺内的鳃裂样囊肿与鳃囊异常有关，亦称为淋巴上皮囊肿。囊壁周围淋巴组织增生，可伴有淋巴滤泡形成（图 3-2-1）。囊肿的增大可能与免疫紊乱有关。

（六）食管旁憩室

咽食管憩室（又称 Zenker 憩室）多表现为颈部左侧甲状腺后方的肿块。当炎症反应及纤维化明显时，憩室与甲状腺粘连紧密，易被误认为是甲状腺结节。

食管旁憩室囊壁常为成熟的角化鳞状上皮被覆，腔内可见部分残留的食物残渣。

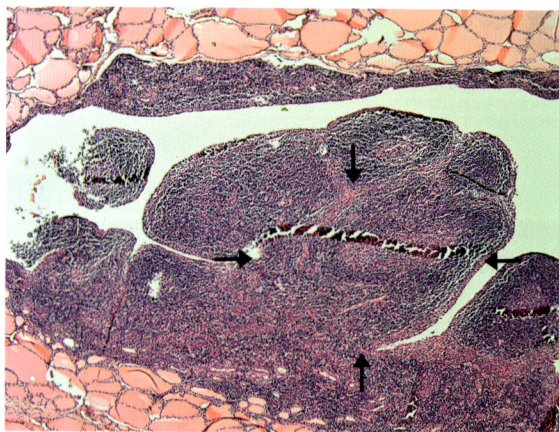

图 3-2-1　甲状腺内的鳃裂样囊肿
甲状腺实质内的囊肿性病变，囊内壁淋巴组织增生，淋巴滤泡形成（石蜡，HE 染色）。

二、甲状腺反应性病变

（一）甲状腺腺瘤样结节 / 多结节性甲状腺肿

甲状腺腺瘤样结节（adenomatoid nodule of thyroid）/ 多结节性甲状腺肿（multinodular goiter）常为非对称性。

大体上，结节胶质丰富，易伴出血或囊性变，部分结节周围可见纤维性假包膜（图 3-2-2）。显微镜下，结节内滤泡细胞增生，形成无胶质的小滤泡、含胶质丰富的大滤泡或增生膨出形成乳头（图 3-2-3）。

反应性增生的乳头结构简单，无明显的分支和纤维血管轴心。乳头表面被覆的滤泡细胞形态温和，富有极性，细胞核位于基底部，细胞核圆形，染色质致密、浓染。滤泡细胞嗜酸性变时，可见明显的核仁。

当增生的结节周围有较完整的包膜，其内的滤泡结构又较均匀一致时，需与滤泡性腺瘤鉴别。组织学上，滤泡结构形状多样、大小不一，并富有胶质时，常提示为结节为增生性病变。当结节内以形态相似的小滤泡或微滤泡结构为主，胶质稀少时，常提示为滤泡性腺瘤。另外，滤泡性腺瘤包膜通常更加完整，挤压周围正常的甲状腺组织。实际工作中，腺瘤样结节与滤泡性腺瘤形态学有部分重叠，有时鉴别较困难。分子学研究同样显示，部分腺瘤样结节存在与甲状腺腺瘤相似的克隆性改变。

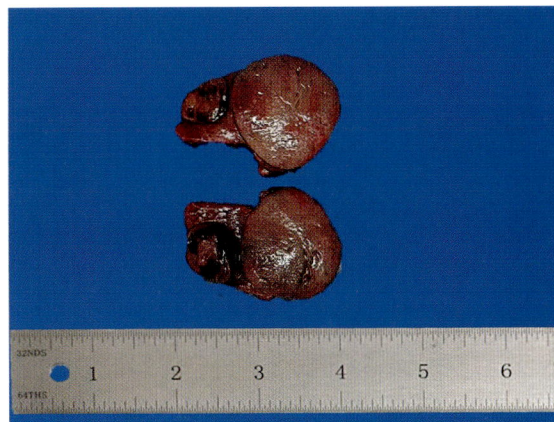

图 3-2-2　结节性甲状腺肿大体标本

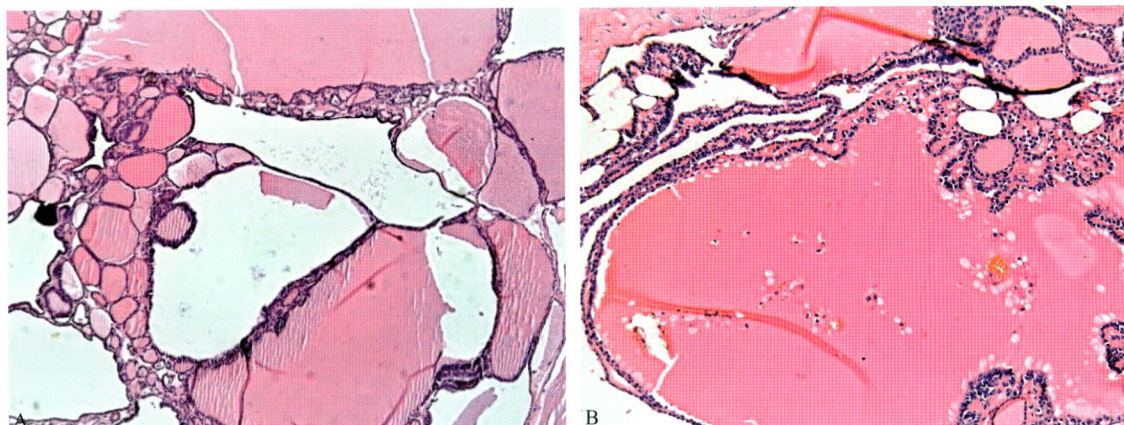

图 3-2-3　甲状腺腺瘤样结节 / 多结节性甲状腺肿

A. 甲状腺滤泡上皮增生，见大小不等滤泡，滤泡腔内胶质丰富，结节周围可见部分纤维性包膜；B. 甲状腺滤泡上皮增生，形成乳头状结构，于滤泡腔内膨出，乳头结构简单，中央无纤维血管轴心，滤泡上皮细胞形态温和（石蜡，HE染色）。

（二）淀粉样甲状腺肿

淀粉样甲状腺肿是由于淀粉样物沉积导致的甲状腺增大，临床较罕见，多为无痛性、非对称性肿大。淀粉样甲状腺肿分为原发性或继发性，一般多为全身性系统性淀粉样变的甲状腺局部改变。淀粉样甲状腺肿可伴有压迫症状，表现为声音嘶哑、吞咽困难和呼吸受限。

弥漫性淀粉样甲状腺肿切面质地较实，呈灰黄、灰白色。显微镜下，淀粉样物弥漫或局限性沉积于甲状腺滤泡间或血管周围，甲状腺滤泡萎缩，伴有慢性炎症细胞浸润或异物巨细胞反应。

局灶性淀粉样沉积常见于甲状腺髓样癌。淀粉样物需与玻样变的间质相鉴别，刚果红染色呈阳性。

（三）甲状腺内色素沉积

甲状腺内偶见色素沉积。甲状腺黑变病腺体呈黑色，多见于老年人。显微镜下表现为滤泡上皮内黑色素颗粒沉积，常与服用某些药物有关（如米洛环素）。含铁血黄素沉积见于陈旧性出血或细针穿刺后，色素具有折光性，灰黄色。

三、甲状腺感染及炎症性病变

（一）毒性弥漫性甲状腺肿

毒性弥漫性甲状腺肿又称为格雷夫斯（Graves）病（Graves disease，GD）。大体上，甲状腺弥漫性肿大，外观呈深红色，治疗后颜色可变浅，与骨骼肌类似。

组织学上，甲状腺滤泡上皮旺炽性增生，形成明显的假乳头状结构。滤泡腔内胶质稀少，边缘见扇贝样腔隙。增生的乳头结构简单，无明显分支。上皮细胞排列拥挤，但无核异型性，细胞可伴有明显的嗜酸性变。

抗甲状腺药物治疗后，滤泡上皮增生减少，胶质增多，滤泡恢复到较为正常的结构。放射性碘治疗可导致甲状腺纤维化，部分滤泡上皮呈非典型改变，表现为较污浊的异形核。

（二）急性甲状腺炎

急性甲状腺炎（acute thyroiditis）大体标本见甲状腺局灶或弥漫性肿大，脓性结节形成时切面可见黏稠的脓性液体。

显微镜下，甲状腺滤泡结构破坏，组织坏死，伴大量急、慢性炎症细胞浸润，脓肿形成。特殊染色和微生物培养常能为针对性治疗提供参考。

感染性炎性坏死需与肿瘤性坏死相鉴别。甲状腺未分化癌常伴有明显的急性炎症反应，合并大片肿瘤性坏死时组织学及细胞学均可类似急性甲状腺炎，但其坏死通常为无菌性。

（三）亚急性肉芽肿性甲状腺炎

亚急性肉芽肿性甲状腺炎（subacute granulomatous thyroiditis，SGT）亦称为 De Quervain 甲状腺炎、亚急性甲状腺炎或假结核性甲状腺炎。

大体检查，甲状腺常为非对称性肿大，肿块明显时易与癌混淆。受累甲状腺腺体质地坚硬，灰白至灰黄色，形成的结节边界不清。

亚急性肉芽肿性甲状腺炎组织学表现为以滤泡为中心的肉芽肿性炎症，无干酪样坏死。胶质外溢，见吞噬类胶质的异物巨细胞聚集，周围炎症细胞浸润，可伴有微脓肿形成。晚期纤维化明显，纤维成分取代破坏的甲状腺滤泡，周围甲状腺滤泡上皮增生，可逐渐恢复至正常甲状腺结构（图 3-2-4）。

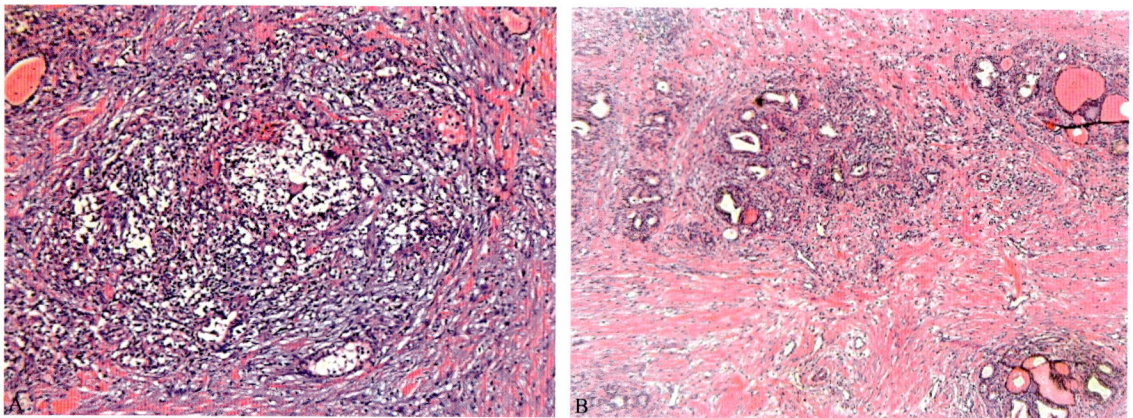

图 3-2-4　亚急性甲状腺炎

A. 肉芽肿表现为以滤泡为中心，胶质外溢，伴有多核巨细胞反应和炎症细胞浸润，可有微脓肿形成，无干酪样坏死；B. 可伴有明显的纤维化（石蜡，HE 染色）。

（四）桥本甲状腺炎

桥本甲状腺炎（Hashimoto thyroiditis，HT）亦称为慢性淋巴细胞性甲状腺炎。大体上，病变的甲状腺表面光滑，或结节状，与周围组织无粘连。甲状腺切面分叶明显，质地较均一。

典型的镜下形态特点包括间质见弥漫的成熟淋巴细胞、浆细胞浸润，伴明显的淋巴滤泡。甲状腺滤泡萎缩，滤泡上皮嗜酸性变明显。滤泡腔内胶质减少、浓染。间质不同程度纤维化（图3-2-5）。

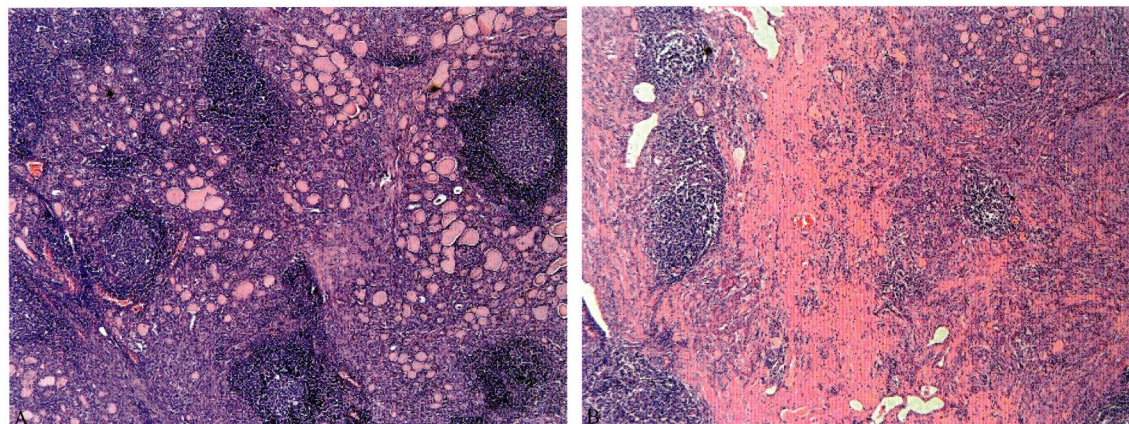

图 3-2-5　桥本甲状腺炎

A.间质弥漫成熟的淋巴细胞、浆细胞浸润，伴淋巴滤泡形成，周围甲状腺滤泡上皮萎缩，伴嗜酸性变，滤泡腔内胶质浓染；B.间质伴有不同程度的纤维化（石蜡，HE染色）。

桥本甲状腺炎患者血液中可检出一系列自身抗体，包括TSH受体抗体、抗甲状腺球蛋白抗体、抗滤泡上皮细胞膜抗体、抗微粒体抗体，抗核抗体和抗线粒体抗体等。

疾病早期，偶有一过性甲状腺功能亢进症状，这与甲状腺滤泡破坏、储存的甲状腺激素释放有关，或由针对TSH受体抗体的刺激所致。疾病后期，甲状腺功能逐渐减退。

随着疾病的进展，部分甲状腺纤维化越发明显，可发展为桥本甲状腺炎"纤维型"，淋巴细胞多不明显。组织学表现为多量宽大的纤维组织取代正常的甲状腺，纤维成分明显透明样，周围甲状腺滤泡萎缩，上皮嗜酸性变和/或鳞状细胞化生。桥本甲状腺炎纤维亚型与IgG$_4$相关疾病存在部分重叠。桥本甲状腺炎还易合并淋巴瘤或甲状腺乳头状癌。

（五）Riedel甲状腺炎

Riedel甲状腺炎（Riedel thyroiditis，RT）亦称为木样甲状腺炎。大体上，甲状腺正常大小或稍大，受累甲状腺由灰白色、质硬组织取代，难以切割。甲状腺被膜与周围组织粘连紧密并固定。

显微镜下，甲状腺实质被明显透明样变的纤维瘢痕样组织取代，伴少至中等量炎症细胞浸润，无巨噬细胞或肉芽肿结构。纤维成分常浸润至甲状腺被膜外，累及周围软组织。不同区域炎症反应和纤维化程度不一，残留的甲状腺不同程度地萎缩和变性。Riedel甲状腺炎合并的血管炎多为静脉性血管炎，炎症细胞浸润血管壁外膜，或可穿透血管壁，伴血栓形成。

免疫组化染色显示大量的IgG$_4$阳性的浆细胞，IgG$_4$：IgG的比率升高，无轻链限制性表达。残留的甲状腺滤泡上皮Tg及甲状腺转录因子-1呈阳性。

Riedel甲状腺炎需与纤维亚型的桥本甲状腺炎和甲状腺未分化癌进行鉴别。纤维亚型的桥本甲状腺炎纤维成分无明显侵袭性，被膜外邻近组织无累及，淋巴细胞增生较明显，并伴生发中心形成。甲状腺未分化癌少见，多见于老年人，常有颈部肿块迅速增大的病史，组织学表现为急慢性炎症细胞中有显著异型肿瘤细胞，坏死明显。

（六）触诊性甲状腺炎

触诊性甲状腺炎（palpation thyroiditis，PT）亦称为多灶性肉芽肿性滤泡炎，多由腺体的轻微创伤引起，如体检触诊，并因此而得名，临床上相对常见，也可为自发性。触诊性甲状腺炎常无明显的症状和体征，所有年龄均可见，无性别差异。

组织学表现为局限性、滤泡中心性肉芽肿，见多核巨细胞、泡沫样组织细胞及淋巴细胞聚集，无中性粒细胞和坏死，可伴有少量纤维化。甲状腺滤泡破坏并被纤维组织替代，周围甲状腺组织无累及（图3-2-6）。

其他发生于甲状腺的肉芽肿性病变还有甲状腺结节病和感染性肉芽肿。结节病通常为系统性病变的一部分，组织学表现为小的非干酪样肉芽肿，偶可见星状体。感染性肉芽肿多见于结核分枝杆菌、真菌感染，组织学表现为明显的肉芽肿结构，伴干酪样坏死，微生物培养及特殊染色有助于诊断。

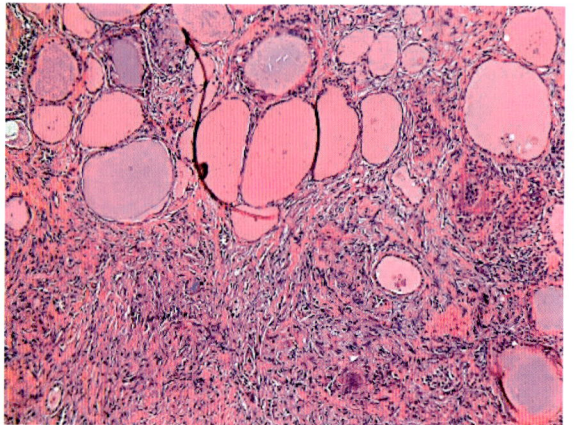

图3-2-6　触诊性甲状腺炎

表现为局限性、滤泡中心性肉芽肿性炎，周围甲状腺滤泡无明显累及，肉芽肿内见多核巨细胞、泡沫样细胞及炎症细胞聚集，伴有少量纤维化（石蜡，HE 染色）。

四、甲状腺良性肿瘤

（一）滤泡性腺瘤

甲状腺滤泡性腺瘤（follicular adenoma，FA）大体表现为有包膜的结节，圆形或椭圆形，切面灰黄色至棕色，质地略实，与周围组织分界清楚。腺瘤较大时可合并出血、坏死或囊性变等。

腺瘤的诊断具有严格的组织学标准：有完整的包膜，无包膜和血管浸润的证据。包膜内滤泡结构较均匀一致，与包膜外甲状腺组织不同。腺瘤常压迫包膜外周围的甲状腺组织。腺瘤内滤泡细胞缺乏乳头状癌核特征（图3-2-7）。

甲状腺滤泡性腺瘤组织学形态变化较大，腺瘤滤泡可表现为正常滤泡、巨滤泡或微滤泡等不同大小，也可排列呈小梁状/实性或乳头状结构。滤泡细胞形态多较温和，无明显异型性，部分细胞可伴有明显嗜酸细胞变或透明变，甚至呈印戒细胞样。

腺瘤可根据其滤泡结构和细胞形态分为不同的亚型，腺瘤亚型本身并无特殊的临床意义，识别的作用在于部分少见亚型可能需与其他甲状腺少见病变或转移性癌相鉴别。腺瘤内偶可见怪异的细胞核，核分裂象少见。少量的核分裂象和轻度细胞非典型改变并不代表恶性。当核分裂象明显或出现病理性核分裂时，应注意标本取材除外滤泡癌或其他少见肿瘤性病变的可能，如髓样癌、低分化癌、转移性肿瘤等。

1. 非典型腺瘤　表现为滤泡细胞明显增生，滤泡结构多不明显，细胞形态异型，出现梭形细胞、怪异细胞等少见的组织细胞学形态。非典型腺瘤可见核分裂象，但缺少被膜或血管浸润的证据，生物学行为良性。

2. 嗜酸细胞腺瘤　又称为许特莱细胞腺瘤

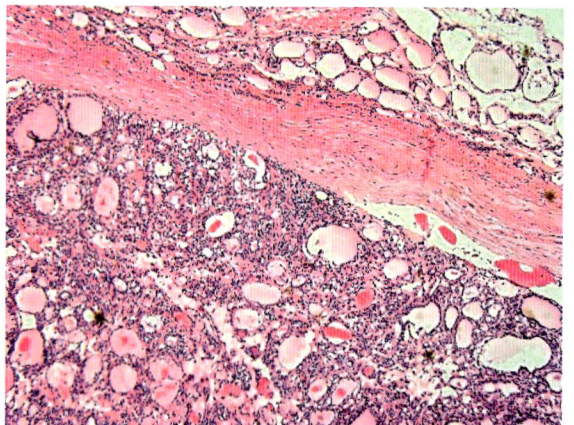

图3-2-7　甲状腺腺瘤

腺瘤具有完整的包膜，包膜内滤泡结构及细胞大小较一致，与周围甲状腺实质不同，包膜外甲状腺组织常受到腺体的挤压（石蜡，HE 染色）。

（Hürthle cell adenoma），表现为腺瘤细胞广泛的嗜酸性变（嗜酸性细胞＞75%），是一类较有形态学特点的滤泡性腺瘤。瘤细胞明显的嗜酸性变与胞质内线粒体肿胀或增多有关。腺瘤大体可见包膜，边界清楚，切面呈红褐色，部分腺瘤中央可见纤维样瘢痕。显微镜下，腺瘤包膜完整，无包膜浸润和血管侵犯证据。瘤细胞密度较大，胶质稀少，排列呈实性或小梁状结构。细胞核较大，可伴有多核或异形核。同普通甲状腺腺瘤一样，核异型性和核分裂象均不能作为恶性评价的标准。大多数嗜酸细胞腺瘤为良性，但其恶性潜能较一般的滤泡性腺瘤增加，尽管甲状腺滤泡性腺瘤的诊断标准同样适用于嗜酸细胞腺瘤，但当嗜酸细胞肿瘤越大，其侵袭性生物学潜能明显增加。

免疫组化染色，滤泡性腺瘤与正常甲状腺组织相似：Tg、甲状腺转录因子 -1 呈阳性，细胞角蛋白19（cytokeratin 19，CK19）、人骨髓内皮细胞标志物（human bone marrow endothelial cell-1，HBME-1）、降钙素、嗜铬素 A（chromogranin A，CgA）、突触素（synaptophysin，Syn）呈阴性。

滤泡性腺瘤的鉴别诊断，包括甲状腺腺瘤样结节、微小浸润性滤泡癌和乳头状癌滤泡亚型。甲状腺腺瘤样结节存在部分滤泡性腺瘤的形态学特征，但不符合滤泡性腺瘤严格的组织学诊断标准，并常为多发结节。微小浸润性滤泡癌也可见完整的包膜，组织学形态与滤泡性腺瘤类似，但存在包膜或 / 和血管浸润的证据，常需仔细寻找。乳头状癌滤泡亚型可见不同大小的滤泡结构，但瘤细胞具有乳头状癌的核特征，与滤泡性腺瘤中良性的滤泡细胞不同。当滤泡性腺瘤血管明显增生时，还需与血管性肿瘤鉴别。

目前尚无有效的分子检测能够区分滤泡性腺瘤和滤泡癌，两者均可检测出 *RAS* 基因突变及 *PAX8/PPAPγ* 重排。滤泡性肿瘤（腺瘤和癌）存在的共有的生物学通路提示部分滤泡性腺瘤为对应滤泡癌的前期非浸润性病变，也可能由于部分滤泡性腺瘤未能被充分取材，漏掉了包膜或血管浸润的部分。滤泡性腺瘤其他分子学改变还包括 *ZNF331* 基因位点的染色易位、*THADA* 基因位点的染色体易位、*PIK3CA* 基因的活化性突变。

（二）甲状腺腺脂肪瘤

甲状腺腺脂肪瘤（thyroid adenolipoma）的组织学形态特征表现为腺瘤内滤泡间混杂不等量的成熟脂肪细胞（图 3-2-8）。

甲状腺其他良性肿瘤还有畸胎瘤、颗粒细胞瘤、血管瘤、副神经节瘤、表皮样囊肿等。

五、透明样变梁状肿瘤

透明样变梁状肿瘤（hyalinizing trabecular tumor，HTT）是一种甲状腺滤泡上皮来源的良性肿瘤，但有一定的恶性生物学潜能，临床较少见。以往透明样变梁状肿瘤常被归入滤泡性腺瘤中，但其遗传学和形态学特征与甲状腺乳头状癌有部分重叠。临床表现为甲状腺单个或多个结节。女性多见，中位年龄为 50 岁。

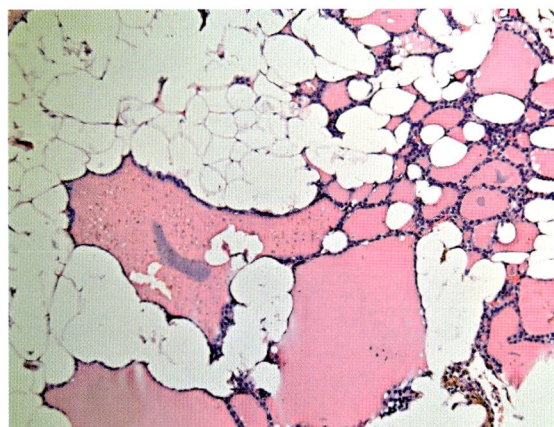

图 3-2-8 甲状腺腺脂肪瘤

腺瘤内滤泡间混有多少不等成熟的脂肪组织（石蜡，HE 染色）。

大体检查，结节边界清楚，常有包膜，灰黄色、实性。显微镜下，肿瘤呈明显的器官样结构（图 3-2-9A），瘤细胞细长，多角形，排列呈明显的梁状、条索状或巢状，细胞长轴常与梁状结构垂直。瘤细胞胞质丰富、淡嗜酸性，细颗粒状，细胞间界限不清。少数肿瘤细胞胞质内可见位于核旁的透明小体，具有折光性，过碘酸希夫染色（periodic acid-schiff stain，PAS）阳性。细胞核卵圆形，染色质细腻，轻度异型，具有乳头状癌的部分核特征，可见核沟或核内胞质假包涵体（图 3-2-9B）。纤细的纤维血管间质常伴明显的透明样变，偶见砂粒体。

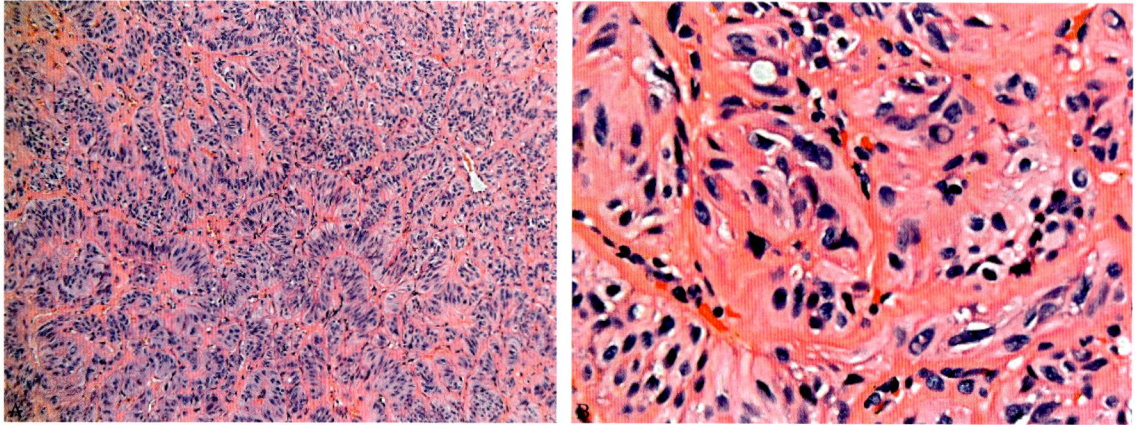

图 3-2-9　透明样变梁状肿瘤

A. 肿瘤的器官样结构明显，细胞排列呈小梁状、小巢状，纤维血管间质透明样变；B. 瘤细胞细长，其长轴与梁状结构垂直，胞质丰富，嗜酸性，细胞界限不清，细胞核轻度异型，可见核沟及核内包涵体（石蜡，HE 染色）。

免疫组化染色，Ki67（MIB-1）特征性表现为细胞膜和胞质着色。Tg 和甲状腺转录因子 -1 阳性，伴不同程度细胞角蛋白 19（CK19）、半乳糖结合蛋白（galectin-3）、神经内分泌标志物的表达，降钙素呈阴性。

透明样变梁状肿瘤中 *RET/PTC* 基因重排检出率高达 47%，与乳头状癌相当，提示其与甲状腺乳头状癌关系密切，但无 *BRAF* 及 *RAS* 基因突变，并且透明样变梁状肿瘤的生物学行为多为良性。

六、其他包裹性滤泡性肿瘤

甲状腺滤泡性病变通常根据其是否具有典型的乳头状癌核特征、是否具有包膜和 / 或血管侵犯，分为甲状腺乳头状癌滤泡亚型、滤泡性腺瘤和滤泡癌。

当滤泡细胞核改变不典型、包膜及血管侵犯不明确时，常存在诊断困难。为避免主观因素的影响，将该类存在包膜的滤泡性病变简单地归为良性（滤泡性腺瘤）或恶性（滤泡癌、甲状腺乳头状癌滤泡亚型），《2017 版 WHO 甲状腺肿瘤分类》中根据滤泡细胞核改变的程度、包膜和 / 或血管侵犯证据是否明确，将其单独分类为其他包裹性滤泡性肿瘤，预后良好。具体包括甲状腺恶性潜能未定的高分化肿瘤、甲状腺恶性潜能未定的滤泡性肿瘤和具有乳头状癌核特征的非浸润性甲状腺滤泡性肿瘤。

（一）甲状腺恶性潜能未定的高分化肿瘤

甲状腺恶性潜能未定的高分化肿瘤（well-differentiated tumour of uncertain malignant potential，WT-UMP）是一类具有包膜的分化良好的滤泡性肿瘤。瘤细胞伴有部分或大部分典型乳头状癌的核特征，肿瘤边界清楚，但存在不能确定的包膜或血管侵犯。

甲状腺恶性潜能未定的高分化肿瘤其形态学特点与甲状腺非典型腺瘤有部分重叠，临床通常表现为甲状腺单个、境界清楚的结节。组织学上，肿瘤完全由分化良好的滤泡构成，无乳头状结构，细胞核具有经典乳头状癌核的部分或大部分形态特征：细胞核增大，透明毛玻璃样核，核膜不规则，见少量核沟，但通常无明显核内包涵体。存在不能确定的包膜或血管侵犯，表现为：肿瘤浸润包膜，但未明显穿透包膜；包膜内见孤立瘤细胞巢；血管内可疑瘤细胞巢，但其表面未见明显的内皮细胞和无相关血栓形成；肿瘤细胞巢与血管关系紧密，无法确定是否伴有早期血管浸润。

甲状腺恶性潜能未定的高分化肿瘤与具有乳头状癌核特征的 NIFTP 的区别是存在不能确定的包膜

或血管侵犯。FNA 可导致瘤细胞移位假性浸润的出现，需注意相鉴别。甲状腺恶性潜能未定的高分化肿瘤的诊断通常需将结节包膜全部取材。

（二）甲状腺恶性潜能未定的滤泡性肿瘤

甲状腺恶性潜能未定的滤泡性肿瘤（follicular tumour of uncertain malignant potential，FT-UMP）由分化良好的甲状腺滤泡构成，瘤细胞无乳头状癌核的特征，包膜完整，但存在不能确定的包膜或血管的侵犯。甲状腺恶性潜能未定的滤泡性肿瘤其生物学行为介于滤泡性腺瘤和滤泡癌之间，恶性潜能未定。

甲状腺恶性潜能未定的滤泡性肿瘤大体表现与甲状腺腺瘤类似，多为单发结节，分界清楚，包膜较完整。显微镜下，肿瘤几乎完全由滤泡构成，细胞形态温和，缺乏乳头状癌细胞核特征，肿瘤纤维性包膜完整，边界清楚，局灶存在不能确定的包膜或血管的侵犯。甲状腺恶性潜能未定的滤泡性肿瘤中不能确定的包膜或血管侵犯的判断与甲状腺恶性潜能未定的高分化肿瘤相同，包膜通常需全部取材。

（三）具有乳头状癌核特征的非浸润性甲状腺滤泡性肿瘤

具有乳头状癌核特征的 NIFTP 是一类包膜完整或界限清楚的滤泡性肿瘤，有多少不等的乳头状癌核特征，无包膜或血管、淋巴管侵犯证据。NIFTP 生物学行为惰性，预后很好，5 年生存率 100%，之前常被过度诊断为乳头状癌滤泡亚型，《2017 版 WHO 甲状腺肿瘤分类》将其独立列为一组具有极低恶性潜能的交界性肿瘤，其诊断有严格组织学纳入和排除标准（表 3-2-1）。

表 3-2-1　具有乳头状核特征的 NIFTP 的诊断纳入和排除标准

主要纳入标准	排除标准
有完整的包膜 / 与周围甲状腺组织分界清楚	血管和 / 或包膜浸润
完全或几乎完全由滤泡构成（乳头状结构＜ 1%）	实性 / 梁状生长方式＞ 30%
具有乳头状癌核特征，核评分 2～3 分	高细胞、柱状细胞或筛状 - 桑葚样细胞形态
无乳头状结构	真性乳头样结构＞ 1%
	砂粒体
	肿瘤性坏死
	核分裂象多（＞ 3/10HPF）

注：HPF，高倍视野。甲状腺乳头状癌细胞核的特征评分：①细胞核大小和形态（增大、拉长和核拥挤重叠）；②细胞膜不规则（核沟、轮廓不规则、核内假包涵体）；③染色质特征（空淡、透明的染色质，染色质呈毛玻璃样，核染色质边集）。NIFTP 的细胞核改变满足以上 3 个标准的 2 个或以上。

NIFTP 大体形态与甲状腺腺瘤类似，多为单发，表现为包膜完整、边界清楚的结节。NIFTP 组织学形态以滤泡状结构为主，其内胶质浓缩，瘤细胞核与普通型乳头状癌核相似，毛玻璃样，可见核沟及核内包涵体。肿瘤内间质可有较明显的纤维化，一般无砂粒体，无包膜或血管、淋巴管侵犯，无肿瘤性坏死。该肿瘤的诊断需将包膜全部取材。

七、甲状腺恶性肿瘤

（一）甲状腺乳头状癌

甲状腺乳头状癌是起源于甲状腺滤泡上皮的恶性肿瘤，约占甲状腺恶性肿瘤的 80%，是内分泌系统中最常见的恶性肿瘤，约占实体性恶性肿瘤的1%。临床通常表现为甲状腺无痛性肿块，伴或不伴颈部区域淋巴结肿大，部分病例可出现声音嘶哑或吞咽困难。甲状腺功能正常，核素检查多为冷结节。任何年龄组均可见，最常见于30~40岁，女性发病率约为男性的4倍。摄入碘过量、放射性暴露、自身免疫性疾病、激素和遗传易感性是可能的危险因素。

大体检查，乳头状癌多呈边界不清的质硬肿块，灰白色，略呈颗粒状，钙化常见，纤维化明显时可呈瘢痕样（图3-2-10）。肿瘤囊性变常见，当肿瘤完全呈囊性时取材不充分，易漏诊。甲状腺乳头状癌大小差异明显，小者仅显微镜下可见。甲状腺乳头状癌可单发，也可为多灶性，这种多灶性是代表肿瘤的多中心起源还是代表甲状腺叶内的淋巴管播散尚有争议。

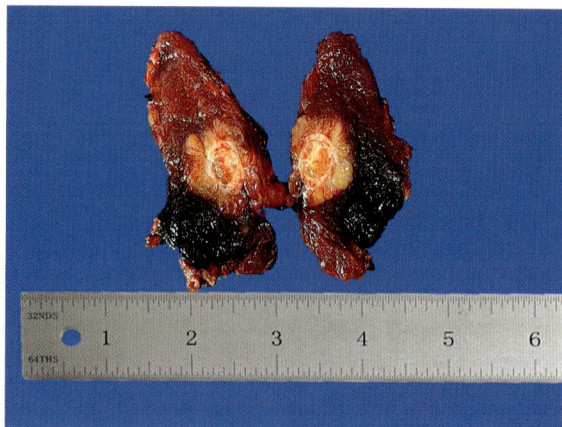

图3-2-10　甲状腺乳头状癌大体标本

显微镜下，乳头状癌组织学形态变化较大，诊断主要依靠肿瘤细胞特征性的核。经典乳头状癌乳头状结构明显，易见分支，乳头中央见纤维血管轴心（图3-2-11）。除了乳头状结构，常见的组织学结构还有滤泡状、实性、筛状或梁状等，一般为多种形态混合存在。乳头状结构和浸润性生长非诊断乳头状癌的必要条件。

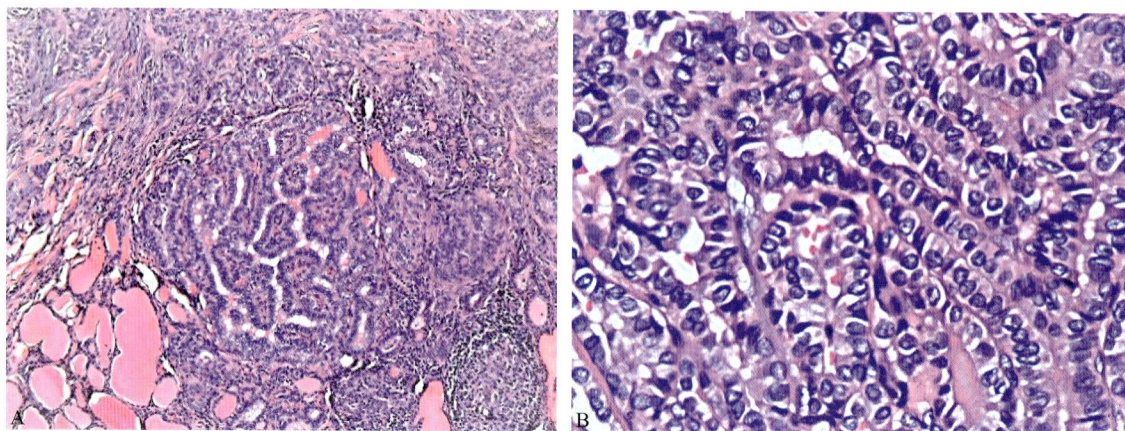

图3-2-11　甲状腺乳头状癌（1）

A. 甲状腺乳头状癌于甲状腺实质内浸润性生长，乳头状结构明显，周围炎症细胞浸润；B. 瘤细胞排列拥挤，细胞核增大，卵圆形，毛玻璃样，核沟易见（石蜡，HE染色）。

乳头状癌诊断主要依靠肿瘤细胞特征性的核，特征性核表现为透明或毛玻璃样，胞质淡染或嗜酸性，细胞核增大，卵圆形，核膜厚而不规则，核仁不明显，常见核沟和核内包涵体（图3-2-12）。瘤细胞排列紧密，相互重叠，单层或复层。

透明细胞核的形成与甲醛溶液固定有关。冷冻切片和穿刺细胞学中这种核改变不明显或缺如。核沟和核内假包涵体是由于细胞膜不规则，核膜内折形成的，其中核内假包涵体的出现是甲状腺乳头状癌较可靠的形态学指标，但并不特异，透明样变梁状肿瘤及髓样癌也可见核内假包涵体。

约半数甲状腺乳头状癌患者可见砂粒体，镜下形态表现为同心圆层状排列的圆形钙化小球，砂粒体常出现在乳头轴心或肿瘤性间质间或周围。当甲状腺中出现砂粒体，提示砂粒体周围可能存在乳头状癌。砂粒体的形成可能和乳头的梗死伴钙质沉积有关，少数情况下，也可出现于甲状腺良性病变中。

甲状腺乳头状癌间质常伴明显的纤维化及硬化，可见多核巨核细胞，周围淋巴细胞浸润。乳头状癌核分裂少见，非穿刺等外因引起的坏死提示可能合并高度恶性病变。

甲状腺乳头状癌生物学行为总体较为惰性，预后良好，20 年生存率≥ 90%。

淋巴结转移常见，有时甚至为本病的首发表现，淋巴结转移首先至区域淋巴结，颈外转移不常见，很少发生血行转移，常见的远处转移部位是肺和骨。

甲状腺乳头状癌不良预后的因素有：诊断时年龄＞ 40 岁、甲状腺外浸润、不完全手术、男性、肿瘤多中心性、远处转移、不良预后相关的组织学亚型、合并低分化或间变性成分。需要注意的是，颈部淋巴转移似乎并不影响总体预后。

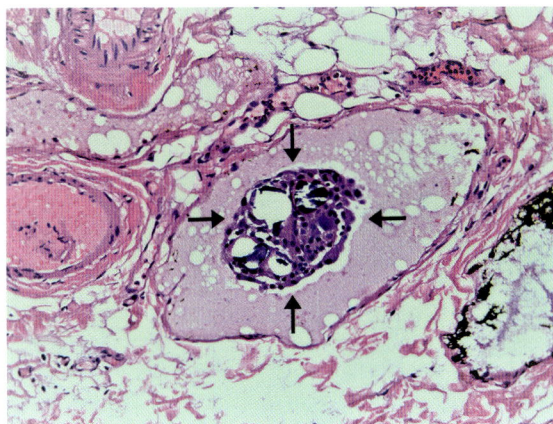

图 3-2-12　甲状腺乳头状癌（2）
淋巴管内癌栓（石蜡，HE 染色）。

免疫组化染色，肿瘤细胞高表达甲状腺转录因子 -1、Tg、PAX-8 和低分子量角蛋白；不表达降钙素和神经内分泌标志物。半乳糖结合蛋白（galectin-3），HBME-1 及细胞角蛋白 19（CK19）在肿瘤细胞中高表达，其中最为特异的是 HBME-1，表现为肿瘤细胞膜染色。需要注意的是，甲状腺乳头状癌尚无特异的免疫组化标志物，大部分标志物在良性甲状腺病变或正常甲状腺肿也有表达，目前还没有一种特异性的抗体能单独有效区分甲状腺良性和恶性肿瘤，鉴别诊断时应使用一组相关的标志物综合分析。甲状腺转录因子 -1 和 Tg 对不明来源的肿瘤提示是否与甲状腺有关有重要作用。

遗传学研究发现甲状腺肿瘤的发生和发展与体细胞基因累积的分子改变有关，包括基因突变、基因重组及拷贝数变异等。甲状腺癌的基因学主要涉及丝裂原活化蛋白激酶（mitogen-activated protein kinase，MAPK）通路和磷酸肌醇 -3- 激酶（phosphatidylinositide 3-kinase，PI3K）/ 蛋白激酶 B（protein kinase B，PKB；也称为 AKT）通路。常见的突变基因有 *BRAF*、*RAS*、*AKT1*、*PIK3CA*、*PTEN*、*TP53*，重排基因有 *RET/PTC* 和 *PAX8/PPARG*，其中最常见的为 *BRAF*^{V600E} 突变，见于 30% ~ 70% 的甲状腺乳头状癌中。有研究证明，*BRAF* 基因突变与肿瘤的高侵袭性有关，在乳头状癌中的特异性接近 100%。少见的突变类型还有 *BRAF*^{VK601E}。散发性乳头状癌中，约 20% 可检出 *RET/PTC* 基因重排，其中 *RET/PTC1* 基因重排最常见，与甲状腺乳头状癌的经典表型相关。*BRAF* 基因突变和 *RET/PTC* 基因重排两者之间常相互排斥。*RAS* 基因突变与甲状腺乳头状癌滤泡亚型关系密切，通过稳定蛋白的活性并和鸟苷三磷酸（guanosine triphosphate，GTP）结合，进而影响 MAPK 和 PI3K/ALK 两个通路。

甲状腺乳头状癌具有多种形态特征，主要有 14 种亚型，分别是微小乳头状癌、包裹型乳头状癌、滤泡亚型乳头状癌、弥漫硬化型乳头状癌、高细胞型乳头状癌、柱状细胞型乳头状癌、筛状 - 桑葚状型乳头状癌、鞋钉样乳头状癌、实性 / 梁状乳头状癌、Warthin 瘤样乳头状癌、嗜酸细胞乳头状癌、透明细胞乳头状癌、梭形细胞乳头状癌、甲状腺乳头状癌伴纤维瘤病 / 筋膜炎样间质。其中高侵袭性亚型包括高细胞型、柱状细胞型、鞋钉样型和实体型。甲状腺各亚型分别简要介绍如下：

1. 微小乳头状癌　肿瘤直径≤ 1.0cm，发病隐匿，常偶然发现，也称为隐匿性硬化性癌、无包膜的硬化性癌及小乳头状癌，常发生于近甲状腺被膜处，易漏诊。其显微镜下特征和分子生物学与较大的乳头状癌比较无特殊性，唯一的不同在于肿瘤的大小。在尸检或因良性病变切除的甲状腺的研究中，隐匿性微小乳头状癌的检出率高达 36%。

甲状腺微小乳头状癌体积小，无包膜，大体为灰白色质硬结节，瘢痕样。显微镜下，细胞排列呈滤泡状、乳头状或条索状，间质硬化明显。细胞核具有典型乳头状癌核特征，毛玻璃样，核增大，拉长，拥挤，相互重叠，可见核沟及核内包涵体。

近年来，甲状腺乳头状癌发病率的增加及甲状腺微小乳头状癌检出率的增高与超声引导下甲状腺穿刺的广泛应用有关。微小乳头状癌不同于体积更大的肿瘤，预后极好，可伴有颈部淋巴结转移，但远处转移极少见。

2．包裹型乳头状癌　具有广泛而明显典型甲状腺乳头状癌的核特征，肿瘤周围见完整的纤维性包膜，包膜局部可伴肿瘤浸润。该亚型约占甲状腺乳头状癌的10%，需与缺乏乳头状癌核特征的滤泡性腺瘤相鉴别。包裹型乳头状癌预后极好，可伴区域淋巴结转移，几乎未见远处转移或肿瘤性死亡的报道。

3．滤泡亚型乳头状癌　形态学特点是具有乳头状癌核特征的肿瘤细胞完全或几乎完全排列成滤泡状结节（图3-2-13）。大体和组织学检查，肿瘤均可有或无包膜，诊断主要依据肿瘤细胞典型的核特征。根据有无包膜，甲状腺乳头状癌滤泡亚型分为浸润型和包裹型两组。

当肿瘤性滤泡扩张类似于结节性甲状腺肿，或肿瘤性滤泡较小，多灶性分布于结节性甲状腺肿背景上时，可能会导致诊断困难。包膜内型肿瘤性滤泡病变局限，周围见纤维包膜围绕，伴或不伴包膜浸润的证据。由于这一类型肿瘤甲状腺乳头状癌核特征可能仅为多灶性而非弥漫，需与滤泡性腺瘤或腺瘤样结节相鉴别。砂粒体的出现或肿瘤区域胶原纤维组织反应有提示作用。

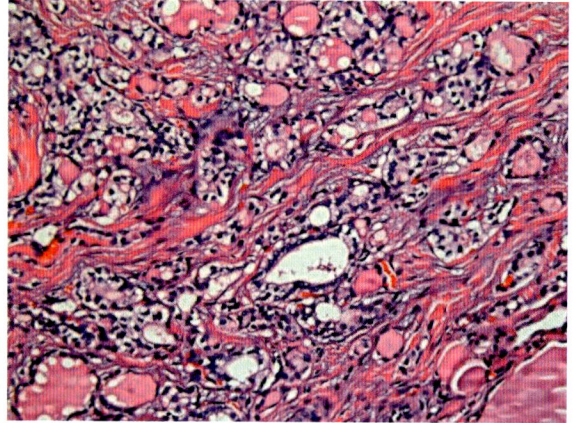

图 3-2-13　甲状腺乳头状癌（3）

滤泡亚型（石蜡，HE 染色）。

滤泡亚型乳头状癌分子学特点接近于滤泡性肿瘤，常见 *RAS* 突变，约5%表现为 *PAX8/PPARγ* 基因重排。包膜内型滤泡亚型乳头状癌也可存在少数 *BRAF* 基因突变，但其突变位点是 *K601E* 和 *G474R*，而非普通的 *V600E*。

4．弥漫硬化型乳头状癌　1982 年被正式认定为甲状腺乳头状癌的一种亚型。较少见，约占所有甲状腺乳头状癌的3%。多见于年轻患者，女性好发（男女发病率之比约为 1∶7）。在 1980 年切尔诺贝利核事故后，当地儿童发生的乳头状癌中约10%都是弥漫硬化型。肿瘤广泛累及甲状腺一侧叶或双侧叶，可伴有疼痛，类似甲状腺炎的临床表现。

大体检查，甲状腺有明显的砂粒感，质地实，较硬，且无明显的边界。显微镜下，间质致密硬化，大量淋巴细胞浸润，砂粒体多见，部分病例肿瘤细胞伴鳞状上皮细胞化生。诊断时大部分病例同时伴有淋巴结转移，远处转移（如肺、脑）较其他亚型更多见。预后较普通型乳头状癌差。

几乎所有的弥漫硬化型乳头状癌均有 *RET/PTC* 基因重排，其中以 *RET/PTC-3* 更常见，尤其是在与放射性相关儿童发生的乳头状癌中。少见的为 *RET/PTC1* 基因重排。

5．高细胞型乳头状癌　是甲状腺乳头状癌中最常见的侵袭亚型，多发生于年长者。

肿瘤细胞特点是细胞高度是其宽度的3倍或以上，具有典型乳头状癌核特征，核沟和核内假包涵体易见。肿瘤细胞轮廓较清楚，胞质丰富、嗜酸性、细胞排列拥挤，呈乳头状、小梁状（双轨征），间质淋巴细胞多，可伴局灶性肿瘤坏死。高细胞型细胞常出现于经典或其他亚型的甲状腺乳头状癌中，只有当高细胞比例占肿瘤细胞的50%以上，才可诊断为甲状腺乳头状癌高细胞型。

肿瘤常较一般乳头状癌大，易向甲状腺外扩展和伴有淋巴结转移，区域淋巴结转移和甲状腺外浸润常见，对放射性碘耐受发生率较高，生存预后较经典甲状腺乳头状癌更差，远处转移比例更高。

高细胞型乳头状癌中 *BRAF* 基因突变率较高，为 55%～100%，可能与肿瘤的侵袭性行为有关。约31% 的高细胞型乳头状癌存在端粒酶逆转录酶（telomerase reverse transcriptase，TERT）启动子突变。

6．柱状细胞型乳头状癌　肿瘤细胞呈柱状，明显的假复层排列，栅栏样，细胞之间界限不清，排列成乳头、滤泡状，是甲状腺乳头状癌中一种罕见的变异形式。柱状细胞核缺乏典型乳头状癌核特征，细胞核拉长、深染，核沟及核内包涵体少见。胞质少而透明，部分病例可见核上或核下空泡，形似分泌早期的子宫内膜或结直肠腺癌，诊断时须除外转移性肿瘤的可能，当以转移性病变为首发症状时，易被误诊。

该亚型属于侵袭性亚型，好发于老年人，可见核分裂象，预后通常较差，具有较高的远处转移率和相关的死亡风险。部分柱状细胞型肿瘤周围见包膜，生物学行为呈惰性，预后较好，尤其发生于年轻女性时。

免疫组化染色，Tg 和甲状腺转录因子 -1 有助于证实肿瘤细胞的滤泡上皮分化，但柱状细胞甲状腺转录因子 -1 表达不恒定，约 50% 的柱状细胞型肿瘤可表达 CDX2。肿瘤细胞 Ki67 增殖指数相对较高。

典型的 *BRAF* 突变见于约 33% 柱状细胞型乳头状癌的病例中，特异的分子改变有助于该类型肿瘤的诊断。

7. 筛状 - 桑葚状型乳头状癌　罕见。其中女性发病率显著高于男性（女性∶男性≈17∶1）。有家族性和散发性两类，前者多见于家族性腺瘤性息肉病和 Gardner 综合征的患者，与 *APC* 基因胚系突变有关，常为多灶性，后者与 *APC* 基因的体细胞突变有关，多为单发病灶。

组织学特点是肿瘤细胞具有独特筛状 - 桑葚状的生长方式，结构复杂，筛状结构明显，合并滤泡状、乳头状或实性巢状，部分细胞呈梭形伴灶状鳞状细胞化生，桑葚样。

显微镜下，肿瘤周围常有包膜，局部可伴包膜侵犯。细胞呈立方或柱状，细胞核深染，部分区域可显示典型的甲状腺乳头状癌的核特点，核内假包涵体和核沟散在。该亚型生物学行为惰性，与经典型甲状腺乳头状癌类似。

免疫组化染色显示，肿瘤细胞核和胞质 β-catenin 均呈强阳性，这与 Wnt 信号通路的持续性活化，β-catenin 蛋白在核内和胞质内的异常蓄积有关。正常情况下 β-catenin 表达较少，仅在细胞膜上呈弱阳性。Tg 和甲状腺转录因子 -1 灶状或斑片状阳性。

8. 鞋钉样乳头状癌　2010 年 Asili 等首先描述了甲状腺乳头状癌这一少见亚型。肿瘤细胞的特点是失黏附性，增大的细胞核位于细胞顶端或中上部，呈鞋钉样，肿瘤内鞋钉样形态的细胞＞ 30% 时，即归类为该亚型。鞋钉样细胞常被覆于细长乳头表面或排列成腺泡状，胞质嗜酸性，核仁明显，核质比较高，可见核内包涵体及核沟，砂粒体偶见（图 3-2-14）。

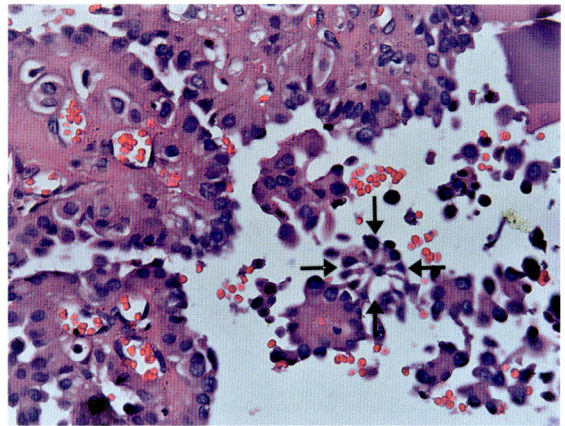

图 3-2-14　甲状腺乳头状癌中的鞋钉样细胞（石蜡，HE 染色）

这种类型肿瘤好发生于女性，淋巴结转移率高，常伴有广泛的甲状腺外侵犯及血管浸润，也可见远处转移。鞋钉样型与经典乳头状癌类似，Ki67 增殖指数较高，约为 10%。分子检测，*BRAF*^*V600E* 突变常见，见于 50% 以上的肿瘤中。

9. 甲状腺乳头状癌伴纤维瘤病 / 筋膜炎样间质　罕见。具有明显的间质增生，类似于结节性肌膜炎或纤维瘤病等梭形细胞病变，但于梭形细胞间质背景上可见具有典型核特征的甲状腺乳头状癌，细胞排列呈乳头状、管状。

低倍镜下，肿瘤与发生于乳腺的纤维腺瘤或叶状肿瘤相似，明显的间质反应可能掩盖其内的肿瘤性上皮巢。穿刺活检取材局限时，易误诊为间叶源性病变。识别这类亚型肿瘤的意义还在于与恶性程度高的甲状腺未分化癌相鉴别。

免疫组化染色显示，结节性筋膜炎样间质细胞角蛋白阴性，而波形蛋白、平滑肌动蛋白等肌成纤维细胞分化的标记呈阳性，Ki67 指数较低。上皮成分免疫组化同经典的甲状腺乳头状癌。

10. 实体 / 梁状乳头状癌　特点是肿瘤以实性结构为主，不形成滤泡，也无胶质，实性上皮细胞巢面积至少占总肿瘤成分的 50% 以上（图 3-2-15）。

实体型常见于年轻患者，男女比例为 1∶3，常与辐射暴露史有关，切尔诺贝利核事故后，该地区儿童发生的乳头状癌中实体型肿瘤高达 30%～35%。实体肿瘤是否较经典的甲状腺乳头状癌预后更差尚存争议，部分研究显示其预后稍差或类似于普通型甲状腺乳头状癌。

识别甲状腺乳头状癌实体型的意义在于与同样以实性生长模式为主的甲状腺低分化癌相鉴别：前者坏死少见，细胞核具有典型的乳头状癌核特点；后者坏死明显，乳头状癌核特征不明显或缺乏。

分子学检测，实体型甲状腺乳头状癌存在与放射暴露相关的 *RET/PTC3* 基因重排。

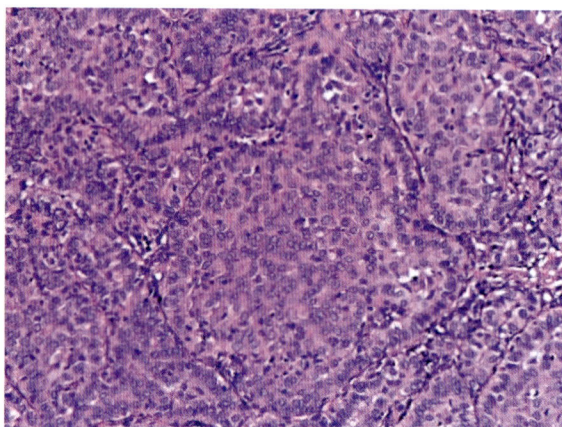

图 3-2-15　甲状腺乳头状癌，实体型
（石蜡，HE 染色）

11. 嗜酸细胞乳头状癌　瘤细胞具有典型的乳头状癌核特征，但胞质丰富，嗜酸性，呈颗粒状。单纯的嗜酸细胞型甲状腺乳头状癌罕见，肿瘤完全由嗜酸性变的肿瘤细胞构成，细胞排列呈乳头状或滤泡状结构。

当间质内显著的淋巴细胞浸润时，需与 Warthin 瘤样亚型及高细胞亚型相鉴别。这种亚型的临床预后尚存有争议，由于嗜酸细胞型乳头状癌中常混有高细胞型细胞，这可能与部分肿瘤表现出更强的侵袭性有关。

12. 透明细胞乳头状癌　肿瘤细胞胞质透明，罕见。常与其他类型肿瘤混合存在，需与甲状旁腺病变、甲状腺髓样癌透明细胞亚型及转移性肿瘤相鉴别，如肾透明细胞癌。

13. 梭形细胞乳头状癌　该亚型罕见。梭形细胞区域占肿瘤成分的 5% 以上和 95% 以下。梭形细胞乳头状癌变异的滤泡上皮细胞与穿刺、出血等反应性改变无关。梭形肿瘤细胞形态温和，无核分裂象及肿瘤性坏死，区别于甲状腺未分化癌。

14. Warthin 瘤样乳头状癌　镜下形态与唾液腺起源的 Warthin 瘤相似。通常发生于慢性淋巴细胞性甲状腺炎的背景中。女性多见。

肿瘤显示乳头状及囊性结构，乳头轴心及囊壁周围淋巴细胞增生活跃，伴淋巴滤泡形成。肿瘤细胞嗜酸性变明显，被覆于乳头或囊腔表面。

嗜酸性变的肿瘤细胞具有典型乳头状癌核特征，预后与经典的乳头状癌类似。

分子检测，同经典甲状腺乳头状癌类似，也存在常见的 *BRAF*^V600E 突变。

（二）甲状腺滤泡癌

甲状腺滤泡癌（follicular thyroid cancer，FTC）的诊断必须基于被膜、血管浸润的证据（图 3-2-16）。根据包膜侵犯的程度，滤泡癌分为 3 个亚型：微小浸润（仅包膜浸润）型、包膜血管浸润型、广泛浸润型。关于微小浸润和广泛浸润并没有统一的标准。有人将 4 个或 4 个以上血管浸润、大体上存在包膜的滤泡癌归入广泛浸润性滤泡癌中。

甲状腺滤泡癌的大体形态和显微镜下特征均与滤泡性腺瘤类似。包膜内滤泡形态变化较大，有大滤泡、小滤泡、实性、梁状、筛状等结构，不同大小的滤泡可混合存在。细胞圆形或卵圆形，缺乏乳头状癌的核特征，但可伴有非典型核，当结节内以实性/小梁状/巢状结构为主时，应仔细寻找核分裂象和坏死，除外低分化癌的可能。滤泡癌中，肿瘤细胞可明显嗜酸性变，当肿瘤全部或大于 75% 的细胞嗜酸性变时，为甲状腺滤泡癌嗜酸细胞亚型。肿瘤细胞也可透明变，与胞质内富含糖原、脂质或黏液有关。滤泡癌中肿瘤细胞透明变明显时，可诊断为滤泡癌透明细胞亚型。此时须除外转移性癌，如肾的透明细胞癌。

滤泡癌和滤泡性腺瘤免疫组化没有明显的不同，可表达 Tg、甲状腺转录因子 -1、低分子量角蛋白等。

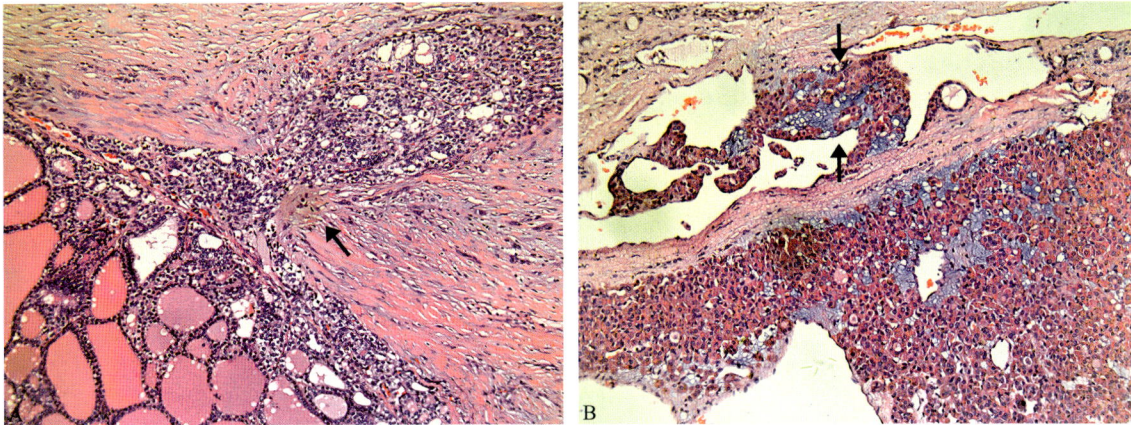

图 3-2-16　甲状腺滤泡癌

A.滤泡癌显示包膜侵犯；B.脉管内癌栓（石蜡，HE 染色）。

　　滤泡癌与乳头状癌的分子改变差异明显，而与滤泡性腺瘤相似。目前尚无分子检测能有效地区别滤泡性腺瘤和滤泡癌。滤泡癌 *RAS* 基因突变最常见，包括 *KRAS*、*NRAS* 和 *HRAS*，其中最多见的为 *NRAS*。*RAS* 突变与不良的临床特征、去分化和较差的预后有关。*PAX8/PPARγ* 基因重排也常见于滤泡癌中，与女性、年龄较轻，富于细胞和浸润性特征有关。

（三）甲状腺髓样癌

　　甲状腺髓样癌（medullary thyroid carcinoma，MTC）是起源于甲状腺滤泡旁细胞（C 细胞）的恶性上皮性肿瘤。

　　显微镜下，甲状腺髓样癌组织学形态变化多样（图 3-2-17）：呈片状、巢状、梁状或岛状排列。肿瘤细胞多角形、梭形或圆形，胞质丰富，部分细胞呈浆细胞样，黏附性差，常多种细胞混合存在。细胞核圆形或椭圆形，偶见多核或奇异形核；染色质粗颗粒或块状。可见核沟及核内包涵体，核仁不清楚，核分裂象少见。间质血管丰富，透明变明显，约 80% 的病例见淀粉样物。

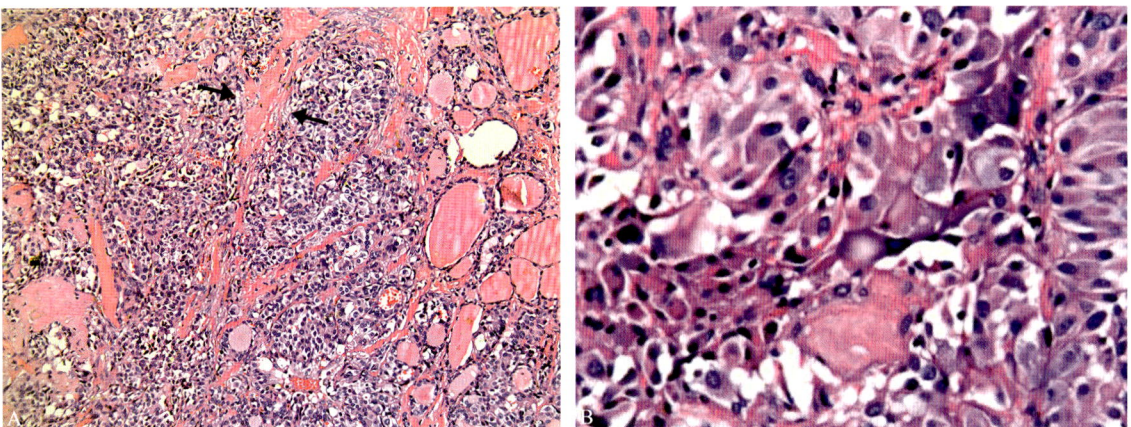

图 3-2-17　甲状腺髓样癌

A.肿瘤细胞片状、巢状排列，浸润性生长，见红染的胶原间质及淀粉样物；B.肿瘤细胞梭形或多角形，细胞质丰富，嗜酸性，部分呈浆细胞样，细胞核圆形，染色质颗粒状（石蜡，HE 染色）。

　　淀粉样物须与透明变性间质鉴别。刚果红染色，偏振光下淀粉样物呈特征性苹果绿双折射。淀粉样物并非 MTC 所特有，也可见于其他非 MTC 的病变，如系统性淀粉样变或淀粉样甲状腺肿。甲状腺髓样癌有时可合并甲状腺乳头状癌或滤泡癌，免疫组化染色有助于其诊断。

甲状腺髓样癌需与反应性 C 细胞增生相鉴别。反应性 C 细胞增生一般发生于甲状腺两侧叶中、上 1/3 的位置，通常不易见，需借助于免疫组化染色进一步勾勒出来。C 细胞增生可呈局灶、弥漫或结节状，见于高血压、甲状腺炎症状和反应性病变。考虑 MTC 时，需应用免疫组化进行证实。髓样癌多表达细胞角蛋白 CK（主要是 CK7 和 CK18）、甲状腺转录因子 -1 和嗜铬素 A（chromogranin A，CgA），而 Tg 阴性。较为特异的标记包括降钙素、嗜铬素 A 和癌胚抗原（carcinoembryonic antigen，CEA）。对于 MTC 的诊断必须要有降钙素作为证据；降钙素阳性细胞的数量在不同病例之间有差异，如果完全阴性，需质疑 MTC 的诊断，淀粉样物通常也呈降钙素阳性。MTC 中癌胚抗原常为阳性。

约 25% 的甲状腺髓样癌患者携带胚系 *RET* 基因突变。MTC 的遗传形式有 3 种类型，分别为家族性甲状腺髓样癌（familial medullary thyroid carcinoma，FMTC）、多发性内分泌肿瘤综合征（multiple endocrine neoplasia，MEN）2A 型以及 MEN2B 型。MEN2A 型 MTC 伴有嗜铬细胞瘤；通过连锁分析，3 种类型的基因定位于 10 号染色体的着丝粒区域，常涉及 *RET* 基因突变。

（四）甲状腺低分化癌

甲状腺低分化癌组织学形态分为岛状型和非岛状型。肿瘤细胞缺乏典型甲状腺乳头状癌的核特征；细胞排列呈岛状、梁状或实体巢状。细胞异型性不明显，中等大小，无奇异核、巨核或多核，部分细胞可有明显的嗜酸性变。核形不规则，可见小核仁，核分裂象 ≥ 3/10HFP。可有肿瘤性坏死，易见血管侵犯（图 3-2-18）。肿瘤细胞排列以实性细胞巢最多见，周围见薄的纤维血管性间质，类似神经内分泌肿瘤（如甲状腺髓样癌），因此而得名岛状癌。甲状腺低分化癌中的坏死与未分化癌常见的地图状坏死不同，通常为单细胞坏死。低分化癌可与分化好的甲状腺癌同时存在，其预后较普通的甲状腺癌更具侵袭性。

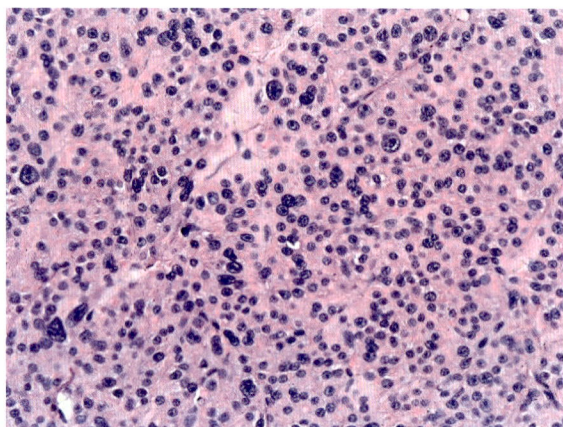

图 3-2-18 甲状腺低分化癌

肿瘤细胞实性排列呈岛状、梁状结构，细胞巢周围见丰富的、薄的纤维血管间质。细胞形态较一致，中等大小，细胞异型性不明显（石蜡，HE 染色）。

免疫组化染色，甲状腺转录因子 -1、Tg 和 *PAX8* 是一组有用的标志物，肿瘤细胞呈阳性。鉴别诊断包括实性生长的高分化癌、甲状腺髓样癌和低级别淋巴瘤。间质硬化可能类似淀粉样物，但刚果红染色阴性。降钙素、CgA 和 CEA 等免疫组化染色阴性与甲状腺髓样癌不同；淋巴瘤标志物阴性。甲状腺转录因子 -1、Tg 和降钙素均为阴性时，不除外肿瘤为转移性。

分子学研究发现，低分化癌 *BRAF* 基因和 *RAS* 基因突变率较高，另外，其他较高频率突变的基因还有 *TERT* 启动子区突变、*TP53* 突变及 *EIF1AX* 突变。

（五）甲状腺未分化（间变性）癌

大体检查，肿瘤常浸润周围邻近组织和器官，形成质硬肿块，切面见出血和坏死。组织学上，形态变化多样，常为多种形态细胞的混合，表现为恶性程度高的肉瘤样细胞、梭形细胞、破骨样瘤巨细胞、横纹肌样细胞、上皮样细胞或未分化的大细胞。坏死明显而广泛，地图样。常伴有大量炎症细胞浸润，淋巴细胞明显时可呈淋巴上皮瘤样癌的形态。核分裂活跃，病理性核分裂易见，增殖指数高。易见血管侵犯（图 3-2-19）。未分化癌中可呈现包括高分化癌、低分化癌及未分化癌的一个完整分化谱系。高分化癌最常见的为甲状腺乳头状癌。显微镜下，可见肿瘤细胞明显浸润周围骨骼肌、纤维脂肪、气管、食管或皮肤组织。

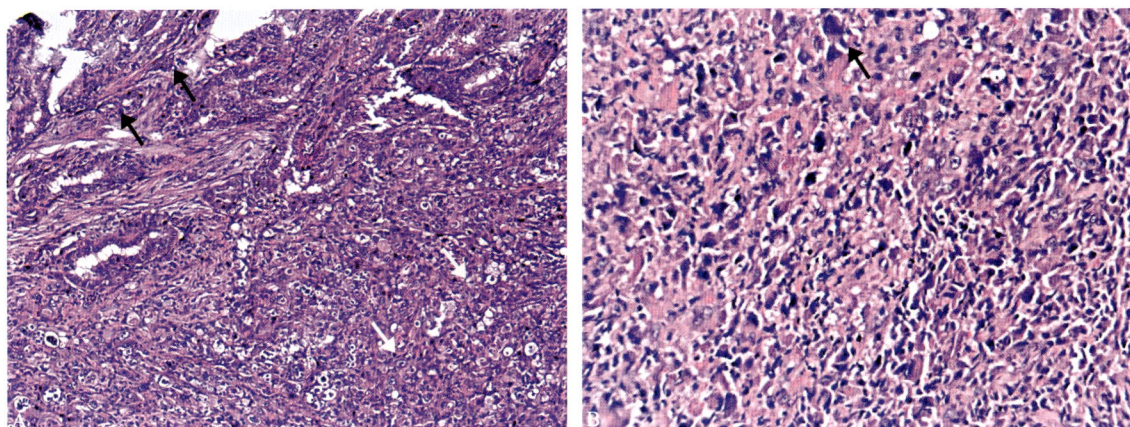

图 3-2-19　甲状腺未分化癌

A. 肿瘤中包含高分化癌（左上）和低分化癌（右下）成分，细胞异型性大，坏死明显；B. 可见瘤巨细胞及未分化的大细胞（石蜡，HE 染色）。

　　甲状腺未分化癌免疫组化染色作用有限，甲状腺较特异的标志物甲状腺转录因子 -1 和 Tg 常缺失，或仅局灶弱阳性，显示阳性表达的区域可能为未分化癌中残留的正常滤泡。未分化癌常表达一种或多种上皮标志物，单个上皮标志物阴性不能除外未分化癌的诊断。PAX-8 和 P53 也有一定的诊断作用。

　　甲状腺未分化癌的分子学改变较其对应的分化型癌明显复杂，伴有至少 2 个或 2 个以上常见的基因改变，包括突变频率最高的 *BRAF*^*V600E* 和 *RAS* 基因突变，其他常见的分子改变还有 *TERT* 基因启动子区突变、*TP53* 基因突变和 β-Catenin 突变等。

（六）甲状腺其他原发恶性肿瘤

　　甲状腺内其他少见的恶性肿瘤还包括甲状腺淋巴瘤（图 3-2-20）、黏液癌、黏液表皮样癌、鳞状细胞癌、胸腺癌等。

（七）甲状腺转移性肿瘤

　　甲状腺偶尔可发生继发性肿瘤，甚至为远隔部位原发性恶性肿瘤的首发表现。甲状腺转移性恶性肿瘤最常见的原发部位包括乳腺（图 3-2-21）、肺、皮肤、结肠和肾。

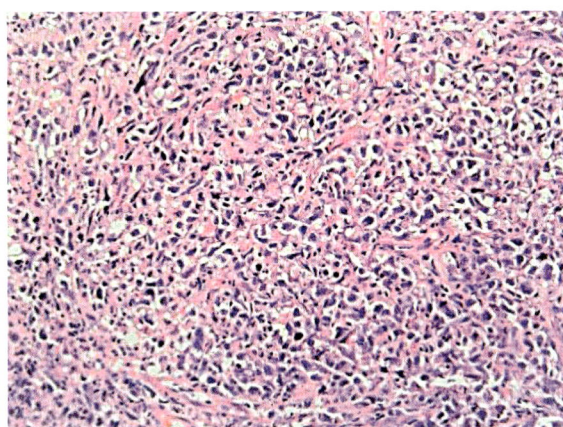

图 3-2-20　甲状腺弥漫大 B 细胞淋巴瘤

发生于甲状腺的淋巴瘤镜下形态与其他部位的淋巴瘤类似，该例肿瘤见黏附性差、异型性明显的肿瘤细胞浸润，无明显甲状腺滤泡残余（石蜡，HE 染色）。

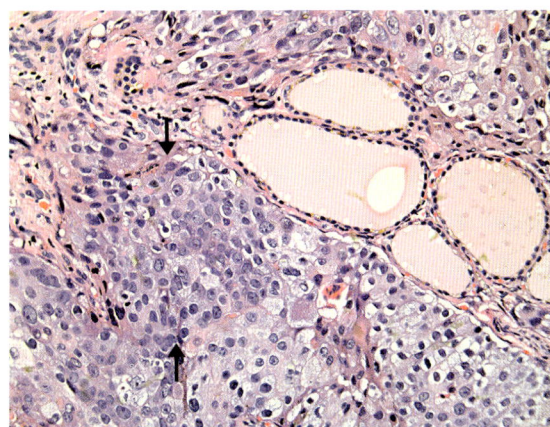

图 3-2-21　甲状腺转移性乳腺癌

甲状腺滤泡上皮间见大小不等的实性癌细胞巢，胞质丰富，核仁明显，核分裂象易见。后续免疫组化证实为转移性乳腺癌（石蜡，HE 染色）。

第三节　分子病理诊断

一、甲状腺肿瘤分子病因

随着甲状腺腺癌基因图谱的绘制和各类甲状腺结节分子机制的深入研究，使得从分子层面进一步认识不同类型甲状腺癌的生物学本质成为可能。甲状腺癌整体基因突变负荷低，分子改变相对简单，分化型甲状腺癌（DTC）的发病机制主要与 MAPK 通路和 PI3K/AKT 通路的异常调节有关，常相互排斥。随着甲状腺癌的去分化，越来越多的基因改变参与肿瘤的进程，分子改变更加复杂。甲状腺癌中，MAPK 通路的激活主要是与 *BRAF* 和 *RAS* 基因突变以及 *RET/PTC* 重排有关，而 PI3K/AKT 通路激活主要与 *RAS* 基因、*PIK3CA*、*AKT1* 和 *PTEN* 基因的突变有关。*RAS* 基因突变能同时激活 MAPK 和 PI3K/AKT 两条通路，但于 PI3K/AKT 通路中似乎更加明显。甲状腺癌相关基因的改变与甲状腺癌诊断、治疗及预后关系密切。

（一）甲状腺癌相关信号通路

甲状腺癌的发生、发展是多基因调控的结果，转录和转录后调控起主导作用，主要涉及丝裂原活化蛋白激酶（MAPK）和磷酸肌醇 -3- 激酶（PI3K）/ 蛋白激酶 B（AKT）两条经典信号转导通路激活（图 3-3-1）。除此之外，还包括：Src、Janus 激酶 / 信号转导与转录激活子（Janus kinase/signal transducer and activator of tran-ions，JAK/STAT）、核因子 -κB（nuclear factor-kappa B，NF-κB）、促甲状腺激素受体（thyrotropin receptor，TSHR）、Wnt-β-catenin、Notch、RASSF1-MST1-FOXO3、C-met 和 Sonic hedgehog 等信号转导通路。

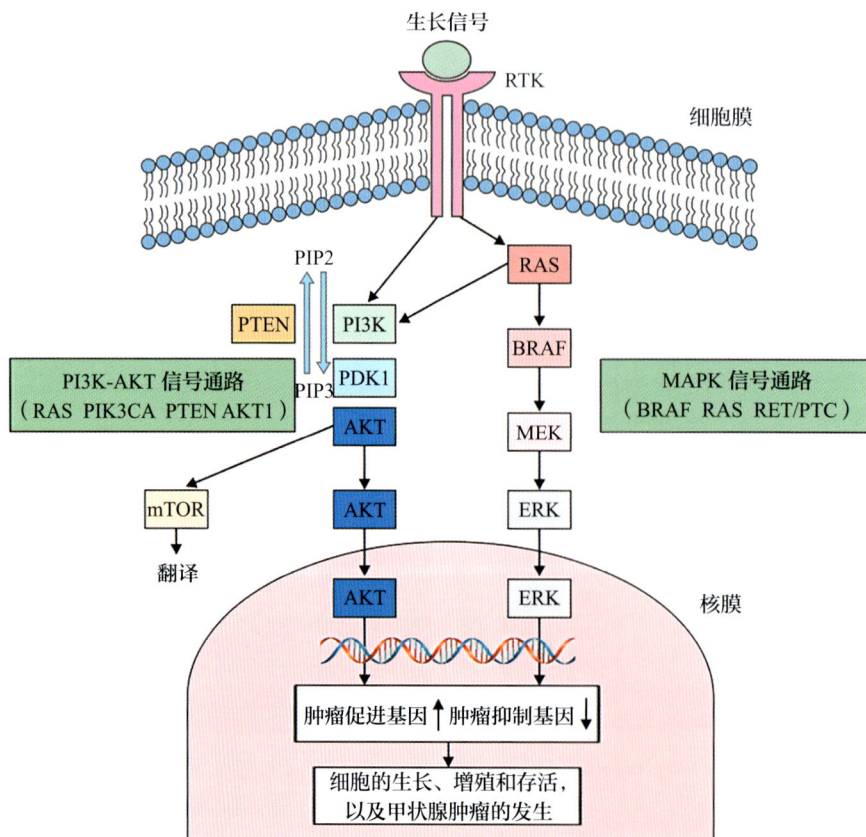

图 3-3-1　甲状腺癌分子机制中关键的两条经典信号通路

（二）甲状腺癌相关经典分子标志物

1．BRAF 基因 *BRAF*（鼠类肉瘤滤过性毒菌致癌性同源体 B1）基因位于染色体 7q34，编码一种丝氨酸 - 苏氨酸特异性激酶，属于 RAF 蛋白家族，能激活 MAPK 通路。其中 15 号外显子突变约占 89%，11 号外显子突变约占 11%，与细胞的生长、增殖、凋亡和分化密切相关。

BRAF^{V600E} 点突变在甲状腺癌中的发生频率最高，约占 90%。是由其第 15 号外显子上的 1799 核苷酸发生 T-A 的转换（T1799A），胸苷转换为腺嘌呤，对应翻译的蛋白活化环上第 600 位的缬氨酸（V）被谷氨酸（E）取代，导致 MAPK 信号通路持续异常激活。另外，还存在 V600K、V600A、V600D 等其他突变类型，占 5%～10%。

在甲状腺乳头状癌中，*BRAF* 基因突变率各研究报道不一（48%～80%）。相对于西方国家，亚洲人群中 *BRAF* 基因突变频率会更高一些。此外，在甲状腺良性结节中未发现 *BRAF* 基因突变。*BRAF^{V600E}* 突变在术前诊断 PTC 的阳性预测值接近 100%。

BRAF^{V600E} 突变不仅与 PTC 的被膜外浸润、淋巴结转移和高临床分期相关，而且这类患者的复发率较高和预后相对较差。

此外，*BRAF^{V600E}* 突变的 PTC 患者对放射性碘治疗不敏感，易出现碘抵抗，且其碘治疗剂量明显高于 *BRAF* 野生型的患者，应用 MAPK 通路抑制剂能增加该类患者对放射性碘治疗的敏感性。

单独 *BRAF^{V600E}* 突变预后价值尚存争议，只有当 *BRAF^{V600E}* 突变合并其他类型突变时，才能更加肯定地和肿瘤不良预后联系起来。

2．TERT 启动子 *TERT* 基因位于染色体 5p15.33 上，编码端粒酶逆转录酶，具有维持染色体完整性和基因组稳定的功能。端粒酶过表达与肿瘤的无限复制有关。在增殖活跃的肿瘤细胞中，端粒酶活性增高，其功能异常是许多肿瘤的共同特征。

TERT 启动子是酶调节的主要靶点，TERT 启动子突变产生一个新的 ETS（E-twenty six）转录因子家族结合位点，上调 TERT 转录，热点突变位于基因转录起始上游的 -124bp（C228T）和 -146bp（C250T）。

TERT 启动子突变发生于除髓样癌以外的甲状腺癌中，在 PTC 中突变率为 5%～15%、甲状腺滤泡癌为 10%～35%、低分化甲状腺癌为 20%～50%、甲状腺未分化癌为 30%～75%。

TERT 启动子突变与甲状腺癌的恶性程度密切相关，与 *BRAF^{V600E}* 突变具有协同作用，增加甲状腺肿瘤的侵袭性。TERT 启动子突变与年长 PTC 患者、高细胞亚型、癌症晚期、发生远处转移和预后较差显著相关。*BRAF^{V600E}* 突变和 TERT 启动子突变可协同作用增加 PTC 的侵袭性、复发可能性以及 PTC 患者死亡率。*BRAF^{V600E}* 通过激活丝裂原激活蛋白激酶途径上 Ets（E26 transformation-specific）转录调控因子，导致 TERT 过表达。并且相较于单独突变，两者突变共存的情况与患者病死率的关系更为密切。

3．RAS 基因 *RAS* 基因编码 p21 蛋白，位于细胞内膜面，具有 GTP 酶活性，参与细胞增殖信号转导调控系统。*RAS* 热点突变位于 2 号外显子（密码子 12 及 13）和 3 号外显子（密码子 61），其中密码子 12 的点突变最为常见。

在机制上，激活的 *RAS* 绑定 GTP，从而具有 GTP 激活活性，使 GTP 转换成 GDP。突变的 *RAS* 失去 GTP 激活活性，导致 *RAS* 组成性激活。突变的 *RAS* 能够激活 MAPK 和 PI3K/AKT 两条通路，特别是以后者为主。*RAS* 主要是在 FTC 的增殖和转移中起主导作用。

RAS 有 3 种亚型：*HRAS*、*KRAS* 和 *NRAS*。在甲状腺癌中突变最多的是 *NRAS*，主要与 FTC 复发及预后不良相关；随后依次是 *HRAS* 和 *KRAS* 突变。

RAS 基因突变是甲状腺癌中仅次于 *BRAF* 的第二常见突变类型。*RAS* 基因突变平均发生在 30%～45% 的 FTC、30%～45% 的 FVPTC、20% 的 PDTC、10%～20% 的 ATC 以及极少数的 PTC，有 20%～25% 的良性甲状腺滤泡性腺瘤中也发生 *RAS* 突变。滤泡癌比乳头状癌更易发生 *RAS* 基因突变。

单独的 *RAS* 基因突变不能充分预测结节的良恶性，但 *RAS* 突变检测可作为术前辅助分子检测的一部分。细针穿刺活检细胞学结果提示为良性，结节存在 *RAS* 单基因突变时，建议以随访为主。当细胞学分类为细胞学不确定结果时，存在 *RAS* 基因突变，则提示恶性可能性大，建议多基因检测。

RAS 基因突变合并其他基因突变时，结节恶性风险明显升高。*RAS* 基因突变与甲状腺癌去分化生长、体积过大、血管浸润、远处转移和患者生存率下降相关。

此外，一项研究通过平均 8.3 年临床随访发现，细胞学良性但 *RAS* 突变的甲状腺结节在随访过程中均表现出良好的稳定性，这一结果提示此类患者可保守监测观察。

4. 转染重排基因 转染重排（*RET*）基因属于原癌基因，位于染色体 10q11.2，编码细胞膜受体酪氨酸激酶，是一种相对特异的甲状腺癌基因。在甲状腺滤泡旁 C 细胞中高表达，调节细胞的增殖、分化、迁移和凋亡。在甲状腺癌中，*RET* 基因激活与 *RET* 基因突变和 *RET/PTC* 基因重排有关。*RET* 突变多见于 MTC，而 *RET* 基因重排的发现只限于 PTC 中。

RET 与 *PTC* 基因融合导致 *RET* 激活，进而激活 MAPK 和 PI3K/AKT 通路。*RET/PTC* 重排在 PTC 中发生的频率仅次于 *BRAF* 突变和 *RAS* 突变，见于 10%～20% 的 PTC 中。但在少数良性结节中也发现了 *RET/PTC* 重排阳性的现象，因此，*RET/PTC* 不能作为 PTC 特有的标志物。

相关的基因融合形式有 10 种以上，其中 *RET/PTC1* 和 *RET/PTC3* 最为常见。DTC 中有 *RET/PTC1* 和 *RET/PTC3* 两种基因融合，约占 80%，其中 *RET/PTC3* 往往与电离辐射引起的 FVPTC 相关。

电离辐射是 *RET* 重排驱动肿瘤发生的重要因素。有研究观察到，儿童中 *RET/PTC* 的发生频率比成人中更为频繁，这可能与儿童甲状腺滤泡细胞的增殖率较高而更容易发生 DNA 损伤和突变有关。另外，＞45 岁的患者中 *RET* 基因重排频率明显低于 ＜45 岁的患者，说明 *RET/PTC* 突变频率与年龄存在相关性。

伴有 *RET/PTC* 基因融合的 DTC 增加 EGFR 表达和磷酸化，常常出现更多的区域淋巴结转移。

RET 基因突变是 MTC 的特征性的分子改变，见于 20%～50% 的 MTC 中，散发性或遗传相关性 MTC 均可出现，约 98% 的多发性内分泌腺瘤病 2 型（MEN2A）患者存在 *RET* 基因胚系突变。

遗传相关 MTC 多见的突变位点分别是：①多发性内分泌腺瘤病 2A 型（MEN2A），突变常见的是密码子 611、618、602 和 634。②多发性内分泌腺瘤病 2B 型（MEN2B），突变常见的是密码子 918。③家族性甲状腺髓样癌（FMTC），突变常见的是密码子 609、611、618、620 和 634。

50% 散发性 MTC 存在 *RET* 基因体细胞突变，以 918 位密码子最为多见。有研究发现凡德他尼（vandetanib）和卡博替尼（cabozantinib）可以抑制 *RET/PTC* 重排或 *RET* 点突变，从而抑制甲状腺肿瘤细胞的异常生长增殖。

5. *PAX8/PPARγ* 基因 *PAX8/PPARγ* 基因的重排发生在 2 号染色体 q13 和 3 号染色体 p25 之间，导致成对盒 8（paired box 8，PAX8）基因和过氧化物酶体增殖物激活受体 γ（peroxisome proliferators-activated receptor γ，PPARγ）基因融合，编码 PAX8/PPARγ 融合蛋白（PAX8/PPARγ fusion protein，PPFP），*PAX8/PPARγ* 基因融合能够使野生型 PPARγ 抑制因子的作用失活，同时也能使某些 *PAX8* 应答基因激活。

PAX8/PPARγ 基因融合在 FTC 中发生率为 30%～60%，是 FTC 中仅次于 *RAS* 突变的第二常见遗传学改变，与肿瘤血管侵袭相关联。在 PTC 中，*PAX8/PPARγ* 基因融合仅见于 FVPTC，发生率约 38%。良性甲状腺滤泡性腺瘤中 *PAX8/PPARγ* 基因融合的发生率为 0～55%。因此，该标志物作为鉴别甲状腺良恶性病变的检测价值尚不明确。

6. *PIK3CA* 基因 磷脂酰肌醇 -4,5- 二磷酸 -3- 激酶（phosphatidylinositol-4,5-bisphosphate 3-kinase, catalytic subunit alpha，PIK3CA）基因属于 PI3K 家族。位于第 3 号染色体，包含 23 个外显子，是细胞内 *v-p3k* 癌基因（反转录病毒）的同系物，编码 I 类 PI3K 的 p110a 催化亚单位（PI3K p110a）。

PI3K 是 PTEN/PI3K/AKT 信号通路的重要组成部分，该通路在细胞生存、增殖和迁徙的调节过程中扮演重要角色。*PIK3CA* 基因突变多发生在螺旋区（外显子 9）和激酶区（外显子 20）两个热点，其突变可能引起 PI3K 的催化活性增强，刺激下游的 AKT，导致细胞凋亡的减少，引起肿瘤浸润。

在 ATC 中，*PIK3CA* 基因突变率为 10%～20%，在 FTC 中为 6%～13%，而在 PTC 中 *PIK3CA* 基因突变罕见。PIK3CA 已成为目前靶向药物治疗的研究热点。

7. *PTEN* 基因 磷酸酶及张力蛋白同源物（phosphate and tension homology deleted on chromsome ten，PTEN）基因是具有磷酸酶活性的抑癌基因，位于 10 号染色体，有 10 个外显子。在多种细胞间信号转导中起重要作用，最经典的是对 PI3K-AKT/PKB 信号通路的阻滞，使细胞周期停止在 G_1 期，抑制细胞生长。同时该基因与细胞黏附、迁移等行为有关，其突变主要在第 5、7、8 外显子，细胞失去生长抑制，增殖失控，诱发肿瘤。

在甲状腺恶性肿瘤中，*PTEN* 缺失最常见于 ATC。6%～12% 的 FTC 和 5%～20% 的 ATC 是由于 *PTEN* 突变、功能表失导致 AKT 等下游信号激活而发生的。常染色体显性遗传的 Cowden 综合征患者有 10%～20% 发生甲状腺癌的风险，通常为 FTC，且良性腺瘤等甲状腺损伤的患病率也比较高，也与 *PTEN* 基因突变有关。

PIK3CA 和 *PTEN* 基因突变很少同时出现于分化较好的甲状腺癌中，但二者常伴随 *BRAF* 或 *RAS* 基因突变存在，提示这两种突变是肿瘤进展到较晚期时才发生的分子学事件。*PTEN* 的低表达或缺失与肿瘤的进展及预后不良有关，与甲状腺癌的肿瘤分期、淋巴结转移呈负相关。同时，PTEN 蛋白表达与 *BRAF* 突变之间无相关性，两者可能是 PTC 侵袭高的独立危险因素，可以作为评估 PTC 预后不良的潜在肿瘤标志物。

8. *AKT* 基因 AKT 也称为蛋白激酶 B，是 PI3K/PTEN/AKT 通路的关键组分。*AKT* 基因突变可使其持续激活，导致对放射性碘治疗不敏感的高度恶性甲状腺癌发生，并且与肿瘤的进展相关。有国外学者通过免疫组化方法检测了甲状腺癌标本，发现 *AKT* 在 PTC 和 ATC 中的表达程度较高，并且 *AKT* 磷酸化水平与 PTC 肿瘤的大小呈正相关。

9. *TP53* 基因 *TP53* 基因是一种抑癌基因。*TP53* 基因含 11 个外显子和 10 个内含子，编码 p53 蛋白，监控细胞周期 DNA 损伤、调控细胞增殖、维持细胞正常生长和抑制恶性细胞增殖。

TP53 基因突变多发于 5～9 号外显子，产生的 p53 蛋白可阻止异常 DNA 复制，使异常细胞的增殖停止，阻止异常细胞的产生。而 *TP53* 基因突变后，p53 蛋白也失去了 DNA 修复功能，易导致异常细胞的产生，成为肿瘤发生的促进因子。因此，*TP53* 基因突变与肿瘤的发生、浸润、转移有密切的关系。

TP53 基因突变在各种侵袭性较强的 PTC 亚型中常见，如柱状细胞 - 高细胞亚型等，此外 ATC 中 *TP53* 基因突变率显著高于 PTC。而在正常甲状腺组织以及甲状腺滤泡性腺瘤、慢性甲状腺炎等良性病变中通常不能检出突变型 p53 蛋白。因此，目前认为 *TP53* 基因与甲状腺癌的发生和去分化有关，提示预后不良。

10. *STRN-ALK* 基因 ALK 基因编码具有组织特异性的跨膜受体酪氨酸激酶。隆纹菌素家族由 STRN、SG2NA（STRN3）和 Zinedin（STRN4）3 种蛋白组成。*STRN-ALK* 基因重排是 PTC 中最常见的 *ALK* 基因改变。

除了分化良好的 PTC 外，*STRN-ALK* 还见于分化不良和间变性甲状腺癌中，它可能是肿瘤去分化和间变性转化的驱动因素，能够激活 *ALK*，促进细胞增殖，促进细胞在体内外的转化，目前 FTC 和 MTC 中尚未发现 *STRN-ALK* 基因重排。值得注意的是，有研究发现在儿童 PTC 中 *STRN-ALK* 基因融合阳性的病例是转移性或预后较差的亚型，这表明它可能与儿童中更具侵袭性的表型有关。

此外，*STRN-ALK* 基因融合位点如果作为治疗靶点，将给甲状腺癌尤其是高危险度的低分化及未分化甲状腺癌带来新的治疗思路，如 ALK 抑制剂克唑替尼（crizotinib）已被证明对携带 *STRN-ALK* 或其他 ALK 融合物的甲状腺癌患者有效。

在表 3-3-1 中，罗列出了不同类型甲状腺癌（PTC、FTC、MTC 和 PDTC/ATC）的基因突变 / 重组情况。

表 3-3-1　不同类型甲状腺癌的常见基因突变 / 重组

甲状腺癌类型	基因突变	突变率
甲状腺乳头状癌	BRAF	48%～80%
	RET/PTC	20%～40%
	TERT	5%～15%
	RAS	30%～45%（FVPTC）
	EIFIAX	11%～18%
	PAX8/PPARγ	38%（FVPTC）
甲状腺滤泡癌	RAS	35%～40%
	PAX8/PPARγ	30%～66%
	TERT	10%～35%
	PIK3CA	6%～13%
	PTEN	6%～12%
甲状腺髓样癌	SMTC:RET	50%
	RAS	10%～40%
	HMTC:RET	95%
甲状腺低分化或未分化癌	TP53	60%
	BRAF	56%
	TERT	20%～75%
	CTNNB1	25%
	PIK3CA	10%～20%
	RAS	19%
	PTEN	5%～20%

注：SMTC，散发性髓样癌；HMTC，遗传性髓样癌。

（三）表观遗传学标志物

表观遗传修饰是指在基因的核苷酸序列不发生改变的情况下，能影响基因的表达并且可遗传给后代的特征和现象。表观遗传学（epigenetics）即研究这一现象和机制的一门遗传学分支学科。表观遗传学具有 DNA 序列不变、可遗传性和可逆性的特征。表观遗传修饰的影响是巨大的，理论上其可以被小分子和内源性酶类所逆转，因此表观遗传修饰成为改变细胞恶性转化进程的有意义的目标，为恶性肿瘤的治疗提供了新的机遇。

在当前的后基因组时代，表观遗传学在阐明基因组功能方面的作用已成为研究热点。表观遗传学的机制，主要包括 DNA 甲基化、组蛋白修饰、非编码 RNA 等。最新的肿瘤学理论认为，80% 的疾病、肿瘤都与表观遗传学相关。且表观遗传学的改变（包括印迹基因印迹状态的改变）出现在肿瘤发生之前，对肿瘤的发展起着促进作用。甲状腺癌的遗传变异和表观遗传修饰在甲状腺癌的发生发展过程中发挥着关键的作用。随着甲状腺癌表观遗传学研究的深入，将有助于为甲状腺癌的预防、术前诊断、靶向药物研发及预后预测提供更准确的指标和方法。

印迹基因（imprinted gene）属于表观遗传学范畴，是分子水平上的一种生物标志物。印迹基因表达是 DNA 甲基化的产物。印迹基因是一类单等位表达的基因，数量少但功能强大，构成了基因组印迹这一表观遗传领域独特的现象。对印迹基因的表达进行原位检测，可以在细胞形态学发生改变之前检测到肿瘤的早期发展，从而提高癌症早期诊断的准确率（图 3-3-2，图 3-3-3）。

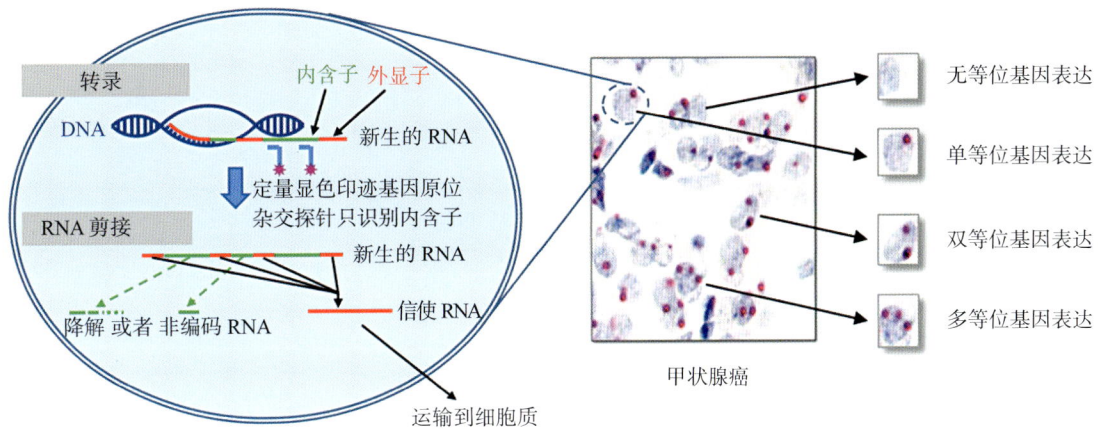

图 3-3-2 印迹基因原位检测原理

来自父母双方的两条等位基因发生不同的甲基化修饰，只有一条表达，另一条陷入沉默状态。印迹基因在出生后正常情况下几乎不记表达。肿瘤发生时，沉默的一条基因重新激活，形成双等位基因（印迹缺失）或多等位基因表达（拷贝数异常），称为印迹基因表达。

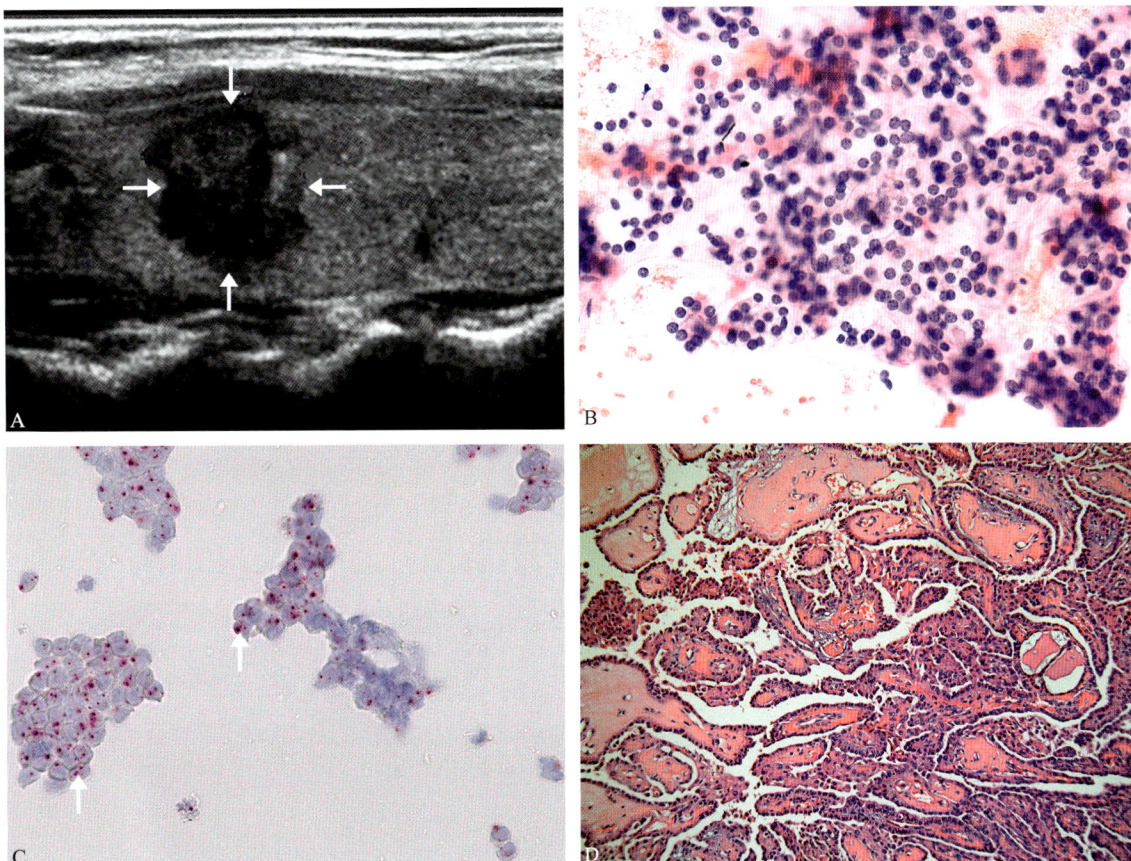

图 3-3-3 术前印迹基因检测对细胞学不典型结节的诊断作用

患者女性，43 岁。A. 超声检查：甲状腺左侧叶中上部见一个直径 1.4cm 的实性低回声结节，内见点状强回声，纵向生长，边界欠清，形态不规则；B. 术前细针穿刺细胞学结果：见有少 - 中量滤泡上皮细胞，部分细胞不典型，可见微滤泡结构；C. 印迹基因原位检测结果：IV 级阳性（细胞内弥漫分布的点状红色标志，箭头所示）；D. 手术病理结果：PTC。

二、甲状腺结节分子诊断意义

分子诊断方法在甲状腺结节诊治中的意义在于：

1．提高甲状腺结节良恶性鉴别诊断的准确性，避免不必要的手术。

2．指导甲状腺癌风险分层及预后评估，优化患者的治疗、观察和随访方案。

3．提供治疗决策信息（是否实施手术或确定手术的范围）。

4．可用于检测晚期患者的治疗靶点并预测疗效及预后，指导进行分子靶向治疗，开展针对靶基因的全新治疗手段的研究。

三、甲状腺结节分子诊断现状及进展

（一）在甲状腺结节分层管理方面的研究进展

目前甲状腺良恶性结节的诊断主要依靠高频超声检查和超声引导下细针穿刺细胞学诊断（FNAB）检查。甲状腺细胞病理学 Bethesda 报告系统中，把细胞学结果分为六大类。其中 TBSRTC Ⅲ、Ⅳ 和 Ⅴ 类介于良恶性之间（即细胞学不确定结果），这类结节占标本数的 20%～40%。

在分子病理诊断出现之前，对于不确定良恶性的结节可进行重复穿刺或诊断性手术，但是会增加患者的心理负担和不必要的手术。在超声引导 FNAB 的基础上，近年来越来越多的学者对甲状腺肿瘤分子标志物进行探究，旨在进一步提高甲状腺疾病诊断的准确性，弥补 FNAB 的不足。《2015ATA 成人甲状腺结节与分化型甲状腺癌指南》和《2017 欧洲甲状腺协会（ETA）指南：成人甲状腺结节超声恶性危险分层（EU-TIRADS）》均建议将分子检测纳入甲状腺良恶性结节的鉴别诊断中，尤其对于 TBSRTC 分级为不确定类型的结节，分子检测可进一步提高术前甲状腺结节诊断的准确率（图 3-3-4）。分子病理诊断应用于临床之后，作为一种新型、高效的辅助诊断方法显著地提高了诊断的准确性，并且为精准医学的深入实施奠定了道路。

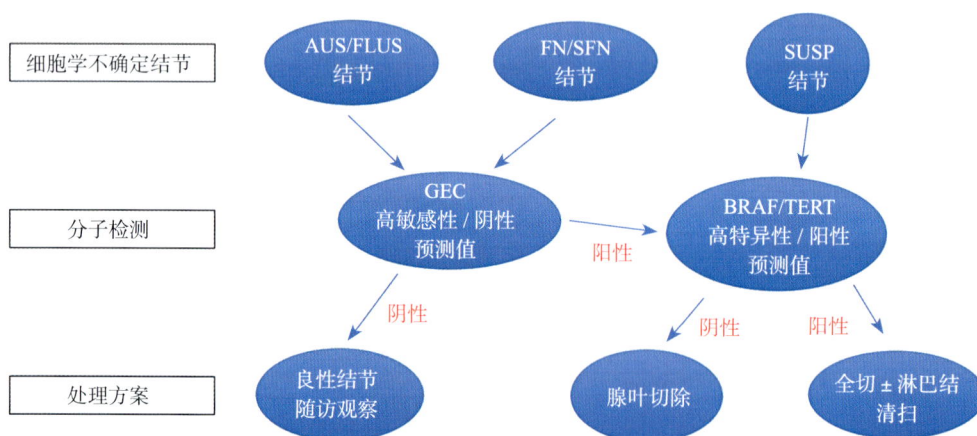

图 3-3-4　分子诊断辅助下细胞学不确定甲状腺结节的临床管理

SUSP: 可疑恶性结节。

分子检测有助于甲状腺肿瘤的风险分层。甲状腺癌多为分化良好的 PTC 和 FTC，约占甲状腺恶性肿瘤的 90%，生物学行为惰性，预后较好。但是少部分癌出现远处转移、合并 PDTC 或 ATC 成分时，容易进展为分级较高的肿瘤，预后差，死亡率高，其治疗方式也不同于分化良好的甲状腺癌。因此，如何准确识别这类不良预后的患者，将有助于临床个性化治疗方案的制订和管理，也防止了大部分生物学行为惰性的甲状腺肿瘤的过度治疗。在甲状腺乳头状癌中发现，基因突变与肿瘤危险分级相关（表 3-3-2）。

表 3-3-2　甲状腺乳头状癌中基因突变风险分级

危险分级	基因突变类型
低危	RET/PTC
	RAS
	PTEN
	$BRAF^{K601E}$
	PAX8/PPARγ
中危	ALK 融合
	NTRK1 融合
	NTRK3 融合
	$BRAF^{V600E}$
高危	多个驱动基因突变
	TP53
	TERT

（二）常用的甲状腺分子检测方法

近年来分子检测已广泛应用于临床，目前国际比较常用的甲状腺分子检测方法主要有七类，分别是单基因检测、多基因检测、Afirma 基因表达分类（gene expression classifier，GEC）和 Afirma GSC、RosettaGX Reveal 以及 ThyGenX/ThyraMIR 和 ThyGeNEXT/ThyraMIR。

1. 单基因检测　$BRAF^{V600E}$ 突变在甲状腺癌中发生率较高，因此 $BRAF^{V600E}$ 是甲状腺癌术前诊断中最常用的单基因检测。Sanger 测序方法（Sanger 双脱氧链终止法）具有较高的可靠性，是检测基因突变的标准方法，结果直观，可检测未知突变序列（图 3-3-5）。此外，针对 $BRAF^{V600E}$ 突变的特异性检测，扩增阻滞突变系统 - 定量实时聚合酶链式反应（amplification refractory mutation system-quantitative real-time PCR，ARMS-qPCR）方法应运而生，它是目前临床广泛应用的已知位点检测方法，操作简便，测序灵敏度高，速度快，可提供定量的检测结果（图 3-3-6）。

早在 2009 年，Marchetti 等就将 $BRAF^{V600E}$ 基因检测与 FNA 联系起来。在 90 个术后病理证实为 PTC 的结节中，术前 FNA 细胞学仅检出其中 56 个（62.2%）恶性结节，而细胞学联合 BRAF 单基因检测则检出了 74 个（82.2%），敏感性提升了将近 20%。同济大学附属第十人民医院赵崇克等对中国人群的研究也发现，FNA 联合 BRAF 单基因诊断甲状腺结节的敏感性从 75.7% 提高到 92.3%，准确性从 78.7% 提高到 90.6%。但应注意的是，$BRAF^{V600E}$ 突变在不同人群的甲状腺癌患者中的突变率差异较大，在亚洲人群中突变率普遍高于欧美人群，因此在不同人群中的结果可能并不一致。

虽然检测 $BRAF^{V600E}$ 突变的特异性和阳性预测值很高，但其敏感性和阴性预测值相对较

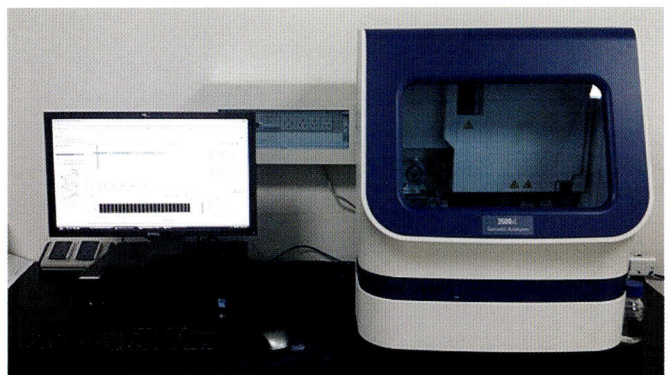

图 3-3-5　基因分析系统

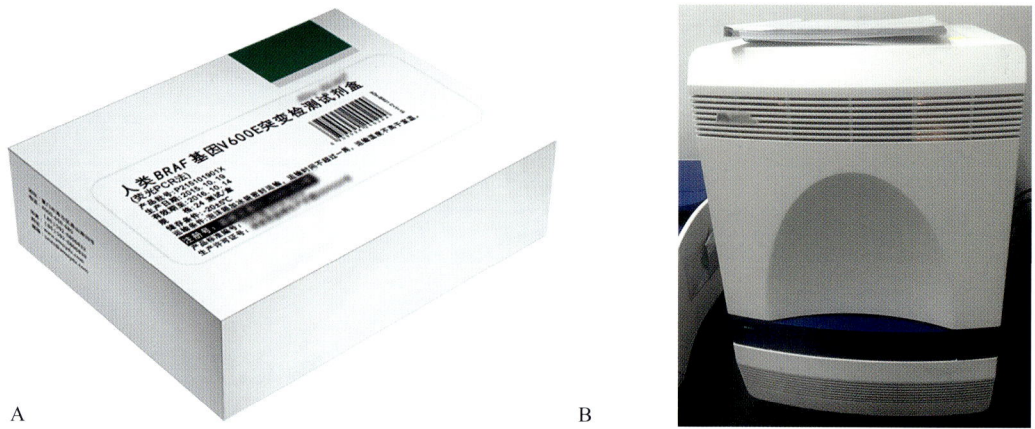

图 3-3-6　*BRAF*^*V600E* 突变检测试剂盒及实时荧光 PCR 仪

A. *BRAF*^*V600E* 突变检测试剂盒；B. ABI 7500 快速实时荧光 PCR 仪。

低，这就意味着阴性结果并不能完全排除 DTC 的可能。联合检测其他分子标志物或可弥补其不足之处。

术前 *BRAF*^*V600E* 基因突变能显著提高对细胞学不确定结节的诊断能力（图 3-3-7）。同济大学附属第十人民医院周亚芳等的研究发现，FNA 联合 *BRAF*^*V600E* 基因突变对 Bethesda Ⅲ 类结节的敏感性为 71.4%；陈洁等发现 *BRAF* 基因突变与 PTC 颈部淋巴结转移密切相关（图 3-3-8）。

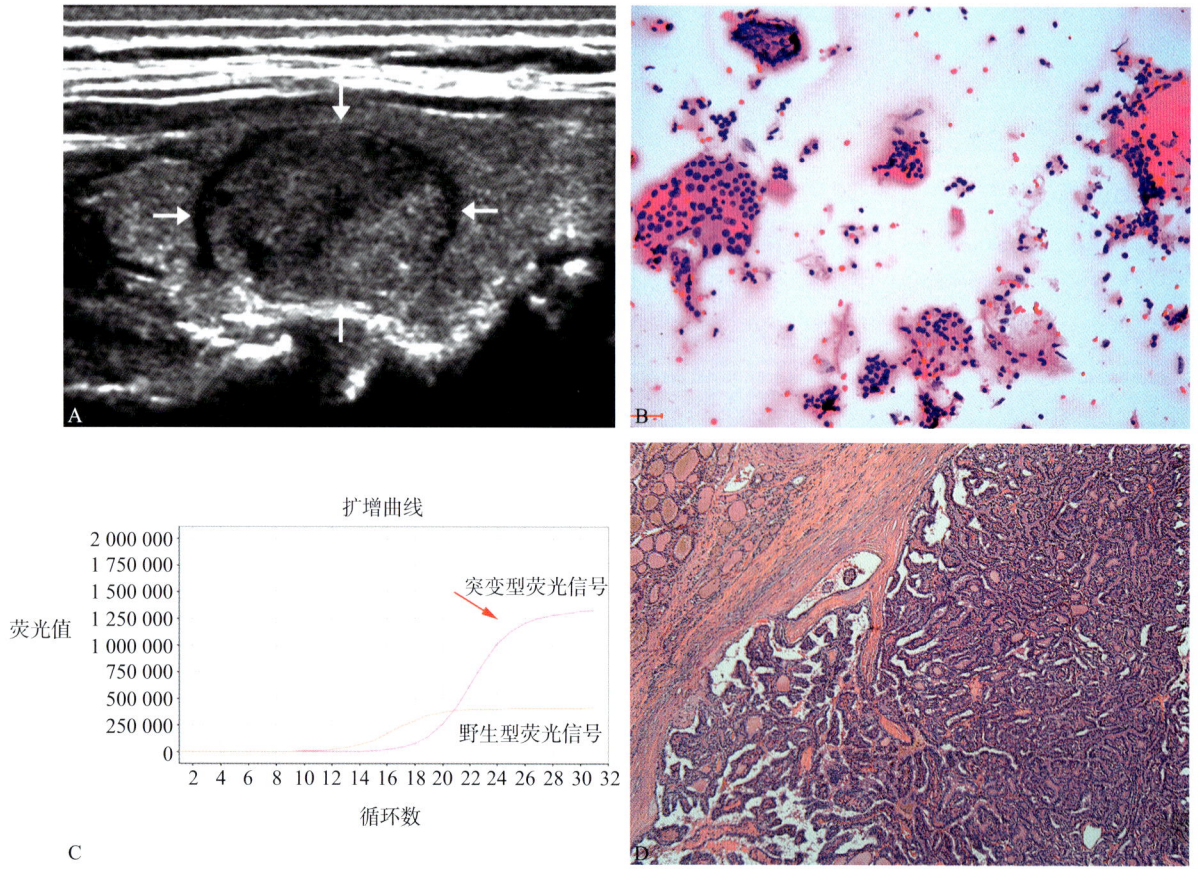

图 3-3-7　术前 *BRAF*^*V600E* 基因突变对细胞学不确定的诊断作用

患者女性，49 岁。A. 灰阶超声：甲状腺左侧叶中上部见一个直径为 1.7cm 的实性低回声结节，椭圆形，周边有薄的低回声晕；B. 术前细针穿刺细胞学结果：滤泡性细胞排列致密，伴不典型，考虑为意义不明的滤泡性病变；C. *BRAF*^*V600E* 基因检测结果：阳性；D. 手术病理结果为包裹型甲状腺乳头状癌。

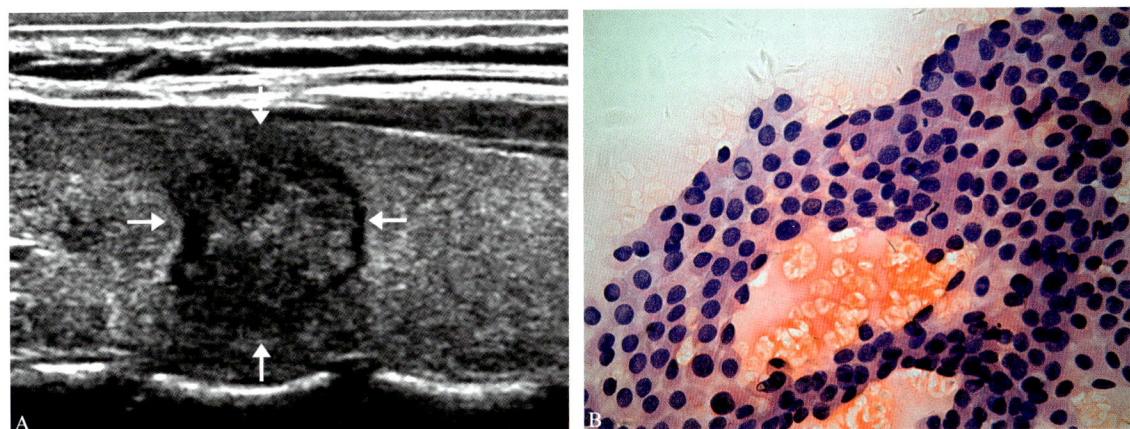

扩增曲线

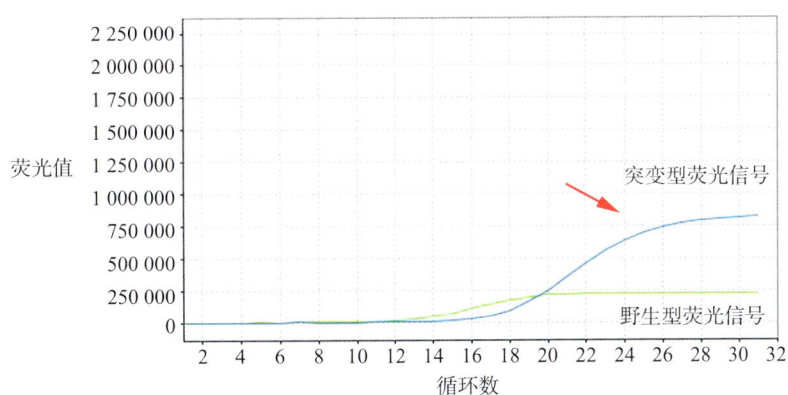

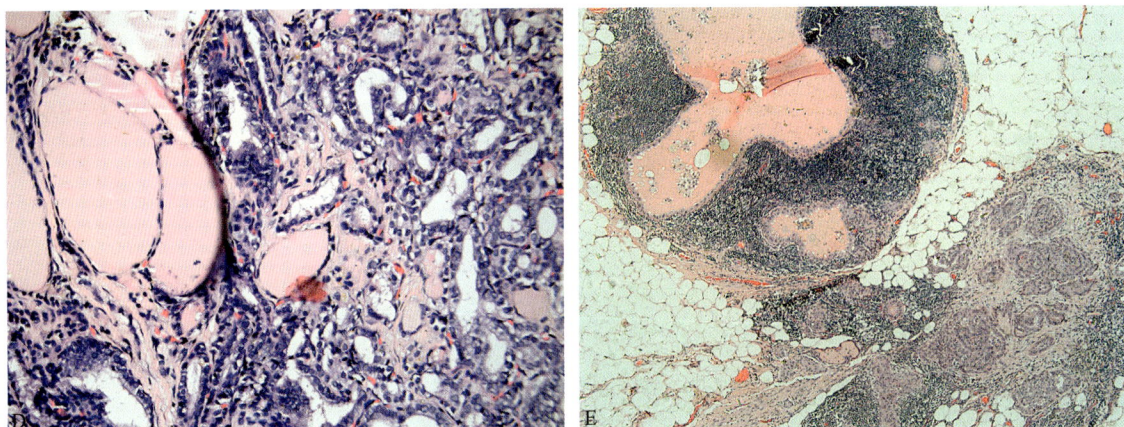

图 3-3-8　*BRAF* 突变与 PTC 颈部中央区淋巴结转移的相关性

患者女性，49 岁。A. 灰阶超声：甲状腺右侧叶中上部见一个直径 1.4cm 的实性低回声区，边界欠规则，边缘不清晰；B. 术前细针穿刺细胞学结果：考虑甲状腺乳头状癌；C. *BRAF^{V600E}* 基因检测：阳性；D. 病灶手术后病理结果为右侧甲状腺乳头状癌；E. 淋巴结手术后病理结果为右颈中央区淋巴结（2/4）见癌转移。

　　RAS 基因检测是另一应用较多的单基因检测，包括 *KRAS*、*HRAS* 和 *NRAS* 3 个同源基因的 12/13 或 61 密码子突变。在一项关于 *RAS* 基因检测在不确定结节中诊断价值的荟萃分析研究中，共分析了 7 项研究的 1 025 例患者，检出癌的总体敏感性为 34.3%、总体特异性为 93.5%、平均阳性预测值为 78%、平均阴性预测值为 64%。

　　其余常用的单基因检测还包括 *PAX8/PPARγ*、*RET/PTC* 基因重排等。在一项研究中，*PAX8/PPARγ* 基因重排阳性的 22 个结节都被证实为恶性，病理类型主要为 FVPTC 及 FTC，但总体检出率极低，在乳头状癌中仅为 1.1%。Guerra 等验证了 *RET/PTC* 基因重排的发生率，在乳头状癌与良性结节中，其发生率分别为 36%（*RET/PTC1*，12%；*RET/PTC3*，20%；二者兼有 4%）与 13%。因此，这类发生率较低的基因改变在临床实践中极少单独应用，绝大部分情况都是通过多基因形式进行检测。

同济大学附属第十人民医院超声医学科时惠的一组资料发现，PTC 中 TERT 启动子阳性率为 4.8%。且 TERT 启动子阳性的甲状腺癌，直径更大、腺外侵犯更多、易累及血管、淋巴结转移及远期复发率高（图 3-3-9）。

总体来说，单基因检测敏感性低的特性普遍存在，其中诊断价值最高且最常用的 *BRAF*^{V600E} 基因检测一般也只能作为一种"纳入，rule-in"手段，突变阴性并不能排除恶性。再者，作为"纳入"手段，单基因检测的假阳性问题不容忽视。Najafian 等的一项系统性回顾研究发现，良性病灶中 *RAS* 突变、*PAX8/PPARγ* 及 *RET/PTC* 基因重排的发生率分别为 0~48%、0~55% 与 0~68%，提示以单基因检测结果作为临床决策的依据时需谨慎。

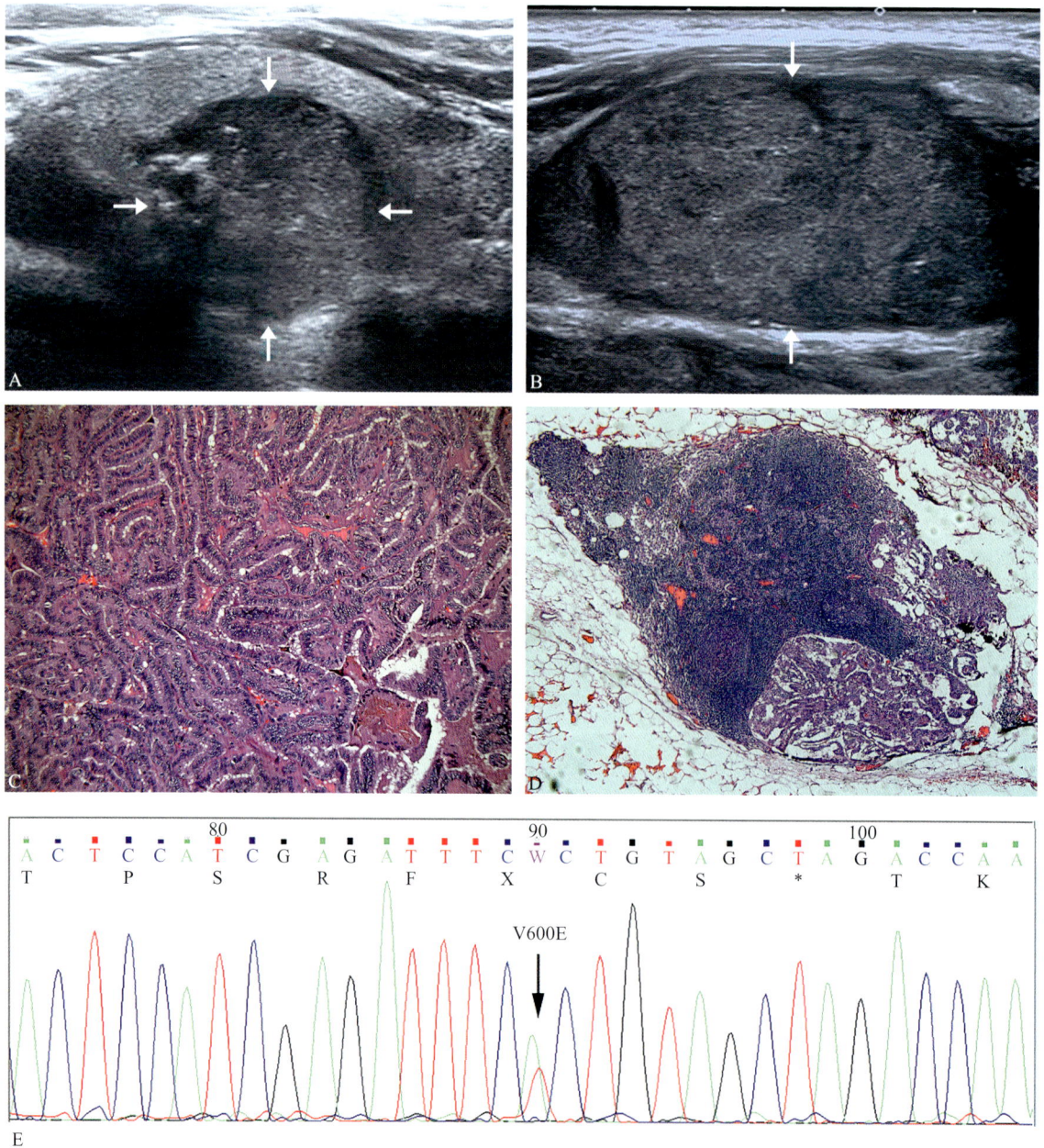

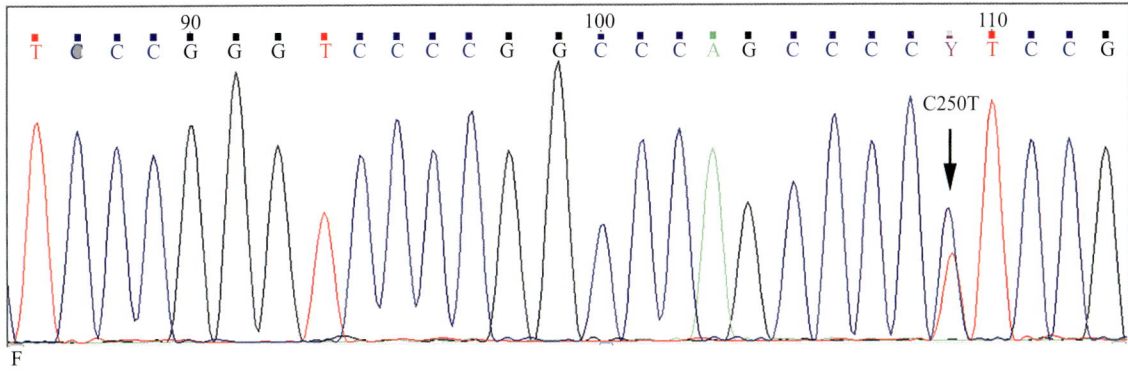

图 3-3-9　*BRAF*^(V600E) 和 *TERT* 突变与 PTC 颈部淋巴结转移的相关性

患者男性，76 岁。A. 甲状腺右侧叶结节灰阶超声：甲状腺右侧叶见数个实性低回声的结节，较大者直径 2.5cm，形态欠规则，边缘不清晰，内见点状及粗大强回声；B. 右侧颈部较大淋巴结灰阶超声：右侧颈部 Ⅱ / Ⅲ / Ⅳ 区见数个实性低回声区，较大者位于 Ⅲ 区，大小为 5.6cm×2.7cm，淋巴结门不清晰，皮髓质分界不清；C. 甲状腺右侧叶结节术后病理结果为甲状腺右侧叶乳头状癌；D. 右侧颈部淋巴结术后病理提示右侧颈部 Ⅱ / Ⅲ / Ⅳ / Ⅵ 区淋巴结见癌转移；E，F. Sanger 测序基因检测：*BRAF*^(V600E) 突变和 *TERT C250T* 启动子突变。

2. 多基因检测　随着高通量测序技术的发展，多基因联合检测可进一步提高术前甲状腺结节的诊断准确率，并为恶性肿瘤的治疗和预后提供重要的参考信息。

ThyroSeq 是基于二代测序平台检测甲状腺癌发生相关基因突变和融合的一种检测方法。其最初的设计包含了甲状腺癌相关的 12 个基因 284 个突变位点的检测（图 3-3-10）。

在 2013 年报道的一项研究中，ThyroSeq V1 检测出了 70%（19/27）的经典型 PTC、83%（25/30）的滤泡型 PTC 以及 78%（14/18）的 FTC，而仅有 6%（5/83）的良性结节检测阳性。

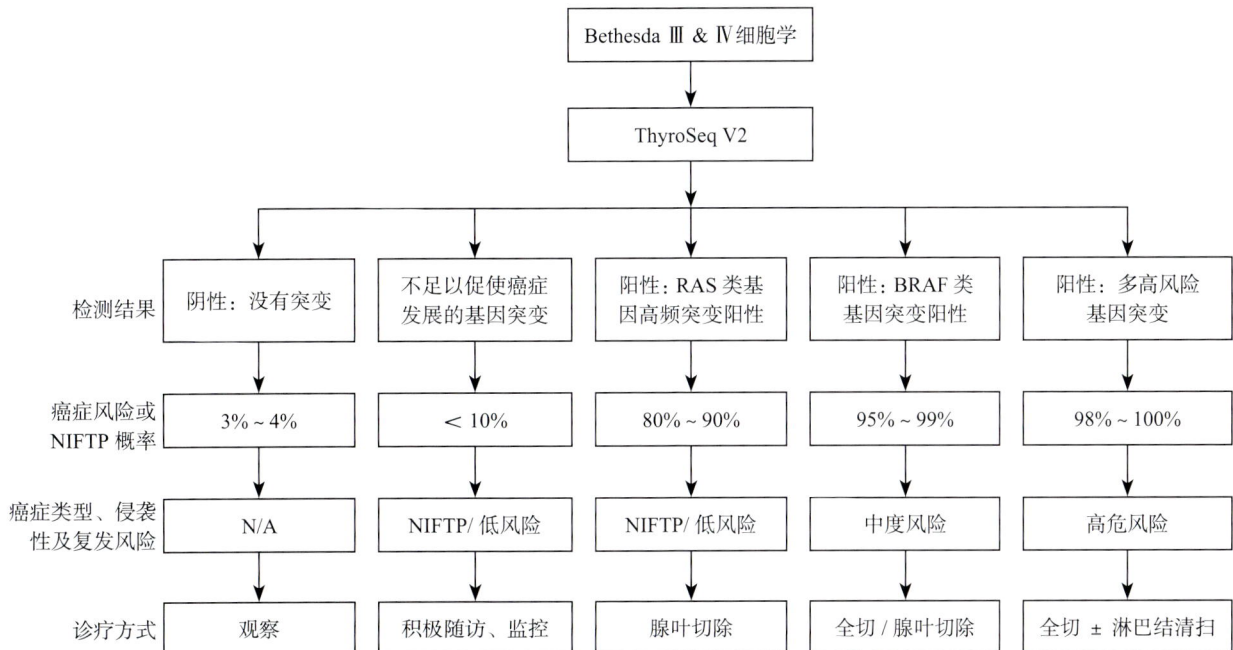

			Bethesda Ⅲ & Ⅳ 细胞学		
			↓		
			ThyroSeq V2		
检测结果	阴性：没有突变	不足以促使癌症发展的基因突变	阳性：RAS 类基因高频突变阳性	阳性：BRAF 类基因突变阳性	阳性：多高风险基因突变
癌症风险或 NIFTP 概率	3%~4%	<10%	80%~90%	95%~99%	98%~100%
癌症类型、侵袭性及复发风险	N/A	NIFTP/ 低风险	NIFTP/ 低风险	中度风险	高危风险
诊疗方式	观察	积极随访、监控	腺叶切除	全切 / 腺叶切除	全切 ± 淋巴结清扫

图 3-3-10　**ThyroSeq V2 多基因高通量测序对细胞学不确定结节的管理**

根据 Bethesda Ⅲ / Ⅳ 甲状腺结节是否存在基因突变、基因突变类型和频率，ThyroSeq V2 检测结果可分为 5 类。每个结果类别与不同的甲状腺外科疾病［甲状腺癌或具有乳头状癌核特征的非浸润性滤泡性甲状腺肿瘤（NIFTP）］、甲状腺癌侵袭性（复发风险）和患者的临床管理方案制订相关。

Nikiforov 等对 465 例 Bethesda Ⅲ类的甲状腺结节进行了 ThyroSeq V2 基因检测，发现 ThyroSeq V2 具有 90.9% 的敏感性、92.1% 的特异性、76.9% 的阳性预测值和 97.2% 的阴性预测值，总体准确性能达到 91.8%。但是，当 Taye 等应用 ThyroSeq V2 对 156 例不确定结节进行检测时，阳性预测值仅为 21.6%（8/37），提示该方法的诊断价值仍需进一步验证。

ThyroSeq 的 V3 版在 V2 版的基础上增加到 112 个基因，不仅检测基因点突变、融合，还增加了拷贝数变异检测。这对以基因拷贝数改变为特征的肿瘤如 Hürthle 细胞癌，能提高检测的特异性和敏感性。一项纳入了 247 例甲状腺 FNA 样本的多中心前瞻性研究显示，Thyroseq V3 诊断甲状腺癌的敏感性为 94%、特异性为 82%、阳性预测值为 66%、阴性预测值为 97%。

此外，国内也开发出了甲状腺癌 18 基因检测试剂盒（扩增测序法）（图 3-3-11）。目前，已经确定 *BRAF* 癌基因、*RAS* 癌基因、*RET/PTC* 重排基因和特异性结合域转录因子 / 过氧化物酶体增殖物激活受体融合基因（*PAX8/PPARγ*）等 18 个基因的改变与甲状腺癌的诊断和治疗关系密切（图 3-3-12）。

3．Afirma GEC 和 Afirma GSC　Afirma 基因表达分类（gene expression classifier，GEC）方法（图 3-3-13）通过使用基因芯片以检测 167 个基因的信使核糖核酸（messenger ribonucleic acid，mRNA）表

AKT1	BRAF	CTNNB1	GNAS	HRAS	NTRK3
KRAS	NRAS	ZNF148	PIK3CA	PAX8/PPARG	SPOP
PTEN	RET	EZH1	TERT	TP53	TSHR

■ SNV　■ FUSION　■ SNV & FUSION　■ 启动子区

图 3-3-11　甲状腺癌 18 基因检测试剂盒（扩增测序法）检测的目标基因

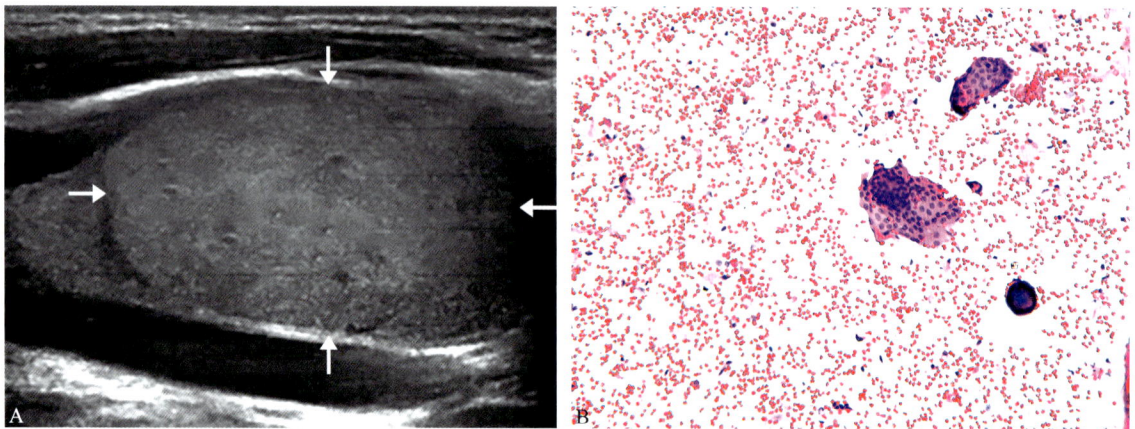

基因名称	突变位点	频率	FDA 批准药物	临床实验中的药物	rs 号 /cosmic 号
TSHR	c.1887G>T, p.（L629F）	15.98%	无	无	COSM26422
PTEN	c.1004C>T, p.（R335Ter）	70.08%	阿培利司	无	rs121909231

C

图 3-3-12　甲状腺癌 18 基因检测在术前穿刺样本中的应用

患者女性，22 岁。A. 灰阶超声：左侧甲状腺中上部见一 1.7cm 的实性低回声区，椭圆形，周边有薄的低回声晕，根据结节灰阶超声特征，考虑腺瘤可能性大，但是该结节体积较大，也有恶性可能，需要进一步证实；B. 术前穿刺细胞学结果：少量滤泡上皮细胞，未见明显异型；C. 甲状腺癌 18 基因联合突变检测穿刺样本的结果：检测出 *TSHR* 基因发生 L629F 突变、*PTEN* 基因发生 R335Ter 突变，其他 16 个基因未检测出突变，进一步证实甲状腺结节为良性腺瘤的可能性大，显示了穿刺样本联合基因检测在辅助术前诊断甲状腺结节中的作用。FDA：美国食品药品监督管理局（Food and Drug Administration）。

达水平，其中 25 个 mRNA 检测用于排除 MTC、转移癌和甲状旁腺组织等，142 个 mRNA 检测用于甲状腺结节良恶性判断，实现对不确定 FNA 细胞学检查结果进行重新分类，可将其分为"可疑"或者"良性"两类诊断结果。

Alexander 等应用 Afirma GEC 来评估甲状腺结节中 167 个基因中 mRNA 的表达水平，共评估了 256 个大于 1cm 的细胞学不确定结节。结果发现诊断的敏感性为 90%，特异性为 52%，阳性预测值为 37% 和阴性预测值为 94%。Afirma GEC 具有高敏感性和高阴性预测值，但特异性相对较低，因此被认为是一种排除性（rule-out）检测。Afirma GEC 方法对 FNA 不确定细胞学结果的患者，诊断的特异性从单独使用 FNA 的 0 上升到 52%，这意味着在甲状腺切除术之前，将近 50% 的不确定 FNA 细胞学结果的患者可被诊断为良性结节，从而减少不必要的甲状腺切除手术。

然而有学者报道，Afirma GEC 诊断的敏感性和特异性并非绝对不变，很大程度上依赖于被研究患者不确定 FNA 细胞学结果中的恶性比例。当恶性比例为 15%～21% 时，Afirma GEC 检测的敏感性、特异性、阴性预测值可分别达到 90%、49%～53%、94%～95%。若恶性比例高于或低于此范围，其检测结果会因恶性比例不同而产生较大波动。因此临床医师可以根据各自机构中不确定 FNA 细胞学中恶性结节比例来预测 Afirma GEC 方法的效能。

Afirma GSC 是由 Afirma GEC 发展而来。新的 Afirma GSC 在保持了 Afirma GEC 较高敏感性的同时，进一步提升了分类器的特异性。Afirma GSC 采用了高通量测序技术对 10 196 个基因 mRNA 水平同时进行测量，其中 1 115 个基因是该分类模型的核心基因。Afirma GSC 有效地降低了嗜酸性变结节被 Afirma GEC 过高判读为"可疑"的比例，在阴性预测值维持在 96% 的情况下，敏感性进一步提高至 91%，从而避免了更多良性结节患者不必要的诊断性手术。

4．RosettaGX Reveal 微核糖核酸（microRNA，miRNA）是真核生物中由内源性基因编码的一种具有调控功能的非编码单链 RNA，长度 19～25 个核苷酸。miRNA 通过碱基配对原则与相应的 mRNA 结合，阻碍 mRNA 转录，或导致 mRNA 被降解，是转录后基因表达调控中的重要调节因子。它们在转录后的蛋白质合成水平发挥作用，参与许多细胞内的生物进程，包括细胞的生长、增殖和分化，从而与肿瘤的发生发展息息相关。miRNA 较稳定，甚至于尿液、血浆等体液中也能较长时间存留，是目前液体活检的研究热点之一。

根据 miRNA 表达模式和其他靶基因在肿瘤信号通路中的作用，miRNA 可分为原癌基因相关 miRNA 和抑癌基因相关 miRNA，两组 miRNA 在肿瘤的发生和发展中分别起正性调控和负性调控的作用。miRNA 的失调与包括甲状腺癌在内多种肿瘤的发生和发展有关。

RosettaGX Reveal 主要检测 miRNA，以 24 个 miRNA 作为良恶性分类指标，敏感性为 85%、特异性为 72%、阳性预测值为 59% 和阴性预测值为 91%。虽然在阳性预测值上各产品的判断标准可能不同，但总体上看，以二代测序为基础的检测有更好的应用价值。

5．ThyGenX/ThyraMIR 和 ThyGeNEXT/ThyraMIR ThyGenX 检测的 5 个基因突变分别为 *BRAF^V600E*、*HRAS*、*KRAS*、*NRAS* 和 *PIK3CA*，3 个融合基因分别是 *PAX/PPARγ*、*RET/PTC1* 和 *RET/PTC3*。当甲状腺结节携带 *BRAF* 突变或 *RET/PTC* 基因融合时，强烈提示为恶性。

ThyraMIR 检测的 10 个 miRNA 分别是 miR-29b-1-5p、miR-31-5p、miR-138-1-3p、miR-139-5p、miR-146b-5p、miR-115、miR-204-5p、miR-222-3p、miR-375 和 miR-551b-3p。ThyraMIR 通过特有的算法进一步将结节分为高风险组和低风险组。

ThyGenX 和 ThyraMIR 分别采用了二代测序技术和荧光定量 PCR 的方法。ThyGenX/ThyraMIR 首先应用二代测序技术对 5 个肿瘤相关基因突变和 3 个融合基因突变进行检测，再用荧光定量 PCR 的方法测量 10 个 miRNA 的表达水平。

对于 ThyGenX 检测结果为阴性的结节，ThyraMIR 可进一步识别其中 64% 的恶性病例和 98% 的良性病例。ThyGenX 与 ThyraMIR 相结合，可以显著提高检测效能，进一步增加检测的敏感性和特异性。

ThyGeNEXT 是 ThyGenX 进一步的发展。ThyGeNEXT 将 ThyGenX 检测的基因扩展到包含 *TRET*、

ALK、*RET*、*PTEN* 和 *GNAS* 在内的 10 个基因突变和 38 个 mRNA 融合，两者均采用了二代测序技术。

一项纳入了 109 例细胞学结果不确定的甲状腺结节的多中心横断面队列研究发现，ThyGeNEXT 与 ThyraMIR 联合用于检测 FNA 细胞学不确定样本，诊断甲状腺癌的敏感性为 89%、特异性为 85%、阳性预测值为 74%、阴性预测值为 94%。

第四章
甲状腺激素、甲状腺癌血清标志物和甲状腺自身抗体

第一节　甲状腺激素

一、甲状腺激素

（一）甲状腺素

生理情况下 99.5% 的甲状腺素（T_4）与血浆蛋白，主要与甲状腺结合球蛋白（thyroxine-binding globulin，TBG）结合，结合型 T_4 与游离型甲状腺素（free thyroxine，FT_4）之和为总 T_4（total thyroxine，TT_4）。

TT_4 是判断甲状腺功能状态最基本的指标。FT_4 不受血浆 TBG 影响，对了解甲状腺功能状态较 TT_4 更有直接意义。

【参考值】

TT_4: 65 ~ 155nmol/L（5 ~ 12μg/dL）（不同实验室及试剂盒略有差异）。FT_4: 10.3 ~ 25.7pmol/L（0.7 ~ 1.9ng/dL）（不同方法及实验室测定结果差异较大）。

（二）三碘甲腺原氨酸

T_4 在外周组织脱碘生成反式三碘甲腺原氨酸（rT_3），在肝和肾中脱碘后形成三碘甲腺原氨酸（T_3），T_3 含量为 T_4 的 1/10，生理活性为其 3 ~ 4 倍。

T_3 与 TBG 结合称为结合型 T_3。结合型 T_3 与游离型 T_3（free triiodothyronine，FT_3）总称为总 T_3（total thyroxine，TT_3）。

TT_3 是诊断甲状腺功能亢进症最灵敏的指标，为评价甲状腺功能亢进症治疗后有无复发的主要诊断指标。

【参考值】

TT_3: 1.6 ~ 3.0nmol/L（80 ~ 190ng/dL）（不同实验室及试剂盒略有差异）。FT_3: 6.0 ~ 11.4pmol/L（0.14 ~ 0.35ng/dL）（不同方法及实验室测定结果差异较大）。

二、甲状腺激素的临床意义

血清总 T_3、T_4 测定是甲状腺功能状态最基本的筛选试验。血清游离 T_4（FT_4）和游离 T_3（FT_3）水平不受甲状腺素结合球蛋白（TBG）的影响，较总 T_4（TT_4）、总 T_3（TT_3）测定能更准确地反映甲状腺的功能状态。但是在不存在 TBG 影响因素的情况下，仍然推荐测定 TT_4 和 TT_3，因为 TT_4 和 TT_3 指标稳定，可重复性好。

目前 TT_4 和 TT_3 测定多采用竞争免疫测定法，趋势为非核素标记（标记物为酶、荧光或化学发光物质）替代放射性核素标记。

FT_4、FT_3 测定时，将游离型激素与结合型激素进行物理分离（半透膜等渗透析、超滤、柱层析等）后行高敏感免疫测定被认为是测定的"金标准"，但技术复杂，测定成本昂贵，不能在临床普遍使用。

目前大多数临床实验室测定 FT_4 和 FT_3 所采用的方法并非直接测定游离激素，其测定结果在某种程度上仍受 TBG 浓度的影响。

三、甲状腺激素异常的常见疾病

甲状腺激素几乎作用于机体的所有组织，是维持机体功能活动的基础性激素，其异常变化主要见于以下疾病（表 4-1-1）。

表 4-1-1 甲状腺激素异常的常见疾病

观察指标		常见疾病
TT_4	增高	先天性 Tg 增多症、原发性或继发性甲状腺功能亢进、原发性胆汁性肝硬化、严重感染、心功能不全、肝肾疾病等
	减低	原发性或继发性甲状腺功能减退、缺碘性甲状腺肿、慢性淋巴细胞性甲状腺炎、甲状腺功能亢进治疗后
FT_4	增高	甲状腺功能亢进
	减低	甲状腺功能减退、甲状腺功能亢进治疗后、肾病综合征
TT_3	增高	甲状腺功能亢进、甲状腺功能亢进治疗后复发、T_3 型甲状腺功能亢进、功能亢进型甲状腺腺瘤、缺碘引起的结节性甲状腺肿
	减低	甲状腺功能减退
FT_3	增高	甲状腺功能亢进、T_3 型甲状腺功能亢进、甲状腺功能亢进危象、甲状腺激素不敏感综合征
	减低	低 T_3 综合征、黏液性水肿、慢性淋巴细胞性甲状腺炎晚期
rT_3	增高	甲状腺功能亢进、甲状腺激素替代药物治疗后，如地塞米松，丙硫嘧啶等
	减低	甲状腺功能减退、桥本甲状腺炎

第二节　甲状腺癌血清标志物

一、促甲状腺激素

促甲状腺激素（TSH）由腺垂体分泌，直接调控甲状腺的形态与功能，主要生理功能为促进甲状腺滤泡细胞增生，TH 的合成、分泌和释放。TSH 的分泌受下丘脑促甲状腺释放激素（TRH）的兴奋性调节及 TH 的负反馈调节。

TSH 不仅是原发性甲状腺功能亢进的一线检测指标，而且是鉴别原发性和继发性甲状腺功能减退最重要的指标。在甲状腺素药物替代治疗或抑制治疗过程中，可通过检测 TSH 监测疗效。

【参考值】

TSH：$2 \sim 10\text{mU/L}$。

【临床意义】

1. 增高　可见于原发性甲状腺功能减退、腺垂体功能亢进症、单纯性甲状腺肿、亚急性甲状腺炎、慢性淋巴细胞性甲状腺炎等。

2. 减低　可见于腺垂体功能减退、继发性甲状腺功能减退、甲状腺功能亢进等。

3. TSH 与分化型甲状腺癌

（1）TSH 受体：分化型甲状腺癌（DTC）起源于甲状腺滤泡细胞，主要包括甲状腺乳头状癌、甲状腺滤泡癌及 Hürthle 细胞肿瘤，此类甲状腺肿瘤在一定程度上保留了甲状腺滤泡细胞的部分功能。

TSH 受体表达于 DTC 的细胞膜，其受 TSH 刺激后可加快细胞增殖速度及血清 Tg 的表达。因此，术前的 TSH 水平与甲状腺结节的危险分层密切相关。

（2）TSH 抑制治疗：是指通过应用大于生理剂量的左甲状腺素（levo-thyroxine，LT_4）抑制 TSH 水平，从而减少甲状腺癌复发率的治疗方法。

《2009ATA 成人甲状腺结节与分化型甲状腺癌指南》首次提出了 DTC 术后复发危险分层，《2015ATA 成人甲状腺结节与分化型甲状腺癌指南》进一步做了更新，依据肿瘤大小、分子病理特征、是否侵及甲状腺被膜及血管、有无颈部淋巴结或远处转移及血清 Tg 水平等因素，将复发危险分为低、中及高危险组。根据《2015ATA 成人甲状腺结节与分化型甲状腺癌指南》，高危组患者初次 TSH 抑制治疗目标为 TSH ＜ 0.1mU/L；中危组初次 TSH 抑制治疗目标为 TSH ≤ 0.1 ~ 0.5mU/mL。

二、甲状腺球蛋白

Tg 是一种糖蛋白。不仅甲状腺滤泡细胞合成 Tg，而且滤泡细胞来源的甲状腺肿瘤也可以合成 Tg。

【参考值】

Tg：5 ~ 40μg/L。

【临床意义】

1．增高　可见于 DTC、甲状腺腺瘤、自身免疫性甲状腺炎、亚急性甲状腺炎症或损伤、甲状腺功能亢进等。

2．Tg 与 DTC

（1）血清抑制性 Tg 和血清刺激性 Tg（stimulated thyroglobulin，sTg）：血清抑制性 Tg 是指 TSH 抑制治疗状态下的血清 Tg 水平。血清 sTg 是指术后停服 LT_4，当 TSH ＞ 30mU/L 时测得的血清 Tg 水平。

（2）Tg 与 DTC 术前：正常甲状腺滤泡细胞和肿瘤细胞均可以分泌 Tg，血清 Tg 增高不能作为鉴别甲状腺良恶性肿瘤的依据。因此，《2009ATA 成人甲状腺结节与分化型甲状腺癌指南》及《2015ATA 成人甲状腺结节与分化型甲状腺癌指南》不建议甲状腺结节患者常规检测血清 Tg。但对于甲状腺癌患者，2017 年版《甲状腺癌血清标志物临床应用专家共识》建议，术前应检测 Tg 用于评估患者的初始临床状态和 Tg 的血清基线值。

（3）Tg 与 DTC 术后治疗：手术切除 +[131]I 治疗 + 术后 TSH 抑制治疗是中等和高复发危险 DTC 的首选治疗方法。《2015ATA 成人甲状腺结节与分化型甲状腺癌指南》指出，在甲状腺全切术后及 [131]I 治疗前，血清 Tg 升高提示存在残留甲状腺组织或残存甲状腺癌，血清 Tg 的动态观察是监测 DTC 术后复发或转移的重要指标。因此，该指南推荐术后接受甲状腺素治疗的患者，在最初的随访过程中，应每 6 ~ 12 个月检测血清 Tg 1 次。

甲状腺肿瘤细胞和正常滤泡细胞都可以合成 Tg，血清 Tg 水平受到残余的正常甲状腺组织、TSH 水平及抗甲状腺球蛋白抗体（anti-thyroglobulin antibody，anti-TgAb）的影响。鉴于以上因素，目前尚无确定的 Tg 界值以评估 DTC 患者术后复发风险，需结合术前 Tg 的血清基线值、颈部超声、放射性碘（[131]I）全身显像（whole body scan，WBS）和 DTC 病理类型等以综合评估及制订治疗方案。

3．Tg 与非肿瘤性甲状腺疾病　Tg 可由正常甲状腺滤泡细胞合成与分泌。因此甲状腺炎症或损伤、anti-TgAb、人绒毛膜促性腺激素或 TSH 对甲状腺的刺激均可导致血清 Tg 水平增高。因此，根据 2007 年版《中国甲状腺疾病诊治指南》，非肿瘤性甲状腺疾病患者检测血清 Tg 的临床意义包括：评价甲状腺炎的活动性；鉴别由于外源性甲状腺素、甲状腺炎症或损伤导致的甲状腺毒症，前者的 Tg 水平正常，而后两者的血清 Tg 水平增高。

三、降钙素

降钙素为甲状腺 C 细胞分泌的多肽激素，主要作用是降低血钙和血磷，其分泌主要受血钙浓度调节。

【参考值】

降钙素＜ 10ng/L。

【临床意义】

1. **增高** 可见于甲状腺髓样癌及术后复发，以及甲状腺外疾病如燕麦细胞型肺癌、严重骨病和肾脏疾病等。

2. **降低** 可见于甲状腺切除术后、重度甲状腺功能亢进症。

3. **降钙素与甲状腺髓样癌** 《2009ATA 成人甲状腺结节与分化型甲状腺癌指南》指出，常规检测血清降钙素水平以评估甲状腺 C 细胞增生或甲状腺髓样癌的临床意义尚未明确；但是当血清降钙素水平＞ 100pg/mL 时，则提示甲状腺髓样癌可能。《2015ATA 成人甲状腺结节与分化型甲状腺癌指南》同样不建议对甲状腺结节患者常规检测血清降钙素，但未经刺激状态下，血清降钙素水平 50～100pg/mL，亦提示甲状腺髓样癌的可能。

2017 年版《甲状腺癌血清标志物临床应用专家共识》的建议则有所不同。该共识建议考虑甲状腺恶性肿瘤的患者，术前均应检测降钙素以排除甲状腺髓样癌，对遗传性甲状腺髓样癌（hereditary medullary thyroid carcinoma，HMTC）家系突变基因携带者，应从婴幼儿期开始定期监测血清降钙素水平，血清降钙素的升高水平有助于指导甲状腺髓样癌的临床评估及治疗方案的选择。

四、癌胚抗原

癌胚抗原（CEA）是一种富含多糖的蛋白复合物，可在多种肿瘤中表达，是一种广谱性肿瘤标志物。临床上主要用于辅助恶性肿瘤的诊断、判断预后、监测治疗效果及肿瘤复发。

【参考值】

CEA ＜ 5μg/L。

【临床意义】

CEA 联合降钙素检测能提高甲状腺髓样癌诊断的敏感性，有利于早期诊断及治疗，还可判断手术效果，是监测病情及肿瘤复发的重要指标。

第三节 甲状腺自身抗体

一、抗甲状腺球蛋白抗体

抗甲状腺球蛋白抗体（anti-TgAb）主要由甲状腺内的淋巴细胞分泌，以 IgG 型抗体为主。anti-TgAb 阳性见于 10%～25% 的 DTC 患者，亦可见于部分正常人，多见于女性。

【临床意义】

1. **anti-TgAb 阳性**

（1）甲状腺疾病：可见于桥本甲状腺炎、甲状腺功能亢进症、甲状腺癌等。

（2）甲状腺外疾病：可见于重症肌无力、肝脏疾病及风湿免疫疾病。

2. **anti-TgAb 与 DTC** anti-TgAb 是 Tg 的抗体，血清 Tg 是评估 DTC 复发和转移的肿瘤标志物，血清 Tg 水平受到 anti-TgAb 的影响。因此，2017 年版《甲状腺癌血清标志物临床应用专家共识》建议，甲状腺癌患者术前应同时检测 Tg 及 anti-TgAb 用以评估两者的血清基线值；术后或清除残余甲状腺组织治疗后，建议连续检测 Tg 与 anti-TgAb，Tg 与 anti-TgAb 水平的动态观察有助于评估 DTC 的术后复发风险和治疗转归。

3．**anti-TgAb 与自身免疫性甲状腺疾病**　根据 2007 年版《中国甲状腺疾病诊治指南》，对于诊断自身免疫性甲状腺疾病，anti-TgAb 与甲状腺过氧化物酶抗体（thyroid peroxidase antibody，TPoAb）具有相同的检测意义，两者抗体滴度的变化具有一致性。

二、甲状腺过氧化物酶抗体

甲状腺过氧化物酶抗体（TPoAb）为甲状腺过氧化物酶（TPo）的抗体，主要为 IgG 抗体。TPo 位于甲状腺滤泡上皮顶端细胞膜上，正常情况下被隔绝于甲状腺滤泡细胞内，不进入外周血液。甲状腺病变导致滤泡细胞结构受到破坏时，TPo 释放入血，刺激机体免疫系统产生 TPoAb。

TPo 调控甲状腺激素的合成与分泌，TPoAb 与 TPo 结合，导致 TPo 的酶活性降低从而引起甲状腺功能减退。

【临床意义】

根据 2007 年版《中国甲状腺疾病诊治指南》，TPoAb 检测的临床意义包括：①有助于诊断自身免疫性甲状腺疾病，包括 Graves 病和自身免疫性甲状腺炎等；②TPoAb 阳性是 Down 综合征、某些药物治疗期间（IL-2、INFα 和胺碘酮等）甲状腺功能异常的危险因素；③TPoAb 阳性是妊娠期间甲状腺功能异常、产后甲状腺炎、流产和体外受精失败的危险因素。

三、促甲状腺激素受体抗体

促甲状腺激素受体抗体（thyroid stimulating hormone receptor antibody，TRAb）是促甲状腺激素受体（TSHR）的抗体，由 B 淋巴细胞分泌。根据 TRAb 的功能不同分为 TSH 受体刺激性抗体（TSH receptor stimulating antibody，TSAb）、TSH 受体阻断性抗体（TSH receptor blocking antibody，TSBAb）和中性 TSH 受体抗体。

TSAb 是 Graves 病的致病抗体，其与 TSHR 结合，通过环磷酸腺苷（cyclic adenosine monophosphate，cAMP）的介导促进甲状腺激素的合成与分泌。该效应不受甲状腺激素的负反馈调节，从而导致 T_3 和 T_4 持续分泌，引起甲状腺功能亢进。

TSBAb 是部分自身免疫性甲状腺炎产生甲状腺功能减退的致病抗体，其通过与 TSH 受体结合以阻断 TSH 与 TSH 受体的结合，从而阻断 TSH 的生物学效应，导致甲状腺功能减退。

【临床意义】

1．**TRAb 与 Graves 病**　TRAb 是 Graves 病的重要致病因素，其血清浓度与 Graves 病的发生、严重程度及转归密切相关。根据 2007 年版《中国甲状腺疾病诊治指南》，TRAb 检测临床意义包括：60%～90% 的初发 Graves 病患者的 TRAb 阳性；甲状腺功能亢进患者经抗甲状腺药物治疗后，TRAb 检测阳性可预测其复发，特异性和敏感性均约为 50%。

2．**TRAb 与 Graves 眼病**　Graves 眼病与 Graves 病有共同的致病机制。2007 年版《中国甲状腺疾病诊治指南》提出，甲状腺功能正常的 Graves 眼病，血清 TRAb 可以呈阳性。Eckstein 等研究证实，血清 TRAb 的阳性率及水平与 Graves 眼病的严重程度成正比。

Graves 眼病的主要治疗方案为糖皮质激素治疗，待其症状缓解及甲状腺激素水平正常后可以外科手术治疗。因此，Graves 眼病患者的 TRAb 检测有助于其治疗方案的决策，降低其复发风险。

3．**TRAb 与妊娠**　TRAb 可以通过胎盘刺激胎儿产生过量的甲状腺素，2007 年版《中国甲状腺疾病诊治指南》认为，对患有 Graves 病或有 Graves 病史的妊娠妇女，检测 TRAb 对预测两者的新生儿或胎儿发生甲状腺功能亢进具有一定的意义。

第五章
甲状腺疾病其他影像及核医学检查

第一节 影像检查

虽然目前超声是甲状腺疾病管理过程的一线影像学检查手段，但是一些核医学、放射影像相关检查手段也是甲状腺疾病管理过程中必不可少的。

放射影像与甲状腺疾病诊断治疗有关的检查项目主要有颈部 CT、MRI、CTA 等。

一、计算机断层扫描

计算机断层扫描（computed tomography，CT）是用 X 线束对人体某部位一定厚度的层面进行扫描，由探测器接收透过该层面的 X 线，转变为可见光后，由光电转换变为电信号，再经模拟 / 数字转换器转为数字，输入计算机处理形成图像。

甲状腺因碘含量高，其 CT 值明显高于周围血管及肌肉，CT 平扫能清晰地显示甲状腺的解剖结构及与周围组织器官的关系，对甲状腺肿瘤、转移灶及淋巴结与气管、食管、胸骨的关系及有无转移性淋巴结有较大的价值，增强 CT 还能反映肿瘤内部的血供情况（图 5-1-1）。

甲状腺疾病 CT 检查的局限性：CT 检查对直径 < 3mm 的病灶显示不清；对伴有甲状腺功能亢进的患者，因为 CT 造影剂含碘，所以不能接受 CT 增强检查；CT 对甲状腺周围软组织细微结构的显示不如 MRI 清晰。

二、磁共振成像

磁共振成像（magnetic resonance imaging，MRI）是断层成像的一种。它利用磁共振现象从人体中获得电磁信号，并重建出人体断面解剖及功能信息。从磁共振图像中我们可以得到感兴趣区的多种物理特性参数，如质子密度、自旋 - 晶格弛豫时间 T_1、自旋 - 自旋弛豫时间 T_2、扩散系数、磁化系数、化学位移等。对比其他成像技术，磁共振成像方式更加多样，成像原理更加复杂，所得到信息也更加丰富。

对于甲状腺疾病，由于 MRI 对软组织分辨率高，能清晰显示病灶位置、大小、范围、有无淋巴结转移及腺外浸润，以及与周围组织的关系，对甲状腺疾病的诊断有较高的价值（图 5-1-2）。而且其造影剂不含碘，甲状腺功能亢进患者的检查不受限制。

甲状腺疾病 MRI 检查的局限性：MRI 对钙化不敏感，所以对伴有钙化的甲状腺癌诊断能力不足；因为扫描时间较长，患者的吞咽动作会引起伪像；检查费用较高。

三、甲状腺超声、CT 及 MRI 成像的选择

综合来看，对于甲状腺新发肿瘤及颈部淋巴结情况的评估，超声是一线检查方式，但如果肿瘤较大、怀疑局部侵犯或者位于胸骨后方，则建议行颈部 CT 或 MRI 检查。对于复发及转移甲状腺肿瘤的

评估，颈部增强 CT 或 MRI 有助于评估超声可能无法完全探及的部位，如纵隔和Ⅶ区淋巴结，或 Tg 阳性而超声检查阴性时。

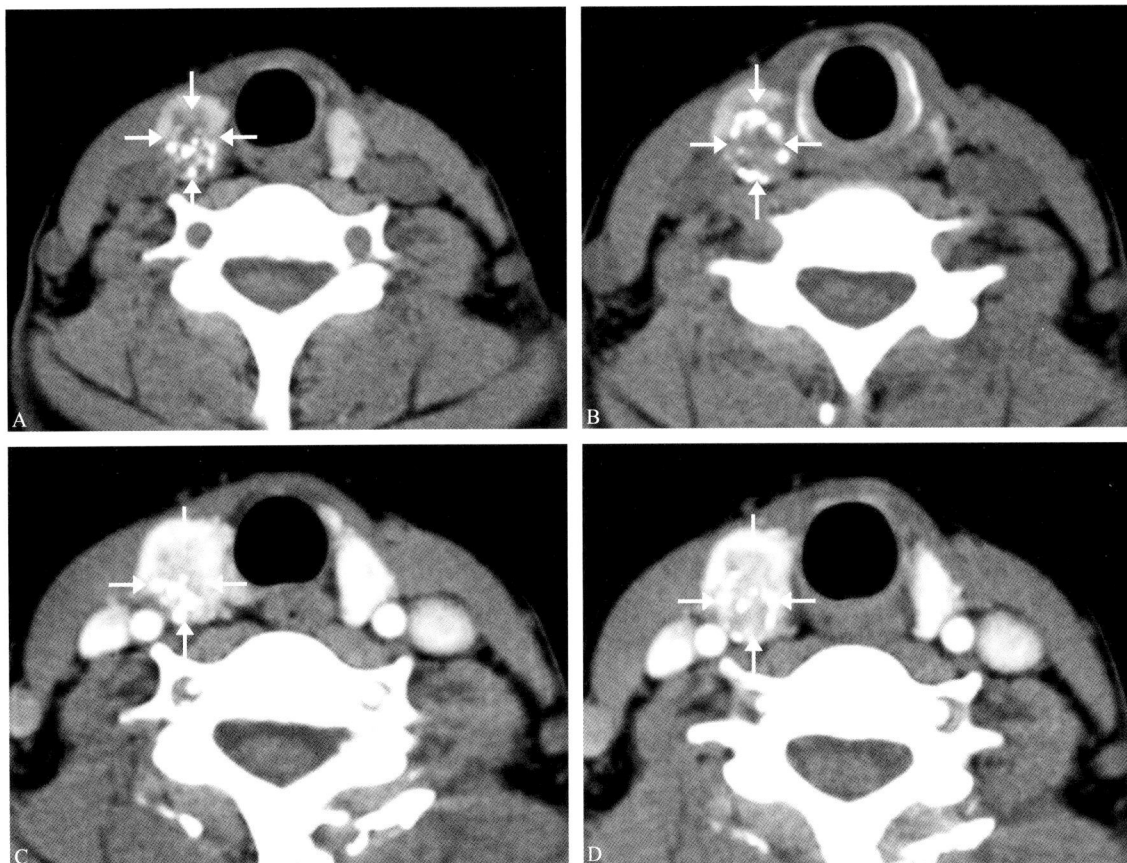

图 5-1-1　甲状腺乳头状癌 CT 平扫及增强

A，B. CT 平扫示甲状腺右侧叶中部见两个低密度结节灶（箭头），病灶平扫 CT 值 67Hu（正常甲状腺 CT 值 83Hu），其内见弧形、斑点状钙化影；C，D. 增强后，结节动脉期及延迟期强化低于正常甲状腺组织，CT 值 130Hu，延迟期，病灶边缘清楚，正常组织受压变薄、环绕病灶、气管无受压。

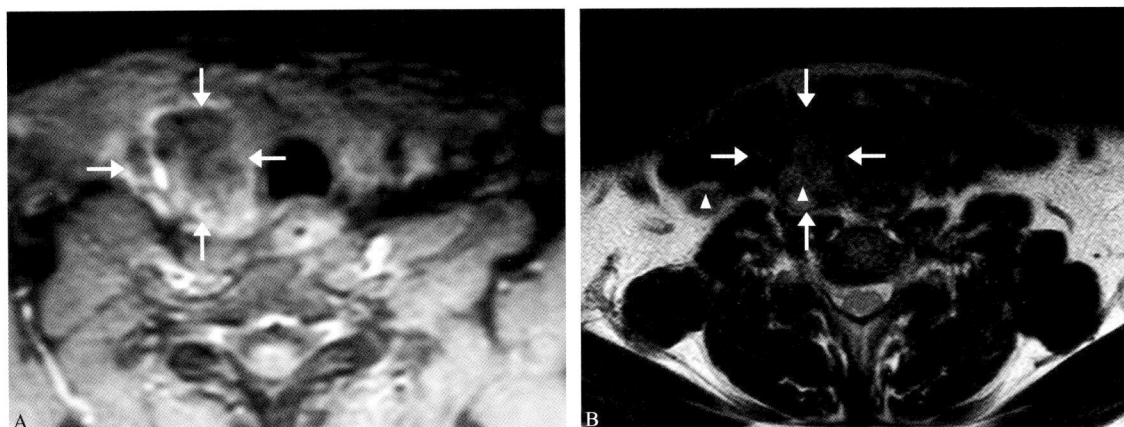

图 5-1-2　甲状腺乳头状癌 MRI 平扫及增强

A，B（T$_1$ 及 T$_2$ 序列）：甲状腺右侧叶增大，其内见约 3.2cm×2.0cm×3.6cm 的异常信号灶（细箭头），T$_1$ 加权成像（T$_1$-weighted imaging，T$_1$WI）、T$_2$WI 均呈不均匀混杂信号，部分边界不清，周围结构呈推移改变，增强后病灶呈不均匀强化。右侧颈根部、颌下、颈动脉鞘内见多发 < 1.8cm 的淋巴结（三角形箭头），T$_1$WI、T$_2$WI 呈等信号，增强后强化明显。

转移性淋巴结在 CT 中常表现为平扫点状钙化，增强时不均匀强化、囊变或坏死。

此外，颈部增强 CT 联合超声检查较单独超声检查可以更准确地检出复发病灶，帮助明确是否存在更多潜在病灶。

颈部增强 CT 或 MRI 还有利于评估复发病灶或淋巴结与周围结构及器官的相对关系，如气管、食管、颈动脉鞘的关系，为手术范围提供帮助。

第二节　核医学检查

一、单光子发射计算机断层成像术

单光子发射计算机断层成像术（single-photon emission computed tomography，SPECT）根据放射性示踪原理，首先患者需要注射或口服含有适当半衰期的放射性核素或其标记的化合物，药物选择性聚集在体内特定的组织、器官和病变部位，由于放射性衰变释放出 γ 光子，位于体外的 γ 放射性测量仪器可探测和记录放射性浓度差，从而在体外显示出病变部位的位置、形态、大小及功能等变化。进一步通过计算机软件进行定量分析，实现定性和定量分析的有机结合。

SPECT 在甲状腺疾病方面的应用主要有甲状腺功能异常、异位甲状腺的诊断、甲状腺结节良恶性鉴别、估算甲状腺重量、分化型甲状腺癌转移灶的定位和诊断等。

（一）甲状腺静态显像

甲状腺静态显像主要反映甲状腺功能情况（图 5-2-1）。

（二）分化型甲状腺癌碘治疗后 ^{131}I 全身扫描

术后残留的甲状腺组织和转移的病灶有摄取碘的功能，利用放射性碘行全身显像可以发现和定位残留、复发和转移病灶、判定治疗的效果，有助于治疗方案的制订（图 5-2-2）。

怀疑肺转移者应行 CT 检查，以评估肺转移病灶的部位、大小、数量，并结合治疗后 ^{131}I-WBS，部分肺转移性甲状腺患者可能存在 CT 不能发现的微小病灶（直径 < 1mm），而 ^{131}I-WBS 表现为弥漫放射性浓聚（图 5-2-3）。

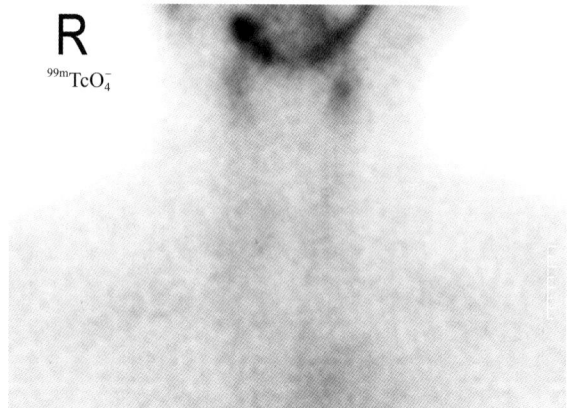

R
$^{99m}TcO_4^-$

图 5-2-1　亚急性甲状腺炎 ^{131}I-WBS 表现

图内所示唾液腺摄取显像剂较浓，甲状腺显像不清，摄取显像剂明显减低，结合实验室检查，符合亚急性甲状腺炎的表现。

二、正电子发射断层显像 / 计算机体层成像

正电子发射断层显像（positron emission tomography，PET）/ 计算机体层成像是将微量的正电子核素示踪剂注射到人体内，然后探测这些正电子核素在人体各脏器的分布情况，通过计算机体层成像的方法显示人体主要器官的生理代谢功能，同时应用 CT 技术对这些核素的分布情况进行精确定位。

PET/CT 因为价格昂贵，不推荐作为甲状腺癌初诊的常规检查，但是对于复发和转移的高危患者，如有条件可以考虑，特别是经 ^{131}I 清除残余甲状腺组织治疗后 Tg 或 anti-TgAb 持续升高，但是 ^{131}I-WBS 全身显像阴性，超声、CT 或 MRI 等影像学也无阳性发现时可以运用 PET/CT 来寻找有无复发和转移灶。

氟（^{18}F）脱氧葡萄糖是目前临床应用最为广泛的正电子放射性药物肿瘤受体显像剂。它具有高亲和力与高特异性、放射性到达靶点和血液清除较快、组织穿透能力强等特点，因此能在较短时间内获得

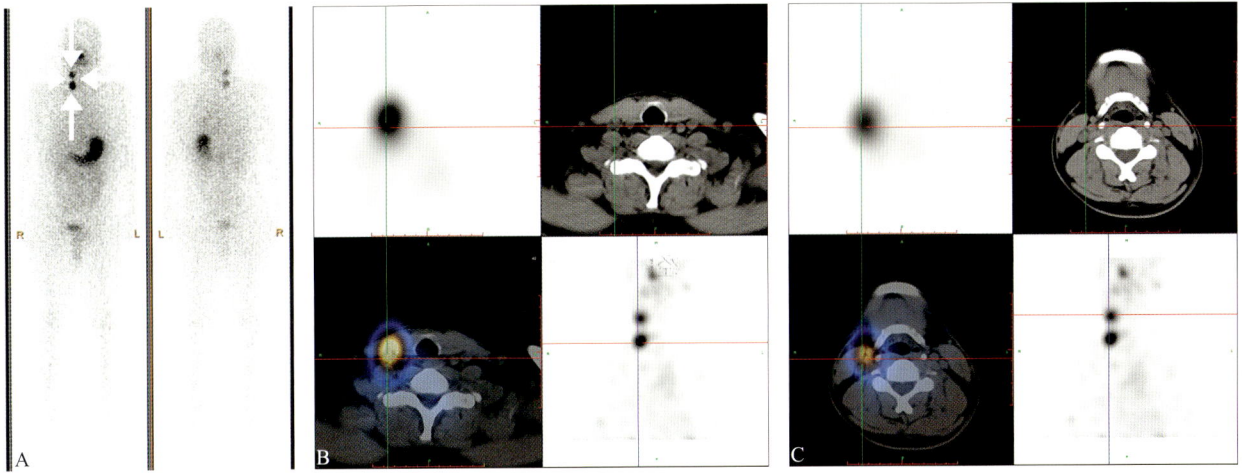

图 5-2-2　甲状腺乳头状癌颈部淋巴结转移摄 ^{131}I -WBS

甲状腺术后 +^{131}I 消融后，右侧颈部可见数枚淋巴结伴异常摄碘，考虑转移。A. 全身扫描示颈部可见异常放射性浓集灶，纵隔未见异常放射性浓集灶，双肺未见异常放射性浓集灶。颅骨、脊柱、左右肋骨、骨盆及四肢骨未见异常放射性浓集灶。口腔唾液腺、胃肠道、肝脏、泌尿道等处为正常生理摄取。B，C. 颈部 SPECT/CT 融合图像示甲状腺呈术后改变，双叶未见残留甲状腺组织放射性浓聚。右侧颈部Ⅲ、Ⅳ区可见数枚淋巴结，伴异常放射性浓聚。

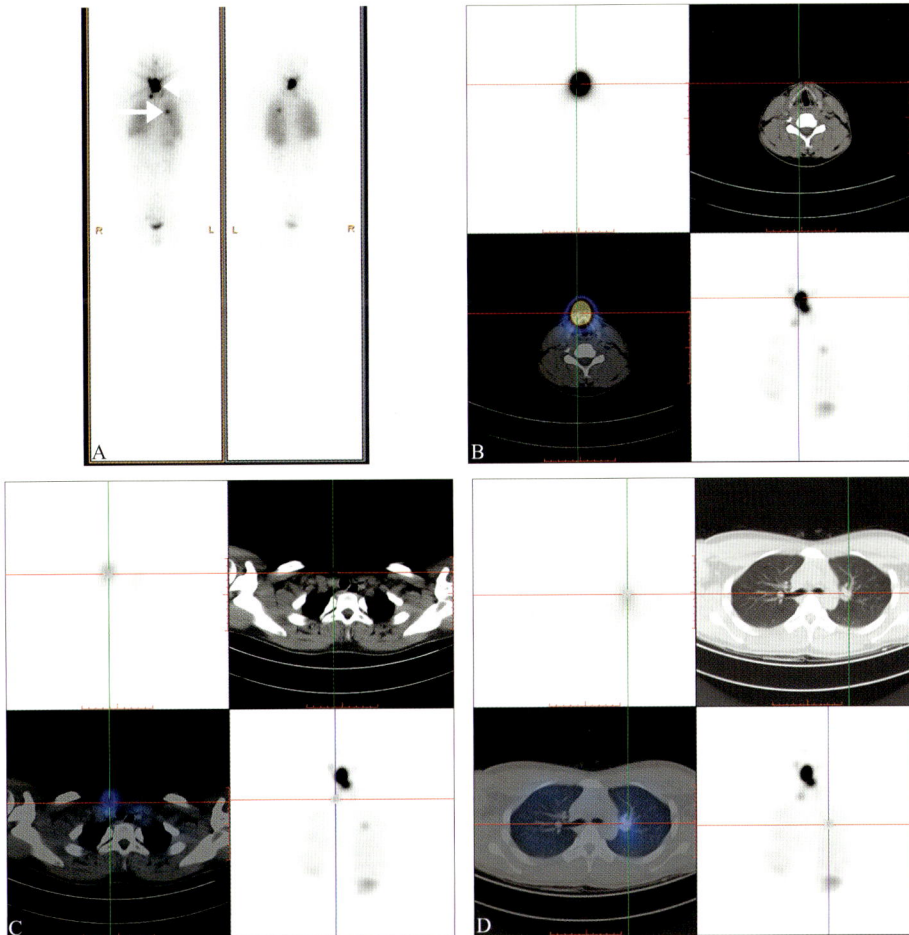

图 5-2-3　甲状腺乳头状癌锁骨上淋巴结及双肺转移摄 ^{131}I -WBS

A. 全身扫描示颈部见数个放射性浓集灶，双肺见弥漫性放射性浓集灶，左上肺点状放射性浓聚灶；B，C. 颈胸部 SPECT/CT 融合图像示甲状腺呈术后改变，残留甲状腺组织伴放射性浓聚，右侧锁骨上窝淋巴结伴放射性浓聚；D. 两肺纹理清晰，走向自然，肺野内可见多发粟粒样小结节影，伴弥漫性放射性浓聚，左肺上叶上支气管分叉处摄碘尤为明显。

高对比度的肿瘤影像，且几乎没有人体免疫反应发生。

PET/CT 显像剂还有 ^{18}F-DOPA、^{68}GA- 生长抑素受体显像等。^{18}F-DOPA 是 6-［^{18}F］氟 -L- 氟代二羟基苯丙氨酸的简称。^{18}F-DOPA 主要经肾及胆道系统排泄，^{18}F-DOPA PET/CT 在神经内分泌肿瘤（包括嗜铬细胞瘤 / 副神经节瘤、甲状腺髓样癌、胃肠道类癌、神经母细胞瘤）、先天性高胰岛素血症、脑肿瘤、帕金森病等疾病中均有独特的应用价值。镓［^{68}Ga］等正电子核素标记奥曲肽（octreotide）进行的肿瘤生长抑素受体显像和治疗已用于甲状腺癌、胃肠道胰腺神经内分泌肿瘤、嗜铬细胞瘤、小细胞肺癌等。^{18}F、^{68}Ga 等标记血管活性肽具有较好的生物活性，为胃肠道血管活性肽受体阳性肿瘤（胃肠道胰腺肿瘤）、小细胞肺癌、脑膜瘤、神经母细胞瘤等高发性或高死亡率肿瘤的诊断提供了一种全新而有效的方法。

三、骨扫描

骨扫描是一种全身性骨骼的核医学影像检查，它与局部骨骼的 X 线影像检查的不同之处是检查前先要注射放射性药物（骨显像剂），等骨骼充分吸收，一般需 2～3h 后再用探测放射性的显像仪器探测全身骨骼放射性分布情况，若某处骨骼对放射性的吸收异常增加或减退，即有放射性异常浓聚或稀疏现象，而骨扫描中骨放射性吸收异常正是骨代谢异常的反映（图 5-2-4）。因此，骨扫描比 X 线检查发现的病灶要早，可早达 3～6 个月。

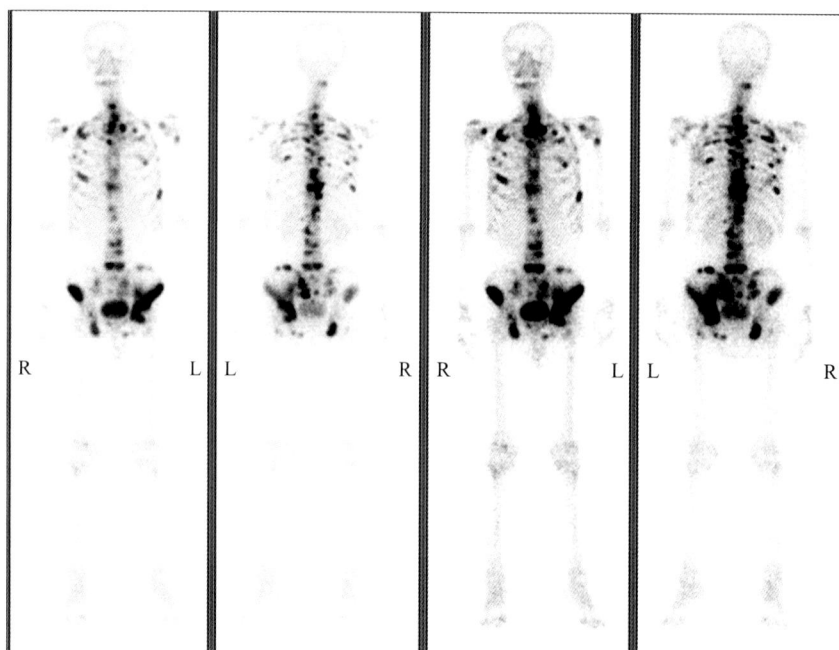

图 5-2-4　前列腺癌全身骨转移骨扫描

全身骨骼显影清晰，对比度可。双侧肩关节、左侧肱骨上段、脊柱多发椎体、双侧多根肋骨、骨盆组成诸骨、左侧股骨上段多发点状、条状或不规则显像剂浓聚，其余骨骼摄取显像剂基本正常，局部未发现明显异常的浓聚灶，结合病史考虑诊断为前列腺癌全身多发骨转移。

甲状腺癌骨转移应行骨扫描，但其诊断效能高低与转移病灶骨代谢活跃程度有关，且骨扫描发现病灶数目和范围可能低于 ^{131}I -WBS。

锝［^{99m}Tc］亚甲基二膦酸盐（^{99m}Tc-methylene diphosphonate，^{99m}Tc-MDP）是我国最常用的骨显像剂。通过化学吸附与羟基磷灰石晶体表面结合以及通过有机质与未成熟的骨胶原结合而沉积在骨骼内。^{99m}Tc-MDP 在体内稳定，血液清除快，骨骼摄取快，主要由肾脏排出。

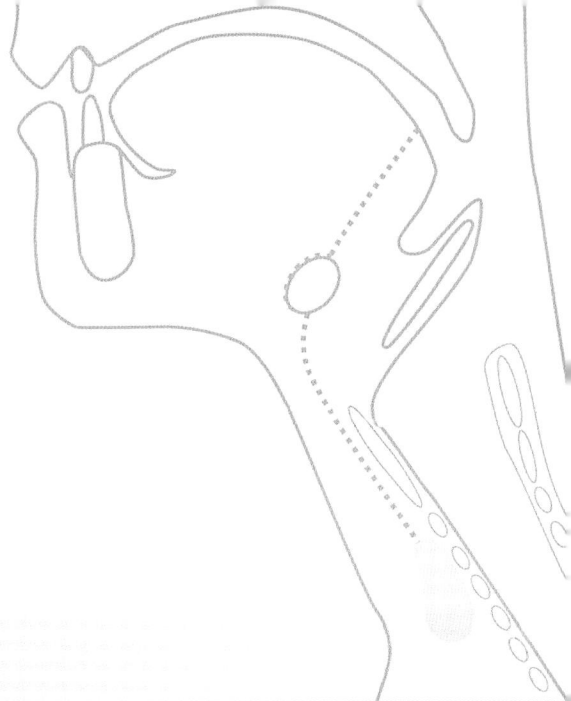

第二篇

甲状腺超声诊断

第六章
超声诊断基础知识

第一节　超声波物理基础

一、超声波的基本概念与物理量

（一）基本概念

1. **机械波**　自然界中存在各种各样的波，根据其波动特性基本上分为两大类：机械波（mechanical wave）和电磁波。机械波与电磁波既相似又有不同之处。机械波由机械振动产生，电磁波由电磁振荡产生。机械波的传播需要介质，在不同介质中传播速度会发生变化，在真空中不能传播；而电磁波（例如光波）可在真空中传播。机械波包含横波和纵波，但电磁波只有横波。

机械波是指由于机械力作用使得机械振动在连续的介质中传播而形成的波，其传播的是机械能。声波、水波和地震波等均属于机械波。超声波（ultrasonic wave）也是一种机械波。

2. **频率范围**　超声波振动频率 $\geq$ 20kHz，超过了人耳能听到的声波频率范围（20 ～ 20kHz）。低于人耳能听到的频率范围称为次声波（infrasound）（图 6-1-1）。

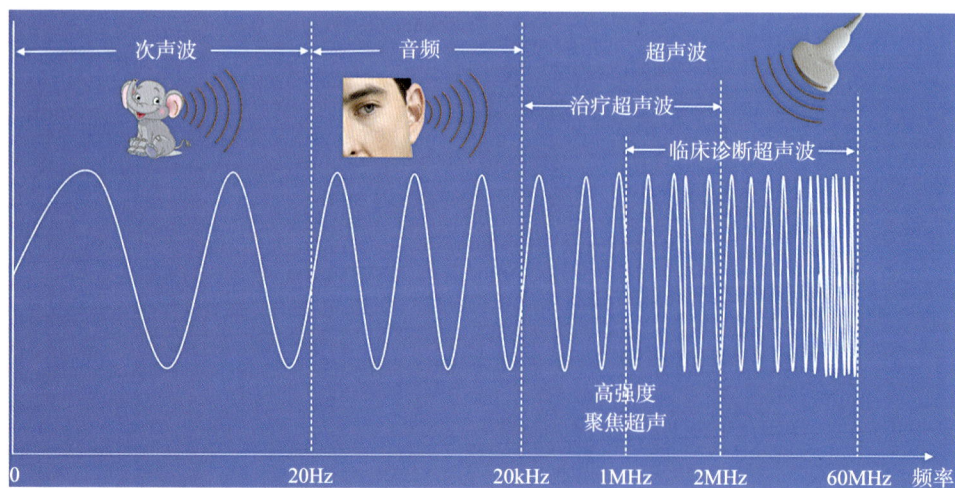

图 6-1-1　声波频率范围

由于超声波独特的高频特性，其波长较短，因而具有较好的空间分辨力，能广泛应用于医学领域。

临床诊断用超声波频率范围在 1 ～ 60MHz，其中用于甲状腺疾病诊断的超声波频率范围一般为 5 ～ 14MHz。

3. **纵波**　超声波是一种纵波（longitudinal wave），即在介质中传播时，声波传播的方向与质点振动的方向一致。纵波与横波（transverse wave）相对，横波传播的方向与质点振动的方向互相垂直。

声波在传播时，介质不移动，只是在原位进行振动，振动形成声波，声波在介质中以一定的速度传播，引起稠密和稀疏相间的波形，故也称为疏密波（图 6-1-2）。

（二）超声波的基本物理量

1．**振幅**（amplitude）　质点振动时离开平衡位置的最大位移绝对值，称为振幅，代表声波的强度或能量。

2．**波长**（λ）　是指沿着声波的传播方向，在波的图形中两个相对平衡位置之间的位移，即一个完整波的长度。

3．**频率**（frequency，f）　声波的频率指的是介质中的质点在单位时间内完成周期性全振动的次数，即 1 秒（s）内形成完整波的数目。单位是赫兹（Hz，简称赫）。1Hz=1 次 /s。

探头频率是超声成像一个重要的参数，频率的高低决定图像质量。超声波频率越高，分辨力越高，但组织穿透能力越差；频率越低，组织穿透能力越强，但分辨力越低。

4．**周期**（T）　介质中任意质点完成一次全振动（或形成一个完整波长的距离）所需要的时间称为周期。即质点在平衡位置来回振动一次所需的时间，单位是秒（s）（图 6-1-3）。

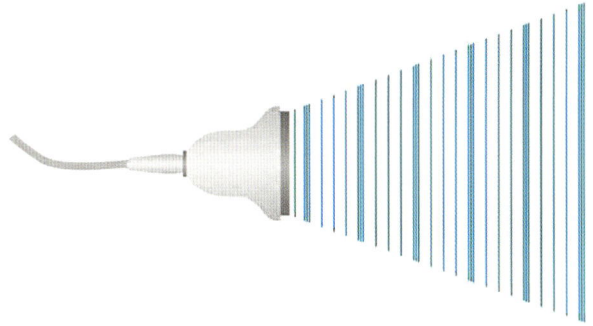

图 6-1-2　疏密波

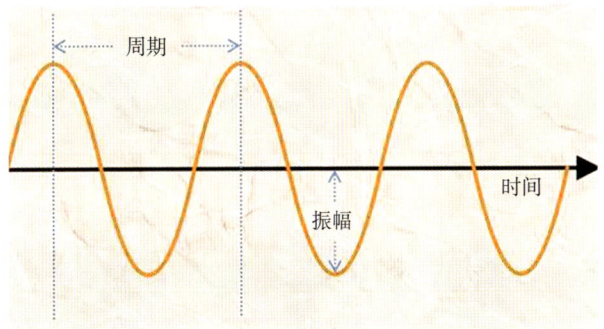

图 6-1-3　超声波基本参数示意图

5．**声速**（v）　声波在介质中传播的速度为声速，单位为 m/s。超声波在人体软组织中传播的速度一般为 1 540m/s。超声波在不同的介质中速度不同，一般介质中固体含量越高，声速越快。含纤维组织（主要成分为胶原纤维）多者声速较快，含水分多的软组织声速较慢，体液的声速更慢，而含气脏器中声速最慢（图 6-1-4）。

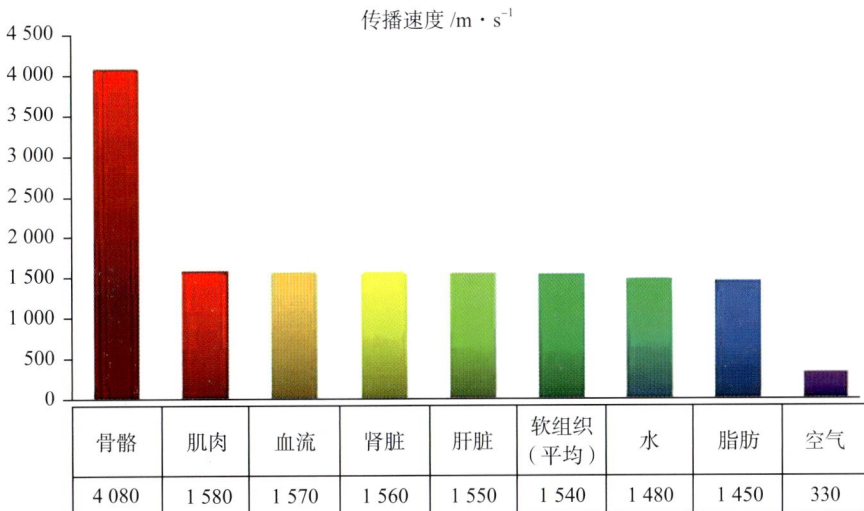

传播速度 /m · s⁻¹

骨骼	肌肉	血流	肾脏	肝脏	软组织（平均）	水	脂肪	空气
4 080	1 580	1 570	1 560	1 550	1 540	1 480	1 450	330

图 6-1-4　不同介质中的声速

声速、波长和频率的关系满足公式（1）：

$$v=\lambda/T \qquad\qquad 公式（1）$$

6. 声特性阻抗（Z） 指超声波传播过程中，某一质点的有效声压（P）与该处质点的振动速度（u）的比值，又称声阻抗率。单位为 kg/（$m^2·s$），国际计量单位是帕斯卡·秒每米（Pa·s/m），也称为瑞利（Rayl）。对于无衰减平面波，声阻抗率为实数，数值上等于介质的密度（ρ）与声速（c）的乘积，关系见公式（2）：

$$Z=P/u=\rho\times c \qquad\qquad 公式（2）$$

由于固体、液体、气体三者的声速和密度相差很大，因而他们的声阻抗率也大不相同。同一介质中，由于纵波、横波、表面波等的波速不同，其声阻抗率也不完全相同。温度变化对介质的声速和密度有影响，因此也会影响到声阻抗率。

二、超声波的传播特性

（一）反射和折射

两种声特性阻抗不同的介质接触在一起，构成了声学界面。声学界面的尺寸小于声波的波长，称为小界面；反之称为大界面。

超声波在传播过程中遇到大界面时，一部分超声波的能量从界面处向同一介质另一个方向折返，称为反射（reflection）；另一部分超声波能量进入不同的介质中继续传播，但方向发生改变，称为折射（refraction）（图 6-1-5）。

当入射角增大到某一角度，使折射角等于 90°时，折射波完全消失，只剩下反射波，这种现象叫作全反射（total reflection）（图 6-1-6A）。反射的声波称为回声（echo）。

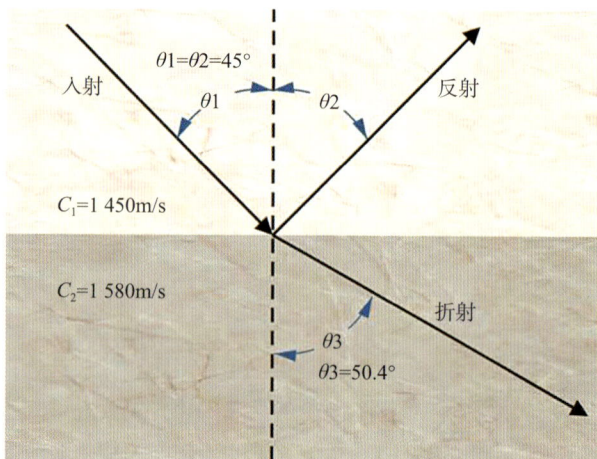

图 6-1-5　超声波的入射、反射与折射

θ_1：入射角；θ_2：反射角；θ_3：折射角；C_1：介质 1 声速；C_2：介质 2 声速。

（二）散射和衍射

当声波传播过程中遇到尺寸接近或小于声波波长的障碍物时，入射超声向四周各方向发散的现象，称为散射（scattering）（图 6-1-6B）。超声波在生物组织中的衰减主要由吸收和散射造成。

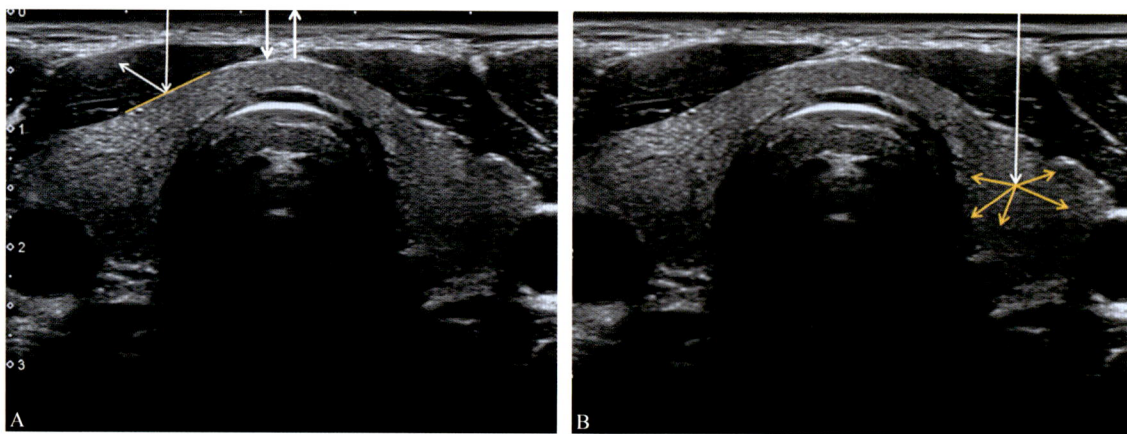

图 6-1-6　反射与散射示意图

A. 反射示意图；B. 散射示意图。

衍射（diffraction）又名绕射，超声波在介质内传播过程中，遇到大小为 1~2 个波长的障碍物，超声波可以越过障碍物边缘，这种现象称为衍射。

（三）声衰减

声波在介质中传播时，由于大、小界面的反射，声束的扩散以及软组织对超声能量的吸收等，造成声波的衰减现象，称为声衰减（attenuation）（图 6-1-7）。

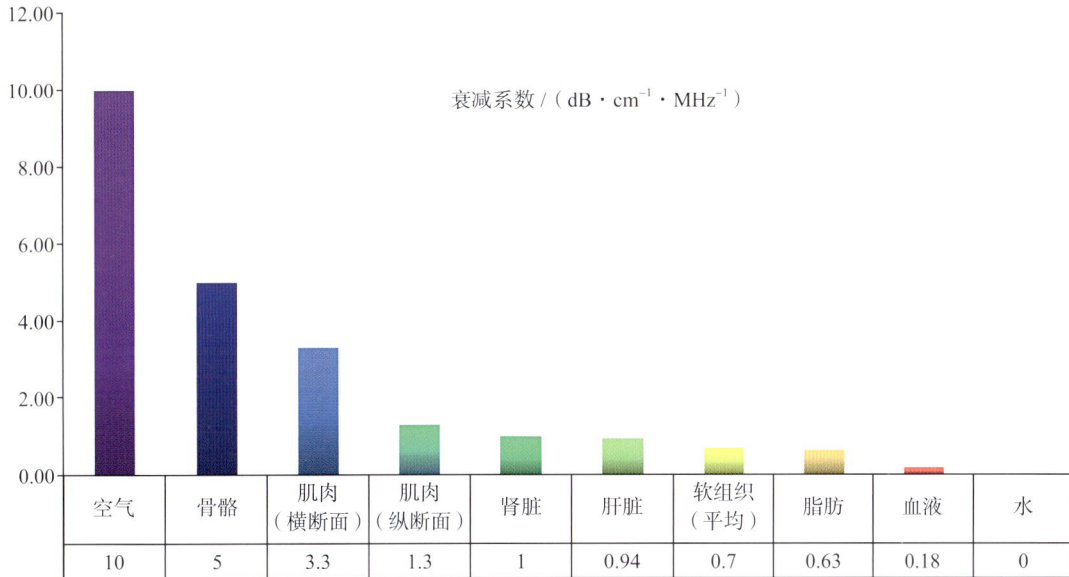

衰减系数 / （dB·cm⁻¹·MHz⁻¹）

空气	骨骼	肌肉 （横断面）	肌肉 （纵断面）	肾脏	肝脏	软组织 （平均）	脂肪	血液	水
10	5	3.3	1.3	1	0.94	0.7	0.63	0.18	0

图 6-1-7　人体组织的声衰减系数

人体组织的衰减量（单位为 dB）与声衰减系数（attenuation coefficient）、超声频率和传播距离的关系见公式（3）：

$$衰减量 = \alpha \times d \times f \qquad\qquad 公式（3）$$

公式（3）中，α 为衰减系数，单位为 dB/（cm·MHz），指声波经过单位距离介质所减少的声强；d 为传播距离；f 为频率。

在超声图像上，衰减表现为随着深度的增加，回声强度逐渐减弱；在结石、气体等衰减系数较大的结构后方会出现声影（acoustic shadowing）（图 6-1-8）。一般来说，声波的传播距离越远，衰减量越大。

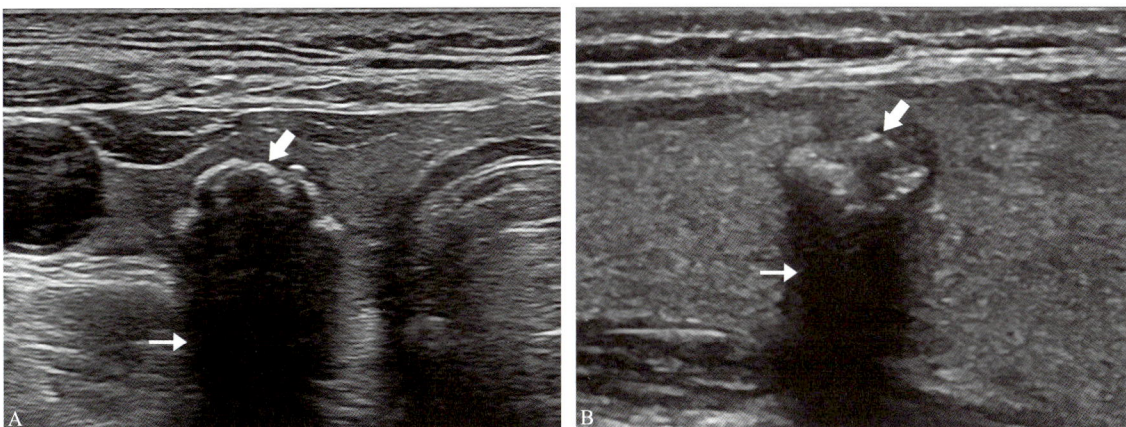

图 6-1-8　衰减

A，B. 甲状腺钙化灶（粗箭头所指处）后方伴声影（细箭头所指处）。

（四）多普勒效应

多普勒效应指声源与观察目标发生相对运动，导致探头发射的频率与接收的频率发生改变的现象，称为多普勒频移（Doppler frequency shift）（图6-1-9）。当观察目标朝向探头运动时，回声频率升高，呈正向频移；反之，回声频率减低，呈负向频移。频移的大小与运动的速度呈正比，见公式（4）：

$$f_d = \pm \frac{2 \times v \times \cos\theta}{c} \times f_0 \qquad 公式（4）$$

其中，f_d 为频移；v 为运动目标的速度，即血流的速度；θ 为声束与运动目标运动方向之间的夹角，即声束与血流方向的夹角。临床应用中，θ 必须小于60°。

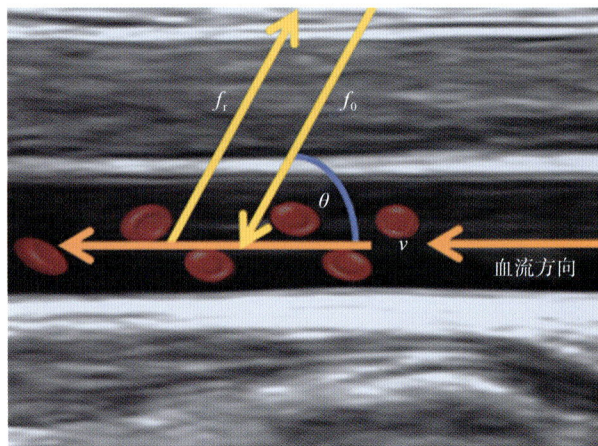

图6-1-9 多普勒效应
f_0：探头发射频率；f_r：接收到的频率。

第二节 超声仪器和探头

一、超声仪器

目前临床常规使用的台式超声仪器、笔记本式超声仪器及便携式无线超声仪器（图6-2-1）等均支持甲状腺超声检查。仪器应具有实时灰阶、多普勒血流成像功能，宜配置超声造影、弹性超声、三维超声成像等功能。

二、超声探头类型

超声设备通常配有低频超声探头（频率范围：1~5MHz）及高频超声探头（频率范围：5~20MHz），可满足灰阶超声、彩色多普勒超声及能量多普勒超声等检查的需要。

甲状腺超声检查最常使用的是高频超声探头，比较常用的探头频率范围为6~14MHz或4~9MHz；前者可获得细腻的高分辨率图像，后者适用于甲状腺体积较大或病灶位置较深时。如果甲状腺体积过度肿大、甲状腺结节位置较深，用高频超声探头无法显示完全时，换用低频超声探头可更好地显示结节全貌。位于胸骨柄后方的甲状腺结节还可考虑使用小凸阵探头或腔内探头置于体表检查（图6-2-2）。

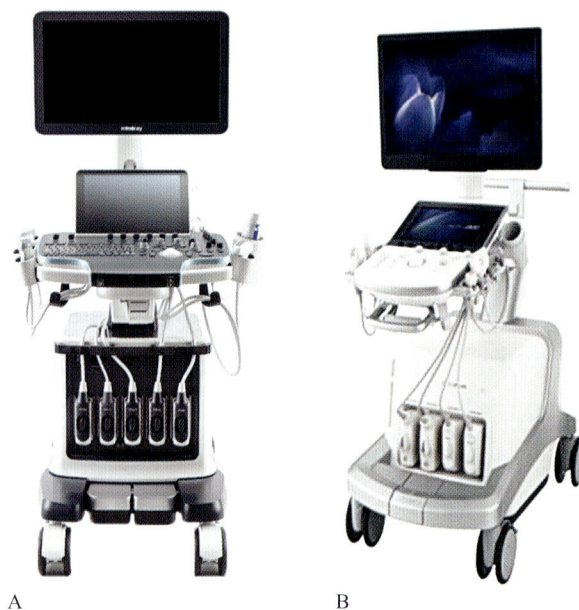

A   B

图6-2-1 甲状腺超声检查仪器

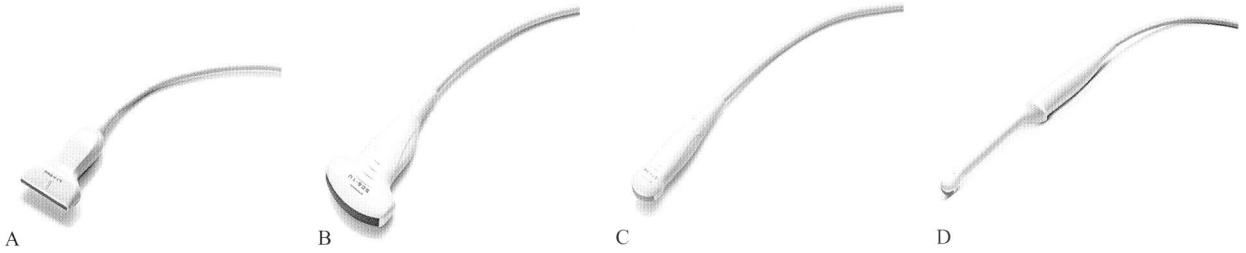

图 6-2-2　甲状腺超声检查探头

A. 高频线阵探头（L14-5WU，频率范围为 5 ~ 14MHz）；B. 低频凸阵探头（SC6-1U，频率范围为 1 ~ 6MHz）；C. 小凸阵探头（C11-3U，频率范围为 3 ~ 11MHz）；D. 腔内探头（型号 V11-3HU，频率范围为 3 ~ 11MHz）。

第三节　超声成像技术

一、灰阶超声

（一）成像原理

灰阶超声（gray scale ultrasound）是指用灰度分级来反映声波传播途径中各界面散射和反射回声振幅水平的一种成像技术，又称 B 型超声。其成像原理是基于人体内各种器官与组织之间存在声阻抗特性的差异。主机通过超声探头向人体发射超声波，超声波进入人体组织内，在不同的界面产生振幅水平不等的反射回波信号。超声探头接收上述反射回波信号并通过波束成形等一系列生物工程处理，用明暗不同的光点依次显示在屏幕上，从而生成可供医学观察及诊断用的超声图像。

在 B 型超声图像中，用辉度（亮度，brightness）变化来表示回声强弱。探头发射接收一次信号，声束方向上各辉度点连成一条直线，形成扫描线。当声束移动到其他位置时，重复以上过程，形成新的扫描线。各扫描线连成一体，即形成一幅二维灰阶超声图像。通过以上方式，感兴趣区的位置、形态、大小、深度等信息可在声像图中得到显示（图 6-3-1）。

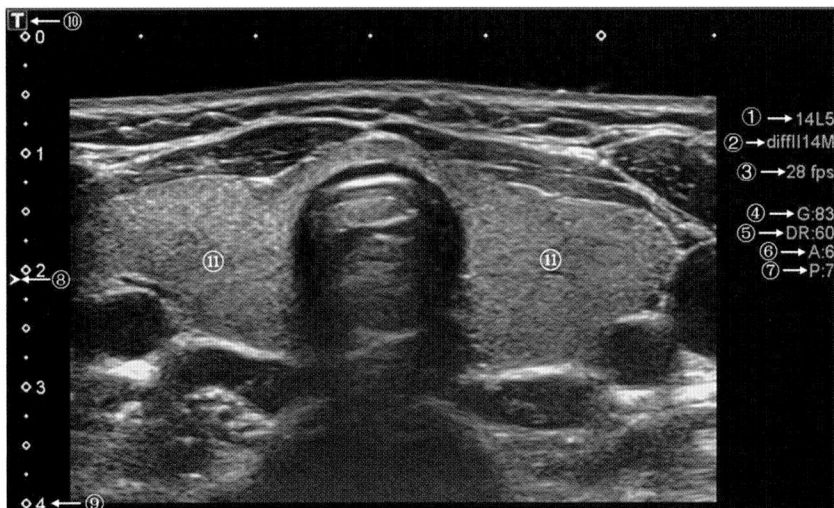

图 6-3-1　甲状腺灰阶超声成像

①探头频率范围：5 ~ 14MHz；②差量谐波：14M；③帧频：28；④增益：83；⑤动态范围：60；⑥复合成像（aplipure）：第 6 档；⑦精确成像（precision）：第 7 档；⑧焦点；⑨深度；⑩探头方向；⑪甲状腺左右叶。

（二）图像调节

超声检查时，应通过仪器上的各种功能按键或按钮对图像进行适当的调节，以获得感兴趣区（region of interest，ROI）的最佳超声图像。甲状腺超声成像灰阶超声模式下，一般需要对图像的深度（depth）、总增益（gain）、时间增益补偿（time gain compensation，TGC）、焦点（focus）等进行调节，对于较小的病灶，必要时应用局部放大（zoom）等成像方式。

1．深度　通过仪器面板上的"depth"键可调节图像的深度（图 6-3-2）。一般原则是：尽可能显示甲状腺的全貌，同时使感兴趣区尽量显示在图像的正中央；病变周围解剖结构复杂时，还需显示与周围脏器和组织的毗邻关系。

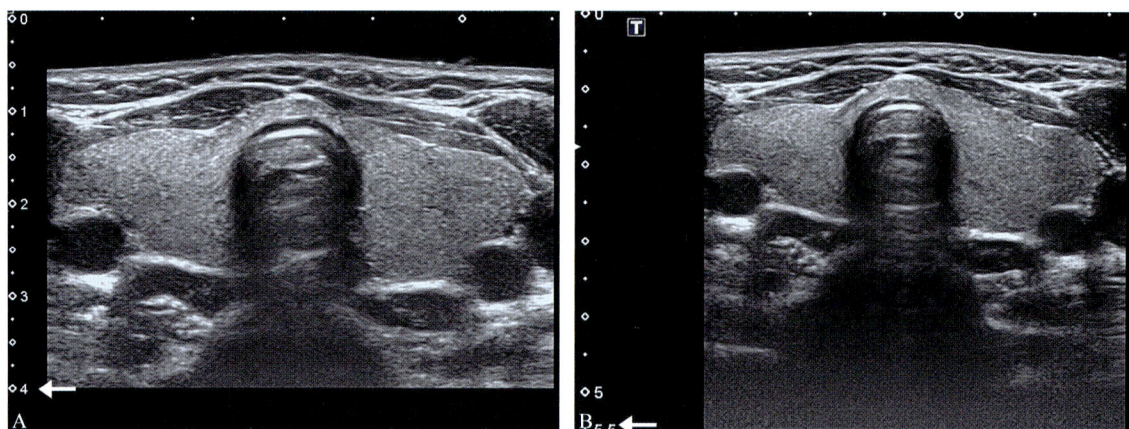

图 6-3-2　深度调节

A.深度（箭头）适中；B.深度（箭头）过深。

2．图像增益　分为总增益和时间增益补偿。总增益可通过仪器面板上的总增益旋钮来调节图像整体明暗程度（图 6-3-3）。

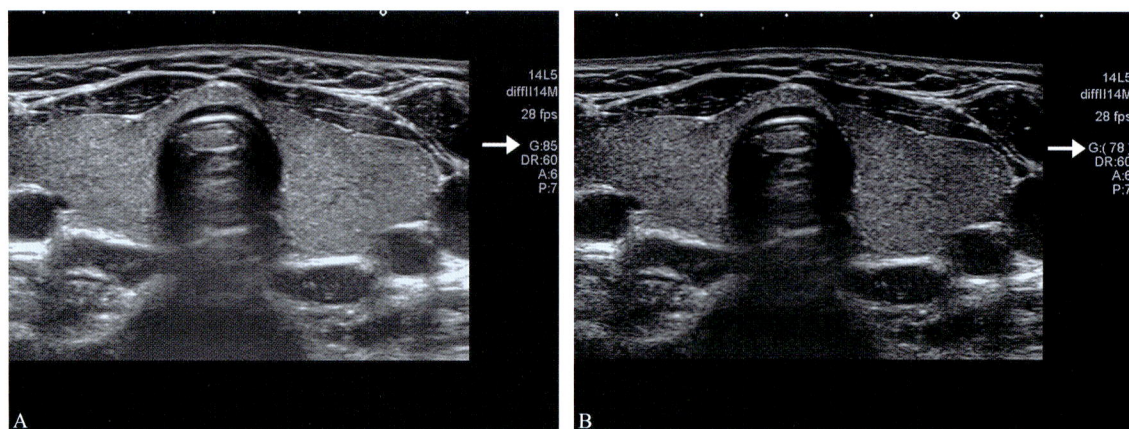

图 6-3-3　总增益调节

A.总增益适合（箭头）；B.总增益调节不当，增益过低，图像显示太暗（箭头）。

超声波在人体组织传播过程中会逐步衰减，远场回声强度逐步减低，需根据衰减程度，逐层调节深度/时间增益补偿，保证图像整体明暗程度均匀一致（图 6-3-4）。

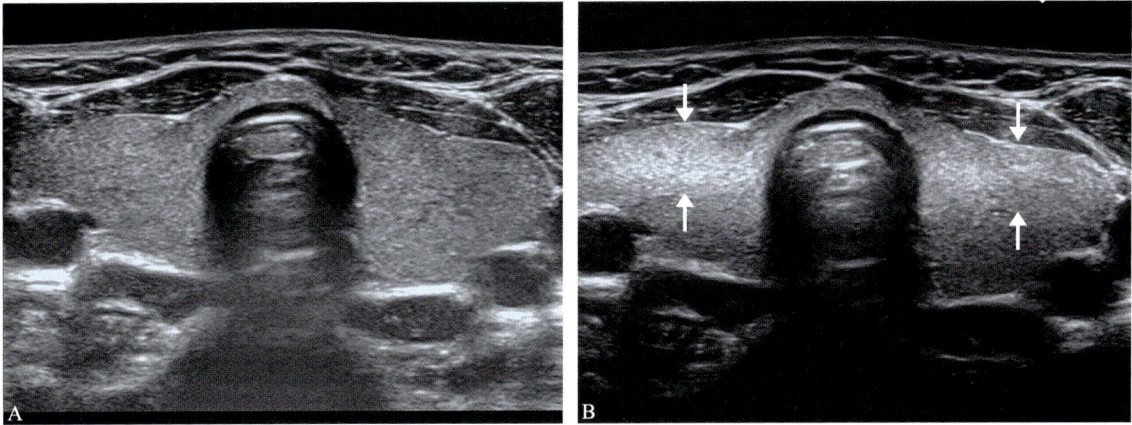

图 6-3-4 时间增益补偿调节

A. 时间增益补偿调节得当，图像增益均匀；B. 时间增益补偿调节不当，图像明暗不均，局部增益过高（箭头所指层面）。

（三）焦点

通过超声仪器面板上的"焦点（focus）"按钮可调节焦点位置（图 6-3-5）。一般将聚焦点置于图像感兴趣区略下方，此时可获得较高的横向分辨力。需要注意的是，焦点位置和数目需根据图像的变化实时调节，以获得最佳显示效果。

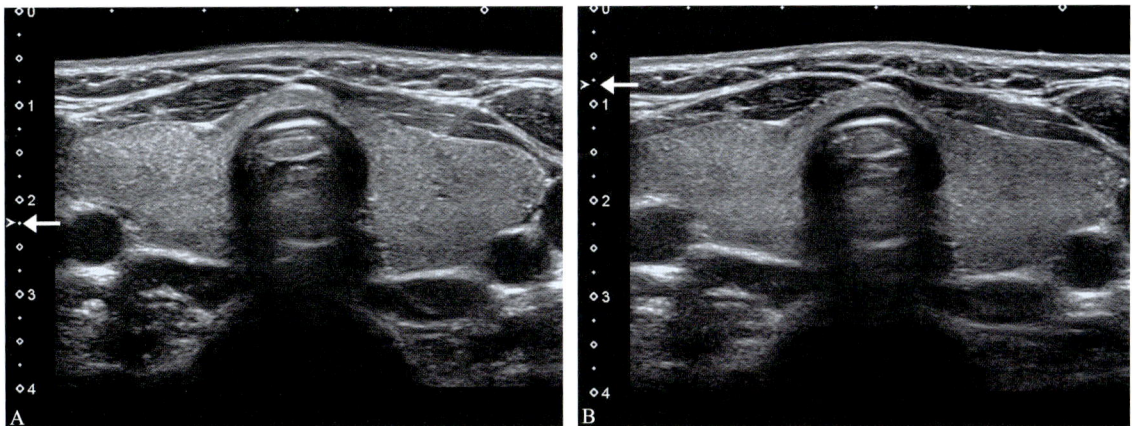

图 6-3-5 焦点

A. 屏幕左侧焦点位置适中（箭头）；B. 屏幕左侧焦点位置过高（箭头）。

（四）局部放大

通过超声仪器面板上的"zoom"键可局部放大目标图像（图 6-3-6）。一般将目标置于"zoom"感兴趣区中央，此时可获得目标放大的图像，有利于更好地观察较小的病灶。

（五）动态范围

动态范围（dynamic range，DR）是指最大处理信号与最小处理信号幅度比值的对数，用于调节图像的对比分辨力，以 dB 表示（图 6-3-7）。

动态范围过大，则接收和处理回波信号强弱的能力越强，每一个色阶所包含的回声信号强度范围也越广，导致图像缺乏层次感，难以显示细微结构。动态范围过小，图像黑白对比鲜明，但一些弱的信号

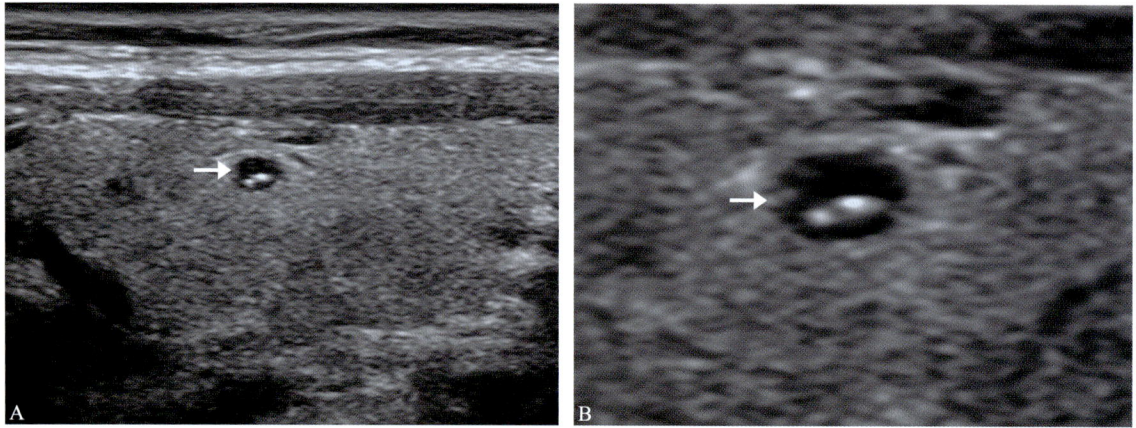

图6-3-6　"zoom"功能

A.甲状腺结节（箭头）应用"zoom"前；B.甲状腺结节（箭头）应用"zoom"后，能够更清晰显示小结节内部回声细节。

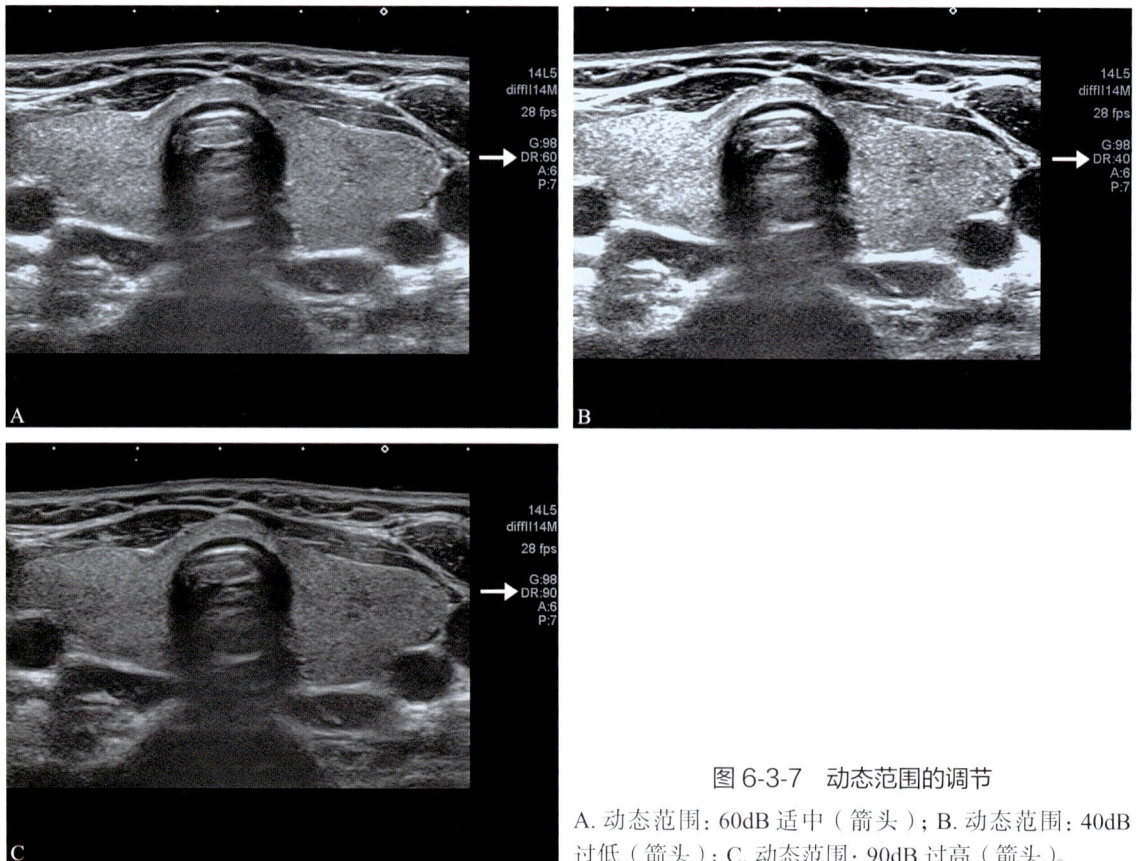

图6-3-7　动态范围的调节

A.动态范围：60dB 适中（箭头）；B.动态范围：40dB 过低（箭头）；C.动态范围：90dB 过高（箭头）。

无法显示，继而图像变得生硬、粗糙。合适的动态范围既能充分显示感兴趣区微弱的回声信息，又能使黑白对比分明，保证图像不失真。

（六）功率输出

　　调节超声功率的输出（output），用于优化图像，可调节范围为 0 ~ 100%。功率越大，超声穿透力越强，图像显示较粗；反之，功率越小，超声穿透力越弱，图像显示细腻（图6-3-8）。

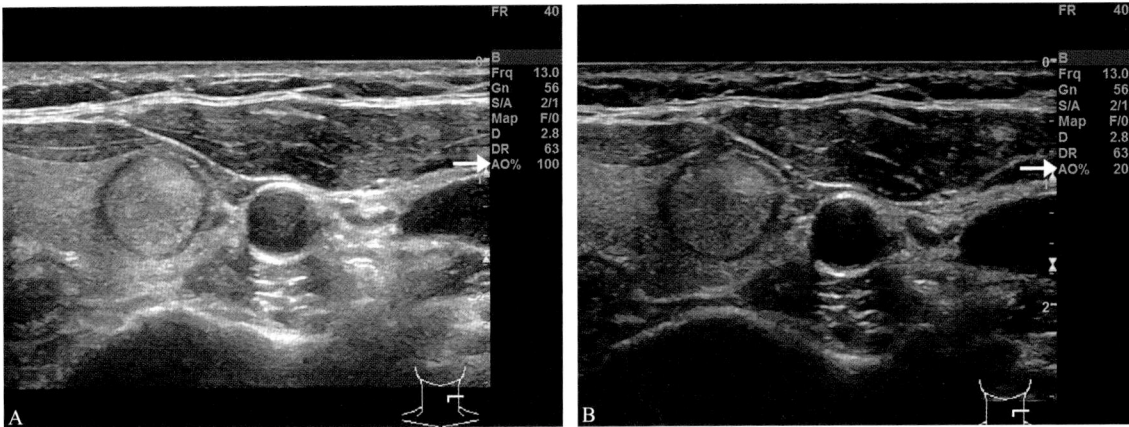

图 6-3-8 功率输出的调节

A.功率输出：100% 适中（箭头）；B.功率输出：20% 过低（箭头）。

（七）梯形模式

甲状腺体积较大或结节体积较大时，梯形模式有助于全面显示甲状腺或甲状腺结节全貌（图 6-3-9）。

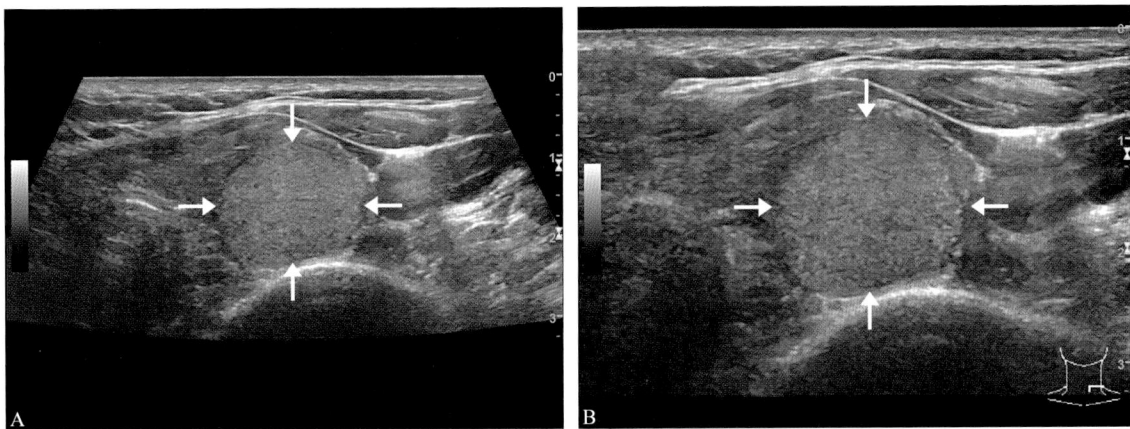

图 6-3-9 梯形模式灰阶成像

A.梯形模式灰阶图：梯形模式在一定程度上扩大了视野，甲状腺左叶结节（箭头）全貌及与周围结构关系得到较好的显示。B.普通模式灰阶图：与梯形模式比较，对甲状腺周围结构显示能力有限。

二、彩色多普勒超声

（一）彩色多普勒成像原理

彩色多普勒血流成像（color Doppler flow imaging，CDFI）是基于多普勒原理，利用多声束快速采样，把所得的血流信息经相位检测、自相关处理、彩色编码，并将彩色编码信息叠加在灰阶超声上进行实时显示的方法。

CDFI 可以定性地描述血流速度的大小。它是用色彩的明暗来表示沿接收信号声束方向多个部位的平均速度，将血流方向以不同的颜色标识，并将其叠加显示在 B 型超声图像上。临床工作中，通常用红色代表朝向探头的血流，蓝色代表背离探头的血流。血流速度由低到高的变化常用红色变为黄色（正向血流）、蓝色变为蓝绿色（负向血流）来表示（图 6-3-10）。

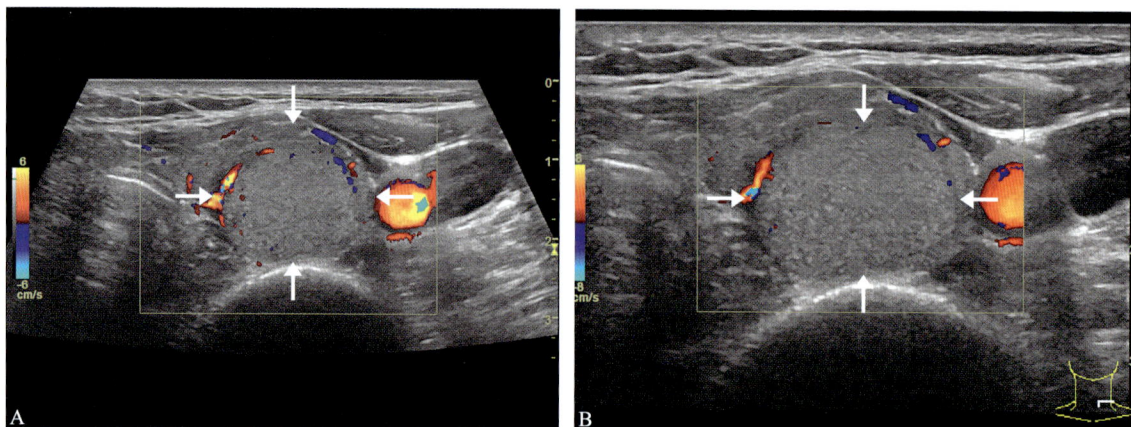

图 6-3-10　梯形模式彩色多普勒血流成像

A.梯形模式彩色多普勒血流成像图：梯形模式下，甲状腺左侧叶结节（箭头）以周边环绕形血流信号为主，结节内部见少许血流信号。B.普通模式彩色多普勒血流成像图：普通模式下，甲状腺左侧叶结节（箭头）以周边环绕形血流信号为主，结节内部见少许血流信号。

（二）彩色多普勒血流图像调节

甲状腺彩色多普勒超声检查时，为了获得良好的彩色多普勒血流图像，一般需要对 CDFI 的取样框、彩色增益及脉冲重复频率等参数进行调节。

1. **取样框**　使用彩色多普勒血流成像时，应选取合适的取样框大小和方向。取样框略大于感兴趣区即可，取样框过小，目标病灶的血流情况无法显示完全；取样框过大，帧频降低，成像时间延长，易造成图像卡顿（图 6-3-11）。另外，取样框方向与血流方向的夹角应尽可能小。

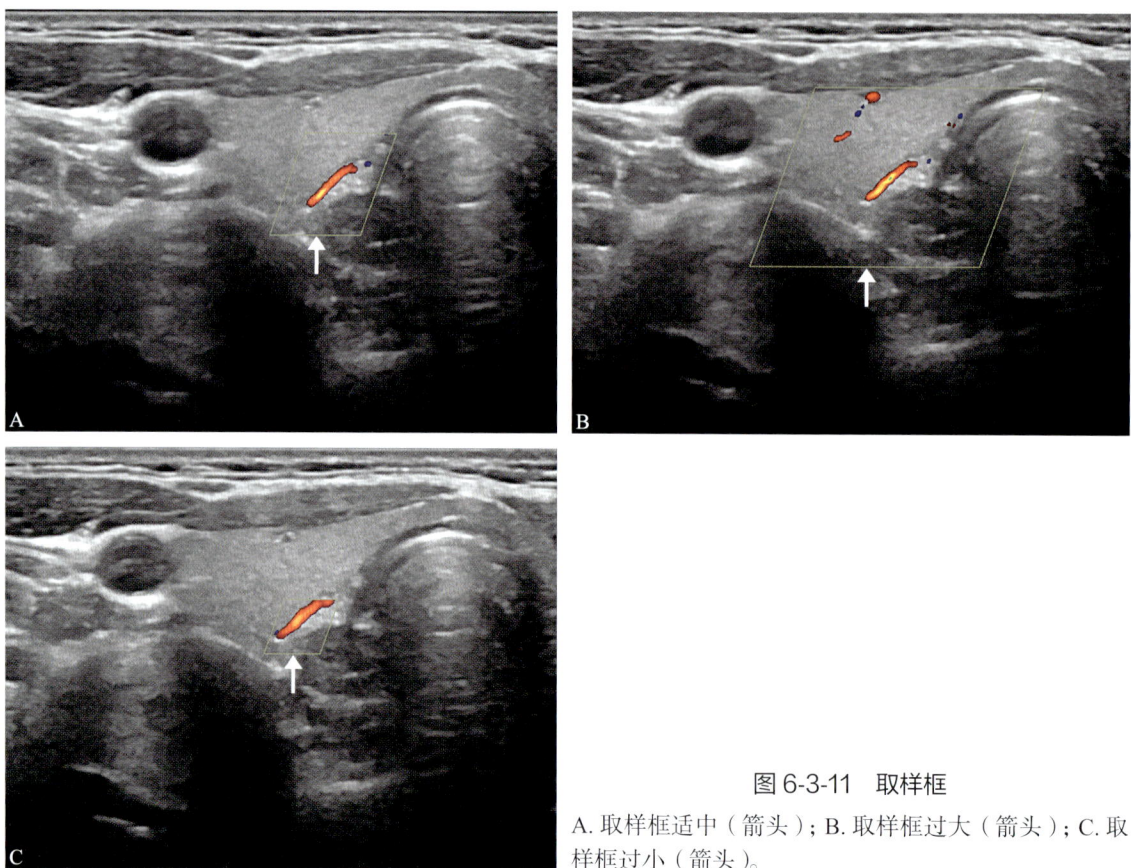

图 6-3-11　取样框

A.取样框适中（箭头）；B.取样框过大（箭头）；C.取样框过小（箭头）。

2．**彩色增益**　旋转操作面板上的"color"键可调节彩色增益灵敏度。彩色增益的调节以血管外杂波消失为度。增益过低，目标血流信号显示不完全；增益过高，彩色血流信号外溢，可见伪彩（图 6-3-12）。

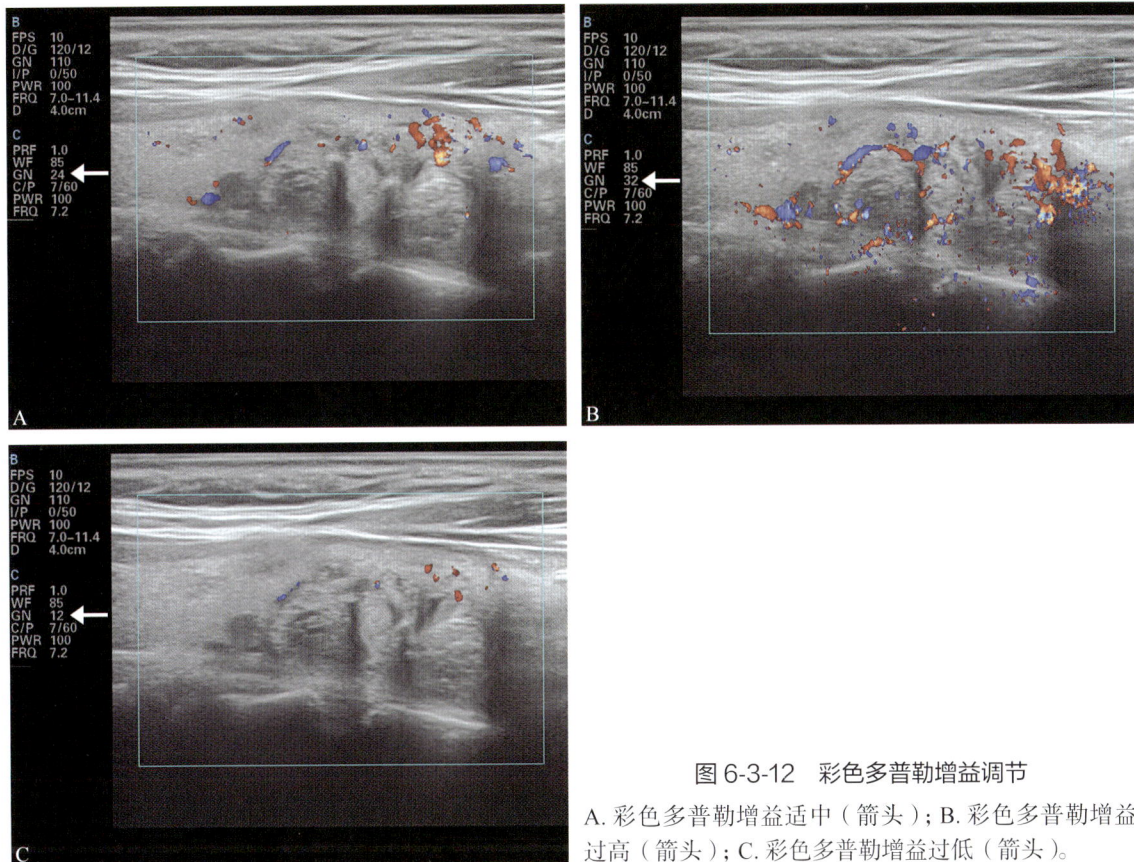

图 6-3-12　彩色多普勒增益调节
A. 彩色多普勒增益适中（箭头）；B. 彩色多普勒增益过高（箭头）；C. 彩色多普勒增益过低（箭头）。

3．**脉冲重复频率**　脉冲重复频率（pulse repetition frequency，PRF）即每秒发射的脉冲数目，可通过仪器面板上的量程"scale"键调节（图 6-3-13）。

调节 PRF 时，PRF 要与检测血管的流速范围相对应，过高不易显示低速血流，过低容易出现混叠伪像。

调节时可先将"scale"调节至较高位置，然后逐渐降低，以取样框内出现尽可能丰富的血流信号且不出现混叠伪像为准。也可通过零频移调节功能，上下移动基线来进行微调。

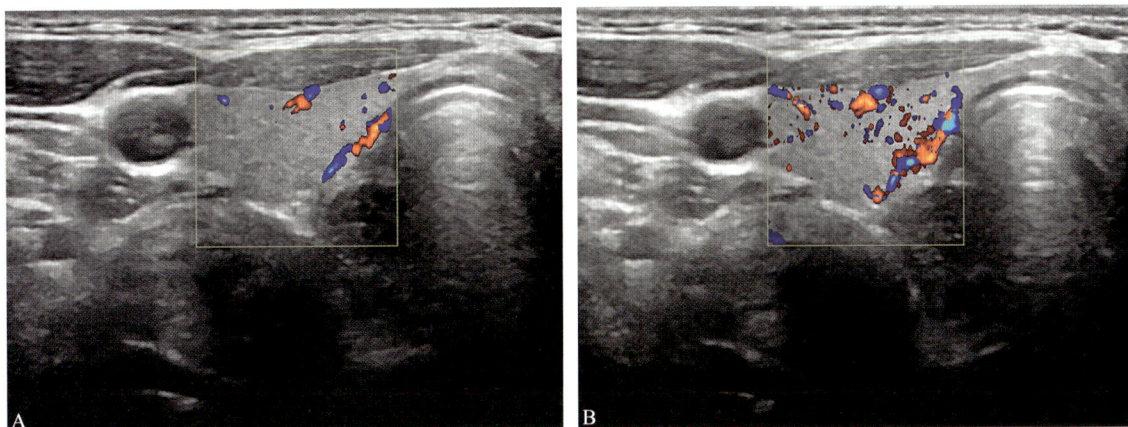

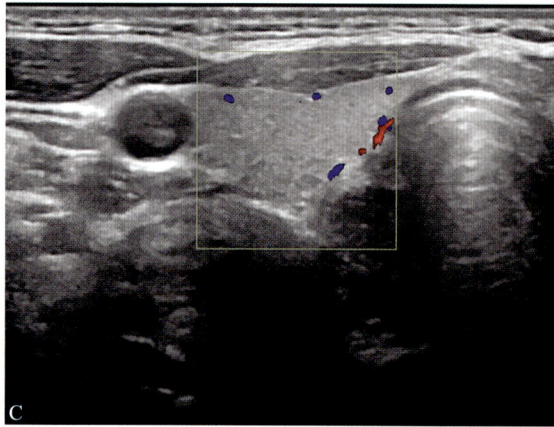

图 6-3-13 彩色速度量程调节

A. 量程调节适中；B. 量程调节不当，调节过低，出现混叠伪像；C. 量程调节不当，调节过高，低速血流未显示。

Nyquist 频率 =PRF/2，又称 Nyquist 频率极限。当血流对应的频移超过 Nyquist 频率时，血流信号或频谱波形会折返，称为混叠。

三、脉冲多普勒超声

（一）基本原理

脉冲多普勒超声是利用脉冲采样的方式来分析某一个特定部位血流信号的多普勒频移，多普勒频移信号以频谱图显示在屏幕上（图 6-3-14）。它可以定量地描述血流速度的大小，准确地判断特定部位和深度的血流，具有距离 - 深度检测能力；可以用于检测低速血流。脉冲多普勒频谱可与灰阶图像同步实时显示。根据多普勒频移公式［公式（5）］可计算特定部位的血流速度（假设为 v ）：

$$v = \frac{c(\pm f_d)}{2f_0\cos\theta}$$
公式（5）

公式（5）中，v 为血流速度，c 为声速（1 540m/s），f_0 为探头频率，f_d 为多普勒频移，θ 为声束与血流间夹角。

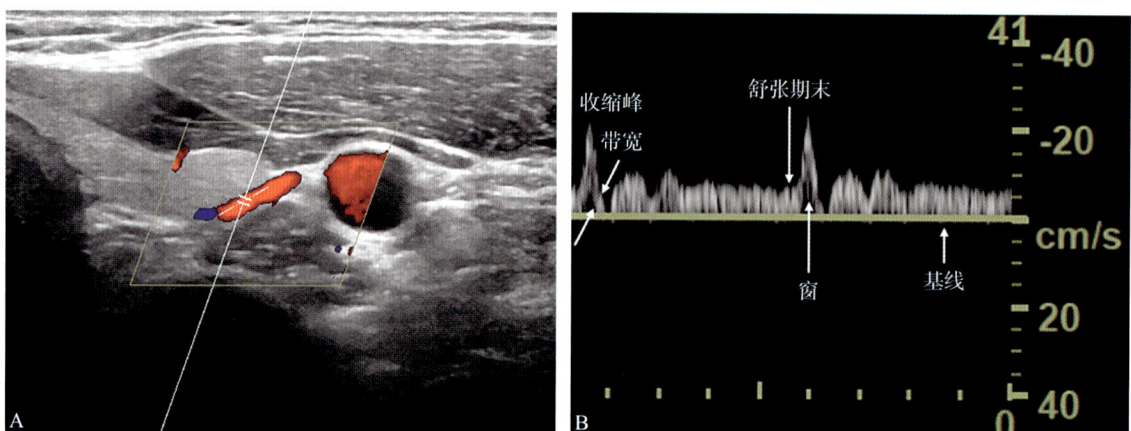

图 6-3-14 甲状腺下动脉脉冲多普勒超声

A. 甲状腺下动脉彩色多普勒血流图像；B. 甲状腺下动脉脉冲多普勒频谱。

1. **基线** 流速为零的水平，用于区分血流方向。上方的波形表示朝向探头的血流，下方的波形表示背离探头的血流。

2. **频窗** 无频移区域。

3．**频带**　某一瞬间取样容积内红细胞运动速度分布范围。分布范围大，频带宽；反之则窄。

4．**收缩期峰值流速**　收缩期血流速度最高的位置。

5．**舒张期末流速**　舒张期的最末点，即将进入下一个心动周期。

对于频谱多普勒参数测量，常用指标有阻力指数（resistance index，RI）和搏动指数（pulsatility index，PI）。两者的计算见公式（6）（7）：

$$RI=（PSV－EDV）/PSV \qquad 公式（6）$$
$$PI=（PSV－EDV）/MV \qquad 公式（7）$$

其中，PSV（peak systolic velocity）：收缩期最大血流速度；EDV（end diastolic velocity）：舒张期末血流速度；MV（mean velocity）：平均血流速度。RI 反映被测血管远端的阻力和动脉管壁弹性（图6-3-15）。

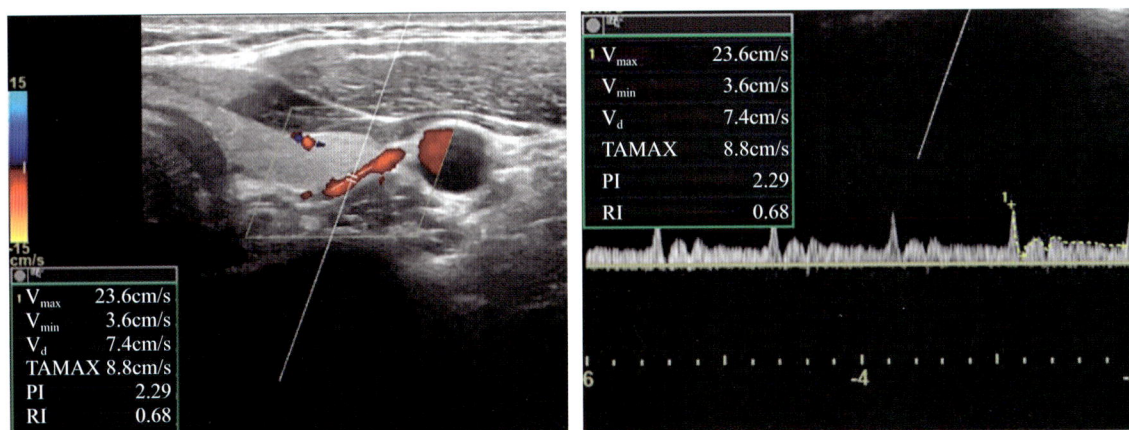

图6-3-15　RI 和 PI 的测量

V_{max}：最大流速（即 PSV）；V_{min}：最小流速；V_d：舒张期末流速；TAMAX：时间平均峰值流速；PI：搏动指数；RI：阻力指数。

（二）脉冲多普勒频谱图像调节

1．**取样容积**　开启脉冲多普勒功能后，可获得脉冲多普勒频谱图。在脉冲多普勒取样线上可以看到一个"="样符号，即取样门，也称为取样容积（sample volume，SV）。

脉冲多普勒图像下方的频谱多普勒曲线反映的就是取样门内的血流动力学信息，因此取样门的调节会影响到被检测血管内的血流动力学参数。取样门的调节原则是使取样门尽量位于被检测血管的中央，宽度约为被测血管管径的 1/3。取样门过大，可能会混入管壁及周围血管的信号；取样门过小，不利于全面反映血管内的血流动力学状态（图 6-3-16）。

2．**超声入射角度的校正**　角度校正（angle correction，AC）指对脉冲多普勒取样角度进行调整，用于校准声束与被检测血管血流方向的夹角。声束和血流方向尽可能保持平行或小角度，一般以小于 30° 为佳，最大不超过 60°（图 6-3-17）。

3．**速度标尺**　调节原则是选择与被测血管内血流速度范围相匹配的速度标尺。对低速血流使用高速标尺可能导致低速血流不被显示，同时频谱低矮；对高速血流使用低速标尺则会出现混叠现象（图6-3-18）。

4．**壁滤波**　通过调节"filter"控制键改变壁滤波值，消除血管壁或组织运动的低频、高强度的噪声。如果壁滤波值设置过低，彩色会出现外溢；设置过高，则会造成彩色血流显示不良，会严重降低低速血流信号的敏感性，使低速血流不能显示。一般低速血流选用低通滤波，高速血流选用高通滤波（图6-3-19）。

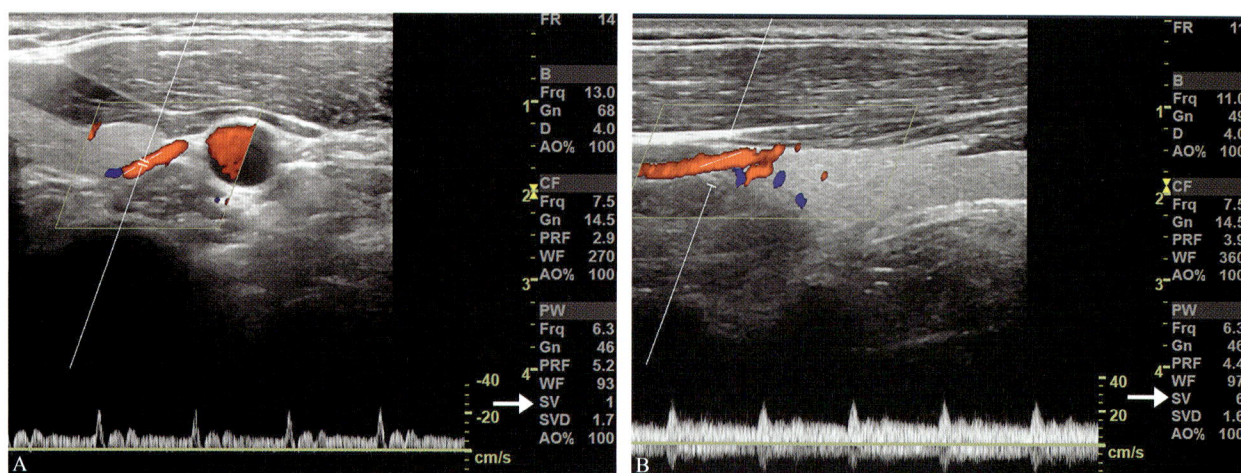

图 6-3-16 取样容积对动脉血流频谱的影响

A. SV 位于甲状腺上动脉管腔中央，SV=1mm（箭头），频带较窄；B. SV=6mm（箭头），SV 过大，频带增宽，同时包含了甲状腺静脉的血流信号。

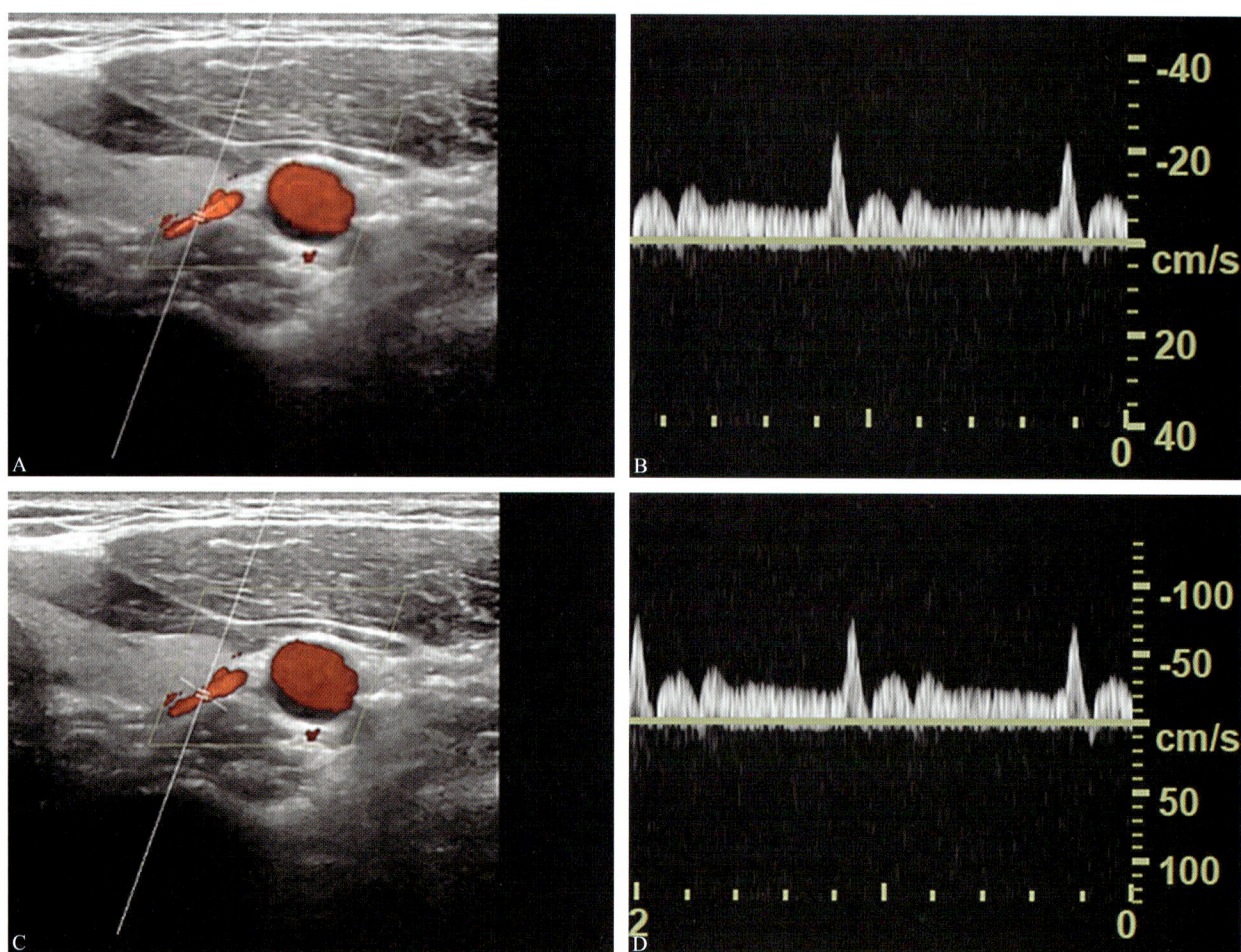

图 6-3-17 甲状腺上动脉脉冲多普勒

A、B. 取样线与血流平行，角度校正 < 60°（箭头），此时 V_{max}=39.9cm/s；C、D. 取样线与血流不平行，角度校正 > 60°（箭头），此时 V_{max}=71.0cm/s，产生了较大的测量误差。

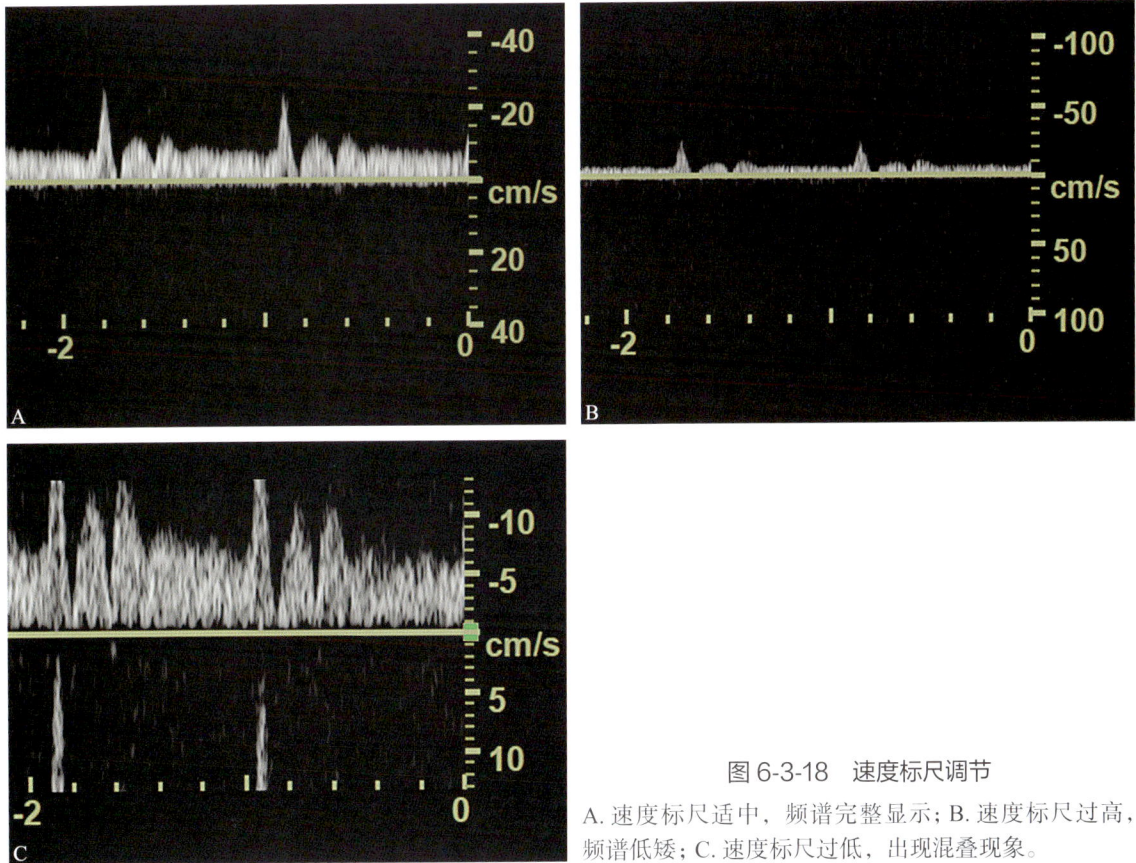

图 6-3-18　速度标尺调节

A. 速度标尺适中，频谱完整显示；B. 速度标尺过高，频谱低矮；C. 速度标尺过低，出现混叠现象。

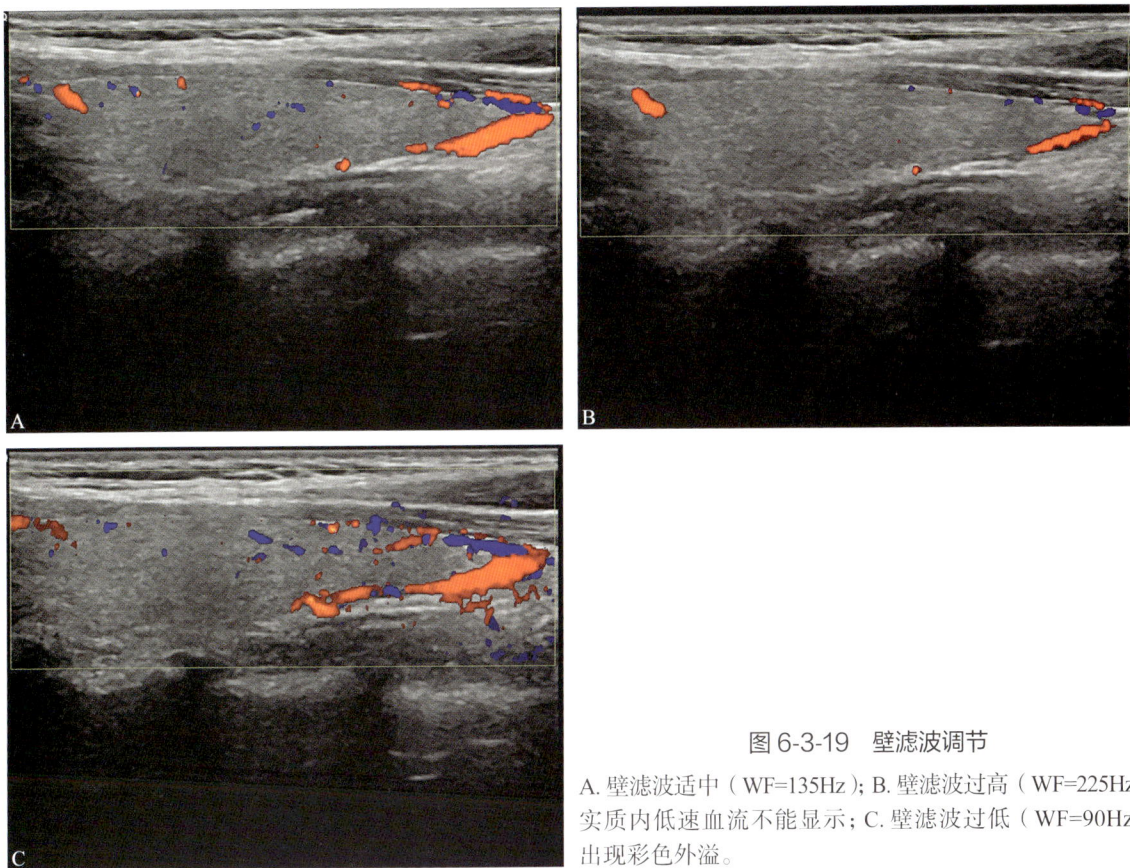

图 6-3-19　壁滤波调节

A. 壁滤波适中（WF=135Hz）；B. 壁滤波过高（WF=225Hz），实质内低速血流不能显示；C. 壁滤波过低（WF=90Hz），出现彩色外溢。

　　5. 基线调节　基线代表大部分频谱波形的底部，通常将基线上方的频谱规定为正向，表示血流朝向探头，而将基线下方的频谱规定为反向，表示血流方向背向探头。但在实际工作中，由于频谱翻转键的使用，彩色框倾斜的调整以及探头旋转 180° 都可以使频谱的上下位置人为地转换，所以基线上方不一定代表朝向探头的血流。另外基线是可调节的，放置的位置通常是为了避免混叠的出现。利用基线移位功能可以增大单向血流的量程，克服频谱折返现象（图 6-3-20）。

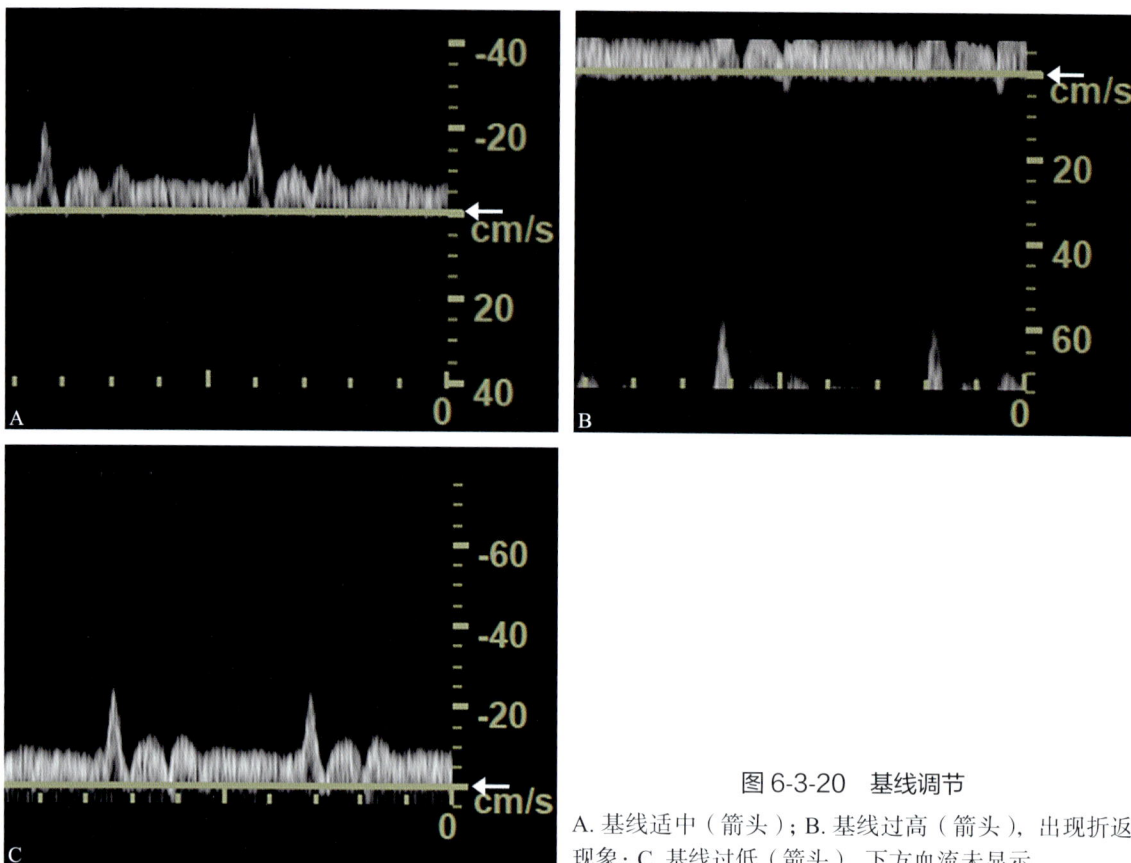

图 6-3-20　基线调节
A. 基线适中（箭头）；B. 基线过高（箭头），出现折返现象；C. 基线过低（箭头），下方血流未显示。

四、能量多普勒超声

（一）成像原理

　　能量多普勒成像（power Doppler imaging，PDI）的原理是提取返回多普勒信号的能量强度以显示血流的存在，但不显示其相对速度和血流方向（图 6-3-21）。PDI 可获取全方位的血流信号，没有入射角度的依赖性，具有较高的信噪比（S/N ratio）。与 CDFI 相比，PDI 提高了血流检测的敏感性，尤其对于检测低速血流更为敏感。此外，能量多普勒可显示平均速度为零的血流灌注区，不存在频率极限问题，无彩色混叠现象，但易出现闪烁伪像。

（二）图像调节

　　能量多普勒图像的调节与彩色多普勒相似，包括取样框大小、彩色增益、能量阈值等。彩色增益过高，易导致血流信号外溢；过低则导致低速、低流量的血流不能显示等。

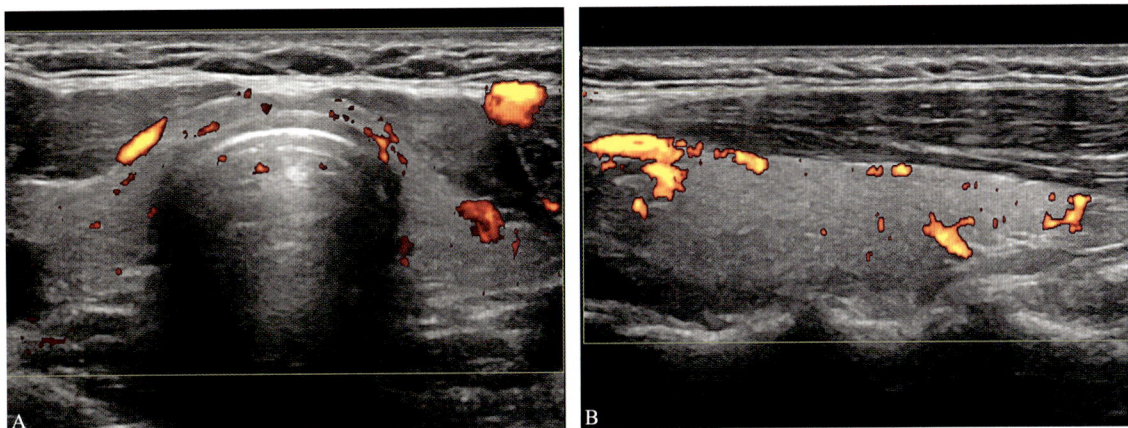

图 6-3-21　能量多普勒超声成像

A. 甲状腺横断面；B. 甲状腺纵断面。

第七章
甲状腺普通超声检查方法和正常声像图

第一节　甲状腺普通超声检查方法

一、超声仪器及探头的选择

采用高分辨力彩色多普勒超声仪，常规选用高频线阵探头，探头频率≥7.5MHz。如果甲状腺过度肿大、甲状腺结节位置较深，可用频率相对较低的超声探头，通过调节成像深度、增益、焦点位置和数量等来清晰、完整地显示甲状腺及其内部病变。

二、检查前准备

1. **受检者准备**　受检者不宜穿高领上衣。检查前需去除颈部项链等装饰物，使颈部充分暴露。
2. **体位**　受检者一般取仰卧位，颈部垫枕，头部稍后仰，充分暴露颈部。

三、检查方法

（一）灰阶超声检查方法

1. **横断面扫查**　首先，将探头置于颈前正中甲状软骨水平位置，向下扫查至胸骨上窝。随后，于甲状软骨水平探头稍向左移，自上而下扫查左侧叶；之后探头向右移动，自上而下扫查右侧叶。
2. **纵断面扫查**　在甲状腺左叶横断面的基础上，探头旋转90°，显示呈长梭形的左叶纵断面，探头分别向左右两侧做滑行或扇形扫查，直至甲状腺被膜消失；同理扫查右侧叶。扫查时注意仔细观察甲状腺上极及下极，避免遗漏病变。

视频：甲状腺横断面超声扫查方法

视频：甲状腺纵断面超声扫查方法

（二）彩色多普勒超声检查方法

检查正常甲状腺实质血流时，彩色多普勒血流取样框呈矩形并尽可能包括整个甲状腺。检查甲状腺结节时，取样框稍大于结节。甲状腺实质血流速度一般比较低，彩色血流速度标尺一般调节为5~7cm/s。

甲状腺血管（上动脉、下动脉等）彩色多普勒超声成像，一般选择平行四边形的取样框，取样线与血流方向平行，同时声束与血流方向的夹角<60°并尽可能小，血管占取样框内1/5~1/6。

四、注意事项

1. 舌骨至胸骨柄后方是异位甲状腺的好发位置，因此，扫查范围应上至甲状软骨水平甚至舌根部，下至胸骨上窝，同时探头可向胸骨上窝后方做扇形扫查。对于胸骨柄或锁骨后方的甲状腺，还可用小凸阵探头或腔内探头自体表扫查，力求观察完全。

2．由于甲状腺位置浅表，质地较软，检查甲状腺实质血流时，避免用力下压探头，导致甲状腺实质内低速血流信号的丢失。

第二节　正常甲状腺灰阶超声表现及测量值

一、正常甲状腺灰阶超声表现

（一）正常甲状腺实质灰阶超声图像

1．甲状腺被膜　甲状腺外有被膜包裹（甲状腺前方、左右两侧及后方由甲状腺固有膜和甲状腺假被膜组成。而甲状腺内侧与气管相贴的部分则只有甲状腺固有膜），正常的甲状腺被膜呈强回声，被膜光滑、完整、连续。在检查甲状腺内／外邻近被膜的局灶性病变时，要注意观察病变是否侵犯被膜，局部被膜是否光滑、完整。

2．甲状腺实质　正常甲状腺实质呈细密中等回声，分布均匀。评价甲状腺实质回声及甲状腺局灶性病变回声时，可用颈前肌群及肌肉筋膜回声作为参考，颈前肌群表现为低回声，筋膜表现为高回声，正常甲状腺回声应高于颈前肌群、低于筋膜回声（图 7-2-1）。正常甲状腺邻近被膜的实质内经常可见动脉、静脉的分支或属支，表现为圆形或类圆形的无回声区，易误认为是囊肿或低回声病变，旋转探头方向显示血管长轴断面一般可以方便鉴别。

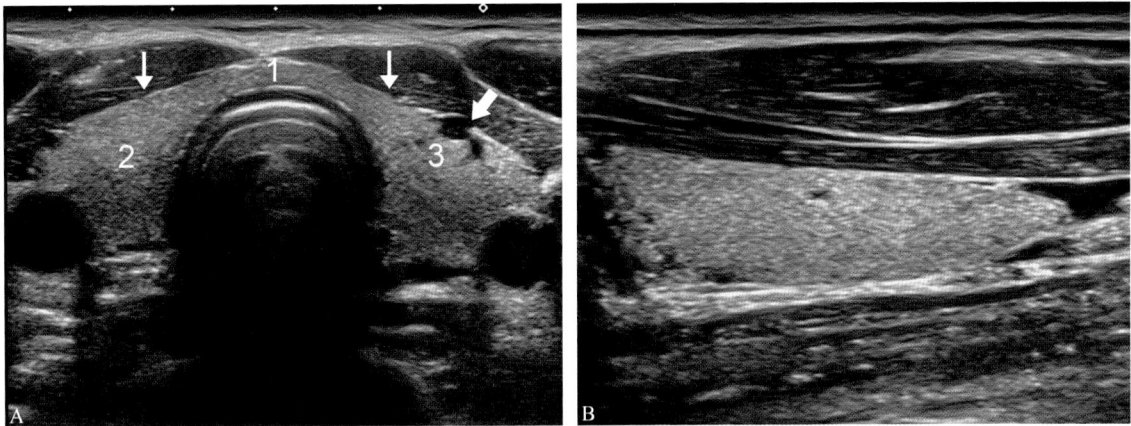

图 7-2-1　正常甲状腺灰阶超声图像

A. 甲状腺横断面（细箭头所指为甲状腺被膜），左叶甲状腺表面可见血管断面形成的无回声区，需注意与囊肿鉴别（粗箭头），1：甲状腺峡部横断面；2：甲状腺右侧叶横断面；3：甲状腺左侧叶横断面；B. 甲状腺一侧叶纵断面。

（二）甲状腺的血管灰阶超声图像

1．甲状腺动脉　使用高频超声探头可清晰地显示甲状腺上、下动脉及同名静脉（甲状腺中静脉有时不易显示）。

（1）甲状腺上动脉：位置表浅，起自颈外动脉起始部的前壁，行至甲状腺上极后分为前、后两支，横断面呈圆形或椭圆形，纵断面呈管道状。正常成人甲状腺上下动脉内径通常为 0.15～0.25cm，平均内径约 0.2cm（图 7-2-2）。

（2）甲状腺下动脉：大部分起自锁骨下动脉的甲状颈干分支，横断面呈管道状，可见其横穿颈总动脉后方，内径 0.15～0.2cm（图 7-2-3）。甲状腺最下动脉较难显示，内径较细，约 0.1cm。

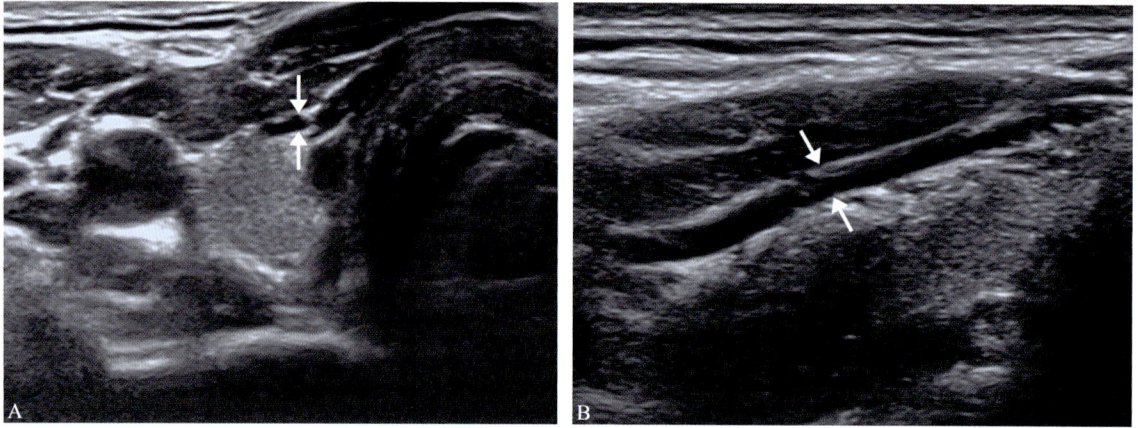

图 7-2-2　甲状腺上动脉灰阶超声图像

A.甲状腺上动脉横断面（箭头）；B.甲状腺上动脉纵断面（箭头）。

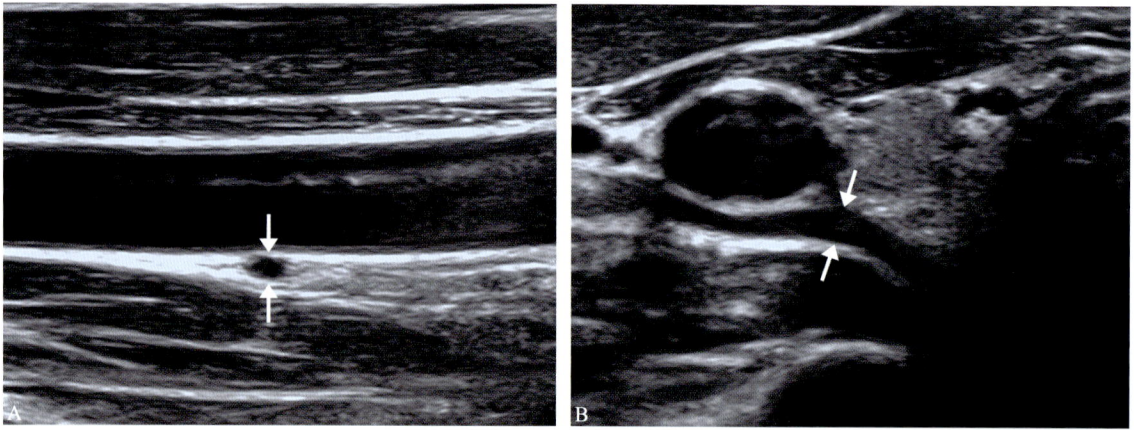

图 7-2-3　甲状腺下动脉灰阶超声图像

A.甲状腺下动脉横断面（箭头），位于颈总动脉后方；B.甲状腺下动脉纵断面（箭头），横跨颈总动脉后方。

2．甲状腺静脉　较动脉内径略粗，呈细小的无回声包绕甲状腺表面，挤压探头可压扁（图 7-2-4）。

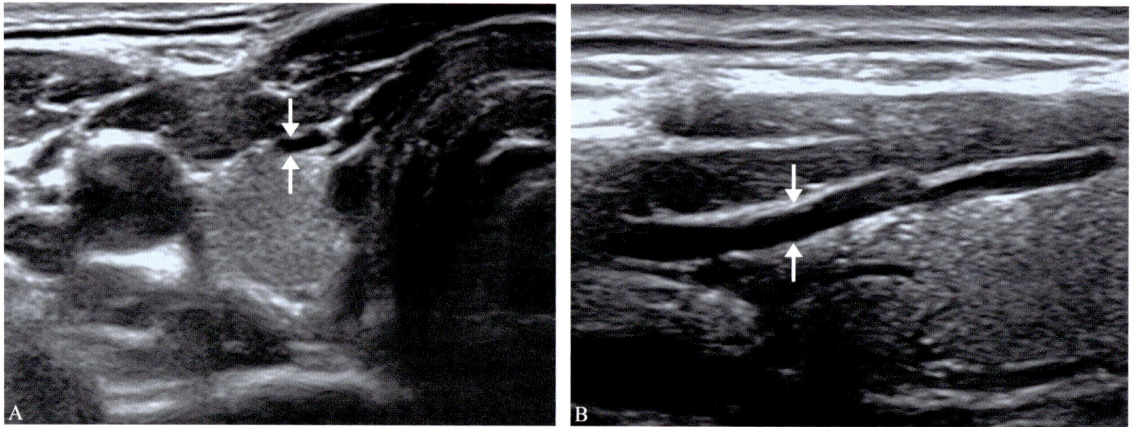

图 7-2-4　甲状腺静脉灰阶超声图像

A.甲状腺静脉横断面（箭头）；B.甲状腺静脉纵断面（箭头）。

二、正常甲状腺的测量值

于颈前正中横向，从上到下进行扫查，在最大断面分别对甲状腺双侧叶及峡部分别进行测量。甲状腺侧叶的 3 个径线中，前后径及左右径意义较大、上下径意义最小。甲状腺大小的正常测量值为：侧叶前后径及左右径 < 2.0cm，峡部厚度 < 0.5cm。

甲状腺体积的测量是外科手术治疗及 ^{131}I 治疗疗效评价的重要依据。目前常用的方法是通过椭圆公式计算，每侧叶体积（V）按椭圆公式：$V(mL) = \pi/6 \times$ 左右径（cm）$\times$ 前后径（cm）$\times$ 上下径（cm），得出每一侧叶及峡部的体积，相加为甲状腺总体积，然后按比重为 1 换算成重量，即 1mL（体积）=1g（重量）。

甲状腺体积超声测量值与核素显像测量值［重量（g）=0.316× 两叶平均高度（cm）× 表面面积（cm^2）］对比，有良好的相关性，但目前普遍认为超声测量甲状腺体积更为准确，因为核素显像测量甲状腺体积时缺少甲状腺厚度值。国内外还有研究者采用薄柱体法、锥柱复合体法、面积长度法等测量甲状腺体积。随着三维超声的应用，有些超声仪器中带有三维超声体积自动测量系统，能够较为准确地测量甲状腺的体积。

三、甲状腺与周围毗邻结构

（一）肌肉

横向扫查甲状腺时，由浅入深分别为颈前皮肤，呈弧形带状强回声；颈前浅层肌群，依次为颈阔肌、胸骨舌骨肌、胸骨甲状肌，左右两侧偏外侧为胸锁乳突肌；胸骨甲状肌后方是呈蝶形的甲状腺，分为左、右两叶，中间由峡部相连。

纵向扫查时，甲状腺呈圆锥形或橄榄形，上尖下圆（图 7-2-5）。

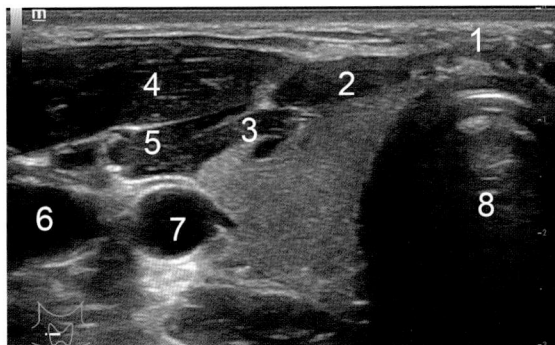

图 7-2-5　甲状腺周围毗邻结构灰阶超声图像

1：颈阔肌；2：胸骨舌骨肌；3：胸骨甲状肌；4：胸锁乳突肌；5：肩胛舌骨肌；6：颈内静脉；7：颈总动脉；8：气管。

（二）气管

甲状腺峡部后方、两侧叶之间为气管横断面，呈一弧形强回声，后方回声衰减（图 7-2-5）。

（三）食管

食管通常位于气管左侧、甲状腺左侧叶内后方，少数情况下可位于甲状腺右侧叶后方。食管横断面呈圆形含气低回声，吞咽时可见内容物通过（图 7-2-6）。

（四）甲状旁腺

甲状旁腺与甲状腺相邻，其数目和位置变化较大，通常有 4 个，左右各 2 个。常位于甲状腺两侧叶上、下部背侧或背外侧，为椭圆形高回声。甲状旁腺增生结节或甲状旁腺腺瘤需与甲状腺的外生性结节和颈部淋巴结相鉴别。

（五）甲状腺周围神经灰阶超声表现

与甲状腺关系密切的神经有喉返神经及迷走神经。横向扫查时不易显示，纵向扫查时表现为条索状低回声，外周可见高回声神经外膜。

1．迷走神经　与颈总动脉、颈内静脉共同走行于颈动脉鞘内（图 7-2-7）。

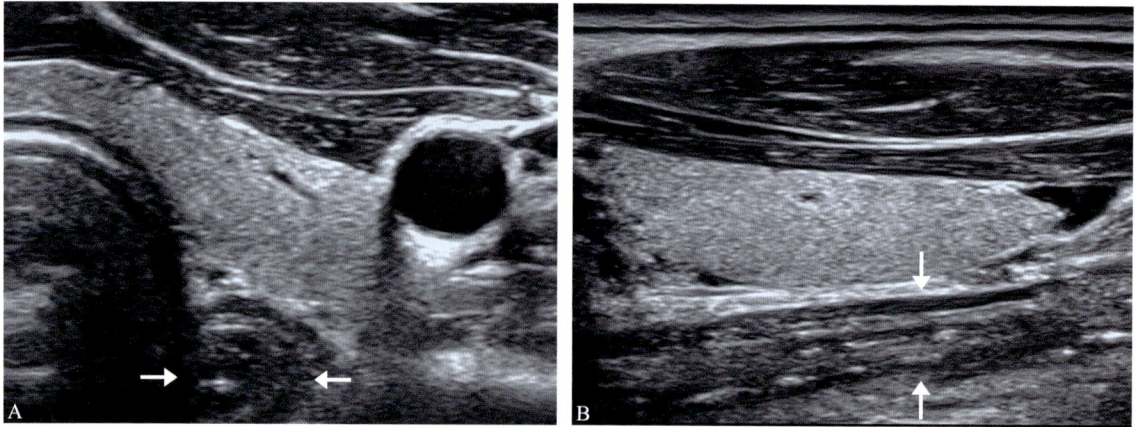

图 7-2-6　食管灰阶超声图像

A. 食管横断面（箭头）；B. 食管纵断面（箭头）。

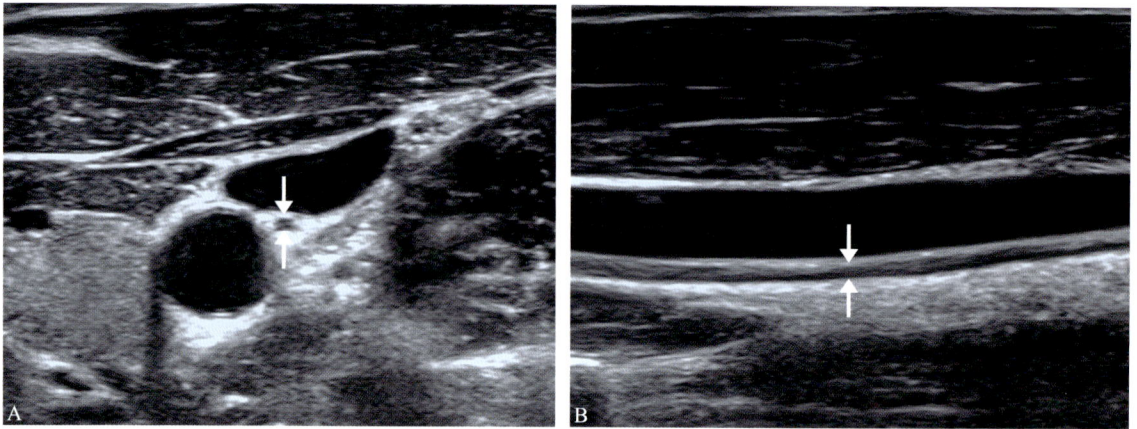

图 7-2-7　迷走神经灰阶超声图像

A. 左侧颈部迷走神经横断面（箭头）；B. 左侧颈部迷走神经纵断面（箭头）。

2．喉返神经　左侧喉返神经沿气管食管间沟上行进入咽喉部，右侧喉返神经于甲状腺右侧叶与右侧颈长肌之间上行（图 7-2-8）。

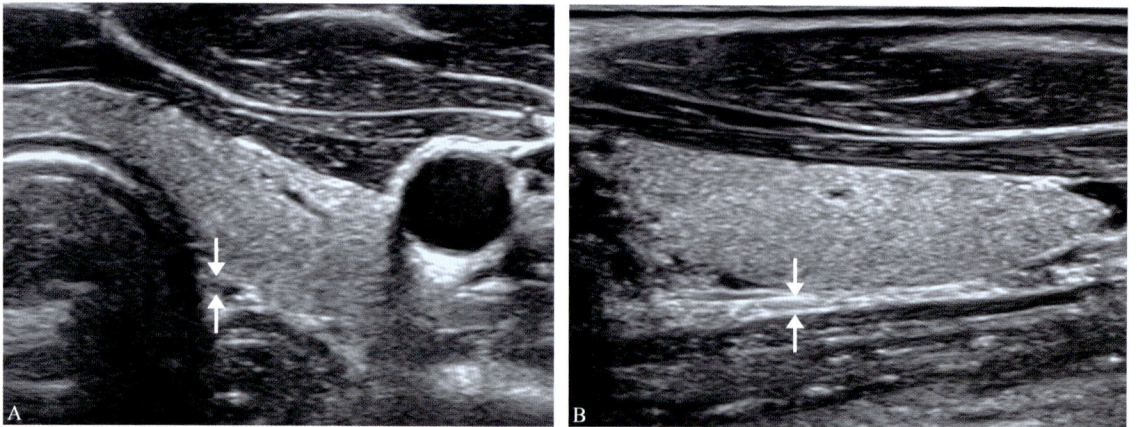

图 7-2-8　喉返神经灰阶超声

A. 左侧喉返神经横断面（箭头）；B. 左侧喉返神经纵断面（箭头）。

第三节　正常甲状腺彩色多普勒超声表现

一、甲状腺实质彩色多普勒血流成像

正常甲状腺实质彩色多普勒血流成像通常选择矩形的取样框，包围整个甲状腺，彩色速度标尺一般为 5~7cm/s。正常甲状腺实质内可见少量、稀疏的血流信号（图 7-3-1）。

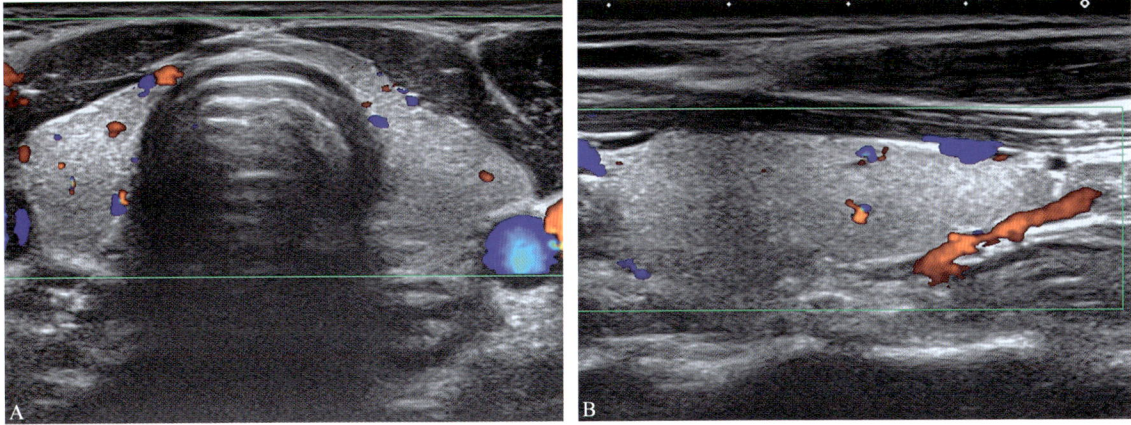

图 7-3-1　正常甲状腺彩色多普勒血流成像
A. 甲状腺横断面显示腺体内部和周边血流；B. 甲状腺左侧叶纵断面显示甲状腺左侧叶实质内血流。

二、甲状腺血管彩色多普勒血流成像

1. 甲状腺动脉　对甲状腺疾病的血供评估有较大意义。甲状腺动脉呈单向搏动性频谱，收缩期峰值流速一般为 20~33cm/s，舒张期最低流速为 15~22cm/s，阻力指数（RI）为 0.5~0.7（图 7-3-2，图 7-3-3，表 7-3-1）。

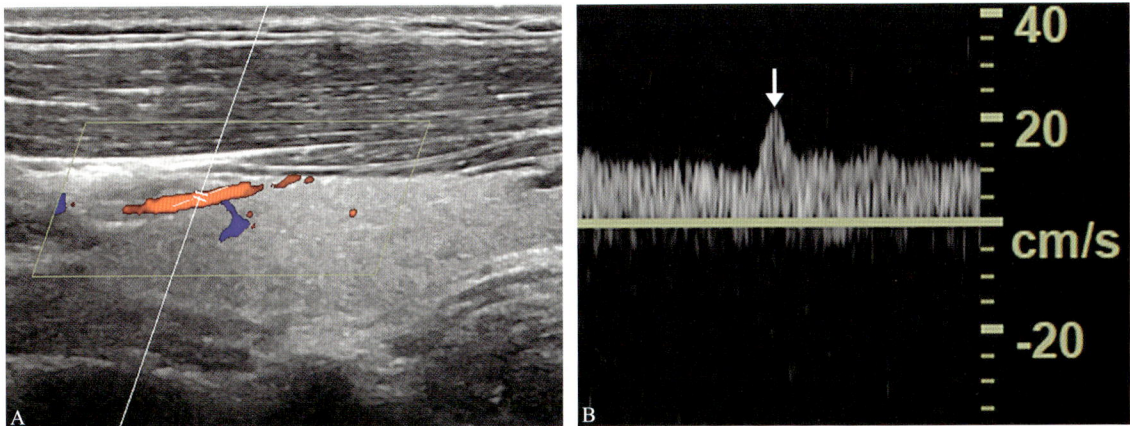

图 7-3-2　甲状腺上动脉
A. 彩色多普勒血流成像显示甲状腺上动脉起源于颈外动脉前壁；B. 脉冲多普勒频谱，峰值流速（V_s）为 27.4cm/s，RI 为 0.57。箭头所指处为收缩峰。

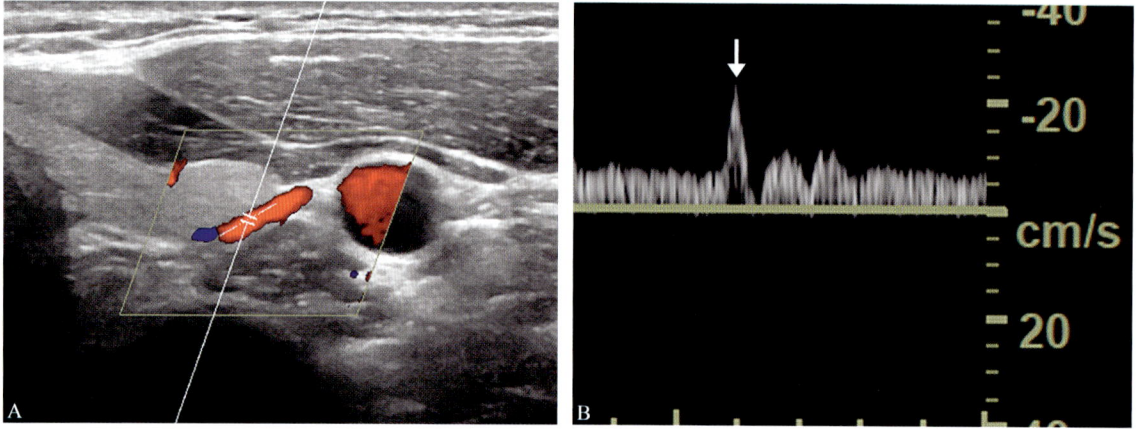

图 7-3-3　甲状腺下动脉

A.彩色多普勒血流成像；B.脉冲多普勒频谱。注：箭头所指处为收缩峰。

2．甲状腺静脉　由上、中、下 3 对组成，脉冲多普勒呈连续性静脉频谱（图 7-3-4）。

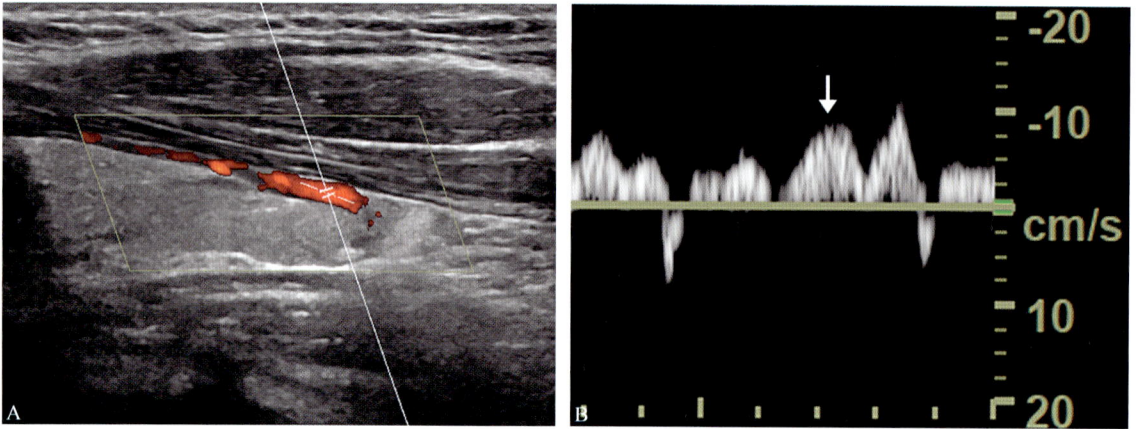

图 7-3-4　甲状腺下静脉

A.彩色多普勒血流成像；B.脉冲多普勒频谱：呈连续性静脉频谱（箭头所指处）。

三、甲状腺血管正常测量值

甲状腺血管正常测量值见表 7-3-1。

表 7-3-1　正常甲状腺上动脉内径和血流测量值

作者	例数	D/mm	V_{max}/（cm·s⁻¹）	V_{min}/（cm·s⁻¹）	RI
郑玉凤等	24	1.48 ± 0.28	18 ± 8	9 ± 4	0.69 ± 0.04
乐桂蓉等	20		22.54 ± 2.56		0.52 ± 0.06
丛杰等	30	L: 1.73 ± 0.16	L: 33.46 ± 5.93	L: 17.74 ± 3.22	L: 0.66 ± 0.55
		R: 1.75 ± 0.19	R: 32.11 ± 4.77	R: 16.95 ± 2.21	R: 0.65 ± 0.05
傅俊峰等	30	L: 1.60 ± 0.12	L: 37 ± 10	L: 17 ± 5	L: 0.54 ± 0.10
		R: 1.62 ± 0.13	R: 38 ± 11	R: 17 ± 6	R: 0.55 ± 0.11
Toyoyoshi Uchida 等	49		20.76 ± 7.77		
Xiaolong Zhao 等	30		L: 32.6 ± 8.5		

第八章
甲状腺超声图像解读

第一节　甲状腺灰阶超声图像解读

一、甲状腺结节灰阶超声图像解读

甲状腺结节灰阶超声图像的描述版本较多，近期美国放射学会（ACR）推出了《甲状腺超声报告词典》。在选择术语时，委员会取舍的依据是术语在诊断甲状腺癌或在将结节分类为良性免除随访时所表现的稳定性。委员会最终确定了六类术语，分别为构成、回声、形态、结节大小、边缘及局灶性强回声。本文以ACR《甲状腺超声报告词典》为基础，解读甲状腺结节超声图像。

（一）ACR《甲状腺超声报告词典》

1. **构成**（composition）　用来描述结节的内部成分，即结节内出现的实性成分或液性成分，以及各自所占的比例。

（1）实性（solid）：结节完全或几乎完全由实性成分构成，仅有很少的囊性区域。结节成分为实性是甲状腺结节重要的可疑超声特征之一，有82%～91%的甲状腺癌是实性的。有研究显示，在接受手术的甲状腺癌中，88%为实性或几乎实性（囊性成分＜5%），9%为囊实性（囊性成分＜50%），仅有3%的甲状腺癌为囊性成分＞50%的囊实性结节。目前公认的微钙化、纵横比＞1、边缘模糊等甲状腺癌高危特征主要针对甲状腺乳头状癌，而实性结节和低回声则是多种甲状腺癌共同的超声特征（图8-1-1）。

（2）实性为主（predominately solid）：实性成分占结节体积的50%或以上。囊实性结节内实性部分的特征相对重要，在确定是否需要活检时，实性成分的形态比结节的大小或实性与囊性成分的比例更重要。囊实性结节内实性成分的可疑特征如下：偏心、壁与结节呈锐角、具有极低回声、分叶状、点状钙化等中等或高度可疑特征。

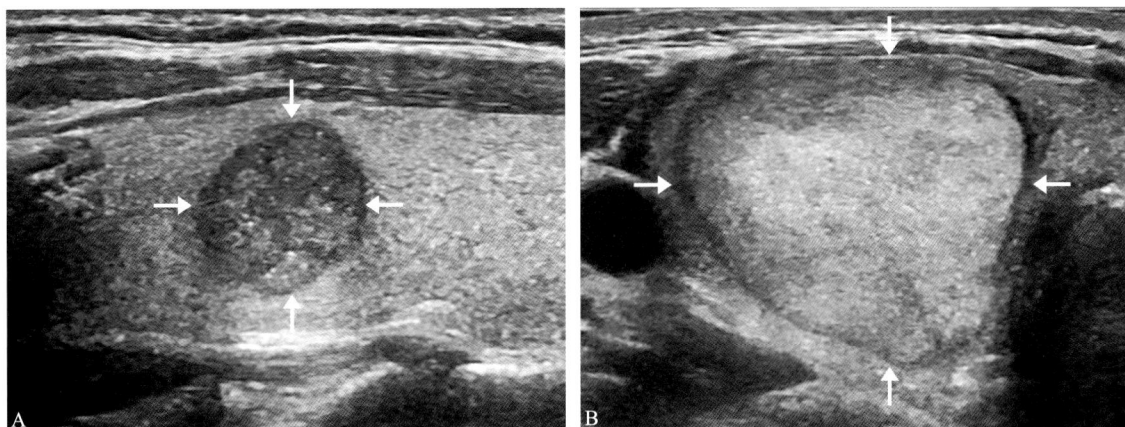

图 8-1-1　甲状腺结节构成——实性

A. 甲状腺实性低回声结节（箭头），内部可见微小钙化灶；B. 甲状腺实性等回声结节，边界清楚，周边可见声晕（箭头）。

值得注意的是，与海绵状成分类似，囊实混合结节内也有可能存在由于由胶质晶体或微囊区后壁的回声增强引起的点状强回声，要与点状钙化相鉴别（图 8-1-2）。

（3）囊性为主（predominately cystic）：实性成分占结节体积的 50% 以下（图 8-1-3，图 8-1-4）。

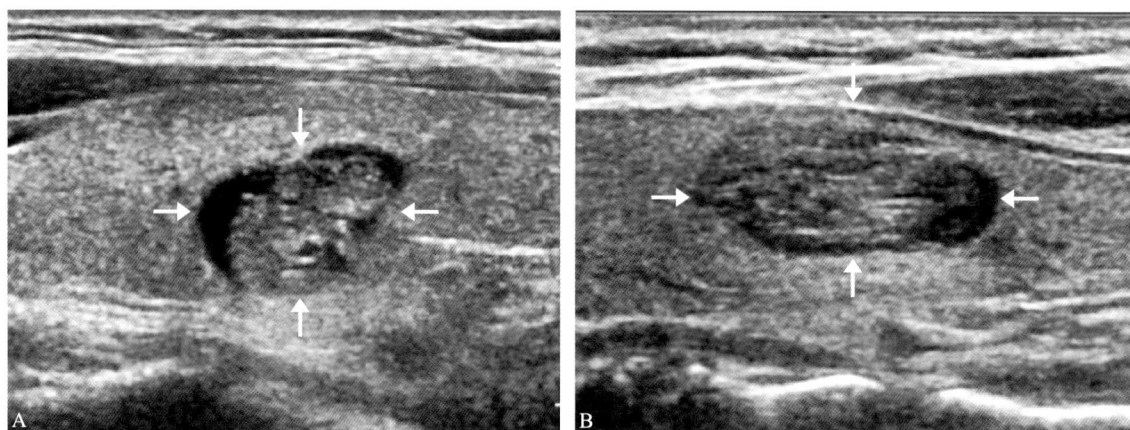

图 8-1-2　甲状腺结节构成——实性为主

甲状腺囊实混合性结节，以实性为主，无可疑特征。

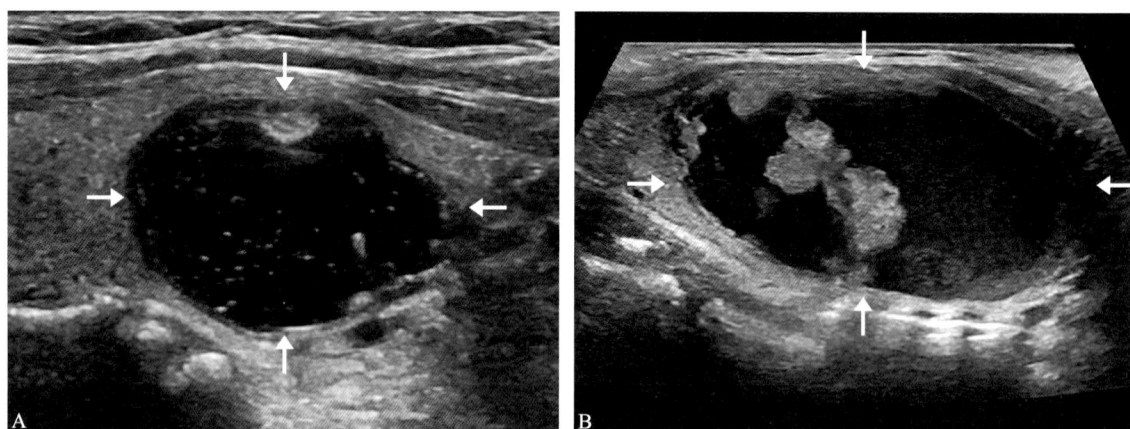

图 8-1-3　甲状腺结节构成——囊性为主（1）

A，B. 实性成分占结节体积的 50% 以下。

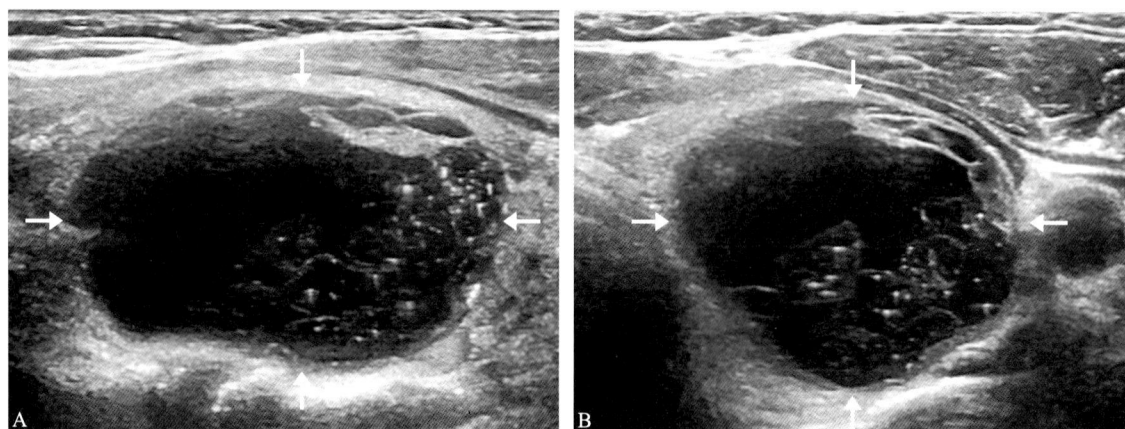

图 8-1-4　甲状腺结节构成——囊性为主（2）

纵断面（A）及横断面（B）扫查，实性成分结节体积的 50% 以下，结节（箭头）内部有囊中囊样改变，并可见胶质浓缩引起的点状高回声，后方伴彗星尾征。

（4）囊性（cystic）：结节完全由液体充填。表现为结节内部全部为液性成分，囊壁薄而光滑。有一些较大的囊性结节可由于结节内部出血等原因，无回声区内部可有网格状、带状高回声，这样的结节容易被当作囊实性结节，如有必要可行超声造影检查鉴别。纯囊性结节内部无造影剂进入，呈均匀的无增强（图 8-1-5）；而囊实性结节则有部分有造影剂进入。

（5）海绵状（spongiform）：海绵状成分的定义为结节内见多个微囊组分聚集，超过结节体积的 50%，呈较为均匀的网格状等回声结构（图 8-1-6）；如果结节内仅有少量的微囊成分就不应该被归为海绵状成分。海绵状成分被认为是良性结节的特征之一，恶性率小于 3%。值得注意的是，某些海绵状结节内可见细小点状强回声，这些点状强回声可能是微囊的后壁回声，而不是点状的钙化灶，要注意鉴别。

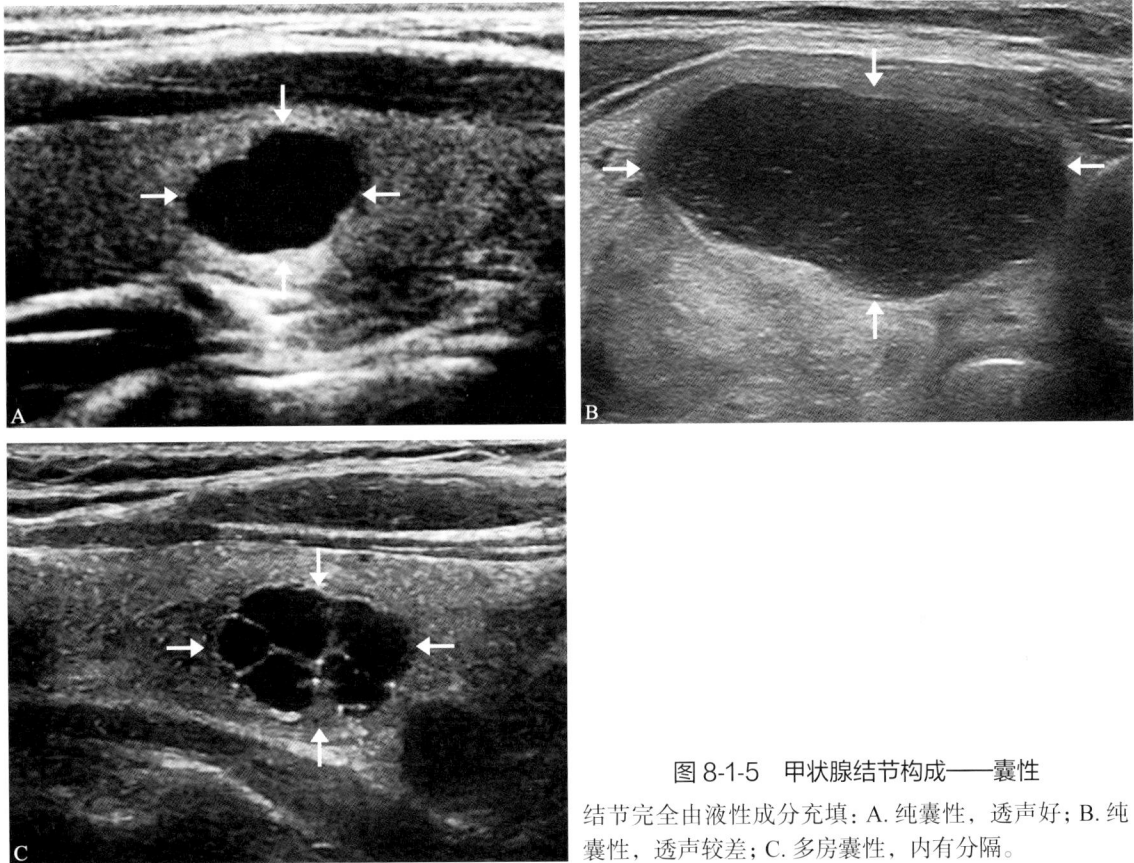

图 8-1-5　甲状腺结节构成——囊性

结节完全由液性成分充填：A. 纯囊性，透声好；B. 纯囊性，透声较差；C. 多房囊性，内有分隔。

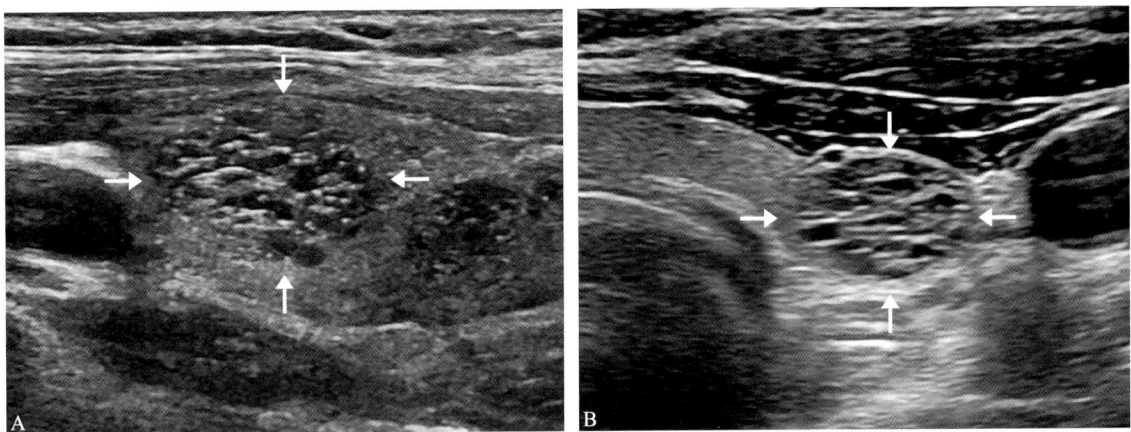

图 8-1-6　甲状腺结节构成——海绵状

A，B. 多个微囊组分在结节内聚集，超过结节体积的 50%，结节内部呈较为均匀的网格状等回声结构。

2. 回声（echogenicity） 结节回声指的是和周围甲状腺组织相比较，结节的非钙化实性成分的回声水平。回声这一特征反映了结节与周围甲状腺组织声阻抗的差异。极低回声则是相对于颈前肌肉的回声而言，低于颈前肌肉回声为极低回声。回声这一项特征可分为以下 5 种情况：高回声、等回声、低回声、极低回声以及无回声。

（1）高回声（hyperechoic）：回声高于甲状腺组织（图 8-1-7）。对甲状腺乳头状癌的诊断来说，高回声是一个良性的征象，单纯的等回声或高回声结节（不伴有其他恶性特征），恶性率为 5% ~ 10%。但是对滤泡状肿瘤的诊断则不然，乳头状癌的滤泡变异型也比常规 PTC 更有可能具有与甲状腺滤泡癌（follicular thyroid carcinoma，FTC）相同的超声特征，滤泡癌可以表现为等回声或高回声、椭圆形、光滑而规则的边缘。由于直径＜ 2cm 的滤泡癌发生远处转移的概率很小，所以对于单纯的等回声或高回声结节（不伴有其他恶性特征）推荐穿刺的截断值为 1.5cm（《2015ATA 成人甲状腺结节与分化型甲状腺癌指南》）或 2cm（AACE/ACE/AME 指南）。

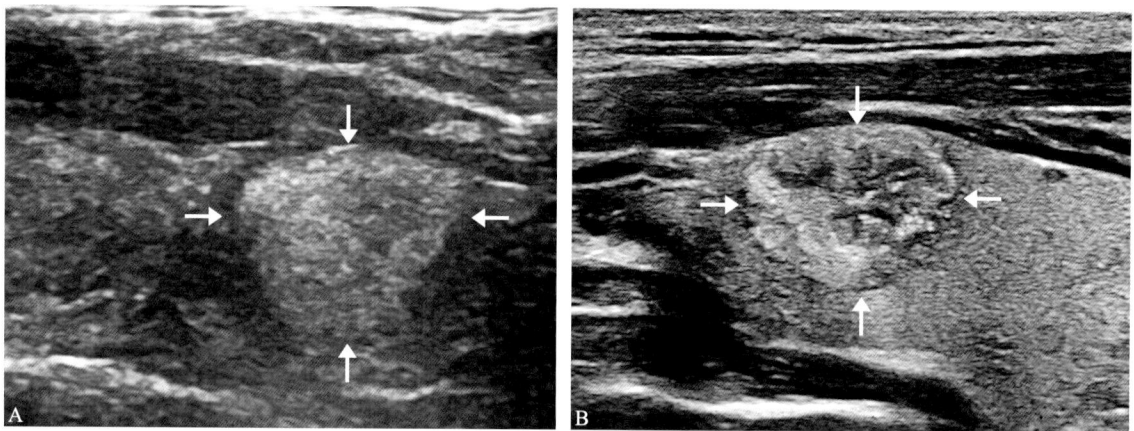

图 8-1-7 甲状腺结节回声——高回声

A，B.结节回声高于周围正常甲状腺组织。

（2）等回声（isoechoic）：回声和甲状腺组织相似（图 8-1-8）。

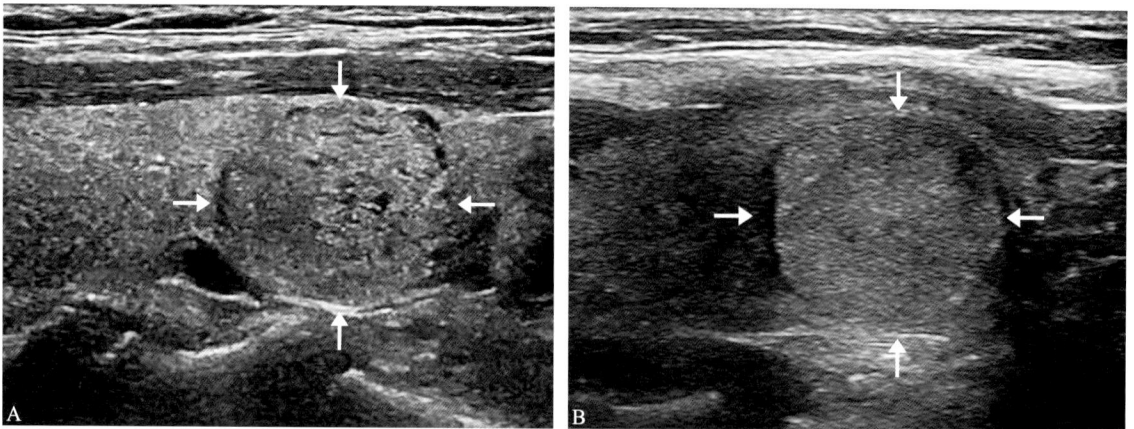

图 8-1-8 甲状腺结节回声——等回声

A，B.结节回声与周围甲状腺组织回声相似。

（3）低回声（hypoechoic）：回声低于甲状腺组织（图 8-1-9）。
（4）极低回声（very hypoechoic）：回声低于毗邻颈部肌肉（图 8-1-10）。

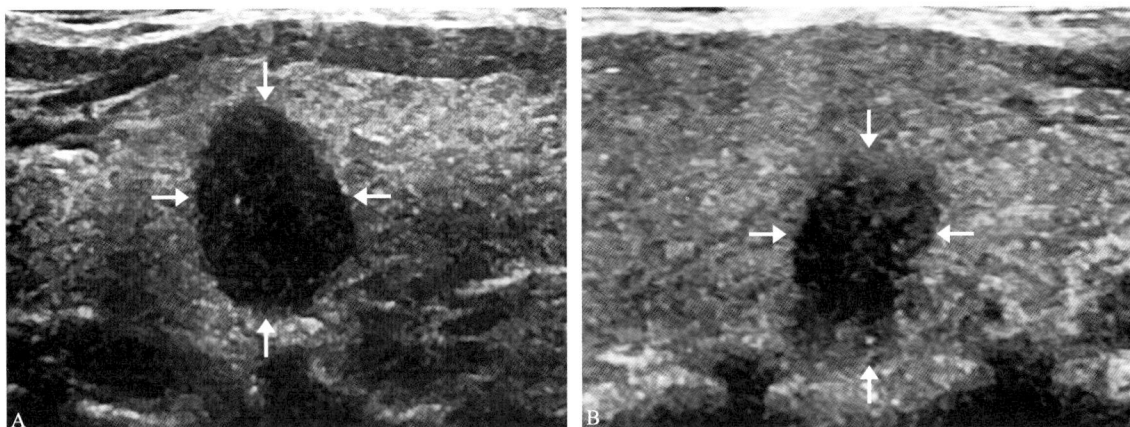

图 8-1-9　甲状腺结节回声——低回声

A，B.结节回声低于周围甲状腺组织回声。

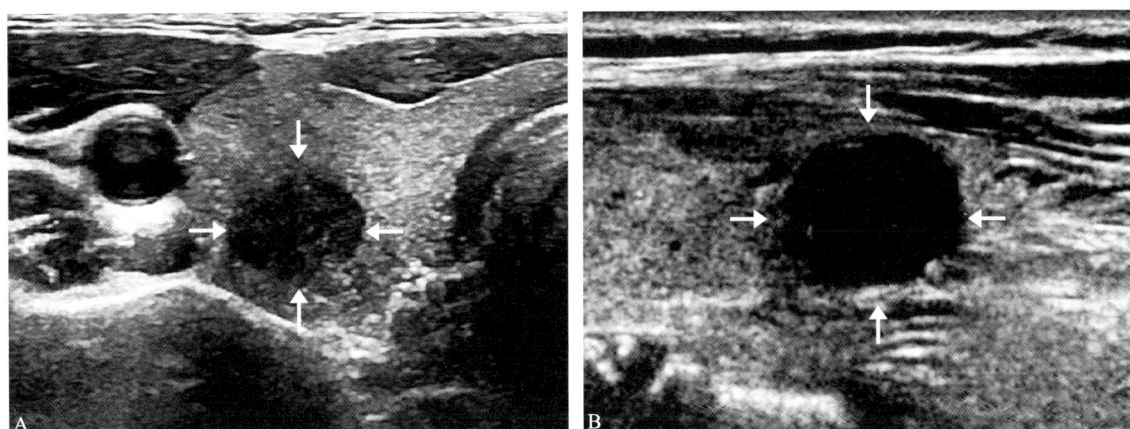

图 8-1-10　甲状腺结节回声——极低回声

A，B.结节回声低于毗邻颈部肌肉。

（5）无回声（anechoic）：内部没有任何回声，为甲状腺囊性结节的超声表现（图 8-1-11）。

备注：如果甲状腺组织回声不正常，例如伴随桥本甲状腺炎，结节实性成分的回声还是需要和毗邻甲状腺组织相比较，但可能需要指出甲状腺组织的回声已经发生改变。如果结节呈混合性回声改变，可

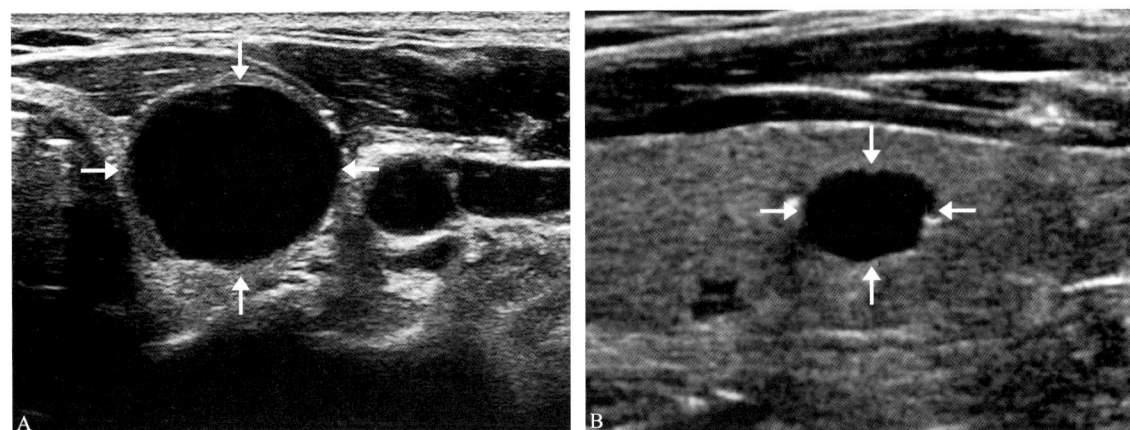

图 8-1-11　甲状腺结节回声——无回声

A，B.甲状腺结节内部呈均匀的无回声。

描述为高回声、等回声或低回声"为主"。

3. 形态（shape）　甲状腺结节形态分为圆形、椭圆形和不规则形（图 8-1-12）。圆形和椭圆形指结节具有规则的几何形状。不规则形指结节缺乏典型的几何形状，边缘不规则，呈分叶状或呈角状凸起。

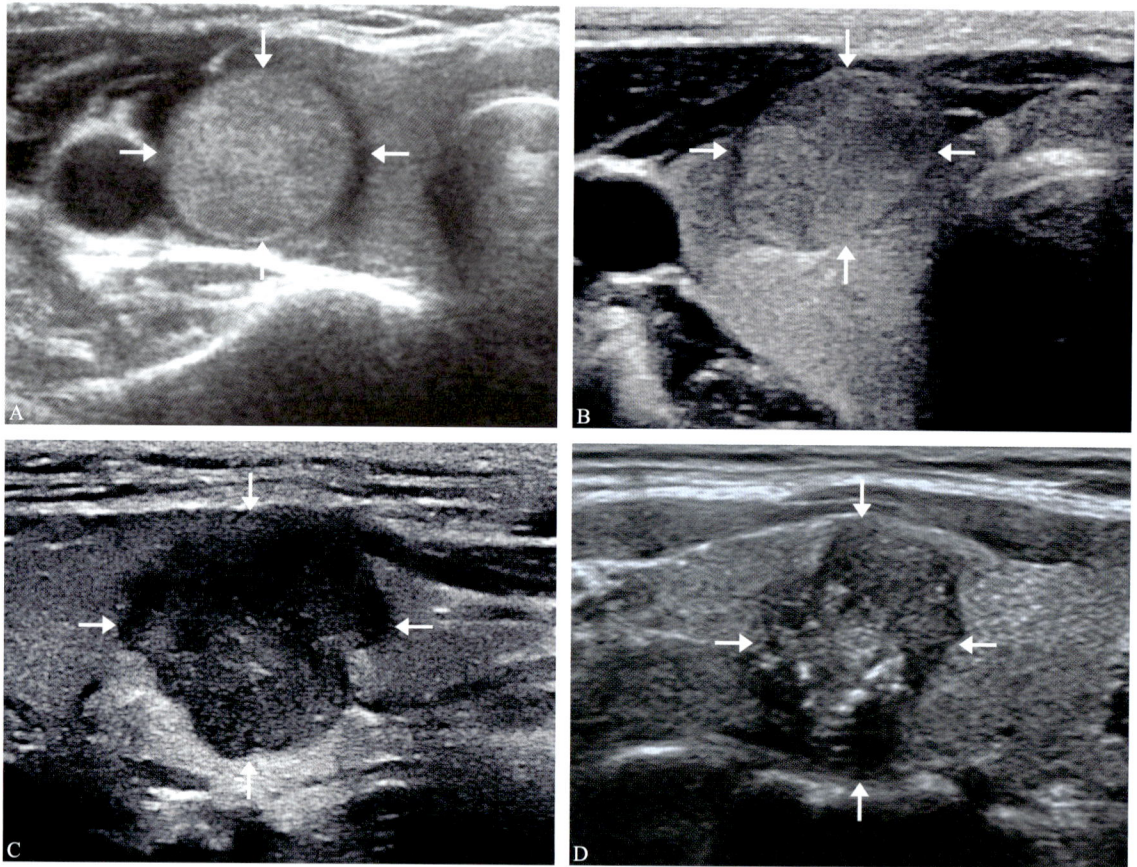

图 8-1-12　甲状腺结节形态

A. 圆形；B. 椭圆形；C，D. 不规则形。

ACR 甲状腺影像报告和数据系统（thyroid imaging reporting and data system，TI-RADS）根据纵径及横径比例将甲状腺结节分为纵横比＜1 或纵横比＞1（图 8-1-13），纵横比＞1 是甲状腺乳头状癌的

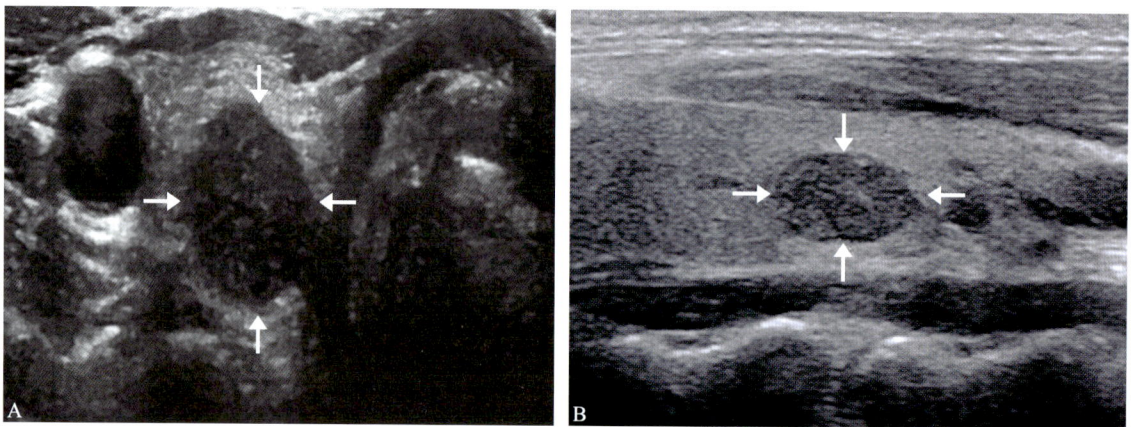

图 8-1-13　甲状腺结节纵横比

A. 纵横比＞1；B. 纵横比＜1。

特征性表现之一。纵横比＞1即是："纵"＞"横"（taller than wide）。纵横比的计算应该在横断面上进行，即结节的前后径/左右径。分为以下两种情况：纵横比＜1及纵横比＞1。

（1）纵横比＜1：形态为椭圆形属于这一范畴。纵横比＜1是良性结节的一种特征，需要注意的是针对甲状腺乳头状癌来说，滤泡癌可以表现为纵横比＜1。

（2）纵横比＞1：纵横比＞1是甲状腺乳头状癌一个特异性较高的恶性特征，同时是多个甲状腺风险评估指南的高危及中危特征之一。

4．结节大小（size）　甲状腺结节的测量通常包括3个相互垂直的断面上的最大直径。结节周边如有晕环，测量时应包括在内。结节的测量方法：测量结节的上下、前后和横径（图8-1-14）。

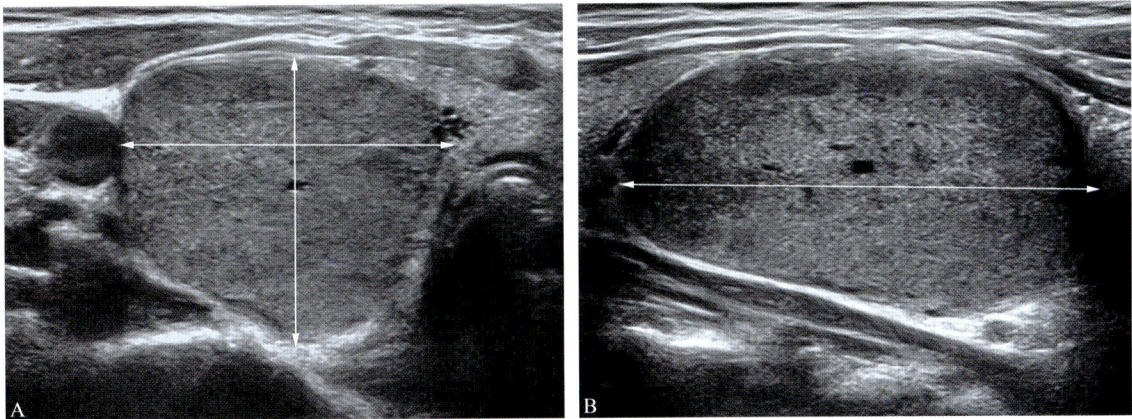

图 8-1-14　甲状腺结节的测量
A. 横断面：测量最大径及该断面最大径的垂直径；B. 纵断面：测量最大径。

5．边缘（margins）　指结节的边界或结节和毗邻甲状腺实质或毗邻甲状腺外结构的分界面。边缘可分为以下几种情况：

（1）光滑（smooth）：边缘光滑指甲状腺结节边缘完整、光滑、规则，是甲状腺良性结节的特征之一。但该特征不适用于滤泡癌，微小浸润型滤泡癌也可表现为边缘光滑、完整（图8-1-15）。

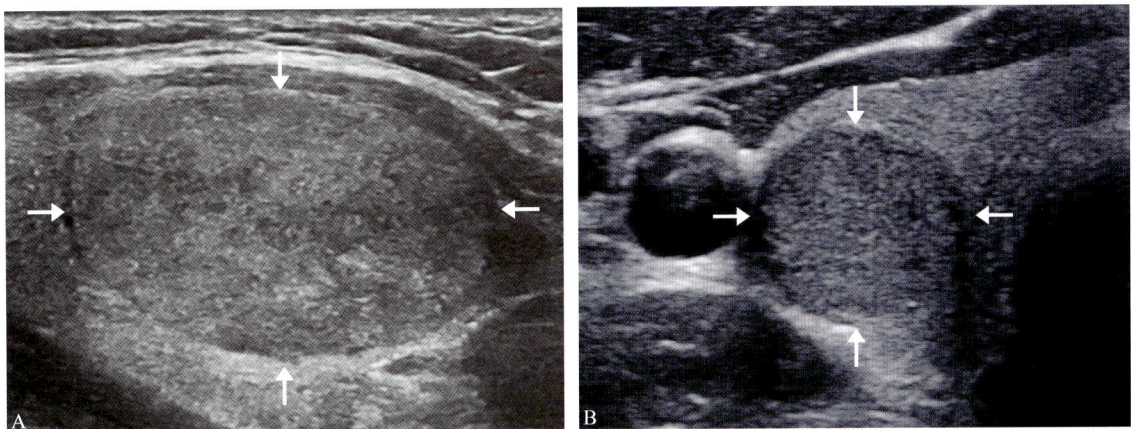

图 8-1-15　甲状腺结节边缘——光滑
A. 甲状腺结节边缘不间断，边缘清晰呈曲线状；B. 甲状腺结节边缘光滑。

（2）不规则（irregular margin）：结节的边缘呈毛刺状、锯齿状或呈尖角，伴或不伴有清晰的软组织从结节突向甲状腺实质。该突出物的大小和清晰度多变，可能仅出现在结节的一个区域（图8-1-16）。

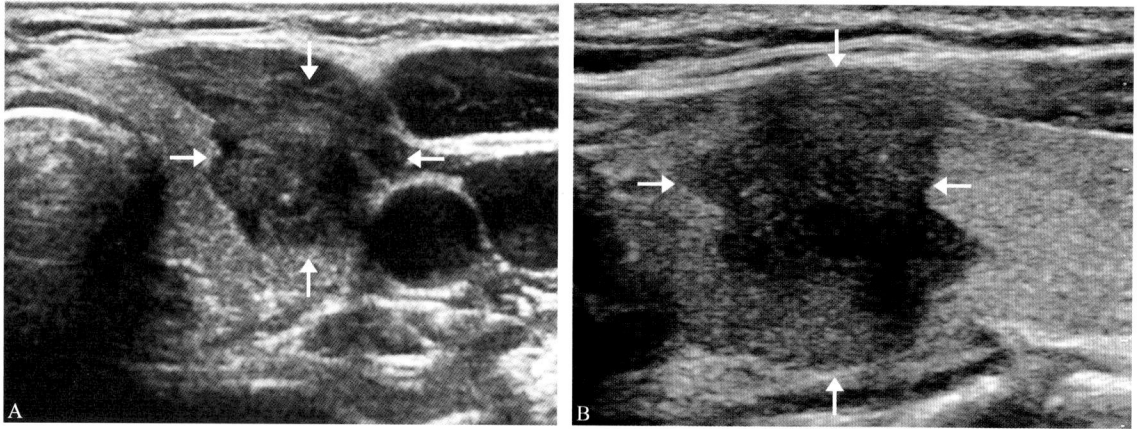

图 8-1-16　甲状腺结节边缘——不规则

A.边缘不规则，呈毛刺状；B.边缘呈锯齿状，呈锐角。

（3）分叶状（lobulated）：结节边缘有局部圆形软组织突入毗邻甲状腺实质。分叶可以是一个或多个，其清晰度和尺寸可能多变（小的分叶被称为微小分叶）（图 8-1-17）。

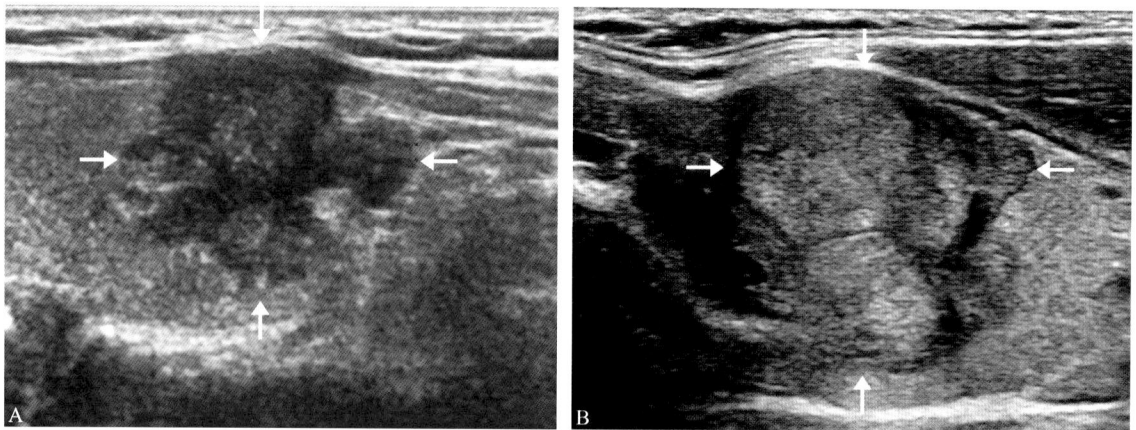

图 8-1-17　甲状腺结节边缘——分叶状

A.结节边缘呈分叶状，局部软组织突入毗邻甲状腺实质；B.边缘呈分叶状。

（4）不清晰（ill-defined）：边缘不清晰指结节与周围甲状腺实质之间的边界很难分辨，甲状腺结节边界模糊不清，是相对于边界光滑而言，但不包括边缘不规则、分叶状、甲状腺外浸润等（图 8-1-18）。

（5）声晕（halo）：低回声环绕结节的周边组成结节的边界。声晕可描述为完整环绕结节或部分环绕结节，声晕通常出现在边界光滑规则的结节周边。由于 2017 年 ACR TI-RADS 中认为声晕不具有鉴别价值，故没有将其列为图像特征之一，但是国内外其他研究认为声晕是甲状腺结节一个比较有特征性的图像特点，所以还是把它作为图像特征之一加以介绍。晕环的形成原因一般是环绕的血管或者周围受压的组织和包膜，均提示该病灶膨胀性生长。甲状腺乳头状癌多为浸润性生长，所以结节外周没有声晕。在《2015ATA 成人甲状腺结节与分化型甲状腺癌指南》中，把没有声晕认为是与恶性有关的超声图像特征之一。反之，有声晕则是一个倾向于良性的特征，但就跟等回声与形态椭圆形一样，声晕相对于甲状腺乳头状癌来说也是一个良性特征，但对于滤泡癌来说则不是。

根据声晕的厚度及均匀程度，可分为厚声晕和薄声晕、厚度均匀或厚薄不均（图 8-1-19）。根据声晕的连续性是否有中断，可分为完整和不完整。

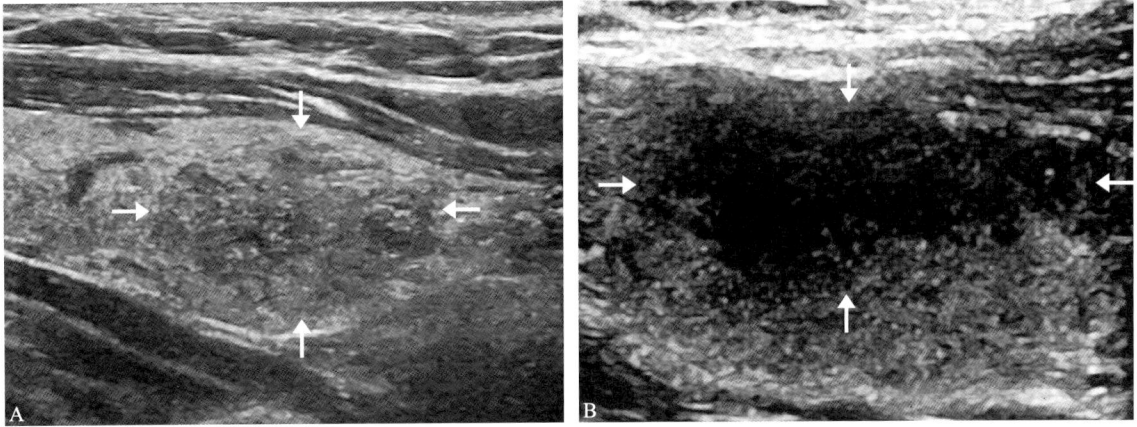

图 8-1-18　甲状腺结节边缘——不清晰

A. 甲状腺结节边界不清；B. 甲状腺结节边界不清。

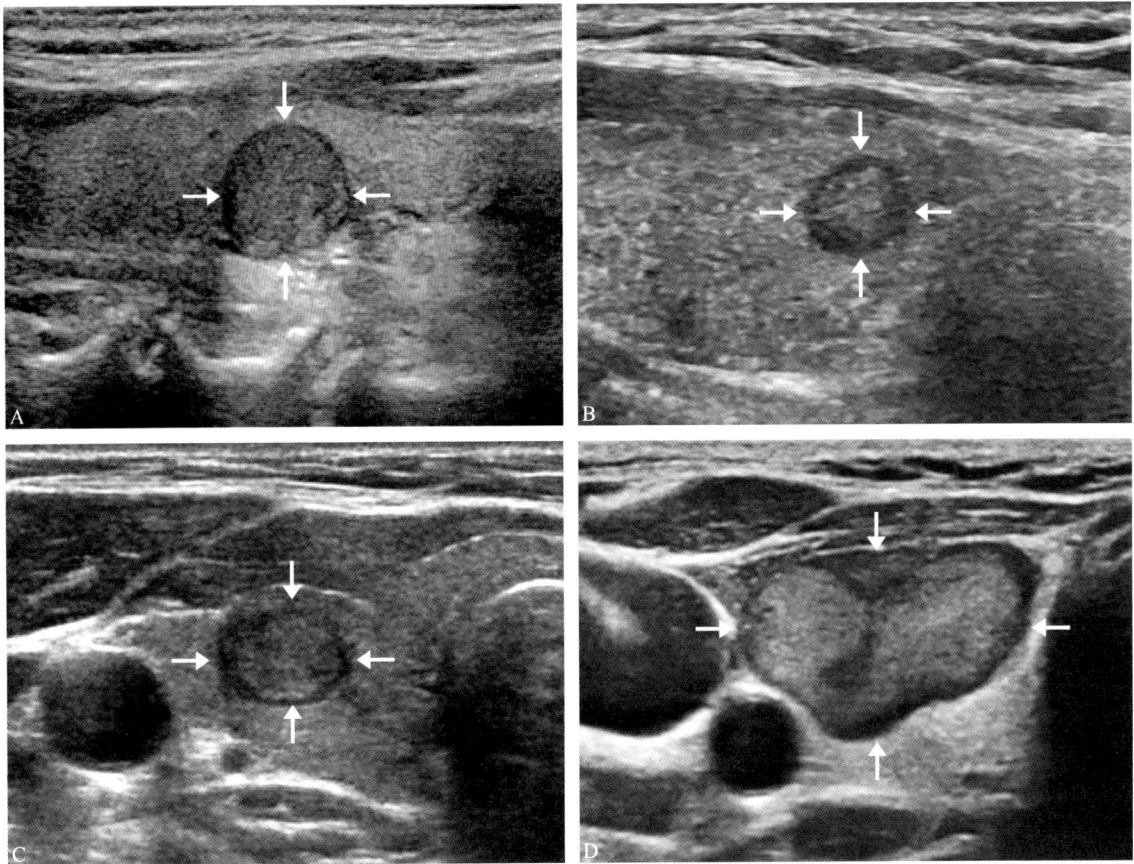

图 8-1-19　甲状腺结节声晕

A. 声晕完整、厚薄均匀；B. 声晕完整、厚薄均匀；C. 声晕完整、厚薄不均；D. 声晕完整、厚薄不均。

（6）甲状腺外浸润（extrathyroid infiltration）：是指明确的周围软组织或血管结构的侵犯（图 8-1-20），是一个可靠的恶性证据，同时也是预后较差的表现。微小的腺外浸润可以表现为结节与甲状腺边缘相贴、甲状腺轮廓突出或甲状腺边界回声缺失。因为有时病理上对微小的腺外浸润的诊断也存在不一致性，所以这一特征的临床意义也存在争议。在诊断为微小的腺外浸润时应非常谨慎，特别是对于那些具有良性特征的甲状腺结节。

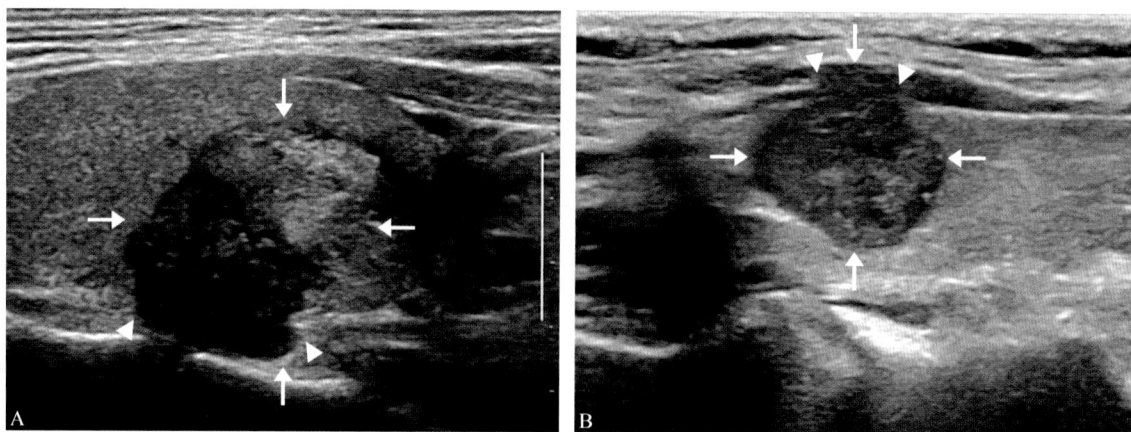

图 8-1-20 甲状腺结节腺外浸润

A.结节通过甲状腺被膜向后延伸（三角形）；B.突破甲状腺被膜向前延伸（三角形）。

6. 局灶性强回声（focal hyperechoic） 指和周围组织相比，结节内局灶回声增高区。局灶性强回声的大小和形态多变，可单独出现，也可伴有一些广为人知的声学伪像。局灶性强回声分为钙化形成的强回声及混响伪像形成的强回声。钙化是由于肿瘤细胞生长迅速，肿瘤内血管及纤维组织增生，容易出现钙盐沉积，从而形成钙化，另外肿瘤本身也会分泌一些致钙物质，如糖蛋白、黏多糖等，这些物质也容易促成钙化形成。

钙化并不是恶性结节独有，良性结节内也会有钙化形成，良性结节在增生、复旧交替发生的过程中，会出现纤维组织增生，影响甲状腺滤泡的血供，造成出血、坏死，血肿吸收后结节囊性变，形成结节壁钙化和纤维间隔钙化，这些钙化通常体积偏大。

钙化这一特征分为以下 3 种情况：粗大钙化、环形钙化、点状钙化。粗大钙化后方一般可见声影；环形钙化一般认定为粗大钙化；微钙化与粗大钙化合并存在时一般认定为微钙化。

（1）点状强回声（punctate strong echo）：直径 < 2mm 的钙化被归为点状钙化。它是甲状腺乳头状癌的重要的高危征象，具有较高的特异性（图 8-1-21）。微钙化不仅存在于甲状腺结节中，也可在甲状腺癌转移性淋巴结中，也是高度提示恶性的一种征象，特异性可达到 100%。所有具有点状钙化的淋巴结都应该被认为是异常的淋巴结而接受穿刺检查以进一步确诊。

点状钙化需要注意与胶质浓缩形成的点状强回声相鉴别。胶质浓缩形成的点状强回声后方通常伴有

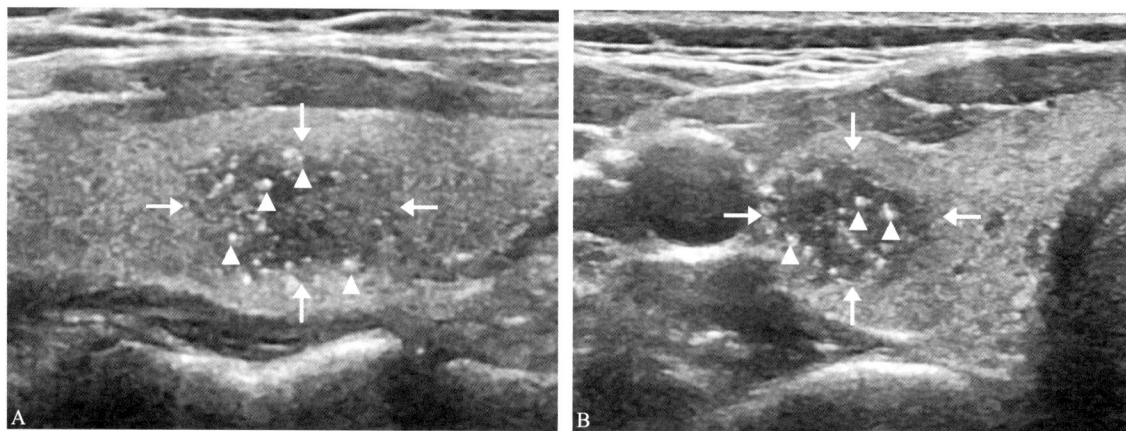

图 8-1-21 甲状腺结节局灶性强回声——微钙化

A，B.甲状腺结节内见多个点状强回声，后方无声影（三角形）。

彗星尾征，另外在海绵状结节中可以看到小的点状强回声灶（图8-1-22），它们可能是海绵状结节微小囊肿的后壁。上述两种情况都是典型的良性结节的表现，要避免把上述两种情况误认为是微小钙化。

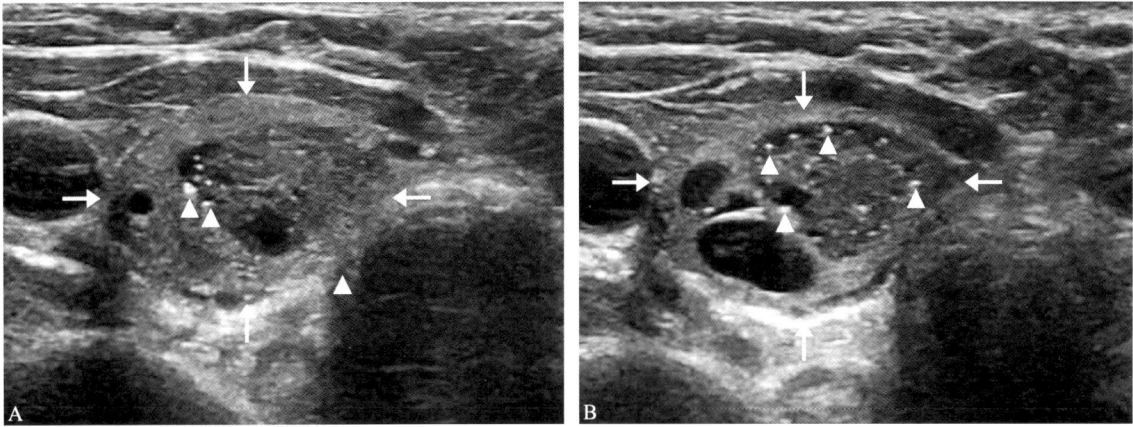

图 8-1-22　甲状腺结节局灶性强回声——胶质浓缩

A，B.甲状腺结节呈海绵状回声，内部微小囊肿后壁表现为多发点状强回声（三角形）。

（2）粗大钙化（macrocalcifications）：长径≥0.2cm的钙化属于粗大钙化。粗大钙化常由于声阻抗太大，阻碍了超声波的传播、后方回声缺失而形成声影（图8-1-23）。结节内部完整的粗大钙化并不是甲状腺结节的恶性特征，但是如果粗大钙化或环形钙化不完整，其间有软组织突出，则高度提示恶性，并且在病理上也可能有相应的恶性组织破坏钙化浸润性生长的表现，但是这一表现的特异性较低。

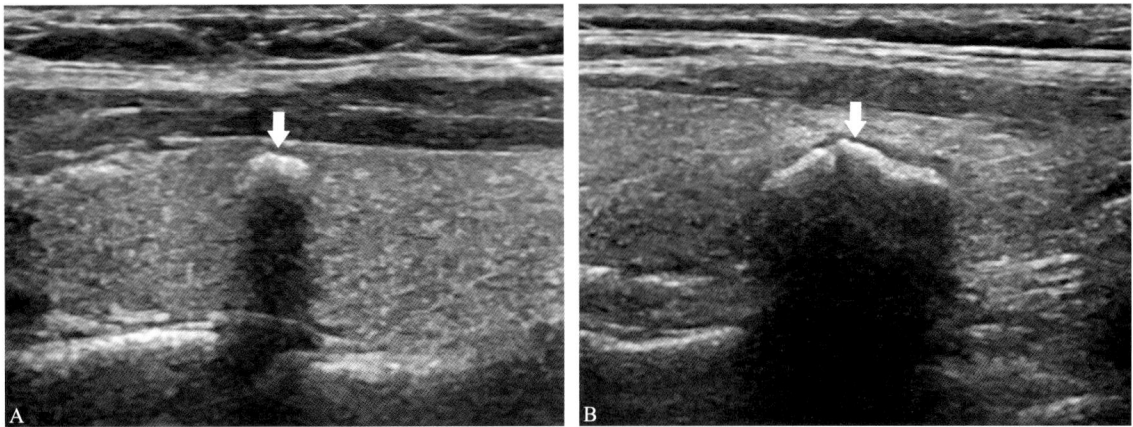

图 8-1-23　甲状腺结节局灶性强回声——粗大钙化

A，B.甲状腺结节内见粗大强回声，后方伴声影。

（3）周边钙化（peripheral calcifications）：是位于结节边缘、包绕结节的钙化，可以是完整的或不完整的，也可位于结节内部，呈环形，后方通常伴有声影，也叫壳样钙化。环形钙化通常是良性结节的表现（图8-1-24），但是最近不少研究表明，如果环形钙化不完整、其间有软组织突出，则高度提示恶性。

（4）彗星尾伪像（comet-tail artifacts）：属于混响伪像的一种类型。深部回声逐步衰减、变窄，似彗星尾样，呈三角形（图8-1-25）。如果局灶强回声没有这些特征，不能描述为彗星尾伪像。

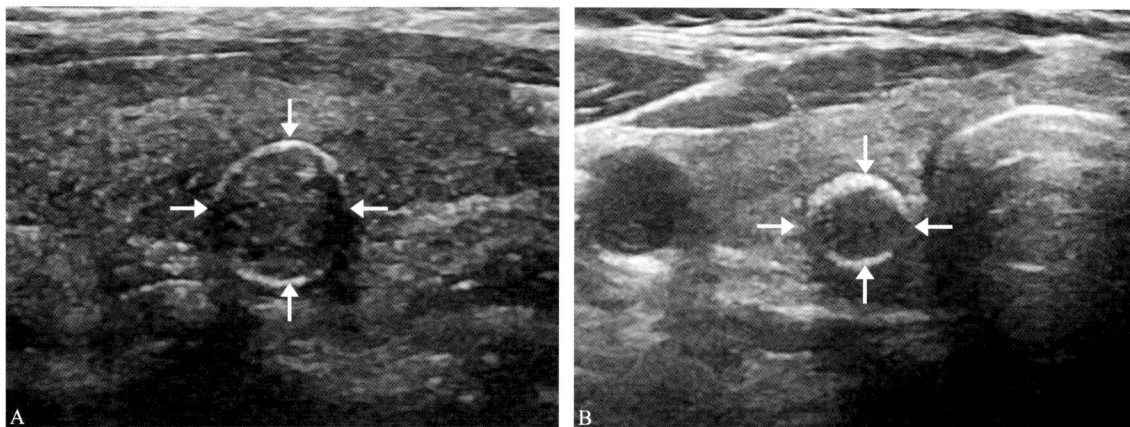

图 8-1-24　甲状腺结节局灶性强回声——环形钙化

A，B.甲状腺结节周边见环状高回声。

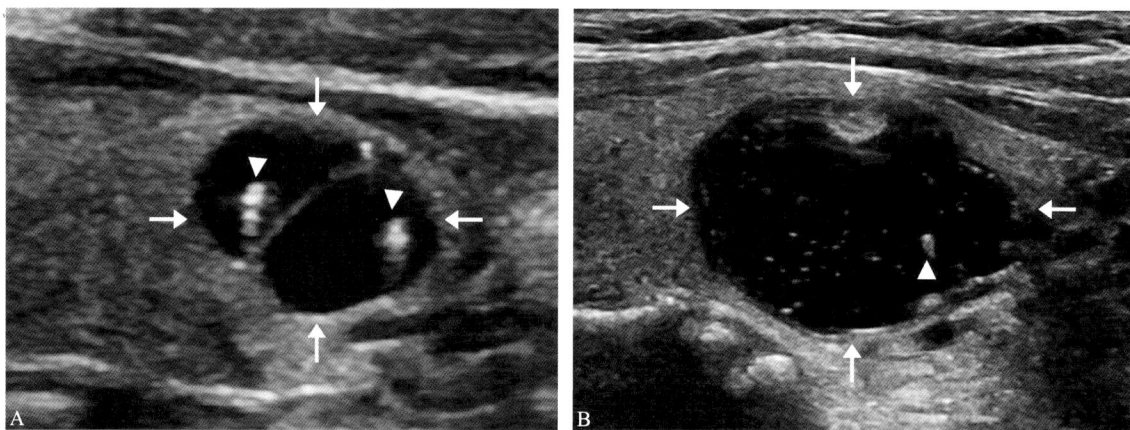

图 8-1-25　甲状腺结节局灶性强回声——点状强回声后方彗星尾伪像

A，B.甲状腺囊性结节内见点状强回声，后回声逐步衰减、变窄，呈彗星尾伪像。

（二）甲状腺结节其他灰阶超声特征

有一些特征尽管 ACR《甲状腺超声报告词典》并未提及，但在实际工作中会经常遇到。

1. 回声均匀性　可分为回声均匀和回声不均匀（图 8-1-26）。回声均匀指内部回声处于同一水平，

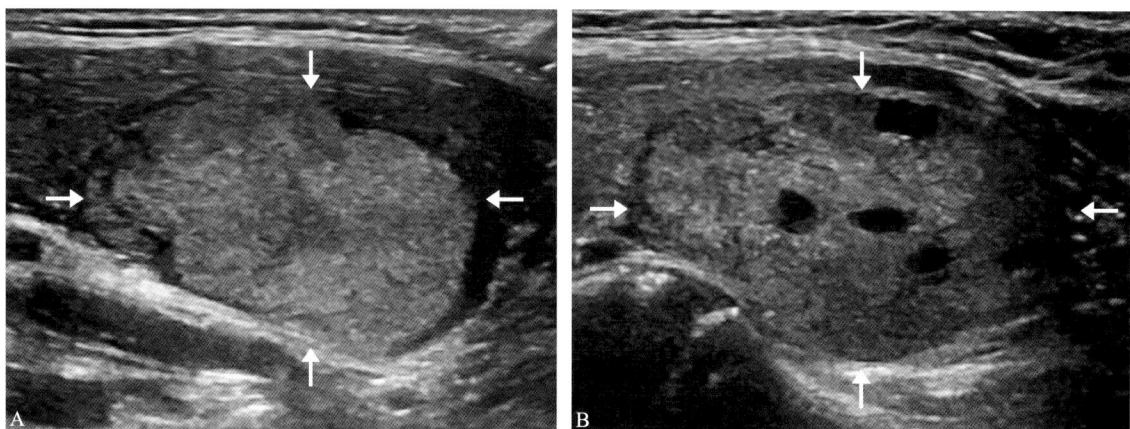

图 8-1-26　甲状腺结节回声均匀性

A. 回声均匀；B. 回声不均匀。

回声不均匀指内部回声水平不一致。

2. **后方回声**　结节后方回声可表现为后方回声增强、后方回声衰减、后方回声无改变（图 8-1-27）。

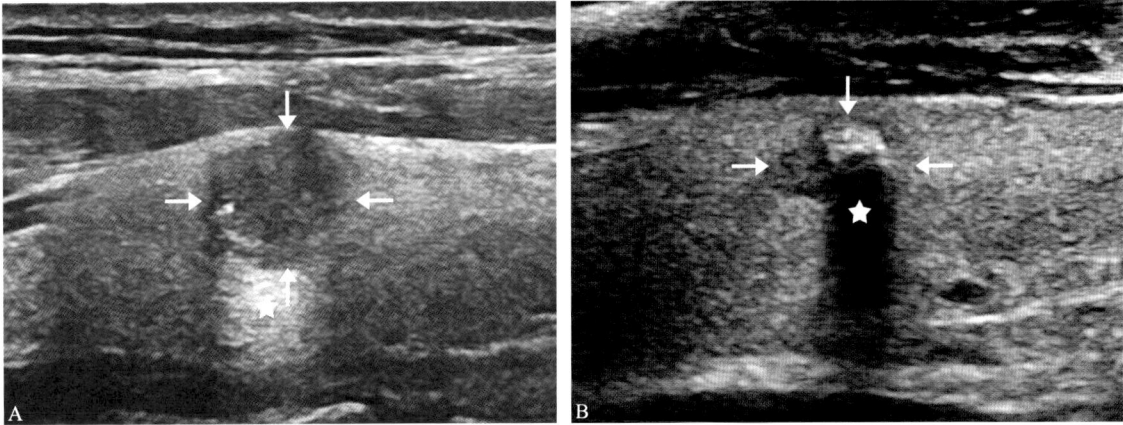

图 8-1-27　甲状腺后方回声

A. 结节后方回声增强；B. 后方回声衰减。

二、甲状腺弥漫性病变图像解读

甲状腺弥漫性病变在超声图像上主要表现在大小、形态、对称性及内部回声与正常甲状腺不同。

（一）大小

甲状腺弥漫性病变往往伴有甲状腺肿大，正常甲状腺侧叶左右径和上下径个体差异较大，但甲状腺侧叶前后径个体差异小，侧叶前后径＞ 2.0cm 时，可诊断为甲状腺肿大（图 8-1-28）。

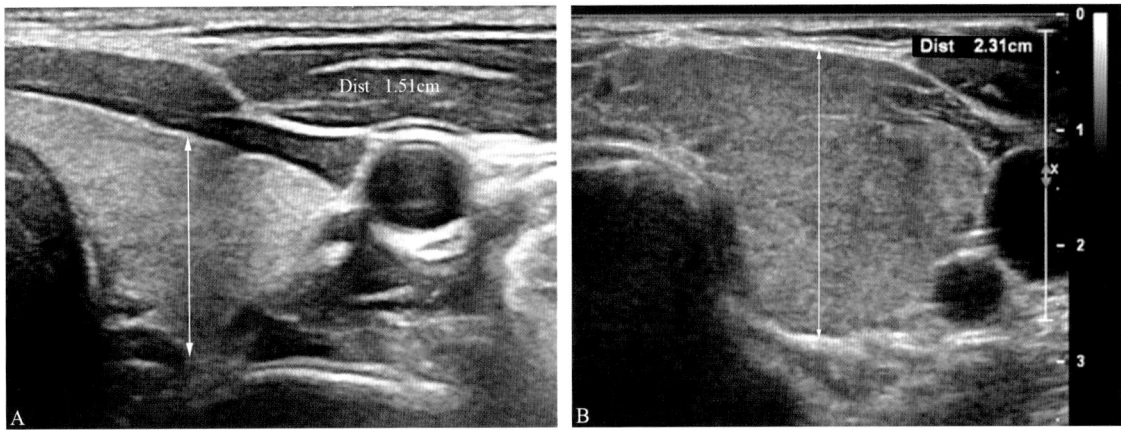

图 8-1-28　甲状腺大小

A. 灰阶超声：正常甲状腺左侧叶前后径 1.5cm；B. 灰阶超声：甲状腺弥漫性病变左侧叶前后径 2.3cm，体积增大。

（二）形态

甲状腺弥漫性病变侧叶形态分为正常和失常（图 8-1-29）。

（三）对称性

甲状腺弥漫性病变左右侧叶大小相等时，为左右侧叶对称；否则，左右侧叶不对称（图 8-1-30）。

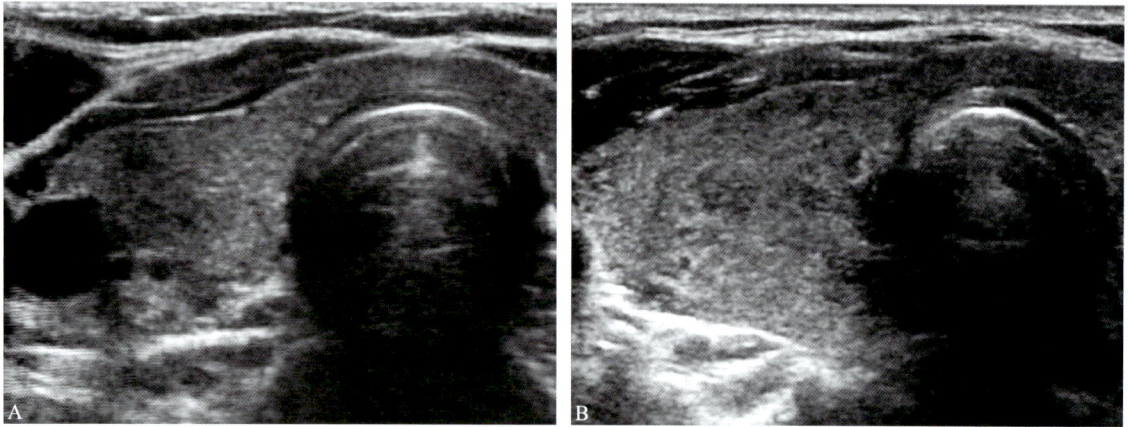

图 8-1-29 甲状腺形态

A. 灰阶超声：甲状腺弥漫性病变，右侧叶形态正常；B. 灰阶超声：甲状腺弥漫性病变，右侧叶形态失常。

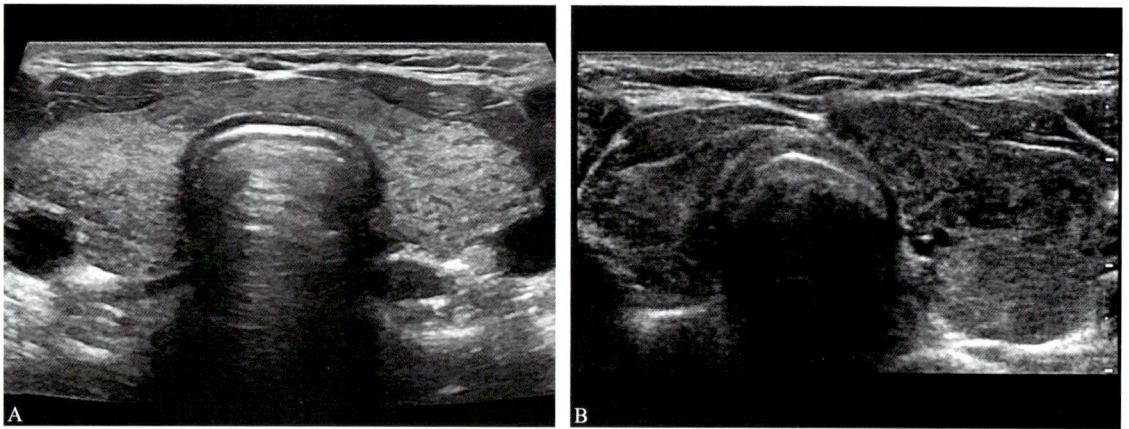

图 8-1-30 甲状腺对称性

A. 灰阶超声：甲状腺弥漫性病变，左右侧叶对称；B. 灰阶超声：甲状腺弥漫性病变，左右侧叶不对称。

（四）内部回声

大多数甲状腺弥漫性病变甲状腺内部回声增粗、不均匀，呈弥漫性低回声表现（图 8-1-31）。

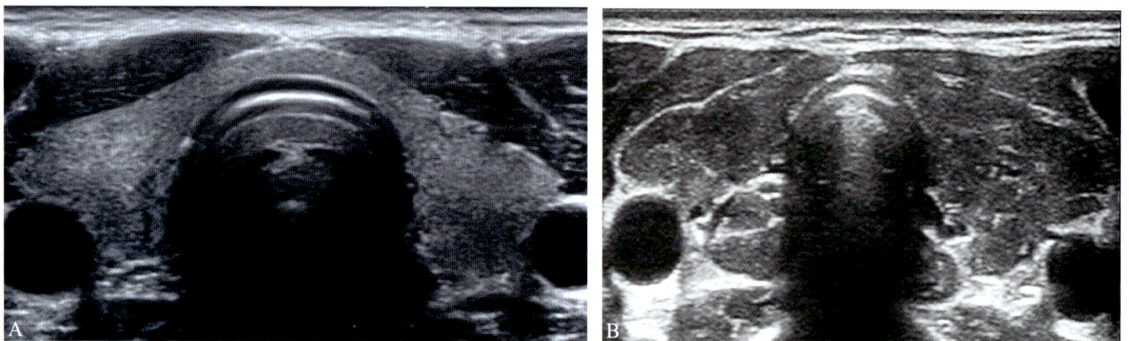

图 8-1-31 甲状腺内部回声

A. 灰阶超声：正常甲状腺内部回声中等、细密，分布均匀；B. 灰阶超声：甲状腺弥漫性病变内部回声增粗、呈网络状改变。

第二节　甲状腺彩色多普勒超声图像解读

一、甲状腺彩色多普勒血流成像超声图像解读

（一）甲状腺实质血流

甲状腺腺体内血流信号异常可提示甲状腺病变的发生，如甲状腺功能亢进的早期阶段，因甲状腺素分泌功能增强，甲状腺实质血流信号丰富。甲状腺功能减退的患者出现甲状腺功能代偿性增强时，可表现为甲状腺肿大、甲状腺腺体内血流信号丰富。桥本甲状腺炎可出现血流减少、增多或无明显变化等多种改变（图 8-2-1）。

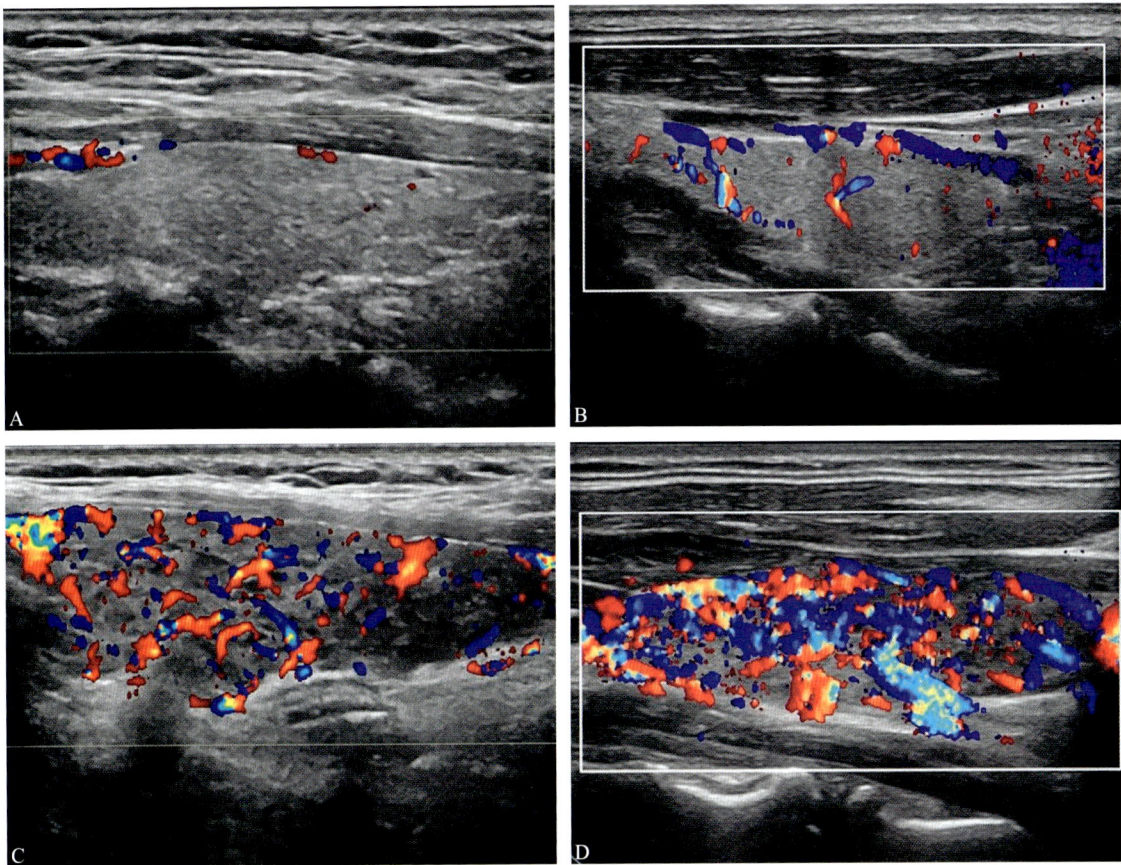

图 8-2-1　甲状腺腺体内血流信号分布
A. 血流信号减少；B. 血流信号正常；C. 血流信号增多；D. 血流信号丰富。

（二）甲状腺结节内血流信号

1. **血流信号分级**　CDFI 检测结节内部及周边血流信息，依据 Adler 半定量血流分级标准：0 级，结节内未发现血流信号；Ⅰ级，结节内少量血流信号，可见 1~2 个点状血流信号（通常血流信号直径＜1mm）；Ⅱ级，结节内中等量血流信号，可见一支主要血管或数支小血管；Ⅲ级，结节内血流丰富，可见≥4 支血管。

为方便临床评估，依据 Adler 血流分级，通常将血流信号的丰富程度，分为丰富血流（Adler Ⅱ、Ⅲ级）、稀疏血流（Adler Ⅰ级）和无血流（Adler 0 级）（图 8-2-2）。

2. **血管构筑形态**　根据结节内部及周边血管构筑形态，可分为无血流、以内部血流为主、以周边血流为主、内部及周边均可见血流等几种形态（图 8-2-2）。根据血流走行形态可分为规则分布、走行自然的血流或迂曲不规则的血流。

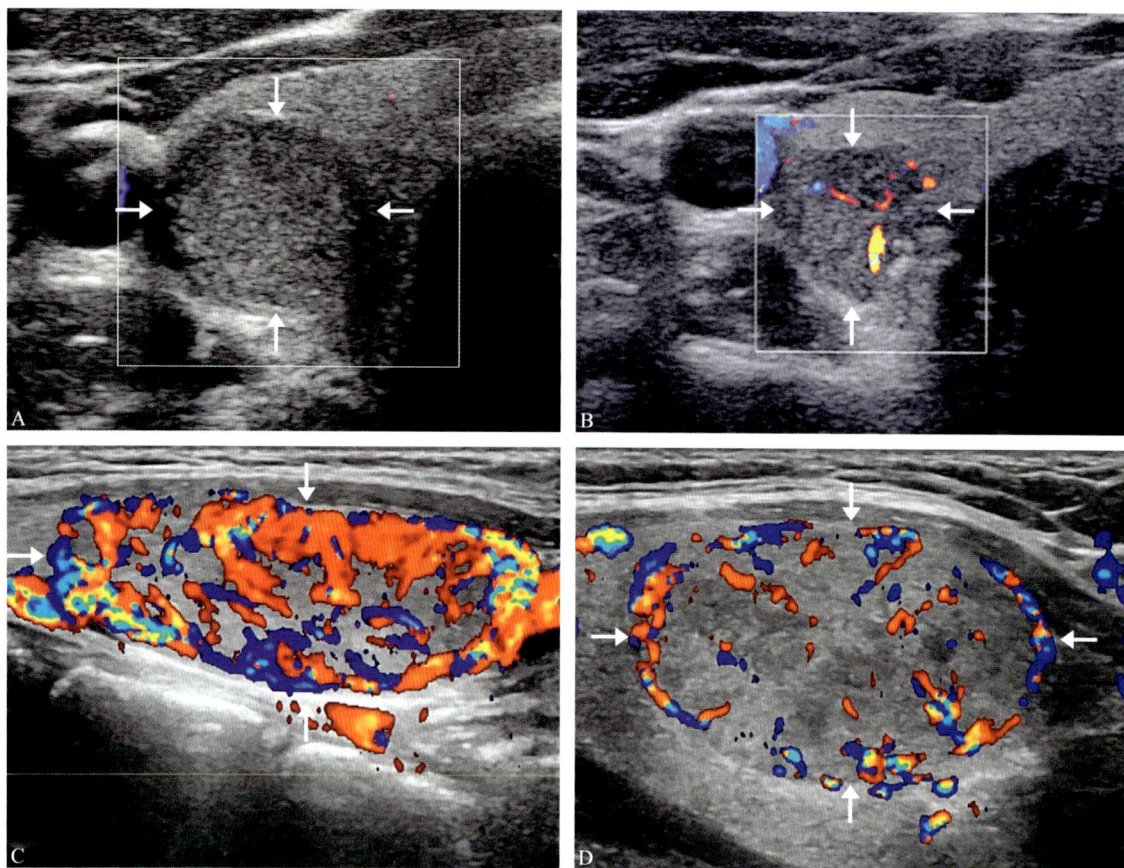

图 8-2-2 甲状腺结节内血流信号分布

A. 结节内无血流信号；B. 结节内中等量血流信号；C. 结节内见丰富血流信号；D. 结节周边见环状血流信号。

二、脉冲多普勒超声图像解读

临床工作中，定量测量甲状腺及甲状腺结节血流速度时，比较常用的血流参数有收缩期峰值流速（PSV）、舒张期末流速（EDV）、时间平均峰值速度、RI 和 PI。其中，PSV 和 EDV 可在频谱图中直接测出。时间平均峰值速度即血流速度 - 时间积分，指一个完整心动周期中受检血管取样容积的空间内最高血流速度的时间平均值（图 8-2-3，图 8-2-4）。

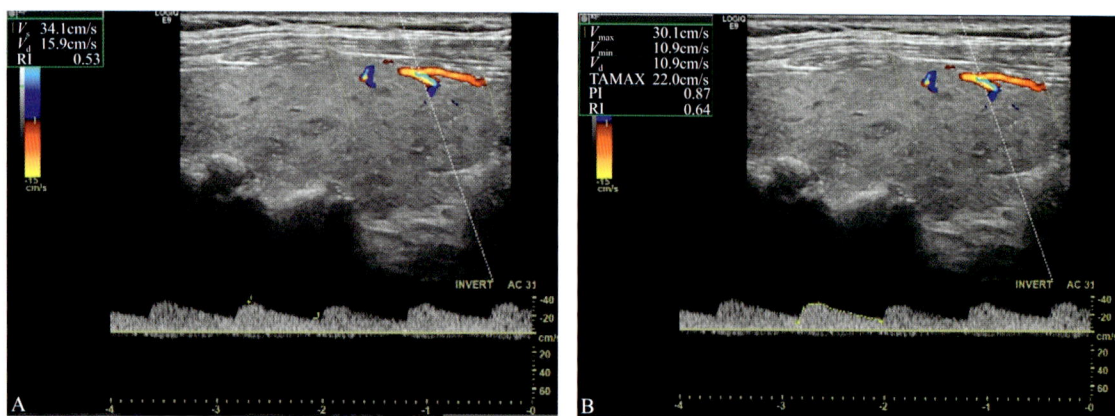

图 8-2-3 甲状腺上动脉的 RI 和 PI

A. RI 的测量：V_s，收缩期流速；V_d，舒张期末流速；RI，阻力指数；B. PI 的测量：V_{max}，最大流速；V_{min}，最小流速；V_d，舒张期末流速；TAMAX，时间平均峰值流速；PI，搏动指数。

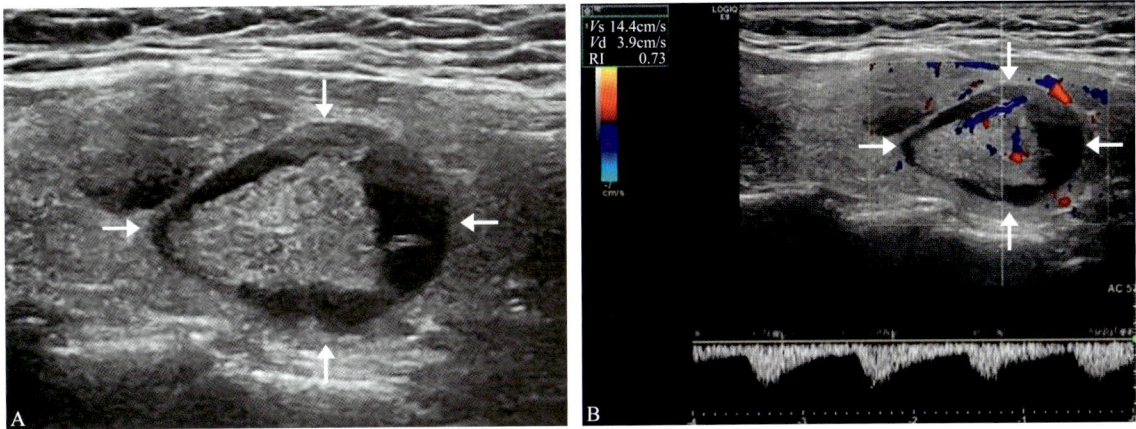

图 8-2-4　甲状腺结节内的血流频谱多普勒表现

A.甲状腺结节呈囊实混合性；B.实性部分可检测出动脉性血流频谱。

第三节　常见灰阶超声伪像

一、彗星尾征

彗星尾征是由强回声结构内部发生多重反射（multiple reflection）所致，可于甲状腺结节内潴留的胶质后方出现。彗星尾征多表现为小的强回声结构后方逐渐减弱的平行强回声，呈 V 形（图 8-3-1）。

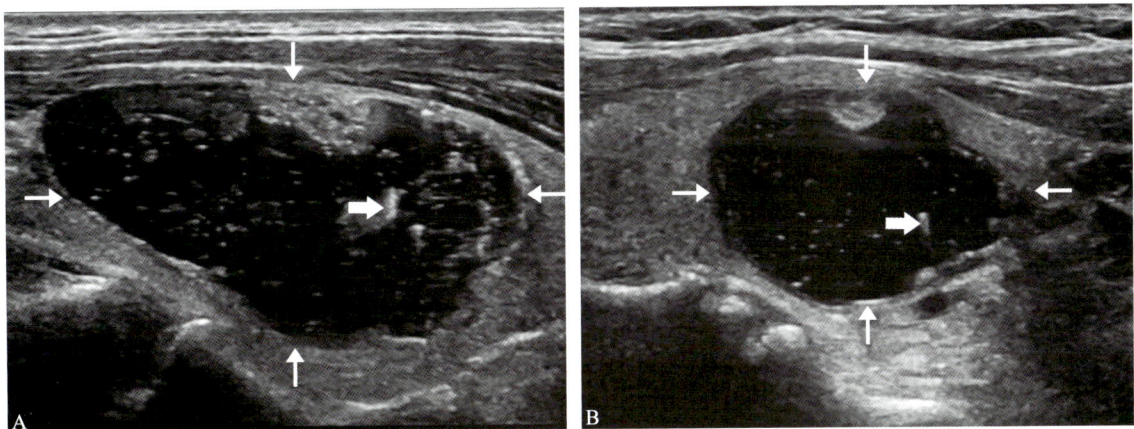

图 8-3-1　彗星尾征

A，B.点状强回声后方逐渐减弱的平行强回声。

二、侧壁回声失落

声束与界面角度很小或两者接近平行时，回声不能反射回探头，导致图像上病灶边缘回声缺失，常出现在光滑的囊肿侧壁或有包膜的肿瘤侧壁。

三、后方回声增强

回声增强常出现在囊肿、脓肿及其他均质病灶后方。病灶回声衰减较小，导致其后方回声强度高于周围同等深度组织的回声强度（图 8-3-2）。

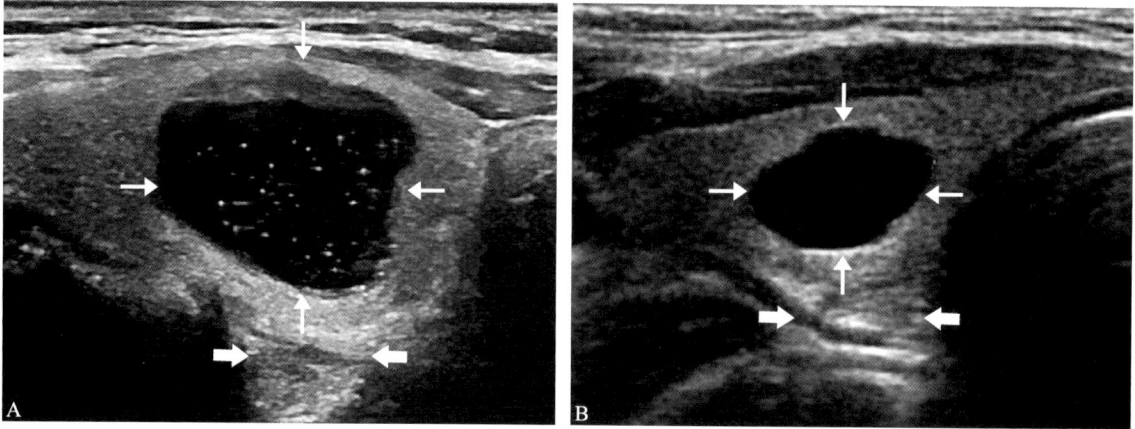

图 8-3-2　后方回声增强

A.甲状腺囊性结节（细箭头），后方回声增强（粗箭头）；B.甲状腺囊性结节（细箭头），后方回声增强（粗箭头）。

四、声影

声影常出现在气体、骨骼、结石、瘢痕的后方，表现为接近无回声的长条状区域（图 8-3-3）。

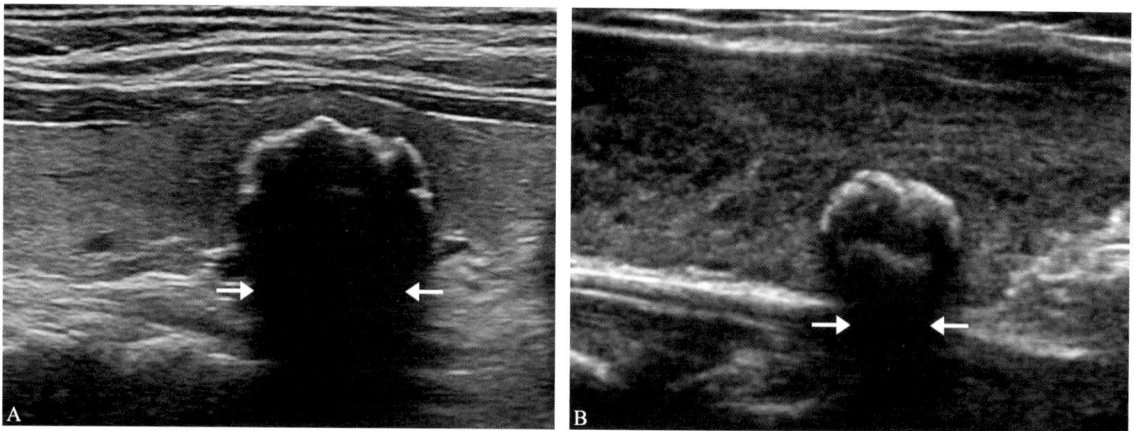

图 8-3-3　声影

A，B.甲状腺结节粗大钙化伴后方声影。

五、侧后折射声影

折射声影常出现在光滑的囊肿侧壁或球形病灶的两侧后方，表现为病灶两侧侧后方可见声影，即两条无回声结构，可向两侧逐渐展开，呈发散现象（图 8-3-4）。

六、部分容积效应

当感兴趣区小于声束宽度，病灶回声与周围组织回声相重叠，此时的超声图像不能反映出病灶的实际位置，常见于较小的病灶、较大的囊肿（图 8-3-5）。

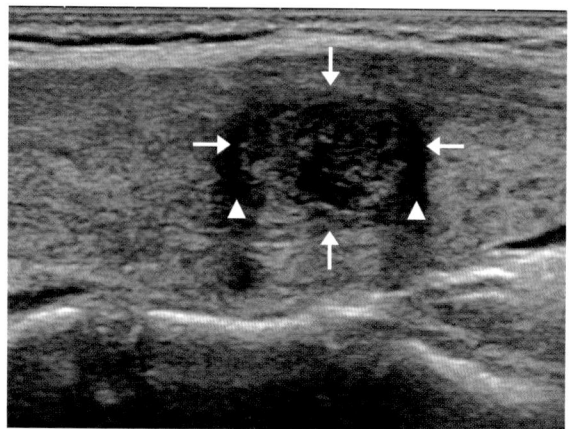

图 8-3-4　侧后折射声影

甲状腺结节的侧后折射声影（三角箭头）。

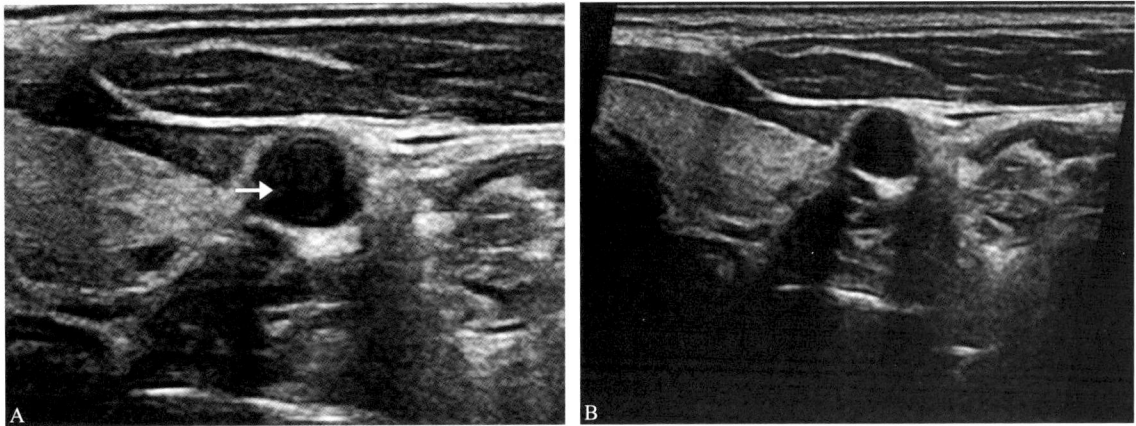

图 8-3-5　部分容积效应

A. 颈总动脉管腔内由于部分容积效应，出现了周围软组织结构回声（箭头）；B. 改变声束方向，颈总动脉管腔内呈无回声，部分容积效应消失。

七、旁瓣效应

声源所发射的声束具有一最大的主瓣，它一般处于声源的中心，其轴线与声源表面垂直，名为主瓣。主瓣周围具对称分布的数对小瓣，称旁瓣。来源于旁瓣的回声，表现为云雾状的弱回声，须注意与真正的病灶鉴别。

八、混响效应

声束垂直传播至平整的界面，声束在探头与界面之间来回反射，形成回声延续出现的现象为混响效应。混响效应常出现在囊性结构前壁等部位，易被误认为前壁增厚或肿瘤（图 8-3-6）。

九、镜面伪像

镜面伪像常发生于大而光滑的界面，如横隔、大血管管壁，其原理为声束遇到声阻差很大的界面时发生全反射，界面一侧的组织结构同时出现在对称的另一面（图 8-3-7）。

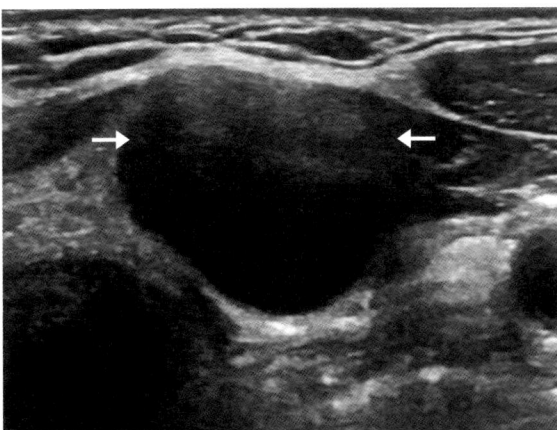

图 8-3-6　混响效应

甲状腺囊性结节前方出现混响效应（箭头）。

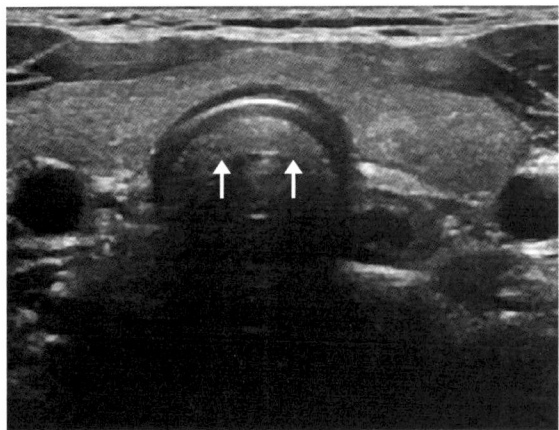

图 8-3-7　镜面伪像

气管软骨后方同时出现甲状腺峡部的伪像（箭头）。

第四节　常见彩色多普勒超声伪像

一、彩色血流信号外溢伪像

由于彩色多普勒超声增益过高或脉冲重复频率（PRF）设置过低，常引起彩色血流信号从血管腔内外溢的伪像（图 8-4-1）。彩色多普勒超声的血流敏感度高，但空间分辨力较差，使细小的动静脉血管在 CDFI 或 PDI 显示时，都失真地变成粗大的彩色血流信号——即彩色血流信号外溢伪像。因此，对于血管径线的测量应以血管的灰阶超声图像为依据。

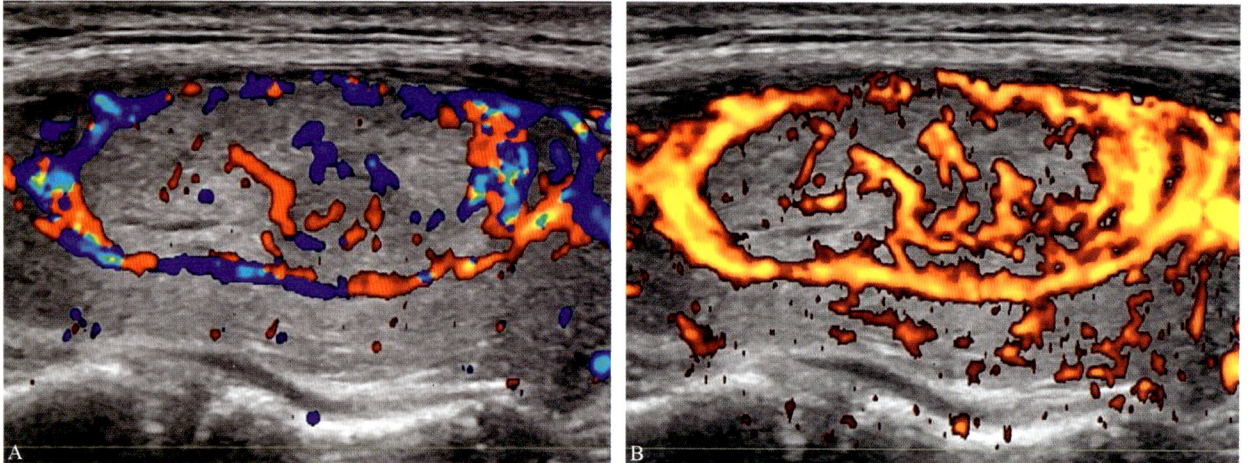

图 8-4-1　彩色血流信号外溢
A. 彩色多普勒超声成像；B. 能量多普勒超声成像。

二、彩色多普勒超声镜面伪像

彩色多普勒超声镜面伪像的产生条件与灰阶超声镜面伪像产生条件相似，即大反射性界面的存在（图 8-4-2）。出现镜面伪像时尝试侧动探头方向，镜面伪像可消失。

频谱多普勒超声的镜面伪像表现为基线上下呈完全对称的图形。当声束垂直于血流方向时，由于声束具有一定的宽度，在传播过程中向两侧对称扩散，探头在轴向声束的两侧接收到相反方向的血流信号，在频谱多普勒基线的上下出现对称的图形（图 8-4-3）。

三、混叠伪像

当被测血流速度达到 Nyquist 频率极限时出现混叠伪像（aliasing artifact），超过阈值部分的彩色血流信号发生反转，显示相反的血流信号。脉冲频谱多普勒测量时则表现为频谱上半部分反转至基线另外一侧（图 8-4-4）。通过调节基线位置可测量超过 Nyquist 频率极限的血流速度。

四、闪烁伪像

闪烁伪像（flash artifact）是由于心脏、大血管的搏动与呼吸运动、探头的移动，使得相邻的甲状腺结节内的囊性部分在彩色多普勒超声下被彩色信号填充（图 8-4-5）。

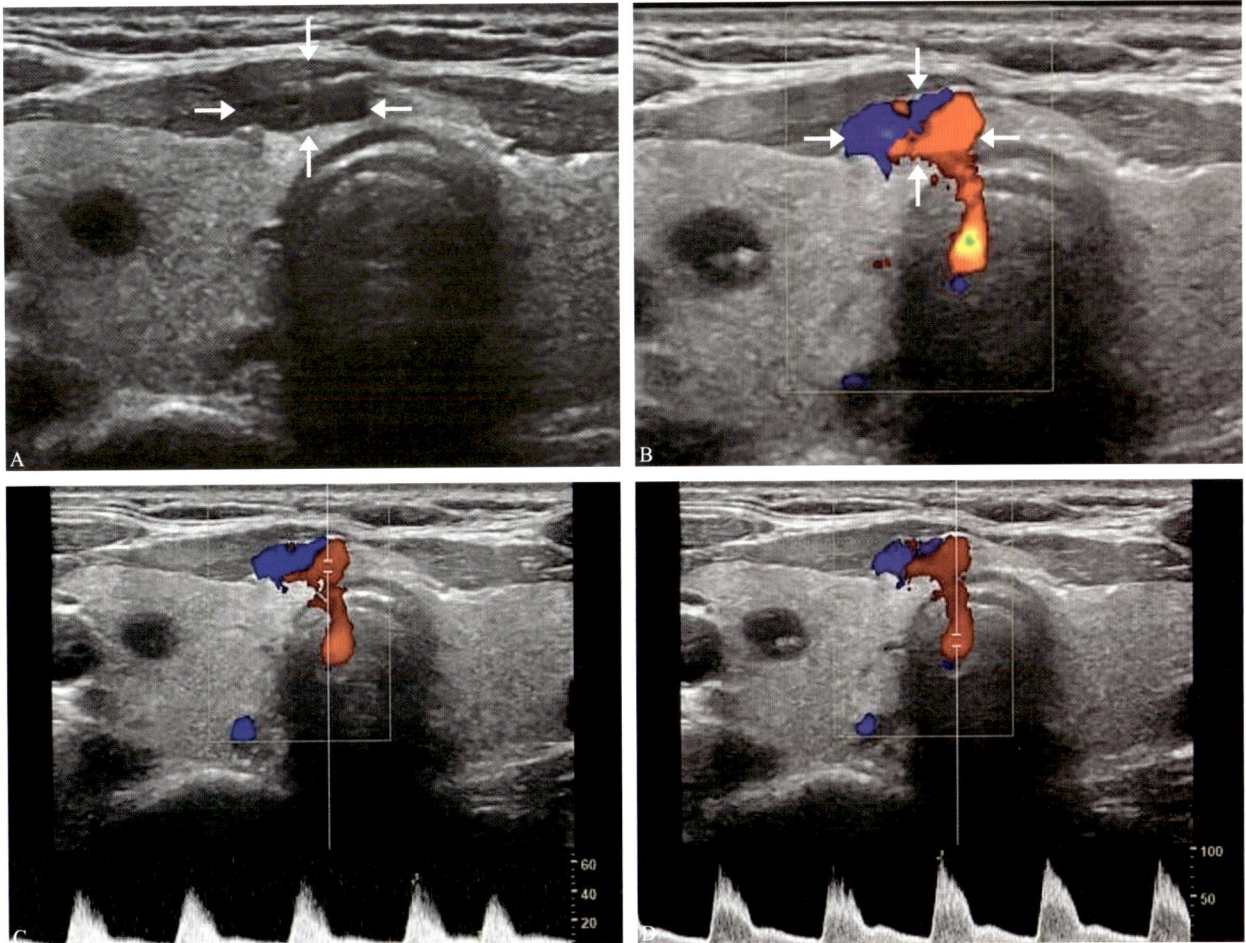

图 8-4-2　彩色多普勒超声镜面伪像

A.灰阶超声甲状腺峡部前方可见无回声区；B.彩色多普勒超声：无回声区内可见红蓝相间的血流信号，同时以气管为界，在气管腔内可见接近对称分布的血流信号，为镜面伪像；C.彩色多普勒超声：无回声区内可检测出高速血流信号；D.彩色多普勒超声：气管腔内的血流信号内也可检测出实际不存在的高速血流信号，为镜面伪像。

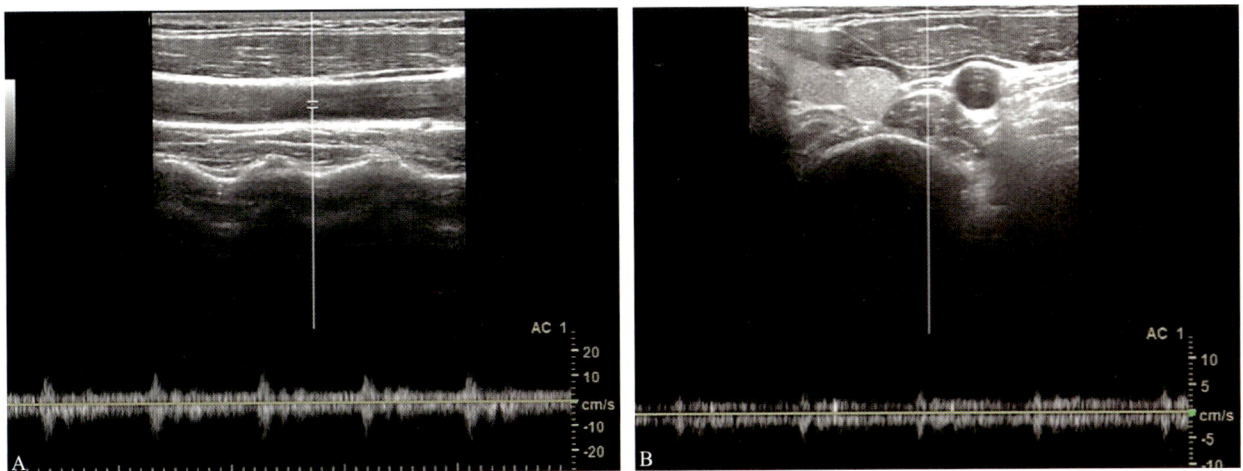

图 8-4-3　频谱多普勒镜面伪像

A.颈总动脉频谱多普勒镜面伪像；B.甲状腺下动脉频谱多普勒镜面伪像。

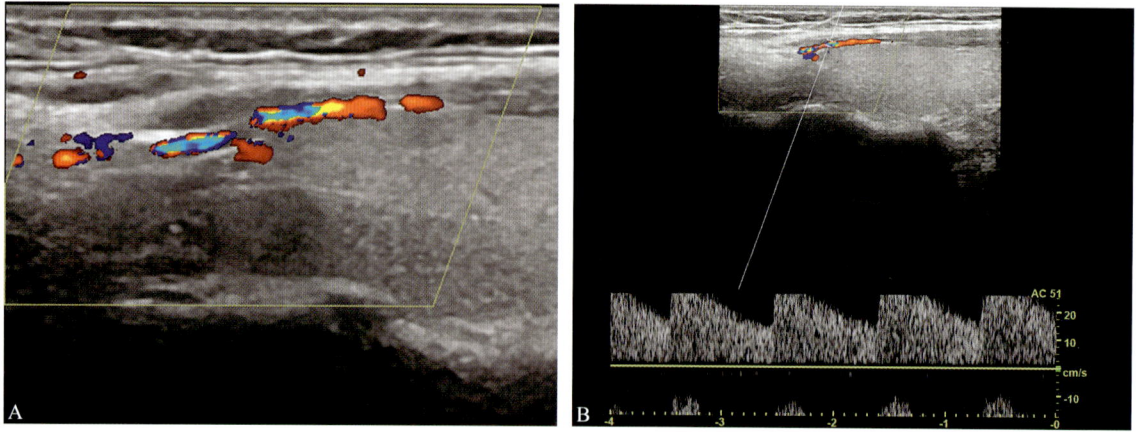

图 8-4-4　混叠伪像

A. 彩色多普勒混叠伪像；B. 频谱多普勒混叠伪像。

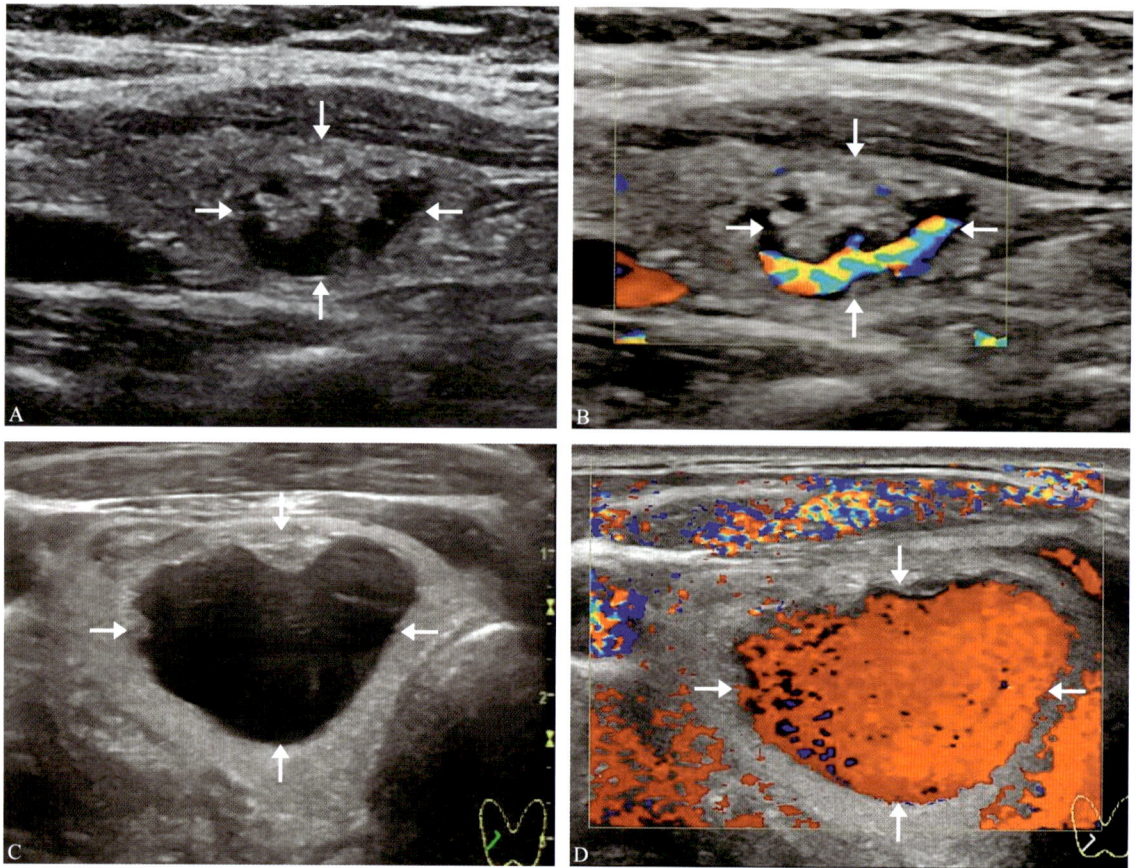

图 8-4-5　彩色闪烁伪像

A. 灰阶超声：甲状腺囊实混合性结节；B. 彩色多普勒超声：囊实混合性结节内的囊性部分出现彩色闪烁伪像；C. 灰阶超声：甲状腺囊实混合性结节；D. 甲状腺囊性结节内的彩色闪烁伪像。

五、快闪伪像

快闪伪像（twinkling artifact）主要发生在表面不光滑的强回声界面之后，尤其是表面呈结晶样、颗粒状的强回声界面，常见于结石、钙化、气体的后方（图 8-4-6）。

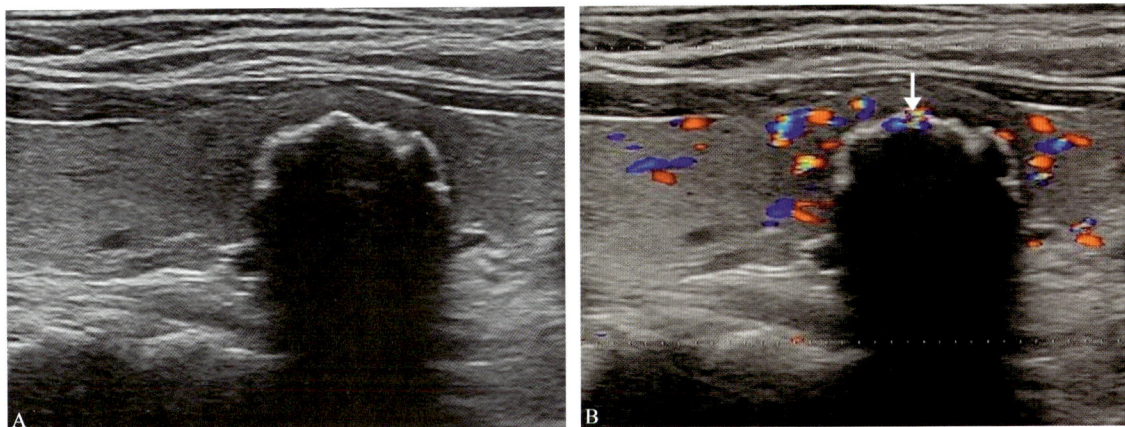

图 8-4-6 快闪伪像

A. 灰阶超声：甲状腺实性结节伴粗大钙化；B. 甲状腺钙化灶在 CDFI 下出现的快闪伪像（箭头）。

六、组织振动伪像

组织振动伪像（tissue vibration artifact）又称为彩色杂音伪像（color bruit artifact），是一种彩色多普勒超声伪像，通常由血管狭窄、动静脉瘘、动静脉短路等引起，导致血管周围无血流的地方出现血流信号（图 8-4-7，图 8-4-8）。

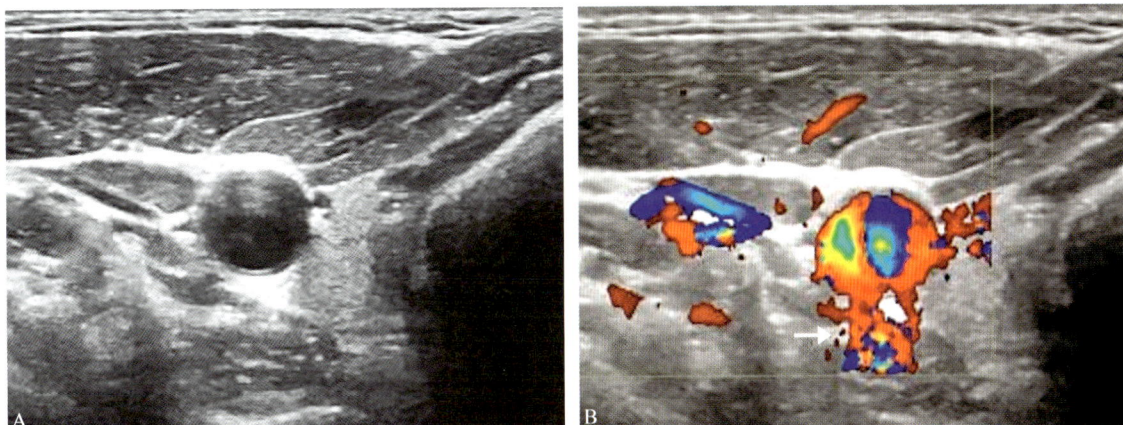

图 8-4-7 组织振动伪像

A. 灰阶超声：显示右侧颈总动脉横断面图像；B. 彩色多普勒超声：颈动脉后壁后方出现并不存在的血流信号，系由组织振动所致。

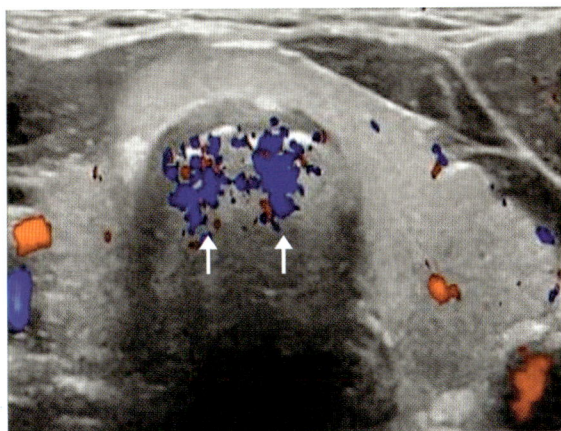

图 8-4-8 组织振动伪像

彩色多普勒超声：气管腔内呼吸时由于气体流动产生血流信号，也是一种组织振动伪像（箭头）。

第五节　甲状腺普通超声检查报告

甲状腺普通超声报告包含页眉和页脚、一般项目、超声描述、超声检查结论和落款（见附录）。

一、页眉和页脚

页眉和页脚一般包含就诊医院名称和标识（logo），例如 ×× 医院或者 ×× 大学附属 ×× 医院；同时包含"超声检查报告"等字样。

二、一般项目

1. 一般项目　受检者信息（姓名、性别、年龄）、申请科室、检查部位和项目、主诉及临床诊断、门诊号、住院号、病区和床号。
2. 超声医学科涉及内容有超声号、超声仪器型号、探头型号和频率、检查途径、检查体位等。

三、超声描述

超声描述主要内容如下：
1. 甲状腺整体情况　大小、形态、被膜、内部回声、腺体内血流信号。
2. 甲状腺结节　结节数目、位置、大小、形态、边界、边缘、回声、后方回声、结节是否突破甲状腺被膜、结节内部的血供情况。
3. 甲状腺周围结构　甲状腺结节与甲状腺周围结构的毗邻关系，如果为甲状腺恶性肿瘤，应描述是否有颈部淋巴结转移等。

四、超声检查结论

超声检查结论主要包括超声诊断及下一步的检查建议。超声诊断包括定位诊断（解剖位置）、定性诊断（物理性质）、甲状腺结节的风险分层（TI-RADS 分类）、可能的病因病理诊断及下一步建议（相关实验室检查、超声造影或其他影像检查、FNA 等）。

五、落款

落款包括超声医生签名和报告时间（由计算机报告系统自动生成），有时还需要记录者签名。
1. 签名应为字迹清晰的姓名全名，不得缩写或字迹潦草。
2. 报告发出后不可随意修改。

六、报告模板

报告模板见附录 5。

第九章
甲状腺三维超声成像

第一节 三维超声成像原理

三维超声成像（three-dimensional ultrasound imaging）技术是指按规律采集一组距离和角度恒定的二维图像，经计算机重建形成三维容积数据库，通过不同显示方式得到具有空间立体感的三维超声图像。三维超声成像技术首先由 Baum 等于 1961 年提出，随着计算机技术的进步而迅速发展，已成为二维超声检查的一种重要辅助及补充技术。三维超声成像一般分为静态三维成像（static 3D imaging）和动态三维成像（dynamic 3D imaging）两种，后者又称为四维超声。

三维超声成像的关键步骤分为 3 部分：①三维数据采集；②三维图像重建；③三维图像显示。

一、三维数据采集

三维数据采集是指应用各种方法围绕感兴趣区进行不同水平、不同部位、不同角度的二维超声扫查，采集二维图像及该图像的相关位置信息。

三维数据采集方式包括自由臂式和非自由臂式。

自由臂式为附加一个传感器在超声探头上，医师手持探头在受检者感兴趣区对应的体表移动探头，获得一组按一定规律排列的二维超声图像及图像的位置信息。

非自由臂式三维数据采集需使用三维容积探头，通过机械或电子学方法获得三维数据。

（一）机械驱动扫查式

探头内置大量晶片及可驱动晶片做平行、扇形或环形扫查的机械驱动装置，此种探头即为三维容积探头（图 9-1-1）。目前已有的三维容积探头包括高频线阵容积探头、腹部凸阵容积探头、相控阵容积探头及腔内微凸容积探头。

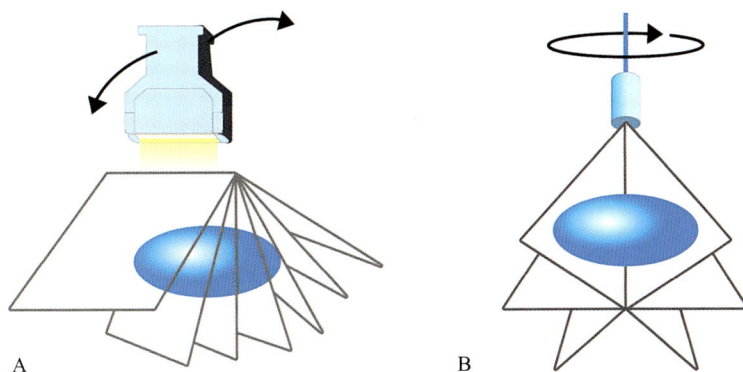

图 9-1-1 机械式驱动扫查示意图

A. 摆动式；B. 旋转式。

（二）电子式

电子矩阵探头可行实时三维成像。实时三维电子矩阵探头（electronic xMatrix probe）是目前市场上主要的三维容积探头。探头内多达 46 000 个电子阵元组成的晶片以矩阵排列，晶片在矩阵排列的阵元基础上发射并接收金字塔形的三维图像数据，从而实现三维声束的立体发射和立体接收。

二、三维图像重建

三维重建即通过计算机处理一组数字化的二维图像以获得三维图像，有两种重建方式：三维表面模式和体元模式。

三维表面模式主要通过手工或者计算机勾勒出感兴趣区，将其与邻近的结构分开，从而显示感兴趣区的边界轮廓，但其对感兴趣区细微解剖结构及灰阶特征显示不佳。

在体元模式中，三维立体数据由一定数目、按相应空间位置依次排列的小立方体构成，其中每个小立方体称为"体元"，它是像素在三维空间中的延伸。每个体元相对应的值（即组织的灰阶、血流信息及空间位置信息）则称为"体元值"或"体元容积"，它可决定一个体元是否属于感兴趣区的一部分。三维体元模式能对一系列二维图像中所有组织灰阶信息进行重建，能显示感兴趣区的细微解剖结构特征、灰阶特征及其与周围结构的空间毗邻关系，并可用于感兴趣区的容积测量。

三、三维图像显示

目前三维图像大多采用混合模式显示，即针对三维立体数据的灰阶信息和/或血流信息（包括彩色多普勒信号及能量多普勒信号等），采取透明、表面模式相互组合的方式进行显示，或者联合应用四维成像技术等，从而出现了一些特殊的显示模式，使图像重建效果更佳。在此，以 GE 公司的三维成像为例来介绍常用的三维成像模式。

三维成像渲染模式

1. **多平面重建模式**（multiplanar）　显示感兴趣区三个相互垂直平面的回声特征，即结节的横断面、纵断面及冠状面形态、边界、内部回声、有无钙化或液化、声晕、后方回声、与周围结构的关系等，同时可以测量结节三个平面的最大径线值（图 9-1-2）。

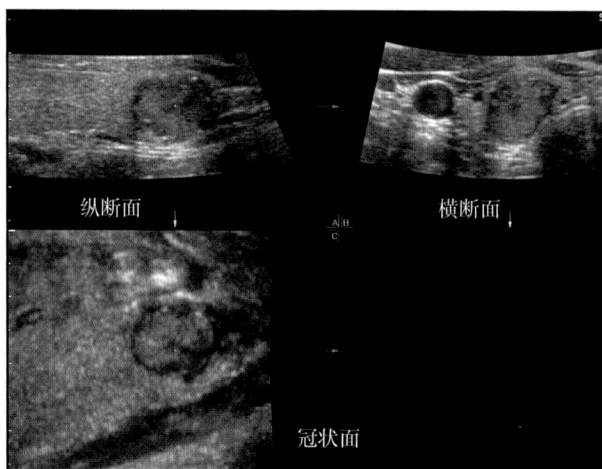

图 9-1-2　多平面重建模式

同时显示甲状腺右侧叶下极结节纵断面、横断面及冠状面。

2．**表面显示模式**（surface display，SD）　主要用于观察表面被无回声区或相对回声较低组织包绕的结构，可以更加立体地观察结节，了解结节完整的信息，例如可以观察囊性结节的囊壁、有无附壁结节、胶质潴留等情况（图 9-1-3）。

3．**最大模式**（Max）　凸显强回声感兴趣区，适合于观察人体内骨、钙化、金属异物、实质性脏器内强回声等结构（图 9-1-4）；X 线模式则可综合显示感兴趣区内强弱不等的回声信息，其效果类似于 X 线平片。

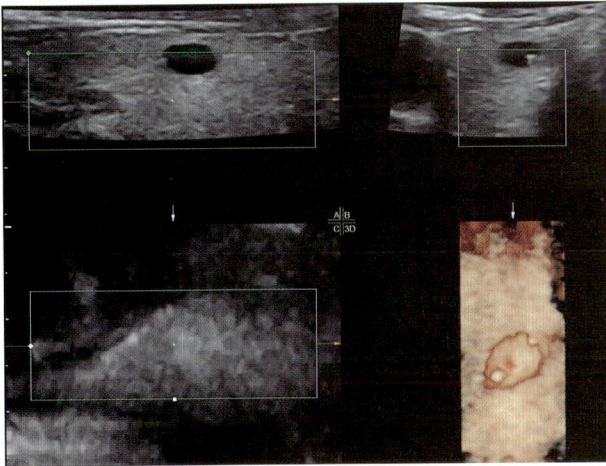

图 9-1-3　表面显示模式

甲状腺囊性结节采用表面成像显示，更加立体地观察囊壁及囊内的胶质潴留。

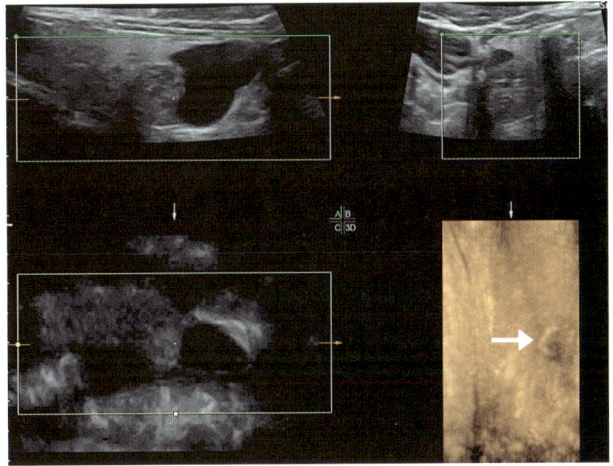

图 9-1-4　最大模式

甲状腺结节三维成像经过最大模式处理，凸显结节内强回声结构（箭头）。

4．**最小模式**（Min）　凸显低回声感兴趣区，适合于观察人体内血管及液性无回声或低回声结构（图 9-1-5）。

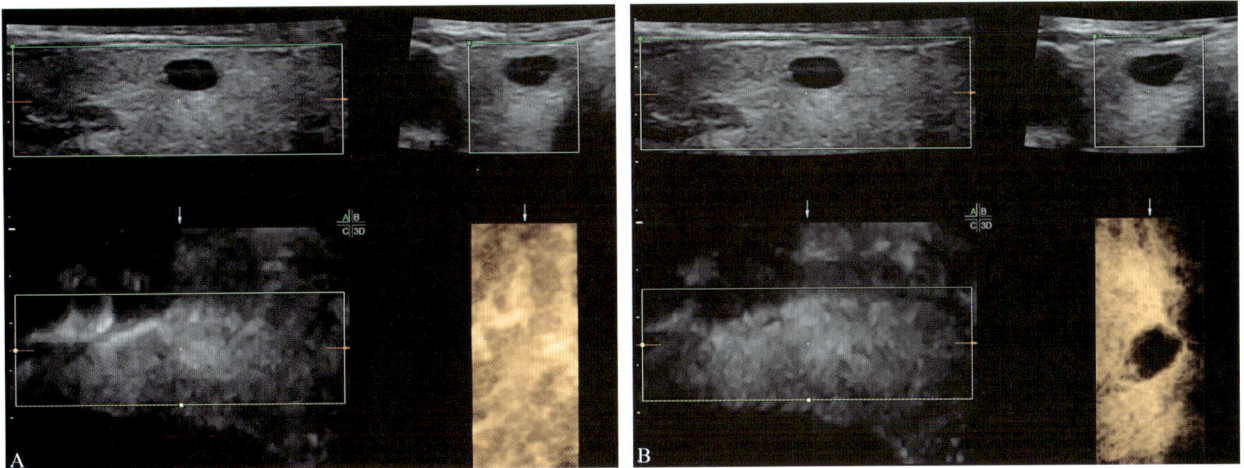

图 9-1-5　表面模式和最小模式

A.表面模式：甲状腺囊性结节未显示；B.最小模式：凸显甲状腺内的囊性结节。

5．**透明显示模式**（transparent display）　即轮廓剪影（silhouette），为显示实质性脏器内部结构的三维成像模式。该模式通过强化边缘方式以凸显感兴趣区与周围结构的空间位置关系（图 9-1-6）。它主要通过透明算法实现三维重建，不同的算法会产生不同的透明显示效果。

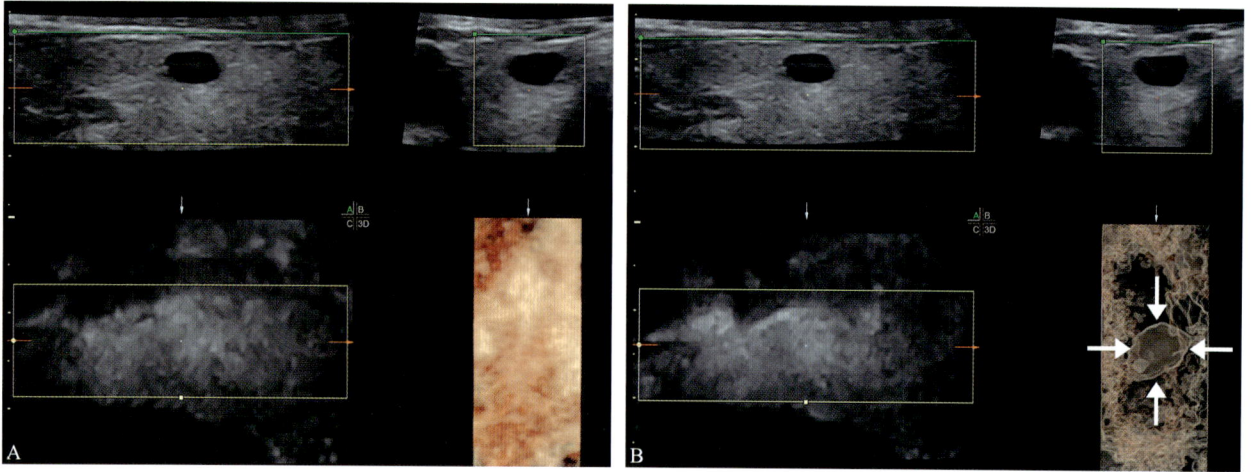

图 9-1-6　表面模式和透明模式

A. 表面模式：甲状腺内囊性结节未显示；B. 透明模式：显示甲状腺囊性结节（箭头）及其内部结构的边界。

6. 反转显示模式（inversion mode rendering）　可抑制感兴趣区回声较高组织的信息，重建回声较低组织的立体结构，以高回声进行显示，反之亦然（图 9-1-7）。其适用于显示周围回声较高的低回声区，或显示结节中的液性成分。反转模式在最小透明模式的基础上，将信息色彩反转，可使无回声结构显示为高回声，将正常情况下实性回声的结构，如骨骼等通过灰阶反转变为无回声。

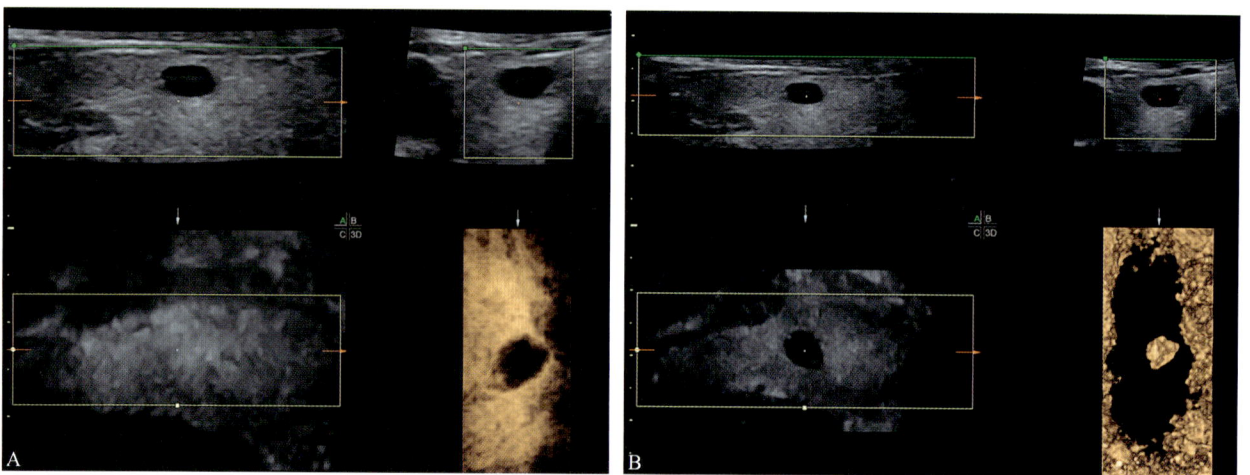

图 9-1-7　最小模式和反转模式

A. 最小模式：显示甲状腺囊性结节，呈无回声；B. 反转模式：无回声的甲状腺囊性结节反转显示为高回声，周边甲状腺实质为无回声，立体显示囊性结节与周围甲状腺组织的边界特征。

7. 龛影成像（niche view）　通过切掉一部分或移走部分感兴趣区周围的结构，显示感兴趣区内部三个相互垂直的 A、B 和 C 平面的回声特征，主要用于观察组织器官的内部回声，确定结节位置及其与周围结构的关系，还可进一步观察结节与气管、甲状腺被膜的关系（图 9-1-8）。

8. 容积对比成像（volume contrast imaging，VCI）　显示以混合模式重建后的一定厚度层面内组织的平均（综合）灰度值，明显增加图像的线密度及像素密度，提高图像的对比分辨率及信噪比（图 9-1-9），尤其有助于对结节形态、边界、内部无回声或强回声结构等的观察。VCI 通过增强相似结构的组织对比度，显示感兴趣区的边缘及内部结构。

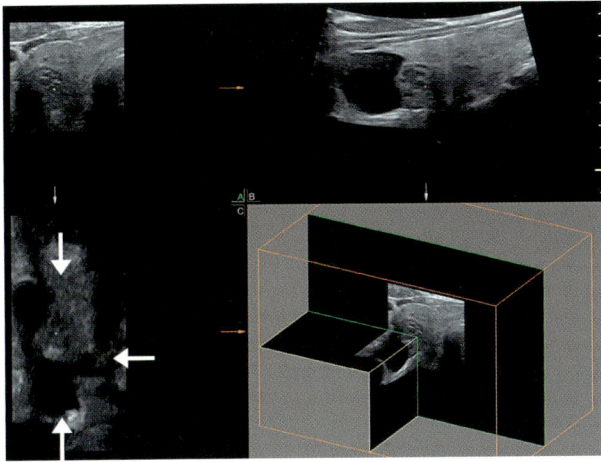

图 9-1-8 龛影成像

显示感兴趣区内部三个相互垂直平面的回声特征。

9. **血管三维显示模式**（vessel 3-D display，V3-DD） 显示血管的空间形态，观察血管起源、血流丰富程度、血管走行及与病灶的空间关系等，还可反映组织或器官的血供状况，从而弥补了二维超声通过某些切面评估血流灌注的缺陷（图 9-1-10）。

血管三维超声检查时需将显示区内的二维灰阶图像增益降至最低，仅显示"纯净"的血流图，同时调节至适当的脉冲重复频率和增益，避免血流信号外溢、杂波的发生及血流信号的丢失，增强微小血管的显示。

10. **玻璃体成像**（glass-body rendering） 是一种特殊的透明显示模式，将组织回声做毛玻璃化处理，可更形象地观察结节与周围血管的空间结构关系，区分结节内外血管，辨别结节内血流分布以中央型或以周边型为主（图 9-1-11）。

11. **超声断层成像**（tomographic ultrasound imaging，TUI） 是以任一平面为剖视面，将感兴趣区的立体图像按一定间距进行切割，同时显示一系列平行连续的二维灰阶图像，达到与 CT 类似的效果，可逐层、连续地多角度、多方位地对感兴趣区进行细致观察（图 9-1-12）。

12. **自由解剖成像模式** 通过手动画线，从任意方向或角度切割容积数据，获取任意非正交平面，实现了对目标结构任意方向的自由解剖观察，可显示 TUI 方法不能获得的曲线平面，改善了对目标结构单一角度观察的局限性（图 9-1-13）。该成像模式不仅可单独使用，还可与容积对比成像（volume contrast imaging，VCI）等多种技术联合应用诊断。

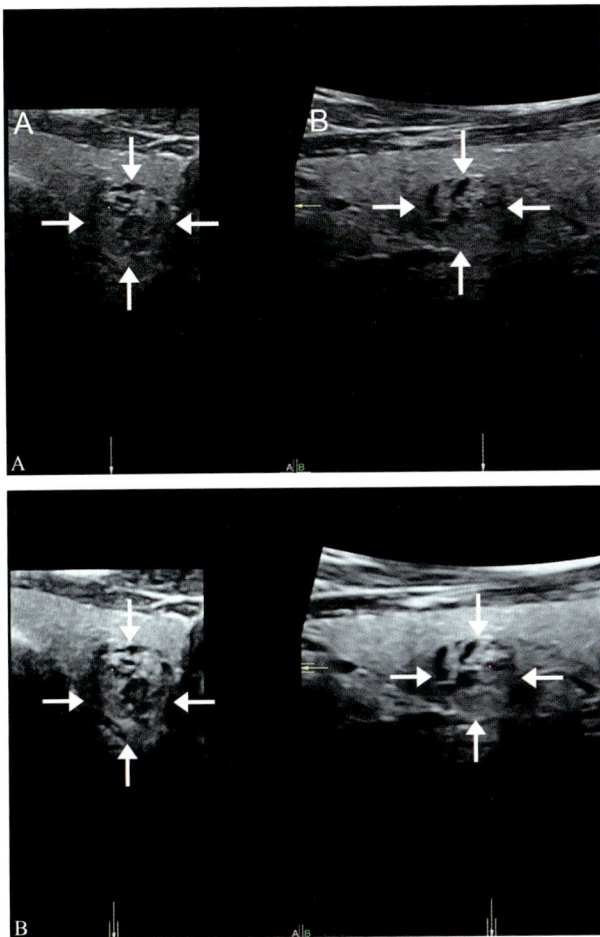

图 9-1-9 VCI 模式

A. 多平面模式：显示结节的 A 平面和 B 平面；B. 多平面模式 +VCI，层面厚度为 1mm，组织对比度明显提高。

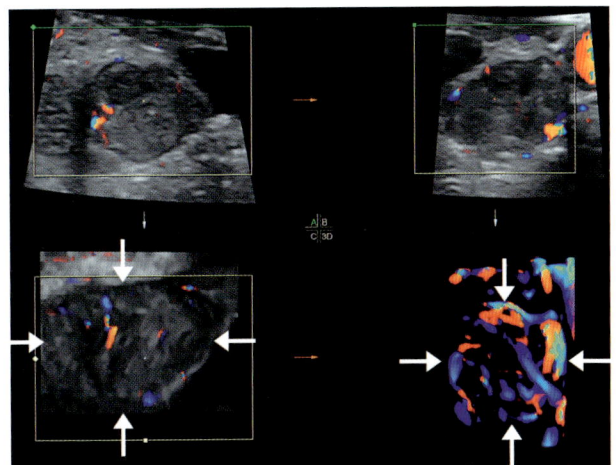

图 9-1-10 三维血流成像

立体显示结节内部及周围血流信号。

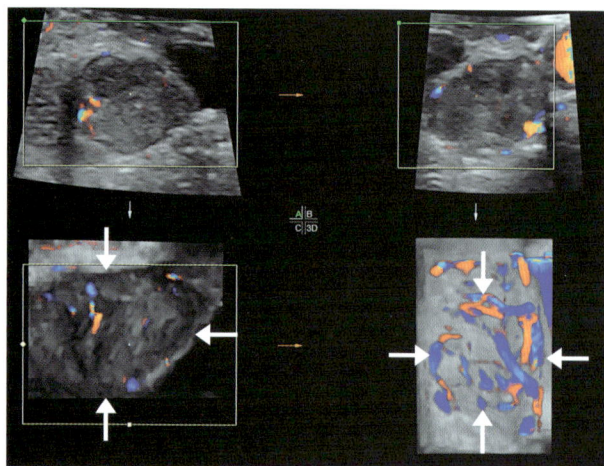

图 9-1-11　玻璃体成像

立体显示毛玻璃化的组织回声、结节内部及周围血流信号。

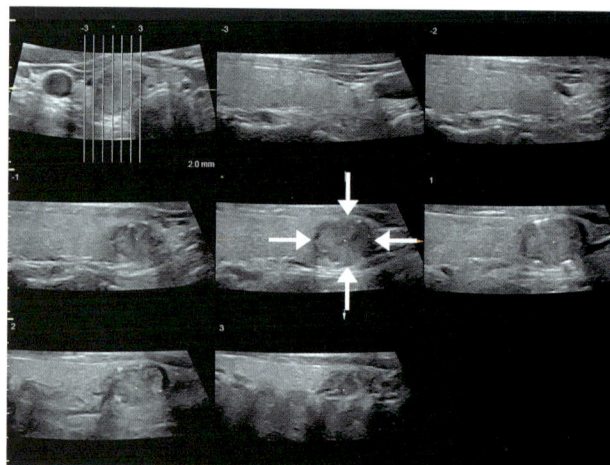

图 9-1-12　超声断层成像

显示甲状腺结节纵断面一系列平行连续的二维断面图像，格式 3×3，层距 0.2cm，逐层观察及分析。

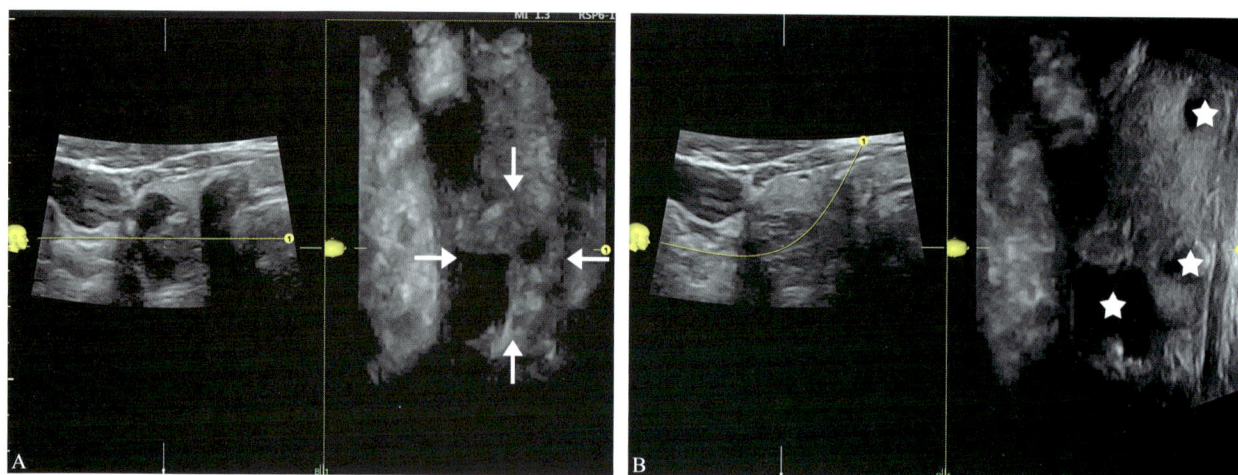

图 9-1-13　自由解剖成像模式

A. 选定一条直线，可以观察到直线上 1 个结节的冠状面情况（箭头）；B. 选定一条曲线，可以观察到曲线上 3 个结节的冠状面情况（星号）。

四、定量测量

（一）虚拟器官计算机辅助分析

虚拟器官计算机辅助分析（virtual organ computer-aided analysis，VOCAL）可通过图像的任一平面绕一固定轴旋转 180° 后，每旋转一定角度（30°、15°、9°、6°）自动或手动定义每一平面中感兴趣区的二维轮廓，由此确定感兴趣区的立体模拟结构。角度越小，立体结构显示越精确，但操作过程较烦琐。该技术不仅可显示任何形态的组织器官外形特征，并且可较精确地测量其体积，为不规则形结构的体积估计提供了很好的手段（图 9-1-14）。

（二）血流的定量测量

血流的定量测量（quantitation determination of flow，QDF）应用特定软件（如虚拟器官计算机辅助分析中的三维能量直方图等）定量测量感兴趣区的血流百分比及血流参数，包括血管指数

（vascularization index，VI）、血流指数（flow index，FI）以及血管血流指数（vascularization flow index，VFI）（图 9-1-15）。

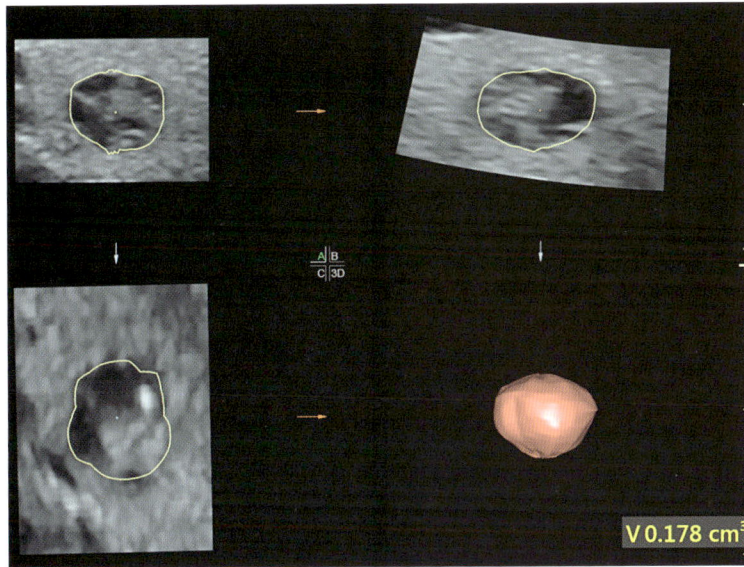

图 9-1-14　虚拟器官计算机辅助分析

描记每一平面中图像的二维轮廓，显示感兴趣区的立体模拟结构，同时测量结节体积。

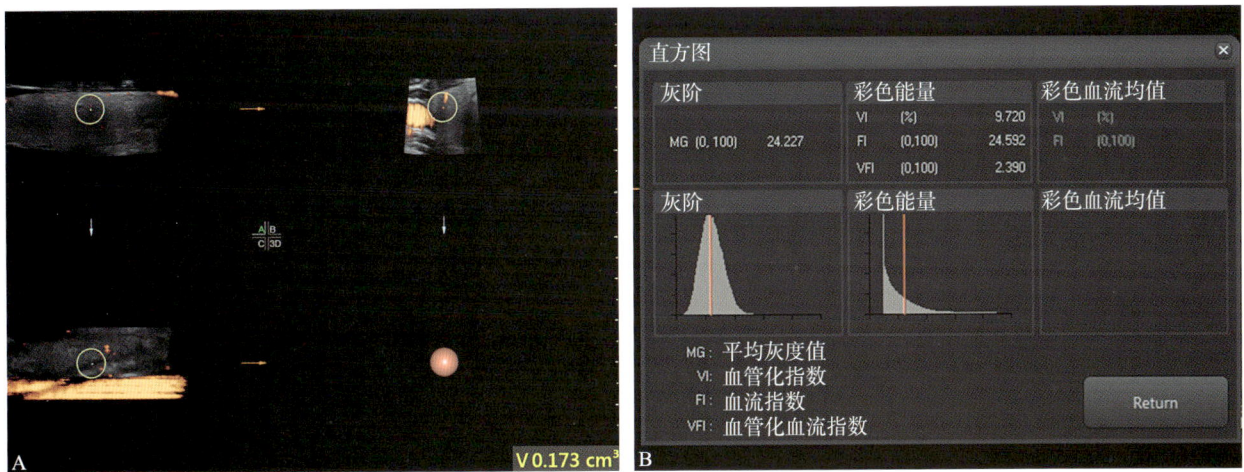

图 9-1-15　VOCAL 和 QDF

A. 显示感兴趣区的模拟立体结构并计算容积；B. 定量测量感兴趣区的血流参数：VI、FI 和 VFI。

VI= 彩色体元 /（总体元 – 背景体元），表示感兴趣容积内血流信号所占比例；FI= 加权彩色体元 / 彩色体元，表示感兴趣容积内血流信号的平均强度，反映了三维扫查的瞬间通过的血细胞数量；VFI= 加权彩色体元 /（总体元 – 背景体元），表示感兴趣容积内加权的彩色值，结合了血管数量与血流信息。

研究表明，这些参数与生理或病理情况下的血管生成情况相关性较好，可用于肿瘤良恶性的鉴别、病灶血流灌注状态、治疗前后的评价及预后的评估等。

第二节 甲状腺三维超声检查方法

（一）仪器与探头

具有三维成像功能的超声仪器，探头为容积高频探头，频率 ≥ 7.5MHz。

（二）检查前准备

检查前需充分暴露颈部。

（三）检查方法

1. **二维超声** 了解整个甲状腺和甲状腺周围组织的一般情况，明确有无甲状腺结节，观察结节位置、大小、回声、血流、有无钙化及活动情况；根据实际情况调节仪器条件：如深度、增益、焦点数目、焦点位置、频率等，以清晰、全面地显示甲状腺、甲状腺结节及其邻近组织。

2. **三维超声** 选定感兴趣区，评估感兴趣区的空间范围，确定容积框位置、大小及容积扫描角度，根据感兴趣区的回声和运动特征，调整三维扫查质量。初始的二维图像为容积扫描的中央层面，在灰阶、彩色多普勒或能量多普勒模式（PDI）基础上，启动三维超声采集三维容积数据。

三维数据采集结束后，屏幕上即显示三个相互垂直的平面（即呈三正交平面显示）。根据所需观察内容及组织器官的回声特征选择恰当模式后即可显示三维图像，其中亦可对图像进行一定的后处理，进一步改善三维图像成像效果（图 9-2-1）。

三维图像重建完成后，即可绕任何一个轴（X、Y 和 Z 轴）旋转或平移改变感兴趣区的剖视面或容积体，亦可采用动态三维超声显示，从而进行不同角度、多切面、连续性观察，或进行大小、容积、血流参数的定量测量。

应用各种不同的显示模式或混合模式对某一容积体的表面形态、内部结构及其与周边结构的空间关系等进行观察。

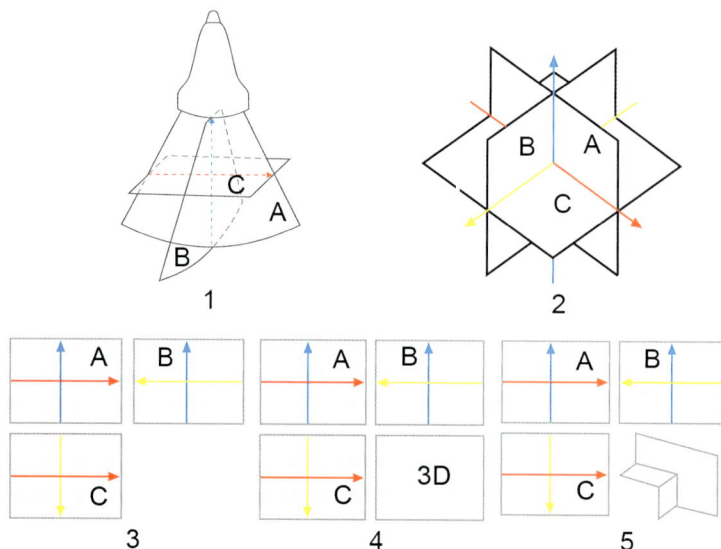

图 9-2-1 三维可视化示意图

1. 三维扫查初始位置；2. 三个正交平面，分别用 A，B，C 表示；3. 三维多平面显示，分别用 A，B，C 表示；4. 三维重建，3D：三维；5. 三维龛影显示。

（四）注意事项

1. 由于三维超声的接触面、扫查角度有限，一般不能显示整个甲状腺腺体。因此，大多数情况下一次扫查只能对甲状腺一侧叶进行三维重建成像。

2. 三维灰阶超声检查时，仪器调节在保证二维图像质量的前提下，以能够突出感兴趣区的特征为原则。

3. 较小的容积框和扫描角度可以减少采集时间，从而减少呼吸及颈动脉搏动等导致的伪像。

4. 扫查时涂以适量的耦合剂，同时需嘱患者屏住呼吸、不要吞咽，以避免图像缺损、避免呼吸或颈部运动所致的运动伪像。

5. 甲状腺及其附属血管位置表浅，探头加压可能导致血流信号的失真，影响扫查质量。因此，手持探头应保持稳定，减少对探头的压力。

6. 三维容积自动测量甲状腺体积时，可通过调节灰阶增益以增加甲状腺与周围组织的回声差异。选择适当的图像采集质量及图像采集速度，以减少呼吸及颈动脉搏动等影响导致的体积测量误差。

若甲状腺体积过大时，可选用腹部凸阵容积探头进行三维图像采集，或者分两次采集图像，后者重建后以某一特定断面为界，并去除两次采集时的重叠部分。

第三节　甲状腺三维成像图像调节

自动容积扫查是三维成像主要的图像采集方法。该法是应用三维容积探头进行扫查，扫查时操作者无须摆动或移动探头，启动三维图像采集后，机器通过内置的三维重建软件即可获得三维立体图像。该法简化了三维图像的采集过程，定位准确，图像采集稳定均匀，速度较快，不易受操作者手法及环境因素干扰，具体步骤如下：

1. 调节感兴趣区容积取样框的位置或大小。

2. 调节容积角度，容积扫描角度可根据甲状腺或结节大小进行调整，范围 5°~29°，如甲状腺或结节较大，可将角度增大，反之亦然。

3. 优化容积图像

（1）选择三维图像观察方向。

（2）编辑感兴趣区：调节感兴趣区的位置、大小或观察方向（曲线的调节）。

（3）选择渲染成像模式，再选择混合比例。

（4）调节图像参数：例如调节三维灰阶色度图、切片厚度，可改变三维图像立体感强弱；适当调节灰度阈值、透明度则可使三维图像细腻清晰。

（5）平移、旋转图像：先选择参考平面，旋动 X 轴使图像上下旋转，旋动 Y 轴使图像左右旋转，旋转 Z 轴使图像围绕中心点旋转，旋动平移键使图像前后平移。

（6）进行图像剪切："Magicut 操作"利用电子学方法去除"三维伪像"或者移去三维图像中遮蔽结构，可充分暴露病灶。

第四节　正常甲状腺三维超声成像

一、甲状腺实质三维成像

甲状腺实质三维成像可较清楚地显示整个甲状腺或甲状腺单侧叶的形态、内部回声及周围毗邻结构（图 9-4-1）。

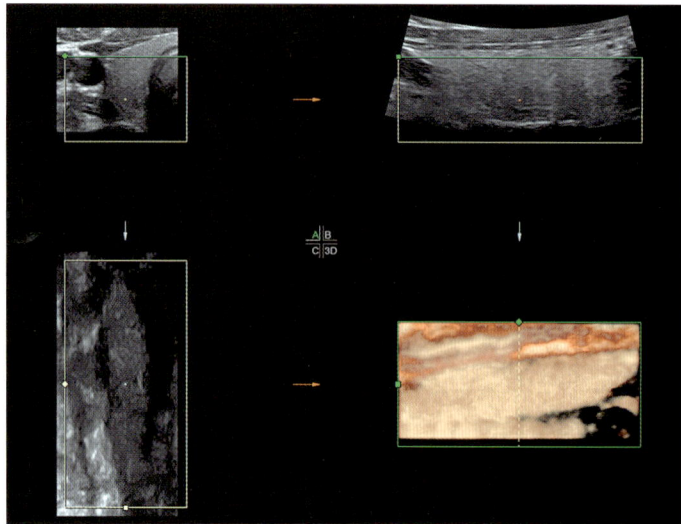

图 9-4-1　甲状腺右侧叶实质三维表面显示模式

二、甲状腺血管的三维成像

甲状腺血管的三维成像可立体显示甲状腺主要附属支血管（甲状腺上、下动静脉）和甲状腺实质内血管的走行情况，可以观察甲状腺主要附属支血管的起源、位置及其与甲状腺和周围结构的空间位置关系，以及甲状腺实质内血管的丰富程度。

甲状腺上动脉多起自颈外动脉，其三维成像范围应包括甲状腺上动脉颈外动脉起始处、主干及其主要属支（图 9-4-2）。

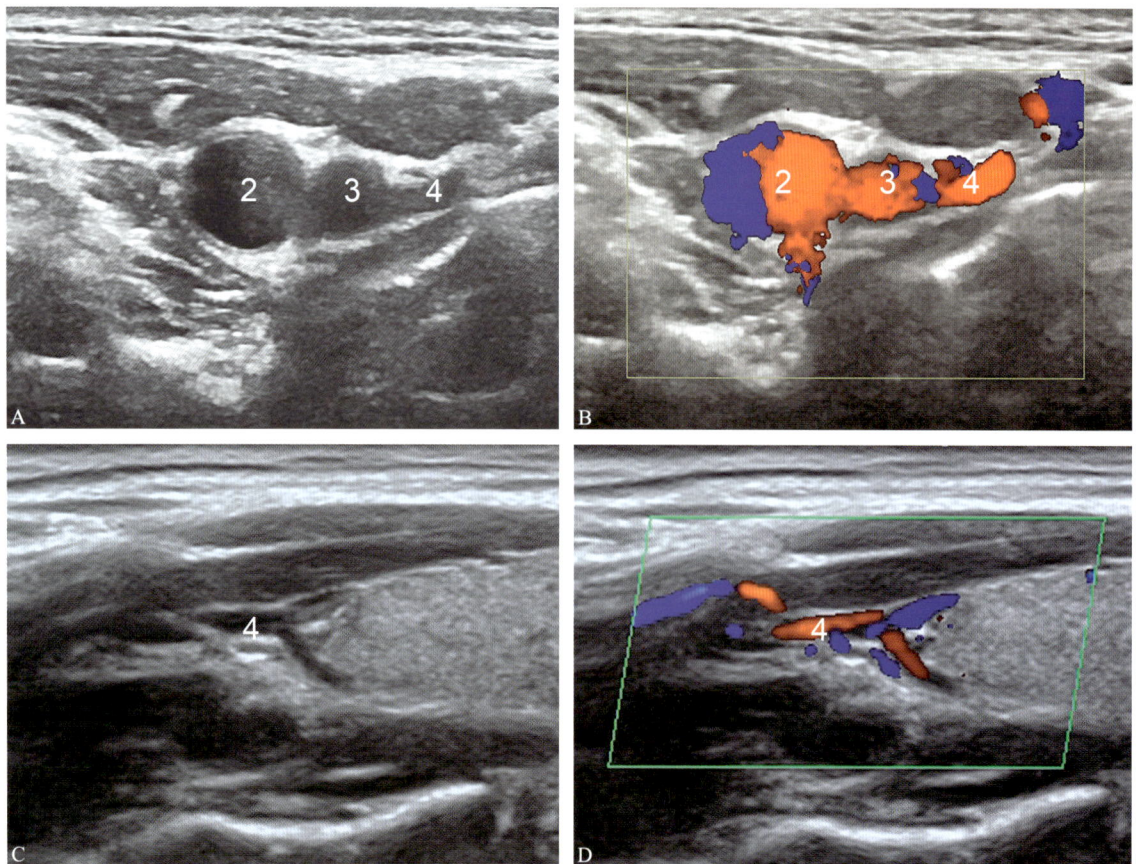

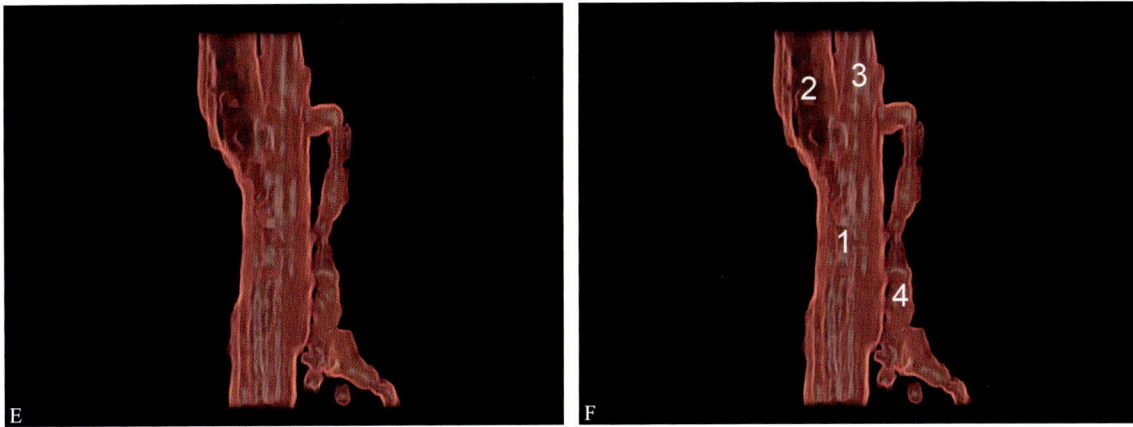

图 9-4-2 甲状腺上动脉二维与三维能量和透明显示模式

A，B.甲状腺上动脉二维超声横断面：甲状腺上动脉起源于颈外动脉；C，D.甲状腺上动脉二维超声纵断面：甲状腺上动脉于甲状腺上极分前、后两支进入甲状腺实质；E，F.甲状腺上动脉三维能量和透明显示模式：全程显示甲状腺上动脉的起源及走行，于甲状腺上极处分为前、后两支。1：颈总动脉；2：颈内动脉；3：颈外动脉；4：甲状腺上动脉。

甲状腺下动脉多起自锁骨下动脉的分支甲状颈干，其三维成像范围可包括锁骨下动脉、甲状颈干、甲状腺下动脉及其主要分支（图 9-4-3）。

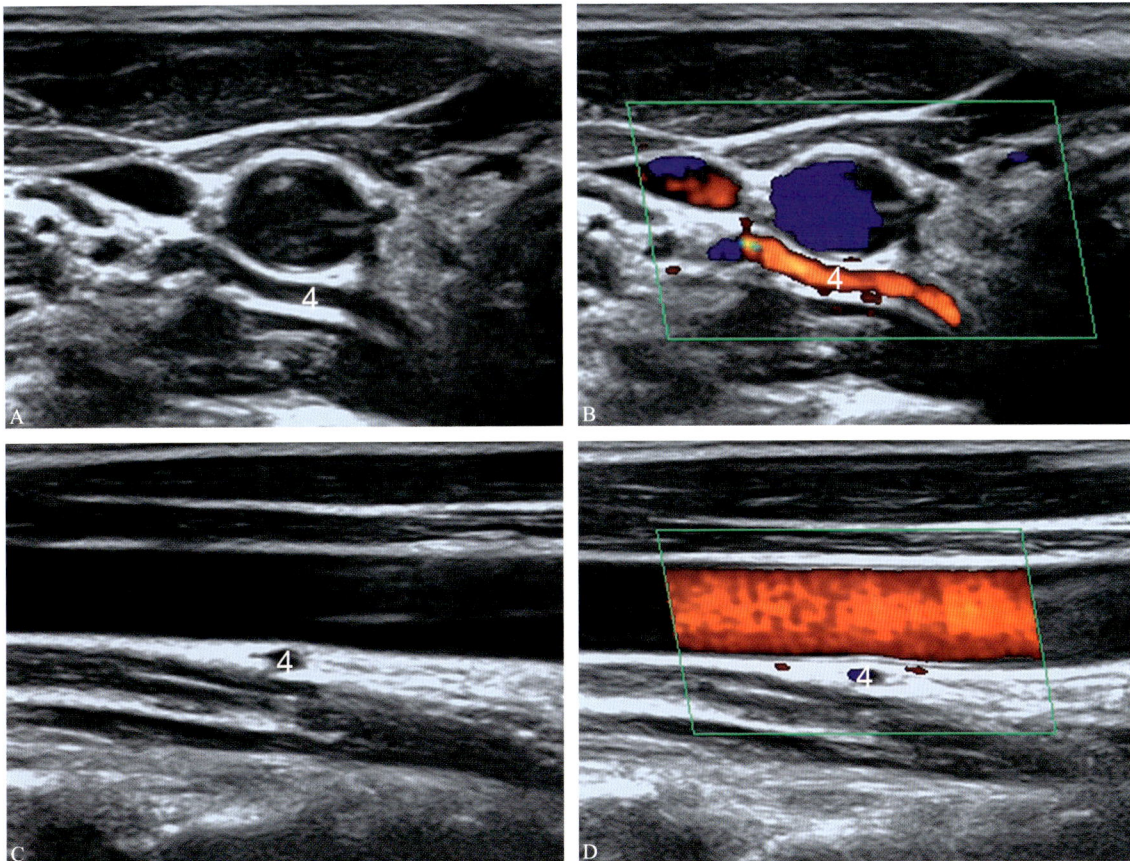

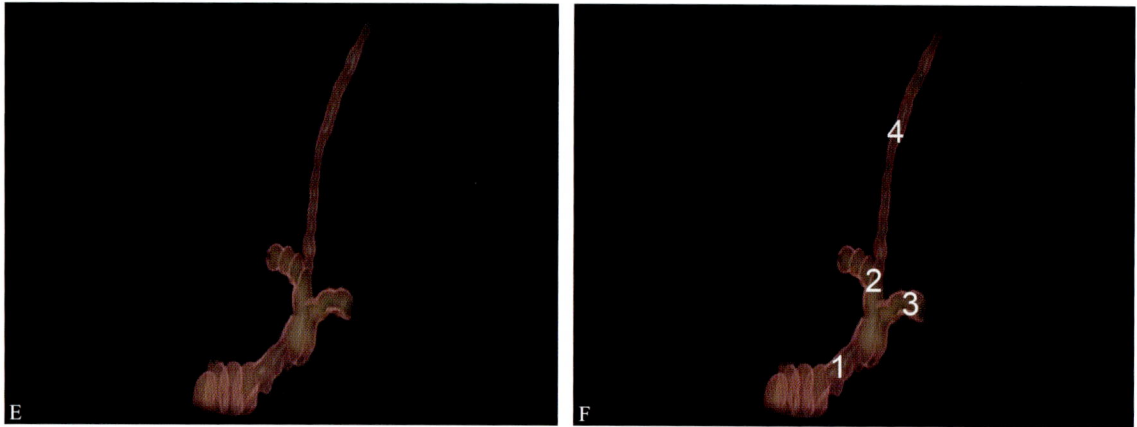

图 9-4-3 甲状腺下动脉二维与三维能量和透明显示模式

A，B. 甲状腺下动脉二维超声横断面：甲状腺下动脉穿过颈总动脉后方；C，D. 甲状腺下动脉二维超声纵断面：甲状腺下动脉走行于甲状腺侧叶背侧后方；E，F. 甲状腺下动脉三维能量和透明显示模式：显示甲状腺下动脉、甲状颈干、椎动脉及锁骨下动脉的空间位置关系。1：锁骨下动脉；2：甲状颈干；3：椎动脉；4：甲状腺下动脉。

三、三维超声测量容积

手动或自动勾画甲状腺轮廓，通过虚拟器官计算机辅助分析技术（VOCAL）可以计算甲状腺体积（图 9-4-4）。

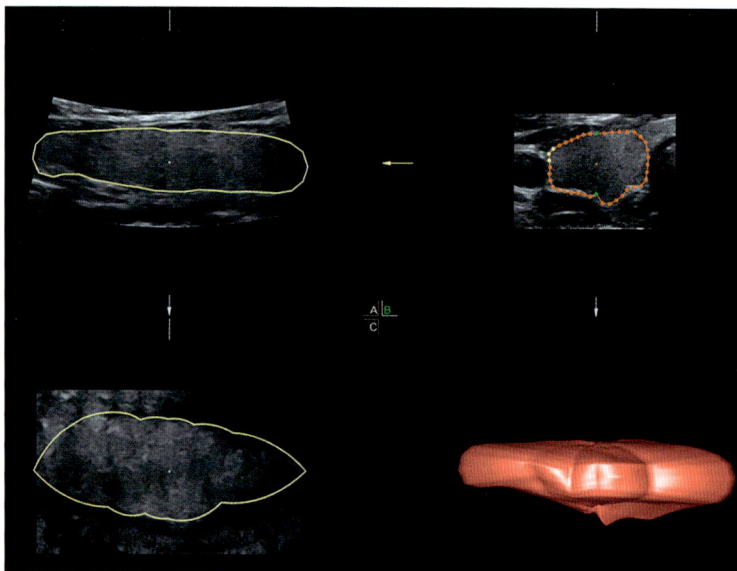

图 9-4-4 VOCAL 测量甲状腺右侧叶体积

第五节 甲状腺三维超声成像的临床意义

一、甲状腺三维超声成像特点

1. 能够多角度、多断面显示感兴趣区的空间位置、内部血管走行及空间分布，再以多平面显示、表面显示、透明显示等模式显示出来。

2. 可先行图像采集，再进行后期分析，减小操作者主观性引起的误差，提高超声诊断的可重复性。

3. 对感兴趣区容积的精确测量及对血流灌注的整体性评估在一定程度上弥补了二维超声的不足。

二、辅助鉴别甲状腺结节良恶性

（一）三维灰阶超声成像

在二维超声的基础上，三维超声不仅可以通过计算机重建获得感兴趣区的冠状面图像，而且可以通过多种处理方式获得更好的视觉图像。冕影成像通过切掉一部分或切开移走部分感兴趣区周围的结构，可以观察结节位置及其与甲状腺被膜的关系；容积对比成像通过增强相似结构的组织对比度，有助于显示结节的边缘及内部结构；超声断层成像可逐层、连续地多角度多方位地显示结节。

Ghobad Azizi 等应用二维超声和三维超声对 336 位患者的 344 个甲状腺结节进行了前瞻性研究（所有结节获得细胞学或组织学诊断结果）。根据二维超声表现，不规则边缘和微钙化更常见于恶性甲状腺结节。通过三维超声评估甲状腺结节边缘不规则特征以鉴别结节良恶性，其敏感性和特异性均高于二维超声表现，分别为敏感性 86.4% vs 61.4%，特异性 83.3% vs 79.3%。

（二）三维剪切波弹性成像

三维剪切波弹性成像（three-dimensional shear wave elastography，3D-SWE）是将三维超声技术融入剪切波弹性成像技术中，通过三维重建病变组织空间立体图像，从而提供病灶容积弹性信息的方法。其具有扫描时间及图像重建时间较短，重复性高等优势。3D-SWE 技术是剪切波弹性成像（shear wave elastography，SWE）的进一步发展技术，它可提供整个甲状腺结节同周围组织的 3D 定量弹性图。与二维剪切波弹性（two-dimensional shear wave elastography，2D-SWE）相比，3D-SWE 可提供更全面的甲状腺结节生物力学信息。它可以显示与探头表面平行的冠状面图像，这在 2D-SWE 是不能显示的。此外，甲状腺结节的硬度分布是不均匀的，尤其是甲状腺癌。3D-SWE 可提供硬度的三维空间分布信息，能更好地评价不均匀硬度的结节，而 2D-SWE 只能获得部分图像（图 9-5-1）。

赵崇克等前瞻性纳入了 176 名患者的 176 个结节（> 1cm 且有明确的病理结果），应用 2D-SWE 和 3D-SWE 技术评估甲状腺结节。结果显示定量 3D-SWE 诊断甲状腺结节良恶性的敏感性为 74.6%，特异性为 88.5%，ROC 曲线下面积（area under the cure，AUC）为 0.839。与 2D-SWE 相比，3D-SWE 能进一步减少针对普通超声表现为低度恶性的甲状腺结节的不必要穿刺，表明 3D-SWE 有助于甲状腺结节良恶性的诊断，能在一定程度上减少不必要的细针穿刺活检。

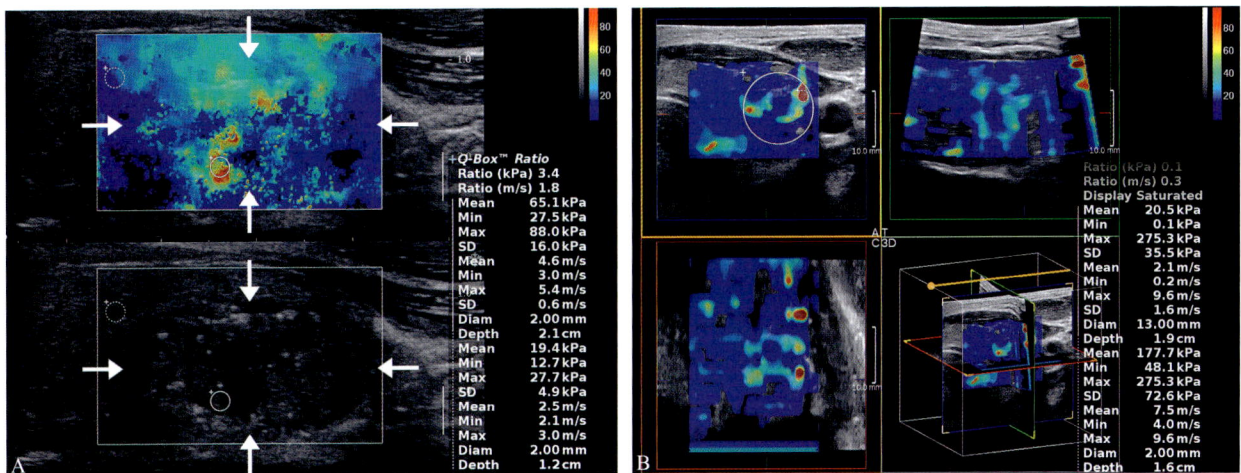

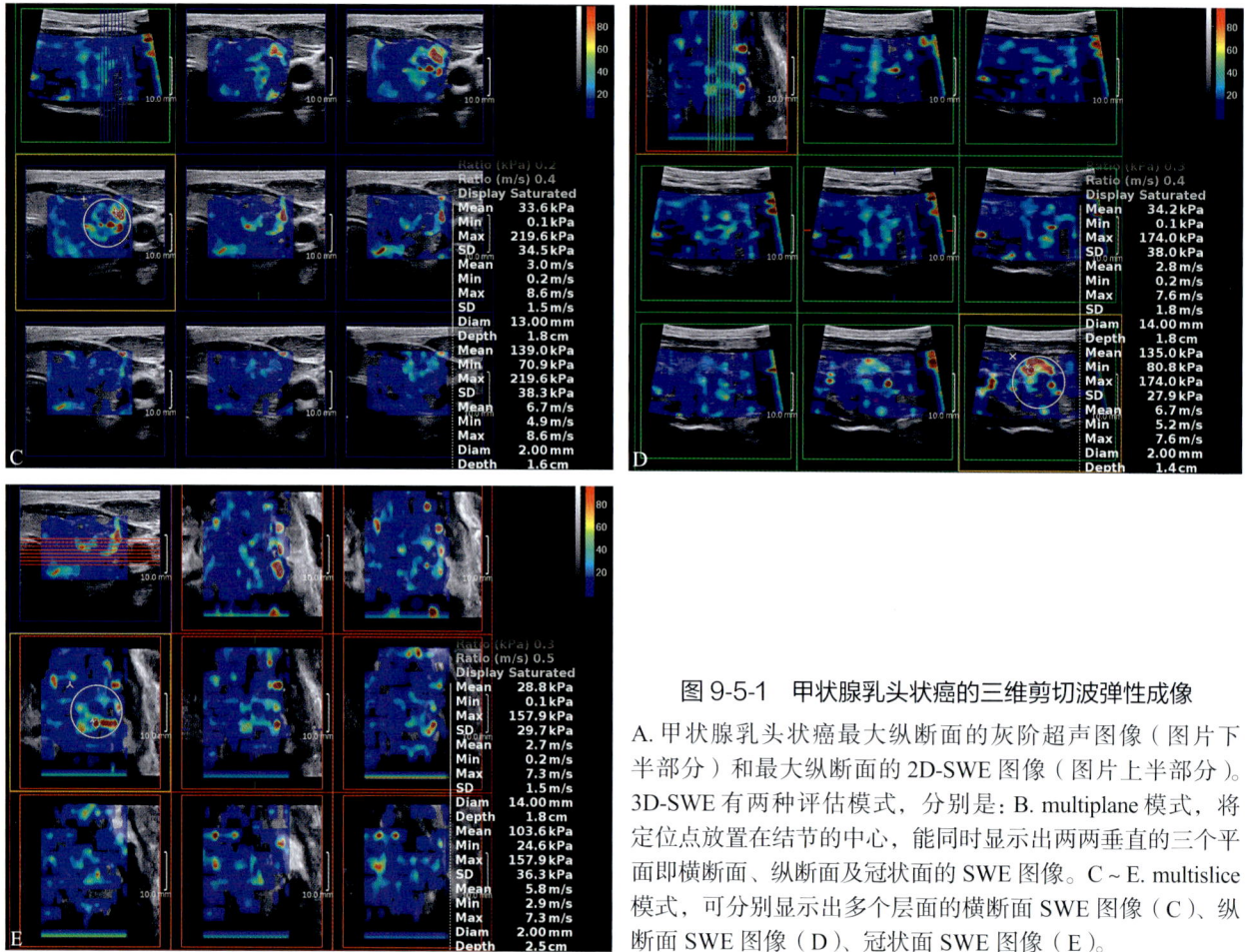

图 9-5-1　甲状腺乳头状癌的三维剪切波弹性成像

A. 甲状腺乳头状癌最大纵断面的灰阶超声图像（图片下半部分）和最大纵断面的 2D-SWE 图像（图片上半部分）。3D-SWE 有两种评估模式，分别是：B. multiplane 模式，将定位点放置在结节的中心，能同时显示出两两垂直的三个平面即横断面、纵断面及冠状面的 SWE 图像。C ~ E. multislice 模式，可分别显示出多个层面的横断面 SWE 图像（C）、纵断面 SWE 图像（D）、冠状面 SWE 图像（E）。

胡紫玥等术前使用 2D-SWE 和 3D-SWE 技术评估了 75 名患者的 94 个结节（有病理证实）。结果发现，3D-SWE 矢状面及冠状面 Esd 综合诊断效能优于 2D-SWE 横断面（AUC：0.805 和 0.774 vs 0.675）。表明与 2D-SWE 相比，3D-SWE 在诊断甲状腺结节良恶性方面更有价值。

韩蕊君等对 66 名患者的 67 个结节（< 1cm）进行 3D-SWE 技术检查。结果发现 Kwak TI-RADS 分级联合 3D-SWE 与单独 Kwak TI-RADS 分级对甲状腺微小癌具有相似的诊断效能（AUC：0.801 vs 0.794），Kwak TI-RADS 分级联合 3D-SWE 具有较高的诊断敏感性（86.8% vs 63.2%），有助于甲状腺微小癌的检出。

三、三维容积定量分析

三维容积定量分析 VOCAL 可较精确地测量感兴趣区容积，尤其为不规则形结构病变的体积评估提供了较好的手段。2004 年，Edmond 等应用三维超声测量了 38 名中国健康成年男性（21 ~ 72 岁）的甲状腺体积，发现不同年龄组的甲状腺体积无显著差异，平均值为 12.78 ± 2.483mL（范围为 8.81 ~ 17.25mL）。

Sudha Rathna Prabhul 等对印度南部 157 例新生儿和婴儿的甲状腺体积测量开展了一项前瞻性临床研究。研究对象包括男童 99 例，女童 58 例，年龄范围为 3 天 ~ 1 岁半。所有研究对象的血清 TSH 和游离甲状腺素检查均正常，无先天性甲状腺功能减退临床表现，无已知甲状腺相关疾病家族史。研究发现男童平均甲状腺体积为 0.26 ~ 0.27mL，女童为 0.24mL，没有显著差异；但是男童甲状腺左侧叶体积与女童相比有显著差异。

通过三维超声定量分析甲状腺体积，可能有助于先天性甲状腺功能减退的早期诊断及预后评估。

四、小结

随着计算机技术的迅速发展，三维成像的数据采集和重建速度明显加快，电子式三维容积探头的出现实现了真正的实时三维显示。与其他技术相结合的三维超声技术，例如声学造影三维超声成像（contrast three dimensional contrast-enhanced ultrasound，3D CEUS）及三维导向介入操作等已应用于临床。

但是，目前发展的三维超声仍有不足之处，尚不足以取代二维超声：如容积探头大小限制了晶片的扫查范围，视野较小；基于二维数据的三维图像重建，空间分辨力低；扫查过程中不可避免的血管搏动或脏器移动导致伪像形成等。因此，三维超声诊断对甲状腺疾病的临床应用价值尚待更多的临床研究加以验证。

第十章
甲状腺超声弹性成像

第一节　超声弹性成像原理

一、概述

弹性成像是一种评估生物软组织生物力学特征的成像模式。它利用医学影像技术来表征人体组织的生物力学特性，即对外力或声学激励的机械响应特征，从而进一步反映组织或肿块的生物学性质。

基于现代医学影像技术的快速发展，借助超声波、磁共振等成像方法与现代计算机技术获得组织的形变/位移或者组织内剪切波的传播信息，可以精确评估生物软组织的弹性属性，在肿瘤定性诊断、慢性病精确分期、治疗疗效评估等方面提供更为全面的参考信息。

其中，借助超声波获得组织的形变/位移或者组织内剪切波的传播信息的方法称为超声弹性成像（ultrasound elastography）。超声弹性成像可以利用超声来简单、快速地评估组织与病变的弹性特点，又被称为声触诊，旨在提供感兴趣区客观、精确的弹性信息。

二、物理基础与基本概念

（一）弹性黏性与黏弹性

1. 弹性（elasticity）　一个纯弹性体（elastic body）受压后发生形变，储存应变能量而不消耗能量，待应力消失后恢复原本的形状，其力学特性为弹性。弹性可以表征物体发生应变后的回弹能力，用储能模量表示。

2. 黏性（viscosity）　一个纯黏性体（viscous body）受压后则消耗变形能量，而不储存能量，其力学特性为黏性，用耗能模量表示。

3. 黏弹体（viscoelastic body）　一个黏弹体受压后既储存回弹能量又消耗能量，其优势力学特性受生物组分、排列极性、同质性等多方面影响。

由于人体实质脏器、组织属于准不可压缩的黏弹体，受压后其弹性可保持其固体形态，黏性则可消耗能量。

（二）应力与应变

1. 应力（stress）　基于外力下物体发生形变的理论基础，引发形变所需的单位面积上的作用力即为应力。

2. 应变（strain）　物体受压后单位长度/体积的伸长/压缩形变大小，即应变。

（三）弹性模量

弹性模量（elastic modulus）最早用于描述不可压缩物体的拉伸应变与应力之间的线性函数关系。人们为了纪念 Thomas Young 在弹性模量研究做出的贡献，称其为杨氏模量。

物质受外力影响后发生应变不同，其物理特性分别用不同的模量来表示（表10-1-1）。杨氏模量（Young's modulus，E）与剪切模量（shear modulus，G）分别表征组织受激励后，抗线性压缩即拉伸应变（图10-1-1）、剪切应变（图10-1-2）的能力；体积模量（bulk modulus，K）则表征组织受外力后容积压缩的能力（图10-1-3）。

表 10-1-1　不同类型的应变对应的物理特性表征

应变类型	拉伸应变	剪切应变	容积应变
物理特性表征	杨氏模量	剪切模量	体积模量
字母简称	E	G	K

（四）泊松比

泊松比是一个物理参数，以法国数学家Siméon-Denis Poisson的名字命名。假设一个连续介质在其应变极限范围内，均匀分布的纵向应力所引起横向应变 e' 与轴向应变 e 的比值，即为泊松比。

空气的泊松比 υ 为0，水的泊松比为0.5。而人体组织属于复杂的黏弹体，被声波推动后发生形变包括拉伸、剪切形变，其泊松比为0.45～0.5。对于各向同性的黏弹体的力学表征公式（8）如下：

$$G = E/2\ (1+\upsilon) \qquad 公式（8）$$

假设组织不可压缩，其泊松比无限接近0.5，则 $E \approx 3G$。

备注：E代表杨氏模量，G代表剪切模量，υ 代表泊松比。

（五）声辐射力脉冲

声辐射力，也称为组织动量传递，是指通过换能器发射声束聚焦到某一位点后，动态调节其频率、延长脉冲作用时长（0.05～1ms）时，聚焦声束在传播过程中由吸收、散射引发的能量消耗转化为局部组织的纵向压缩形变。

被声辐射力激励作用的原始位点就成为一个剪切波波源，如果在一条与体表垂直的线上施加往深面传播的声辐射力激励（P波），则这条线上的每个点都可成为剪切波的波源，且形成一个圆柱形剪切波波阵面（S波），以一定的速度横向传播——这就是声辐射力脉冲（acoustic radiation force impulse，ARFI）聚焦技术的原理（图10-1-4），是所有剪切波成像技术实现的基础。

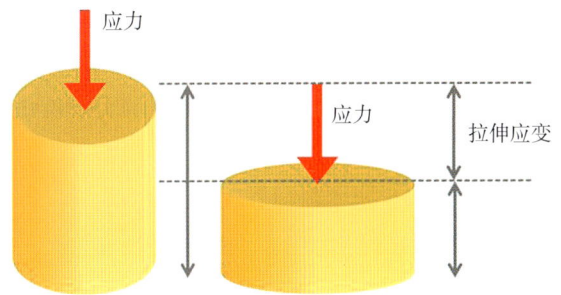

图 10-1-1　拉伸应变

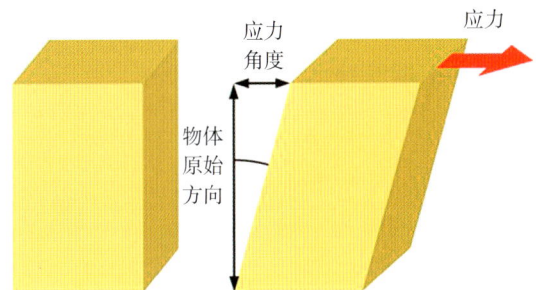

图 10-1-2　剪切应变

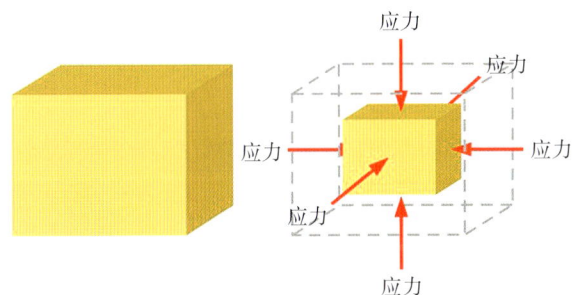

图 10-1-3　容积应变

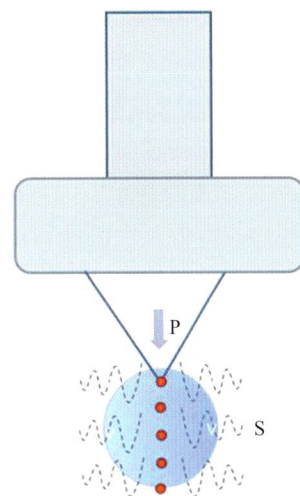

图 10-1-4　剪切波的产生示意图

红色圆点为单个声辐射力脉冲聚焦点，浅蓝色为波源区域，P波为声辐射力脉冲的纵向传播波，S波为原始的剪切波。

三、超声弹性成像的实现方法

目前可用于评估组织软硬相关的力学性能的成像技术与测量方法很多，但从根本上来讲，弹性成像都需通过 3 个步骤来实现：

1. 对感兴趣区组织施加一个应力，使其产生形变。
2. 利用不同的超声检测技术与方法获得组织发生应变过程中的组织位移信息。
3. 根据获得的信息使计算转换为定性或定量的弹性定征结果，如组织应变（strain）、应变率（strain rate，SR）、剪切波传播速度（shear wave speed，SWS）、杨氏模量（E）、剪切模量（G）等。

四、超声弹性成像技术分类

（一）根据技术原理分类

目前这种分类方法最常见、应用最广泛，共分为两大类：应变式弹性成像、剪切波弹性成像。

1. **应变式弹性成像**（strain elastography，SE）　基于胡克定律，由外部施压 σ 除以测量应变 ε 后可间接评估弹性模量：

$$E = \sigma / \varepsilon \qquad\qquad 公式（9）$$

应变式弹性成像的基本原理：人为对组织施加压力促使其形变后，检测感兴趣区内组织形变相关的回波信号，计算每个质点应变并显示二维应变图像。

外力可为人为探头加压，也可为呼吸、心跳、血管搏动等生理性运动造成的内源性压力。通常所说的实时弹性成像（real-time elastography，RTE）、声触诊组织成像（virtual touch tissue imaging，VTI）属于这一类弹性成像。

2. **剪切波弹性成像**（SWE）　基本原理是利用 ARFI 技术在感兴趣区内激发剪切波，再使用特定的方法提高脉冲重复频率（PRF）检测剪切波传播过程中引发的纵向微米级纵向位移相关的回波信号，最后通过计算机快速计算每个位点的剪切波传播速度 C_s，进一步推算 E 或 G。这两者之间的转换关系为：

$$E = 2(1+\upsilon)G = 3G = 3\rho C_s^2 \qquad\qquad 公式（10）$$

公式中 E 为杨氏模量，G 为剪切模量，υ 为泊松比，ρ 为物质密度。

剪切波成像法又分为一维瞬时剪切波弹性成像（transient elastography，TE）、点式剪切波弹性成像（point shear wave elastography，p-SWE）、二维剪切波弹性（2D-SWE）与三维剪切波弹性成像（3D-SWE）。

（1）TE 技术的基本原理：利用探头在体表以机械性低频振动方式来激发从体表向深面传播的剪切波，再利用脉冲追踪计算剪切波从体表传播到体内特定深度（2~5cm）的平均速度值。

（2）p-SWE 技术的基本原理：利用 ARFI 技术将声辐射力聚焦在感兴趣区旁边，检测感兴趣区内的剪切波传播平均速度值，进而推算该检测点的杨氏模量值。这种技术无二维剪切波速度图，只显示固定大小的感兴趣区内的剪切波平均速度值。

（3）2D-SWE 技术的基本原理：利用 ARFI 技术将声辐射力聚焦在感兴趣区内特定点 / 线上，使整个感兴趣区内产生剪切波，进而检测该区域内剪切波的传播速度。该技术可显示较大感兴趣区的剪切波速度图，且可测量该区域内任意点的杨氏模量与剪切波速度值。

（4）3D-SWE 技术的基本原理：在 2D-SWE 技术的基础上，使用机械式自动扫描的容积探头，开启 SWE 模式后探头自动采集感兴趣区内每个层面的 2D-SWE 信息，利用计算机进行图像处理与重建，可观察或获得横断面、冠状面、矢状面 3 个维度上的弹性定量信息。

（二）根据激励方法分类

根据激励方法的不同，可分为动态弹性成像与静态弹性成像。前者为利用动态激励法促使组织形变的成像方式，通常见于剪切波弹性成像、ARFI 位移成像；而后者则使用静态或准静态的外力促使组织受压后形变的方法，根据外力类型可分为内源性、外源性两种（图 10-1-5），通常见于应变式弹性成像。

动态激励法包括脉冲式和连续式振动两种。脉冲式振动激励法，可在体表以机械性低频振动方式来激发从体表向深面传播的剪切波，其代表性技术为 TE 技术；而其他的剪切波弹性成像技术都是利用 ARFI 技术在体内激发剪切波（图 10-1-6）。连续振动法，使用连续、恒定频率的振动，在组织内产生稳定波后推导组织弹性值。通常见于磁共振系统，它的振动模式不依赖于时间，但必须在一个容积内进行评估。

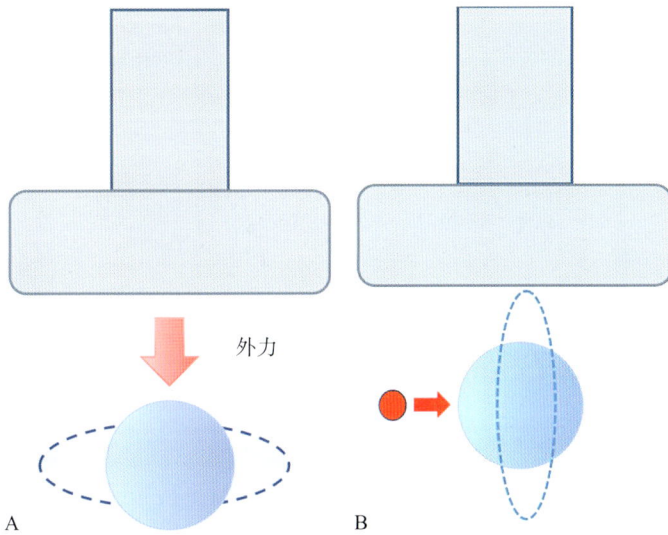

图 10-1-5　准静态激励法分类示例图

A.外源性激励法：人为探头加压直接导致靶目标组织发生形变；
B.内源性激励法：依靠呼吸、心跳、血管搏动等生理运动诱发靶目标组织发生微小形变。

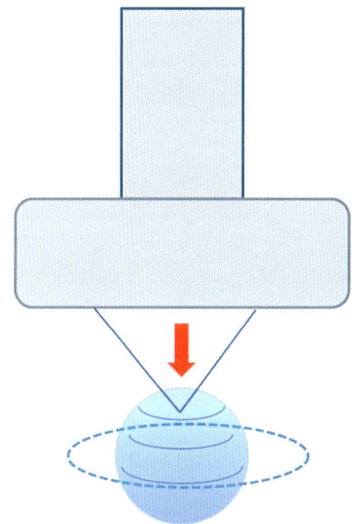

图 10-1-6　ARFI 动态激励法

利用探头动态发射声辐射力脉冲到组织内，激励组织自发产生剪切波。

近年来，随着技术的不断更新与进步，应变式弹性成像与剪切波成像的图像分辨率、实时性、应用范围都有明显的进步与改善。2018 年，由中华医学会超声医学分会组织专家编写的《超声 E 成像临床应用指南》中，对目前所有的超声弹性成像技术进行了归类、总结，目前依然是最全面的一个分类表格，对初学者有较好的参考价值（表 10-1-2）。

表 10-1-2　不同弹性成像方法比较

弹性成像方法	技术	施压/激励		激励方法图示	测量结果		成像/测量方式	商业化生产商
		分类	方法		参数	分类		
位移或应变成像	应变成像（SE）	静态	机械触发：于体表人为施加压力		应变或应变比	定性/半定量	取样框内二维图像，ROI 内应变/应变比值	Easote, GE Hitachi-Aloka, Philips, Samsung, Siemens, Toshiba, Ultrasonix, Mindray
		准静态	机械触发：体内生理性压力（心血管/呼吸运动）					

弹性成像方法	技术	施压/激励		激励方法图示	测量结果		成像/测量方式	商业化生产商
		分类	方法		参数	分类		
位移或应变成像	声辐射力成像（ARFI imaging）		声学触发：声辐射力单点单线聚焦		位移	定性/半定量	取样框内单帧成像	Siemens
剪切波速度测量	瞬时弹性成像（TE）	动态	机械触发：施加于体表的低频脉冲	机械振动	剪切波速度	定量	单一测量，取样线上平均值	FibroScan, FibroTouch
	单点剪切波测量（p-SWE）		声学触发：声辐射力单点单线聚焦				单一测量，ROI内平均值	Siemens, Philips Hitachi-Aloka
剪切波速度成像	二维剪切波成像（2D-SWE）		声学触发：声辐射力重复多次单线聚焦				取样框内二维彩色图像，ROI内平均值/任意点多参数测值	Siemens, Toshiba, Philips, Mindray
			声学触发：声辐射力多线（梳状）聚焦				取样框内二维彩色图像，ROI内任意点多参数测值	GE
	三维剪切波成像（3D-SWE）		声学触发：声辐射力多线动态聚焦，产生多个马赫圆锥				取样框内二维彩色图像，ROI内任意点多参数测值	SuperSonic Imagine
							取样框内二维彩色图像，容积数据三维重建	SuperSonic Imagine

引自中华医学会超声医学分会制定的《超声E成像临床应用指南》。

应变式弹性成像与剪切波弹性成像的技术原理不同，应用于不同的脏器时各有优势、局限性，两者可互相补充，并不能互相替代。在甲状腺弹性评估中，应客观看待不同弹性成像技术的检查结果，以便在甲状腺疾病的诊疗中发挥其真正的作用。

第二节　甲状腺弹性成像检查方法

一、应变式弹性成像

（一）仪器与探头

选用具有甲状腺应变式弹性成像功能的超声仪器。选用具有甲状腺应变式弹性成像功能的高频线阵探头，探头频率≥7.5MHz。

（二）检查前准备

1. **受检者准备**　受检者应变式弹性成像检查前无须特殊准备，无须空腹。嘱受检者去枕平卧于检查床，充分暴露颈部皮肤，勿过屈或过伸。

2. **检查者准备**　核对受检者信息，确认目标结节。

（三）检查方法

1. **灰阶超声**　患者取平卧位，充分暴露颈部皮肤，先行灰阶超声检查观察并确定目标结节，并调节探头频率、聚焦、深度和增益等参数，使图像质量调至最佳，并尽量将病灶放于图像中央，大小适中，显示目标结节及周边甲状腺组织。

2. **应变式弹性成像**　嘱受检者保持平静、均匀呼吸，不要急促或深大呼吸。操作者手持探头放置在受检者的颈部皮肤处，并以均匀一致的频率进行上下加压，保证图像前后场均匀、感兴趣区填充良好。当图像处于相对稳定 2~3s 时保存图像，或者保存图像后采取回放的功能选择质量较好的图像保存（图 10-2-1A）。

3. **测量**　测量框放置在结节内测量结节的应变率，测量框放置在同一深度的周边甲状腺组织测量正常甲状腺组织的应变率。同时可以测量结节的应变率比值，应变率比值 = 周边组织应变率 / 结节应变率（图 10-2-1B）。

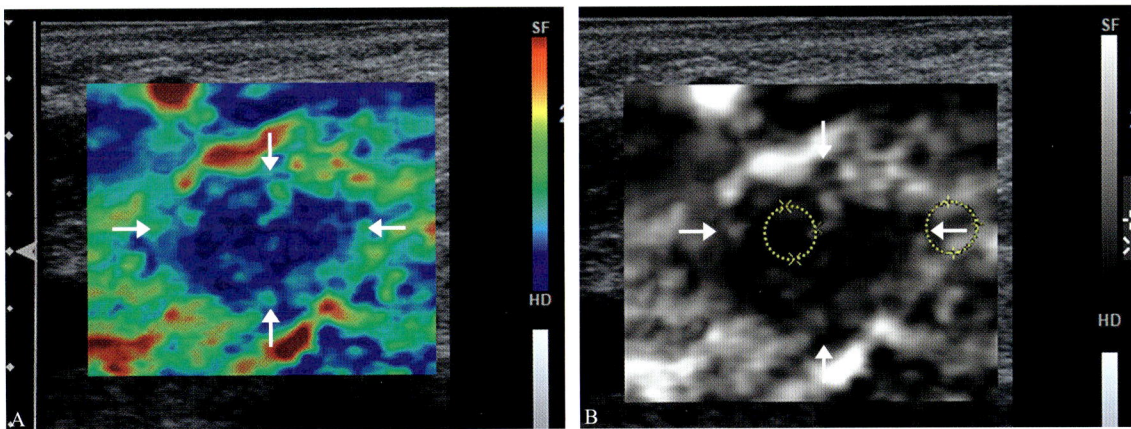

图 10-2-1　甲状腺结节的应变式弹性成像

A. 甲状腺结节应变式弹性成像：结节内部以蓝色为主，结节偏硬；B. 结节应变率测量：结节应变率 =0.094%（左侧黄色圆圈），周边甲状腺组织应变率 =0.383%（右侧黄色圆圈），应变率比值 =4.07。

（四）注意事项

1. 应变式弹性成像应在灰阶超声图像的基础上进行操作，进行应变式弹性成像之前应把灰阶超声图像调整至最佳，调整好图像之后再进行应变式弹性成像。

2. 应变式弹性成像需对目标组织给予适量的上下加压，注意加压的幅度和频率是否合适，主要观察图像质量控制的参数是否合格、图像是否稳定。

3. 甲状腺应变式弹性成像的图像显示是机器根据组织产生的形变大小进行颜色编码的，有的机器上红色表示软（soft），蓝色表示硬（hard）；有的机器上红色表示硬，蓝色表示软。应根据操作机器上的颜色说明进行解读（图 10-2-2）。

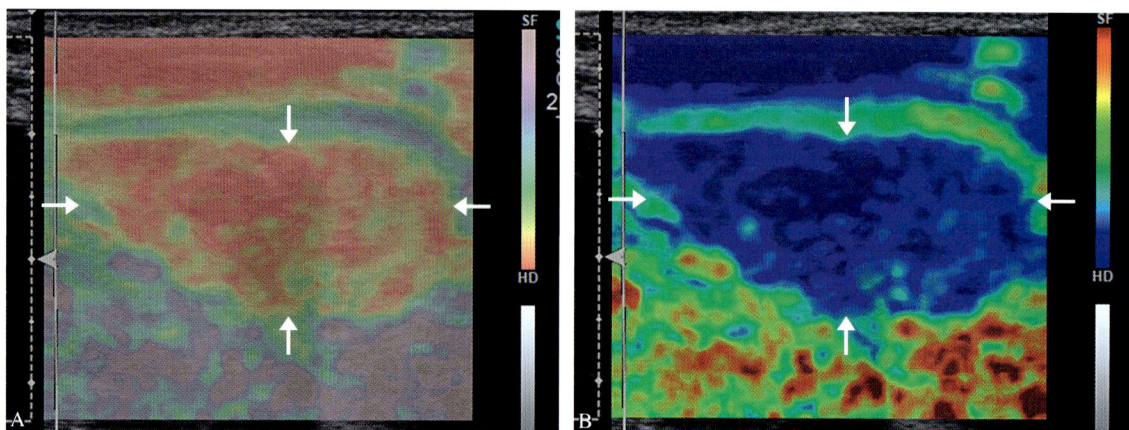

图 10-2-2 甲状腺应变式弹性成像

A.颜色编码条示蓝色为软，红色表示硬；B.颜色编码条示红色为软，蓝色表示硬。

二、剪切波弹性成像检查方法

（一）仪器与探头

选用具有甲状腺剪切波弹性成像功能的超声仪器。选用具有甲状腺剪切波弹性成像功能的高频线阵探头，探头频率≥7.5MHz。

（二）检查前准备

1.**受检者准备** 与应变式弹性成像相同。嘱受检者行剪切波弹性成像时屏住呼吸，必要时进行呼吸训练 2~3 次。

2.**检查者准备** 与应变式弹性成像相同。

（三）检查方法

1.**灰阶超声** 受检者取平卧位，充分暴露颈部。先行二维超声检查观察并确定目标结节，调节频率、聚焦、深度和增益等使图像质量调至最佳，并尽量将病灶放于图像中央，大小适中。手持探头轻放于甲状腺表面，涂抹足够耦合剂，让患者保持体位不动，颈部无过度后仰或转向，避免颈部肌肉处于收缩状态而影响成像。

2.**剪切波弹性成像** 为避免或减少颈动脉搏动及气管对剪切波弹性成像的影响，常规选用纵断面进行剪切波弹性成像。灰阶超声图像调整至最佳时，准备开始进行剪切波弹性成像，此时嘱受检者屏住呼吸（建议屏住 10~20s，在此期间完成剪切波弹性成像）。

开始进行剪切波弹性成像，检查者手握探头保持不动（肘部可置于受检者胸前用于支撑），不要加压。选定和调节感兴趣区，感兴趣区需覆盖整个病灶和部分正常甲状腺组织，建议感兴趣区长径是结节长径的 2~3 倍，感兴趣区上缘距离皮肤＞1cm，下缘深度不超过 4cm。静置图像稳定 2~3s 后冻结（图 10-2-3A），使用回放功能选择质量较好的图像保存。此时完成了一次剪切波弹性成像，可嘱受检者正常呼吸。

3.**剪切波弹性成像测量** 测量甲状腺结节的剪切波速度或杨氏模量，测量 Q-BOX 放置在结节内实性且图像填充较好的部分，避开粗大钙化和囊性部分；测量比值（Ratio 值），第一个测量 Q-BOX 放在结节最硬的位置，第二个测量 Q-BOX 放在周边组织（参照物推荐取同深度的正常甲状腺组织）（图 10-2-3B）。

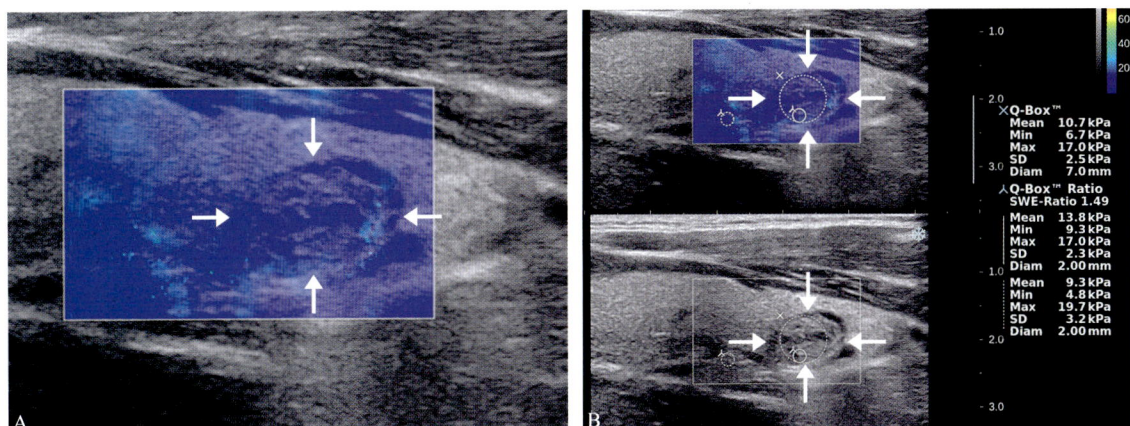

图 10-2-3　甲状腺结节剪切波弹性成像及测量

A. 剪切波弹性成像：感兴趣区长径是结节长径的 2~3 倍，感兴趣区内图像填充好，无加压伪像；B. 剪切波弹性测量：测量 Q-BOX 放置在结节中，基本包含整个结节，杨氏模量最大值 17.0kPa，平均值 10.7kPa；剪切波弹性比值测量，第一个测量 Q-BOX 放在结节内最硬的地方，第二个测量 Q-BOX 放在同一深度的甲状腺组织，杨氏模量比值 1.49。

（四）注意事项

1. 检查者在正式进行剪切波弹性成像并出具报告之前应经过培训，建议至少经过 30 次剪切波弹性成像训练。训练结束后，至少独立完成 5 例剪切波弹性成像操作并合格。

2. 进行剪切波弹性成像之前把灰阶超声图像调整至最佳，调整好图像之后再进行剪切波弹性成像。剪切波弹性成像过程中，受检者需屏住呼吸、不说话、不移动、不吞咽口水。嘱受检者保持 10~20s，在这个时间段内进行剪切波弹性成像。

3. 进行剪切波弹性成像时，操作者应避免通过探头对颈部进行加压。操作者通过上肢或者腕部支撑以保证操作者的手部可以刚好悬浮于受检者颈部，同时可以适量涂抹耦合剂以利于探头与颈部皮肤刚好接触，最大程度地减少探头对于颈部的压力（可适量涂抹耦合剂或加用导声垫）。观察弹性感兴趣区的上缘是否是彩色，或者感兴趣区内是否有明显的彩色加压条带来判断图像是否有加压伪像（图 10-2-4）。

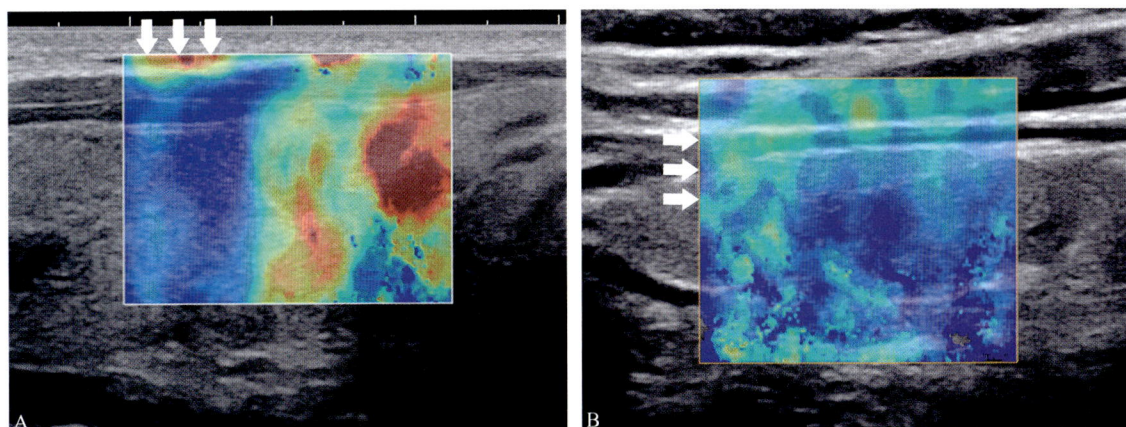

图 10-2-4　甲状腺剪切波弹性成像加压伪像

A. 感兴趣区上缘为彩色（箭头），考虑为加压造成；B. 感兴趣区内见数条黄绿色加压条带（箭头）。

4. 选择适当的弹性成像测量量程。甲状腺弹性成像一般建议选择量程 0~100kPa，此时甲状腺组织及周边的脂肪和肌肉组织呈较均匀的蓝色。如果量程较小，图像会相应出现黄色或者橙色（测量数值不变）；如果量程较大，难以判断是否存在加压条带。

5. 图像稳定 2～3s 后保存图像，一次剪切波弹性成像完成，此时可让受检者停止屏气，回放图像选择质量好的图像保存，测量结节杨氏模量和剪切波速度保存图像。一个甲状腺结节做 3～5 次剪切波弹性成像。

第三节　超声弹性成像图像调节

在临床上应用弹性成像过程中，为保证获得合格的弹性图像，应注意选择合适的探头、预设条件以及适当地调节图像；同时，应注意按照不同的目的选择对应的测量工具，并以规范的术语表达在报告中。操作者应谨记的是，获得高质量弹性图像的前提是先要获得高质量的基础灰阶图像；规范稳定的扫查手法、适当的灰阶成像参数调节都有助于获得高质量的弹性图像。以下将从应变式弹性成像与剪切波弹性成像两部分，对图像调节的方法与注意要点进行概述。

一、应变式弹性成像

1. **灰阶超声成像**　所有弹性成像应在灰阶超声成像的基础上进行，因此需要先把灰阶超声成像模式调至最优化。

2. **常规应变式弹性成像**　调节取样框至合适大小，需包含整个结节及部分周边甲状腺组织，建议调节取样框的横径为结节的 2 倍左右。调节图像右侧的彩色编码显示，常规默认红色表示软、蓝色表示硬、绿色在二者之间（图 10-3-1），可以通过调节至反向表示，即蓝色表示软、红色表示硬。

3. **ARFI 成像**　调节取样框至合适大小，需包含整个结节及部分周边甲状腺组织，建议调节取样框的横径为结节的 2 倍左右。弹性图的颜色编码可调，常用模式为黑色表示硬、白色表示软（图 10-3-2）。

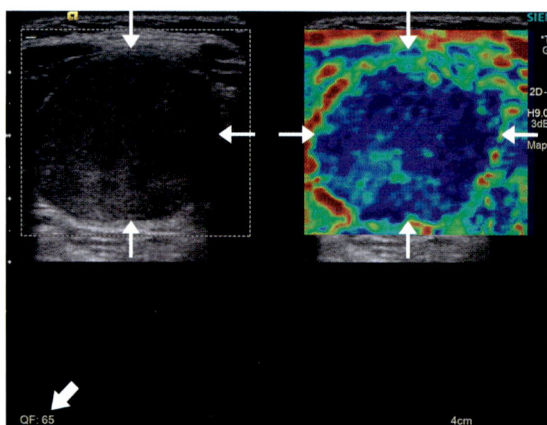

图 10-3-1　甲状腺结节应变式弹性成像常用模式示例
应变式弹性成像的颜色显示以红软、蓝硬常见，如细箭头所示。应变式弹性成像的质控一般以质控因子（QF）≥ 60 为合格标准，如斜箭头所示，QF=65。

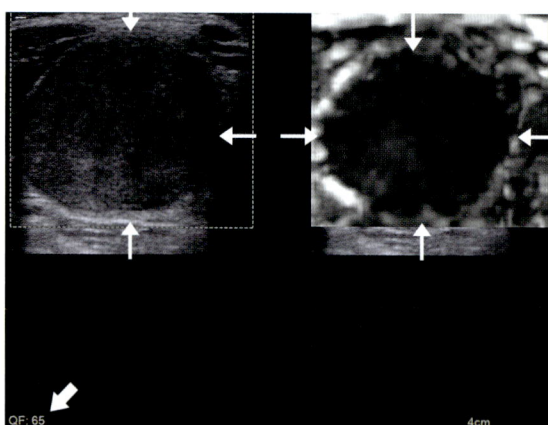

图 10-3-2　甲状腺结节 ARFI 成像常用模式示例
所示甲状腺结节 ARFI 成像，黑色表示较硬，白色表示较软，如细箭头所示。

二、剪切波弹性成像

（一）TE

这种方法属于一维成像，感兴趣区深度固定不可调，检测时根据患者身高、体重选择不同型号的探头。其应用范围仅限于肝脏硬度值检测。

（二）p-SWE

p-SWE 应在二维超声图像恰当调节的基础上进行。该技术感兴趣区大小及形状一般不可调，应注意根据灰阶超声成像的显示将感兴趣区放置在合适位置，避开囊性区域及粗大钙化，尽量不要包含结节以外的周边甲状腺组织。

（三）2D-SWE

以具有代表性的声科的剪切波弹性成像为例，2D-SWE 常用的成像参数包括优化模式、标尺、增益、测值显示单位，可根据需要调节；其余不常用的有显示模式、彩色编码图、不透明度、平滑度、余晖、声功率、线密度等，这些参数推荐使用出厂设置。

1．剪切波弹性成像优化模式 有 3 个设置可供选择：

（1）分辨率优先模式（resolution），对较表浅区域成像可用此设置，有助于从可能含有液体的区域内清除错误的弹性成像信号。

（2）标准模式（standard），此设置为默认出厂设置，用于在分辨率和穿透率之间取得平衡，适用于大部分组织的硬度检测。

（3）穿透率优先模式（penetration），当对较深部位成像，或是液性、管道结构周边组织填充不佳时，可尝试使用此设置提高图像填充的满意度与显示帧频。

2．标尺（range） 类似于彩色多普勒成像速度的动态范围，适当降低标尺值可使肿瘤与其周边组织的硬度差异显示更明显，有利于硬环征的显示（图 10-3-3）。

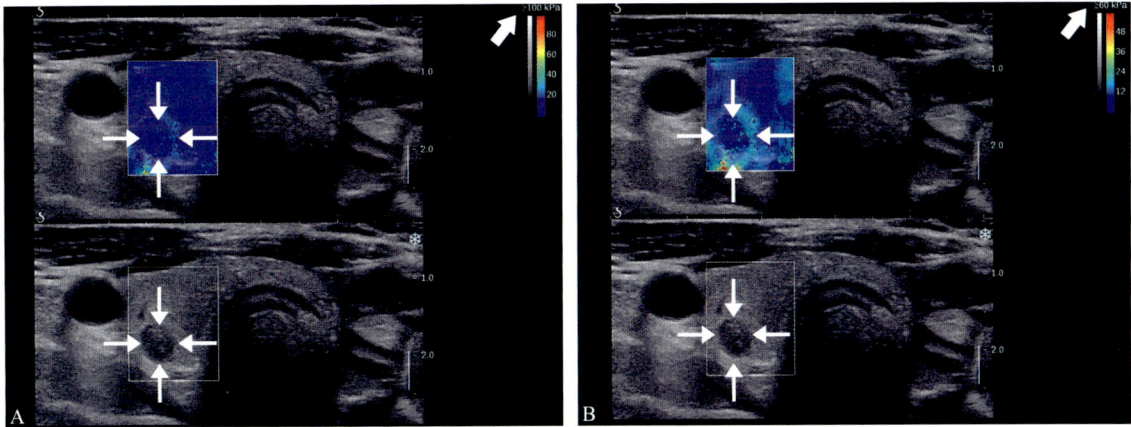

图 10-3-3　甲状腺剪切波弹性成像标尺设置示例图

A. 标尺设置为 100kPa，甲状腺结节周边呈现淡淡的半环形亮蓝色，硬环征不明确；B. 标尺设置为 60kPa，甲状腺结节周边呈现典型的硬环征。

3．增益 可调范围为 0～100db，一般情况下使用默认出厂设置 70db。图像填充不佳时，可适当提高增益改善图像填充程度；当出现过多噪声点时，提示增益过高，应适当降低增益（图 10-3-4）。

4．显示单位 有 kPa（杨氏模量）、m/s（剪切波速度）两种可选，亦可设置为两种单位同时显示。

（四）3D-SWE

3D-SWE 同样需要在灰阶超声图像最优化的基础上进行。其模式选择、弹性增益、取样框调节、弹性调节同 2D-SWE。

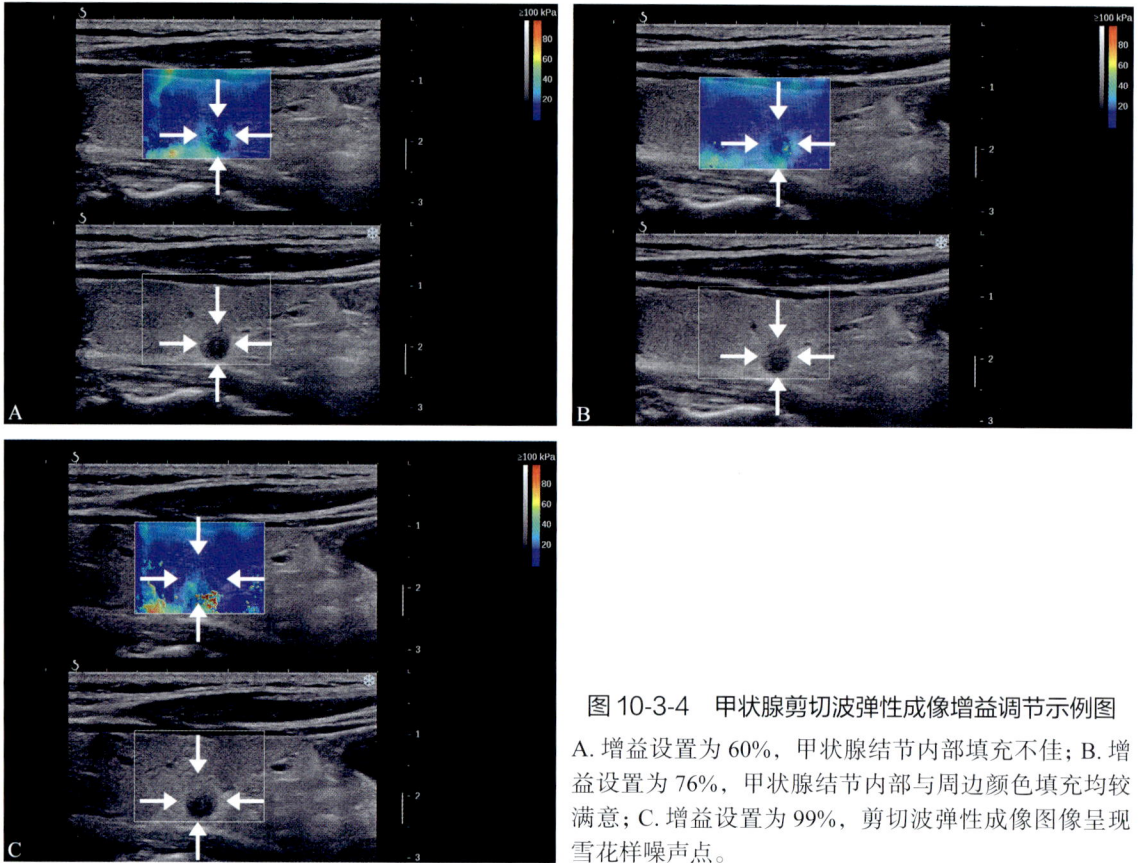

图 10-3-4 甲状腺剪切波弹性成像增益调节示例图

A. 增益设置为 60%，甲状腺结节内部填充不佳；B. 增益设置为 76%，甲状腺结节内部与周边颜色填充均较满意；C. 增益设置为 99%，剪切波弹性成像图像呈现雪花样噪声点。

第四节　正常甲状腺超声弹性成像表现

一、甲状腺组织的弹性成像表现

（一）正常甲状腺应变式弹性成像表现

人体甲状腺是属于质韧的浅表器官，与周边静息状态肌肉及脂肪、筋膜组织的软硬度类似。正常甲状腺组织在应变式弹性成像上呈现为红色、绿色为主的中等硬度（与周边相比）（图 10-4-1）。

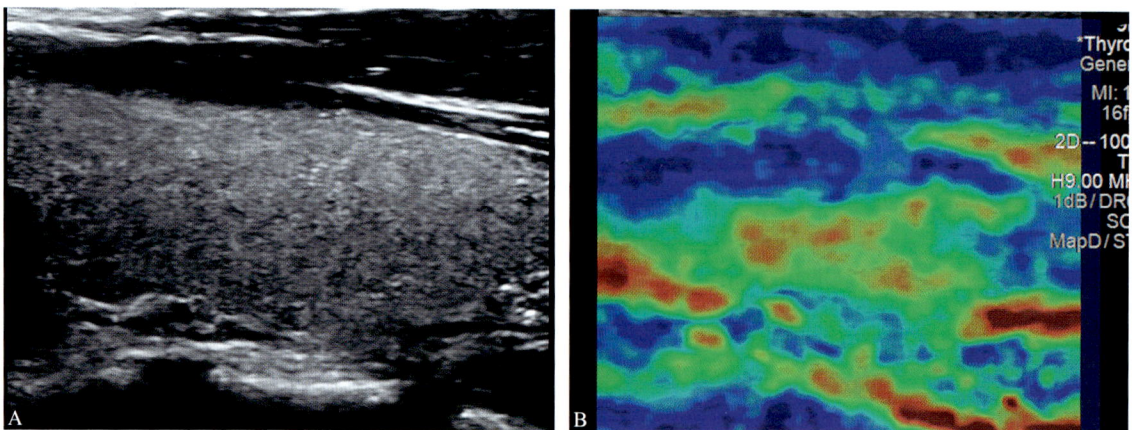

图 10-4-1 正常甲状腺应变式弹性成像

A. 甲状腺组织回声中等；B. 甲状腺应变式弹性成像，图像以蓝色、绿色、红色为主，靠近包膜的地方呈蓝色。

（二）正常甲状腺剪切波弹性成像表现

正常甲状腺组织较软，剪切波弹性的量程一般选择 0 ~ 100kPa。正常甲状腺组织在剪切波弹性成像上呈现较均匀的蓝色，平均杨氏模量为 10 ~ 20kPa（图 10-4-2）。

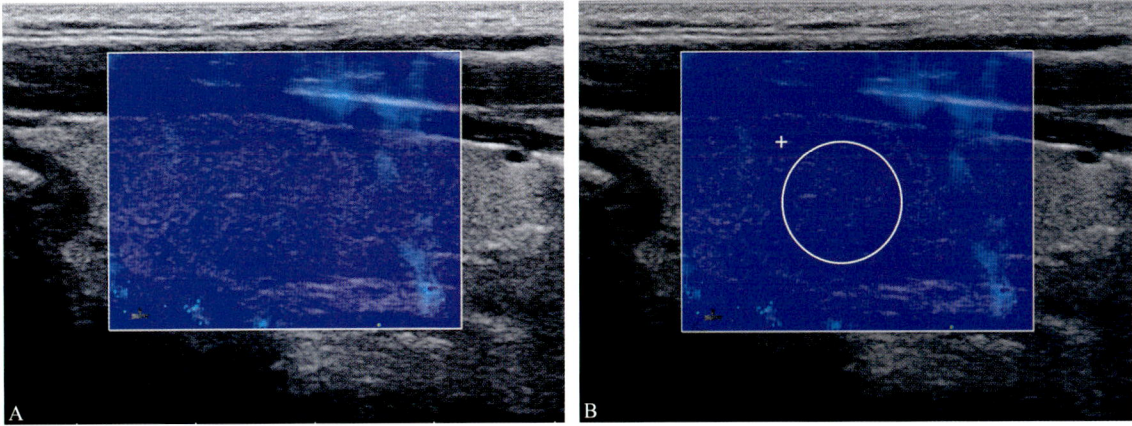

图 10-4-2　正常甲状腺剪切波弹性成像及测量

A. 正常甲状腺剪切波弹性成像，标尺 0 ~ 100kPa，甲状腺组织呈均匀一致的蓝色；B. 剪切波弹性成像测量，标尺 0 ~ 100kPa，测量 Q-BOX 放置图像填充均匀处。

二、甲状腺组织超声弹性成像的影响因素

甲状腺弹性超声的图像受一些因素的影响，当这些因素存在时会影响弹性图像的显示。

（一）深度

剪切波穿透力有限，最佳的聚焦点在一定的深度范围，过深、过浅都会导致弹性图像质量差。尤其是深度较大（> 3cm）时弹性图像显示显著受影响，因此对于位置较深的组织或者结节，弹性成像的质量较差（图 10-4-3A）。

（二）组织纤维化

当甲状腺组织体积缩小、甲状腺组织纤维化时，甲状腺组织变硬（例如部分桥本甲状腺炎或者木样甲状腺炎），此时弹性成像显示受影响，弹性测值增大。

（三）患者因素

患者皮下脂肪层较厚、含水量低、大龄、颈部短小等因素均会影响弹性成像。剪切波弹性成像时需要患者屏住呼吸，因此对于心肺功能不好、呼吸配合欠佳的患者，其图像会受影响（图 10-4-3B）。

（四）操作者经验

操作者使用探头对颈部组织使用较大的压力时，取样框内会出现数条彩色或绿色的加压条带（图 10-4-3C）。进行剪切波弹性成像时探头移动或者受检者吞咽口水、大口呼吸时，会使弹性图像显示填充差或者出现彩色伪像（图 10-4-3D）。

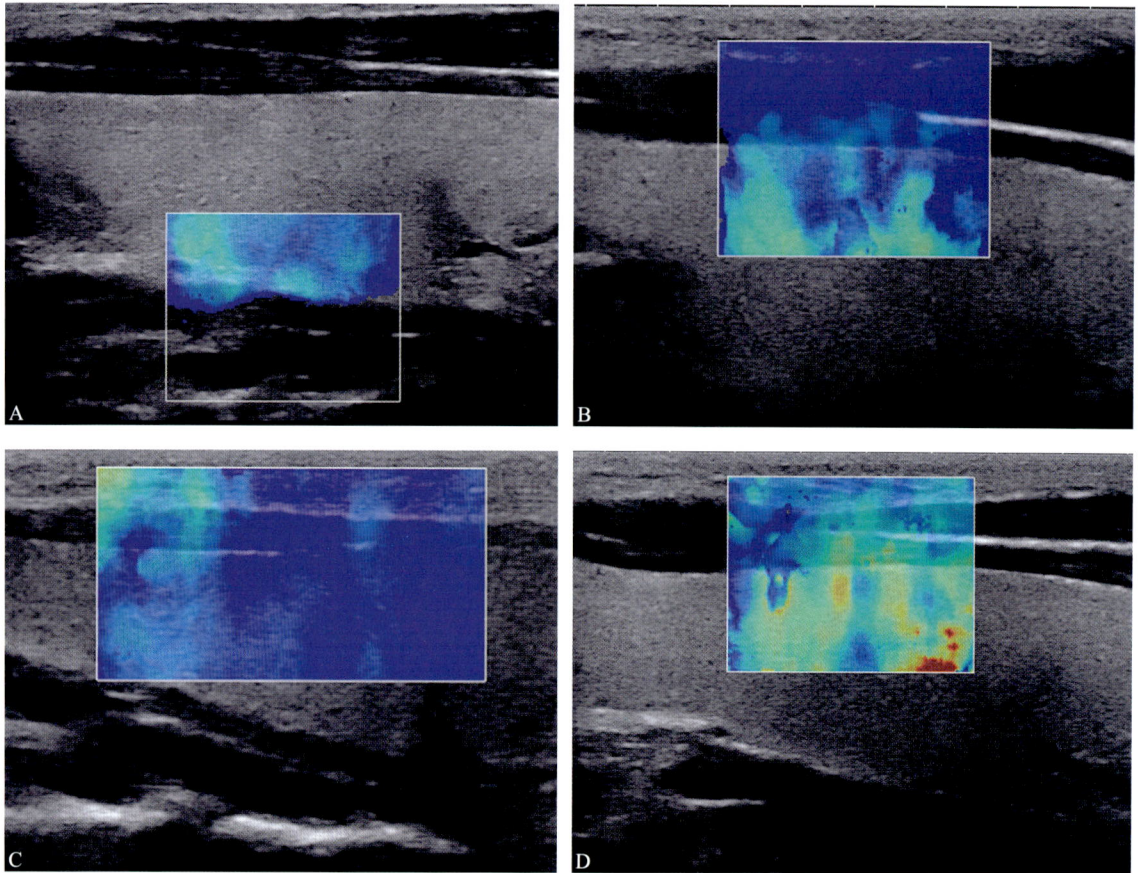

图 10-4-3 甲状腺剪切波弹性成像的影响因素

A. 深度对剪切波弹性成像的影响，剪切波弹性成像感兴趣区放置在较深的位置，图像填充差，下半部分未填充；B. 呼吸对剪切波弹性成像的影响，受检者呼吸配合欠佳，成像时未屏住呼吸，感兴趣区内见彩色伪像；C. 操作者对探头施加一定的压力，取样框上缘出现彩色的加压条带；D. 相对运动对剪切波弹性成像的影响，剪切波弹性成像时受检者吞咽口水，甲状腺在图像上下移动，感兴趣区内见彩色伪像。

（五）结节内钙化灶

包括同济大学附属第十人民医院超声医学科在内的多项研究发现，结节内钙化灶会影响到结节内的弹性模量或 SWS 测量，造成假阳性结果，因此在测量时应尽量避开钙化灶。

第五节　甲状腺超声弹性图像解读

一、应变式弹性成像

（一）弹性评分

机器根据组织产生形变的大小进行颜色编码，一般蓝色表示组织硬（组织产生的形变小），红色表示组织软（组织产生的形变大），绿色介于二者之间，这是一种定性的方法。

根据应变式弹性图像中结节的蓝色和红色分布进行评分，是一种半定量的方法。弹性评分常见的有 Rago 4 分法、Itoh 5 分法（表 10-5-1），一般弹性评分越高，表明结节较周边组织越硬，恶性风险越高。

表 10-5-1　常见的弹性评分法

Rago 4 分法		Itoh 5 分法	
1 分　结节内部都是绿色		1 分　结节内部都是绿色	
2 分　大部分是绿色，含少量蓝色区域		2 分　大部分是绿色，含少量蓝色区域	
3 分　大部分是蓝色，含少量绿色区域		3 分　绿色和蓝色区域相当	
4 分　结节都是蓝色		4 分　结节都是蓝色	
		5 分　结节及周边组织都是蓝色	

Rago 4 分法摘自：ASTERIA C，GIOVANARDI A，PIZZOCARO A，et al. US-elastography in the differential diagnosis of benign and malignant thyroid nodules. Thyroid，2008，18：523-531.

Itoh 5 分法摘自：RAGO T，SANTINI F，SCUTARI M，et al. Elastography：new developments in ultrasound for predicting malignancy in thyroid nodules. J Clin Endocrinol Metab，2007，92：2917-2922.

（二）ARFI 成像的图像分级

ARFI 成像即所谓声触诊组织成像（VTI）。VTI 图像上白色表示软，黑色表示硬，根据白色和黑色所占的比例进行分级。通常常用的 VTI 分级是由 Xu 提出的 6 分法（图 10-5-1）：VTI 1 级（图 10-5-1A），结节内部几乎都是白色，黑色部分 0～20%；VTI 2 级（图 10-5-1B），结节内部大部分为白色，黑色部分 20%～40%；VTI 3 级（图 10-5-1C），结节内部白色部分与黑色部分所占比例相当，黑色部分 40%～60%；VTI 4 级（图 10-5-1D），结节内部大部分为黑色，黑色部分 60%～80%；VTI 5 级（图 10-5-1E），绝大部分为黑色，黑色部分 80%～100%；VTI 6 级（图 10-5-1F），结节内部全部为黑色，或黑色部分面积大于二维超声图像结节面积。一般推荐使用 VTI ≥ 4 级作为诊断甲状腺结节良恶性的截断值。

（三）直径比

直径比是指弹性图像上结节直径与灰阶超声图像上结节直径的比值（图 10-5-2A）。直径比 > 1 表明肿物较周边组织硬，直径比 ≈1 表明肿物与周边组织硬度相仿。

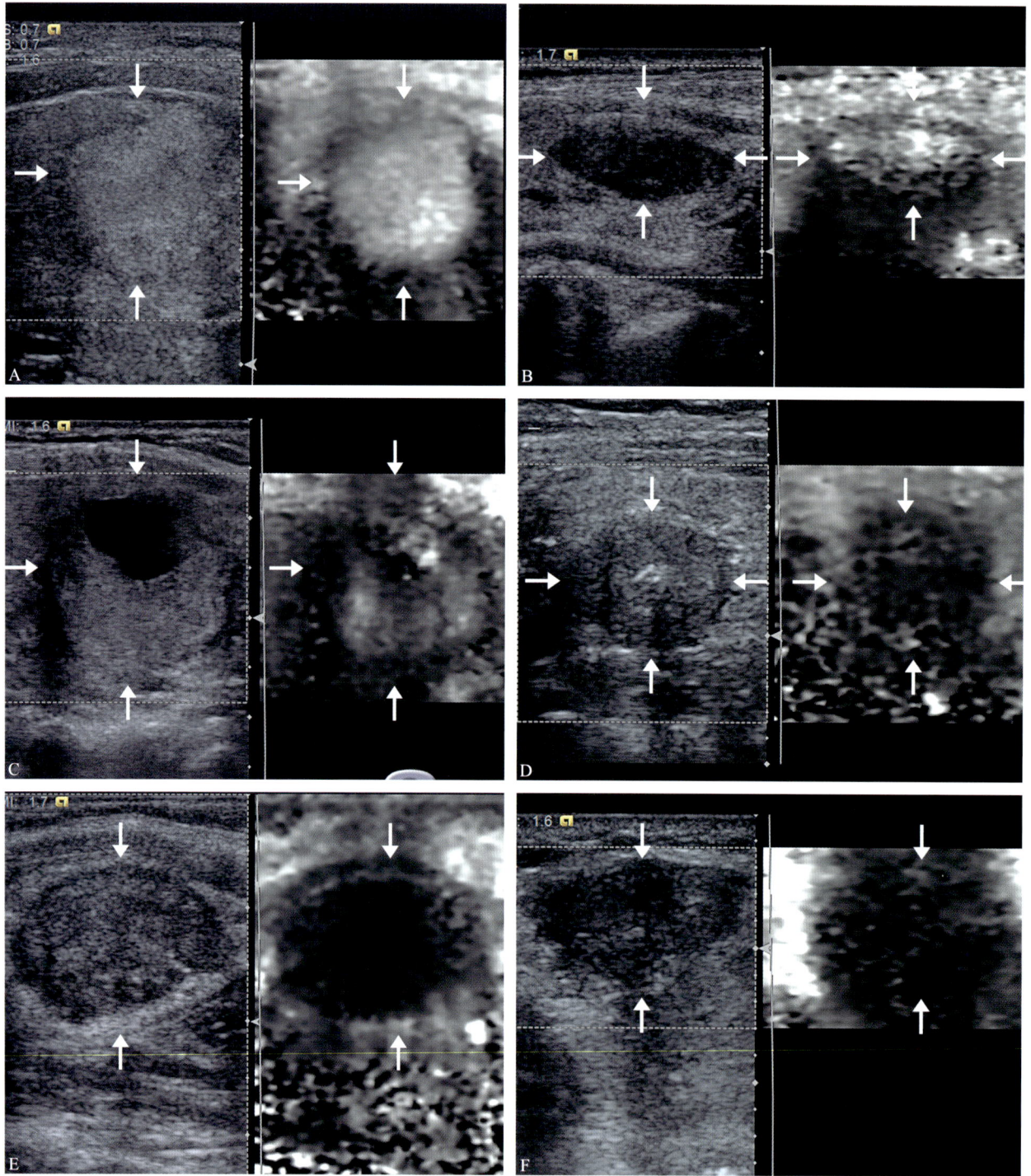

图 10-5-1 VTI 分级

A. VTI=1 级：黑色部分 0 ~ 20%；B. VTI=2 级：黑色部分 20% ~ 40%；C. VTI=3 级：黑色部分 40% ~ 60%；D. VTI=4 级：黑色部分 60% ~ 80%；E. VTI=5 级：黑色部分 80% ~ 100%；F. VTI=6 级：黑色部分 100%，或结节及周边均为黑色。

（四）面积比

面积比是指弹性图像上结节面积与灰阶超声图像上结节面积的比值（图 10-5-2B）。面积比＞1 表明肿物较周边组织硬，面积比 ≈1 表明肿物与周边组织硬度相仿。

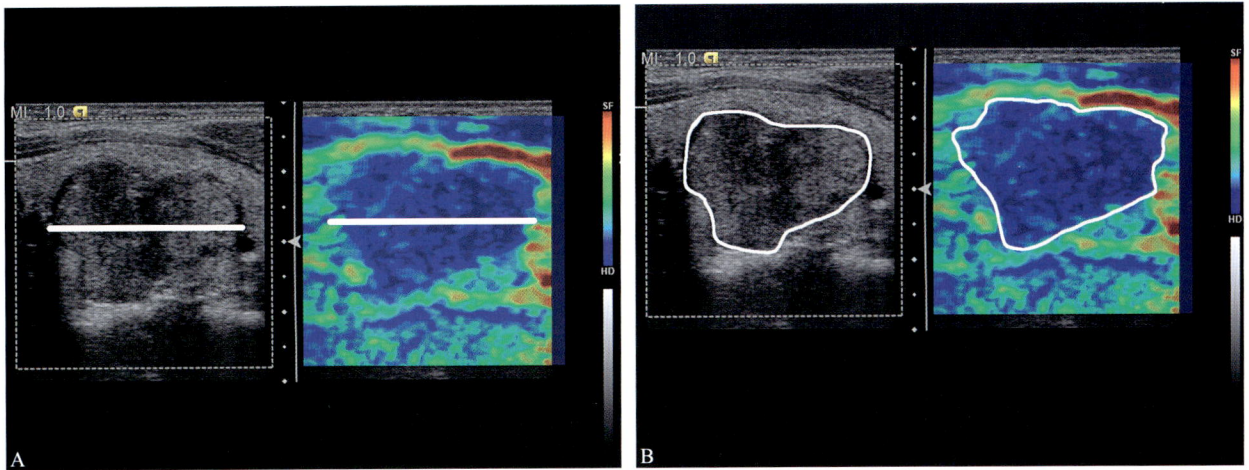

图 10-5-2　甲状腺结节应变式弹性直径比与面积比

A. 直径比 =1.18；B. 面积比 =1.19。

（五）应变率 / 应变率比值

应变率（strain rate）是组织发生的形变与组织原来直径的比值（$\Delta L/L$），应变率越大，表明组织发生的形变（ΔL）越大，组织越软；而应变率越小，表明组织发生的形变（ΔL）越小，组织越硬。

应变率比值（strain ratio）是指周边组织应变率与结节应变率的比值。应变率比值越大，表明结节较周边组织硬；应变率比值越小，表明目标组织较周边组织软（图 10-5-3）。

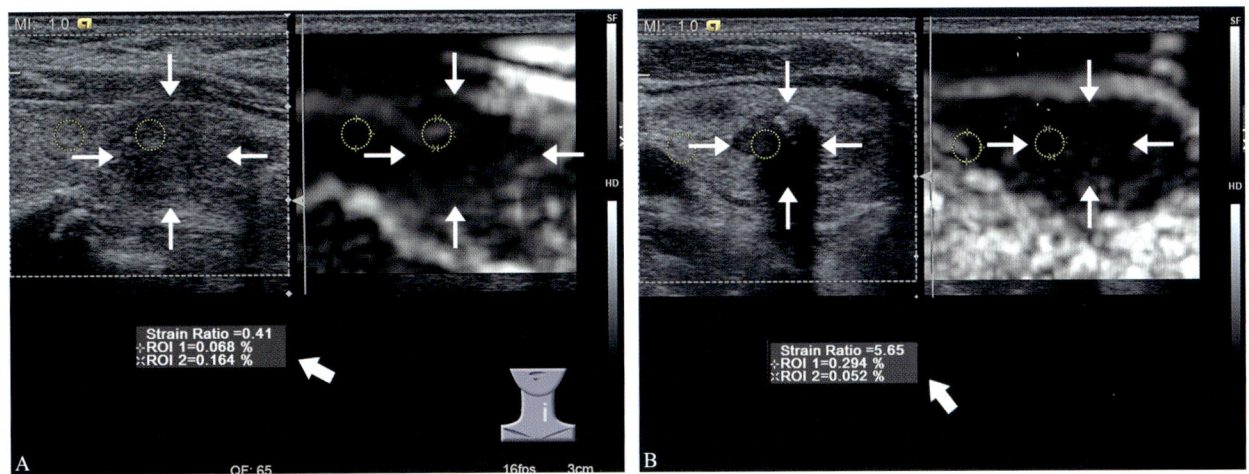

图 10-5-3　甲状腺结节应变率比值

A. 甲状腺结节应变率 0.164%，周边甲状腺组织应变率 0.068%，应变率比值 0.41 < 1，表明结节比周边组织软（粗箭头）；B. 甲状腺结节应变率 0.052%，周边甲状腺组织应变率 0.294%，应变率比值 5.65 > 1，表明结节比周边组织硬（粗箭头）。

二、剪切波弹性成像

（一）图像特征

从剪切波弹性图像标尺条带中可以看到，从蓝色（软）到红色（硬）表示杨氏模量或剪切波速度从小到大，一般甲状腺的剪切波弹性成像推荐使用标尺 0 ~ 100kPa。根据甲状腺结节剪切波弹性图像颜色分布特点，总结具有以下特征。

1. **阴性** 结节内部及周边呈较均匀蓝色（图 10-5-4A）。

2. **垂直亮带** 从皮肤层往下的绿色亮带（与结节内部颜色不一样）（图 10-5-4B）。

3. **斑点状** 结节内部呈不均匀蓝绿相间分布（图 10-5-4C）。

4. **硬环征** 存在结节周边颜色较深的区域（图 10-5-4D）。

5. **多彩征** 结节内部为不均匀彩色填充（图 10-5-4E）。

6. **中心缺如征** 结节内部存在明显不填充区（图 10-5-4F）。

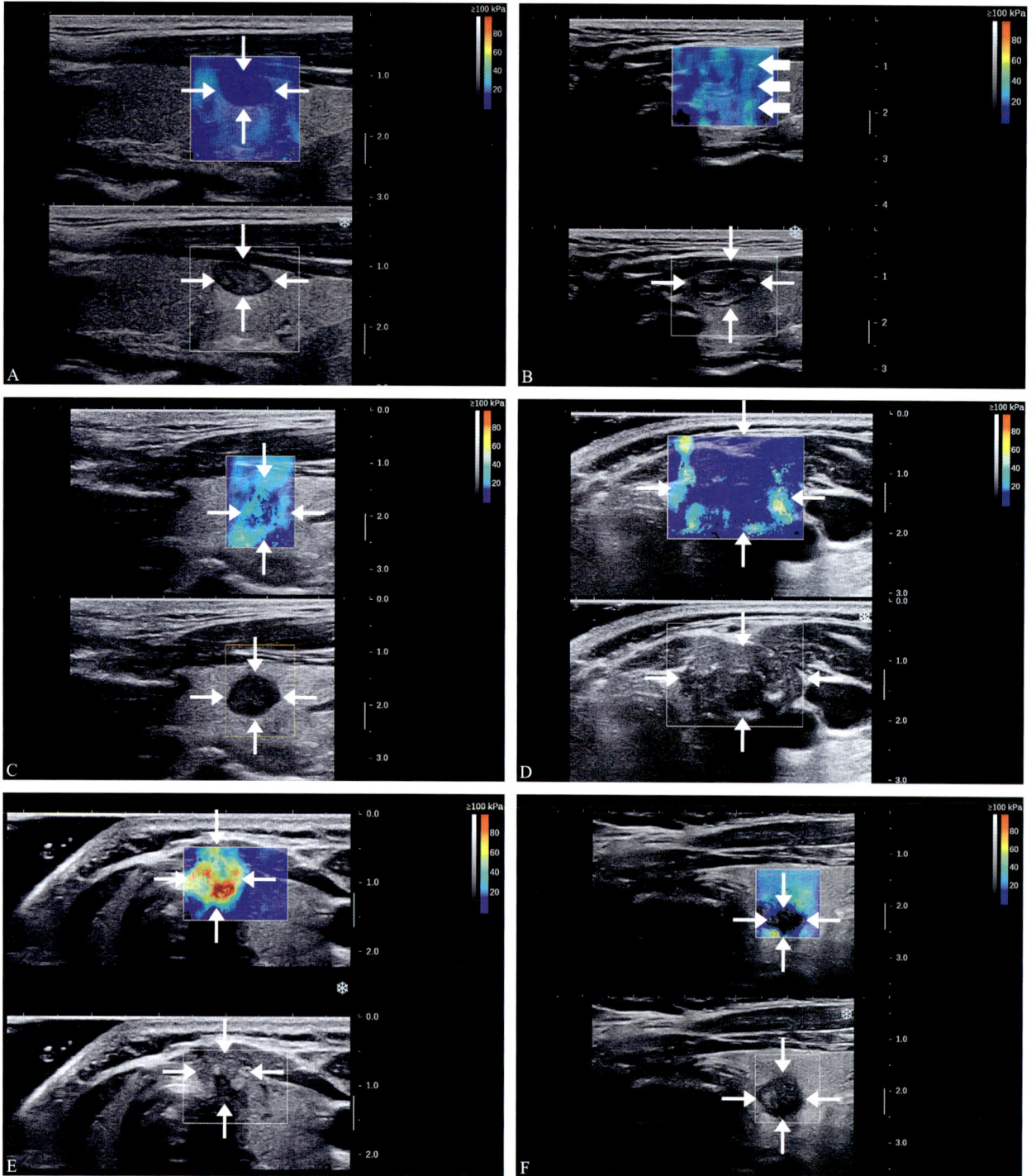

图 10-5-4 甲状腺剪切波弹性图像特征

A. 阴性；B. 垂直亮带；C. 斑点状；D. 硬环征；E. 多彩征；F. 中心缺如征。

（二）剪切波速度／杨氏模量

剪切波速度和杨氏模量都是定量指标，反映组织的硬度。剪切波速度和杨氏模量越大，表明组织的硬度越大。不同仪器显示的指标不同，有的仪器只显示剪切波速度和杨氏模量，有的仪器可同时显示剪切波速度和杨氏模量。剪切波速度和杨氏模量显示的指标主要包括最大值（max）、最小值（min）、平均值（mean）、方差值（SD）（图 10-5-5）。值得一提的是，不同厂家的仪器 SWE 的成像原理和频率不尽相同，因此剪切波速度和杨氏模量的数值大体上相似，但是不具有完全的可比性。

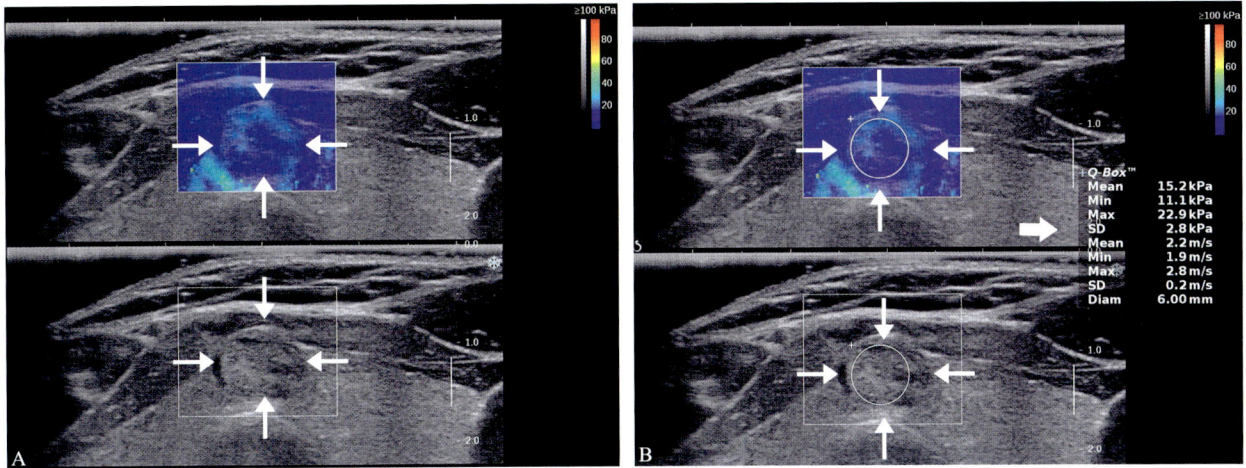

图 10-5-5　甲状腺结节剪切波弹性成像测量

A. 剪切波弹性标尺 0～100kPa（粗箭头），从蓝色（软）至红色（硬）；B. 显示剪切波杨氏模量和剪切波速度的平均值、最小值、最大值和方差值（粗箭头）。

（三）比值

比值（Ratio 值）是指结节的剪切波速度或杨氏模量与周边组织的剪切波速度或杨氏模量的比值。Ratio 值越大，表明结节相对周边组织的硬度越大，组织的恶性程度越大；Ratio 值越小，表明结节相对周边组织的软（图 10-5-6）。

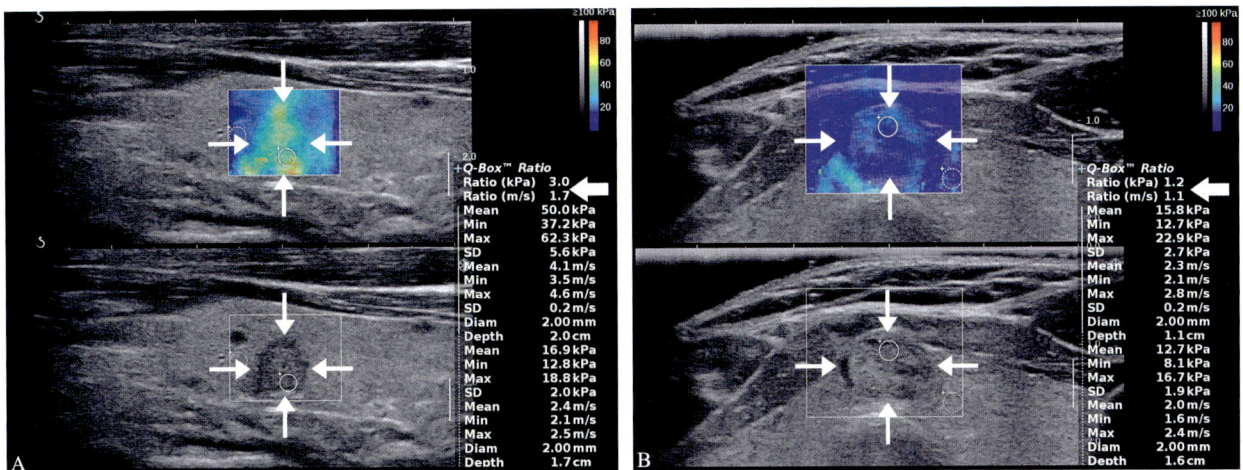

图 10-5-6　甲状腺结节的剪切波弹性成像

A. 甲状腺结节的杨氏模量 Ratio 值 3.0（粗箭头），剪切波速度的 Ratio 值 1.7（粗箭头），结节比周边组织硬；B. 甲状腺结节的杨氏模量 Ratio 值 1.2（粗箭头），剪切波速度的 Ratio 值 1.1（粗箭头），结节与周边组织硬度相仿。

第六节 甲状腺超声弹性成像的临床价值

一、辅助鉴别甲状腺结节的良恶性

在临床上，利用应变式弹性成像对甲状腺结节进行辅助鉴别诊断已有 20 余年；剪切波弹性成像技术应用于甲状腺结节也已有 10 余年；其临床价值一直存在争议。大部分研究认为：应变式弹性成像、剪切波弹性成像联合灰阶超声成像均能有效提高超声检查的诊断准确性。但亦有少部分研究报道认为弹性成像联合灰阶超声成像并未提高诊断效能。

既往弹性成像用于辅助诊断甲状腺结节良恶性的临床价值相关研究较多，综合回溯过去 10 年内样本量较大（超过 500 例）的临床研究以及弹性成像在甲状腺结节鉴别诊断的荟萃分析中发现：应变弹性评分法的敏感性、特异性分别为 15.7%~86%、58.2%~95.3%；应变式弹性成像 SR 值的敏感性、特异性分别为 58%~89%、67%~82%；而剪切波弹性成像的敏感性、特异性分别为 42%~86%、64%~93.8%。

尽管如此，随着甲状腺弹性成像在临床中的应用深入，其应用价值也逐渐被国内外学者与专家接受并认可；2016 年美国临床内分泌医师学会/美国内分泌学院/意大利临床内分泌协会（AACE/ACE/AME）指南将甲状腺结节弹性成像检查纳入了甲状腺结节恶性风险分层评估体系，将结节硬度值升高列为中度危险因素之一。世界超声医学与生物学联合会（World Federation of Societies for Ultrasound in Medicine and Biology，WFUMB）也于 2016 年发布了《WFUMB 甲状腺弹性超声临床应用指南》，同济大学附属第十人民医院超声医学科作为国内唯一单位受邀参加指南撰写工作，指南进一步肯定了甲状腺弹性超声的临床应用价值。中华医学会超声医学分会也于 2019 年发布了中国版《甲状腺剪切波弹性超声指南》，由同济大学附属第十人民医院超声医学科负责组织编写。

同时，导致甲状腺结节弹性成像相关的不同研究结果之间诊断效能相差较大的原因有以下几个：①不同研究中研究对象纳入标准、恶性病变占比不同，直接影响研究结果；②弹性成像技术及检测方法多样，质控标准也难以统一，致使临床研究结果差异较大；③弹性成像检查结果可信度受操作者人为因素、所用成像技术本身的局限性等影响等。

在临床上应用弹性成像时，任何一种技术提供的信息均为灰阶超声成像的补充信息，其不可单独用于诊断与鉴别诊断。应变式弹性成像、剪切波弹性成像技术原理不同，临床应用各有优劣势，两者相互补充，并不能互相替代。剪切波弹性成像并不必然比应变式弹性成像优越，同济大学附属第十人民医院超声医学科的结果发现应变式弹性成像 ARFI imaging 在甲状腺结节的定性诊断和预测甲状腺乳头状癌颈部淋巴结转移方面均优于点式剪切波弹性成像的参数 SWS。

综合既往文献报道、上海超声诊疗工程技术研究中心开展的系列临床研究，以及率先组织开展的多中心研究结果认为，甲状腺弹性成像在甲状腺结节的辅助诊断价值有以下几方面：

1. 甲状腺弹性成像对于甲状腺结节良恶性具有确切的辅助鉴别诊断价值，其联合灰阶超声成像的诊断敏感性为 79%~86%，特异性为 84%~90%。应变及剪切波弹性超声阳性结果均为甲状腺恶性病变的独立预测因子。张一峰等通过模拟临床实际操作过程，证实剪切波弹性成像可以提高甲状腺结节定性诊断的特异性，而敏感性与灰阶超声基本保持一致。

2. 甲状腺剪切波弹性成像用于甲状腺结节性质判定时的最优指标是杨氏模量最大值（E_{max}），其诊断效能优于杨氏模量平均值（E_{mean}）与标准差（E_{sd}）；E_{max} 最佳诊断阈值为 40~60kPa。不同仪器设备可能诊断指标和诊断阈值有所不同，同济大学附属第十人民医院超声医学科的前期研究发现如西门子公司的点式剪切波弹性成像 SWS 诊断阈值 2.87m/s，而西门子公司的二维剪切波成像 SWS 最大值的诊断效能不如 SWS 平均值；佳能公司和声科公司的二维剪切波成像均以 E_{max} 诊断效能最高，但最佳诊断阈值分别为 26.6kPa 和 42.9kPa。其背后的根本原因可能是各公司的剪切波弹性成像方法和原理并不完全一致。

3．对于合并甲状腺弥漫性病变背景的甲状腺结节，应变式弹性成像的准确性尚有争议；而剪切波弹性成像则可不受周边甲状腺组织病变影响准确评估甲状腺结节的硬度特点，并表现出良好的诊断准确性。有文献指出合并桥本甲状腺炎患者的甲状腺结节最佳阈值较单纯甲状腺结节为高。

4．对于甲状腺微小乳头状癌、髓样癌，应变式弹性成像、p-SWE、2D-SWE 联合灰阶超声成像，均能明显提高超声检查的诊断信心。然而，亦有研究报道应用 SWE 时绝大部分甲状腺微小乳头状癌易漏诊。

5．弹性成像对于滤泡样病变的良恶性鉴别诊断价值尚有争议。2015 年有研究报道认为：对于 FNA 诊断为滤泡样病变的甲状腺结节，2D-SWE 横断面测得的 E_{mean} 值升高与恶性病变密切相关；当 E_{mean} 阈值为 22.3kPa 时，其诊断敏感度、特异度分别为 82%、88%。

二、FNA 不能明确性质的甲状腺结节进一步分层管理

随着甲状腺 FNA 在临床上应用逐渐普及，其在甲状腺结节术前诊断与风险管理中发挥越来越大的作用；既往文献报道 FNA 对甲状腺结节的诊断敏感性为 88.2%～97%；特异性为 47%～98.2%。然而，相当一部分甲状腺结节 FNA 细胞学检查结果显示为不能诊断或性质不明确，需要重复 FNA 或者手术活检。有研究发现，弹性成像可帮助这部分 FNA 不能明确性质的结节作进一步的鉴别诊断。

三、减少不必要的 FNA

据文献报道，对于灰阶超声成像表现为低度可疑的甲状腺结节，联合应变式弹性成像可减少 60.8% 不必要的 FNA；同济大学附属第十人民医院超声医学科赵崇克等的研究发现，联合应用 2D-SWE 与 3D-SWE 则分别可减少 77.1%、88.6% 不必要的 FNA。

由同济大学附属第十人民医院超声医学科率先发起的国际上首个甲状腺剪切波弹性超声多中心研究证实：ACR-TIRADS 联合弹性超声可以有效减少不必要的 FNA（联合后从 48.5% 减少到 35.2%）。另外，目前几乎所有的荟萃分析均显示 p-SWE、2D-SWE 检查阳性结果均为甲状腺恶性病变的独立预测因子。因此，在灰阶超声成像诊断的基础上，联合超声弹性成像技术，有望对 FNA 不能诊断或不能明确性质的甲状腺结节进一步风险分层，筛选需重复 FNA 或手术活检的恶性病变高风险患者，在一定程度上减少不必要的重复穿刺，避免过度治疗。

四、甲状腺弥漫性病变甲状腺腺体的生物力学特性评估

甲状腺弥漫性疾病主要包括亚急性甲状腺炎（subacute thyroiditis，SAT）、桥本甲状腺炎（Hashimoto thyroiditis，HT）、毒性弥漫性甲状腺肿（Graves disease，GD）等。甲状腺组织在炎症不断刺激下，正常甲状腺组织内的滤泡细胞被破坏、淋巴细胞浸润和纤维组织增生，进而导致甲状腺组织硬度升高。对于甲状腺弥漫性疾病患者，剪切波弹性成像（包括 p-SWE、2D-SWE）可测量甲状腺腺体杨氏模量值，在联合腺体大小、形态、回声性质、血流改变等参数基础上，为甲状腺弥漫性病变患者的临床诊断、治疗后评估提供全面的超声信息。

有学者使用 p-SWE 技术对比原发性甲状腺功能亢进与桥本甲状腺炎患者的甲状腺组织 SWS 发现：两组 SWS 均高于正常对照，但两组间无明显统计学差异。因而，甲状腺腺体 SWS 可用于早期发现甲状腺弥漫性病变，但不能单独用于区分这两种疾病。

亦有学者使用 2D-SWE 技术发现桥本甲状腺炎患者甲状腺硬度平均值、最大值、离散度均明显高于正常健康成人：E_{mean}（26.6±10）kPa vs（19.6±6.6）kPa，E_{max}（33.4±9.5）kPa vs（51.4±20.1）kPa，E_{sd}（4.1±1.4）kPa vs（8.1±4.5）kPa；当鉴别诊断阈值为 22.3kPa 时，诊断敏感性和特异性分别为

59.6%、76.9%。在桥本甲状腺炎疾病进展过程中，甲状腺功能亢进组、甲状腺功能正常组、亚临床甲状腺功能减退组、临床甲状腺功能减退组的甲状腺腺体硬度值均高于正常对照，且不同病程组间甲状腺腺体硬度值有明显统计学差异，有助于辅助临床全面评估患者的疾病分期与病程进展程度。

另有学者对比亚急性甲状腺炎患者与正常健康成人甲状腺腺体硬度值发现：两组硬度均值分别为100～135kPa、15～30kPa。亚急性甲状腺炎患者甲状腺腺体硬度值与红细胞沉降率水平呈明显正相关。对于亚急性甲状腺炎、急性甲状腺炎患者，甲状腺腺体硬度值均随着药物治疗周期延长持续降低，直至接近正常水平。

然而，目前针对甲状腺弥漫性病变的研究相对较少，多为回顾性研究，且尚无以疾病病理改变为"金标准"的相关性研究，其临床实用价值尚待进一步验证。

弹性成像对于合并 HT 的甲状腺结节同样具有良好的诊断价值。Magri 等对诊断明确的 75 例甲状腺良性结节患者进行了 SWE 检查，其中 33 例合并 HT（HT 组），42 例为单发或多发甲状腺肿患者（非HT 组）。研究结果显示 HT 组结节外的甲状腺腺体硬度比非 HT 组要大，但两者之间的差异并没有统计学意义。Liu 等对 141 例合并 HT 的甲状腺结节进行 SWE 检查，包含 71 例甲状腺癌、70 例良性结节，结果发现 SWE 诊断甲状腺癌的曲线下面积为 0.77。

五、甲状腺乳头状癌侵袭性的预测

对于甲状腺乳头状癌患者，同济大学附属第十人民医院超声医学科的研究发现，癌灶硬度值升高可用于预测颈部淋巴结转移。在诸多危险因素中，癌灶的弹性成像面积比（弹性成像癌灶面积／灰阶成像癌灶面积）＞ 1 是最具危险的因素，其他因素依次有颈部淋巴结异常声像图、癌灶接触被膜、微钙化、被膜侵犯、多个癌灶。

第七节　甲状腺超声弹性成像报告

同甲状腺普通超声检查报告一样，甲状腺超声弹性成像报告包含页眉和页脚、一般项目、超声弹性成像描述、超声弹性成像诊断和落款（附录 5）。与甲状腺普通超声检查报告不同的是，超声弹性成像报告一般只针对甲状腺结节（并且是确认要做弹性成像的结节）进行描述。

一、页眉和页脚

页眉和页脚一般包含就诊医院名称和 logo，例如 ×× 医院或者 ×× 大学附属 ×× 医院；同时包含超声诊断科、超声医学科、超声诊疗中心等字样。

二、一般项目

一般项目包括受检者信息（姓名、性别、年龄）、申请科室、检查部位和项目、主诉及临床诊断，门诊患者有门诊号，住院患者有住院号和床号。超声医学科涉及内容包括超声号、超声仪器型号、探头型号和频率、检查途径、检查体位等。

三、超声弹性成像描述

1. **确认目标结节**　确认好要做超声弹性成像的甲状腺结节。

2．**甲状腺结节普通超声描述**　几乎所有文献及指南均认为甲状腺超声弹性成像是常规超声的补充，因此在超声弹性成像报告上首先应描述甲状腺目标结节的普通超声特征，包括结节部位、大小、回声、囊实性、形态、边缘、钙化、纵横比、包膜侵犯、血流信号等情况（具体可参照第八章相关内容）。

3．**弹性成像描述**　描述结节弹性成像的定性特征和定量特征。

（1）定性特征：描述结节内部及周边填充的颜色分布。

（2）定量特征：应变式弹性成像描述结节的应变率和应变率比值，剪切波弹性成像描述结节杨氏模量和／或剪切波速度的最大值、平均值和方差值。

四、超声弹性成像诊断

1．应变式弹性成像进行弹性评分。

2．剪切波弹性成像给出结节杨氏模量和／或剪切波速度的最大值和平均值，可提示结节硬度软、硬或中等，必要时可给出结节软硬的数值范围参考。

3．结合常规超声特征、TI-RADS 分类及弹性成像数值，给出针对结节的处理意见，如建议复查、建议密切观察、建议细针穿刺、建议手术等。

五、落款

落款包括超声医生签名和报告时间（由计算机报告系统自动生成），有时还需记录者签名。

1．签名应为字迹清晰的姓名全名，不得缩写或字迹潦草。

2．报告完成签发后不可随意修改。

第十一章
甲状腺超声造影

第一节　超声造影原理

超声造影（contrast enhanced ultrasound，CEUS）或对比增强超声，通常是指通过外周静脉注入微泡超声造影剂（ultrasound contrast agent，UCA），通过超声造影特异性成像（contrast-specific imaging，CSI）技术获得感兴趣区的对比增强图像，以提高病灶检出率及作出更加特异性的诊断。

一、超声造影剂分类

目前临床上应用最广泛的超声造影剂是微泡类造影剂，主要成分为微气泡。早期应用于临床的微泡造影剂（H_2O_2、CO_2等）直径较大，无法通过肺循环，有阻塞肺循环危及生命的风险，在临床上已极少用于经静脉造影，偶用于空腔脏器或管腔造影。

1984 年 Feinstein 等制备人血白蛋白微泡造影剂，其直径与红细胞直径相似，可通过肺循环到左心腔，最后到达全身循环，实现增强显像的目的，为目前临床超声造影成像的广泛应用奠定了基础。

目前商用的微泡造影剂根据包裹或黏附的气体种类不同主要分为空气造影剂和惰性气体造影剂两类。由于空气造影剂成像时间短、成像效果不佳，已基本退出市场。惰性气体造影剂因其低溶解性、低弥散性等特点，稳定性明显提高，可多次通过肺循环，是目前主流的超声造影剂。

除常用的微泡造影剂（表 11-1-1）外，近年来出现了新的超声分子成像造影剂，如 BR55（成分为磷脂、聚乙二醇、异源二聚肽包裹惰性气体六氟化硫）和 Multiselectin（成分为磷脂、聚乙二醇、多样的选择素糖蛋白配体、六氟化硫）。此类造影剂可与内皮细胞表面的疾病分子标志物的特异性配体结合，实现分子成像，持续时间长，敏感性更高。

表 11-1-1　常用微泡造影剂

商品名	成分	直径 /μm	浓度 /（$\times 10^8 \cdot mL^{-1}$）	临床应用
Albunex	白蛋白包裹的空气微泡	4.5	8	主要用于左心显影及负荷试验，持续时间短，易被破坏
Levovist	半乳糖悬浮微粒，0.1% 棕榈酸	2 ~ 8	/	需要较高声输出功率方能显像，导致微泡易被破坏
SonoVue	六氟化硫（SF_6）气体，白色冻干粉末	2 ~ 6	1 ~ 5	稳定性和声学反应良好，第二代超声造影剂的代表，广泛应用于全身脏器
Optison	人体白蛋白，C_3F_8 微气泡	3.6	5 ~ 8	心脏造影成像
Definity	磷脂外壳，全氟丙烷	1.5	10 ~ 15	心脏造影成像
Imagent	表面活性剂，氯化钠，磷酸盐缓冲剂	5	5	心脏造影成像
Sonazoid	磷脂外壳，全氟丁烷	1.0 ~ 5.0	8	稳定性较高，可被 Kupffer 细胞吞噬，可用于血管后相成像

二、超声造影剂声学基础

微泡超声造影剂最基本的声学特性是背向散射特性，声场中的微泡造影剂产生共振，共振效应使微泡造影剂的背向散射强度（backscatter intensity）增加，对比增强效应相应增加。

声场中，微泡造影剂的共振模式分为线性共振和非线性共振。线性共振产生基波图像，非线性共振产生谐波图像。超声仪器发射 3 种声压的声波：低声压、中等声压和高声压。微泡造影剂在低声压时以线性共振为主；中等声压时出现非线性共振（nonlinear resonance）；高声压时微泡破裂，非线性效应更为明显，但持续时间短暂（图 11-1-1）。

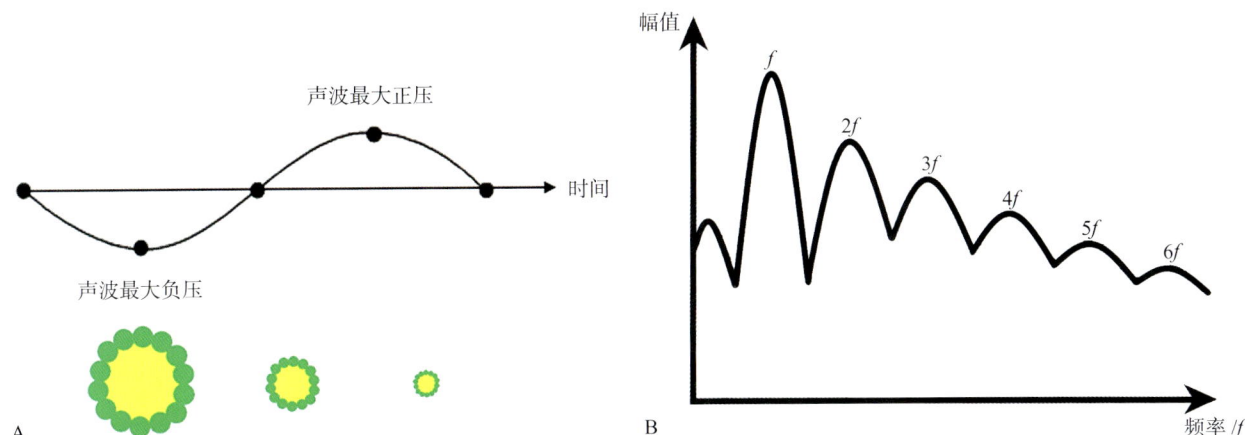

图 11-1-1　超声造影剂声学基础

A. 超声造影剂（微泡）与超声波的相互作用：随着声压的变化，微泡相应地膨胀 - 缩小 - 回复，循环往复；B. 声压与共振的关系：低声压以线性共振为主，中等声压及高声压时出现非线性共振。

三、超声造影成像技术

超声造影成像技术可分为非特异性超声造影成像技术和特异性超声造影成像技术。

（一）非特异性超声造影成像技术

非特异性超声造影成像技术接收微泡造影剂的线性共振信号，多为基波成像和高机械指数成像，不易区分造影剂和背景组织的回声信号，信噪比低。非特异性超声造影成像技术主要用于增强多普勒血流信号、左心腔造影、输卵管造影、胃腔或肠腔造影。

（二）特异性超声造影成像技术

特异性超声造影成像技术中最早开发的是谐波成像（harmonic imaging）技术，它是利用微泡造影剂非线性共振效应的成像技术。该技术通过高通滤波器选择性接收微泡的非线性谐波信号，同时抑制组织来源的信号，特异性地凸显来自微泡造影剂的信号，增加图像信噪比。

1. **二次谐波成像**（second harmonic imaging）　最常用的谐波成像技术，是基于微泡造影剂对入射波产生非线性共振发展起来的成像模式。探头选择性接收微泡造影剂的非线性二次谐波（2f）信号，滤掉背景组织和造影剂微泡的基波信号，由此凸显来自微泡造影剂的信号，使得图像信噪比更高，更加清晰。

2. **多普勒谐波成像**（Doppler harmonic imaging）　主要接收来源于血管内的散射信号。造影剂微泡经静脉注射后增加了多普勒信号的来源，增强声学散射性能，显著提高了多普勒探测血流的敏感性。

3. **间歇式谐波成像**（intermittent harmonic imaging）　连续发射声波可造成微泡破坏较快，导致超声造影显像图像不佳。采用间歇性发射声波的方式，微泡可以在 2 次发射声波的间歇期积聚，在此时发射声波微泡爆破，由此获得较强的瞬间散射信号，提高了局部断面的显像效果。

4. 脉冲反向谐波成像（pulse inversion harmonic imaging） 是二次谐波成像基础上的衍生物，通过先后发射两个相位相反的脉冲信号，接受的脉冲信号中，来源于背景组织的信号由于相位相反叠加为零，来源于微泡的信号为非线性信号，叠加之后不为零，由此凸显微泡造影剂的信号，提高图像信噪比。

除了上述的基于微泡谐波信号的成像模式，还有其他特异性超声造影成像技术，如受激发射成像（stimulated acoustic emission）、功率调制成像（power modulation imaging）和功率调制的反向脉冲成像（power modulated pulse inversion imaging）等。

第二节　甲状腺超声造影检查方法

一、仪器与探头

使用具有超声造影功能的超声仪器及其相匹配的探头，同时还须具备较强的图像动态存储功能。机械指数（mechanical index，MI）是超声造影检查成像法的关键性技术参数，即声束聚焦区组织平均接受的超声压力近似值。

根据 MI 值的大小可将其分为：高 MI，1.0 ~ 1.9；中等 MI，0.4 ~ 0.9；低 MI，0.1 ~ 0.3 和超低 MI，< 0.1。甲状腺造影最常用的 MI 范围是 0.05 ~ 0.08，即采用超低 MI 实时成像。

二、检查前准备

（一）医师准备

熟知患者的临床资料及检查目的，判断是否适合超声造影检查，与患者本人及家属说明造影目的、检查流程及相关风险，获得患者或监护人充分的知情同意并签署知情同意书。

（二）造影物品准备

造影物品准备主要包括注射器（5mL、10mL 注射器各 1 副）、套管针即动脉留置针（20G）或静脉注射针（建议 8 号针）及造影剂。造影剂使用前，向瓶内注入生理盐水 5mL，摇匀直至冻干粉完全散成乳白色混悬液体，放置待用（图 11-2-1）。

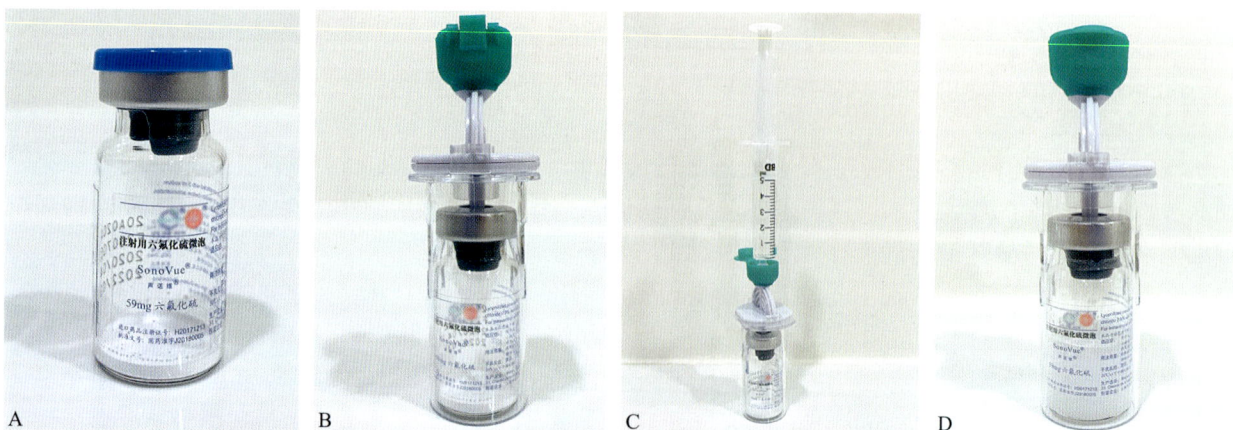

图 11-2-1　造影剂配备过程

造影剂配备过程：A. 配制前的瓶装造影剂；B. 将造影剂上方蓝色盖子揭开以后，将注射套套在瓶盖上方；C. 注入生理盐水 5mL，并摇匀，使瓶内干粉完全溶解，呈乳白色液体；D. 造影剂配制完成。

（三）患者准备

超声造影前患者准备工作基本与普通超声检查相同，充分暴露颈部之外，还需建立经外周静脉通道。一般选择上肢的粗大浅静脉如肘前静脉、手腕部静脉。如果无法确定血管位置，可在超声引导下建立静脉通道（图 11-2-2）。

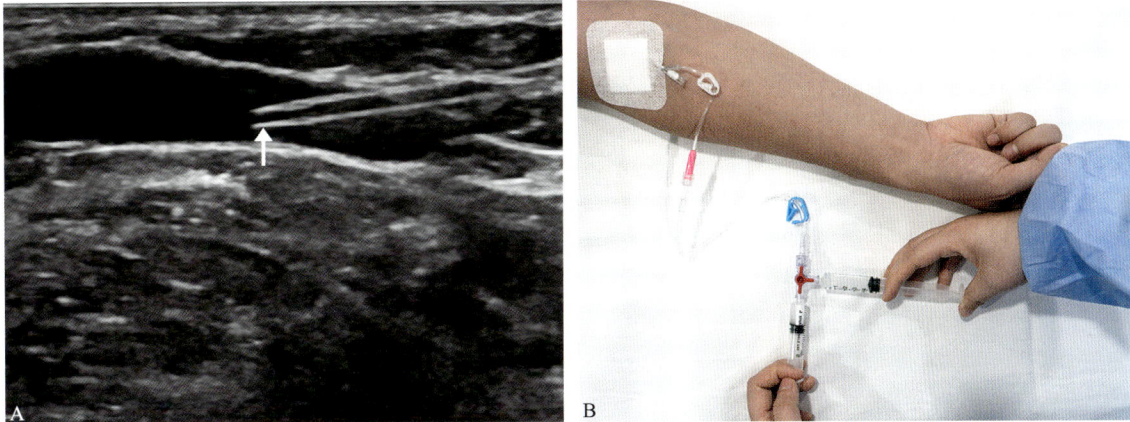

图 11-2-2　建立超声造影静脉通道
A. 超声引导下建立静脉通道（箭头）；B. 造影剂推注过程。

（四）体位

患者取仰卧位，头稍后仰，充分暴露颈部。

三、检查方法

1. 首先行普通超声检查，根据实际情况调节仪器条件，如深度、增益、焦点数目、焦点位置，清晰显示甲状腺及其邻近结构，了解病灶数目、大小、位置及血供情况。确定目标病灶后，适当放大图像，调节焦点位置以更加清晰地显示病灶内部及周边情况。在灰阶及彩色多普勒超声模式下，分别储存病灶横断面、纵断面及动态图像。

2. 选定目标病灶最佳切面，切换至造影模式，经肘前静脉团注造影剂（一般为 2.4mL，具体用量视超声仪器不同略有差异），注射后用 5mL 生理盐水冲管。同时启动计时软件和图像储存软件。超声造影推荐采用双幅同步模式进行实时对比，以避免造影过程中目标病灶脱离视野，观察病灶和组织内造影剂到达的时间、增强水平、增强形态等及其动态变化过程，增强后期对甲状腺进行全面扫查。推注造影剂的同时启动计时软件，并启动图像储存功能，时间持续 3min 左右。

四、注意事项

1. **准备造影剂的注意事项**　抽吸造影剂时应倒置小瓶后抽取，如抽取过量，切忌回推，以免破坏微泡；抽吸前应振摇数秒，避免造影剂分层，造影剂配制、抽取之后应尽快注射。患者和仪器应在造影剂配制之前准备好；配制好的造影剂如需重复使用，时间最好控制在 2h 内。

2. **经静脉推注造影剂时注意事项**　造影剂配制好后，可经外周静脉注射给药。最常见的是经肘前浅静脉团注，其次是腕部浅静脉。

使用三通管时，应将装有造影剂的注射器连接于与血管平行的接口上，使造影剂直接进入血管，尽量减少微泡的破坏。

3. 普通超声检查时，目标病灶尽可能位于图像中间，完整清晰显示病灶。探头与耦合剂紧密贴合，以保证图像不留有缺损或阴影区域。保持探头稳定，将成像条件切换至低机械指数造影特异成像模式，调节焦点位于靶病灶底部水平，机械指数（MI）范围一般小于 0.2。调节增益，后场隐约显示系统的背景噪声。

4. 因不同品牌的仪器性能及图像风格的差异，造影剂注射的推荐量也各不相同。在刚开展超声造影这项技术之前可咨询相关厂家的工程技术人员和临床应用医生，使造影条件处于相对良好状态。

五、超声造影适应证与禁忌证

（一）适应证

1. **疾病诊断**　甲状腺结节良恶性的鉴别诊断。
2. **引导穿刺**　甲状腺结节或病灶穿刺活检部位的选择。
3. **疗效评估**　甲状腺整体治疗（甲状腺功能亢进、靶向治疗等）与局部治疗（甲状腺结节射频 / 微波消融等）后的疗效评估。
4. **预后判断或评价对靶向治疗药物的反应**　甲状腺癌术前超声造影，预测转移风险或对靶向治疗的反应等。

（二）禁忌证

1. 对六氟化硫或造影剂其他成分有过敏史患者。
2. 近期急性冠状动脉综合征或缺血性心脏病病情不稳定者：①1 周内安静状态下出现典型心绞痛患者；②1 周内心脏病症状出现恶化；③急性心力衰竭；④心功能 Ⅲ / Ⅳ 级及严重心律不齐患者；⑤冠状动脉介入术后或近期心电图、实验室及临床指标提示恶化者。
3. 伴有右向左分流的心脏病患者、重度肺动脉高压患者、未控制的系统高血压患者及成人呼吸窘迫综合征患者。
4. 严重的全身感染或败血症。
5. 全身高凝状态和 / 或有血栓形成。
6. 孕妇和哺乳期患者。

第三节　超声造影图像调节

图像的调节主要包括以下方面：

1. **机械指数**　超声造影检查时，机械指数（MI）一般为 0.05 ~ 0.08，微泡在低声压作用下能表现出良好的非线性特征，产生显著的非线性谐波信号。根据目标病灶的位置、深度等调节 MI，获得最佳的微泡 - 背景组织信噪比。对于位置较深的病灶可适当增加 MI，有助于获得病灶的最佳对比增强成像，但高 MI 会导致微泡的破坏增加，缩短成像时间。
2. **增益**　进入造影模式后，调节增益使甲状腺背景显示为接近无回声，背景隐约显示系统噪声。
3. **深度**　整个病灶完整显示于图像正中，同时显示周围部分正常甲状腺组织。
4. **焦点**　通常位于目标病灶的底部。
5. **帧频**　一般设置在 8 ~ 20 帧 /s，帧频过高会造成不必要的微泡破坏，帧频过低则会降低时间分辨率，不利于实时显示。
6. **图像显示方式**　可采用双幅显示的方式，灰阶超声与造影模式同时显示有助于实时对比，避免目标结节脱离视野。

7. **动态范围**　范围过高会使明暗间对比度欠佳，不利于显示增强后感兴趣区与周围组织的差异；范围过低，虽使对比度增加，但图像粗糙（图 11-3-1）。

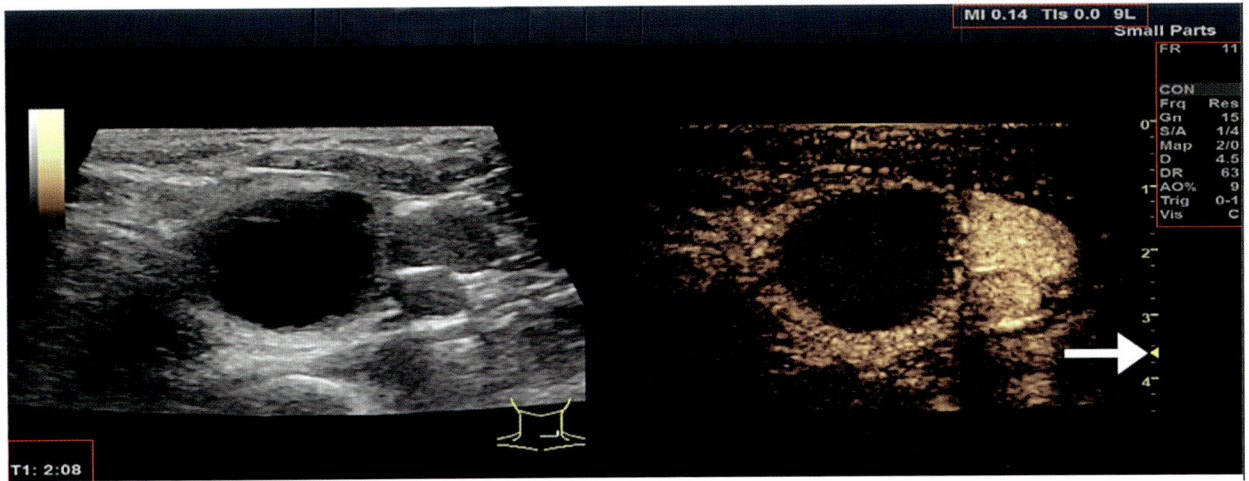

图 11-3-1　超声造影各参数调节示例

双幅显示。MI：机械指数；Tis：热指数；探头型号：9L；Con：超声造影；FR：帧频；Frq：频率；Gn：增益；S/A：斑点降噪成像 / 帧平均；MAP：彩阶种类；DR：动态范围；AO%：声功率；T1：计时器；△：焦点位置（箭头）。

第四节　正常甲状腺超声造影表现

甲状腺是富血供的内分泌腺体，主要由甲状腺上动脉和甲状腺下动脉供血，供血动脉的分支间有广泛的吻合支。

经外周静脉团注超声造影剂后，颈总动脉及其分支最先显影，显影的血管分支迅速向甲状腺内延伸，甲状腺呈迅速均匀一致的增强，甲状腺组织一般在注入造影剂后 9 ~ 16s 开始增强，增强达峰时间 15 ~ 30s，25 ~ 45s 后甲状腺增强强度逐渐减弱（图 11-4-1）。

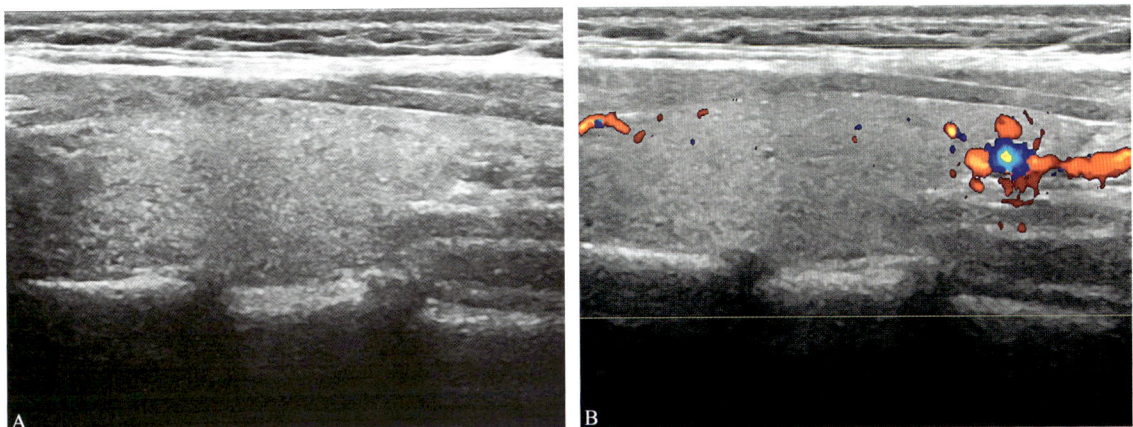

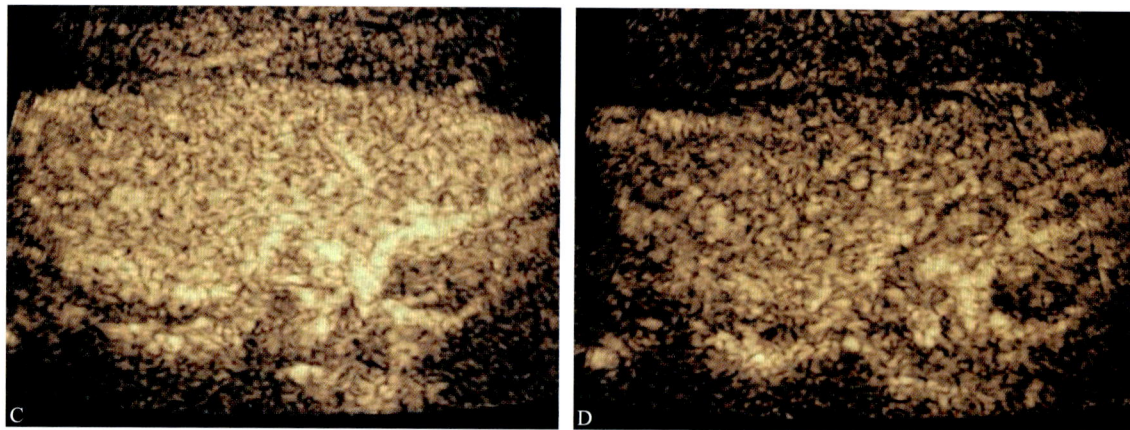

图 11-4-1　正常甲状腺超声造影

A. 灰阶超声：甲状腺一侧叶被膜完整，光滑，腺体呈中等回声，回声均匀；B. CDFI：甲状腺实质内可见点状血流信号；C. 超声造影：增强早期（19s），腺体实质呈快速均匀增强；D. 超声造影：增强晚期（100s），造影剂逐渐消退，增强强度减弱。

第五节　甲状腺超声造影图像解读

一、造影增强时期

造影增强时期可分为增强早期及增强晚期。增强早期：是指从注射造影剂开始至之后的 30s，腺体及其周围组织出现灌注；增强晚期：是指注射造影剂后 30s 以后。约 3min 后造影剂缓慢破坏并排出体外。

二、灌注增强方式

灌注增强方式分为向心性、离心性、弥漫性 3 种类型。①向心性增强：增强方式由病灶周边向中央增强（图 11-5-1）；②离心性增强：增强方式由病灶中央向周边增强（图 11-5-2）；③弥漫性增强：病灶周边及中央同时增强（图 11-5-3）。

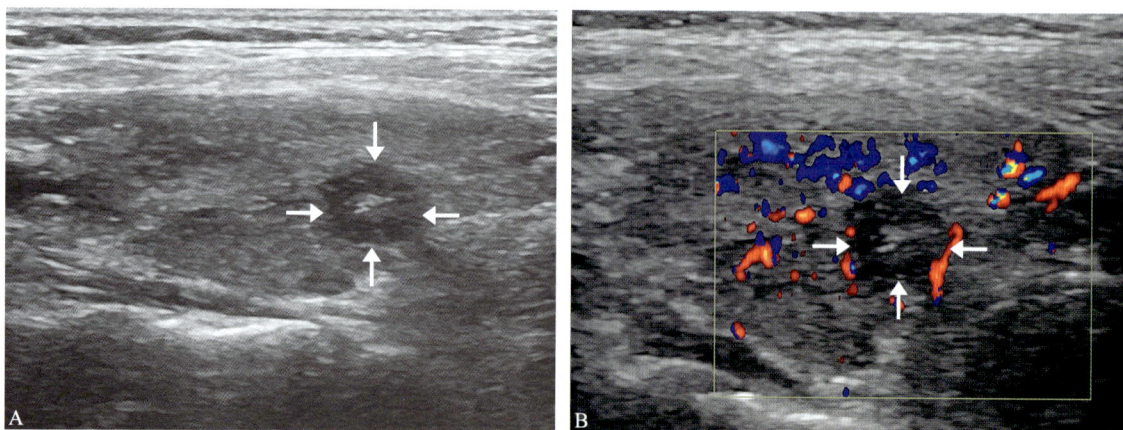

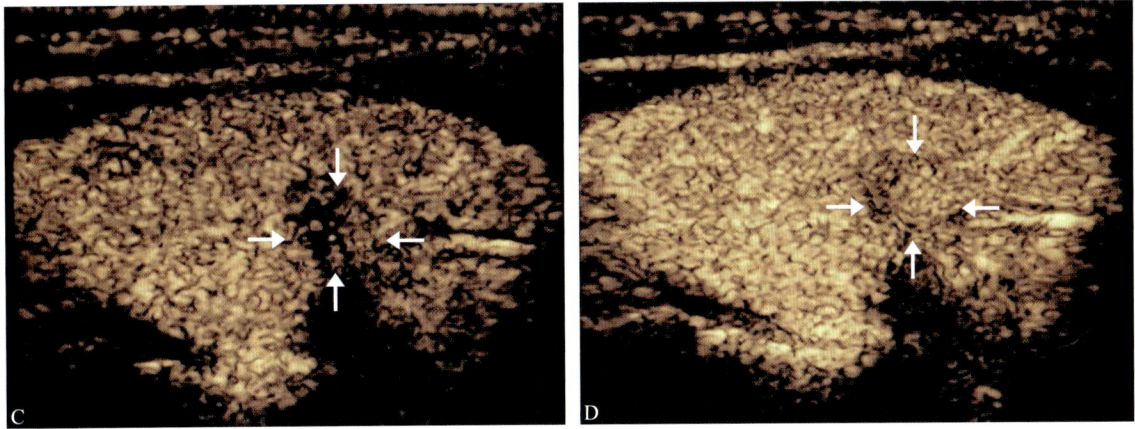

图 11-5-1　向心性增强

A. 灰阶超声：甲状腺右侧叶中下部背侧见一个低回声结节，大小为 0.7cm×0.8cm×0.9cm，边界欠清晰，形态欠规则，其内见点状强回声；B. CDFI：结节周边见少量血流信号；C. 超声造影：增强早期（9s）结节从周边开始增强，中央部分呈低增强；D. 超声造影：增强早期（11s）造影剂继续向中心填充至整个结节增强，仍为低增强（该结节术后证实为甲状腺微小乳头状癌）。

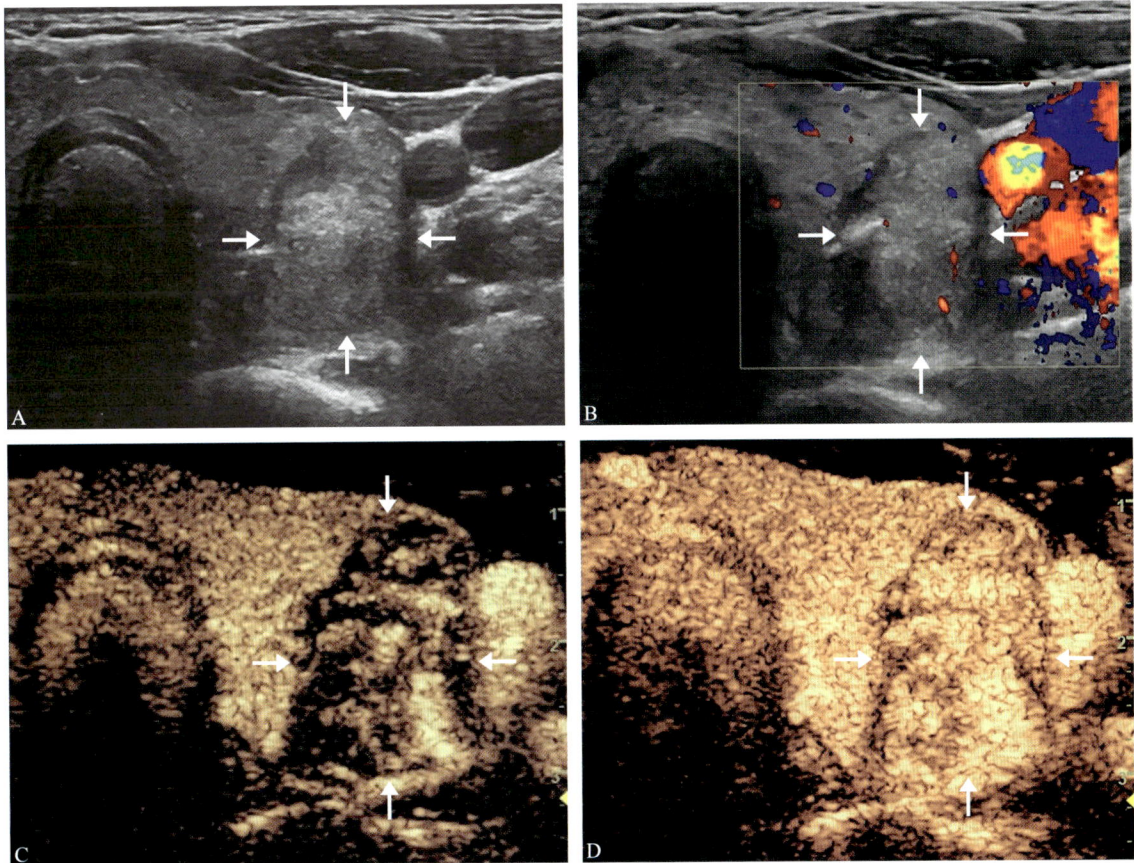

图 11-5-2　离心性增强

A. 灰阶超声：甲状腺左侧叶中部见一个等回声结节，大小为 1.6cm×2.0cm×1.5cm，边界清晰，形态欠规则，纵横比＞1；B. CDFI：结节内部见少量点状血流信号；C. 超声造影：增强早期（7s）结节从中央开始增强，呈不均匀高增强；D. 超声造影：增强早期（15s）持续高增强，由中央扩散至整个结节（该结节术后证实为结节性甲状腺肿）。

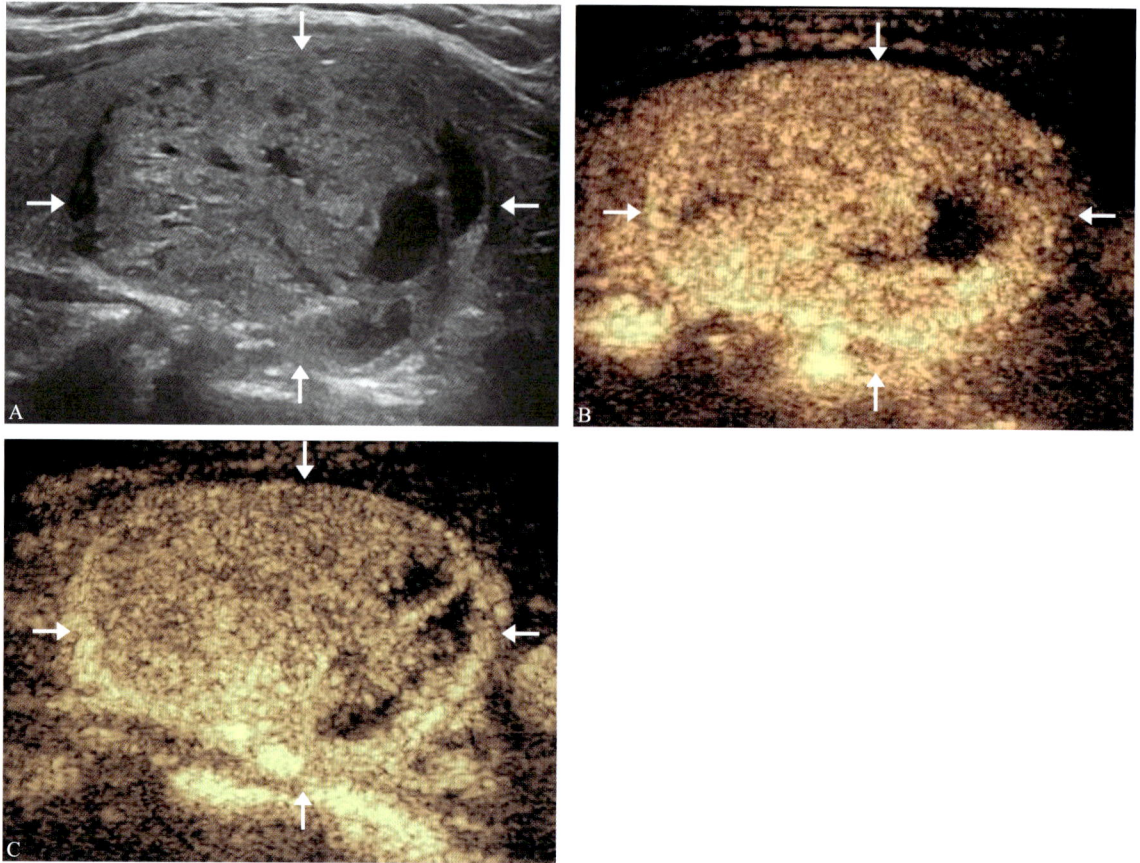

图 11-5-3　弥漫性增强

A. 灰阶超声：甲状腺左侧叶中部见一个囊实混合回声（实性为主）结节，大小为 3.7cm×2.1cm×2.2cm，边界清晰，形态规则，内部回声不均匀；B. 超声造影：增强早期（19s）结节呈弥漫性不均匀增强，周边见环状高增强；C. 超声造影：增强晚期（41s）结节呈弥漫性不均匀增强，周边见环状高增强（该病例术后证实为结节性甲状腺肿）。

三、造影剂分布特征

造影剂分布特征是指造影剂在病灶内的分布情况，分为均匀增强和不均匀增强两大类。①均匀增强：造影剂在病灶内分布均匀，表现为同一病灶内部各部分增强水平一致；②不均匀增强：造影剂在病灶内分布不均匀，表现为同一病灶内各部分增强水平不一（图 11-5-4）。

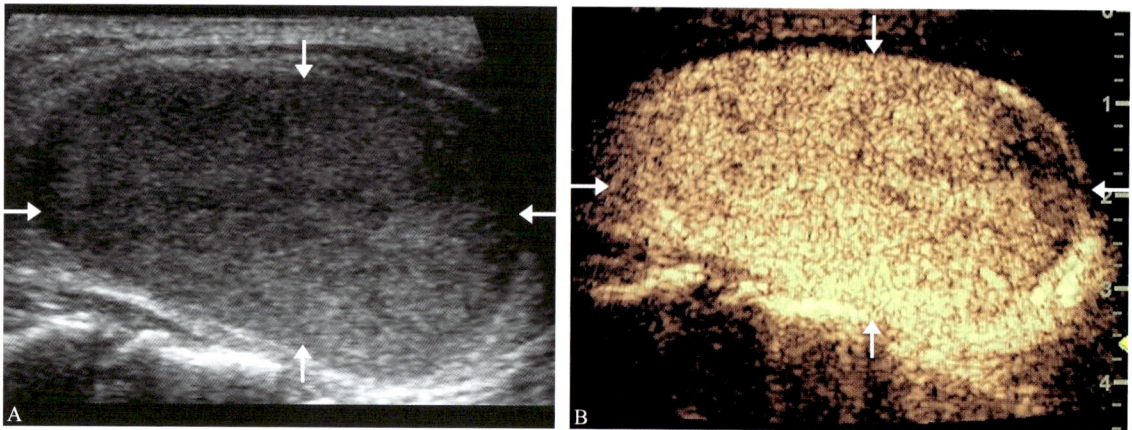

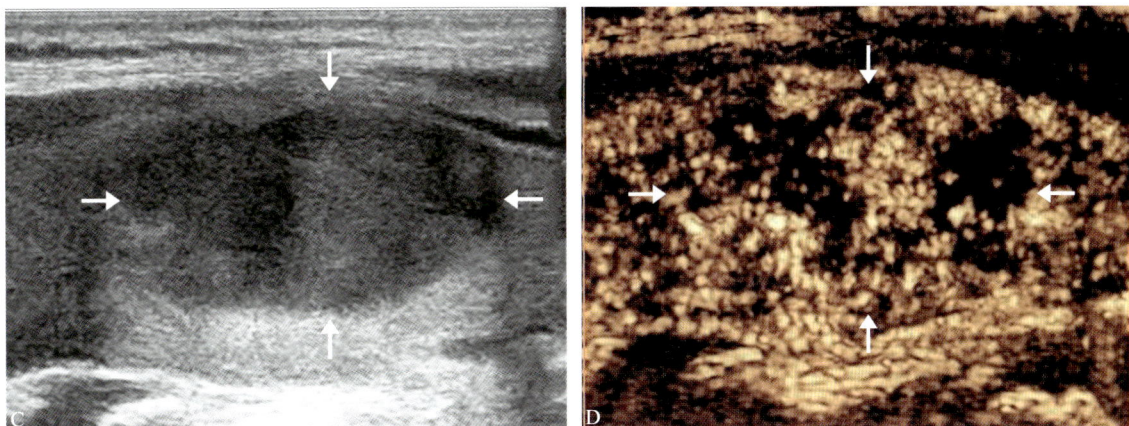

图 11-5-4　甲状腺结节造影剂分布特征

A.灰阶超声：甲状腺右侧叶见一个低回声结节，大小为 4.7cm×2.6cm×2.7cm，边界清晰，形态规则，内部回声均匀；B.超声造影：增强早期（27s）结节呈弥漫性均匀增强；C.灰阶超声：甲状腺左侧叶见一个低回声结节，大小为 2.4cm×1.7cm×1.9cm，边界不清晰，形态规则，内部回声欠均匀；D.超声造影：增强早期（12s）结节呈不均匀等增强。

四、增强水平

与周围甲状腺组织对照，结节的增强水平可分为高增强、等增强、低增强和无增强（图 11-5-5）。①高增强：增强水平高于周围甲状腺组织；②等增强：增强水平等同于周围甲状腺组织；③低增强：增强水平低于周围甲状腺组织；④无增强：病灶内未见造影剂灌注。

结节内部增强水平不一致时，以最高增强水平来定义结节增强水平，同时描述结节内部造影剂分布特征。

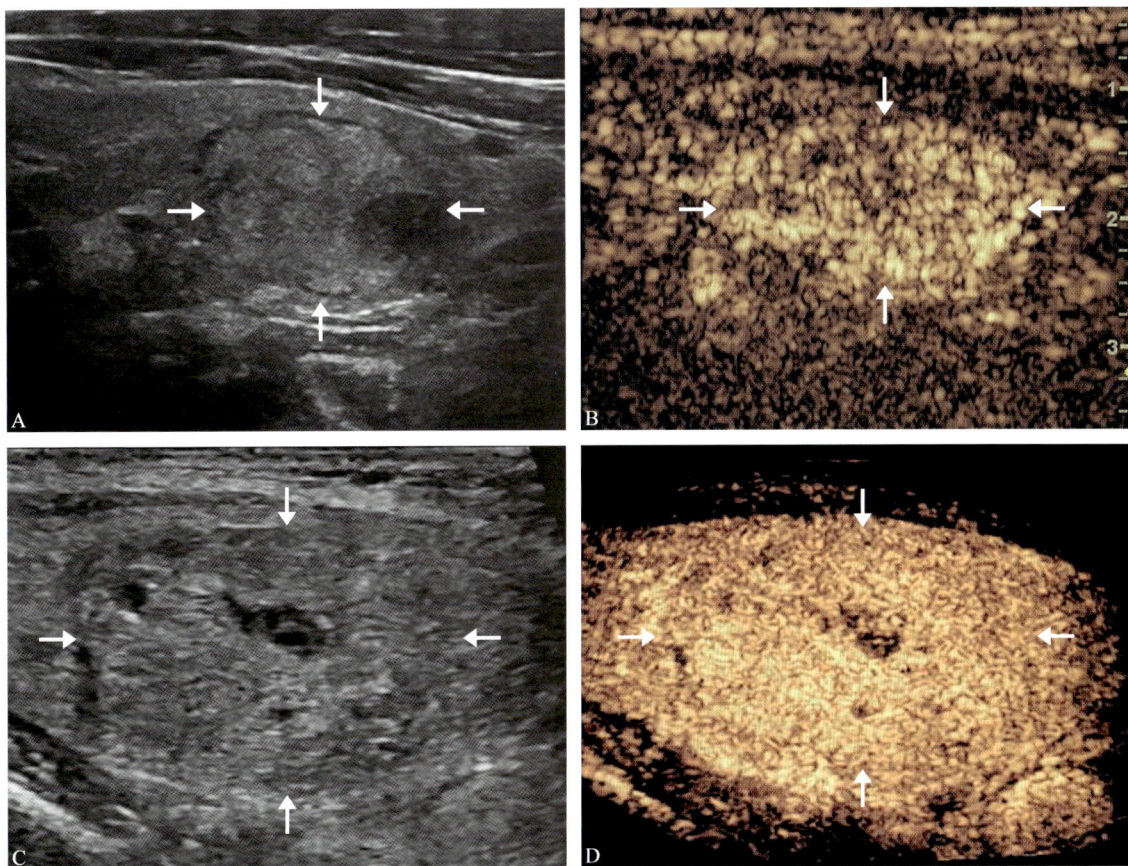

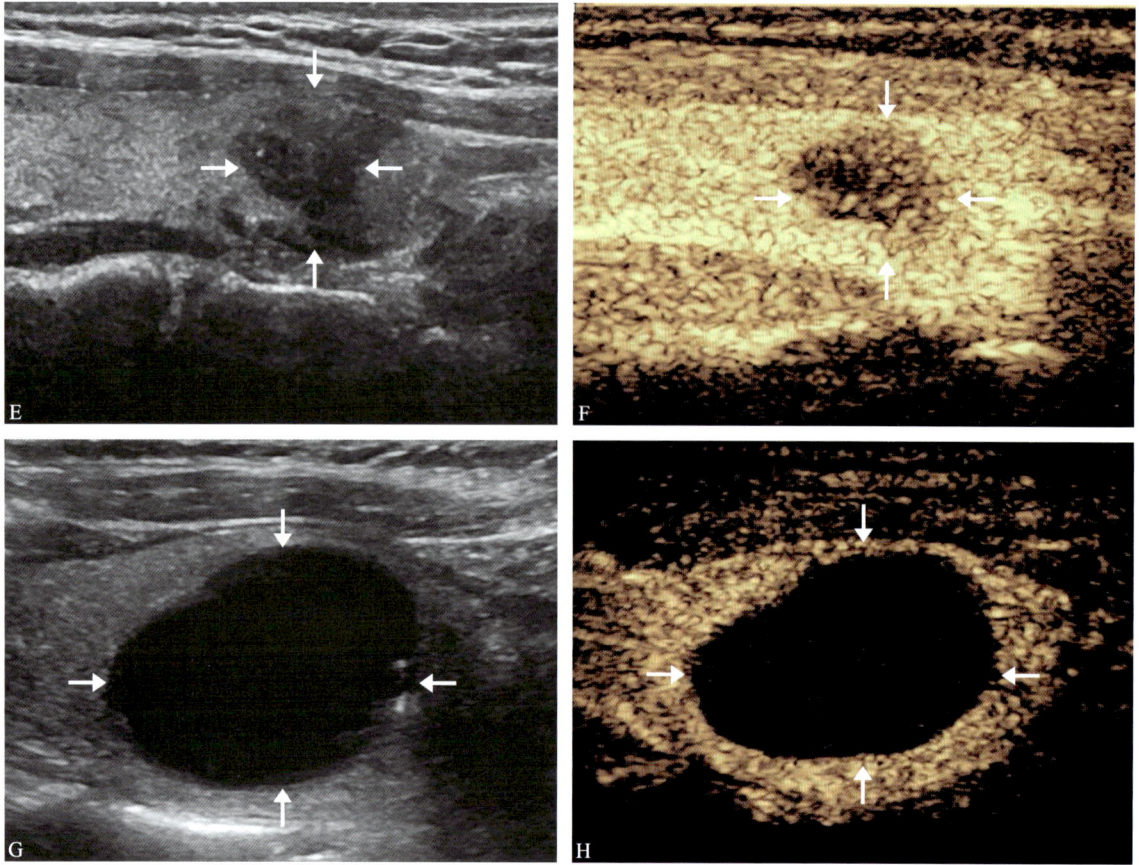

图 11-5-5 甲状腺结节造影增强水平

A. 灰阶超声：甲状腺右侧叶中下部见一个等回声结节，大小为 2.5cm×1.9cm×1.7cm，边界清晰，形态规则，内部回声不均匀；B. 超声造影：增强早期（19s）结节呈弥漫性不均匀高增强；C. 灰阶超声：甲状腺右侧叶见一个等回声结节，大小为 2.7cm×3.0cm×2.5cm，边界清晰，形态规则，内部回声欠均匀；D. 超声造影：增强早期（15s）结节呈弥漫性不均匀等增强；E. 灰阶超声：甲状腺右侧叶见一个低回声结节，大小为 0.8cm×1.0cm×1.6cm，边界不清晰，形态不规则，内部回声均匀；F. 超声造影：增强早期（9s）结节呈不均匀低增强，低于周围甲状腺组织；G. 灰阶超声：甲状腺左侧叶见一个无回声区，大小为 4.1cm×3.6cm×3.0cm，边界清晰，形态规则；H. 超声造影：增强早期（11s）结节呈无增强。

五、时间 – 强度曲线

应用超声造影专用分析软件，设置感兴趣区（ROI），选择病灶内强化最明显的部分及相邻同样深度的甲状腺组织，大小 5mm，每个 ROI 内造影剂增强的强度随时间分布即通过时间 - 强度曲线（time-intensity curve，TIC）反映，可获得增强开始时间、持续时间、达峰时间、峰值强度、廓清时间及曲线下面积等参数（图 11-5-6）。

六、边界

注射造影剂后观察病灶与周围组织分界情况。①边界清晰：病灶 50% 以上的边缘清晰；②边界不清：病灶 50% 以上的边缘不清（图 11-5-7）。

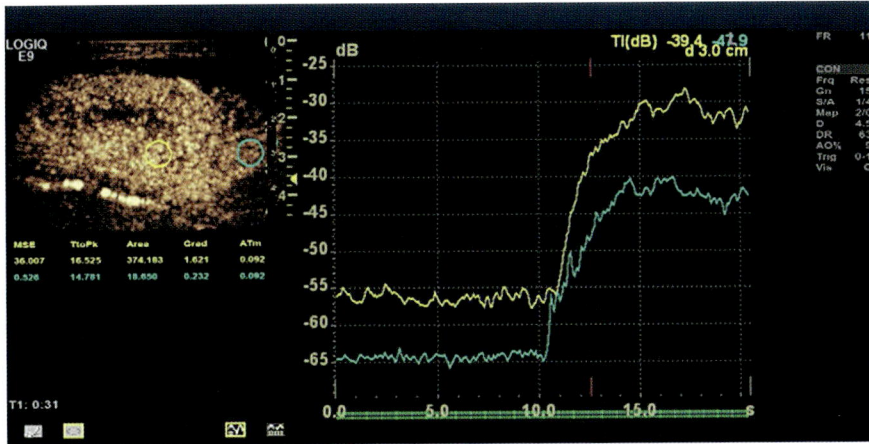

图 11-5-6　甲状腺结节造影 TIC

MSE：均方差；TtoPK：达峰时间；Area：曲线下面积；Grad：梯度；Atm：到达时间。

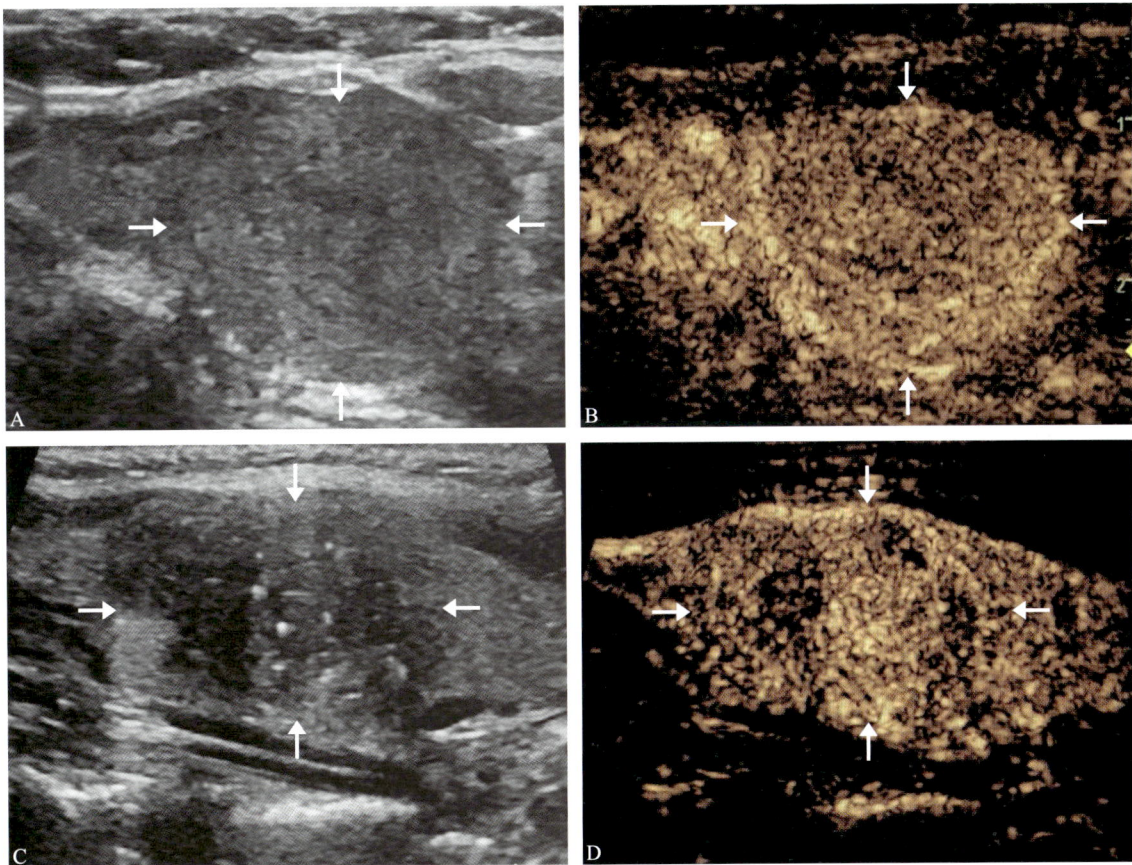

图 11-5-7　甲状腺结节造影后边界

A. 灰阶超声：甲状腺左侧叶见一个低回声结节，大小为 3.0cm×2.8cm×1.6cm，边界清晰，形态规则，内部回声均匀；B. 超声造影：增强晚期（54s）结节呈弥漫性均匀低增强，周边可见清晰的高增强环状边界；C. 灰阶超声：甲状腺右侧叶见一个低回声结节，大小为 4.6cm×3.3cm×1.8cm，边界不清晰，形态不规则，内见多个点状强回声；D. 超声造影：增强早期（9s）结节呈弥漫性不均匀稍高增强，与周围正常甲状腺组织分界不清。

七、形态

注射造影剂后观察病灶形态特征，可分为形态规则与不规则（图 11-5-8）。

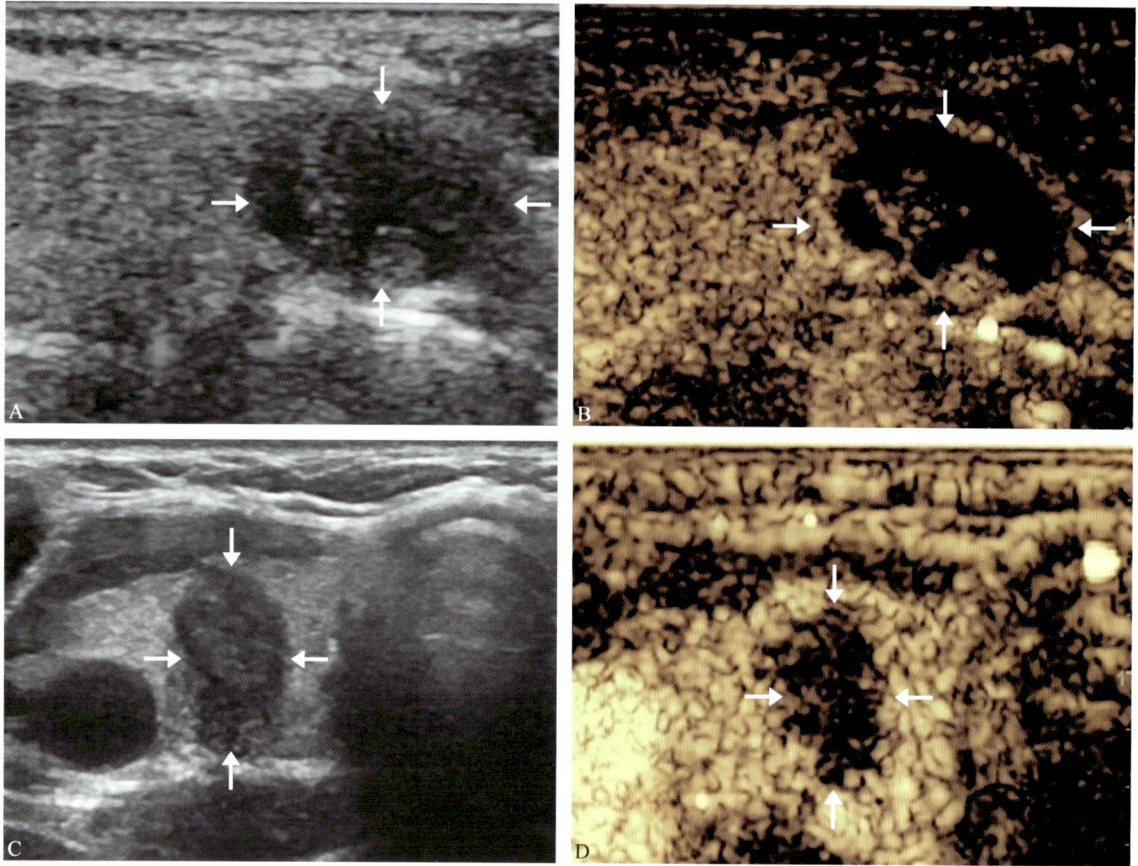

图 11-5-8　甲状腺结节造影后形态

A. 灰阶超声：甲状腺左侧叶见一个囊实混合回声结节，大小为 2.1cm×1.5cm×1.0cm，边界清晰，形态规则，内部回声不均匀；B. 超声造影：增强早期（14s）结节呈不均匀低增强，可见周边环状高增强；C. 灰阶超声：甲状腺右侧叶见一个低回声结节，大小为 1.5cm×1.0cm×1.2cm，边界不清晰，形态不规则，内部回声不均匀，纵横比＞1；D. 超声造影：增强早期（8s）结节呈不均匀低增强，形态不规则。

八、范围变化

与灰阶超声相比，超声造影增强后病灶的范围变化有如下情况。①无变化：病灶在增强的各时期范围与灰阶图像所测范围无明显变化；②范围增大：增强后病灶的长径或宽径大于灰阶图像所测值（图 11-5-9）。

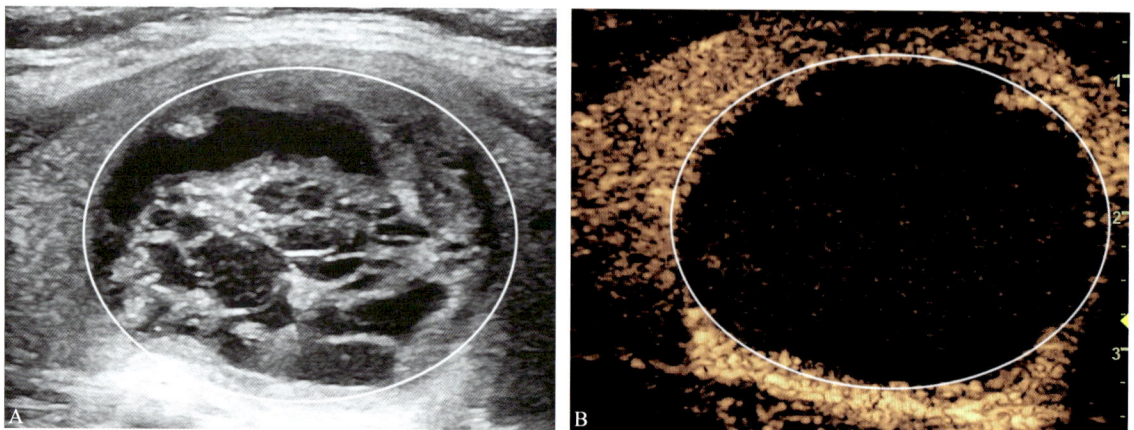

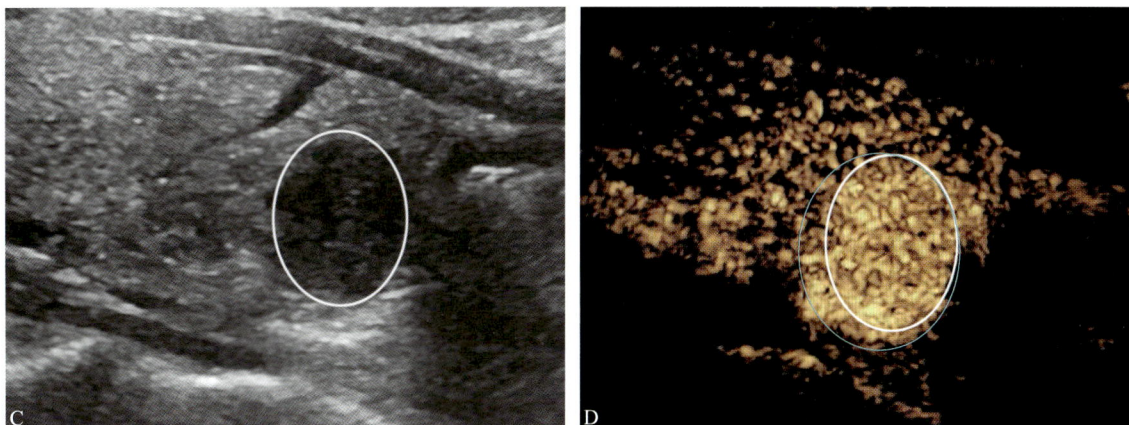

图 11-5-9 甲状腺结节造影后病灶范围变化

A. 灰阶超声：甲状腺右侧叶见一个囊实混合回声结节，大小为 3.2cm×2.9cm×3.4cm，边界清晰，形态规则，内部回声不均匀；B. 超声造影：增强早期（6s）结节呈无增强，病灶范围与灰阶图像相比无明显变化；C. 灰阶超声：甲状腺右侧叶见一个低回声结节，大小为 1.6cm×0.8cm×1.2cm，边界尚清晰，形态欠规则，内部回声尚均匀；D. 超声造影：增强早期（8s）结节呈均匀高增强，增强范围（蓝色圆圈）与灰阶图像（白色圆圈）相比扩大。

第六节 甲状腺超声造影临床意义

一、辅助鉴别甲状腺结节良恶性

相关研究表明，血管生成在甲状腺结节形成过程中起到了重要的作用，良性及恶性结节相较于正常组织均表现出更多的血管生成，其中恶性甲状腺结节中新生的血管内皮细胞分化差且形态不均一，新生血管也表现为粗细不一，甲状腺良恶性结节微血管的差异是超声造影鉴别结节良恶性的病理生理基础。

丁红等研究表明：增强早期，良性结节多同步或早期增强，恶性结节多晚于周边甲状腺实质出现增强；增强峰值时期，良性结节多表现为整体均匀高增强和边缘环形增强，而恶性结节多表现为不均匀低增强、边缘不规则增强或无环形增强。以上造影特征在甲状腺良恶性结节中有显著性差别。良性甲状腺结节增强模式不一：结节性甲状腺肿多呈均匀或不均匀弥漫性等增强，囊性部分呈无增强，部分边缘可见环状高增强；滤泡性腺瘤多呈均匀或不均匀弥漫性高增强，结节边缘可见环状高增强。

运用超声造影与普通超声相结合以修正甲状腺结节 TI-RADS 分级诊断价值的研究已见报道。刘晓芳等根据甲状腺结节的超声造影特征赋予分值，每项阳性特征计 1 分（阳性特征：不完整环状增强、不均匀增强、结节周边开始增强时间不早于周围甲状腺实质强化时间、结节内部开始增强时间晚于周围甲状腺实质强化时间、结节周边增强峰值强度与周围甲状腺实质比较呈低或等增强、结节内部峰值强度与周围甲状腺实质比较呈低增强），所得总和为该结节的超声造影评分。以 2 分为界值，≤ 2 分 TI-RADS 分类不变，＞ 2 分 TI-RADS 分类升一级，所有结节均获得术后病理诊断。研究结果提示，应用超声造影评分修正 TI-RADS 分类以鉴别甲状腺结节良恶性，其诊断效能高于单独应用普通超声的 TI-RADS（AUC 值为 0.889 vs 0.729）。

王琰等应用超声造影研究 TI-RADS 4 类结节，同样以超声造影阳性特征为结节赋值，超声造影＜ 2 分时，普通超声 TI-RADS 4a 类结节降一级为 3 类；≥ 2 分时，普通超声 TI-RADS 4b 类结节升为 5 类，其余分类不变。研究结果提示，以术后病理诊断结果为"金标准"，恶性结节超声造影评分显著高于良性结节，通过超声造影评分修正 TI-RADS 4 类结节，其诊断效能高于单独应用普通超声（AUC 值为 0.860 vs 0.779），可显著降低甲状腺结节穿刺活检率，其中 4a 类结节穿刺率降低 82.4%。

二、识别出血囊变后囊液吸收的结节

甲状腺良性结节因出血囊变，囊液被缓慢吸收后，结节可表现为低回声、边界不清、内有钙化等恶性结节超声征象，仅凭普通超声易误诊为恶性。此类结节的超声造影表现为内部无增强或少许条索状等增强，有助于明确诊断、减少不必要穿刺。

三、在介入超声中的应用

在超声造影引导下，对病变增强区域进行针对性抽吸或活检，提高了甲状腺病变活检的阳性率。超声造影还可用于评估甲状腺结节热频消融术后治疗效果，通过观察消融区域血供的变化来评估局部治疗效果，完全消融后结节多呈无增强，不完全消融者在结节内部可见残留区域高增强。超声造影被认为是甲状腺结节局部治疗后疗效评估的重要方法（图 11-6-1）。

超声造影可用于评价介入超声的并发症，如穿刺操作出现出血时在增强早期可见自针道向被膜外溢出的造影剂；在合并动静脉瘘时可见局部高增强区域；在合并脓肿时可见高增强或无增强区域。

超声造影也可用于甲状腺结节局部治疗后的长期随访，当结节内重新出现有活性的组织时，在增强早期可见高增强。

四、甲状腺癌腺外侵犯

超声造影为纯血池显像，对于微循环的显示效果好，能够较好地反映病变组织的血供分布和血流灌注情况。超声造影图像下甲状腺癌病灶显示更加明显，通过分析增强后图像，可以有效地判断病变

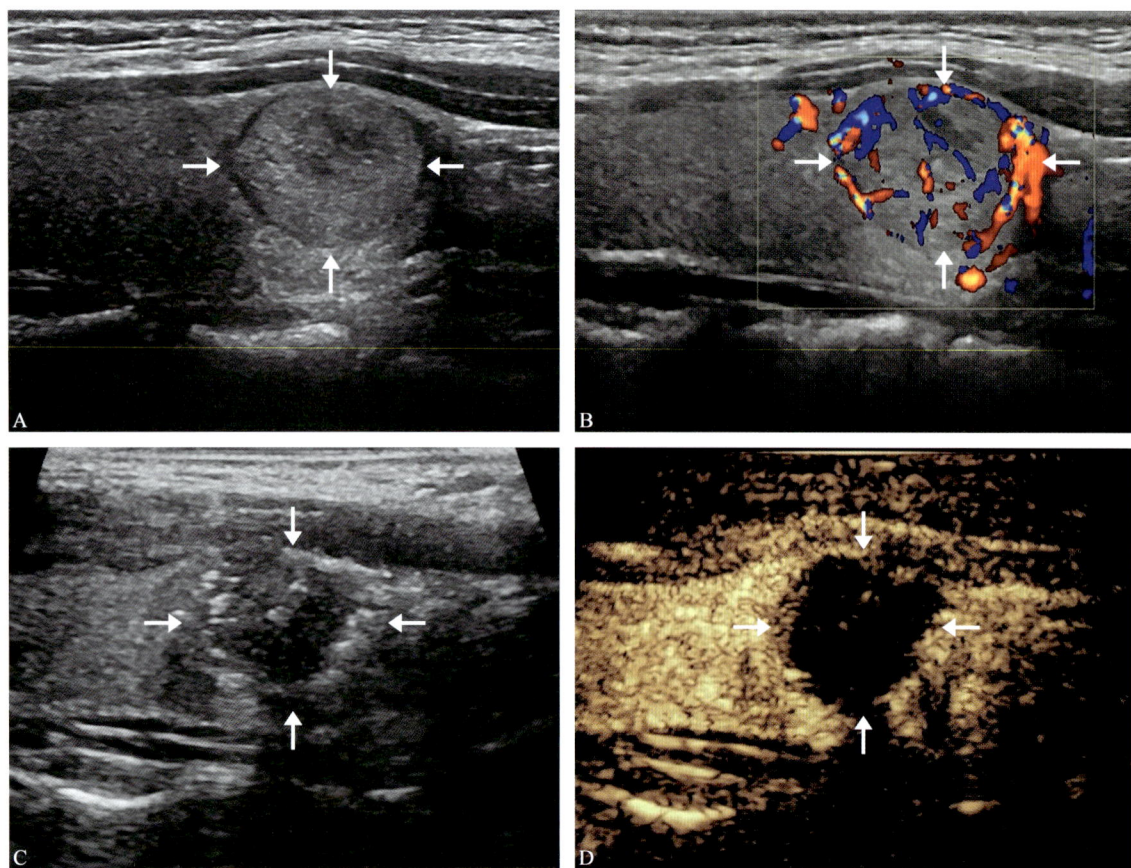

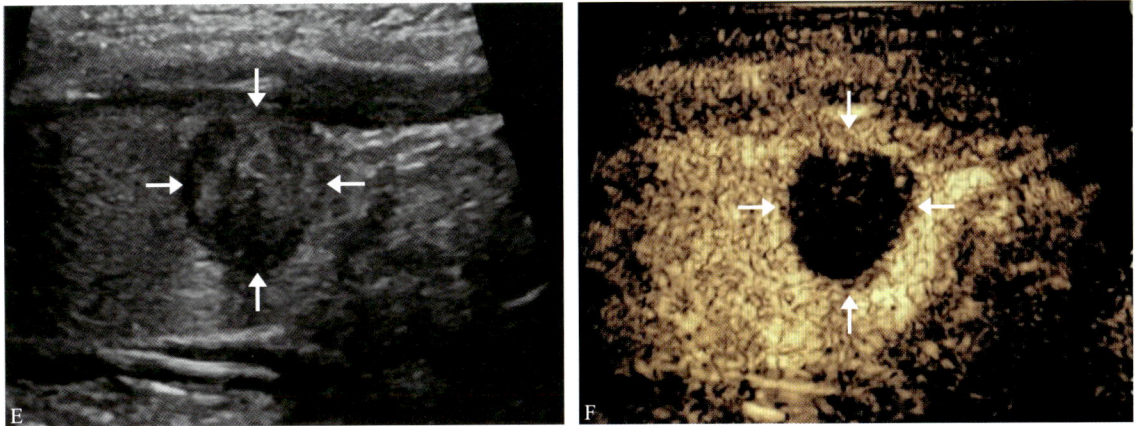

图 11-6-1　甲状腺结节射频消融治疗

患者女性，27 岁。体检发现右侧甲状腺结节就诊。
A. 灰阶超声：甲状腺右侧叶等回声实性结节，大小为 1.6cm×1.5cm×1.2cm，边界清晰，形态规则，内部回声尚均匀；B. CDFI：结节周边见环形血流信号包绕，内部见散在血流信号，甲状腺结节细针穿刺后细胞学检测结果为胶质背景下见滤泡上皮，提示良性病变，行射频消融术治疗；C. 术后即刻灰阶超声：甲状腺右侧叶结节内部回声不均；D. 术后即刻超声造影：结节内部未见造影剂填充，判断为完全消融；E. 术后 1 个月复查，灰阶超声：甲状腺右侧叶等回声实性结节，大小为 1.1cm×0.8cm×0.9cm，边界清晰，形态规则，内部回声不均匀；F. 术后 1 个月复查，超声造影：结节内部未见造影剂填充，证实为完全消融。

范围、被膜外侵犯情况，为区分良恶性病灶界限、分析侵犯范围提供参考，弥补了灰阶超声诊断的不足。

五、其他

根据甲状腺下动脉（ITA）的分支血流速度及注射造影剂后的甲状腺实质血流变化，可用来评估甲状腺功能亢进的治疗效果；部分低分化或未分化癌靶向治疗前后，超声造影可用于预测或评价肿瘤对靶向治疗的反应；超声造影也可用于术前评估甲状腺癌淋巴结转移的风险或侵袭性的风险。

第七节　甲状腺超声造影报告

同甲状腺普通超声报告一样，甲状腺超声造影报告包含页眉和页脚、一般项目、超声造影成像描述、超声结论和落款（见附录 5）。与甲状腺普通超声报告不同的是，超声造影成像报告一般只针对甲状腺结节（并且是确认要做超声造影检查的结节）进行描述。

一、页眉和页脚

页眉和页脚一般包含就诊医院名称和 logo，例如 ×× 医院或者 ×× 大学附属 ×× 医院；同时包含超声检查报告等字样。

二、一般项目

1. **一般项目**　受检者信息（姓名、性别、年龄）、申请科室、检查部位和项目、主诉及临床诊断、门诊号、住院号、病区和床号。

2．超声医学科涉及内容 超声号、超声仪器型号、探头型号和频率、检查途径、检查体位等。

3．超声造影涉及内容 造影剂名称，给药方式、部位，用药剂量等。

三、超声造影成像描述

1．普通超声

（1）甲状腺：大小、形态、部位，灰阶超声特征。

（2）结节：数目、部位、大小、形态、边界、内部回声、后方回声、病灶与周围脏器的毗邻关系。

2．超声造影 结节：增强早期开始时间，增强程度，造影剂灌注方式及分布的均匀性，增强范围；增强晚期消退时间、增强程度、造影剂灌注方式及分布的均匀性、增强范围。

3．图像选取 选取甲状腺增强早期及增强晚期典型超声造影图像共计 4～6 张。

四、超声结论

1．普通超声 定位诊断（解剖位置）、物理性质诊断（囊实性）及甲状腺结节的风险分层（TI-RADS 分类）。

2．超声造影 超声造影诊断，修正普通超声的 TI-RADS 分类，可增加定性诊断（病理诊断）；评估介入治疗前后病灶血供变化情况，进而评价介入治疗效果。

五．落款

落款包括超声医生签名和报告时间（由计算机报告系统自动生成），有时还需记录者签名。

1. 签名应为字迹清晰的姓名全名，不得缩写或字迹潦草。

2. 报告完成发出后不可随意修改。

第十二章
其他超声成像技术

第一节　微钙化点增强技术

一、概论

微钙化点增强技术的原理为：首先应用特殊的信号处理方法对原始信号进行滤波处理，获得的数据生成完全"黑化"的背景，将"黑化"的图像与原始图像复合并"蓝化"（图12-1-1）。由此，使背景组织中的高回声结构（主要是微钙化）亮度提高，故称微钙化点增强技术。

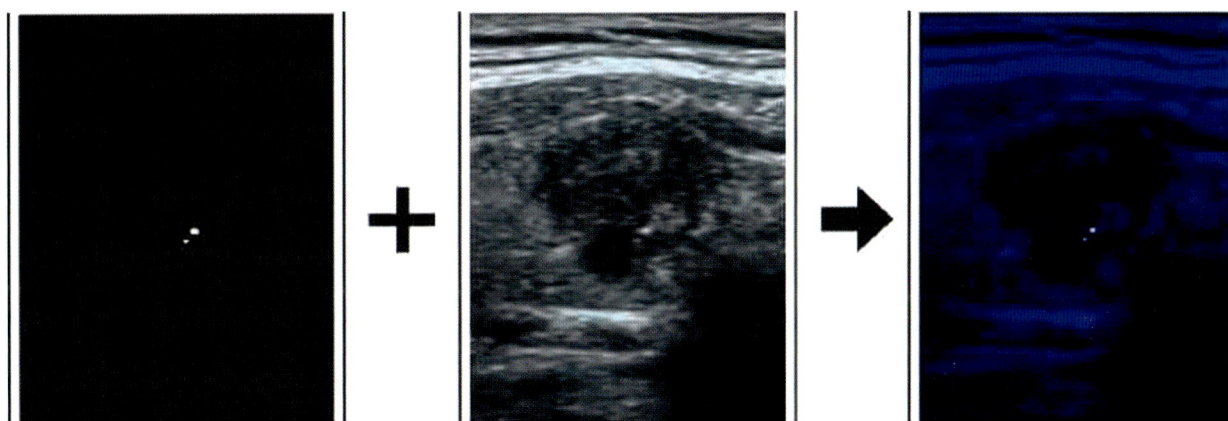

图12-1-1　微钙化点增强技术
滤波后图像与原始图像复合为微钙化点增强成像。

二、甲状腺结节微钙化点增强成像

直径≤1mm的微钙化是甲状腺恶性肿瘤的重要特征，根据微钙化诊断甲状腺癌的特异性达到90%以上。灰阶超声可以发现直径≥0.5mm的钙化灶，但是由于技术所限，其能检测到的信号中有一部分会被掩盖在背景噪声信号中而无法显示出来，因此不能很好地显示所有微钙化，而微钙化点增强技术能够发现直径不足0.5mm的微钙化（图12-1-2）。

三、甲状腺结节微钙化点增强成像临床价值

（一）甲状腺结节良恶性鉴别

多项研究发现，微钙化点增强成像检测甲状腺结节微钙化可作为灰阶超声的补充，能够显示灰阶超声难以显示的微钙化。

181

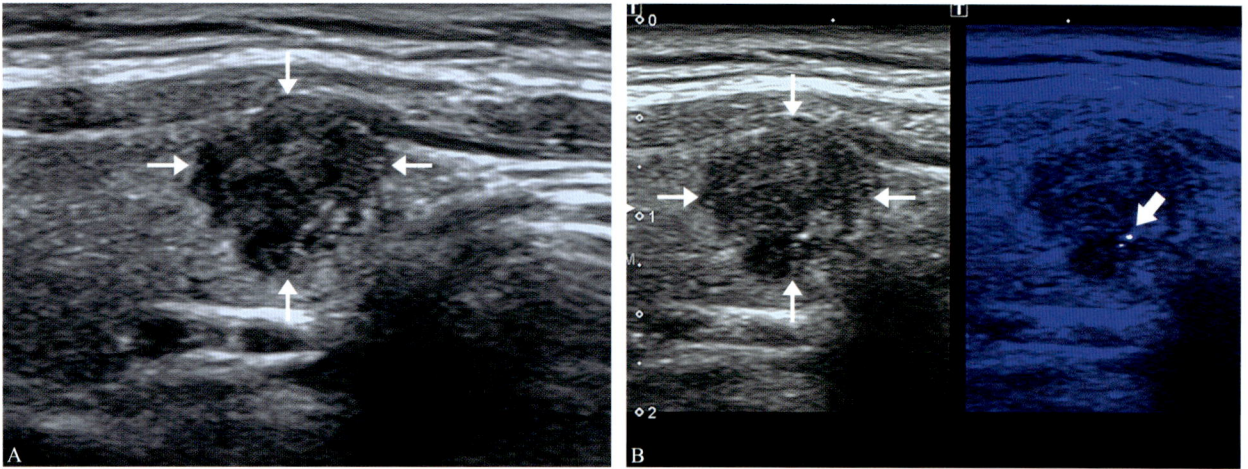

图 12-1-2 甲状腺结节微钙化点增强成像

A. 灰阶超声：甲状腺右侧叶低回声结节，形态不规则，边界欠清晰，内部似见点状强回声；B. 微钙化点增强成像：结节内发现 2 个清晰的微钙化。

值得注意的是，微钙化点增强成像不仅能增强组织中微钙化的显示，亦会增强背景组织中伪像的显示，例如胶质潴留在微钙化点增强成像时亦可表现为点状强回声（图 12-1-3）。

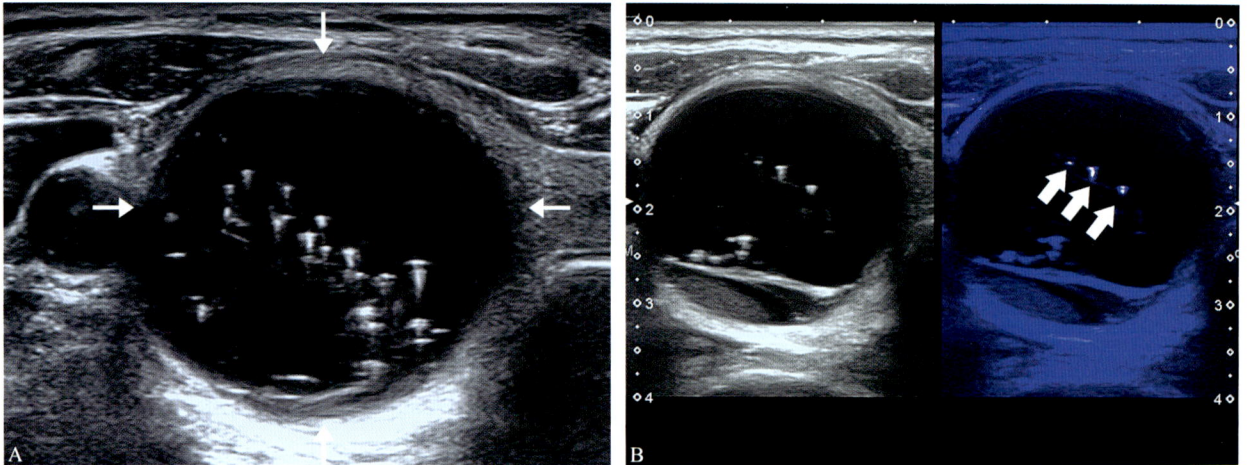

图 12-1-3 甲状腺结节内胶质浓缩微钙化点增强成像

A. 灰阶超声：甲状腺内无回声区，形态规则，边界清晰，内见点状强回声，后伴彗星尾征；B. 微钙化点增强成像：结节内见点状增强回声。

因此，应用微钙化点增强成像鉴别甲状腺结节的良恶性时，需与结节的灰阶超声图像表现相结合，亦可通过调节伪彩来抑制伪像的干扰，从而提高微钙化检出的准确性。

（二）甲状腺癌颈部淋巴结转移

甲状腺乳头状癌是甲状腺癌的常见病理类型，易发生淋巴结转移，尤以颈部淋巴结转移常见。

颈部淋巴结内细沙砾样微小钙化灶被认为是甲状腺癌淋巴结转移的可靠诊断依据（图 12-1-4）。手术前发现颈部淋巴结转移，对其手术方式的选择、术中清扫淋巴结的范围具有指导性意义。

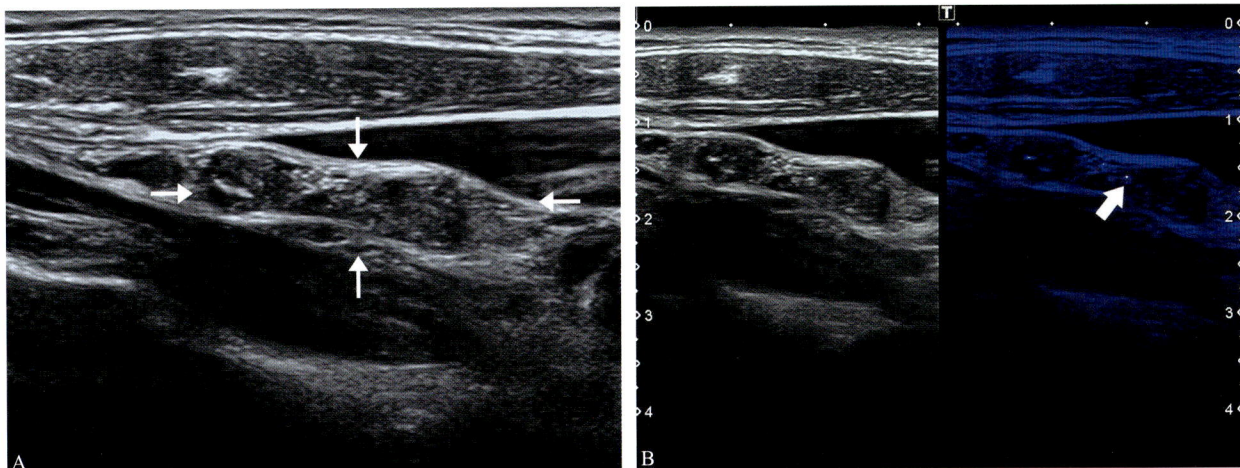

图 12-1-4 甲状腺癌颈部淋巴结转移

A.灰阶超声：颈部Ⅳ区见两个低回声区，形态欠规则，边界清晰，淋巴门不清晰，内部似见点状强回声；B.微钙化点增强成像：淋巴结内见微钙化。

第二节 微血管成像技术

一、概论

微血管成像（superb microvascular imaging，SMI）是一种新的血流成像技术。与传统多普勒成像技术不同，SMI 成像技术通过自适应算法区分组织运动噪声和真正的血流信息，并通过独特的滤波技术显示低速的血流信息（图 12-2-1）。

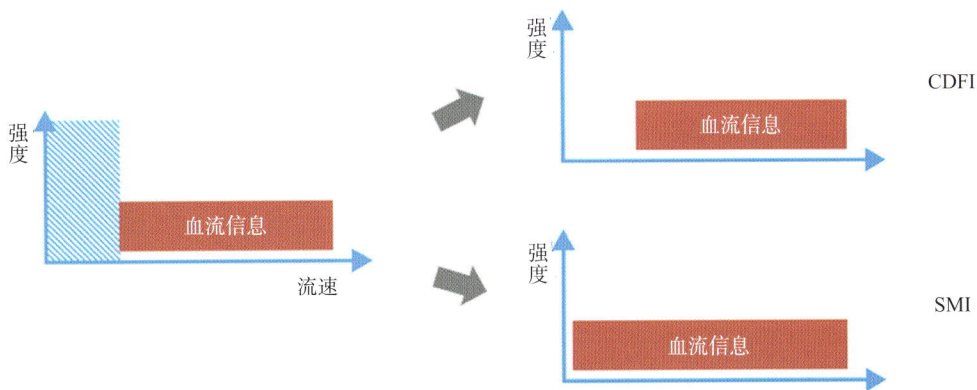

图 12-2-1 SMI 原理

SMI 技术包括两种模式：mSMI（单色模式）通过抑制组织信息凸显血流信息；cSMI（彩色模式）同时显示灰阶图像和彩色血流信息（图 12-2-2）。

对低速血流的高度敏感性是 SMI 技术的一大优势，可在非造影条件下实时清晰地显示微小血流信息，弥补传统彩色多普勒超声的不足，为甲状腺结节的风险分层提供依据。

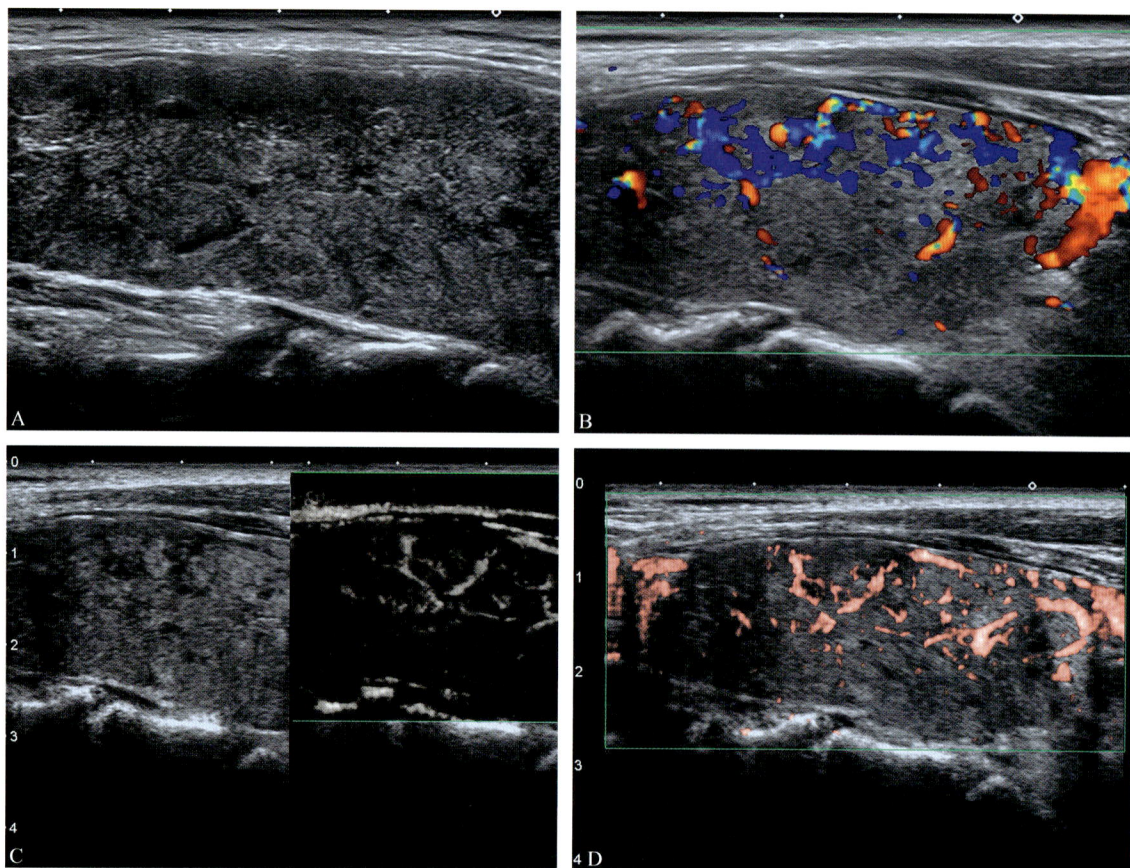

图 12-2-2　甲状腺实质 SMI 成像

A. 灰阶超声：甲状腺腺体回声增粗、不均匀；B. CDFI：甲状腺内见略丰富的血流信号；C. mSMI：甲状腺内血管分支走行清晰；D. cSMI：甲状腺内血管分支走行清晰。

二、甲状腺结节微血管成像

关于甲状腺结节血流特点，多数国内外文献关注的多是甲状腺结节血供模式的研究，而对结节内部血管走行形态特点的研究较少。众所周知，恶性肿瘤细胞高速增殖，必然引起病灶内血供需求的增加而导致新生血管的形成，而这些新生血管多为不同于正常血管的病态血管。因此，通过研究结节内血管形态及走行，能对结节风险分层的评估提供更多信息（图 12-2-3，图 12-2-4）。

与彩色多普勒超声相比，SMI 技术对显示甲状腺结节内血管的形态、走行及分布更为清晰。

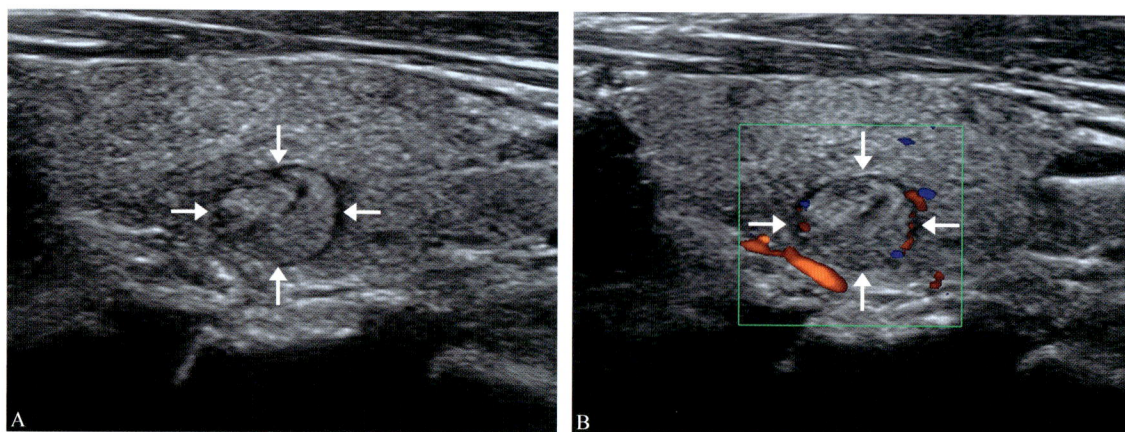

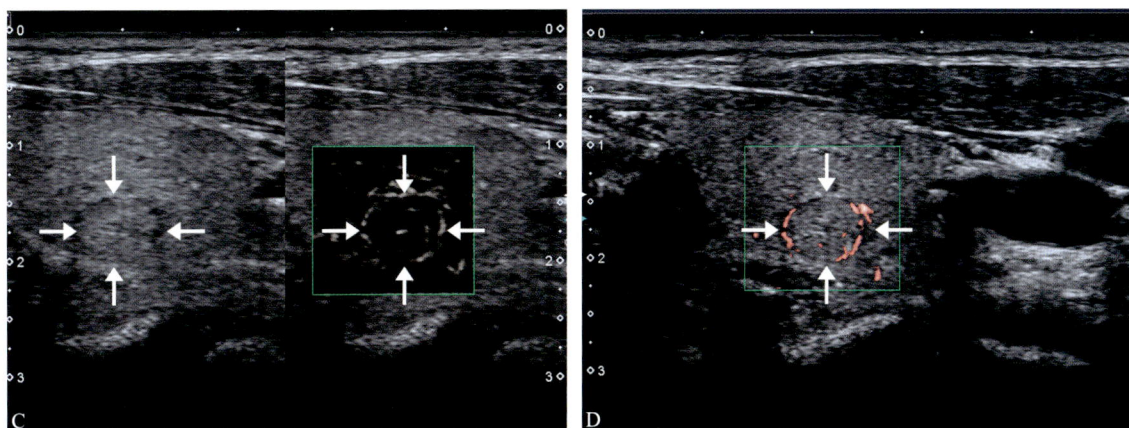

图 12-2-3　甲状腺结节 SMI 成像（1）

A. 灰阶超声：甲状腺左侧叶中上部等回声结节，形态规则，边界清晰，内部回声欠均匀，周边见低回声晕；B. CDFI：结节周边见点状及弧形血流信号；C. mSMI：结节周边见环状血流信号，内部见散在血流信号；D. cSMI：结节周边见环状血流信号，内部见散在血流信号。

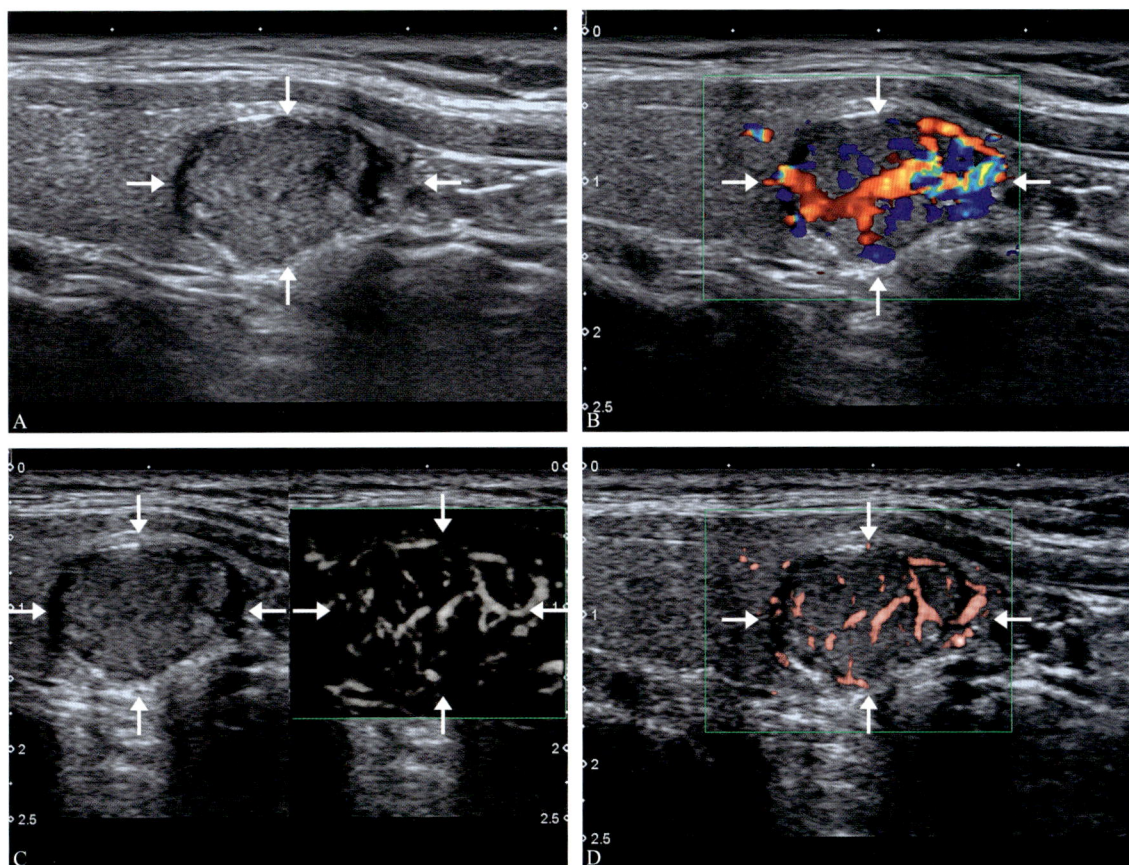

图 12-2-4　甲状腺结节 SMI 成像（2）

A. 灰阶超声：甲状腺右侧叶中下部见等回声区，形态规则，边界清晰，内部回声欠均匀，周边可见声晕；B. CDFI：结节内见丰富血流信号；C. mSMI：结节内血流信号粗细不等，走行迂曲紊乱；D. cSMI：结节内血流信号粗细不等，走行迂曲紊乱。

三、甲状腺微血管成像临床价值

灰阶超声对甲状腺结节性病变的诊断价值已得到了充分的肯定，但仍有些病灶依靠单一的灰阶征象难以确诊。SMI 技术依靠对超低速血流的高度敏感性，可充分显示甲状腺结节内部血供模式、血管形态及走行等特点，弥补传统多普勒技术诊断的不足，为甲状腺良恶性病变的超声诊断提供了额外的重要信息（图 12-2-5）。

【典型病例】

患者于 4d 前体检发现甲状腺右侧叶实性结节，灰阶超声显示甲状腺右侧叶内见一大小为 1.4cm×1.6cm 的低回声结节，右侧颈部Ⅲ区见异常淋巴结。微钙化点增强成像显示结节及淋巴结内数个微钙化；CDFI 显示淋巴结内血流信号位于中央，SMI 显示淋巴结内血流信号分布异常，主要分布于淋巴结边缘（图 12-2-5）。与灰阶超声相比，微钙化点增强技术更容易发现结节内的微钙化；而 SMI 技术对于血流分布特点的显示更具有优势。

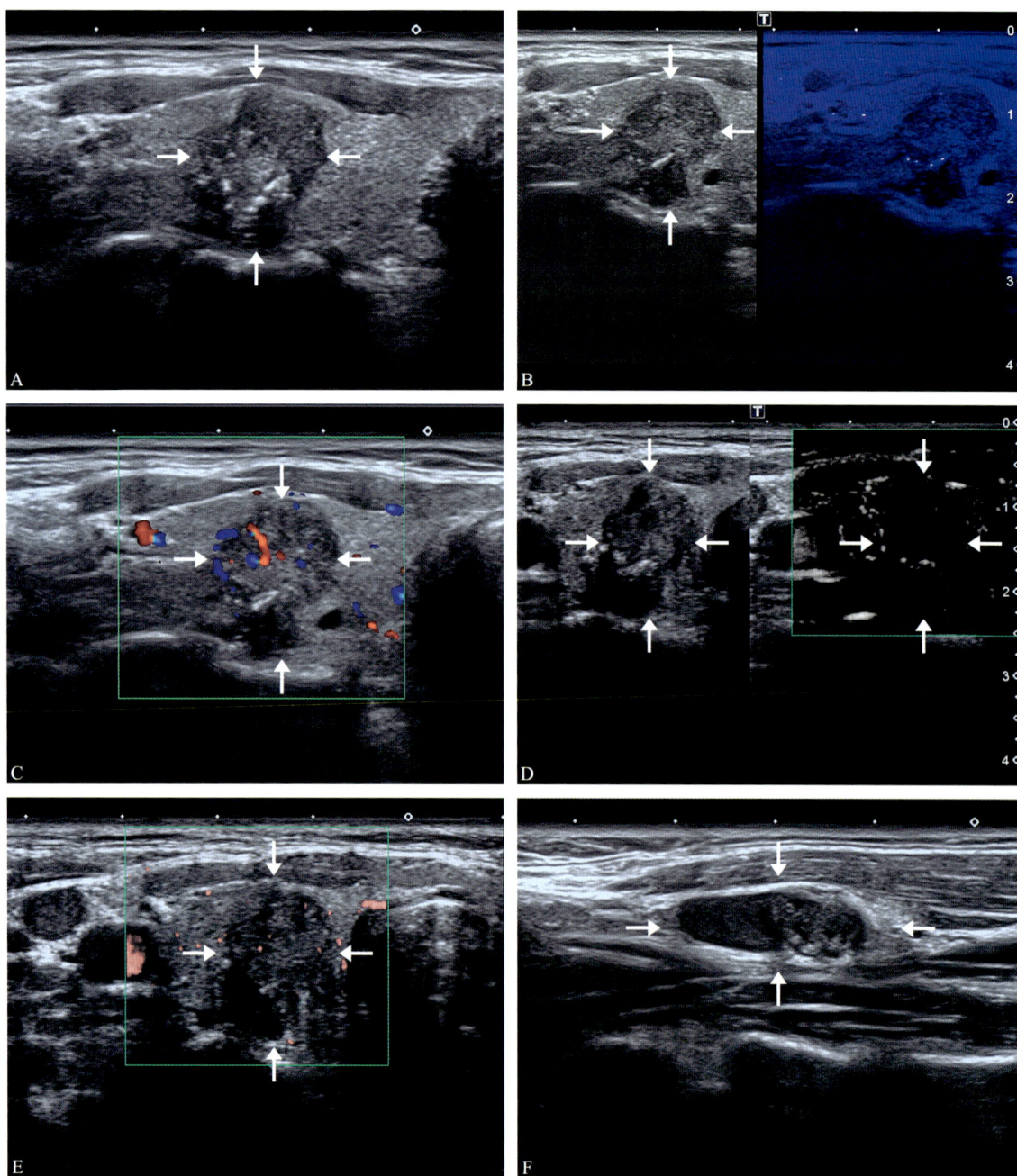

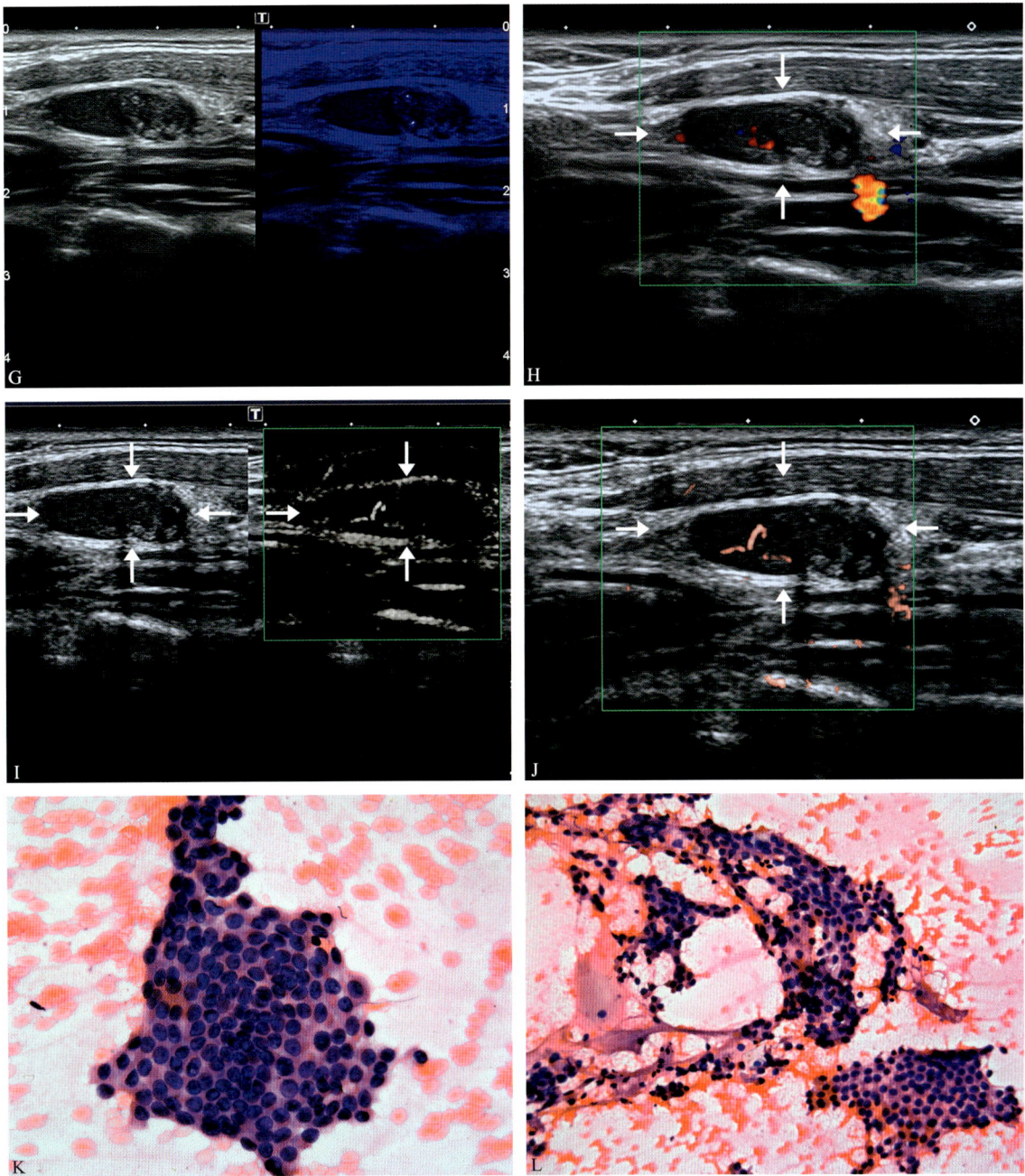

图 12-2-5　甲状腺结节的多模态超声评估

A. 灰阶超声：甲状腺右侧叶中部低回声结节，形态不规则，边界清晰，内部回声欠均匀，内部见数个点状强回声；B. 微钙化点增强成像：结节内部见数个点状强回声；C. CDFI：结节内部见点状和线状血流信号；D. mSMI：结节内部见点状和线状血流信号；E. cSMI：结节内部见点状和线状血流信号；F. 灰阶超声：右侧颈部Ⅲ区见一个低回声区，形态规则，边界清晰，淋巴门不清晰，内见点状强回声；G. 微钙化点增强成像：淋巴结内见数个点状强回声；H. CDFI：淋巴结中部见点状血流信号；I. mSMI：淋巴结的边缘见线状血流信号；J. cSMI：淋巴结的边缘见线状血流信号；K. 甲状腺结节细胞学诊断：甲状腺乳头状癌；L. 颈部淋巴结细胞学诊断：甲状腺滤泡上皮细胞伴异型，考虑甲状腺乳头状癌转移。患者接受手术治疗后组织病理诊断：甲状腺右侧叶乳头状癌，侵犯甲状腺被膜，淋巴结见转移。

第三节　组织谐波成像

声束在介质中传播具有线性传播和非线性传播的特点，探头同时接受来自线性传播的基波信号和来自非线性传播的谐波信号。谐波信号的频率多为基波的整数倍，谐波信号的频率越高，传播过程中的衰减越大，振幅也越小。

组织谐波成像（tissue harmonic imaging，THI）是指应用滤波技术去除基波信号，利用谐波信号进行成像的技术，主要的组织谐波技术是二次谐波技术（即谐波频率为基波的2倍）。该成像技术能消除旁瓣产生的伪像以提高图像信噪比（图12-3-1）。

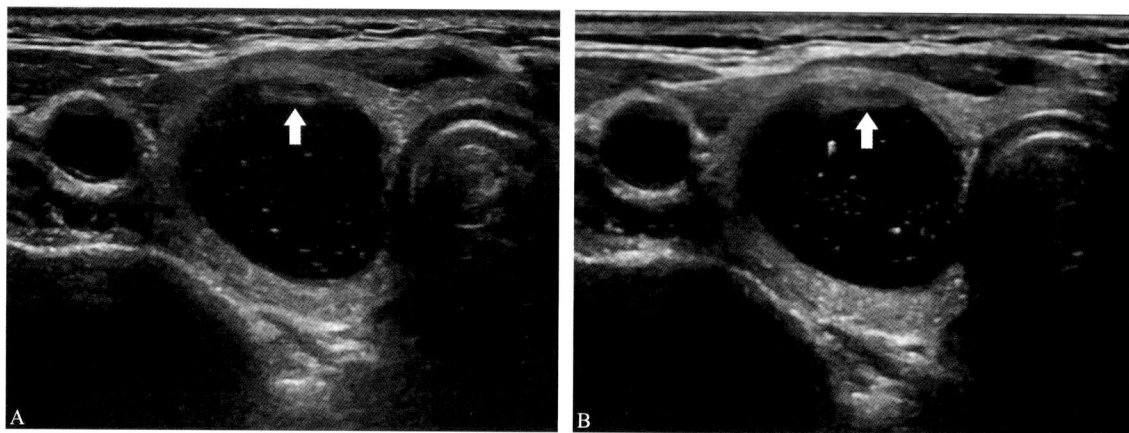

图 12-3-1　基波成像与组织谐波成像

A. 基波成像；B. 组织谐波成像：囊肿前壁的混响伪像较基波成像减少（箭头）。

第四节　宽 景 成 像

宽景成像是利用计算机数字图像配准和拼接的技术。通过探头的单向、匀速、稳定移动来获取一系列二维断面的超声图像，用于对整体组织结构的观察和测量。使用宽景成像技术，可直接观察整个扫查区域的整体效果。对拼接后的图像，还可进行放大、缩小、旋转、增强和过程回放等后期处理（图12-4-1）。

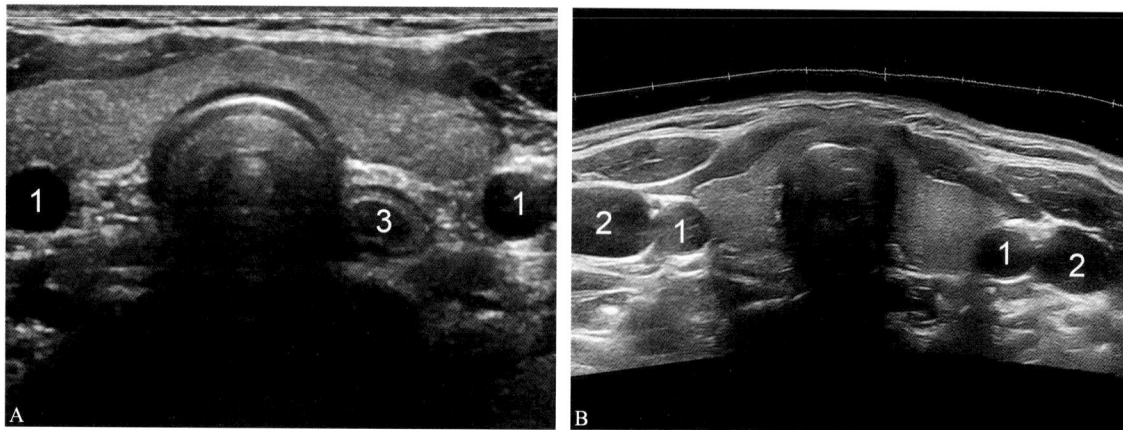

图 12-4-1　甲状腺横断面灰阶成像

A. 普通成像；B. 宽景成像：完整显示甲状腺两侧叶及其周围结构。1：颈总动脉；2：颈内静脉；3：食管。

第五节　空间复合成像

传统超声图像的采集声束方向相对于目标组织是固定的，而空间复合成像是指从多个角度采集超声图像并融合成 1 幅图像。

空间复合成像可以有效降低斑点噪声和改善图像的对比度、获得更多的图像边缘信息，从而使图像边缘显示得以优化（图 12-5-1）。空间复合成像还可以减少角度依赖的伪像，如部分容积、侧后折射声影等（图 12-5-2）。

但空间复合成像也有其缺点，即在多幅图像融合时如配对不准，则会造成图像模糊。

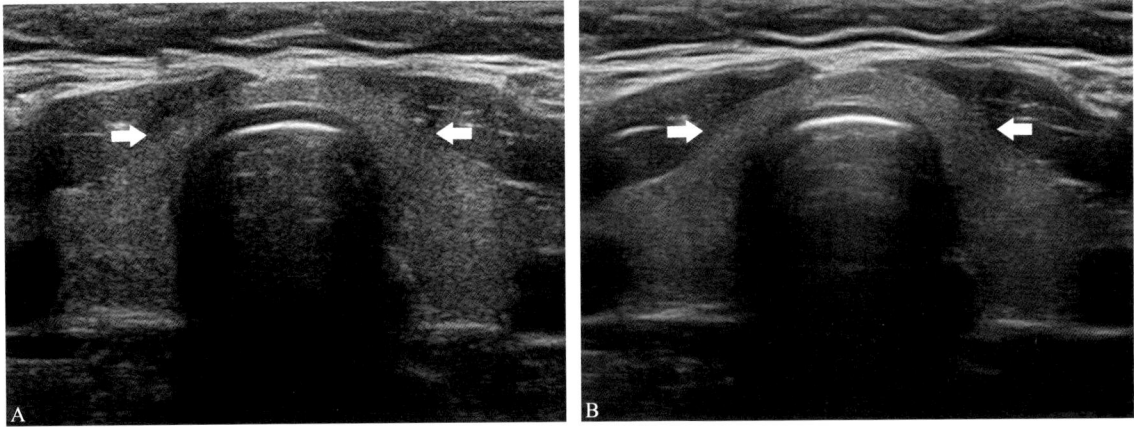

图 12-5-1　甲状腺空间复合成像
A. 普通灰阶超声；B. 空间复合成像：甲状腺被膜更为清晰，图像细腻（箭头）。

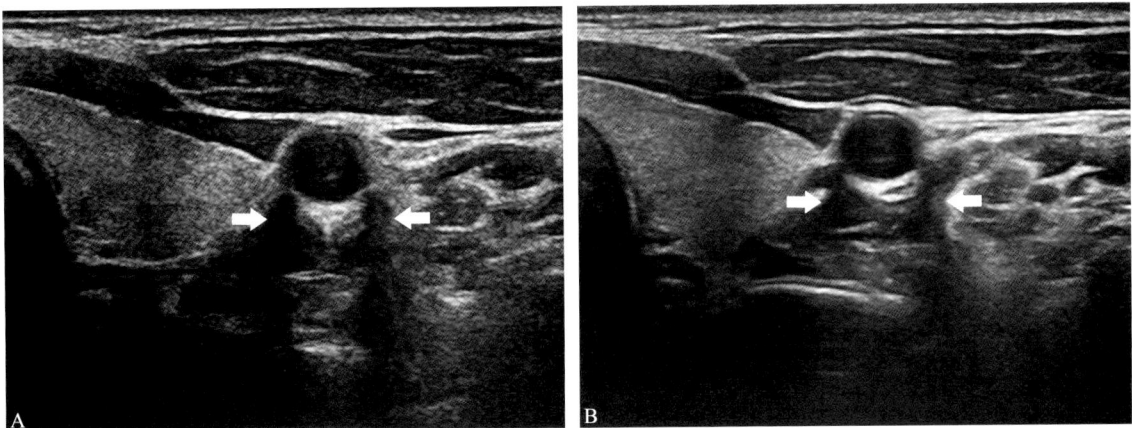

图 12-5-2　空间复合成像
A. 普通灰阶超声：颈总动脉侧后折射声影；B. 空间复合成像：颈总动脉侧后折射声影明显减轻（箭头）。

第十三章
甲状腺先天性疾病

第一节 甲状舌管囊肿

一、概述

甲状舌管囊肿（thyroglossal duct cyst，TDC）是一种先天性囊肿，源于甲状舌管的残余上皮。其是临床最常见的由于甲状舌管畸形所致的病变，与甲状腺原基下降异常、甲状舌管持续性及囊性扩张有关。

胚胎时期，甲状腺是由口底向颈部伸展的甲状舌管下端形成的，甲状舌管通常在胎儿6周左右自行闭锁，若甲状舌管退化不全即可形成先天性囊肿，感染破溃后形成甲状舌管瘘。

TDC多有完整的包膜，囊壁由纤维组织包绕而成，囊壁较薄，囊壁内可有甲状腺组织。囊内容物多为黏液样或胶冻样物质，其内含有蛋白质或胆固醇等。

TDC伴发恶性肿瘤少见，癌变率约为1%。乳头状癌为最常见的组织学类型（约占85%），其他还有鳞状细胞癌、退行细胞癌、Hürthle细胞癌等。诊断前需仔细检查正常部位的甲状腺，除外甲状腺原发部位乳头状癌的可能。

TDC可见于任何年龄，但多在30岁以前发病，男女发病无明显差异，可发生在颈前正中舌盲孔至胸骨切迹之间的任何部位，以舌骨体上下最常见，有时可偏向一侧。

临床表现为颈前正中线上，在舌骨与甲状软骨之间有圆形、光滑、边界清晰的囊性肿块。囊肿固定于舌骨和深部组织，偶尔在其上方皮下可触及一向上与舌骨相连的索状物，随咽部上下活动，伸舌时可向上回缩。如果囊肿位于舌盲孔附近，当其生长到一定程度时可使舌根部抬高，可发生吞咽、言语功能障碍。

甲状舌管囊肿一般无症状，与舌盲孔及口腔相通的囊肿容易继发感染形成窦道或瘘，可出现疼痛，吞咽时加重。囊肿处颈部皮肤发红，囊肿可出现自行破溃或经皮肤切开引流时形成甲状舌骨瘘。当瘘口较小时，可长期流出淡黄色的黏液或脓性黏液，如果瘘口被阻塞可导致瘘管急性发炎。

甲状舌管囊肿可分为5个类型。Ⅰ型：舌骨上单个瘘管，舌骨下囊肿或网状瘘管分枝；Ⅱ型：在舌骨上下均发现囊肿，以及网状瘘管分枝；Ⅲ型：舌骨下单个瘘管，舌骨上囊肿或网状瘘管分枝；Ⅳ型：舌骨上瘘管闭合，舌骨下囊肿或网状瘘管分枝；Ⅴ型：舌骨下瘘管、舌骨上囊肿或网状瘘管分枝闭锁。

甲状舌管囊肿的治疗原则以手术切除为主，也可根据情况行超声引导下硬化治疗等微创介入治疗。

二、超声表现

（一）灰阶超声

TDC典型超声表现为位于颈正中或偏向一侧的无回声或混合回声区，多伴有后方回声增强，边界清晰，形态尚规则，囊壁较薄。TDC因其囊内容物成分不同，以及是否合并感染等因素，使得囊肿内部回声差异较大。

1. 当其囊内容物为清亮的淡黄色液体时，超声表现为典型的无回声区，囊壁薄，伴后方回声增强（图13-1-1，图13-1-2）。合并感染或病史较长者囊壁可增厚。

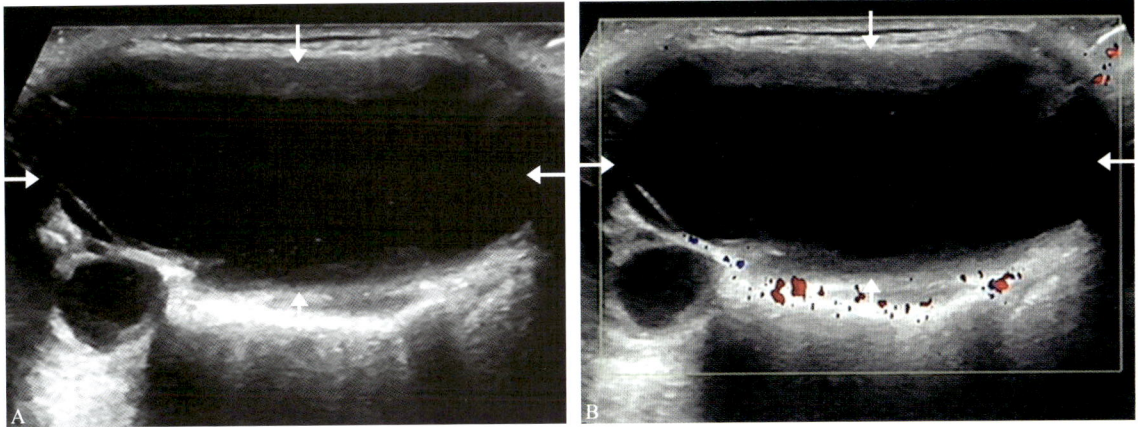

图 13-1-1　甲状舌管囊肿（1）

A. 灰阶超声：于颈部偏左侧见一囊性结构，内部透声尚可，伴有后方回声增强；B. CDFI：囊性结构内部无明显血流信号。

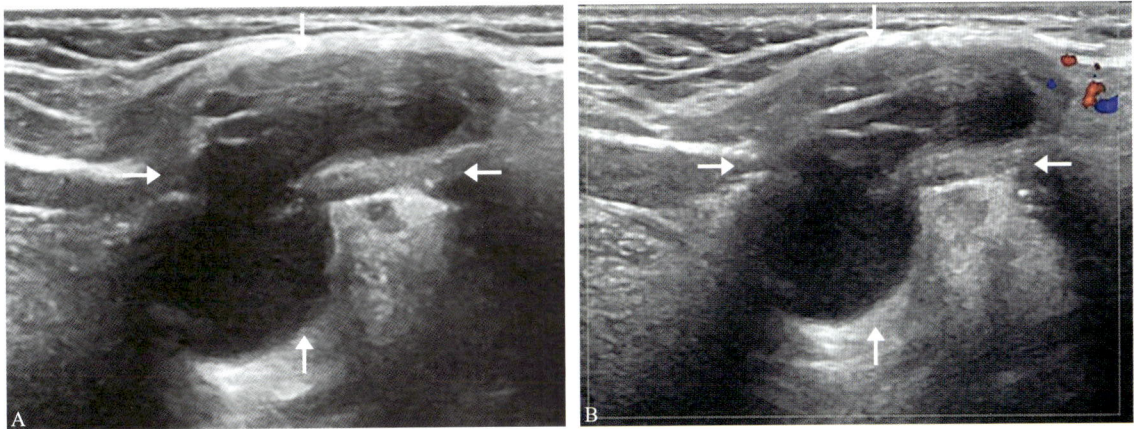

图 13-1-2　甲状舌管囊肿（2）

A. 灰阶超声：于颈部正中见一囊性结构，内部透声尚可，伴有后方回声增强；B. CDFI：囊性结构内部无明显血流信号。

2. 当其囊内容物为黏液样或胶冻样物质，部分含有蛋白质时，超声表现为透声差的囊性无回声区，内部充满细密点状回声，常伴有后方回声增强（图 13-1-3）。

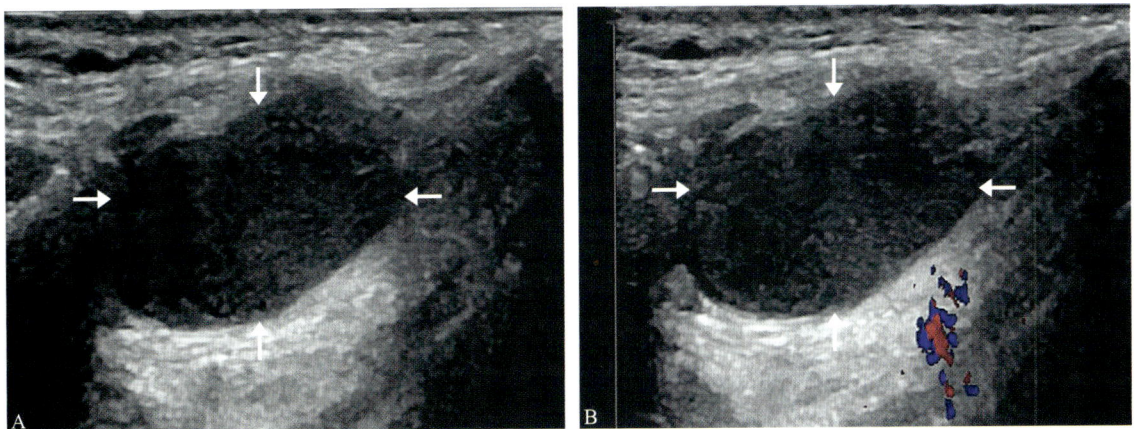

图 13-1-3　甲状舌管囊肿（3）

A. 灰阶超声：于颈部偏右侧见一囊性结构，囊内充满细密点状回声，内部透声欠佳，伴有后方回声增强；B. CDFI：囊性结构内部无明显血流信号。

3. 当囊内为黏稠物质，内含有蛋白质及胆固醇结晶等时，超声表现为囊内细密点状回声，另见较大的强回声伴彗星尾征。

4. 当囊内含有豆渣样黏稠物，蛋白质成分较多，液性成分很少时，超声表现为囊内为近似实性低回声表现（图13-1-4），探头加压后可见轻微移动。此种类型最易误诊为实性肿块，CDFI及超声造影有助于鉴别。

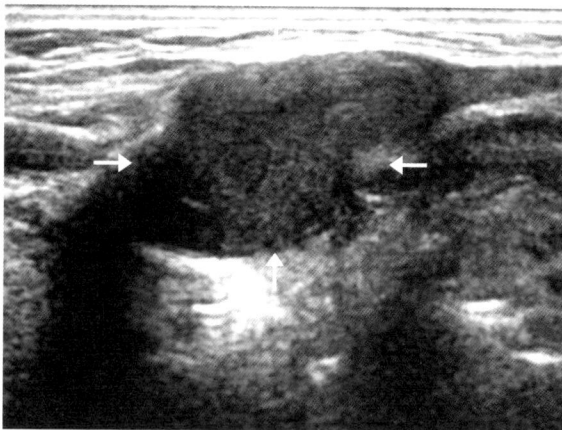

图13-1-4　甲状舌管囊肿（4）

灰阶超声：于颈部偏左侧见一近似低回声肿块，病理证实其为甲状舌管囊肿，因囊内液性成分很少，蛋白质成分较多，容易误诊。

（二）彩色多普勒超声

CDFI示TDC内无明显血流信号。如果肿块内显示血流信号，基本可以排除甲状舌管囊肿的可能，但应注意TDC合并癌变时内部可有血流信号。

另外，极少数TDC可位于甲状腺内部，与甲状腺自身增生结节不易鉴别，需仔细观察鉴别肿块来源，必要时需结合超声造影及FNA的结果进行诊断。

三、其他影像学表现

（一）CT

CT检查可清晰显示甲状舌管囊肿的部位、形态、大小、性状及与周围组织的毗邻关系，判断有无感染。

CT表现为于舌盲孔与甲状腺之间，见圆形或扁圆形液性低密度病灶，囊壁多光滑完整，病灶多无明显强化，合并感染时可见囊壁毛糙，形成瘘时则形态多不规则，囊壁可有明显强化。较大时可压迫周围组织。

（二）甲状腺显像

甲状腺显像可评估囊肿或者瘘管的大小、位置，判断囊肿内有无活性甲状腺组织。

四、诊断要点

1. 灰阶超声于颈前正中舌盲孔至胸骨切迹之间的任何部位探及不同类型囊性肿块，应高度怀疑甲状舌管囊肿的可能性；灰阶超声下嘱患者做伸舌动作，观察肿块是否相对移动，有助于鉴别诊断。CDFI可帮助诊断，甲状舌管囊肿内部多无血流信号。

2. 临床上怀疑甲状舌管囊肿时，可进一步行超声造影及FNA明确诊断。

五、鉴别诊断

1. **颏下慢性淋巴结炎**　超声表现为颏下低回声肿物，CDFI显示内部可见血流信号。甲状舌管囊肿内多无血流信号，所以两者较容易鉴别。颏下淋巴结多比较表浅，根据病史和超声引导下活检可帮助鉴别诊断。

2. **异位甲状腺**　二者均为甲状腺先天异常，胚胎发育上密切相关。发病部位也相似（约占85%）。尤其当异位甲状腺发生囊性病变时在超声上不易鉴别。放射性核素扫描是最有效的鉴别方法，异位甲状腺部位见核素浓聚即可做出诊断。

3．颈部皮样囊肿　超声表现为颈部椭圆形囊性肿块，囊壁较厚，内部多呈不均匀低回声，可见散在强弱不等的点状回声，有时可见高回声团块。发生部位无特异性。

4．鳃裂囊肿　多位于颈侧或颈动脉三角区内，肿物多偏离中线，与舌骨无关，通过发生部位不同可资鉴别。

六、临床意义

超声是诊断甲状舌管囊肿的首选影像学方法。可以确定其位置、大小、形态及与周围组织的关系，为诊断以及后期治疗提供可靠的影像学信息；另外还可以通过发现壁厚、囊壁上实性结节及其内部血流信号、簇状钙化等超声图像表现，判断是否有恶变的可能，及时选择手术治疗。

甲状舌管囊肿手术切除术后的复发率文献报道为 3%～5%，甚至高达 26.9%。术后复发囊肿再次手术复发率仍高达 33%，可能与类型复杂、囊肿或瘘管存在分枝等因素有关。超声引导下硬化治疗是一种很好的替代治疗方案。

七、典型病例

1．简要病史　患者女性，39 岁。数年前无明显诱因下发现颈部肿块。近因吞咽稍受影响，至医院门诊就诊，无疼痛、咳嗽、咯血、吞咽困难等。

2．实验室检查　无特殊。

3．超声检查　舌骨右前下方囊性结构，考虑甲状舌管囊肿（图 13-1-5A），建议超声造影进一步检查。超声造影检查该结构增强早期及晚期全程表现为内部分隔呈等增强，其余部分为无增强（图 13-1-5B）。

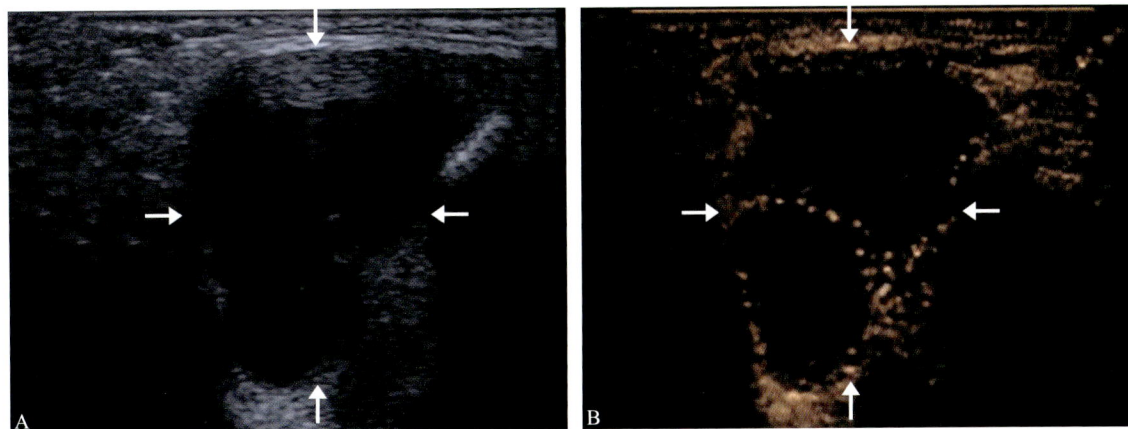

图 13-1-5　甲状舌管囊肿（5）

A. 灰阶超声：于舌骨右前下方见一无回声区，内充满细密点状回声，内部透声欠佳，伴有后方回声增强；B. 超声造影：显示其病灶内部分隔呈等增强，其余部分为无增强。

4．其他影像学检查　无。

5．治疗经过　患者术前经超声及超声造影诊断为甲状舌管囊肿，接受手术切除。术中见颈部囊肿样肿块，大量淡黄色脓性液体流出，全麻下连舌骨完整切除囊肿。

6．手术病理　纤维囊壁组织被覆鳞状上皮及纤毛柱状上皮，灶区淋巴细胞浸润，并见少量甲状腺组织，符合甲状舌管囊肿。

* 甲状舌管囊肿发生部位及肿块呈囊性是其主要诊断依据，必要时可嘱患者做伸舌动作，实时观察肿块是否移动，有助于鉴别诊断。
* 超声造影有助于甲状舌管囊肿的鉴别诊断。

第二节 甲状腺异位

一、概述

甲状腺异位是指非正常解剖部位出现甲状腺组织，是一种罕见的先天性发育异常疾病。其发病率为 1/30 万 ~ 1/10 万，占甲状腺疾病的 0.025%，可见于任何年龄，多见于生长发育期及绝经前女性。

甲状腺异位多发于甲状腺胚胎发育下降路径中，一般出现于舌与胸骨上切迹之间、接近中线，如舌、甲状舌管、气管、纵隔等，最常见的异位部位是舌底甲状腺，约占 90%；其次是舌下异位甲状腺。异位甲状腺少见情况下也可出现于其他远距离的部位，如蝶鞍、心脏、胆囊、肝门区、胰腺、肾上腺、腹膜后、输卵管、阴道及腹股沟区等。甲状腺组织作为畸胎瘤的成分之一出现于卵巢时，称为卵巢甲状腺肿。

大约 1/4 患者原位仍有甲状腺组织。约 1% 的异位甲状腺可发生恶变。

异位甲状腺按形态分为 3 种类型。①真性异位：异位和正常部位都可见甲状腺组织，异位部分的甲状腺称为副甲状腺，一般不影响甲状腺功能；②假性异位：异位甲状腺是正常甲状腺的延伸；③完全异位：正常部位无甲状腺，仅有异位甲状腺组织，称为迷走甲状腺，约占 3/4，常伴先天性甲状腺功能减退。

异位甲状腺通常无明显临床症状，多表现为颈中线或颈侧部位无痛性肿物，部分发生于舌底的异位甲状腺可引起吞咽或呼吸困难。当其发生各种良性或恶性病变时，可产生渐进性的口内异物感、疼痛、声音嘶哑，以及吞咽困难或呼吸困难等压迫症状。

治疗方法包括保守治疗和手术治疗。若无功能障碍和肿瘤性改变，无明显临床症状，一般不需要手术治疗。对甲状腺功能减退者服用左甲状腺素纠正。合并有其他甲状腺疾病时，患者应慎重选择手术治疗，术前需要做核素扫描或超声引导下穿刺组织活检或细胞学检查明确诊断。由于异位甲状腺可能为患者唯一的甲状腺激素来源，治疗性切除前需仔细检查正常位置有无甲状腺。

二、超声表现

（一）灰阶超声

多数病例超声检查时在正常甲状腺位置未见甲状腺回声，却于颈部其他位置可见异位的甲状腺组织，常表现为形态规则、包膜完整的等回声或稍高回声，内部回声细密均匀，类似正常甲状腺回声（图 13-2-1）。

部分病例超声检查时在颈部正常解剖位置显示甲状腺结构，但在颈部其他位置另见类似甲状腺组织。如显示该结构的血供来源于甲状腺上、下动脉，可有助于明确诊断。

若伴有弥漫性改变时，可表现为内部回声增粗不均。当异位甲状腺合并其他甲状腺疾病时，可出现相应的超声表现（图 13-2-2）。

（二）彩色多普勒超声

CDFI 异位的腺体内部见少许散在点状或条状血流信号（图 13-2-2，图 13-2-3）。

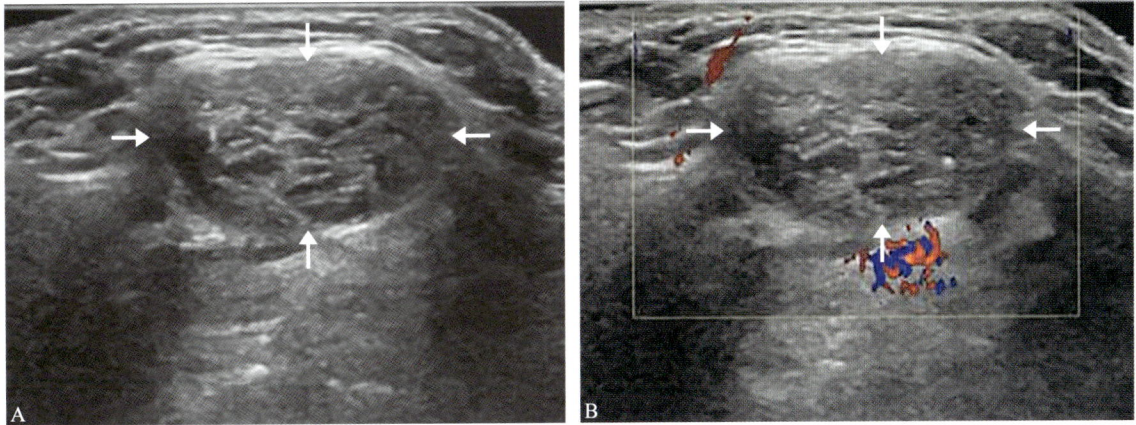

图 13-2-1　异位甲状腺（1）

A. 颈前甲状腺舌骨水平见一个混合回声区，大小为 1.9cm×1.2cm，形态规则，边界清晰，内部回声不均匀；B. CDFI：内部未见明显血流信号。

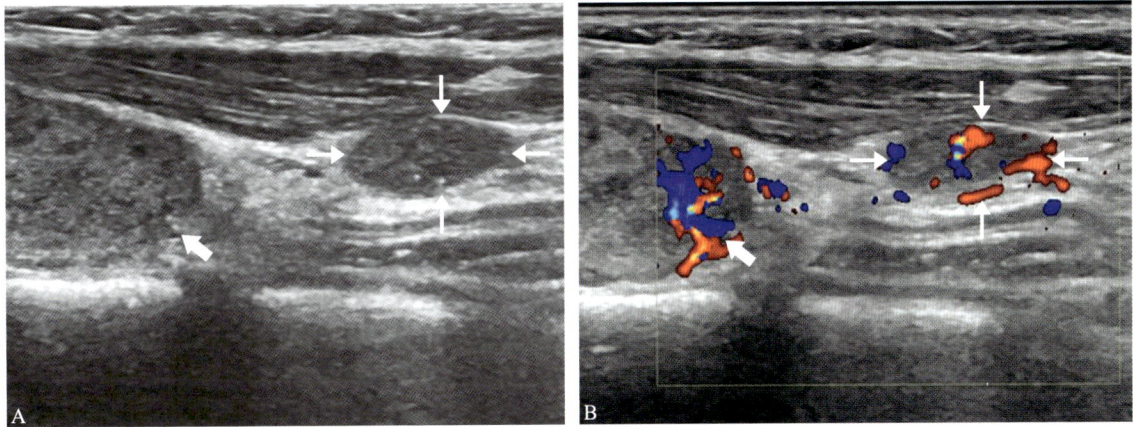

图 13-2-2　异位甲状腺（2）

A. 灰阶超声：甲状腺左侧叶下方见一低回声区，形态规则，包膜完整，内部回声近似甲状腺组织（箭头），斜箭头示甲状腺左侧叶；B. CDFI：低回声区内部见短线状血流信号（箭头），斜箭头示甲状腺左侧叶。

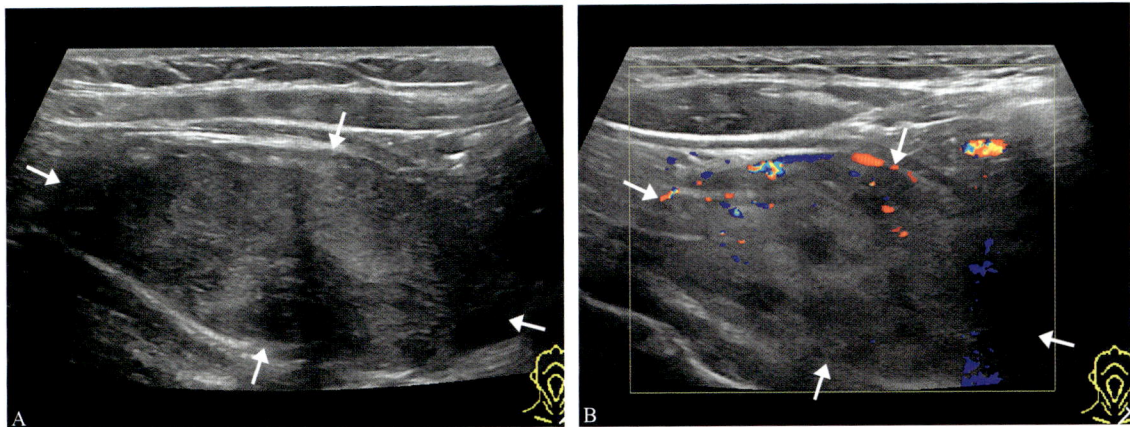

图 13-2-3　异位甲状腺伴结节性甲状腺肿形成

A. 灰阶超声：左侧锁骨上窝见稍低回声区，形态规则，包膜完整，内部回声减低、增粗、回声不均匀；B. CDFI：低回声区内部见少量血流信号。术后病理诊断：异位甲状腺伴结节性甲状腺肿。

三、其他影像学表现

1．CT 显示范围更大，可以发现舌根部、纵隔等部位的异位甲状腺。甲状腺血供丰富，所以异位甲状腺 CT 表现为较高密度软组织肿块，增强模式下可见明显强化。

2．MRI 具有一定特征性表现，T_1WI 见稍高于肌肉的信号，T_2WI 常为高信号。由于血供多丰富，增强扫描肿块可明显强化。

3．**甲状腺显像** 异位甲状腺常伴有甲状腺功能减退，对其诊断和鉴别诊断应首选 ^{99m}Tc 甲状腺显像。核素 $^{99m}Tc/^{131}I$ 能主动进入甲状腺细胞，可以清晰显示甲状腺位置、形态、大小及功能，提供异位甲状腺组织的准确信息，并可以鉴别迷走甲状腺与副甲状腺。

四、鉴别诊断

1．**先天性甲状腺缺如** 两者超声检查时，在颈部正常解剖位置均未能显示甲状腺结构或仅部分显示甲状腺组织，此时需要对颈部其他部位进行全面检查，必要时要结合 CT、放射性核素显像等方法确定有无异位甲状腺，另外可结合甲状腺功能实验室检查，二者鉴别不难。

2．**异位甲状腺好发部位的其他肿块** 异位甲状腺需要与舌根、颈侧区、纵隔等异位甲状腺好发部位的其他肿块相鉴别，如甲状舌管囊肿、颈部皮样囊肿、颈部血管瘤、颏下淋巴结炎、胸腺瘤、纵隔囊肿等。

异位甲状腺与甲状舌管囊肿均为甲状腺先天异常，二者在胚胎发育上密切相关。尤其当异位甲状腺发生囊性病变，此时两者在超声上不易鉴别。放射性核素显像是最有效的鉴别方法，当以上部位出现与甲状腺回声类似的肿块时应考虑到有异位甲状腺的可能，异位甲状腺部位见核素浓聚即可做出初步诊断。

3．**颈部异常淋巴结** 当颈部淋巴结发生病变（转移、淋巴瘤、炎性增生等），其淋巴门结构消失，超声表现与异位甲状腺弥漫性改变有时不易鉴别，放射性核素显像有助于两者的鉴别，异位甲状腺部位见核素浓聚即可做出初步诊断，也可通过超声引导下穿刺活检或细胞学检查进行鉴别。

五、诊断要点

1．超声检查在正常甲状腺位置未见甲状腺回声，要高度怀疑异位甲状腺可能；此外如果颈部正常解剖位置见正常甲状腺结构，但颈部不明来源肿块如血供来源于甲状腺上、下动脉，也应该高度怀疑肿块为异位甲状腺可能。

2．异位甲状腺回声与正常位置的甲状腺回声类似，可为正常甲状腺的细密等回声，也可合并结节或弥漫性病变的表现。

3．超声检查在正常甲状腺位置显示甲状腺回声，但于异位甲状腺好发部位见异常结构，均应考虑异位甲状腺的可能，可以通过放射性核素显像及超声引导下穿刺活检明确诊断。

六、临床意义

若超声在颈部正常解剖位置未能显示甲状腺结构或在异位甲状腺好发部位发现有类似甲状腺回声肿块，应考虑到甲状腺异位的可能性，此时一定要全面多方位扫查，尽可能明确甲状腺有无异位及异位的位置，应注意超声检查有一些盲区，如舌根部或纵隔等部位，故必要时可结合 CT、核素显像等方法明确甲状腺异位的位置。

对于拟行手术的患者，术前一定要明确肿块性质，以防止误切异位的甲状腺组织而出现终身甲状腺功能减退。

七、典型病例

1. **简要病史** 患者女性，30岁。因上呼吸道感染自行发现右侧颈部肿块，如鸽子蛋大小，质软无压痛，无饮水呛咳等不适，未就诊。后因自觉右侧颈部肿块进一步增大，至当地医院就诊。超声检查提示：甲状腺回声不均匀，甲状腺右侧叶结节，TI-RADS 3级；右侧颈部淋巴结肿大。当地医院建议门诊定期随访，未做特殊处理，后患者至医院复诊，要求超声检查。

2. **实验室检查** 无特殊。

3. **超声检查** 见图13-2-4A、B。

4. **其他影像学检查** 无。

5. **诊疗经过** 行甲状腺左叶下方结节切除术。

6. **手术病理** （甲状腺左叶下方结节）异位甲状腺组织（图13-2-4C）。

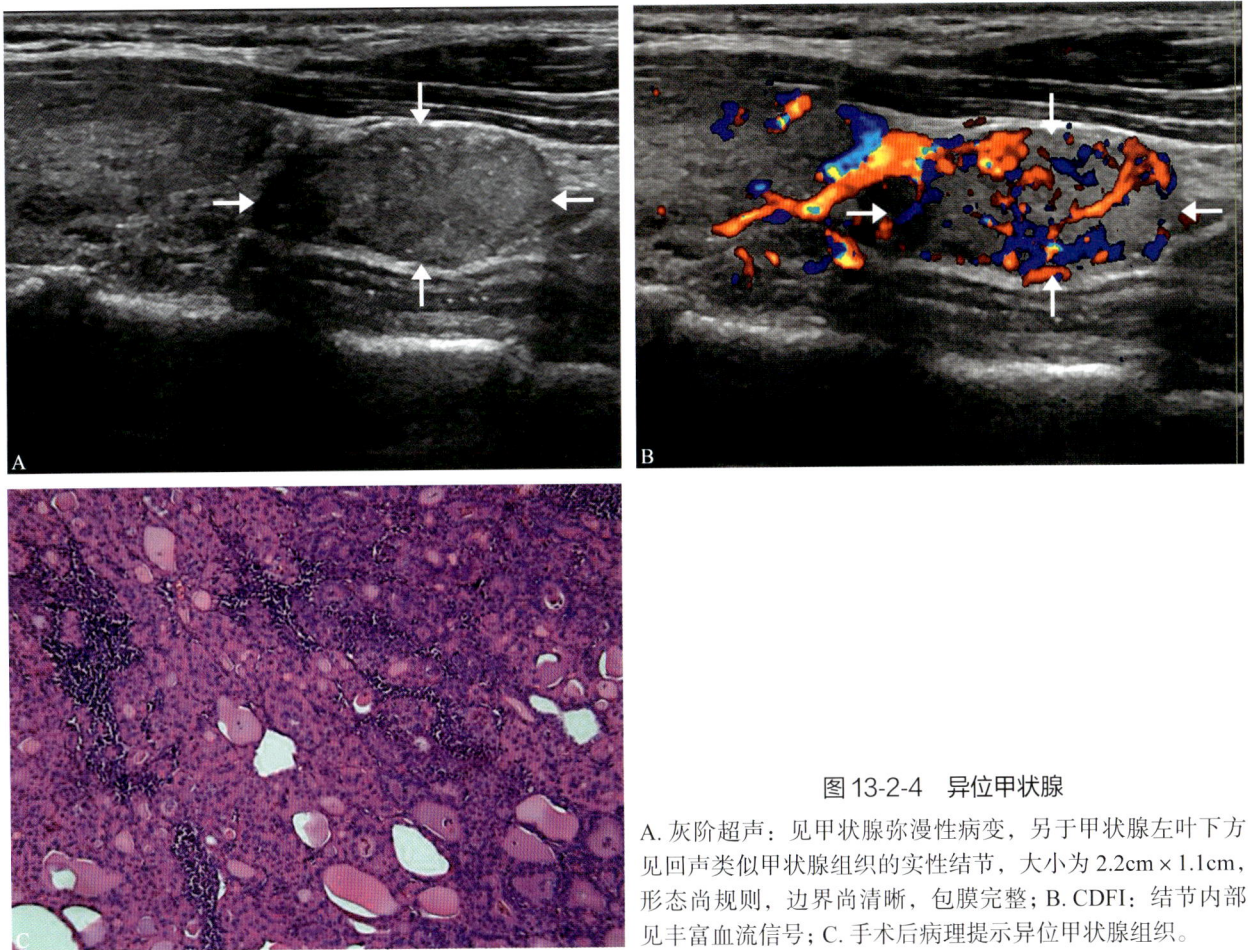

图13-2-4 异位甲状腺

A. 灰阶超声：见甲状腺弥漫性病变，另于甲状腺左叶下方见回声类似甲状腺组织的实性结节，大小为2.2cm×1.1cm，形态尚规则，边界尚清晰，包膜完整；B. CDFI：结节内部见丰富血流信号；C. 手术后病理提示异位甲状腺组织。

★ 甲状腺异位常见的部位有舌下、舌根、会厌软骨、喉前、胸骨后及纵隔，当这些部位发现有类似甲状腺回声肿块，应考虑到甲状腺异位的可能性。

★ 当异位甲状腺合并结节或伴弥漫性病变时，鉴别诊断相对困难，需要结合核素显像或超声引导下穿刺活检进行鉴别。

第三节　先天性甲状腺缺如

一、概述

先天性甲状腺缺如分为完全缺如和部分缺如，后者常表现为一侧叶缺如。甲状腺缺如是先天性甲状腺功能减退症最常见原因，根据缺如范围不同，临床表现会明显不同。

先天性甲状腺功能减退症主要见于新生儿，出现症状的时间以及轻重程度与甲状腺功能减退（包括代偿）密切相关，部分甲状腺素缺乏较重的患儿（孕母甲状腺功能减退或服用抗甲状腺素药物）一出生就可出现临床症状（嗜睡少动、面部水肿、巨大儿或低体重儿、腹胀、排脐屎延迟、新生儿黄疸消退延迟等）。甲状腺完全缺如的患儿往往较早出现临床症状（约 5 周后症状明显），甲状腺部分缺如的新生儿出现症状相对较晚，有的患儿数个月甚至数年后才出现症状。所以，早期诊疗非常关键。

实验室甲状腺功能和超声是最重要的检查。超声可以明确诊断甲状腺发育异常（缺如、异位等），继而确诊原发性甲状腺功能减退。如果促甲状腺素（TSH）增高，总甲状腺素或游离甲状腺素正常，超声显示甲状腺形态大小正常，随访 2 ~ 3 个月后 TSH 恢复正常；或者服用左甲状腺素钠 2 年后，试停药 1 个月复查甲状腺功能正常者，可诊断为暂时性甲状腺功能减退或高 TSH 血症。

二、超声表现

1. 甲状腺完全缺如　灰阶超声表现为气管旁甲状腺床位置未见甲状腺组织回声。

2. 甲状腺部分缺如　灰阶超声表现为一侧甲状腺床位置见甲状腺组织回声，而另一侧未见甲状腺组织回声（图 13-3-1）；或两侧甲状腺床均未见明显甲状腺组织回声，仅在颈前区见残留的甲状腺组织。剩余的甲状腺组织多可见回声不均匀，亦可合并各类甲状腺结节。各类甲状腺结节超声表现见相关章节。

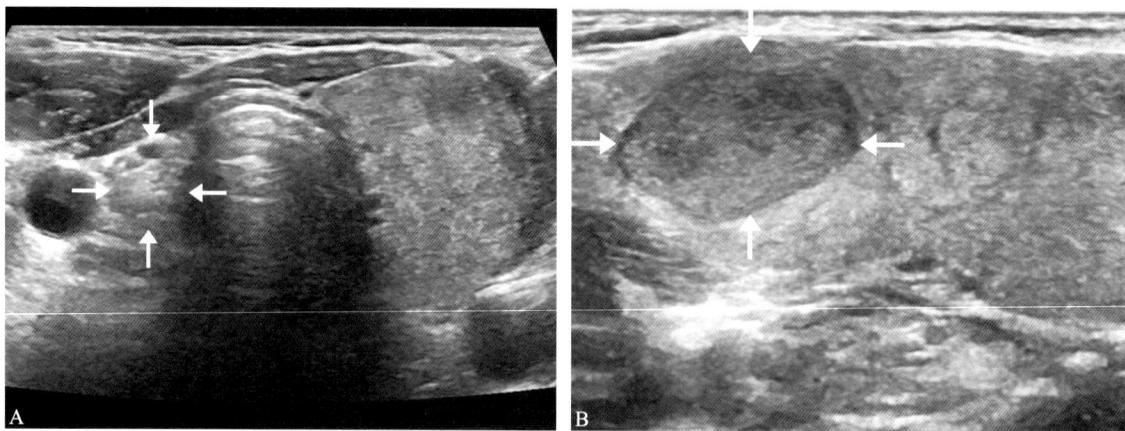

图 13-3-1　甲状腺右侧叶先天性缺如

A. 患者甲状腺右侧叶先天性缺如（箭头所指处未见正常甲状腺右侧叶）；B. 甲状腺左侧叶结节：甲状腺组织回声不均，左叶合并滤泡性肿瘤（箭头）。

三、其他影像学表现

核素显像表现为颈部未见甲状腺显像，其全身显像除唾液腺和胃区显影外，未发现其他部位有放射性浓聚；或者一叶体积明显缩小或未显像。可见甲状腺两叶大小不一，其中较小一叶伴有放射性摄取减低。

四、鉴别诊断

甲状腺缺如主要应与甲状腺异位相鉴别。当正常甲状腺床的位置处未见甲状腺组织时，应全面扫查异位甲状腺好发部位，常见的部位有舌下、舌根、会厌软骨、喉前及胸骨后等。如在以上部位发现类似甲状腺的肿块，应考虑为异位甲状腺。

某些部位的异位甲状腺超声很难显像，需要结合其他影像学检查，如放射性核素显像。

五、临床意义

先天性甲状腺功能减退症是导致患儿生长发育落后、智力低下和基础代谢率降低的最常见内分泌疾病之一，如不及时诊断和治疗，可致患儿生长迟缓、智力落后。超声可以明确甲状腺是否发育异常，包括发育不良、缺如、异位等，可以进一步明确是否为原发性甲状腺功能减退，为临床对该病的诊断和治疗提供准确的依据，从而有效避免小儿的生长发育障碍。

★ 对于先天性甲状腺功能减退症的患儿，应及时进行超声检查，观察有无甲状腺缺如，判断先天性甲状腺功能减退是否为原发性。

★ 若超声显示甲状腺缺如，需要仔细检查颈部其他位置有无甲状腺组织，排除异位甲状腺。

第十四章
甲状腺功能性疾病

第一节　毒性弥漫性甲状腺肿

一、概述

毒性弥漫性甲状腺肿又称 Graves 病（GD），是一种全身性自身免疫性疾病，是由于甲状腺分泌和合成的甲状腺激素过高而引起的一种多系统的综合征。Graves 病不仅局限于甲状腺，是引起甲状腺功能亢进最常见的原因。每年发病率为（2~3）/10 万，男女发病比例 1∶4~1∶6。Graves 病可见于所有年龄，多见于 30~60 岁。目前 Graves 病的发病机制尚不明确，可能与免疫、环境、遗传等有关。

1. 病理表现　甲状腺常表现为左、右侧叶对称性弥漫性肿大，重量为 50~200g。甲状腺表面呈不同程度凹凸不平，血管明显增多，甲状腺呈略带光泽的红色。切面分叶状表现明显，缺乏胶质的光泽。Graves 病的组织学变化并非单一性，不同病例，甚至同一病例不同部位的形态变化会呈现多样性。

2. 临床表现　包括高代谢症、弥漫性甲状腺肿、突眼症、心脏损害等，上述典型临床表现易于诊断。某些患者临床症状不典型，仅表现为不明原因的疲乏、消瘦、焦虑、失眠、胸闷、低钾性周期性麻痹等。

淡漠型甲状腺功能亢进多见于老年人，高代谢症状不典型，主要表现为明显消瘦、乏力、心悸、厌食、腹泻、神志淡漠等。

眼部病变分为两种类型：一类为非浸润性（单纯性）突眼；另一类为浸润性突眼，即 Graves 眼病，表现为眼部畏光、流泪、异物感、胀痛、复视、视力下降等，严重者可出现失明。

3. 实验室检查

（1）甲状腺放射性碘摄取率（RAIU）：正常值为 3h 5%~25%，24h 20%~45%。甲状腺本身功能亢进时，^{131}I 摄取率增高，摄取高峰前移（如 Graves 病、多结节性甲状腺肿伴甲状腺功能亢进等）；破坏性甲状腺毒症时（如亚急性甲状腺炎、安静型甲状腺炎、产后甲状腺炎等）^{131}I 摄取率降低。

（2）血清 T_3、T_4 测定：血清总 T_3、T_4 测定是甲状腺功能状态最基本的筛选试验；而血清游离 T_4（FT_4）和游离 T_3（FT_3）水平能更准确地反映甲状腺的功能状态。

（3）TSH 免疫反射测定分析（sTSH、IRMA）：sTSH 是国际上公认的诊断甲状腺功能亢进的首选指标，可作为单一指标进行甲状腺功能亢进筛查。一般甲状腺功能亢进患者 sTSH 降低，但垂体性甲状腺功能亢进 sTSH 不降低或升高。

4. 治疗　目前尚无病因治疗，主要是以控制高代谢综合征、促进免疫监护的正常化为主要目的。主要的治疗方法为药物治疗、核素治疗、手术治疗。

二、超声表现

（一）灰阶超声

1. 甲状腺大小　甲状腺多表现为对称性不同程度肿大（图 14-1-1），肿大的程度与细胞增生及淋巴细胞浸润程度相关，而与甲状腺功能亢进轻重无明显相关性。少数 Graves 病例虽然有明显高代谢症状，但是其甲状腺仅表现为轻度肿大。

2. **甲状腺内部回声** 大多数病例甲状腺内部回声增粗、不均匀，呈弥漫性低回声表现（图 14-1-1A）。

因病程或病理改变程度不同，甲状腺内部回声会有不同的表现，可表现为均匀性减低、不规则局部斑片状低回声、弥漫性细小低回声等，少数内部可见结节样改变。

（二）彩色多普勒超声

常见典型表现为"火海"征（图 14-1-1B），即甲状腺周边和实质内血流信号极其丰富，可表现为点状、分枝状或斑片状；部分病例甲状腺内部部分小片区域未见血流信号，其他区域表现为丰富血流信号，称为"海岛"征（图 14-1-2）；少数病例甲状腺内部血流信号仅较正常稍增多；极少数病例甲状腺内部血流信号无增多表现，仅见散在点状或斑片状血流信号。

甲状腺上、下动脉内径多增宽，血流速度明显增高，典型者峰值流速 > 40cm/s；频谱多普勒显示为低阻的高速动脉频谱（图 14-1-3），表明甲状腺内部血流量增加，提示高代谢表现。

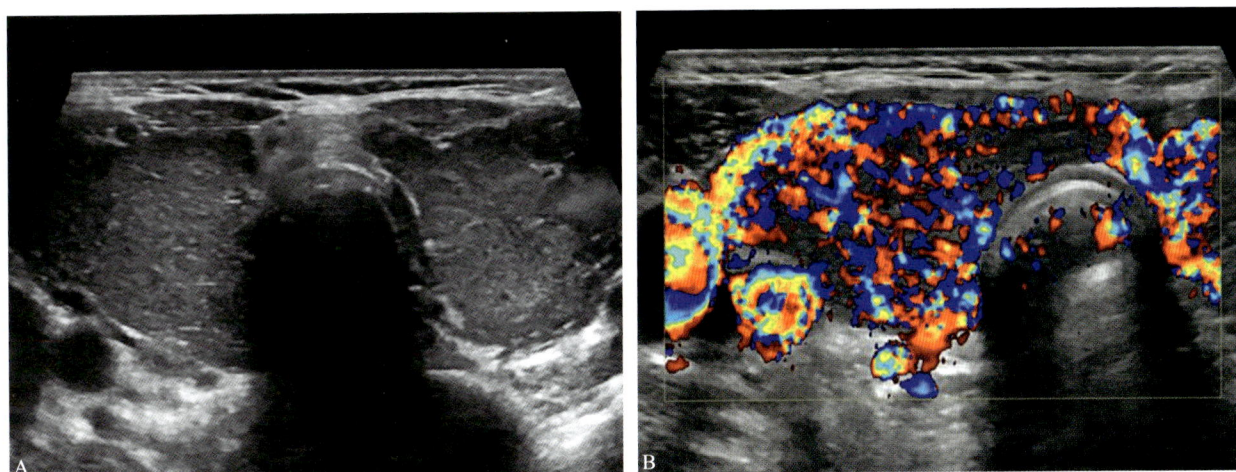

图 14-1-1 毒性弥漫性甲状腺肿

A. 灰阶超声：甲状腺对称性肿大，内部回声增粗减低、不均匀；B. CDFI：甲状腺实质内血流信号极其丰富，呈"火海"征。

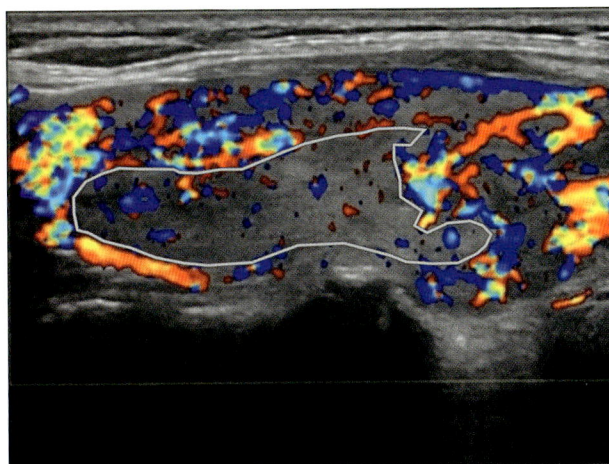

图 14-1-2 毒性弥漫性甲状腺肿"海岛"征

图中 CDFI 示甲状腺内部部分小片区域未见血流信号，其他区域表现为丰富血流信号。

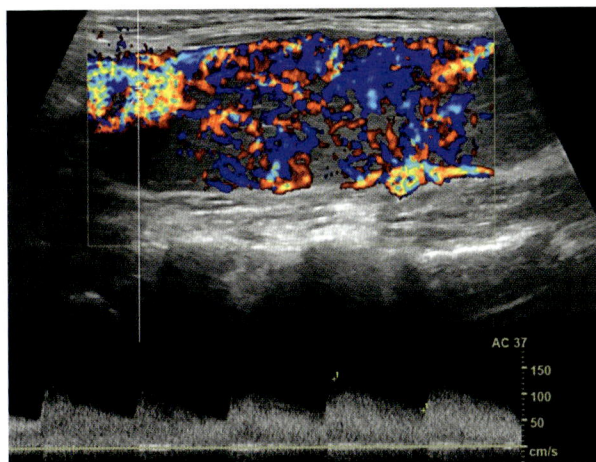

图 14-1-3 毒性弥漫性甲状腺肿甲状腺上动脉频谱多普勒声像图

图中甲状腺上动脉血流速度明显增高，峰值速度为 132cm/s，阻力指数 RI 约 0.48，呈低阻的高速动脉频谱。

三、其他影像学表现

（一）甲状腺碘摄取试验

正常情况下，甲状腺中的碘为血浆浓度的数十倍，此为甲状腺的"摄碘作用"。检查方法为：口服或注射少量含放射性核素碘盐后，直接在甲状腺局部测定放射性强度。甲状腺功能亢进时，吸碘率会增加（图 14-1-4）。

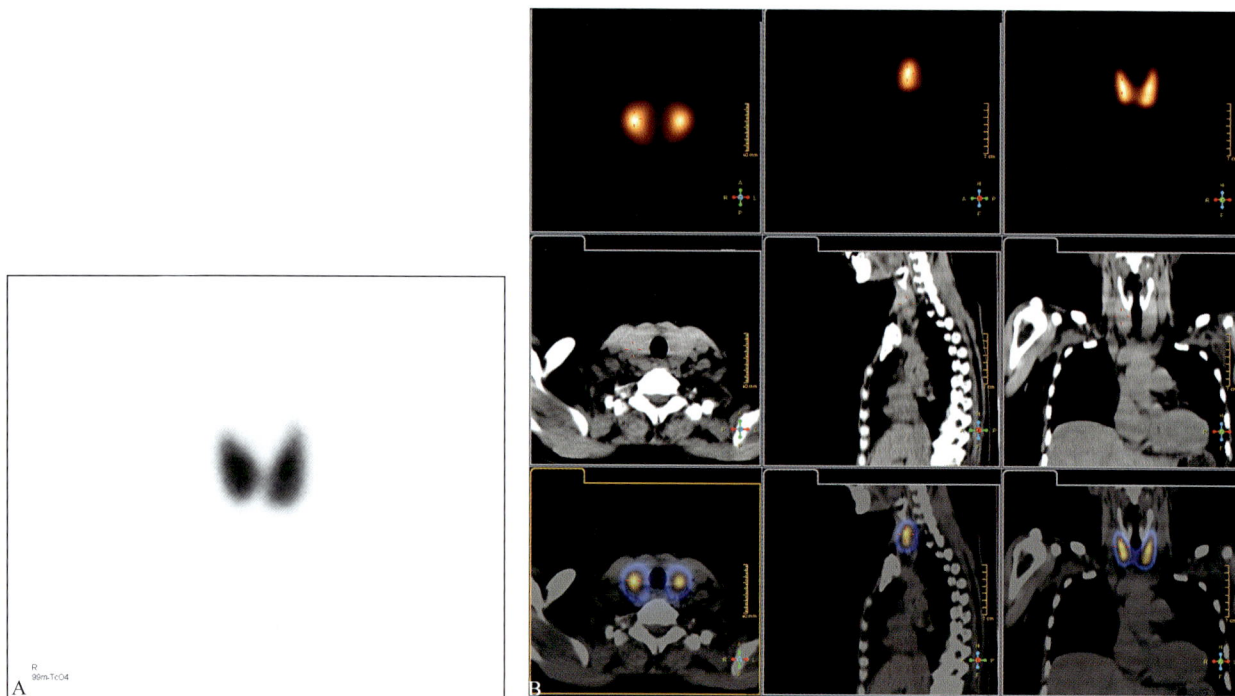

图 14-1-4　甲状腺功能亢进碘摄取试验

图中摄碘率：2h 75.4%，24h 89.7%（正常参考值：2h 10%～25%，24h 25%～50%）。
A. 甲状腺显影清晰，位置正常，双叶肿大，腺体内显像剂分布弥漫性增浓，分布尚均匀，局部未见明显异常的浓聚或缺损灶；B. 示 SPECT/CT 融合显像：双叶腺体肿大，腺体内显像剂弥漫性增浓，分布尚均匀，CT 上密度未见明显异常。

（二）甲状腺显像

甲状腺显像是将放射性药物引入体内后，以脏器内、外或正常组织与病变之间对放射性药物摄取的差别为基础，利用显像仪器获得脏器或病变的影像。摄锝率正常值为 3h 5%～25%，24h 20%～55%。甲状腺功能亢进时甲状腺摄锝率明显增高。

（三）CT

CT 可显示甲状腺两叶对称性肿大，有时可压迫气管等结构。

眼部 CT 可以测量突眼的程度，评估眼外肌受累的情况，排除其他原因引起的突眼。CT 表现为：①双眼多条眼外肌肿胀增粗；②眼外肌一致性梭形肿胀，其肌腱和肌止点正常；③眶尖眼外肌增厚所致眶尖密度增高影像改变多见；眶尖眼外肌上述改变是眼型 Graves 病的特异性征象。

四、鉴别诊断

（一）桥本甲状腺炎

桥本甲状腺炎在病程中的甲状腺功能亢进期可能呈现 Graves 病的甲状腺表现，需要结合临床表现及甲状腺功能测定或其他实验室检查结果相鉴别。甲状腺微粒体抗体（thyroid microsome antibody，TMAb）、甲状腺球蛋白抗体（TgAb）阳性是桥本甲状腺炎与 Graves 病的鉴别点。

（二）结节性甲状腺肿

部分毒性弥漫性甲状腺肿可表现为腺体内散在分布回声减低区，从灰阶超声图像上与结节性甲状腺肿不易区分，要结合临床表现及甲状腺功能测定或其他实验室检查结果，结节性甲状腺肿患者的甲状腺功能大多正常。结节性甲状腺肿所致的甲状腺肿大表现为甲状腺两侧叶不对称性增大，CDFI 显示其内部血流信号不丰富，其流速＜ 30cm/s，这与甲状腺功能亢进时的表现明显不同。

（三）单纯性甲状腺肿

灰阶超声显示甲状腺增大，但回声尚均匀或欠均匀，其与 Graves 病的鉴别点在于 CDFI 提示血流及流速无明显增加，甲状腺功能正常或减低。

五、诊断要点

Graves 病的诊断主要是依据临床表现及实验室检查、超声等影像学检查可以辅助诊断。

（一）功能诊断

临床有甲状腺功能亢进表现，血清总 T_3、T_4 升高，FT_3、FT_4 升高，可诊断为甲状腺功能亢进。

（二）部位诊断

血清 TSH 低，可诊断为甲状腺性甲状腺功能亢进；血清 TSH 高，可诊断为垂体性甲状腺功能亢进或异位 TSH 综合征。

（三）病因诊断

如有浸润性突眼、胫前黏液性水肿或 TSAb 阳性，可除外其他原因的甲状腺功能亢进，考虑 Graves 病甲状腺功能亢进。

六、临床意义

毒性弥漫性甲状腺肿的诊断可依据临床表现、症状体征及甲状腺功能检查。超声可精准测量甲状腺大小，清晰显示甲状腺内部结构及血流情况的变化，这对药物治疗、^{131}I 治疗或甲状腺上动脉栓塞治疗的治疗前评估、治疗方案制订、疗效评估等都有非常重要的作用。甲状腺大小变化及甲状腺上、下动脉血流速度变化等与治疗效果相关，这些都可为临床医生对 Graves 病的诊断、治疗、疗效评估及后期随访提供较大帮助。

七、典型病例

1．**简要病史**　患者女性，32 岁。半年前开始出现明显心悸气短、双下肢乏力、自觉疲乏、怕热多汗、多食易饥、情绪易怒、双手颤抖，后到当地医院就诊。临床诊断为甲状腺功能亢进，予以甲巯咪唑治疗（50mg 口服，每日 1 次）。患者用药后症状无明显缓解，且慢慢加重，故再次到上级医院就诊，以甲状腺功能亢进收入院。

2．**入院后体格检查**　T 37.2℃，HR 113 ～ 132 次 /min，R 21 次 /min，BP 142/88mmHg。神志清楚，

皮肤巩膜无黄染，浅表淋巴结未触及明显肿大。双眼突出，瞬目减少。双侧甲状腺Ⅰ度肿大，无压痛，未触及包块。心律不齐，呈房颤律，心尖部可闻及 2/6 级收缩期吹风样杂音，双手轻微颤抖，双下肢轻度凹陷样水肿。

3. 实验室检查 T_3 269nmol/L（↑），T_4 10nmol/L（↑），TSH 0.01mU/L（↓）。

4. 超声检查 见图 14-1-5。

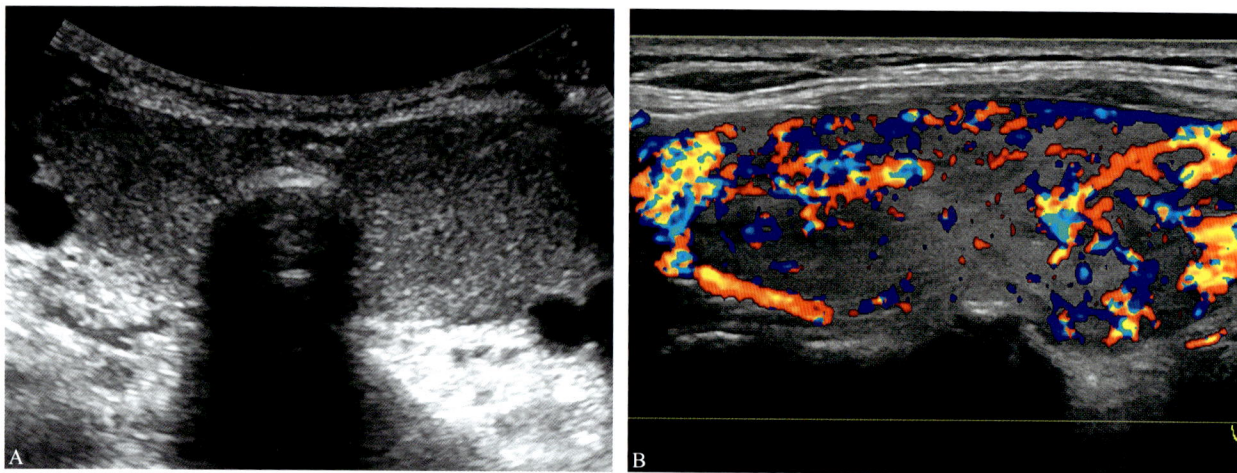

图 14-1-5 毒性弥漫性甲状腺肿

A. 灰阶超声：甲状腺双侧叶弥漫性肿大，内部回声增粗不均；B. CDFI：甲状腺内部血流信号丰富，呈"火海"征表现。

5. 其他影像学检查 无。

6. 诊断思路及治疗经过 依据临床表现及实验室检查结果，临床诊断为甲状腺功能亢进症伴甲亢性心脏病。

诊断依据：①中青年女性。②心悸气短、双下肢乏力、自觉疲乏、怕热多汗、多食易饥、情绪易怒、双手颤抖等典型症状。③体格检查：HR 113～132 次/min；双眼突出，瞬目减少，双侧甲状腺Ⅰ度肿大；心律不齐，呈房颤律，心尖部可闻及 2/6 级收缩期吹风样杂音；双手轻微颤抖，双下肢轻度凹陷样水肿。④实验室检查：T_3 269nmol/L，T_4 10nmol/L，TSH 0.01mU/L。⑤超声检查：甲状腺双侧叶弥漫性肿大，内部回声增粗不均，CDFI 内血流信号丰富，呈"火海"征表现。

鉴别诊断：①与多种甲状腺炎性病变引起的甲状腺毒症相鉴别。甲状腺炎患者多有病毒感染前驱症状，甲状腺区域有不同程度的疼痛，行甲状腺摄碘率及 T_3、T_4、TSH 测定可呈现分离曲线，有助于鉴别。超声检查也可以帮助鉴别诊断。②与甲状腺自主高功能腺瘤相鉴别。该病也可有典型甲状腺毒症表现，但是该病患者常可触及甲状腺肿块，甲状腺超声及甲状腺放射性核素扫描均有助于进一步鉴别诊断。

7. 治疗经过 因患者已口服甲巯咪唑半年无效，拟予以患者放射性碘治疗。密切关注病情变化，预防甲状腺危象。

★ 超声能准确测量甲状腺体积、评估血供及甲状腺动静脉血流情况，对于毒性弥漫性甲状腺肿诊断、治疗前评估、治疗方案制订、疗效评估都有着非常重要的作用。

★ 毒性弥漫性甲状腺肿的诊断不能只依据超声表现，需要密切结合临床表现及实验室检查等。

第二节　甲状腺功能减退症

一、概述

甲状腺功能减退症（hypothyroidism，简称甲减）是由于甲状腺激素合成和分泌减少或组织利用不足导致的全身多系统代谢减低的综合征。我国甲减的患病率为 17.8%，其中亚临床甲减患病率为 16.7%，临床甲减患病率为 1.1%。国外亚临床甲减及临床甲减的患病率分别为 8.5% 和 0.4%。女性较男性多发，随着年龄的增长发病率逐渐上升。

临床上常将甲减分为 3 种类型：①成年型甲状腺功能减退；②幼年型甲状腺功能减退；③克汀病（又称呆小病），地方性甲状腺肿流行区的婴幼儿甲减称为地方性克汀病。

根据病变发生的部位不同，甲减分为原发性甲减、继发性甲减、甲状腺激素抵抗综合征；根据病因不同，甲减分为药物性甲减、术后甲减、特发性甲减、垂体或下丘脑肿瘤手术后甲减等；根据甲减程度分为临床甲减和亚临床甲减。本书主要讨论成年型甲状腺功能减退。

因为甲状腺自身代偿能力比较强，小部分组织就能产生满足全身所需的甲状腺激素，故临床上常常在甲状腺损害后较长时间才会出现症状。但如果是手术大部分切除、^{131}I 治疗过量所致的甲减，则较早出现症状。

本病典型临床表现是黏液性水肿，有时也可仅出现轻度眼球突出和眼睑水肿。成年型甲减不严重时，可不形成黏液水肿，但各种组织仍有类似而较轻的病变。例如滤泡小而细胞呈扁平状为甲状腺的典型改变；黏液性水肿患者的垂体切片中，常可见许多可用醛复红染色法辨认的特殊细胞，称丫细胞、小颗粒嗜碱性细胞或双染细胞；肾上腺大致正常，或者偶尔有皮质萎缩现象，而肾上腺髓质则正常。甲减如同时伴有肾上腺皮质萎缩，称 Schmidt 综合征等。

甲减的其他典型表现为畏寒、乏力、手足肿胀感、嗜睡、记忆力减退、少汗、关节疼痛、体重增加、便秘、女性月经紊乱或月经过多、不孕。还可表现为表情呆滞、反应迟钝、声音嘶哑、听力障碍、面色苍白、颜面和 / 或眼睑水肿、唇厚舌大、常有齿痕、皮肤干燥、粗糙、脱皮屑、皮肤温度低、水肿、手脚掌皮肤可呈姜黄色、毛发稀疏干燥、跟腱反射时间延长、脉率缓慢。少数病例出现胫前黏液性水肿。

实验室诊断：血清 TSH 和总 T_4（TT_4）、游离 T_4（FT_4）是诊断甲减最有价值的指标。原发性甲减血清 TSH 增高，TT_4 和 FT_4 均降低。TSH 增高，TT_4 和 FT_4 降低的水平与病情程度相关。血清总 T_3（TT_3）早期正常，晚期减低。因为 T_3 主要来源于外周组织 T_4 的转换，所以不作为诊断原发性甲减的必备指标。亚临床甲减仅有 TSH 增高，TT_4 和 FT_4 正常（图 14-2-1）。

甲状腺过氧化物酶抗体（TPoAb）、甲状腺球蛋白抗体（TgAb）是确定原发性甲减病因的重要指标和诊断自身免疫甲状腺炎（包括慢性淋巴细胞性甲状腺炎、萎缩性甲状腺炎）的主要指标。一般认为 TPoAb 的意义较为肯定。

本病一般不能治愈，需要对症治疗及终身替代治疗。首选替代治疗药物是左甲状腺素（LT_4）。

二、超声表现

超声检查时应观察甲状腺体积大小、形态、内部回声变化及血流情况，包括甲状腺内部及甲状腺上动脉血流速度变化。

（一）灰阶超声

1. 甲状腺体积大小　引起甲状腺功能减退的病因不同，甲状腺体积大小会出现不同的变化。
甲状腺发育不良引起甲减患者的甲状腺体积明显缩小；缺碘或药物所致甲减的患者因甲状腺素合

```
                        ┌──────────────┐
                        │ 血清 TSH、FT₄ │
                        └──────┬───────┘
         ┌──────────────┬──────┴───────┬──────────────┐
         ▼              ▼              ▼              ▼
┌──────────────┐ ┌──────────────┐ ┌──────────────┐ ┌──────────────┐
│ 甲减症状、体征， │ │ TSH 增高，FT₄ │ │ TSH 减少或正常， │ │ TSH 增高，FT₄ │
│ TSH 增高      │ │ 正常         │ │ FT₄ 减低      │ │ 升高         │
└──────┬───────┘ └──────┬───────┘ └──────┬───────┘ └──────┬───────┘
       ▼                ▼                ▼                ▼
┌──────────────┐ ┌──────────────┐ ┌──────────────┐ ┌──────────────┐
│ 原发性甲减     │ │ 亚临床甲减    │ │ 中枢性甲减    │ │ 排除垂体腺瘤   │
└──────┬───────┘ └──────┬───────┘ └──────┬───────┘ └──────┬───────┘
       │                │                ▼                ▼
       └────────┬───────┘         ┌──────────────┐ ┌──────────────┐
                ▼                 │ MRI 检查垂体和 │ │ 甲状腺激素    │
       ┌──────────────┐          │ 下丘脑病变，其 │ │ 抵抗综合征    │
       │ TPoAb、TgAb   │          │ 他垂体激素测定 │ └──────────────┘
       └──────┬───────┘          └──────┬───────┘
       ┌──────┴───────┐                ▼
       ▼              ▼         ┌──────────────┐
┌──────────────┐ ┌──────────────┐│ TRH 兴奋试验  │──────────┐
│ 抗体阳性，自身  │ │ 抗体阴性，其他 │└──────┬───────┘          │
│ 免疫甲状腺炎   │ │ 原因引起的甲减 │       │                 │
└──────┬───────┘ └──────┬───────┘       │                 │
       │                │               ▼                 ▼
       │        ┌───────┘        ┌──────────────┐ ┌──────────────┐
       ▼        ▼                │ TSH 升高且高  │ │ TSH 无反应    │
┌──────────────┐ ┌──────────────┐│ 峰延迟        │ └──────┬───────┘
│ 伴甲状腺肿     │ │ 无甲状腺肿    │└──────┬───────┘        │
└──────┬───────┘ │ 或者萎缩      │       │                │
       │         └──────┬───────┘       │                │
       ▼                ▼               ▼                ▼
┌──────────────┐ ┌──────────────┐ ┌──────────────┐ ┌──────────────┐
│ 桥本甲状腺炎   │ │ 萎缩性甲状腺炎 │ │ 下丘脑病变    │ │ 垂体病变      │
└──────────────┘ └──────────────┘ └──────────────┘ └──────────────┘
```

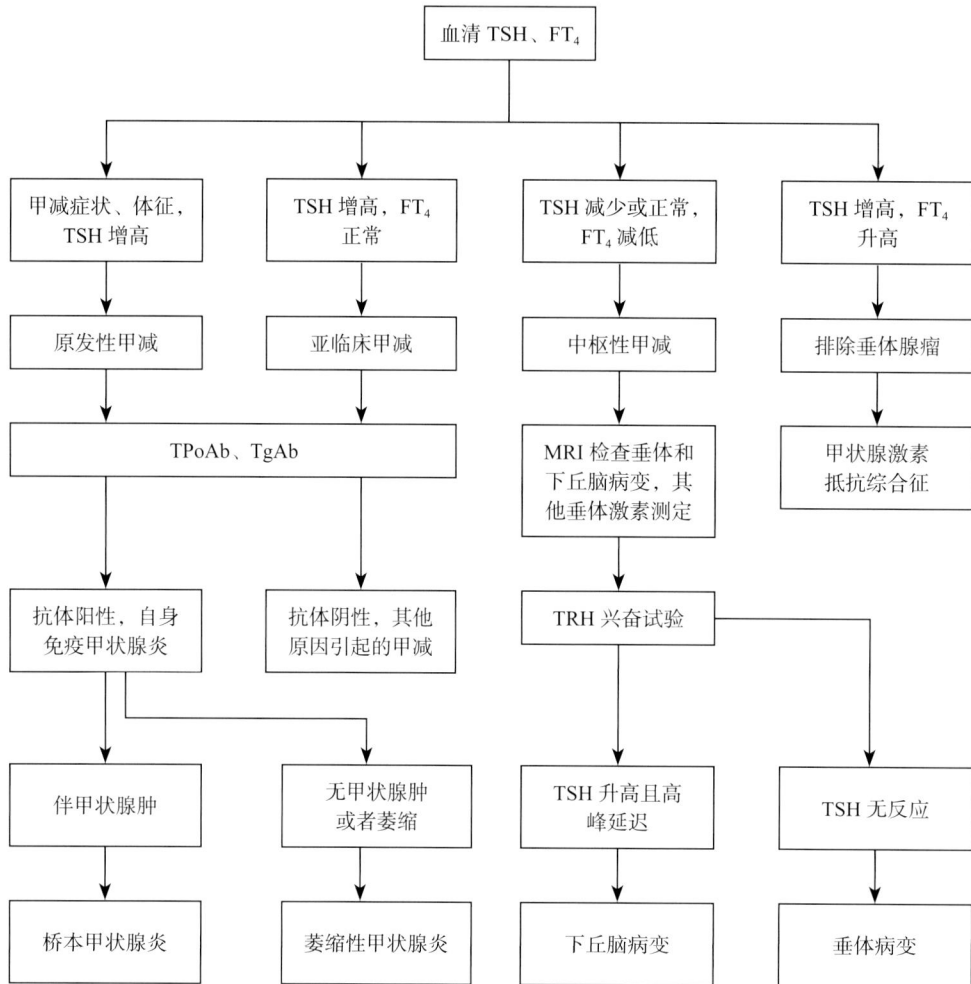

图 14-2-1 甲状腺功能减退症诊断思路

引自中华医学会内分泌学分会制定的《成人甲状腺功能减退症诊治指南》。

注：TSH，促甲状腺素；FT₄，游离 T₄；TPoAb，甲状腺过氧化物酶抗体；TgAb，甲状腺球蛋白抗体；TRH，促甲状腺激素释放激素。

成或分泌不足，垂体分泌 TSH 增多，甲状腺呈代偿性弥漫性肿大（图 14-2-2）；由于桥本甲状腺炎引起甲减，患者早期因淋巴细胞浸润，甲状腺体积常增大，后期滤泡破坏，被纤维组织替代，开始缩小（图 14-2-3）；^{131}I 治疗后继发性甲减，甲状腺体积也会出现明显缩小（图 14-2-4）。

2. 甲状腺被膜及内部回声 甲状腺被膜表面多不光滑，与周边组织边界尚清晰。因甲减病因及程度不同，甲状腺内部回声表现差异较大，多表现为增粗的不均匀回声。

3. 极少数甲减是由于甲状腺缺如或异位引起 超声检出异位甲状腺的敏感性比核素扫描低，多数患者在正常甲状腺位置未发现甲状腺回声，于颈部其他位置可见异位的甲状腺组织，多位于舌、舌下或舌骨与甲状软骨之间的喉前。

（二）彩色多普勒血流成像

甲减彩色多普勒血流成像（CDFI）表现差异比较大，其彩色血流信号丰富程度与患者 TgAb 和 TPoAb 水平呈密切相关。随着抗体水平的增高，血流信号也逐渐增加，常表现为甲状腺内部无血流信号或仅少量血流信号，也可表现为内部出现丰富的血流信号（图 14-2-3）。

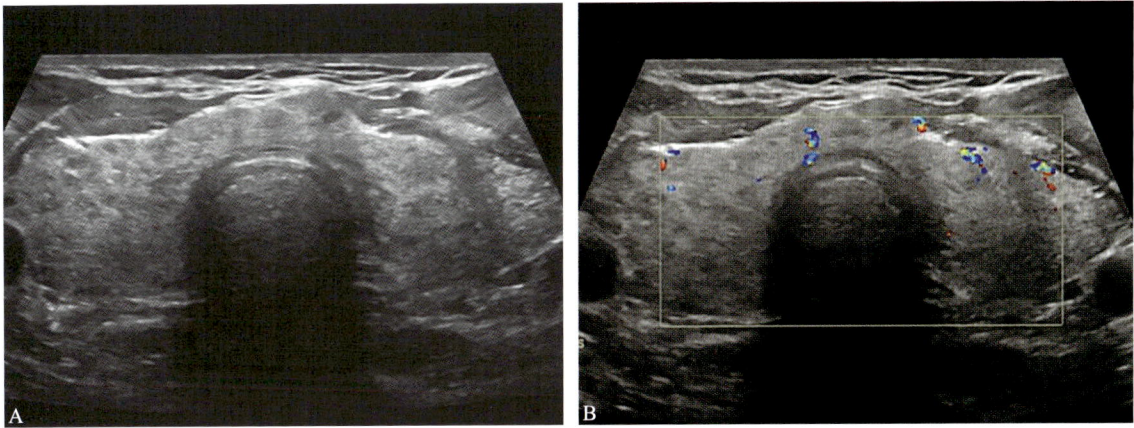

图 14-2-2　缺碘或药物所致甲状腺功能减退

A. 灰阶超声：甲状腺形态轻度肿大，内部回声增粗不均；B. CDFI：甲状腺内部可见少量血流信号。

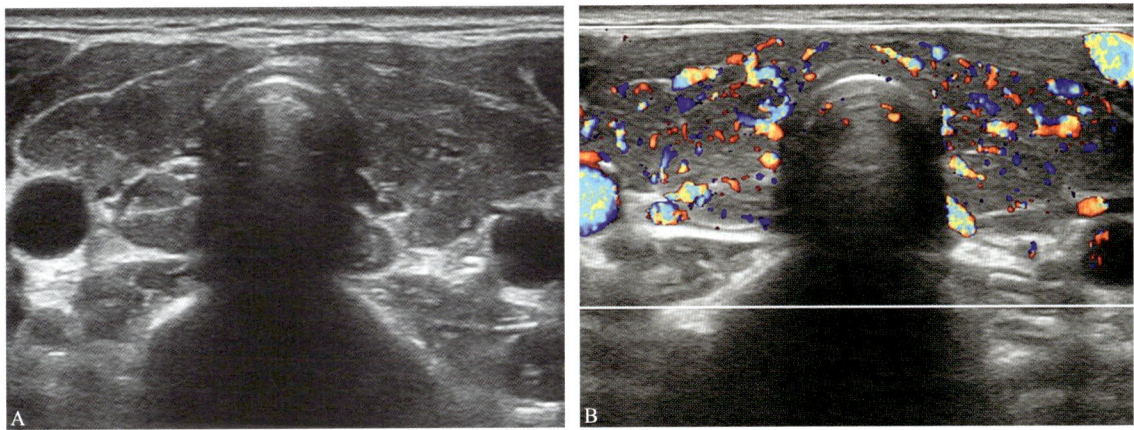

图 14-2-3　桥本甲状腺炎所致甲状腺功能减退

A. 灰阶超声：甲状腺内部回声增粗、呈网络状改变；B. CDFI：甲状腺内部血流信号稍丰富。

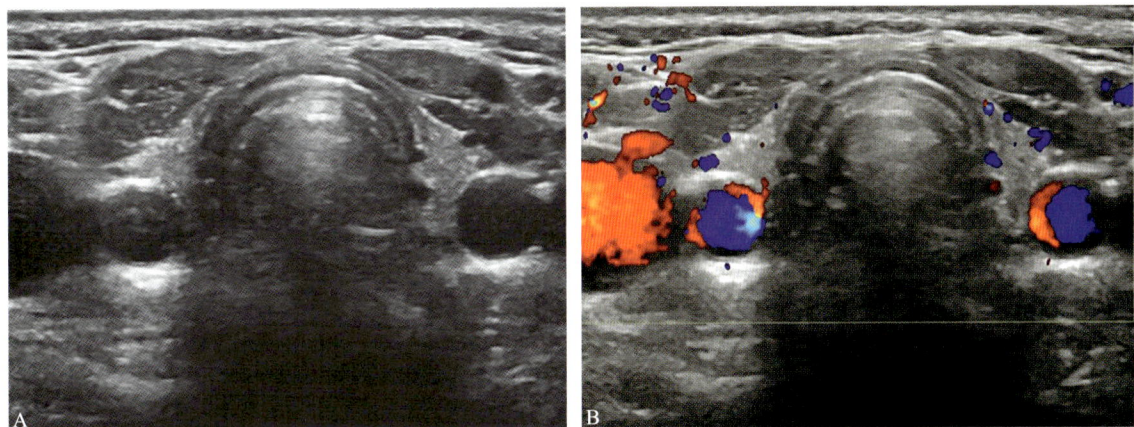

图 14-2-4　^{131}I 治疗后继发性甲状腺功能减退

　　彩色血流信号的多少还与 TSH 值和甲状腺体积呈正相关，与甲减的持续时间呈负相关。

　　亚临床甲减患者的甲状腺内部血流分布较丰富，呈搏动性闪烁，部分可片状融合，重者可融合成大片五彩镶嵌状，几乎布满整个腺体，部分可呈"火海"征。

三、其他影像学表现

甲状腺显像可显示甲状腺摄 ^{131}I 率减低，核素扫描对于异位甲状腺或无甲状腺引起的甲减诊断价值比较突出。

四、鉴别诊断

1．**毒性弥漫性甲状腺肿**　缺碘或药物、早期桥本甲状腺炎引起甲减，患者甲状腺体积常增大，内部血流信号增多，少数表现为"火海"征。这些与毒性弥漫性甲状腺肿超声表现相似，需要结合临床表现及实验室检查相鉴别。对于甲状腺体积明显缩小的甲减患者，两者在超声表现上鉴别不难。

2．**单纯性甲状腺肿**　灰阶超声表现甲状腺增大，但回声尚均匀，CDFI 示血流及流速无明显增加，单纯性弥漫性甲状腺肿患者一般甲状腺功能正常，血清 TSH、T_3、T_4 水平在正常范围内。

五、临床意义

超声在甲减的病因查找、诊断、治疗效果评估等方面都有重要意义，可精准测量甲状腺体积大小，清晰显示甲状腺内部结构及血流情况的变化，有助于临床诊断甲减的病因及程度，有助于甲减及时有针对性的诊疗。

对于亚临床甲减，超声可以定期观察甲状腺大小、内部结构的变化，有助于临床医生预测和及时诊断甲减。

★ 甲减最多见的原因是甲亢 ^{131}I 治疗后甲减及桥本甲状腺炎引起的甲减。超声在甲减的病因寻找、诊断、治疗效果评估等方面都有重要意义。

★ 在进行甲减诊断时，应结合病史、症状、体征及相关实验室检查进行综合分析，指导临床的诊断和治疗。

第十五章
甲状腺感染及炎症性病变

第一节　急性化脓性甲状腺炎

一、概述

急性化脓性甲状腺炎（acute suppurative thyroiditis，AST）临床较罕见，是由金黄色葡萄球菌、溶血性链球菌、肺炎链球菌、革兰氏阴性菌等引起的甲状腺化脓性炎症，多继发于呼吸道、口腔、颈部软组织等邻近部位的细菌感染、局部外伤或先前存在的全身性感染性病变血源性播散。发病年龄较广，无明显性别差异。

正常甲状腺血流丰富，含有高浓度的碘，碘有较强的氧化作用，所以甲状腺不易发生感染。只有在极度劳累、营养不良、身体抵抗力明显下降等诱因下才会发生急性化脓性甲状腺炎，多见于发育营养不良的婴儿、身体虚弱的老人和免疫缺陷患者。此外，急性化脓性甲状腺炎易发生在异位甲状腺及解剖异常部位（如梨状窝瘘）。

急性化脓性甲状腺炎患者临床表现为全身中毒症状明显，常出现发热、全身不适、出汗、乏力等。甲状腺局部红肿热痛，呈弥漫性或局限性肿大，伴耳后、颌下或颈枕部放射痛，有时可伴有声嘶、呼吸不畅或吞咽困难等神经、气管、食管受压迫症状。触诊时，甲状腺局部触痛明显，颈部活动受限；形成脓肿时，局部可有波动感。

实验室检查示：白细胞总数及中性粒细胞明显增多，细胞核左移；局部脓肿穿刺可见脓液，涂片或培养可见病原菌；血培养可能呈阳性。一般甲状腺功能无改变。

一般使用全身性抗生素治疗，可以根据致病菌种类选用抗生素。对症支持治疗包括加强营养、局部热敷及卧床休息。脓肿已形成或保守治疗不能控制感染时，需手术切开引流，并切除形成脓肿的窦道。

二、普通超声表现

1. 急性化脓性甲状腺炎已形成脓肿，灰阶超声显示病变侧甲状腺体积增大，被膜不完整，内见不规则的无回声区，其内可见多个散在点状强回声及絮状回声。CDFI：无回声区周边见环状血流信号，其内未见明显血流信号。

2. 急性化脓性甲状腺炎未形成脓肿时，灰阶超声显示甲状腺内可见不均质低回声区，边界不清，形态不规则。CDFI：内可见血流信号（图 15-1-1）。

三、其他影像学表现

1. CT　见甲状腺内不均匀低密度灶，提示局部脓肿形成的可能（图 15-1-2）。
2. **甲状腺显像**　可发现结节所在位置的放射性比附近正常甲状腺组织明显降低或接近无放射性，即冷结节。

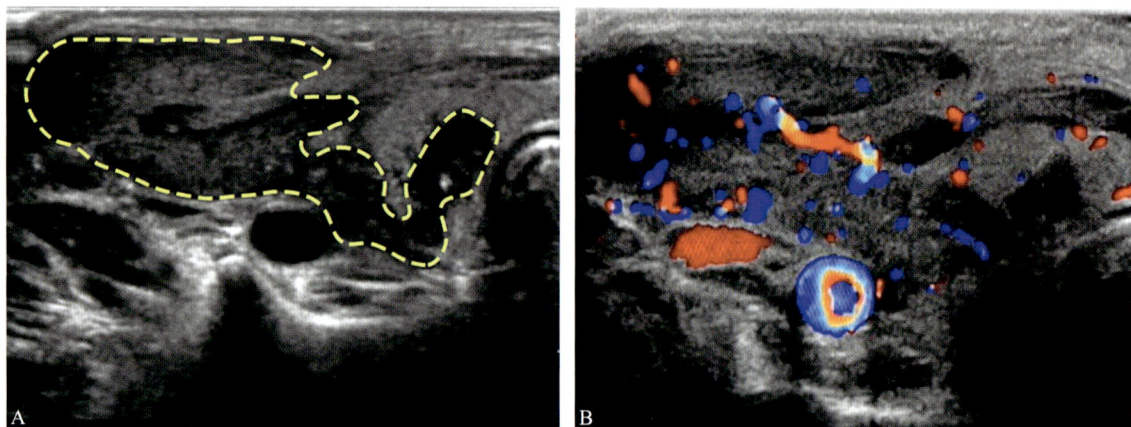

图 15-1-1 急性化脓性甲状腺炎（1）

A. 灰阶超声：甲状腺体积增大，被膜不完整，内见不均质低回声区，边界不清，形态不规则（黄色虚线描记内）；B. CDFI：病灶内见较丰富血流信号。

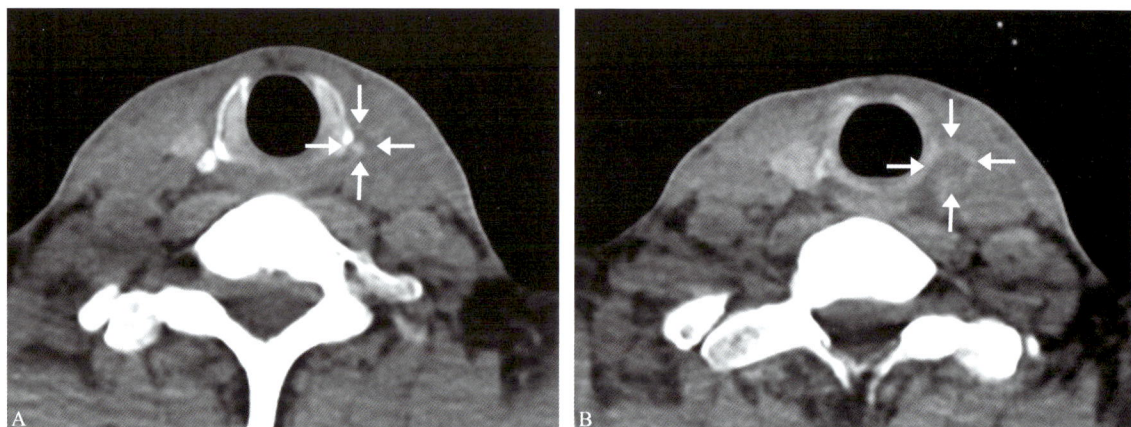

图 15-1-2 急性化脓性甲状腺炎（2）

A，B. CT 显示甲状腺内不均匀低密度灶，局部脓肿形成可能。

四、鉴别诊断

1. **亚急性甲状腺炎** 亚急性甲状腺炎多为非细菌性感染后 1～3 周发病，可有颈部压痛，但不如急性化脓性甲状腺炎明显，且易复发。超声表现方面，急性化脓性甲状腺炎与亚急性甲状腺炎均可有甲状腺肿大，内见不均质低回声区，但亚急性甲状腺炎低回声区可在同侧或对侧腺体内游走或消长。

2. **桥本甲状腺炎** 急性化脓性甲状腺炎与桥本甲状腺炎均可有甲状腺肿大，回声弥漫性减低。但桥本甲状腺炎甲状腺相对按比例增大，以峡部为著，侧叶前后径增大明显，整个甲状腺呈低回声，并可见条索状高回声带交织，呈网格状，血流较丰富。实验室检查：甲状腺球蛋白和微粒体抗体滴度明显增高。临床表现上桥本甲状腺炎颈部无触痛，不发热。

3. **甲状腺癌** 急性化脓性甲状腺炎需要与甲状腺内广泛侵犯的甲状腺癌、甲状腺癌伴发感染相鉴别。临床表现上甲状腺癌一般无颈部疼痛，伴发急性感染时可有疼痛。超声上甲状腺癌声像图显示低回声团块、边界不清、形态不规则，可呈蟹足样改变、内部可有微小钙化点、后方可有声衰减；而急性化脓性甲状腺炎甲状腺内可见絮状回声，若脓肿液化可伴无回声，需与甲状腺癌坏死相鉴别。抗感染治疗后，急性化脓性甲状腺炎病灶可缩小甚至消失，而甲状腺癌抗感染治疗效果不明显。

4．甲状腺腺瘤坏死出血　甲状腺腺瘤是一种甲状腺良性肿瘤，呈膨胀性生长，可出现坏死、出血、囊性变。灰阶超声表现：病变呈实性低回声区，形态圆形、椭圆形，边界清晰、光滑，有或无完整包膜，内部回声尚均匀，出血坏死时可见不规则液化、囊性分隔等。CDFI：少数病变内部或周边见血流信号。急性化脓性甲状腺炎脓肿形成时须与之鉴别，但急性化脓性甲状腺炎超声表现往往占位效应不明显，一般抗生素治疗后脓肿缩小，再结合患者病史，二者容易鉴别。

五、诊断要点

1．临床表现　多为急性起病、发热、颈部疼痛，有时可触及波动感。

2．超声表现　已形成脓肿者灰阶超声显示病变侧甲状腺体积增大，被膜不完整，内见不规则的无回声区，其内可见多个散在点状强回声及絮状回声。CDFI：无回声区周边见环状血流信号，其内未见明显血流信号。

3．治疗后反应　有效抗感染治疗后，病灶可逐渐缩小甚至消失。

六、临床意义

超声可提示急性化脓性甲状腺炎脓肿是否形成及脓肿大小，指导临床治疗方案的制订，判断是否需要切开引流以及治疗后的疗效评估。

典型急性化脓性甲状腺炎的超声特征可与其他甲状腺疾病相鉴别，有助于临床诊断及治疗。

七、典型病例

1．简要病史　患者男性，57 岁。因咽痛 1 周余，发现颈部肿块 3d 入院。

2．实验室检查　血常规、糖化血红蛋白、甲状腺系列、肿瘤系列未见明显异常。超敏 C 反应蛋白185.0mg/L（↑）。

3．超声检查　甲状腺左叶结节伴部分液化形成（图 15-1-3A、B）。

4．颈部 CT　左侧叶甲状腺低密度灶，周围软组织间隙增宽。

5．诊疗经过　予以头孢西丁静脉滴注抗感染、甲泼尼龙针静脉滴注消肿及对症支持治疗 10d。治疗后患者咽痛症状减轻，超声检查病灶较前缩小（图 15-1-3C～E）。根据临床症状，结合超声和 CT 增强检查结果，综合考虑为急性化脓性甲状腺炎。

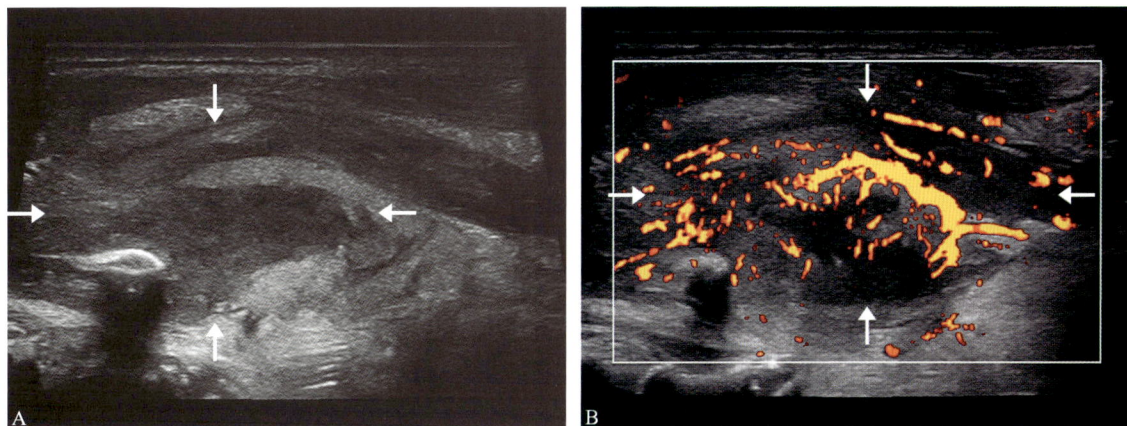

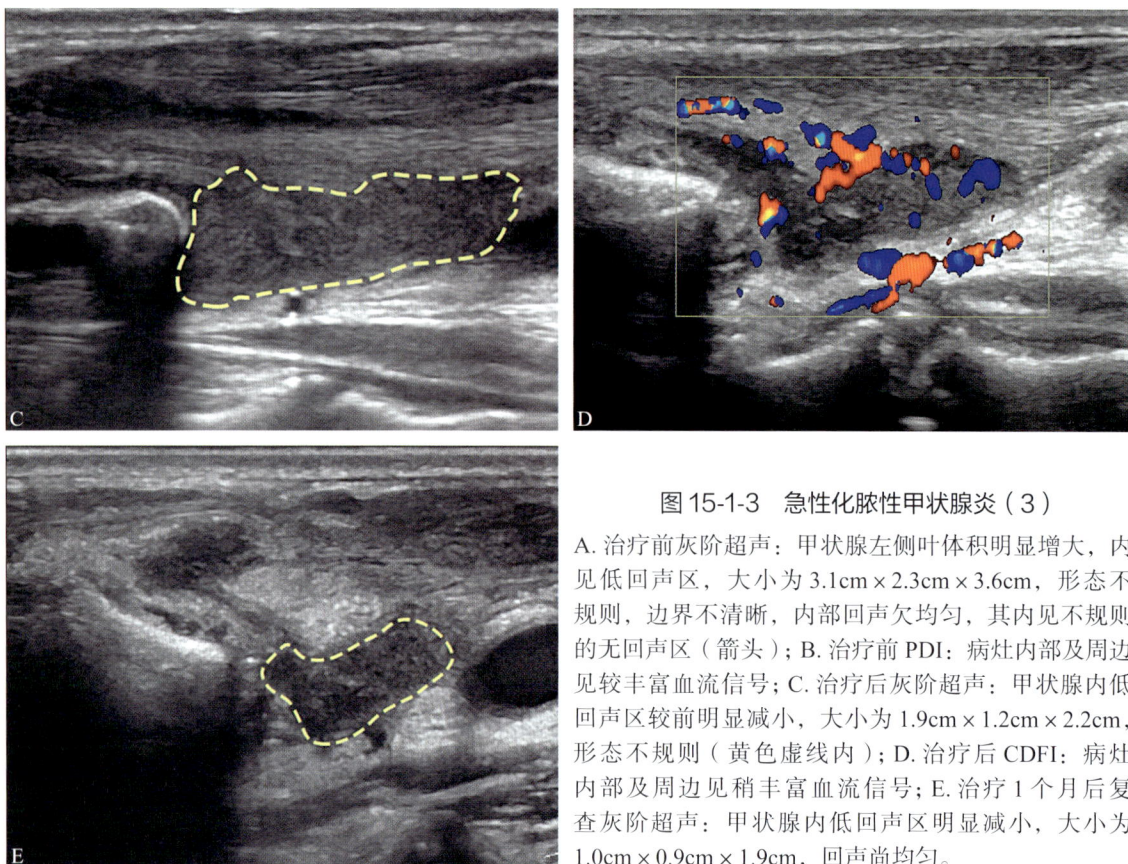

图 15-1-3　急性化脓性甲状腺炎（3）

A. 治疗前灰阶超声：甲状腺左侧叶体积明显增大，内见低回声区，大小为 3.1cm×2.3cm×3.6cm，形态不规则，边界不清晰，内部回声欠均匀，其内见不规则的无回声区（箭头）；B. 治疗前 PDI：病灶内部及周边见较丰富血流信号；C. 治疗后灰阶超声：甲状腺内低回声区较前明显减小，大小为 1.9cm×1.2cm×2.2cm，形态不规则（黄色虚线内）；D. 治疗后 CDFI：病灶内部及周边见稍丰富血流信号；E. 治疗 1 个月后复查灰阶超声：甲状腺内低回声区明显减小，大小为 1.0cm×0.9cm×1.9cm，回声尚均匀。

★ 急性化脓性甲状腺炎的超声表现较为典型，鉴别诊断时需结合临床症状体征及实验室检查。

★ 超声有助于治疗前评估急性化脓性甲状腺炎范围及脓肿形成情况，指导临床进一步诊疗。

★ 治疗后超声随访可评估急性化脓性甲状腺炎是否治愈及复发情况。

第二节　亚急性甲状腺炎

一、概述

亚急性甲状腺炎（subacute thyroiditis，SAT）又称亚急性肉芽肿性甲状腺炎（subacute granulomatous thyroiditis，SGT）、De Quervain 甲状腺炎或巨细胞性甲状腺炎，为非细菌感染性疾病。其多为病毒，如柯萨奇病毒、EB（Epstein-Barr）病毒、腺病毒、埃可病毒、流感病毒及人类免疫缺陷病毒（human immunodeficiency virus，HIV）等感染后引起的变态反应，部分易感者可能存在自身免疫功能异常。

亚急性甲状腺炎在临床中的发病率约为 5%，可发生于任何年龄段，以 50 岁左右的中年女性群体最常见。发病有季节性，夏季是其发病的高峰。病程通常持续 2~3 个月，可自行缓解消失。近年来亚急性甲状腺炎患者逐渐增多，临床变化复杂，可误诊及漏诊且易复发，但多数经治疗后可痊愈。

亚急性甲状腺炎可累及一侧或双侧甲状腺，甲状腺呈非对称性或对称性肿大，体积约为正常甲状腺的 2 篇。病变多在甲状腺内，也可累及被膜甚至邻近肌肉。

亚急性甲状腺炎是引起甲状腺疼痛最常见的原因，可自然缓解，常伴全身症状。起病时患者常有上呼吸道感染。病毒感染后 1 ~ 3 周发病，典型者整个病期可分为早期伴甲状腺功能亢进症、中期伴甲状腺功能减退症以及恢复期 3 期。

1. 早期　起病多急骤，呈发热，伴以怕冷、寒战、疲乏无力和食欲缺乏。最为特征性的表现为甲状腺部位的疼痛和压痛，常向颌下、耳后或颈部等处放射，咀嚼和吞咽时疼痛加重。甲状腺病变范围不一，可先从一叶开始，以后扩大或转移到另一叶（即 Creeping 现象），或始终限于一叶。病变腺体肿大、坚硬、压痛显著。病变广泛时，甲状腺腺泡内甲状腺激素以及非激素碘化蛋白质一时性大量释放入血，因而除感染的一般表现外，尚可伴有甲状腺功能亢进的表现。

2. 中期　当甲状腺腺泡内甲状腺激素由于感染破坏而发生耗竭，甲状腺实质细胞尚未修复前，血清甲状腺激素浓度可降至甲状腺功能减退水平，临床上也可转变为甲减表现。

3. 恢复期　症状渐好转，病变逐渐缩小至消失，也有不少病例遗留小结节以后缓慢吸收。治疗后患者大多可以完全恢复，极少数会出现永久性甲状腺功能减退症。

血液学检查白细胞及中性粒细胞计数正常或偏高，C 反应蛋白一般正常或轻度升高。红细胞沉降率增快，常 > 50mm/h，血清蛋白结合碘或血清 TSH 下降，T_3、T_4、FT_3 与 FT_4 浓度升高，甲状腺摄碘率降低。

治疗主要是为了减轻患者局部症状和甲状腺功能异常造成的影响。一般大多数患者仅对症处理即可。对轻型病例采用阿司匹林或其他止痛药；病情严重病例，如疼痛、发热明显者可短期用其他非甾体抗炎药或应用糖皮质激素；如患者在使用糖皮质激素 24 ~ 48h 后无反应，亚急性甲状腺炎的诊断应重新评定。

二、超声表现

（一）灰阶超声

1. 早期　甲状腺对称性肿大，部分表现为局部肿大。甲状腺实质内可见多发或者单发片状分布的低回声区，缺乏球体感。病变形态不规则，边界模糊。病灶主要分布在甲状腺腹侧被膜下，病灶处甲状腺被膜不清晰，可波及邻近肌肉组织（图 15-2-1）。

2. 中期　主要表现为腺体内低回声区，内部回声不均匀，形态不规则，边界不清晰（图 15-2-2）。合并钙化者可见内部点状强回声，后方伴声影。

3. 恢复期　病灶消失，甲状腺回声、形态恢复正常。

超声随访时可遇到甲状腺内部低回声在同侧或对侧腺体内游走或消长，即 Creeping 现象。

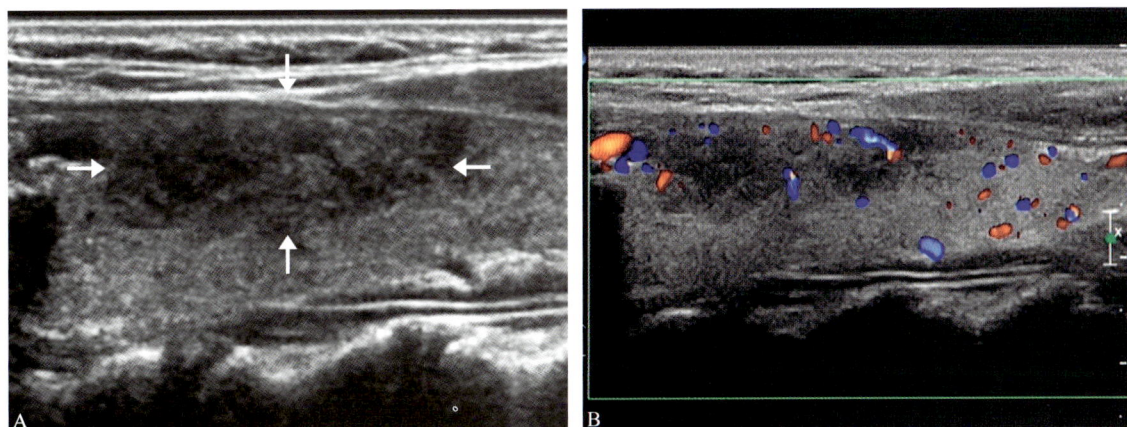

图 15-2-1　亚急性甲状腺炎（1）

A. 灰阶超声：甲状腺内低回声区，大小为 2.7cm × 1.1cm × 1.2cm，形态不规则，边界欠清晰，内部回声不均匀，与颈前肌肉分界不清；B. CDFI：病变内见稀疏血流信号。

（二）彩色多普勒血流成像

亚急性甲状腺炎早期病灶内见点、条状丰富血流信号。随病程变化，血流信号会发生变化，中期病灶内可见少许血流信号（图 15-2-1，图 15-2-2）。

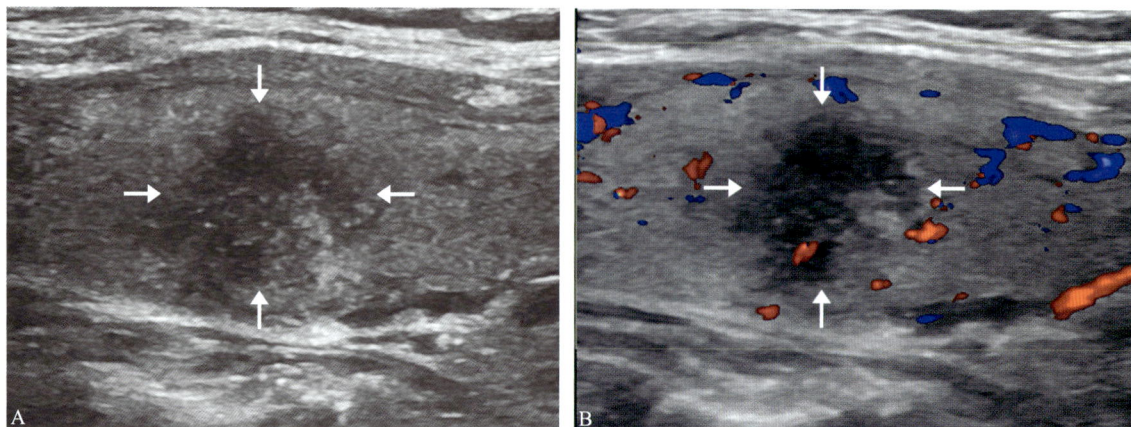

图 15-2-2　亚急性甲状腺炎（2）

A. 灰阶超声：甲状腺右侧叶内低回声区，形态不规则，边界欠清晰，内部回声不均匀；B. CDFI：病变内见稀疏血流信号。

（三）超声造影

超声造影表现与亚急性甲状腺炎病程相关，炎症期病灶在增强早期呈不均匀低增强，增强晚期呈略低增强，增强范围可不变或略大于灰阶超声所测范围（图 15-2-3）。

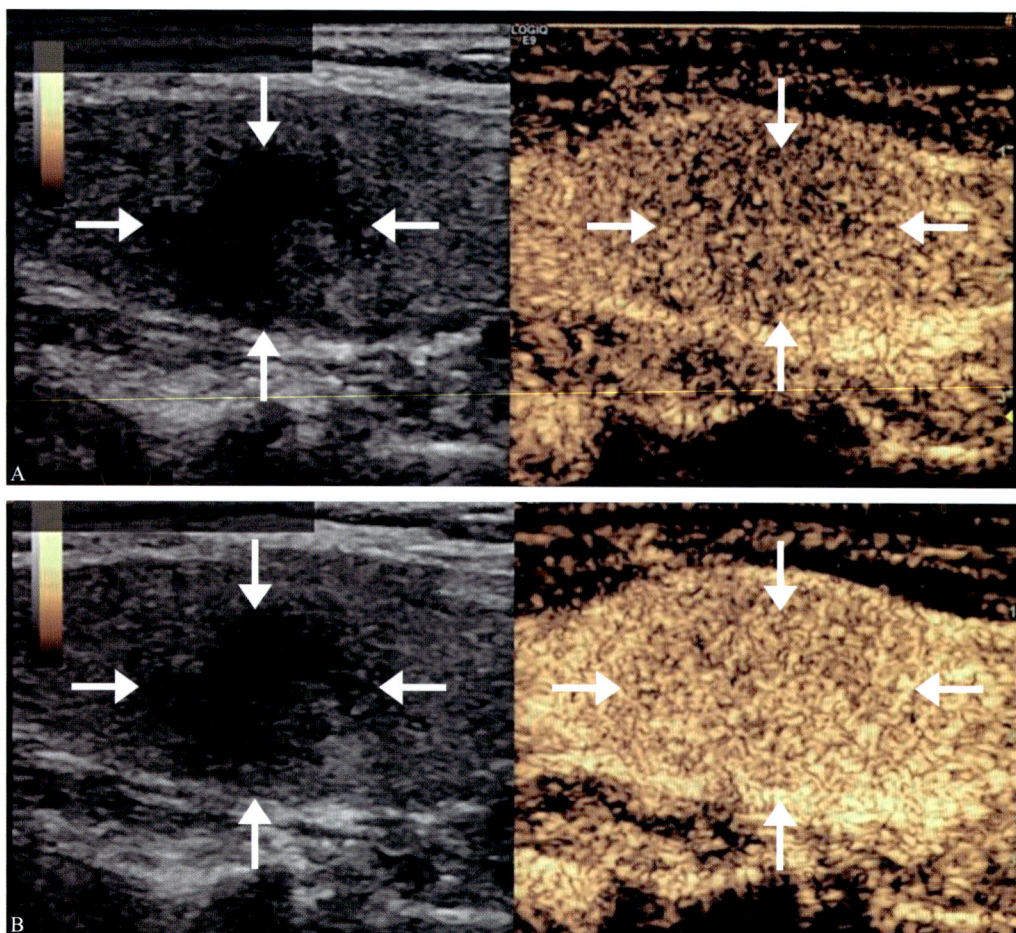

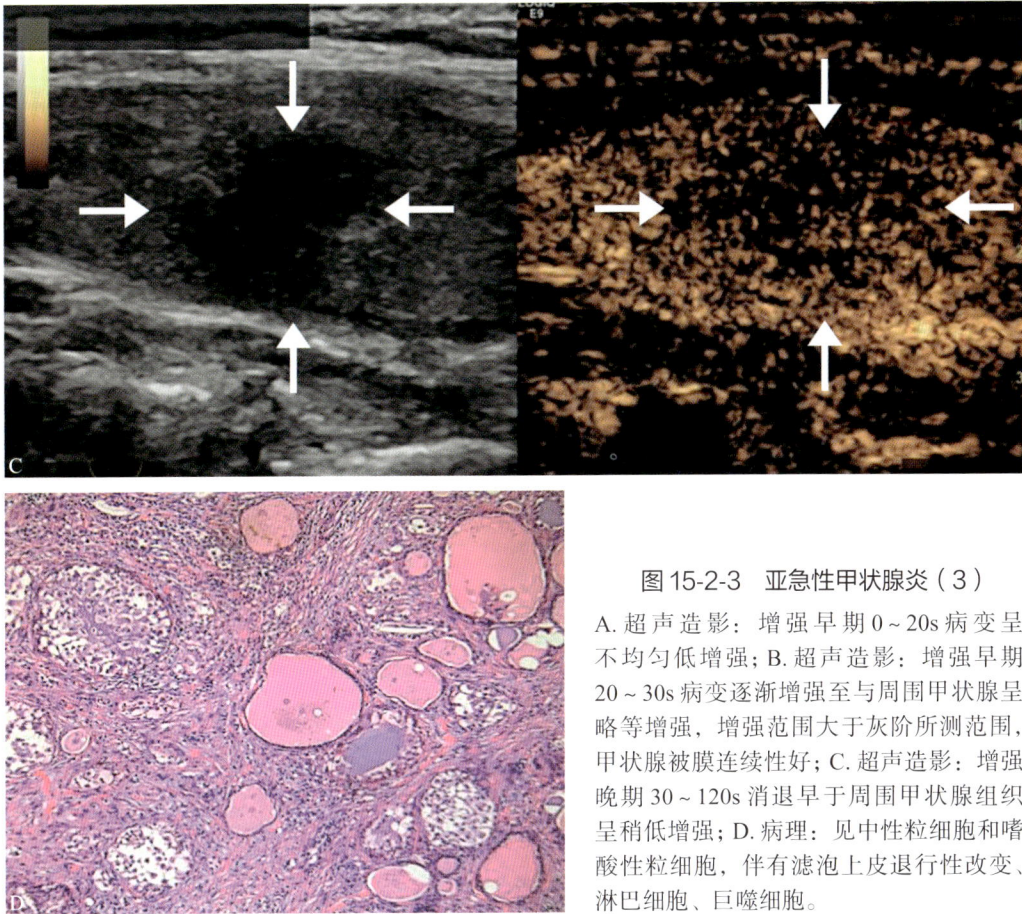

图 15-2-3　亚急性甲状腺炎（3）

A. 超声造影：增强早期 0~20s 病变呈
不均匀低增强；B. 超声造影：增强早期
20~30s 病变逐渐增强至与周围甲状腺呈
略等增强，增强范围大于灰阶所测范围，
甲状腺被膜连续性好；C. 超声造影：增强
晚期 30~120s 消退早于周围甲状腺组织
呈稍低增强；D. 病理：见中性粒细胞和嗜
酸性粒细胞，伴有滤泡上皮退行性改变、
淋巴细胞、巨噬细胞。

（四）弹性成像

亚急性甲状腺炎急性期病灶质地较软，随着病变进展，质地逐渐变硬（图 15-2-4~图 15-2-6），恢复期逐渐变为正常。

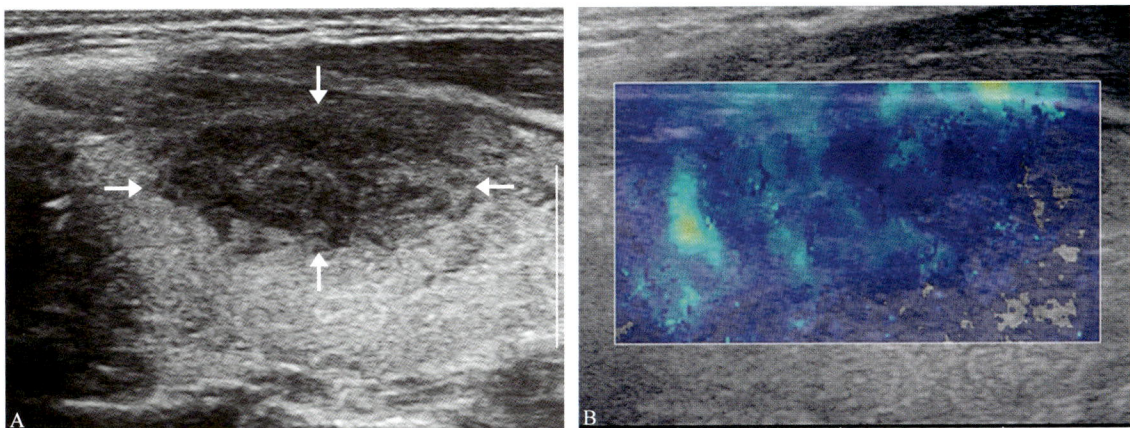

图 15-2-4　亚急性甲状腺炎（4）

A. 灰阶超声：甲状腺右侧叶内见一个低回声区，大小为 0.9cm×1.3cm×2.0cm，形态欠规则，边界尚清晰，内部回声不均匀（箭头所指处）；B. 二维剪切波弹性成像：病灶区域整体以蓝色为主，杨氏模量最大值为 29kPa。

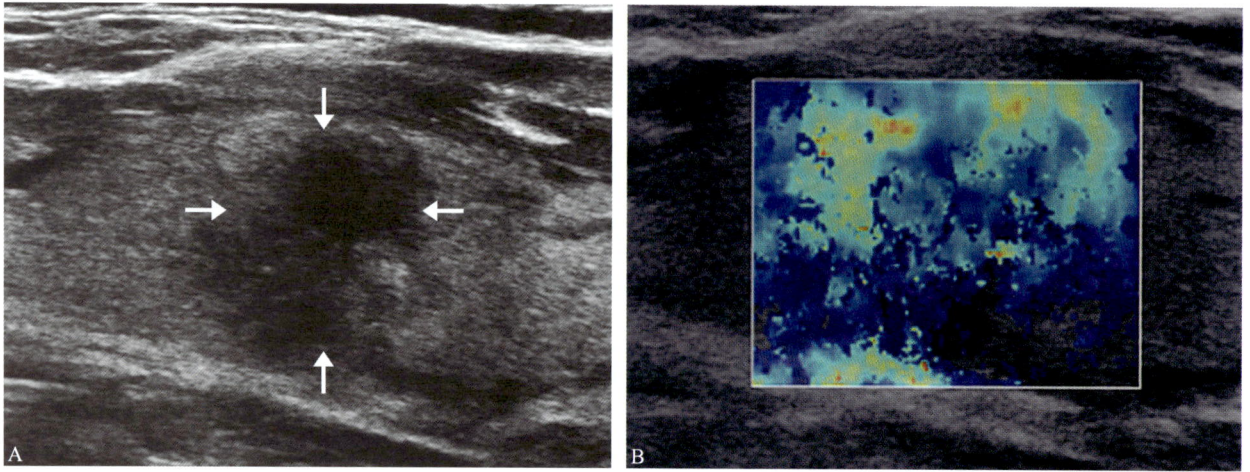

图 15-2-5　亚急性甲状腺炎（5）

A. 灰阶超声：甲状腺右侧叶内见一个低回声区，大小为 1.5cm×1.6cm×1.6cm，形态不规则，边界欠清晰，内部回声不均匀（箭头所指处）；B. 二维剪切波弹性成像：病灶区域以蓝色为主，部分呈黄绿色，周围较硬，中间较软，杨氏模量最大值为 55kPa。

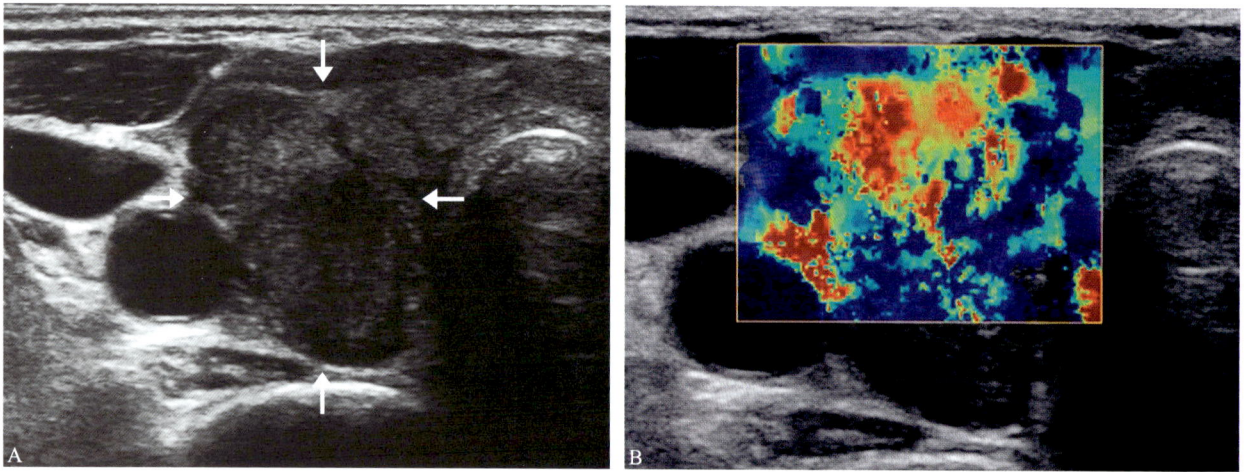

图 15-2-6　亚急性甲状腺炎（6）

A. 灰阶超声：甲状腺右侧叶内见一个低回声区，大小为 1.9cm×2.0cm×3.3cm，形态不规则，边界尚清晰，内部回声不均匀（箭头所指处）；B. 二维剪切波弹性成像：病灶区域以红色为主，周围呈黄绿色，结节硬度很大，杨氏模量最大值为 185kPa。

三、其他影像学表现

亚急性甲状腺炎早中期甲状腺显像表现为双侧叶甲状腺区显像剂 $^{99m}TcO_4$ 不浓聚，显影不良或不显像；恢复期甲状腺双侧叶对称或不对称显像；完全恢复后显影恢复正常（图 15-2-7）。

四、鉴别诊断

亚急性甲状腺炎需与甲状腺癌、局限性桥本甲状腺炎、急性化脓性甲状腺炎等相鉴别（表 15-2-1）。

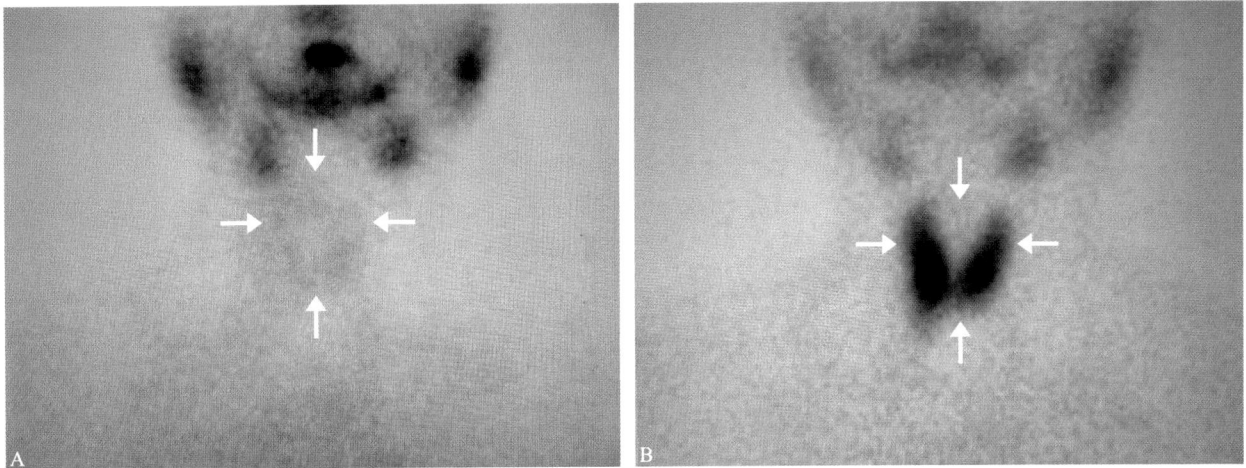

图 15-2-7　治疗前后亚急性甲状腺炎

A. 治疗前双侧叶甲状腺不显影；B. 治疗后甲状腺显影清晰，位置正常，形态正常，腺体内显像剂分布欠均匀。双侧叶摄锝功能较老片明显恢复。

表 15-2-1　甲状腺癌、局限性桥本甲状腺炎、急性化脓性甲状腺炎、亚急性甲状腺炎鉴别诊断要点

	鉴别要点	甲状腺癌	局限性桥本甲状腺炎	急性化脓性甲状腺炎	亚急性甲状腺炎
超声表现	数量	单发多见	单发多见	单发多见	常多发
	回声	常为实性不均匀低回声	散在片状低回声	散在不均匀低回声	片状低回声
	钙化	常有	常无	常无	可有
	无回声区	可有，透声可	无	可有，透声差	常无
	占位效应	有	无	无	无
	血流信号	血供丰富或不丰富，分布不规则，无正常穿行血管	血供丰富，正常穿行血管	血供丰富，正常穿行血管	血供随病程变化，正常穿行血管
临床表现	发热	无	无	常有	常有
	疼痛不适	常无	常无	常有	常有
	放射痛	常无	常无	颌下、耳后或颈、枕部等处放射痛	颌下、耳后或颈部等处放射痛
	甲亢症状	常无	可有	常无	可有
	声嘶、呼吸困难、吞咽困难等压迫症状	肿块过大或侵犯神经、气管、食管时可有	常无	有	常无
	对症治疗后病灶减小	无	无	常有	常有

五、诊断要点

1. 急性起病，发热、颈部疼痛，血液学检查红细胞沉降率升高，TSH 降低，T_3、T_4 高但摄碘率降低的双向分离现象。

2. 超声表现为甲状腺实质内见单发或多发片状低回声区，出现 Creeping 现象为其特征性表现。

3. 亚急性甲状腺炎早中期 SPECT 上表现为双侧甲状腺区显像剂不浓聚，显影不良或不显像，恢复期甲状腺双侧对称或不对称显像，完全恢复后显影恢复正常。

六、临床意义

本病临床变化复杂，可有误诊及漏诊且易复发，仅靠超声较难对本病做出明确诊断。

超声可发现低回声病灶游走性改变，为临床诊断提供有效帮助；治疗后超声可用于监测低回声区减小或消失，为评估治疗疗效提供有力证据。

七、典型病例

1. **简要病史**　患者男性，63 岁。因肾癌免疫治疗 4 个周期后颈部不适收入院。

2. **实验室检查**　血清游离 T_3 7.75pmol/L（↑）、游离 T_4 32.74nmol/L（↑）、促甲状腺素 0.08mU/L（↑）、C 反应蛋白 38.30（↑）。

3. **超声检查**　甲状腺内多发片状低回声区（图 15-2-8A、B）。

4. **诊疗经过**　结合临床症状、实验室检查、超声检查考虑亚急性甲状腺炎，予泼尼松治疗后症状改善。2 周后复查超声病灶较前减小（图 15-2-8C、D）。

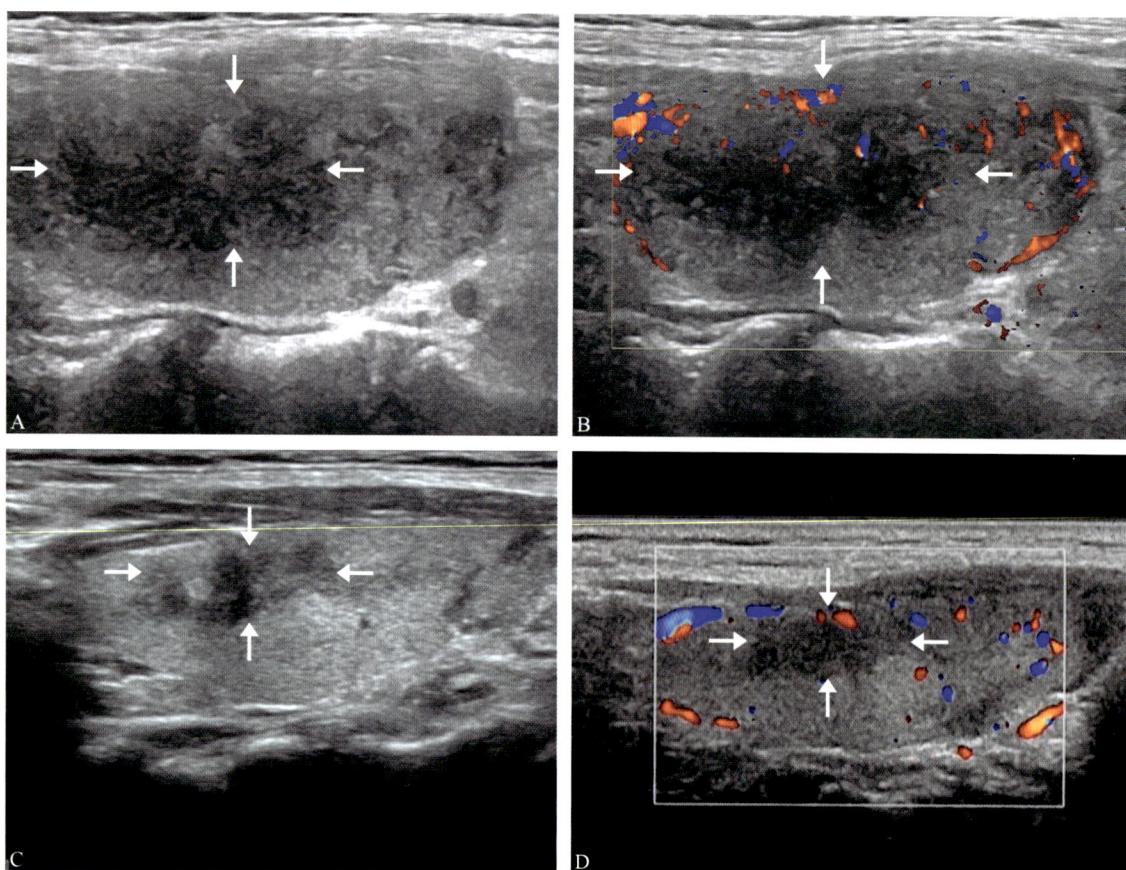

图 15-2-8　亚急性甲状腺炎治疗前后超声表现

A. 治疗前甲状腺实质内可见多发低片状回声区，较大者大小 2.5cm×1.4cm，形态不规则，边界模糊，内部回声不均匀；B. 病灶内部及周边见少量血流信号；C. 治疗后甲状腺实质内低回声区范围减小，较大者大小约 1.5cm×0.6cm，形态不规则，边界尚清晰，内部回声不均匀；D. 病灶周边见少量血流信号。

★ 亚急性甲状腺炎主要表现为甲状腺内见单发或多发片状低回声区，内回声不均匀，形态不规则，边界不清晰，有时合并钙化者可见点状强回声。

★ 亚急性甲状腺炎临床变化复杂且易复发，有颈部疼痛症状者应首选超声检查以排除急性或桥本甲状腺炎。

第三节　慢性淋巴细胞性甲状腺炎

一、概述

慢性淋巴细胞性甲状腺炎是一种以自身甲状腺组织为抗原的慢性自身免疫性疾病，最早于 1912 年由日本的 Hakaru Hashimoto 教授所报道。甲状腺表现为淋巴细胞弥漫性浸润，伴随滤泡上皮细胞嗜酸性变，又命名为桥本甲状腺炎。慢性淋巴细胞性甲状腺炎是自身抗体对靶器官特异性损害导致的，患者血中自身抗体明显升高。病因据推测可能与下调免疫系统的环境或营养因素（碘过量、缺硒或维生素）有关。

慢性淋巴细胞性甲状腺炎是临床上最常见的自身免疫性甲状腺疾病，其发病率呈逐年增长趋势，约占甲状腺疾病的 22.5%，并且好发于女性，男女患病比例约 1∶10。发病年龄广泛，高峰多发于 30～50 岁，可合并其他免疫性疾病，如风湿性心脏病、类风湿关节炎、哮喘等。慢性淋巴细胞性甲状腺炎具有家族聚集倾向。

患者一般早期没有明显症状，当甲状腺肿大明显时，可有颈部不适感，但很少出现呼吸或吞咽困难等压迫症状。部分患者早期也可有甲状腺功能亢进症状，但程度较轻。甲状腺触诊表现为甲状腺大小正常或对称性稍大，有时伴有结节样肿大。腺体质韧，表面光滑，可随吞咽活动而移动。

实验室检查患者表现为 TPoAb 和 TgAb 明显增高，其中 TPoAb 增高检出率约 90%，TgAb 增高检出率为 20%～30%，但要注意 TPoAb 和 TgAb 正常不能排除此病的诊断。疾病早期 T_3、T_4、FT_3、FT_4、TSH 常在正常范围内，少数表现为甲状腺功能亢进。晚期发生甲状腺功能减退时，T_3、T_4、FT_3、FT_4 可降低，TSH 可明显升高。甲状腺摄碘率正常或稍增高，病程后期甲状腺摄碘率可降低，注射 TSH 后也不能使之升高，表明甲状腺储备功能已明显下降。甲状腺放射性核素显像表现为显影密度不均，呈不规则的稀疏与浓集区，边界不清或为冷结节。

如甲状腺功能正常，无须特殊治疗，但需要定期随诊。疾病后期伴有甲状腺功能减退时需应用甲状腺激素替代治疗，小剂量甲状腺激素替代治疗可用于桥本甲状腺炎所致的亚临床甲减（TSH 升高，T_3、T_4 正常水平），对中老年患者可降低亚临床甲减导致的高脂血症或抑郁症状。早期甲状腺激素替代治疗也可使肿大的甲状腺缩小，但纤维化明显者缩小不明显。硒替代治疗和补充维生素 D 的时机与剂量尚存在争议。外科手术治疗仅在影像学或细胞学高度怀疑合并癌或淋巴瘤，或甲状腺肿大明显、有压迫症状时采用。

桥本甲状腺炎与甲状腺乳头状癌的关系较密切，有文献报道桥本甲状腺炎合并甲状腺癌的发生率可明显增高，其中多灶癌的发生率高达 40%，但中央组淋巴结转移率较低。有明确癌灶者多建议全甲状腺切除。

二、超声表现

（一）灰阶超声

超声表现因淋巴细胞浸润程度、组织纤维化程度不同而表现各异。

1．大小及形态　早期整个甲状腺腺体弥漫性非均匀性肿大，多为前后径增大，常伴峡部明显增厚，病程后期甲状腺体积可正常或腺体萎缩，体积变小。

2．实质回声　腺体回声弥漫性减低伴条索状高回声分隔，呈不规则网格样改变，为慢性淋巴细胞性甲状腺炎的特征性表现（图 15-3-1，图 15-3-2）。

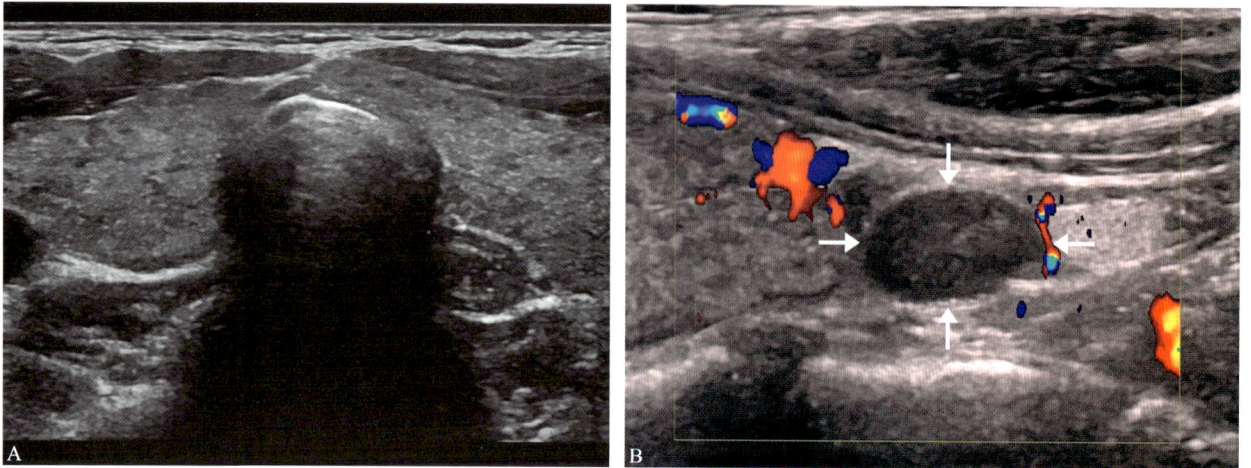

图 15-3-1　慢性淋巴细胞性甲状腺炎（1）

A.灰阶超声：甲状腺实质回声增粗，分布不均匀；B.CDFI：颈部Ⅵ区见低回声区，形态规则，边界清晰（颈部淋巴结反应性增生），内部血流信号不丰富。

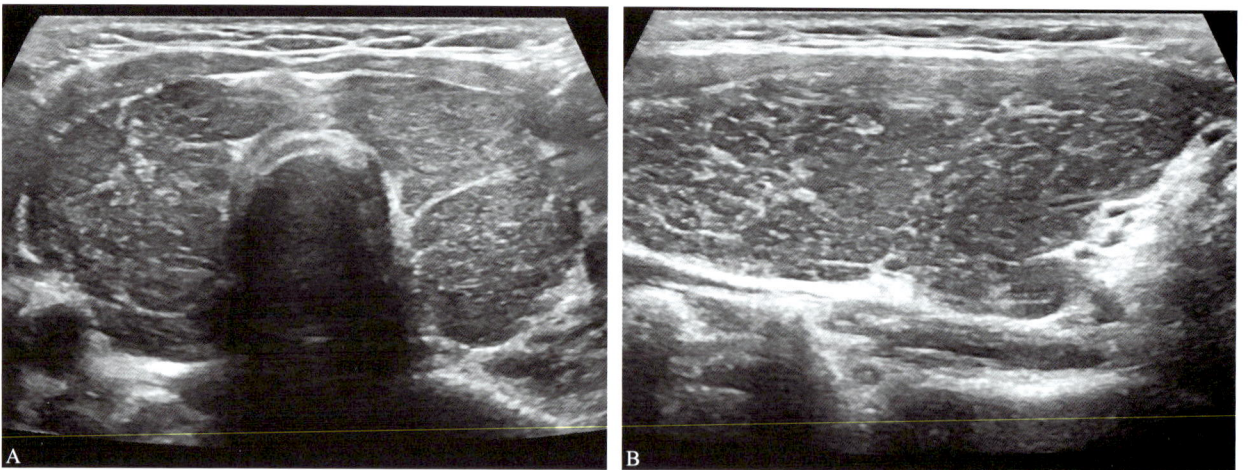

图 15-3-2　慢性淋巴细胞性甲状腺炎（2）

A.甲状腺横断面灰阶超声：甲状腺体积增大，甲状腺实质内可见条索状高回声；B.甲状腺纵断面灰阶超声：甲状腺体积增大，甲状腺实质内可见条索状高回声。

3．合并结节　慢性淋巴细胞性甲状腺炎在病程发展过程中，由于腺体实质内纤维组织增生，使甲状腺实质形成分隔，容易形成类似结节样的改变；其病理上仍为慢性淋巴细胞性甲状腺炎表现，故亦可称为假结节或桥本结节。其通常为多发，亦可单发，表现为甲状腺实质内大小不等、低回声甚至高回声区，多边界不清晰、形态不规则，可伴有不同类型的钙化。

假结节要与桥本甲状腺炎合并结节性甲状腺肿或甲状腺癌等真结节（图 15-3-3 ~ 图 15-3-5）鉴别。慢性淋巴细胞性甲状腺炎也可并存恶性肿瘤，以乳头状癌多见，风险较普通人群高数倍。乳头状癌呈现典型恶性肿瘤的标志性特征，如形态不规则、纵横比＞1、砂砾样微钙化等（图 15-3-6）。

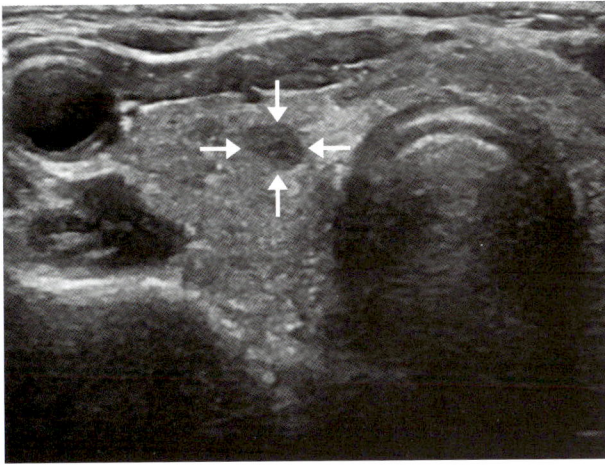

图 15-3-3　慢性淋巴细胞性甲状腺炎伴假性结节形成

灰阶超声：甲状腺实质回声增粗，内见呈低回声区的假性结节。

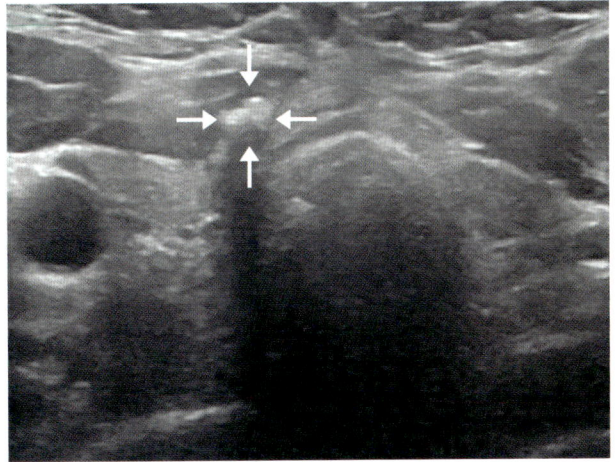

图 15-3-4　慢性淋巴细胞性甲状腺炎伴局部骨化

灰阶超声：甲状腺实质内见强回声区，后方伴声影。

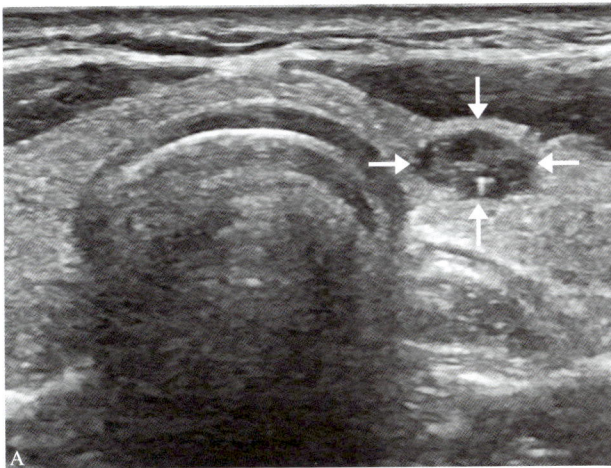

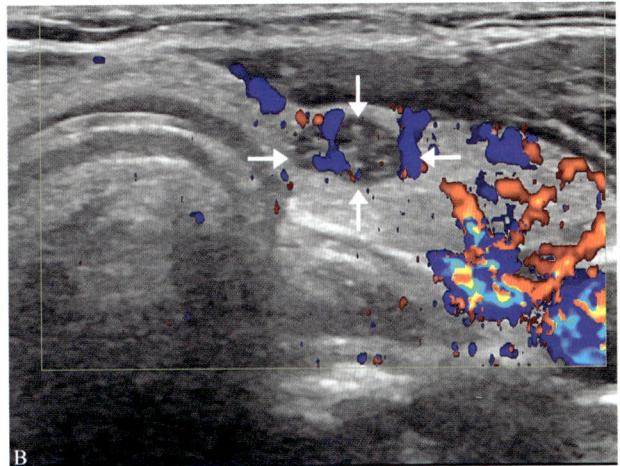

图 15-3-5　慢性淋巴细胞性甲状腺炎合并结节性甲状腺肿

A. 灰阶超声：显示甲状腺实质回声增粗，内见混合回声区，形态规则，边界清晰，内回声不均匀，可见胶质形成的点状强回声；B. CDFI：甲状腺结节内部及周边见少量血流信号。

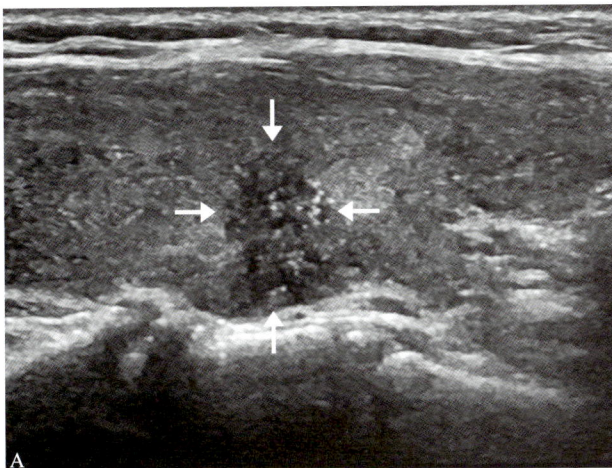

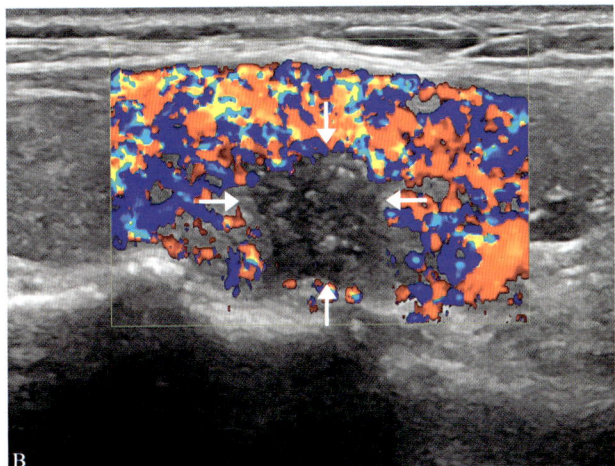

图 15-3-6　慢性淋巴细胞性甲状腺炎合并 PTC 形成

A. 灰阶超声：甲状腺实质回声增粗，内见低回声区，形态不规则，纵横比＞1，边界不清晰，内回声不均匀，内见散在点状强回声；B. CDFI：甲状腺结节内部未见明显血流信号，结节周边甲状腺腺体内可见丰富血流信号。

慢性淋巴细胞性甲状腺炎合并淋巴瘤风险也明显增加，淋巴瘤表现可参照相关章节。

4. 慢性淋巴细胞性甲状腺炎常伴周围淋巴结增大，与淋巴细胞增生有关。以Ⅵ区及Ⅳ区淋巴结增大多见，尤其是气管前或周围淋巴结反应性增大多见（见图 15-3-1B）。超声表现为增大的淋巴结形态饱满，皮质增厚，与一般反应性增生淋巴结超声表现相似，位于Ⅵ区者淋巴门正常结构一般不清晰。

（二）彩色多普勒血流成像

腺体内血流信号表现与疾病所处病程有关。病程早期可合并甲状腺功能亢进，表现为腺体内血流信号增多，呈甲状腺功能亢进样"火海"征。甲状腺上动脉内径增粗、流速增高，但血流流速和阻力指数明显低于甲状腺功能亢进。疾病后期甲状腺纤维化程度明显，血流信号大多表现为减少、流速减低，伴甲状腺功能减退时更低。

桥本结节内部血流信号不一，部分低回声型桥本结节血供极其丰富，但血流流速一般不高，可与高功能腺瘤等结节区分。

合并乳头状癌或淋巴瘤者可有相应的 CDFI 表现。

三、其他影像学表现

1. CT 慢性淋巴细胞性甲状腺炎早期表现为甲状腺双侧叶明显增大，晚期甲状腺体积正常或缩小。甲状腺边界清晰，密度均匀或不均匀减低，无钙化影，伴发小结节时，可见低密度影。增强后甲状腺区与周围组织界限清晰，甲状腺密度均匀强化。

2. 甲状腺显像 甲状腺增大但摄碘减少、密度不均，呈不规则的稀疏与浓集区，如有较大结节，可呈冷结节表现。

四、鉴别诊断

1. 亚急性甲状腺炎 表现为局灶性病变的慢性淋巴细胞性甲状腺炎需要与亚急性甲状腺炎相鉴别（见表 15-2-1）。

2. 毒性弥漫性甲状腺肿（Graves 病） 慢性淋巴细胞性甲状腺炎与 Graves 病是两种常见的自身免疫甲状腺疾病。慢性淋巴细胞性甲状腺炎疾病早期也可引起一过性甲状腺毒症，但程度不及 Graves 病严重，超声表现和实验室检查有一定的相似之处，需注意鉴别，具体见表 15-3-1。

表 15-3-1 Graves 病与慢性淋巴细胞性甲状腺炎超声鉴别要点

鉴别要点		Graves 病	慢性淋巴细胞性甲状腺炎
超声表现	甲状腺大小	均匀性、对称性或不对称性肿大，以侧叶长径增大为主，单纯峡部肿大较少见	早期弥漫性肿大，以侧叶前后径和峡部增厚为主；晚期腺体萎缩，体积变小
	回声	腺体回声不均匀，局限性或整体减低	早期腺体回声正常或局限性减低，晚期呈弥漫性减低，甲状腺实质呈网格样改变，亦可呈大小不等结节样改变
CDFI		腺体血流信号丰富，可见"火海"征	早期血流可丰富，甚至见"火海"征，晚期腺体血流信号减少
临床表现		有高代谢症、突眼症等典型甲亢表现	甲亢期可有 Graves 病类似临床表现，但一般程度较轻
实验室检查		TPoAb 和 TgAb 一般正常；T_3、T_4、FT_3、FT_4 升高，TSH 降低	TPoAb 和 TgAb 明显升高；早期 T_3、T_4、FT_3、FT_4、TSH 多正常；晚期发生甲状腺功能减退时，T_3、T_4、FT_3、FT_4 可降低；血清 TSH 明显升高

3．**结节性甲状腺肿** 慢性淋巴细胞性甲状腺炎假性结节形成时，需与结节性甲状腺肿相鉴别。鉴别要点见表15-3-2。

表 15-3-2　慢性淋巴细胞性甲状腺炎假性结节与结节性甲状腺肿鉴别要点

鉴别要点		慢性淋巴细胞性甲状腺炎假性结节	结节性甲状腺肿
超声表现	数量	多发	常多发，也可单发
	回声	低回声，等回声或高回声	回声多样，可为低回声、等回声或稍高回声，内可伴无回声区
	成分	实性	实性或囊实性
	边界	边界欠清晰	边界多清晰
	占位效应	无	有
	周边甲状腺实质	回声减低、增粗	多正常
	CDFI	血供模式与周边腺体相似，部分表现为高血供，疾病后期血流信号可完全消失	血供模式不等，但可与周边腺体血供不一致
临床表现	甲亢或甲减症状	可有	常无
	声嘶、呼吸困难、吞咽困难等压迫症状	无	肿块过大时有
	TPoAb 和 TgAb	增高	正常

五、诊断要点

1．**临床表现** 一般临床上只要具有典型慢性淋巴细胞性甲状腺炎临床表现（中年女性、甲状腺轻度肿大、质地韧），血清 TgAb 和 TPoAb 阳性，即可临床诊断。对临床表现不典型者，结合高滴度的 TgAb 和 TPoAb 测定有助于诊断。

2．**超声表现** 典型的慢性淋巴细胞性甲状腺炎超声表现为甲状腺体积正常或缩小，实质回声不均匀减低，呈网格状改变，腺体血供可正常或减少。

六、临床意义

超声检查对该病的诊断有重要参考价值，其表现具有特征性，并能反映甲状腺在不同时期的病理学变化过程。由于大部分慢性淋巴细胞性甲状腺炎患者无临床症状，该病通常在常规超声检查时发现。超声检查发现桥本甲状腺炎表现时，应仔细询问病史，并结合实验室或核医学相关检查做出诊断。

需要注意的是，经验不足的医生可能会把慢性淋巴细胞性甲状腺炎特征性的片状低回声区误认为是多发结节，需要仔细观察、积累经验，避免误诊。

此外，慢性淋巴细胞性甲状腺炎常伴有结节形成，有合并甲状腺乳头状癌、淋巴瘤的风险，对于桥本甲状腺炎背景下的结节需要准确评估。由于桥本甲状腺炎背景与正常甲状腺差别较大、大部分结节均为实性低回声结节，如果按照普通 TI-RADS 分类来评估桥本甲状腺炎背景下的结节，可能会造成风险分层偏高，直接影响结节的后续处理策略。鉴于此，同济大学附属第十人民医院建立了适用于桥本甲状腺炎患者的修订版甲状腺结节良恶性分类系统 mTI-RADS，能减少对此类患者的过度诊断及过度治疗，这也是全球首个专门针对桥本甲状腺炎患者推出的 TI-RADS 分类系统。

★ 慢性淋巴细胞性甲状腺炎典型的超声表现为甲状腺体积正常或缩小，实质回声不均匀减低，呈网格状改变，腺体血供可正常或减少。依据特征性的超声表现及血清 TgAb、TPoAb 阳性可提示诊断。

★ 慢性淋巴细胞性甲状腺炎常伴有结节形成，有合并甲状腺乳头状癌、淋巴瘤的风险，对于桥本甲状腺炎背景下的结节需要准确评估，避免漏诊及误诊。

第四节　慢性纤维性甲状腺炎

一、概述

慢性纤维性甲状腺炎（chronic fibrous thyroiditis，CFT）亦称为 Riedel 甲状腺炎（Riedel thyroiditis，RT）、木样甲状腺炎、侵袭性纤维性甲状腺炎、慢性硬化性甲状腺炎，属于一种少见的甲状腺炎症，表现为甲状腺进行性纤维化，并向周围组织扩展。以正常的甲状腺组织被大量、致密的纤维组织所替代为特征。1986 年由 Bernhard Riedel 首次报道，故国外多称为 Riedel 病、Riedel 甲状腺炎。

本病起病较为隐匿，且病程迁延数年或数十年。病因不清，有可能与自身免疫反应或原发性纤维化疾病有关。本病好发于中年女性，男女比例在 1∶3 左右，发病年龄为 30～50 岁。其特征为甲状腺的慢性炎性损伤，伴有致密的纤维化，侵袭甲状腺实质、甲状腺被膜，并侵及周围颈部组织。

Riedel 甲状腺炎临床表现极不典型，常于颈部甲状腺处形成固定、质硬的肿块，压痛不明显。表现为甲状腺单侧、双侧无痛性肿块或甲状腺弥漫性肿大，质地硬，触之呈木样感，不随吞咽上下活动。由于病变常常侵犯相邻组织，引起邻近组织的压迫症状，可表现为声音嘶哑、气短、呼吸困难或吞咽困难、颈静脉怒张、Horner 综合征等。

大多数患者甲状腺功能正常，但有约 30% 的患者出现甲状腺功能减退，病变广泛时也可发生甲状腺功能低下、甲状旁腺功能低下等。颈部淋巴结一般不大。

约 1/3 的患者出现颈部以外的纤维硬化，常累及腹膜后、纵隔、胆管、眼眶等器官。极易与其他甲状腺炎、甲状腺未分化癌、肉瘤、淋巴瘤等混淆。

50% 以上的患者可检测出升高的炎性标志物和甲状腺相关抗体。

Riedel 甲状腺炎治疗方式的选择取决于病变的进程，类固醇皮质激素和三苯氧胺治疗有效。手术可以缓解气管及食管的压迫症状，但不推荐进行广泛的切除，完全切除甲状腺非常困难。

二、超声表现

1. **灰阶超声**　甲状腺单侧叶或双侧叶呈弥漫性肿大，腺体整体表现为低回声，部分伴中、高回声，由于其致密的纤维化特征，可侵袭周围颈部组织，导致甲状腺与周围组织之间分界不清（图 15-4-1A）。

2. **CDFI**　腺体内血流信号稀少（图 15-4-1B）。

3. **弹性成像**　Riedel 甲状腺炎质地一般坚硬，硬于周围相邻组织。

三、其他影像学表现

1. **甲状腺显像**　除甲状腺增大外，甲状腺内部的纤维组织在核素扫描时可见甲状腺组织对核素的摄取能力低于正常，代谢低下，表现为类似于冷结节样的改变。

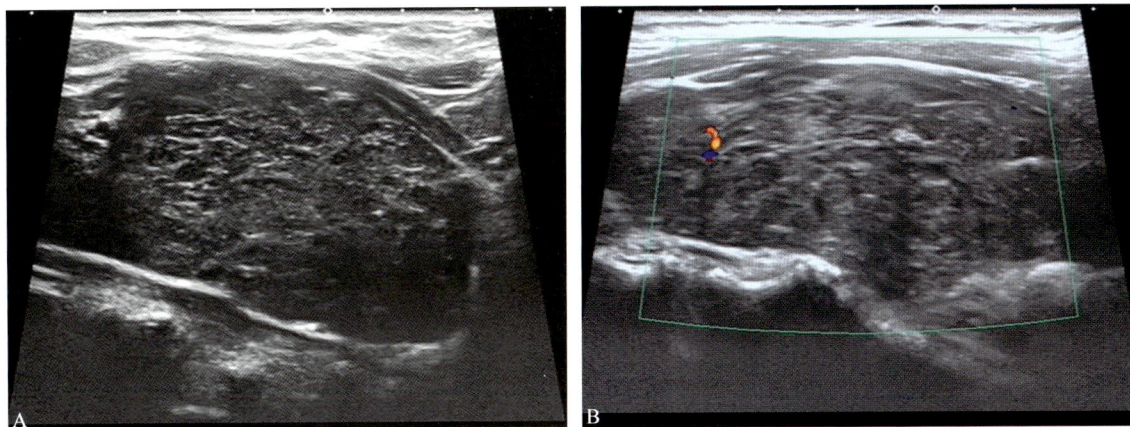

图 15-4-1　慢性纤维性甲状腺炎

A. 灰阶超声：甲状腺体积弥漫性肿大伴回声减低；B. CDFI：慢性纤维性甲状腺炎腺体内部血流信号稀少。

2．CT　甲状腺两侧叶和峡部弥漫性增大，密度均匀性减低，接近周围肌肉的密度。强化后腺体均匀强化，结节强化程度明显弱于周围正常甲状腺组织。腺体与周围组织分界不清，呈包绕式生长，气管、食管、颈部血管等可受压包绕。

四、鉴别诊断

1．**慢性淋巴细胞性甲状腺炎**　甲状腺可肿大、正常或缩小，但不向周围组织侵犯，病变局限于甲状腺内。疾病后期多伴有甲状腺功能减退，TgAb、TPoAb 常呈阳性；Riedel 甲状腺炎病变时向甲状腺周围组织侵犯，甲状腺功能正常，TgAb、TPoAb 正常，可资鉴别。

2．**亚急性甲状腺炎**　属于一种自限性疾病。甲状腺有明显触痛、压痛，病变多局限于腺体内。Riedel 甲状腺炎时甲状腺区域无明显疼痛，病变向腺外浸润，分界不清，而且无自限性，呈进行性加重的表现。

3．**甲状腺未分化癌**　好发于中老年人，病程进展较快，早期可发生浸润和转移，恶性程度高，预后差，病灶体积一般较大，形态不规则，多伴有局部或远处转移。Riedel 甲状腺炎则好发于中年女性，但无局部淋巴结及远处转移，甲状腺体积肿大、回声减低、向腺外浸润等表现与恶性肿瘤有重叠，必要时可行甲状腺粗针穿刺活检帮助诊断。

4．**甲状腺淋巴瘤**　好发于中老年人，病程进展较快，甲状腺呈局限性或弥漫性肿大，其后方可见回声增强，病灶内低回声背景下条索样高回声是本病较为特征性的表现。Riedel 甲状腺炎病情进展不如淋巴瘤快，通常甲状腺肿大程度小于淋巴瘤，甲状腺质地也较淋巴瘤软，且有腺外浸润的趋势，可资鉴别。必要时可行甲状腺粗针穿刺活检帮助诊断。

五、诊断要点

Riedel 甲状腺炎非常罕见，好发于中年女性。起病缓慢，容易被误诊为甲状腺癌等病变。其特点有甲状腺单侧或双侧弥漫性肿大，回声减低，与周边组织分界不清；质地硬，活动度差，无颈部肿大淋巴结；后期伴有不同程度的声音嘶哑、吞咽困难及呼吸困难。CDFI 显示腺体内血流信号稀少。

六、临床意义

本病是一种罕见的以甲状腺组织纤维化为特点的甲状腺良性疾病，临床表现多为颈部质硬、触之无压痛的固定肿块，易诊断为恶性。虽然超声诊断此病特异性不高，与桥本甲状腺炎、亚急性甲状腺炎、甲状腺未分化癌及淋巴肿瘤等其他疾病难以鉴别，但超声在疾病病情的评估、周围组织受累压迫情况的评价、治疗效果的随访等方面有重要的价值。

细针抽吸活检对于 Riedel 甲状腺炎常常无法做出诊断，往往需要粗针穿刺组织活检。

七、典型病例

1. **简要病史** 患者女性，58 岁。1 年前体检发现甲状腺结节。自觉呼吸困难，颈部无疼痛，无声音嘶哑，无吞咽困难，无饮水呛咳，遂至当地医院就诊。超声检查提示：甲状腺体积弥漫性肿大伴回声减低。

2. **实验室检查** 甲状旁腺激素（parathyroid hormone，PTH）< 3pg/mL（↓）、血钙 2.08mmol/L（↑）、血磷 1.55mmol/L（↑），其余实验室检查未见明显异常。

3. **超声检查** 见图 15-4-2A ~ C。

4. **其他影像学检查** CT 示甲状腺双侧叶及峡部体积肿大、密度减低，与周围组织分界不清。

5. **诊疗思路** 患者自觉呼吸困难，超声提示甲状腺体积肿大伴弥漫性病变，血流信号稀少，弹性超声提示质地硬。实验室检查甲状腺功能未见明显异常。以上综合分析，应高度怀疑纤维性甲状腺炎。患者接受了甲状腺粗针穿刺活检，诊断为 Riedel 甲状腺炎。

6. **病理结果** 术后病理提示纤维性甲状腺炎（图 15-4-2D）。

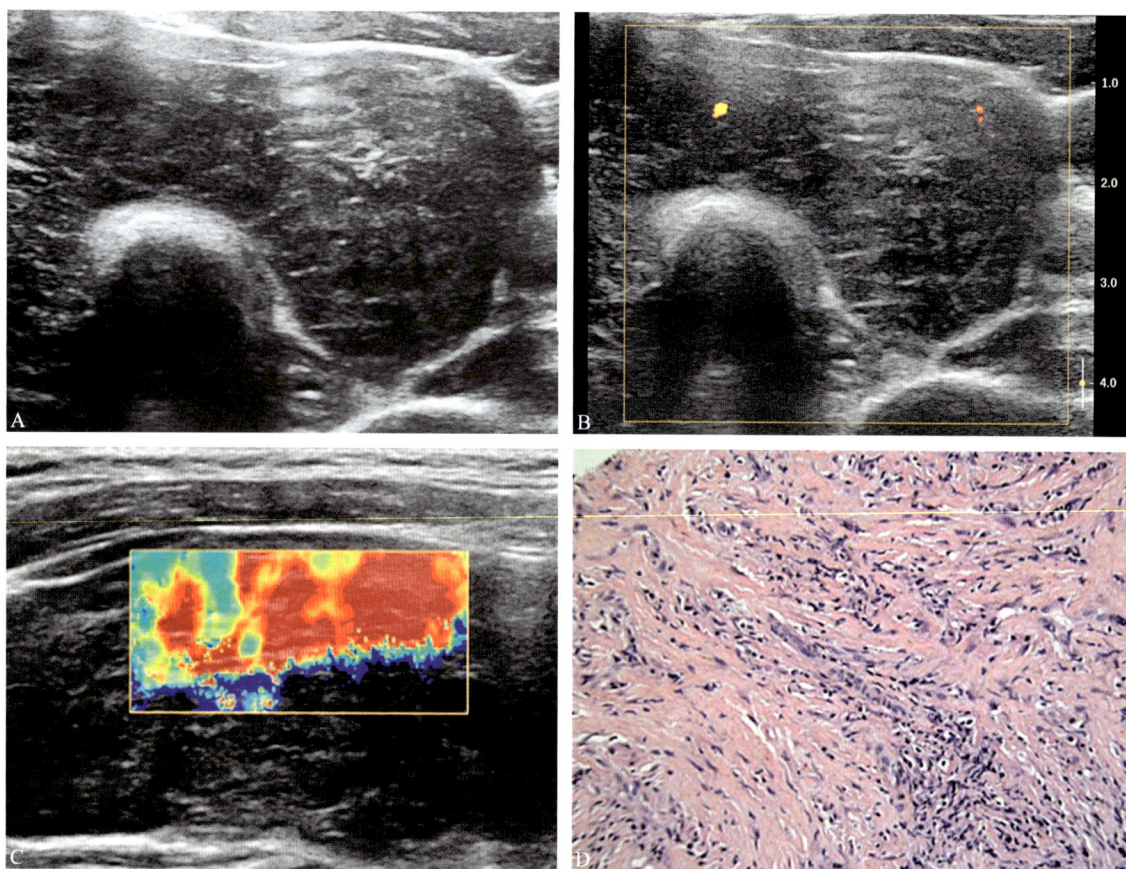

图 15-4-2 慢性纤维性甲状腺炎

A. 灰阶超声：甲状腺双侧叶及峡部体积肿大，回声减低，与周围组织分界不清；B. CDFI：腺体内血流信号稀少；C. 剪切波弹性成像图：腺体质地坚韧；D. 病理提示：甲状腺组织广泛纤维化，实质萎缩，炎症及纤维化延伸至甲状腺周围组织（HE，×20）。

* Riedel 甲状腺炎超声表现为甲状腺单侧或双侧弥漫性肿大，回声减低，与周边组织分界不清。
* Riedel 甲状腺炎腺体质地坚硬，活动度差，后期伴有不同程度的声音嘶哑、吞咽困难及呼吸困难，难以与甲状腺癌相鉴别，主要依靠病理诊断。

第五节　其他类型甲状腺炎

甲状腺炎还有无痛性甲状腺炎（painless thyroiditis）、产后甲状腺炎（postpartum thyroiditis，PPT）等类型。超声图像无特异性。

第十六章
甲状腺增生性疾病

第一节　单纯性甲状腺肿

一、概述

单纯性弥漫性甲状腺肿是指由非炎症和非肿瘤等原因阻碍甲状腺激素合成而引起的甲状腺代偿性肿大。患者一般甲状腺功能正常，既无甲状腺功能亢进，也无甲状腺功能减退。该疾病可见于各年龄段人群，女性多发，女性患病风险为男性的 3~5 倍。

病因较为复杂，大部分患者因碘缺乏或碘过多引起。碘是甲状腺合成甲状腺素的重要原料之一，碘缺乏时甲状腺素合成不足，反馈性引起垂体分泌过量的促甲状腺激素，刺激甲状腺增生肥大。青春期、妊娠期、哺乳期、感染、创伤时，由于机体对甲状腺素的需求较大，引起碘的相对不足，也可诱发或加重甲状腺肿。碘摄入过多阻碍酪氨酸碘化，导致碘的有机化过程受阻，亦可引起甲状腺代偿性肿大。此外，甲状腺激素合成过程中酶的遗传性缺陷，导致甲状腺素合成障碍，可造成家族性甲状腺肿，基因突变也可引起先天性甲状腺肿。单纯性甲状腺肿可分为弥漫性、结节性和混合性。

单纯性弥漫性甲状腺肿患者多表现为整个甲状腺呈无痛性弥漫性增大或结节性肿大，肿大的甲状腺压迫气管时可出现呼吸困难、刺激性咳嗽等症状。长期压迫也可导致气管软化、弯曲、移位；压迫食管可造成吞咽困难；压迫颈静脉可出现头面部及上肢淤血水肿等。触诊甲状腺呈无痛性肿大，质软，表面光滑，吞咽时可随喉上下活动，局部无血管杂音及震颤。

单纯性弥漫性甲状腺肿患者血清 TSH、T_3、T_4 水平多在正常范围内。因为缺碘和高碘都是甲状腺肿的原因，碘中位数可能过高也可能降低。血清 TPoAb、TgAb 一般为阴性，少数可能轻度升高，提示其将来发生甲减的可能性较大。病程较长，甲状腺肿大明显或有呼吸道梗阻症状的患者应拍摄气管 X 线片，了解有无气管移位、气管软化。

甲状腺轻度肿大的患者一般不需要治疗，肿大明显者，可服用碘化钾或甲状腺素片治疗。若甲状腺肿患者出现呼吸困难、声音嘶哑等压迫症状，影响正常生活和劳动时，应予以手术治疗。

二、超声表现

（一）灰阶超声

1. **大小**　甲状腺呈对称性、均匀性弥漫性肿大，肿大程度轻重不一。
2. **回声**　甲状腺表面光滑，病程早期，腺体内部回声表现正常或仅密集增粗；病程后期，腺体实质回声普遍增粗、不均匀。另外，由于腺泡内充满胶质而过度扩张，显示为弥漫分布的无回声区，薄壁，其内有时会出现点状强回声，伴彗星尾征（图 16-1-1，图 16-1-2）。后期可出现单个或多个结节。
3. **压迫表现**　腺体明显增大时，可以观察到气管、颈部血管的压迫现象。

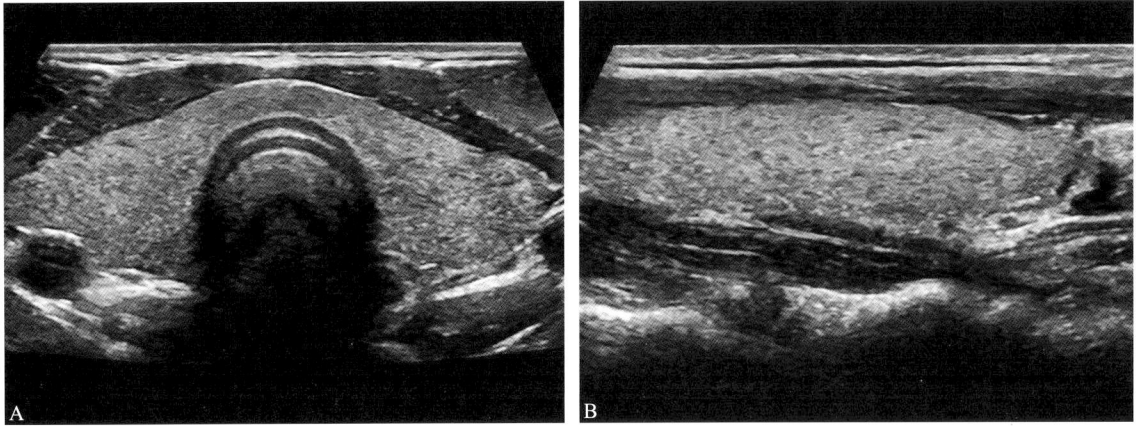

图 16-1-1　单纯性甲状腺肿

A. 灰阶超声横断面：单纯性甲状腺肿体积稍大，内部回声稍增粗，分布欠均匀；B. 灰阶超声纵断面：甲状腺实质回声欠均匀。

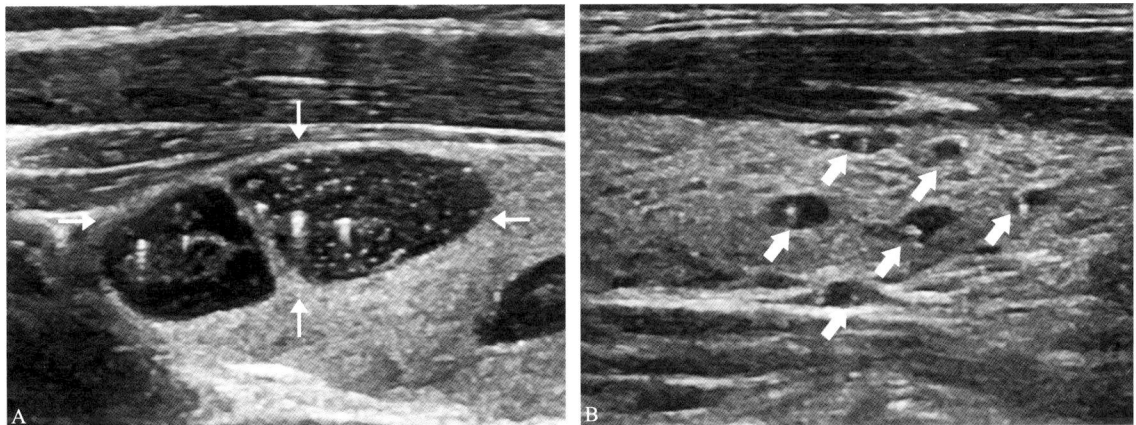

图 16-1-2　单纯性甲状腺肿伴多发胶质潴留

A. 灰阶超声：甲状腺内见多个无回声区，形态规则，边界清晰，内见多个点状强回声伴彗星尾征；B. 灰阶超声：甲状腺内见数个无回声区，形态规则，边界清晰，内见点状强回声伴彗星尾征（箭头）。

（二）彩色多普勒血流成像

腺体内血流信号与正常甲状腺比较无明显增多，可见散在点状和少许分枝状血流信号。甲状腺上动脉内径正常或稍增宽，血流速度可增加，但与甲状腺增生的程度无明显相关性。

三、其他影像学表现

1. **颈部 X 线**　对病程较长，甲状腺肿大明显或有呼吸道梗阻症状或胸骨后甲状腺肿的患者应行颈部 X 线检查，以了解有无气管压迫移位，以及胸骨后甲状腺肿的位置及大小。

2. **CT**　CT 平扫示甲状腺局部增大或弥漫性增大，甲状腺轮廓呈结节状或波浪状，腺体边缘线连续，无破坏或中断。增大的甲状腺密度低且不均匀，如伴有结节形成，内可见多发大小不等的更低密度结节。结节内可有钙化灶。颈部 CT 对单纯性甲状腺肿的诊断与超声相比并无特殊优势，但对于胸骨后甲状腺肿有较高的诊断价值。

3. **甲状腺显像**　可以评价甲状腺形态，弥漫性甲状腺肿大核素显像可见甲状腺体积增大，放射性分布均匀。

四、鉴别诊断

1．**毒性弥漫性甲状腺肿**　毒性弥漫性甲状腺肿与单纯性甲状腺肿最大的区别在于甲状腺功能检查。毒性弥漫性甲状腺肿血清 T_3、T_4、FT_3、FT_4 水平升高，TSH 水平降低；而单纯性甲状腺肿则血清指标都正常。另外毒性弥漫性甲状腺肿典型超声表现为甲状腺回声减低不均，腺体内血流信号丰富，呈"火海"征；而单纯性甲状腺肿甲状腺体积肿大、回声正常或略增粗，血流信号正常。

2．**结节性甲状腺肿**　结节性甲状腺肿是单纯性甲状腺肿发展到后期的表现，表现为腺体内可见单发或多发的囊性、实性或囊实混合性结节，结节大小不等，甲状腺体积多正常或因结节较大致甲状腺非对称性肿大。单纯性甲状腺肿则表现为双侧叶对称性肿大，二者腺体内血流分布均正常。依据典型超声表现可资鉴别。

3．**桥本甲状腺炎**　桥本甲状腺炎中后期表现为体积正常或减小、甲状腺实质呈典型的弥漫性增粗网格状回声时，与单纯性甲状腺肿不难鉴别；但是在疾病早期表现为甲状腺体积增大、回声轻度增粗时，需要与单纯性甲状腺肿鉴别。单纯性甲状腺肿体积增大较桥本甲状腺炎更为明显，甲状腺自身抗体检测可鉴别两者。

五、诊断要点

1．**甲状腺肿大**　是单纯性甲状腺肿特征性的临床表现。

2．**超声表现**　主要为甲状腺体积增大，甲状腺功能（T_3、T_4、TSH）正常，血清中 TgAb、TPoAb 等甲状腺抗体均呈阴性。

六、临床意义

根据甲状腺超声表现和正常的甲状腺功能较容易诊断单纯性甲状腺肿，超声检查可准确评估甲状腺大小、回声以及血流分布情况，可为单纯性甲状腺肿的诊断及治疗效果的评估提供重要参考。

★ 单纯性甲状腺肿主要表现为甲状腺弥漫性肿大以及颈部压迫症状，甲状腺功能正常。

★ 超声检查可准确评估甲状腺大小、回声及血流分布情况，可为单纯性甲状腺肿的诊断及治疗效果的评估提供重要参考。

第二节　结节性甲状腺肿

一、概述

结节性甲状腺肿是由于甲状腺激素分泌相对不足，使 TSH 分泌增多，导致甲状腺滤泡增生，后期甲状腺滤泡上皮局灶性增生、复旧或萎缩不一致，分布不均，形成结节。部分结节性甲状腺肿又称为腺瘤样甲状腺肿，需注意避免与腺瘤混淆。

病程早期，甲状腺呈对称性、弥漫性肿大，腺体表面光滑，质地柔软，随吞咽上下移动。随着病程发展，在肿大的腺体一侧或两侧可扪及多个或单个结节，通常增长缓慢。当结节内发生出血时，结节可迅速增大。

肉眼观，甲状腺呈不对称结节状增大，结节大小不一，有的结节境界清楚，多无完整的包膜。切面下观察可有出血、坏死、囊性变、钙化和瘢痕形状。光镜下，部分滤泡上皮呈柱状或乳头样增生，小滤泡形成；部分上皮复旧或萎缩，胶质贮积；间质纤维组织增生、间隔包绕形成大小不一的结节状病灶。

实验室检查：血清甲状腺激素及相关抗体检查多无明显异常。

当结节明显增大、呈多结节状时，甲状腺肿大及对周围器官产生压迫症状。压迫气管可出现气管弯曲、移位、气道狭窄出现呼吸困难，久之还可使气管软骨变性、软化、塌陷；压迫喉返神经及食管可引起声音嘶哑或吞咽困难。病程较久，体积巨大的甲状腺肿可向后延伸至胸骨后生长形成胸骨后甲状腺肿，引起头颈部静脉回流受阻时，出现面部青紫、肿胀及浅表静脉怒张。

结节性甲状腺肿可继发甲亢，也可发生恶变。当出现以上临床表现者，应积极行手术治疗。

二、超声表现

（一）灰阶超声

甲状腺整体形态正常或失常，两侧叶对称或非对称性增大（图 16-2-1），表面光滑或不平整。结节主要有以下表现：

1. **数目** 腺体内可见单个或多个回声不等的结节，甚至布满整个甲状腺（图 16-2-2）。

2. **回声** 回声多样，与疾病发生发展进程相关。早期结节内滤泡上皮增生，胶质贮积，表现为海绵状低回声（图 16-2-3）。后期结节内滤泡上皮增生、复旧、萎缩不一，间质纤维组织增生表现为实性、致密的低回声（图 16-2-4）、等回声或稍高回声，分布均匀或不均匀。发生囊性变、液化或者坏死的结节，内部可见无回声区（图 16-2-5）。部分囊实性结节及囊性变结节内浓缩的胶质可表现为点状强回声伴后方彗星尾征（图 16-2-6）。合并钙化时，表现为大而致密的钙化伴后方声影（图 16-2-7）。

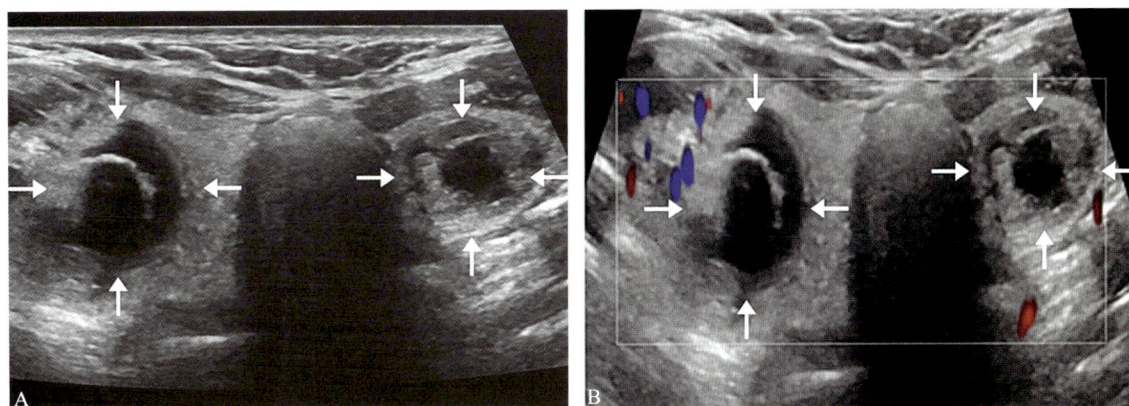

图 16-2-1 结节性甲状腺肿（1）

A. 灰阶超声：甲状腺右侧叶非对称性增大，双侧叶内见囊实混合性结节；B. CDFI：结节内部及周边见点状血流信号。

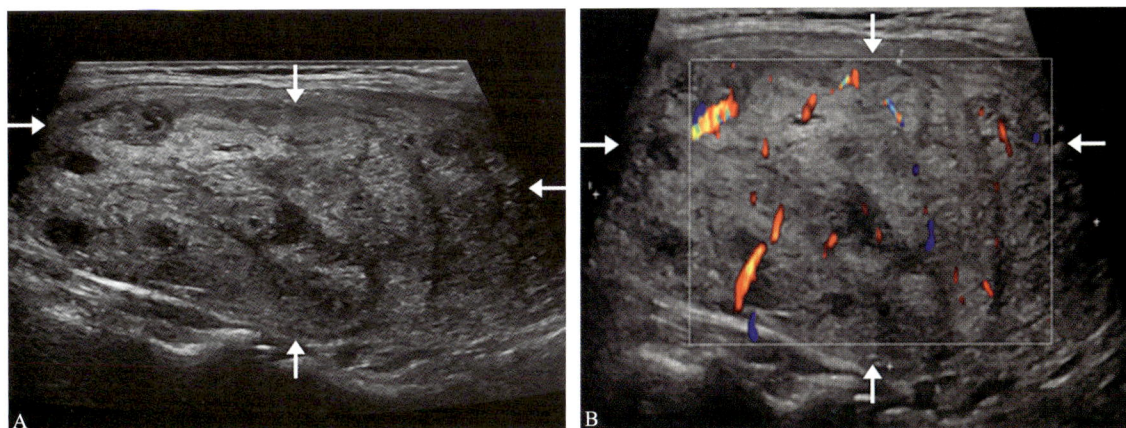

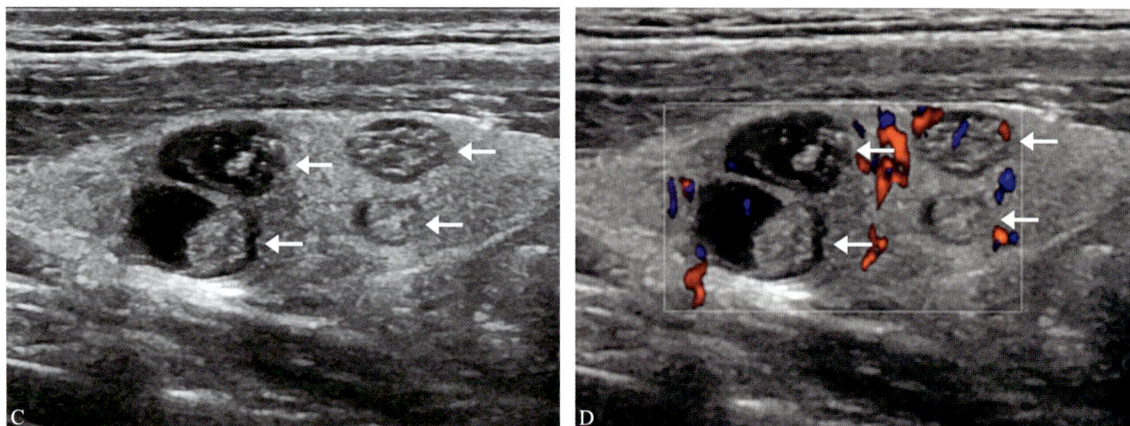

图 16-2-2 结节性甲状腺肿（2）

A. 灰阶超声：甲状腺左侧叶结节性弥漫性肿大，正常甲状腺组织几乎消失；B. CDFI：结节内部见条状血流信号；C. 灰阶超声：甲状腺右侧叶见多发囊实混合性结节，大小不等，边界清晰，形态规则；D. CDFI：结节周边见短线状血流信号。

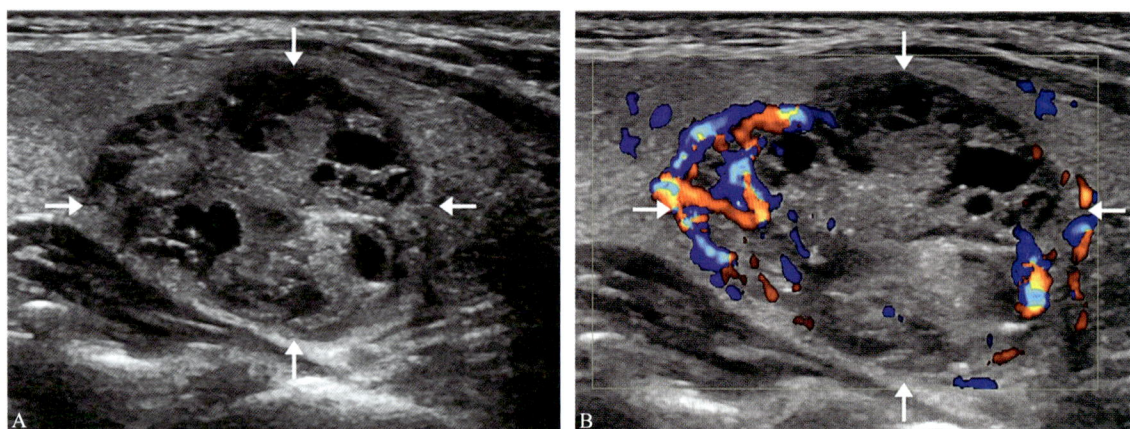

图 16-2-3 结节性甲状腺肿（3）

A. 灰阶超声：甲状腺右侧叶囊实混合性结节，边界清晰，形态规则，内部回声呈海绵状改变；B. CDFI：结节周边见丰富血流信号。

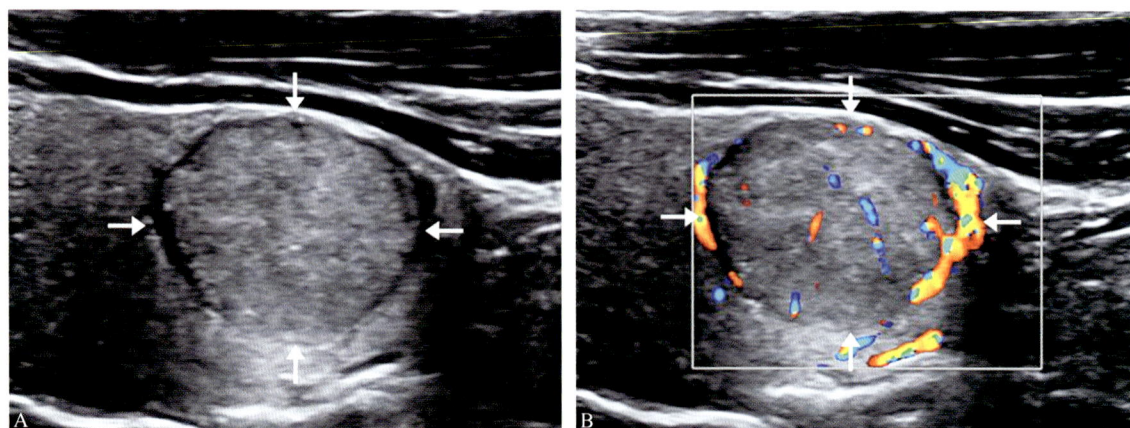

图 16-2-4 结节性甲状腺肿（4）

A. 灰阶超声：甲状腺右侧叶实性低回声结节，形态规则，边界清晰，回声尚均匀；B. CDFI：结节内部及周边见丰富血流信号。

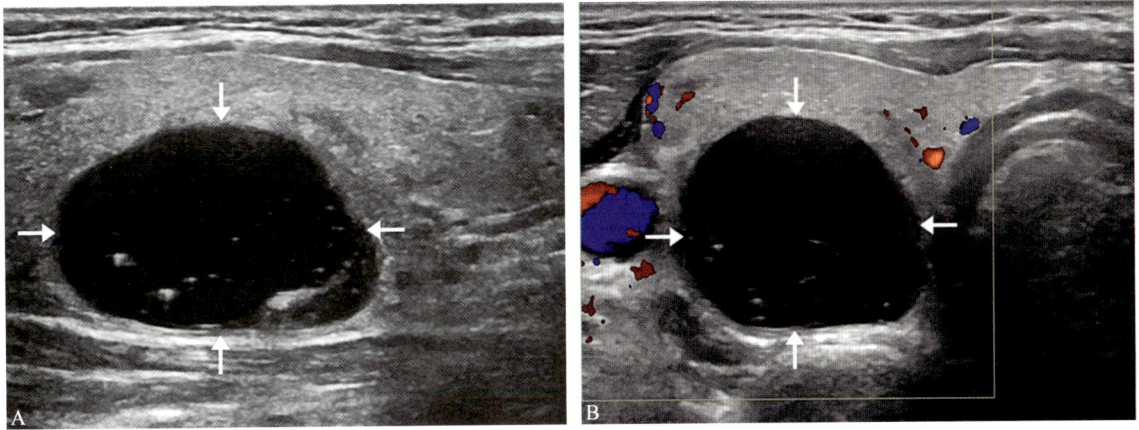

图 16-2-5 结节性甲状腺肿（5）

A. 灰阶超声：甲状腺右侧叶囊实混合性结节，以囊性为主，边界清晰，形态规则；B. CDFI：结节内部及周边未见明显血流信号。

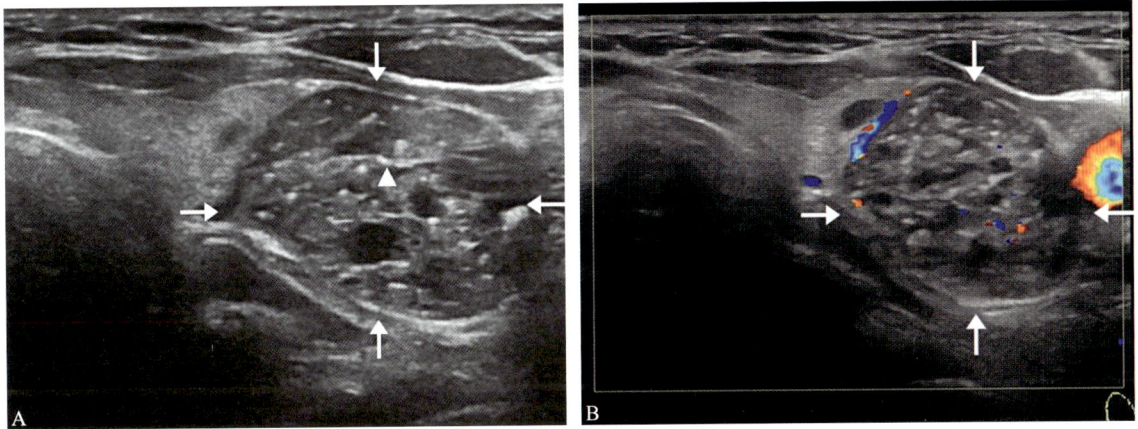

图 16-2-6 结节性甲状腺肿（6）

A. 灰阶超声：甲状腺右侧叶囊实混合性结节，边界清晰，形态欠规则，回声不均匀，内见多发点状强回声，后方伴彗星尾征象，考虑结节固缩内部胶质浓缩（三角箭头所指）；B. CDFI：实性部分内见点状血流信号。

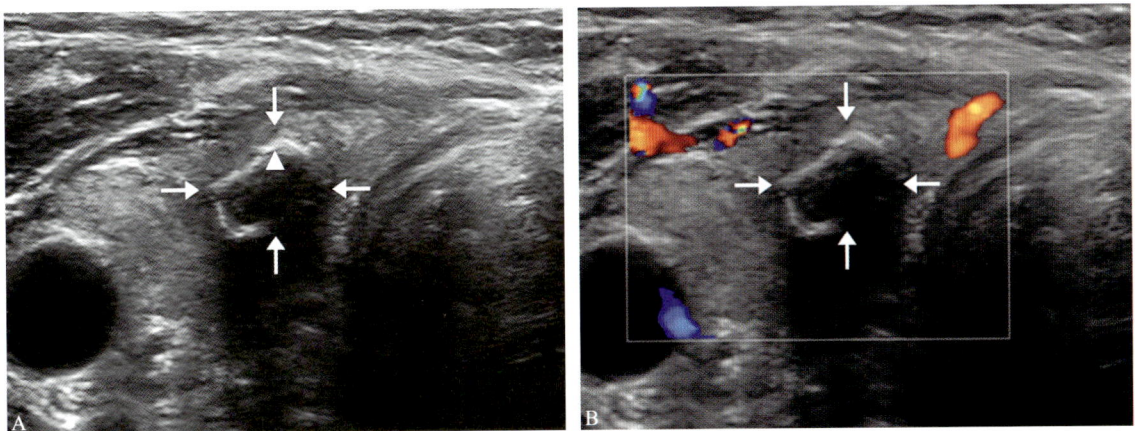

图 16-2-7 结节性甲状腺肿（7）

A. 灰阶超声：甲状腺右侧叶实性结节伴粗大钙化（三角箭头所指），后方回声衰减；B. CDFI：结节内部及周边未见血流信号。

3. 边界与形态　单发结节多边界清晰，形态规则。多发结节布满整个甲状腺后相互挤压，可表现为结节间边界模糊不清，形态不规则。

（二）彩色多普勒血流成像

结节内血供状态不等，分级不一，采用梁建平等半定量法进行分级评定（表 16-2-1）。增生期结节内部血流丰富，甚至呈彩球状（图 16-2-8）。以退化为主（囊性变、液化、坏死）的结节内部无或少许血流信号（图 16-2-9，图 16-2-10）。结节以外的腺体血供无明显增多。甲状腺上动脉内径正常或稍增宽，流速在正常范围内或稍加快（图 16-2-11）。

表 16-2-1　结节性甲状腺肿血流分级

分级	内部	周边
I	无血流信号	无血流信号
II	血流信号分布范围约占结节面积 1/3 以下	血流信号分布约占结节周长 1/3 以下
III	血流信号分布范围约占结节面积 1/3 以上	血流信号分布约占结节周长 1/3 以上
IV	血流信号分布几乎充满结节	血流信号分布几乎占据整个周长

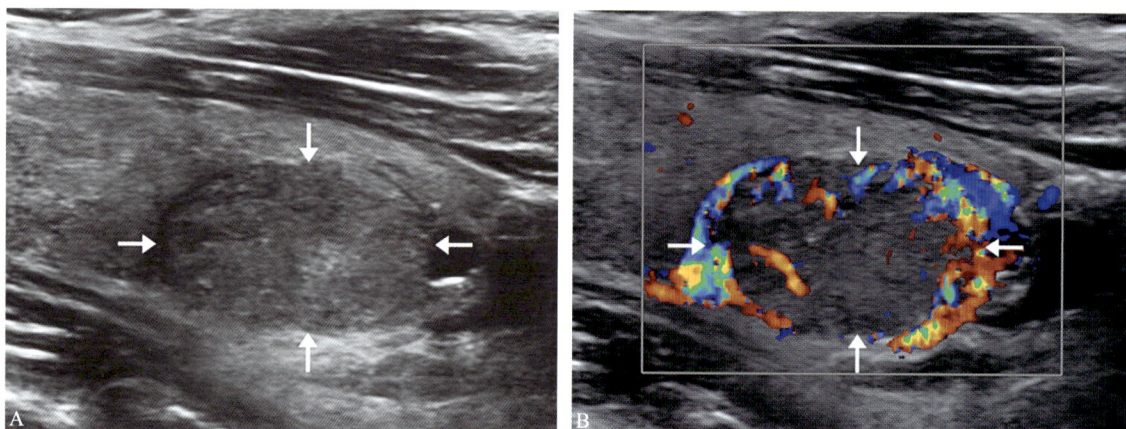

图 16-2-8　结节性甲状腺肿（8）

A. 甲状腺右侧叶见一个低回声结节，实性为主，边界清晰，形态规则；B. 结节周边见环状血流信号包绕。

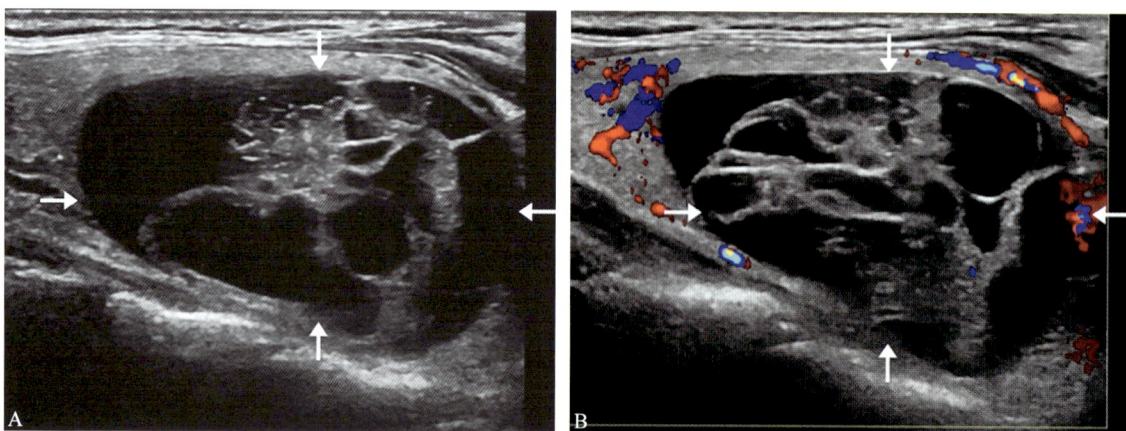

图 16-2-9　结节性甲状腺肿（9）

A. 甲状腺右侧叶囊实混合性结节，边界清晰，形态规则，内部回声不均匀；B. 周边见环状血流信号。

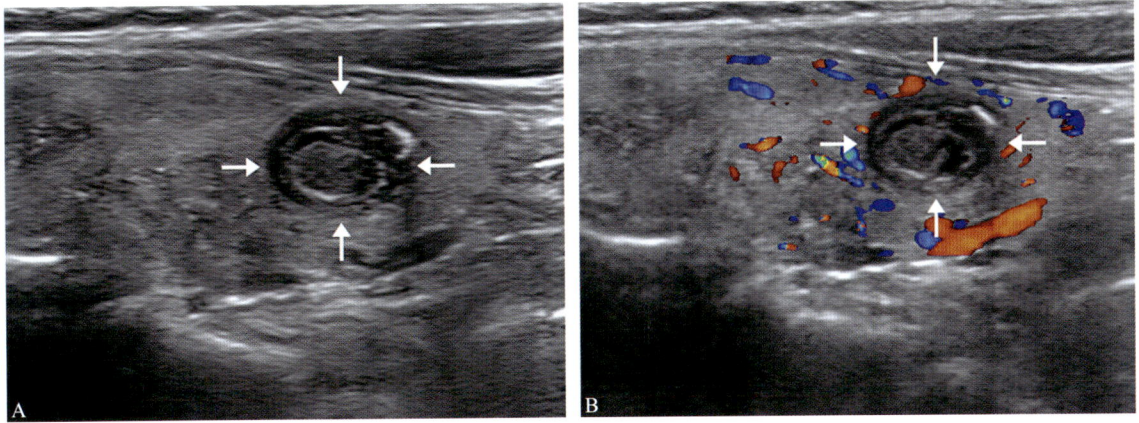

图 16-2-10　结节性甲状腺肿（10）

A.甲状腺右侧叶囊实混合性结节合并边缘粗大钙化；B.结节内部未见明显血流信号。

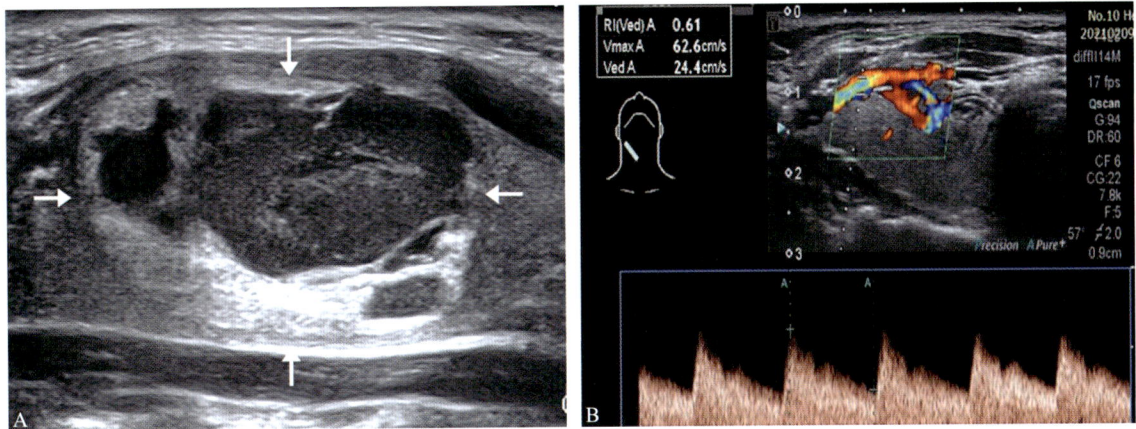

图 16-2-11　结节性甲状腺肿及甲状腺上动脉

A.甲状腺右侧叶囊实混合回声结节，大小为 3.6cm×2.0cm×2.3cm；B.同侧甲状腺上动脉内径正常，收缩期峰值血流速度为 62.6cm/s。

（三）超声造影

超声造影检查时，结节性甲状腺肿多与周围正常甲状腺组织同步增强。增强早期呈均匀性等增强或高增强，增强晚期呈均匀性等增强或稍低增强。增强后结节边界清楚，形态规则。部分结节增强早期周边可见环状高增强。

如果内部合并囊性变、液化、坏死或者钙化灶，增强后结节呈不均匀性高或等增强，内可见无增强区（图 16-2-12，图 16-2-13）。

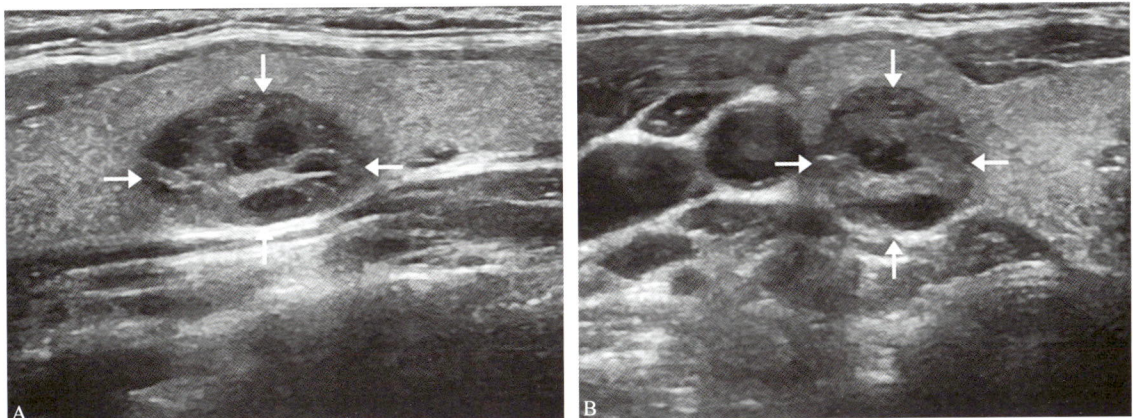

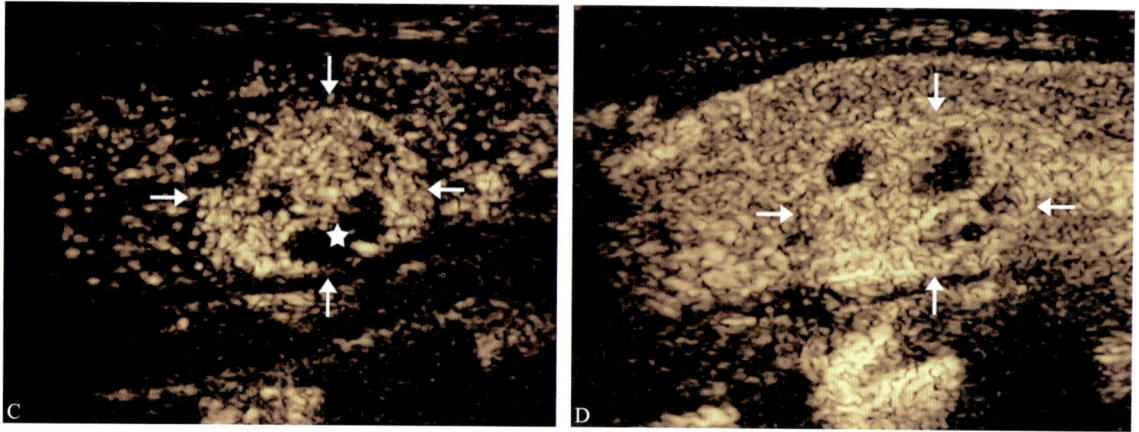

图 16-2-12　结节性甲状腺肿（11）

A，B.灰阶超声：甲状腺右侧叶见一个囊实混合性结节，以实性为主；C.超声造影：增强早期（10s）结节呈不均匀高增强，内可见无增强区（五角星），结节周边可见环状高增强（箭头所指）；D.超声造影：增强晚期（70s）结节仍呈不均匀性稍高增强。

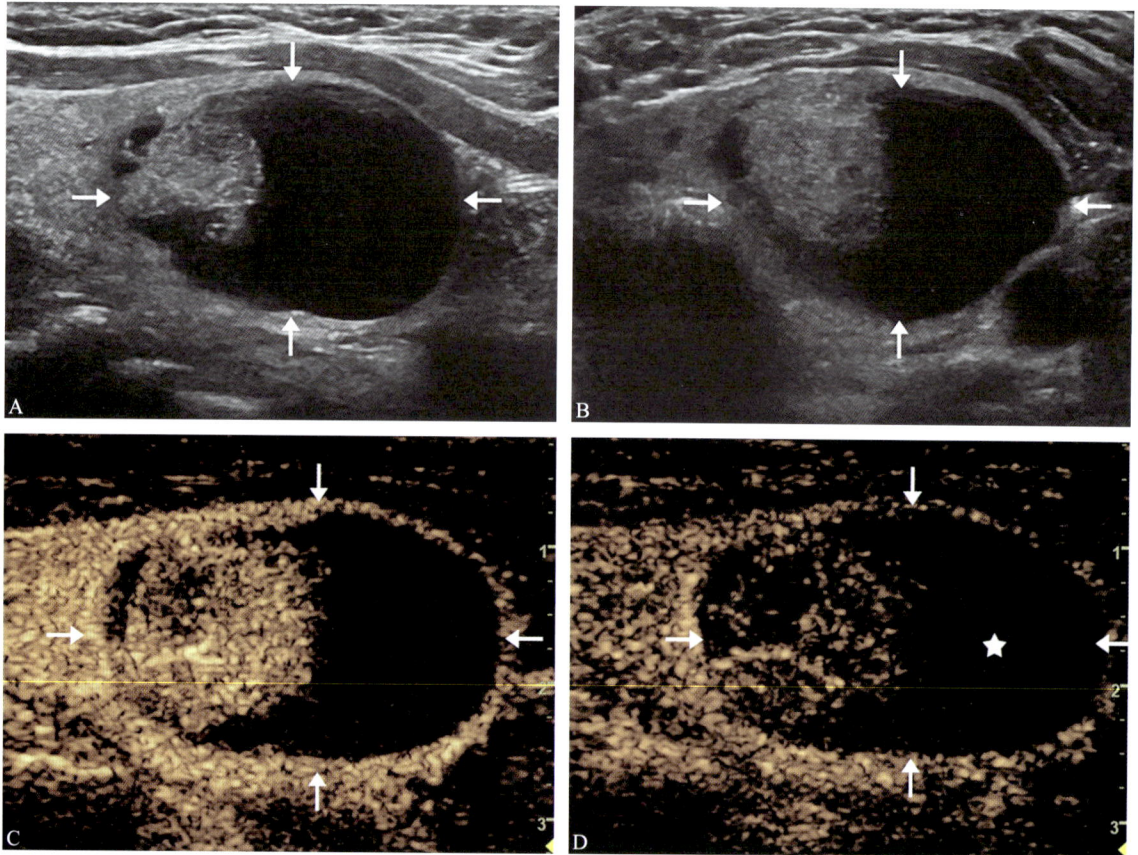

图 16-2-13　结节性甲状腺肿（12）

A，B.灰阶超声：甲状腺左侧叶见一个囊实混合性结节，以囊性为主；C.超声造影：增强早期（20s）结节实性部分呈不均匀等增强；D.超声造影：增强晚期（70s）结节实性部分呈不均匀性低增强，囊性部分全程无增强（五角星）。

（四）弹性成像

结节性甲状腺肿弹性成像可因结节的发生发展过程而呈复杂多样的表现。病变早期，结节内部主要以胶质为主，结节质地较软（图 16-2-14）。在结节生长后期，若出现胶原化、钙化，结节质地较硬（图16-2-15，图 16-2-16）。

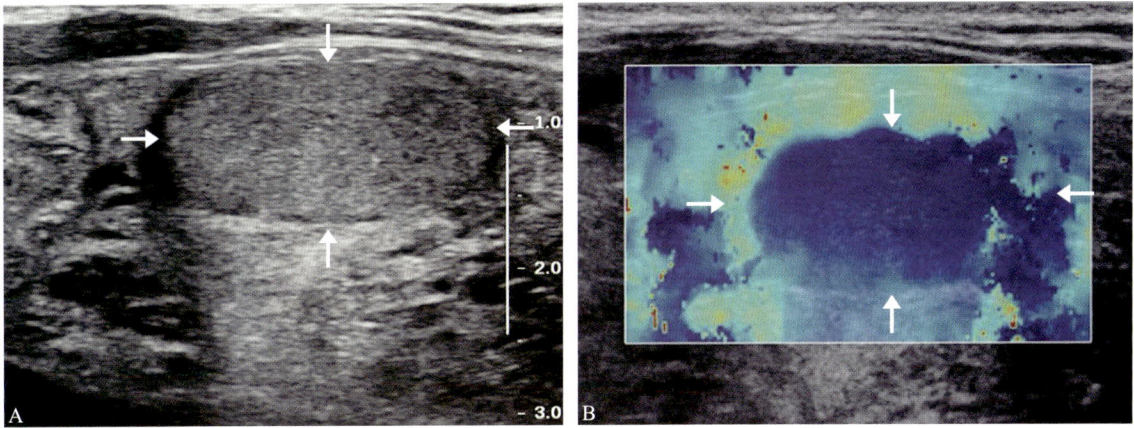

图 16-2-14　结节性甲状腺肿（13）

A. 灰阶超声：甲状腺左侧叶见一个低回声实性结节，边界清晰，形态规则；B. 二维剪切波弹性成像：结节内部显示为均一蓝色，分布均匀，杨氏模量最大值：27.8kPa，提示结节质地较软。

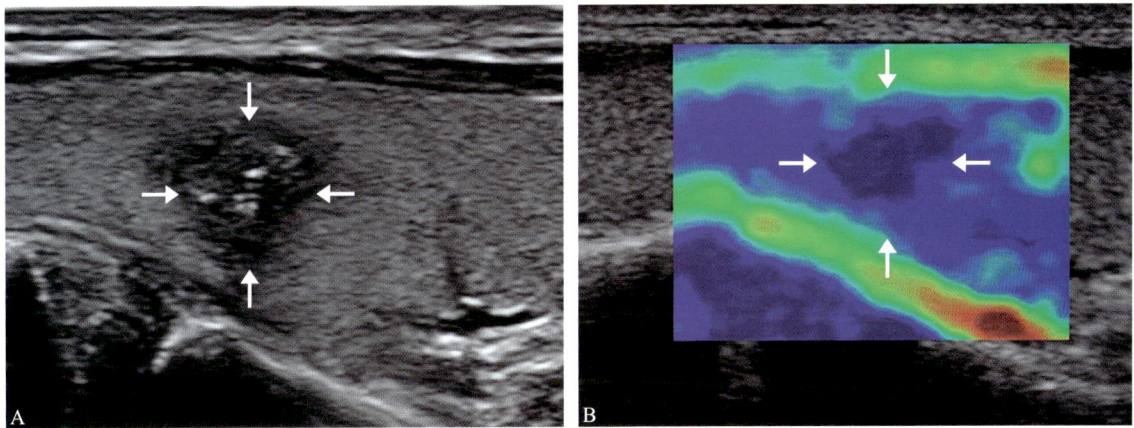

图 16-2-15　结节性甲状腺肿（14）

A. 灰阶超声：甲状腺右侧叶中部见一个低回声实性结节，边界欠清晰，形态不规则，内见点状强回声；B. 应变弹性成像：显示为蓝色为主，提示结节质地硬。

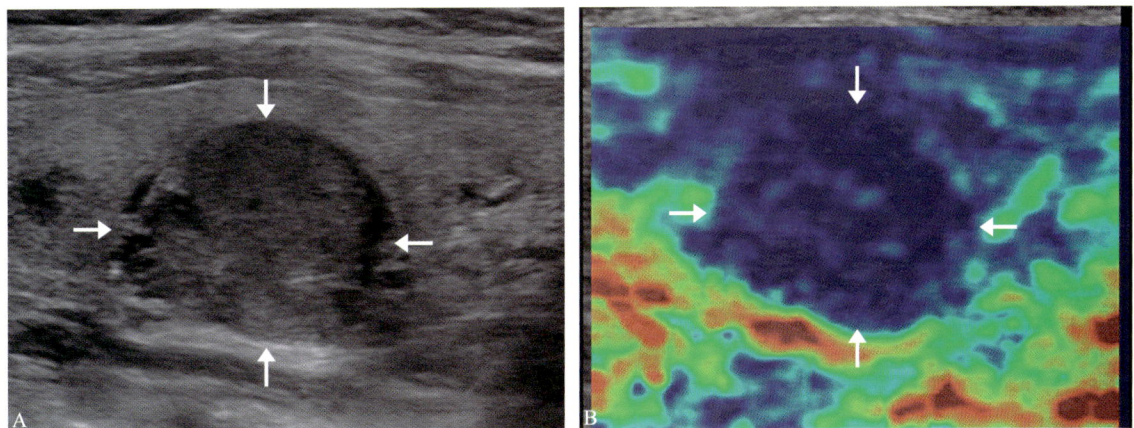

图 16-2-16　结节性甲状腺肿（15）

A. 灰阶超声：甲状腺右侧叶中部见一个低回声实性结节，边界清晰，形态规则，内见点状强回声；B. 应变弹性成像：结节内部显示为蓝色为主，提示结节质地硬。

三、其他影像学表现

1. CT 甲状腺体积正常或弥漫性肿大，内可见高低密度不等结节，较大结节密度不均匀，可伴有低密度囊性变及高密度钙化灶。增强后实性部分可有轻度强化，强化程度与正常甲状腺组织类似，合并囊性变的结节呈现不均匀强化。

结节性甲状腺肿向下延伸至胸骨后前纵隔内时，CT检查对此类甲状腺肿诊断有一定优势。此外，CT可清晰显示病变轮廓、大小及毗邻关系，对邻近结构如气管、食管、大血管等有无压迫。若病灶突破甲状腺被膜，累及周围结构或内部出现不规则结节伴有砂砾样钙化，考虑有恶变可能（图16-2-17）。

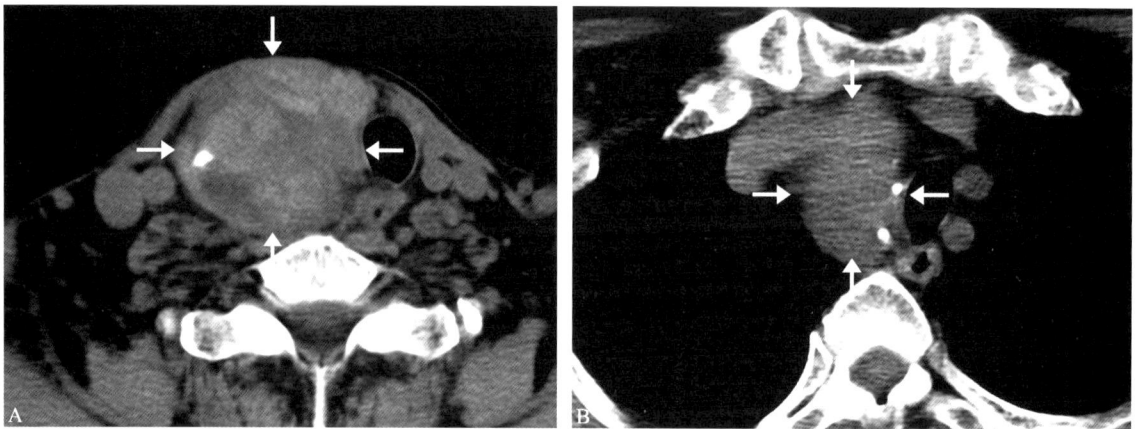

图 16-2-17　胸骨后甲状腺肿 CT 表现

A. 甲状腺右叶明显增大，内见大小不等的结节融合成团块状，呈等低混杂密度，结节内见点状钙化灶，气管明显受压；B. 病灶向前上纵隔生长，延伸至胸骨后。

2. 甲状腺显像 结节性甲状腺肿核素显像表现为温结节，结节显像剂分布无明显异常。若结节内部发生出血、囊性变或钙化，则表现为冷结节，内部几乎无造影剂分布。^{131}I显像对于上纵隔内胸骨后甲状腺肿的诊断具有提示作用，若能摄取甲状腺显像剂，可提示来自甲状腺的病变（图16-2-18）。

四、鉴别诊断

1. 甲状腺腺瘤 多表现为边界清晰、圆形或椭圆形、等或低回声实性结节，常单发，内部回声均匀。绝大多数包膜完整，周边可见低回声晕，内部血流信号较丰富。腺体体积正常或患侧不对称性肿大。结节性甲状腺肿可单发或多发，无明显包膜或包膜不清晰、粗糙，腺体多为不对称性肿大（表16-2-2）。

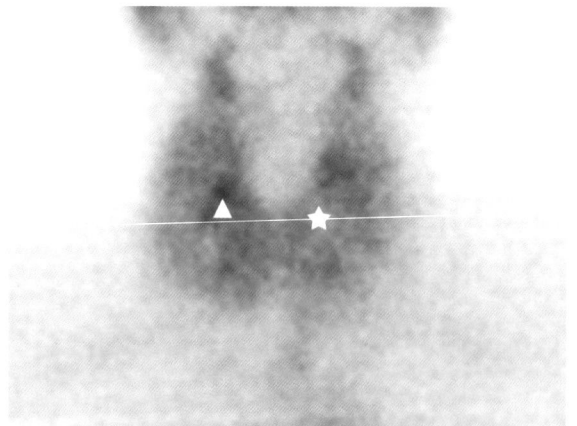

图 16-2-18　结节性甲状腺肿 ECT 表现

甲状腺双侧叶明显肿大，腺体内显像剂分布不均，散在斑片状显像剂浓聚（三角形所指）及稀疏区（五角星）。

表 16-2-2　结节性甲状腺肿与甲状腺腺瘤鉴别要点

鉴别要点	结节性甲状腺肿	甲状腺腺瘤
甲状腺	体积正常或失常，多为非对称性肿大；表面不平整	体积正常或患侧局限性增大，表面光滑
病灶		
数目	多为多发，可单发	一般为单发
回声	回声多样	多为等回声，部分为低回声
边界	单发结节边界清晰，多发结节互相融合可致边界模糊不清	清晰
形态	规则，较大者可不规则	规则
钙化	多为粗大钙化	一般不合并钙化
CDFI	血供不等	较丰富

2．甲状腺癌　甲状腺乳头状癌常表现为形态不规则、低或极低回声、实性结节，内部回声不均。病灶较大者可表现为边界不清或中断，内部可出现无回声区，多为坏死区域，可有突破被膜，出现腺外浸润。甲状腺乳头状癌常伴有砂砾样微钙化灶，而结节性甲状腺肿的钙化多表现为大而粗糙致密的弧线状或斑块状强回声，后方伴声影。

值得注意的是，部分结节性甲状腺肿可出现固缩（图 16-2-19，图 16-2-20），在随访过程中体积逐渐缩小，回声由囊实混合性回声或海绵状回声变为实性低回声，内部可见点状强回声，类似微小钙化，实际上多为黏稠的浓缩胶质，后方伴彗星尾征，需结合病史及超声特征与甲状腺乳头状癌的点状钙化灶相鉴别。

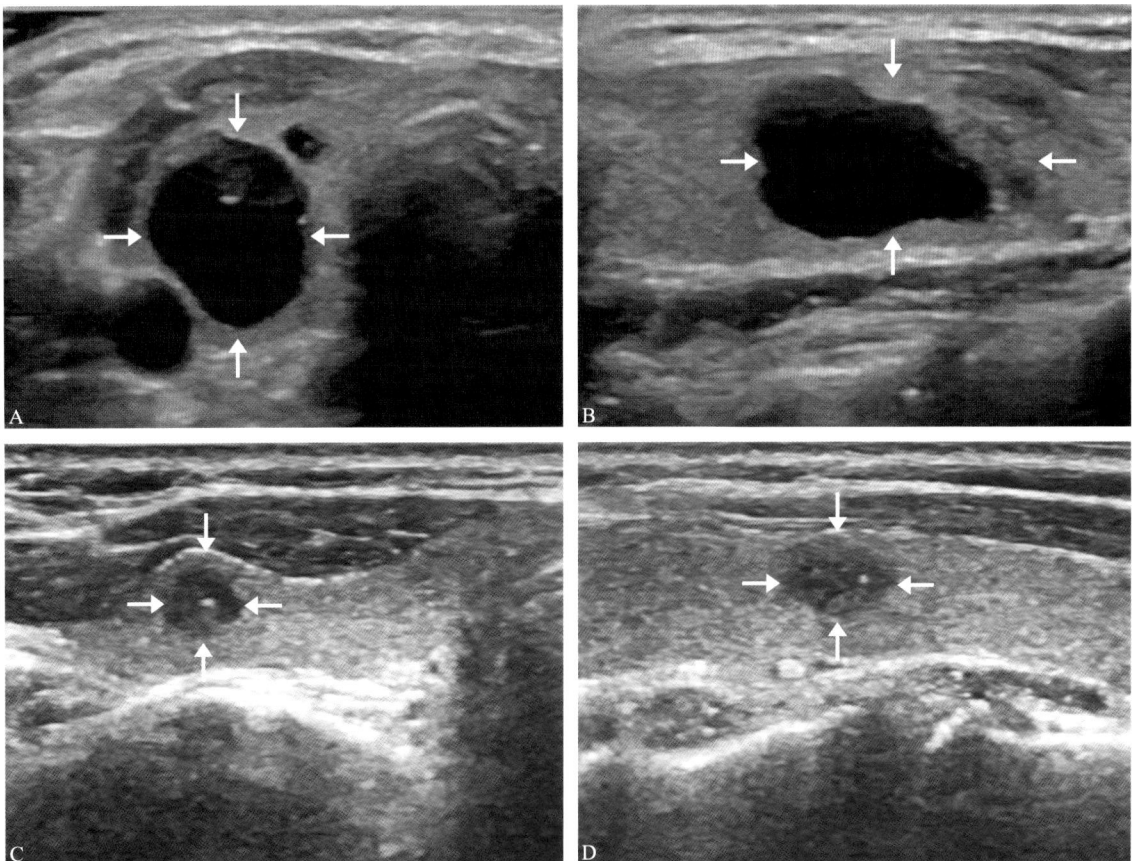

图 16-2-19　结节性甲状腺肿固缩（1）

A，B. 甲状腺右侧叶中下部见一个囊实混合性结节，大小为 2.5cm×1.1cm×1.8cm，边界清晰，形态规则，内部回声以无回声为主，部分呈中等回声结构（2014 年）；C，D. 同一患者 6 年后复查，甲状腺右侧叶中下部低回声结节，大小为 0.5cm×0.3cm×0.6cm，边界清晰，形态规则，内部回声欠均匀，内见点状强回声，考虑结节固缩形成（2020 年）。

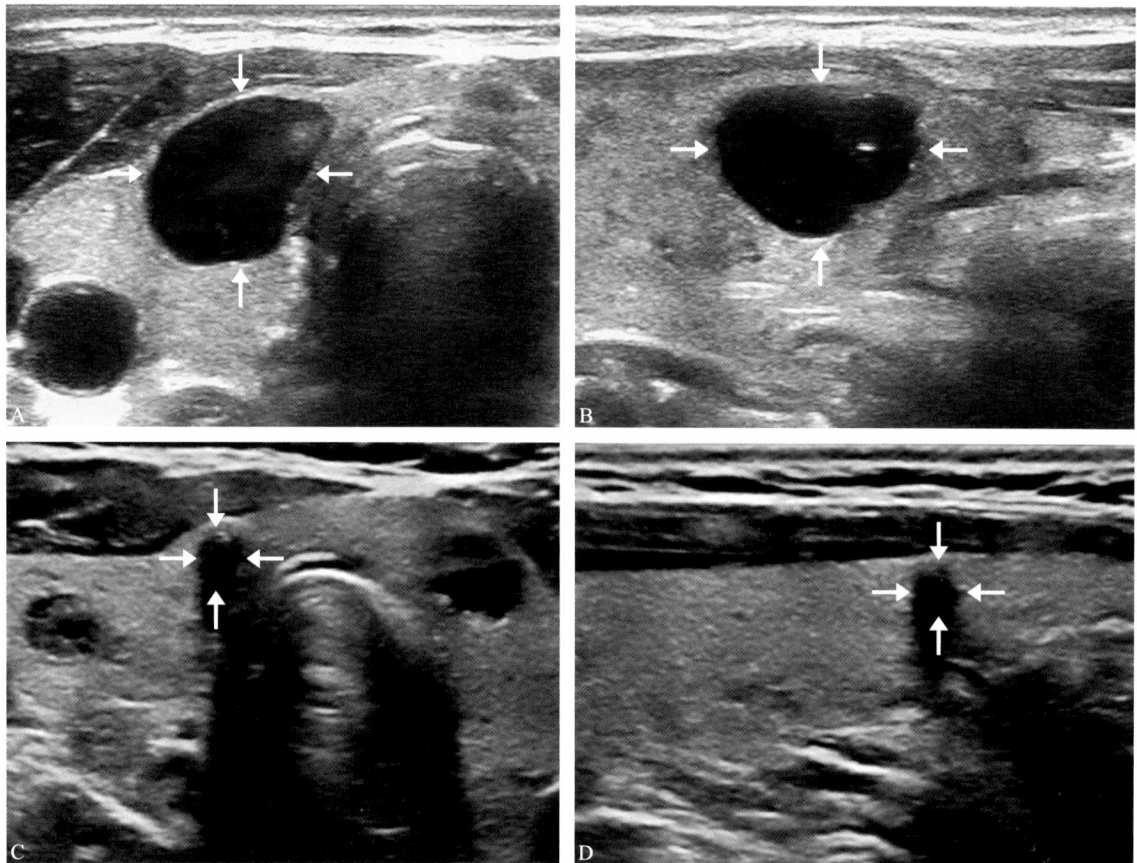

图 16-2-20　结节性甲状腺肿固缩（2）

A，B. 甲状腺右侧叶近峡部见一个无回声区，大小为 1.5cm×1.1cm×0.8cm，边界清晰，形态规则，内部透声良好（2018年）；C，D. 同一患者 2 年后复查，甲状腺右侧叶近峡部低回声实性结节，大小为 0.7cm×0.4cm×0.4cm，边界不清晰，形态不规则，内部回声不均匀，内见强回声伴后方声影，考虑囊性结节固缩，FNA 提示炎症性改变（2020年）。

五、诊断要点

1. 结节性甲状腺肿发病机制及其发生、发展可能与碘营养状态等多种因素有关，诊断时需结合流行学病史，询问长期居住地是否缺碘或富碘。

2. 实验室检查，甲状腺激素多无异常，继发甲状腺功能亢进者可伴有甲状腺激素异常变化。

3. 多缓慢进展，如结节在短期内迅速增大，需结合超声检查判断是否合并出血囊性变。

4. 对于巨大的结节性甲状腺肿，需要结合其他影像学检查进一步明确病变的范围、大小、与邻近大血管的关系，为手术方案的制订提供可靠依据。

六、临床意义

结节性甲状腺肿是甲状腺的多发病及常见病。虽为良性病变，当其体积较大时可压迫相邻结构，最常见的症状是压迫气管及喉返神经，也可因静脉回流受阻引起头面部及胸前区静脉怒张，此时需要积极的手术措施来进行干预。

结节可在长期随访中体积变大（图 16-2-21）或者缩小（图 16-2-22，图 16-2-23），应结合病史及超声图像综合判断。结节性甲状腺肿合并甲状腺癌的发病率为 3%～9%，以合并甲状腺乳头状癌多见。超声检查应针对结节数目、大小、形态、边缘、内部结构、有无钙化等特征发现可疑病灶，结合临床触诊的质地、活动性、周围组织粘连情况，及早推荐细胞学检查明确甲状腺结节良恶性（图 16-2-24）。

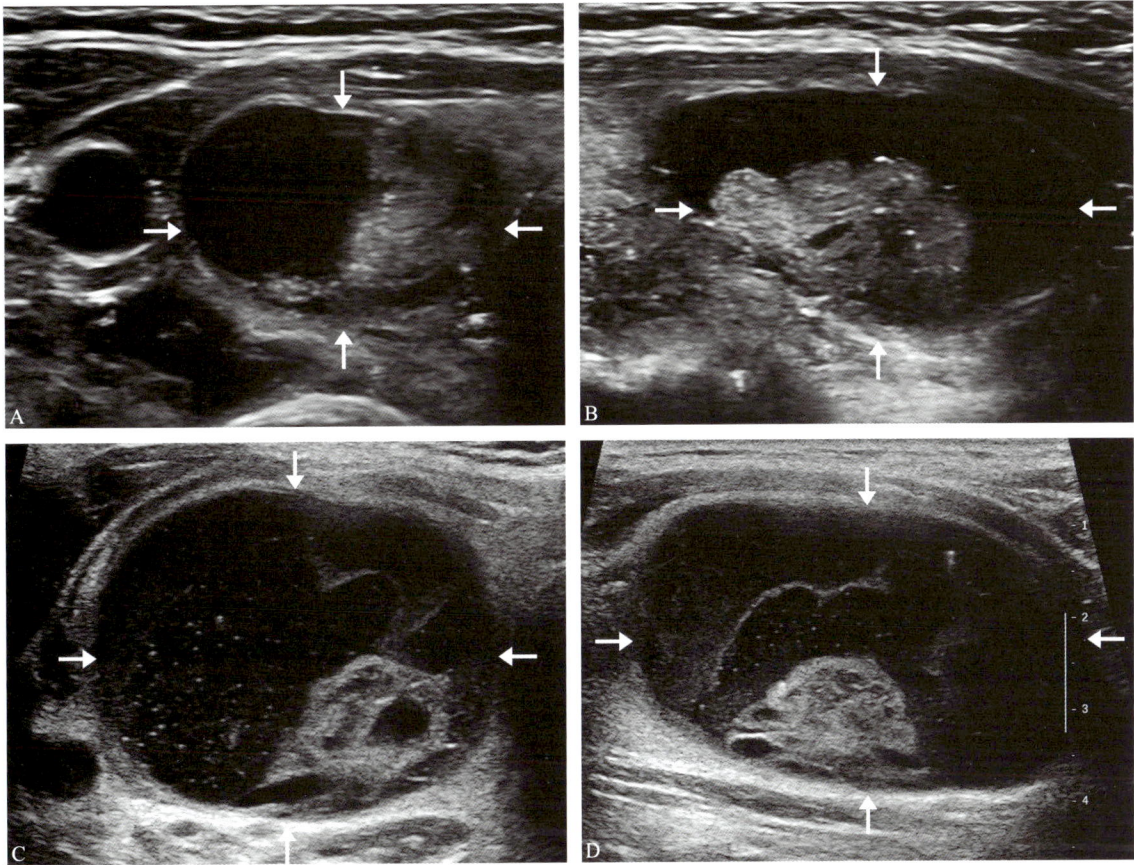

图 16-2-21 结节性甲状腺肿随访过程中体积增大

A，B.甲状腺右侧叶见一个囊实混合性结节，大小为 1.9cm×1.0cm×2.6cm，边界清晰，形态规则，内部回声不均匀，囊内一侧见等回声实性成分，余为无回声（2019 年）；C，D.同一患者 1 年后复查，甲状腺右侧叶囊实混合性结节，大小为 4.0cm×3.6cm×5.8cm，较之前明显增大，边界清晰，形态规则，内部回声不均匀，内见等回声实性成分，无回声区内见点状高回声及条状分隔，考虑结节内部出血形成（2020 年）。

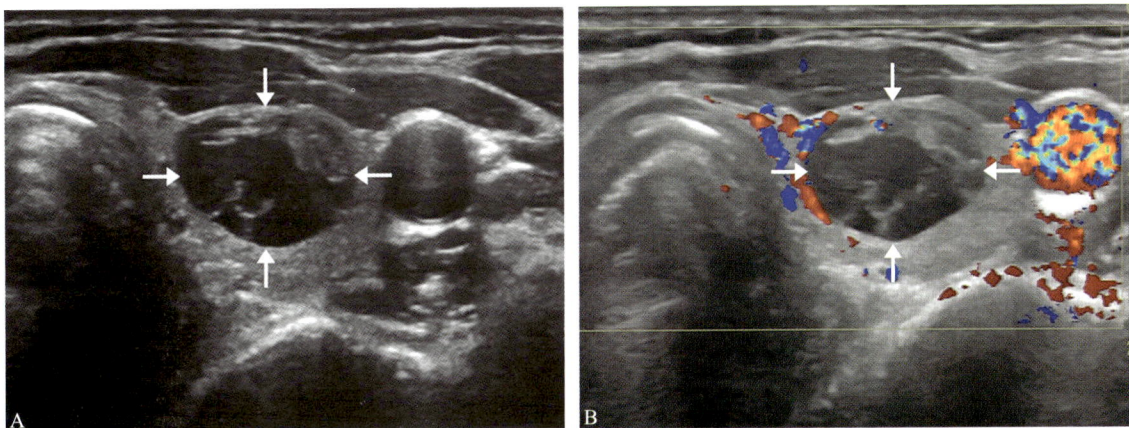

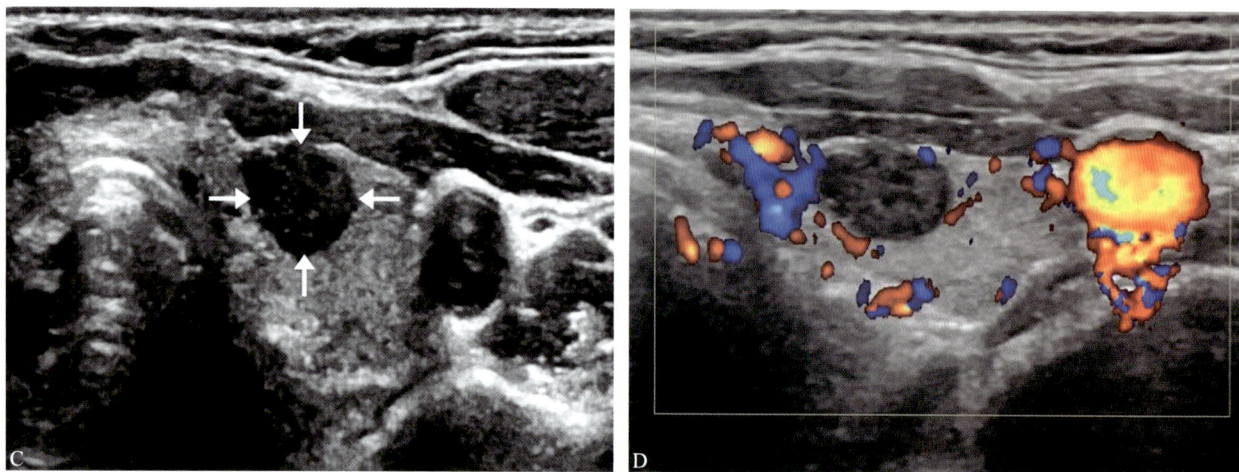

图 16-2-22　结节性甲状腺肿随访过程中体积缩小（1）

A. 甲状腺左侧叶中部见一个囊实混合性结节，大小为 1.7cm×0.9cm×0.8cm，边界清晰，形态规则，内部回声不均匀；
B. CDFI：结节内部见少许血流信号（2018 年）；C. 同一患者 2 年后复查，甲状腺右侧叶中下部见一个低回声结节，大小为 0.8cm×0.6cm×0.8cm，边界清晰，形态规则，内部回声均匀；D. CDFI：结节内部未见血流信号（2020 年）。

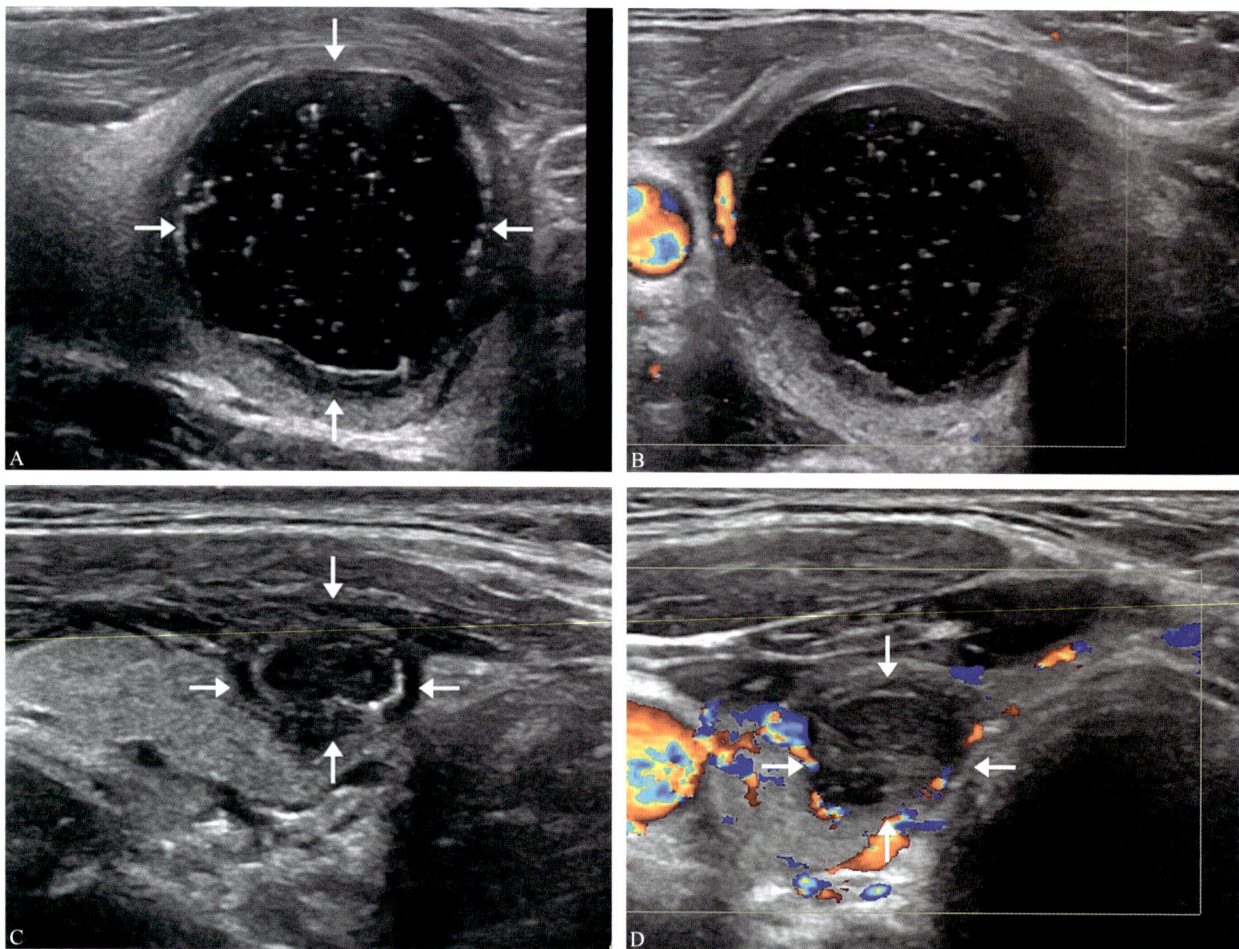

图 16-2-23　结节性甲状腺肿随访过程中体积缩小（2）

A. 甲状腺左侧叶中下部见一个囊实混合性结节，大小为 2.9cm×2.4cm×2.6cm，边界清晰，形态规则，内部回声不均匀，见多发点状强回声；B. CDFI：结节内部未见血流信号（2019 年）；C. 同一患者 1 年后复查，甲状腺右侧叶中下部见一个低回声结节，大小为 1.3cm×0.8cm×0.9cm，边界欠清晰，形态尚规则，内部回声不均匀，周边见环状钙化的强回声；D. CDFI：结节内部未见血流信号（2020 年）。

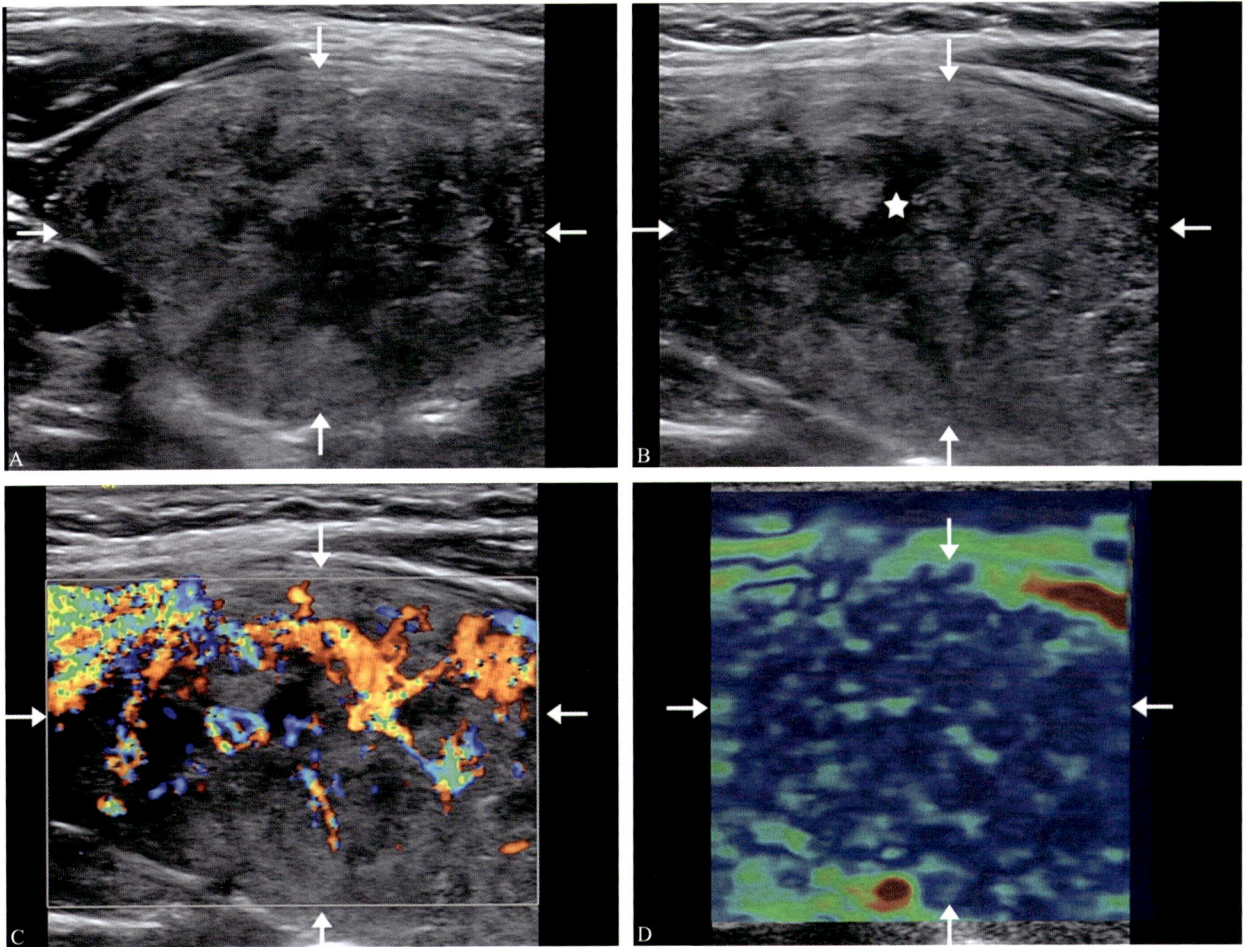

图 16-2-24　结节性甲状腺肿合并甲状腺微小乳头状癌

A. 甲状腺右侧叶体积增大，内部见一个回声不均的实性结节，大小为 3.5cm×2.7cm×4.1cm；B. 结节内另见一低回声结节（五角星），大小为 0.6cm×0.2cm×0.3cm，边界欠清晰，形态不规则；C. CDFI：结节内见较丰富血流信号，中间低回声结节内部未见明显血流信号；D. 应变式弹性成像：显示腺体以蓝色为主，提示腺体质地较硬。术后病理检查：肉眼观，甲状腺大小为 7.5cm×4cm×2.5cm，切面内见灰白色、质地中等、边界欠清结节 1 枚，为微小乳头状癌。

七、典型病例

【病例 1】

1. **简要病史**　患者女性，54 岁。发现左侧颈部肿块增大 1 个月。患者半年前无意间发现左侧颈部肿块，自觉压迫气管，有呼吸困难，无颈部疼痛，无声音嘶哑，未予重视，门诊随访。近 1 个月自觉肿块增大，为进一步诊治来入院。

2. **实验室检查**　FT$_3$ 4.9pmol/L，FT$_4$ 16.54pmol/L，TSH 1.739mU/L，TPoAb < 2U/mL，TgAb < 10U/mL。

3. **超声检查**　普通超声见图 16-2-25A ~ C。

4. **诊治经过**　患者因左侧颈部肿块增大并伴有压迫症状，入院行甲状腺左侧叶次全切除术。

5. **术后病理**　（甲状腺左侧叶）结节性甲状腺肿伴局灶纤维化，囊性变（图 16-2-25D）。

【病例 2】

1. **简要病史**　患者女性，54 岁。体检发现甲状腺结节 1 周。外院超声检查提示：甲状腺左侧叶结节，TI-RADS：4a 类。

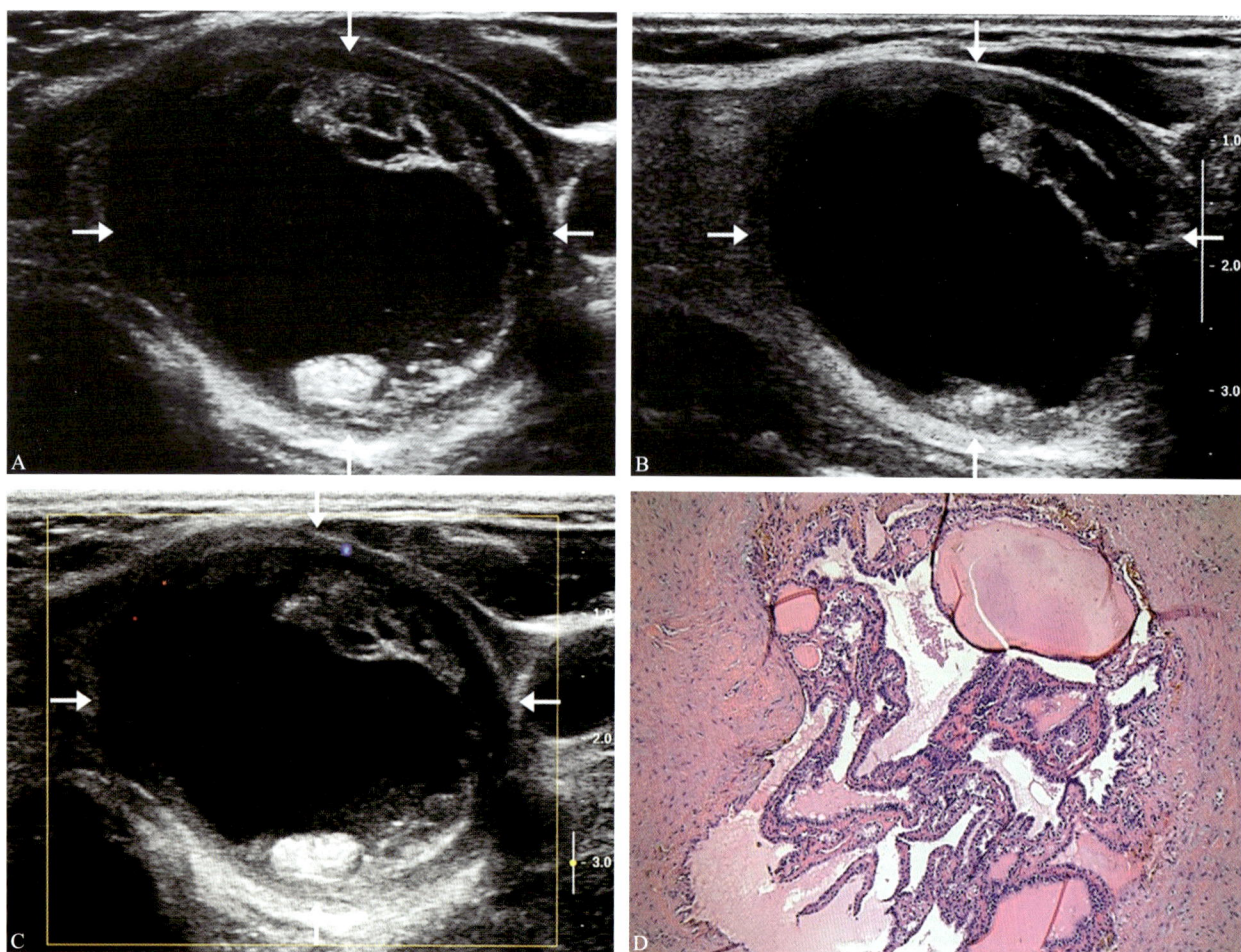

图16-2-25 结节性甲状腺肿（16）

A，B.灰阶超声：甲状腺左侧叶见一个囊实混合性结节，大小为4.2cm×3.9cm×5.4cm，边界清晰，形态规则，内部回声不均匀，以无回声为主；C.CDFI：结节内部及周边未见明显血流信号；D.手术后病理：（甲状腺左侧叶）结节性甲状腺肿伴局灶纤维化，囊性变。

2. **实验室检查** FT$_3$ 4.7pmol/L，FT$_4$ 14.21pmol/L，TSH 1.010mU/L，TPoAb < 2U/mL，TgAb < 10U/mL。

3. **超声检查** 普通超声（图16-2-26A、B），弹性成像（图16-2-26C）。

4. **诊治经过** 患者外院体检发现左侧叶甲状腺结节，FNA提示：淋巴细胞背景中见到一片异型上皮细胞，建议术中冷冻。此次入院行甲状腺左侧叶次全切除术。

5. **术后病理** （甲状腺左侧叶）结节性甲状腺肿（图16-2-26D）。

【病例3】

1. **简要病史** 患者男性，67岁。体检发现甲状腺左侧叶结节7年余，渐进性增大1年。

2. **实验室检查** FT$_3$ 4.81pmol/L，FT$_4$ 12.55pmol/L，TSH 0.99mU/L，TPoAb < 2U/mL，TgAb < 10U/mL。

3. **超声检查** 普通超声见图16-2-27A ~ C。

4. **诊疗经过** 入院行甲状腺左侧叶次全切除术。

5. **手术后病理** （甲状腺左侧叶）结节性甲状腺肿伴局灶囊性变（图16-2-27D）。

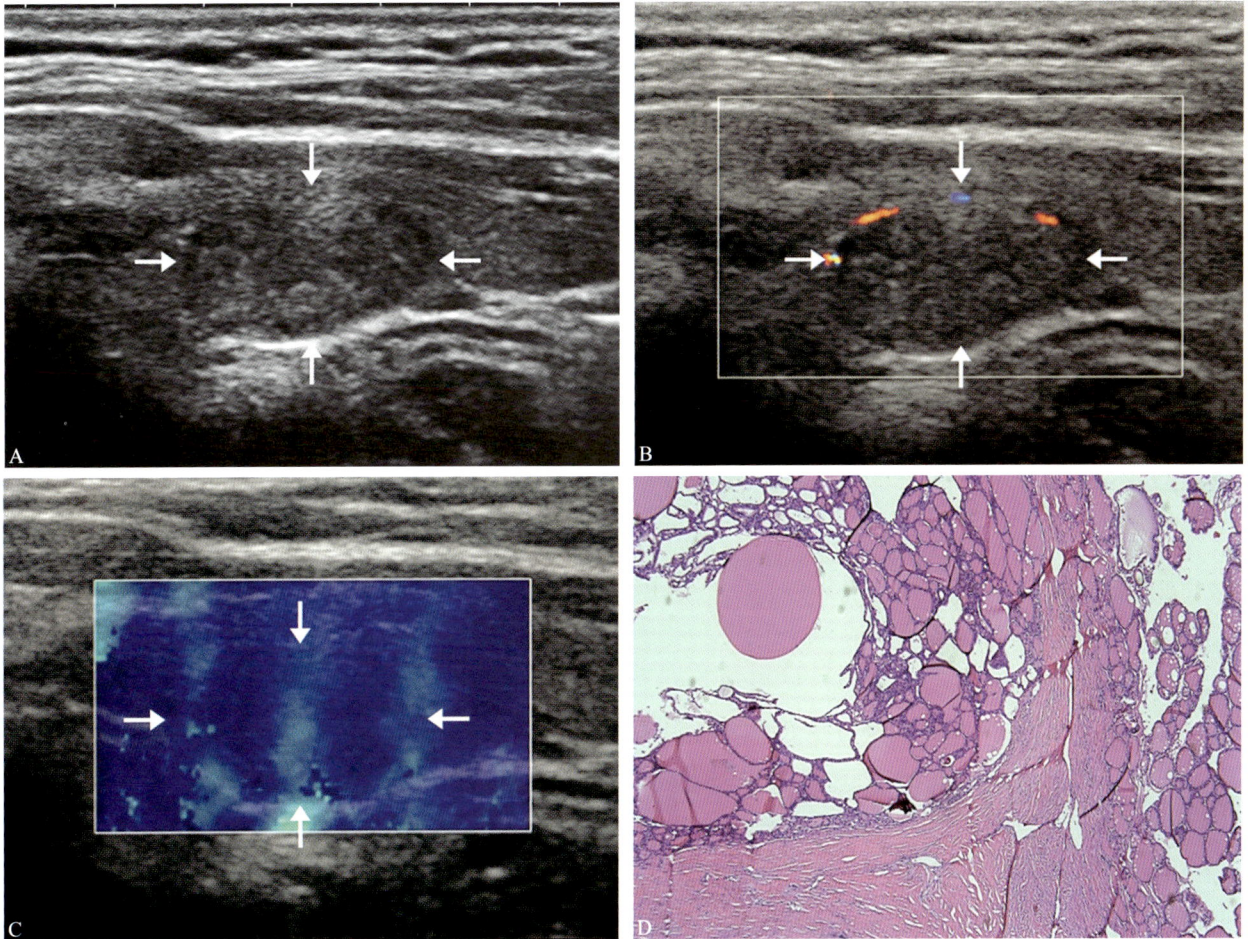

图 16-2-26　结节性甲状腺肿（17）

A. 灰阶超声：甲状腺左侧叶见一个稍低回声实性结节，大小为 1.3cm×0.9cm×1.2cm，边界清晰，形态规则，内部回声尚均匀；B. CDFI：结节周边见条状血流信号；C. 剪切波弹性成像：结节质地较软；D. 手术后病理：（甲状腺左侧叶）结节性甲状腺肿。

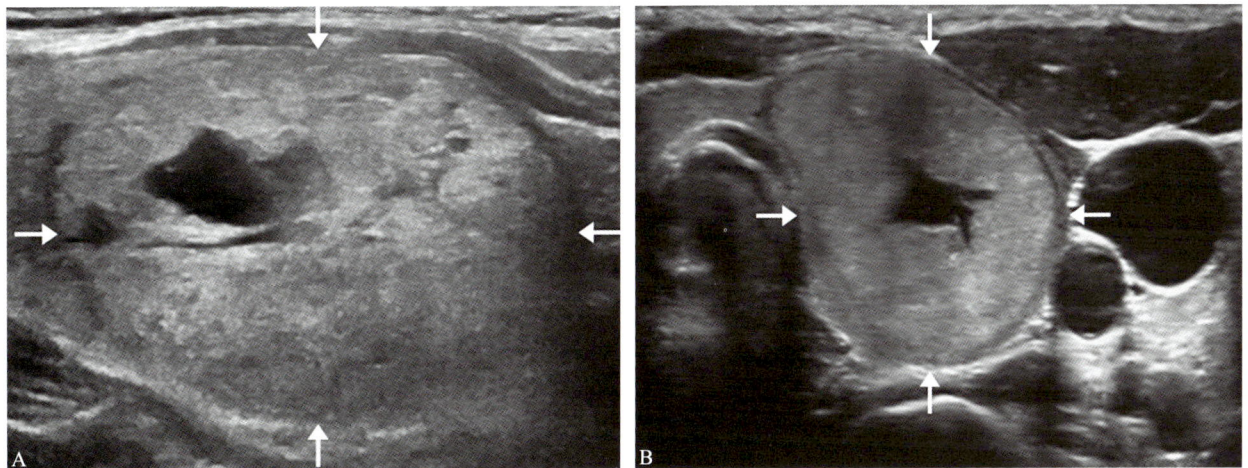

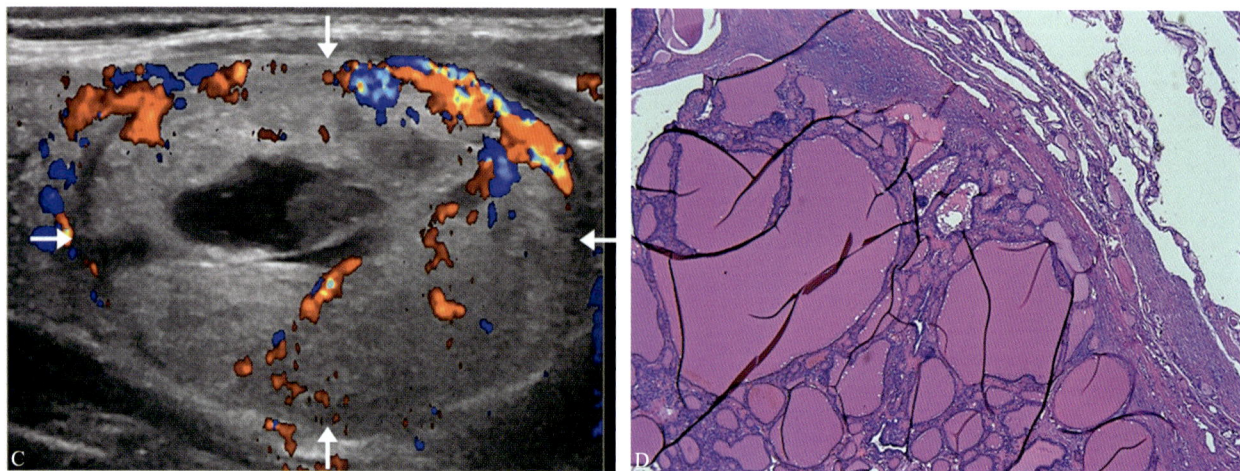

图 16-2-27　结节性甲状腺肿（18）

A，B.灰阶超声：甲状腺左侧叶见一个囊实混合性结节，以实性为主，大小为 5.3cm×4.3cm×3.9cm，边界清晰，形态规则，内部回声不均匀，中央可见不规则无回声区；C.CDFI：结节内见丰富血流信号；D.手术后病理：（甲状腺左侧叶）结节性甲状腺肿伴局灶囊性变。

★ 结节性甲状腺肿超声表现为甲状腺双侧叶形态正常或不对称性肿大，内见单发或多发的实性或囊实混合性结节。

★ 对于怀疑恶变的结节，可行超声引导下针吸细胞学检查以明确诊断。

★ 较大的结节性甲状腺肿引起临床症状则需要及时治疗。

第三节　地方性甲状腺肿

地方性甲状腺肿主要原因是缺碘、富碘或高氟等，超声图像上与单纯性甲状腺肿或结节性甲状腺肿类似，在此不再赘述。

第十七章
甲状腺良性及交界性肿瘤

第一节　甲状腺腺瘤

一、概述

甲状腺腺瘤是最常见的甲状腺良性肿瘤，发生于甲状腺滤泡上皮，按组织形态学可分为滤泡型腺瘤、嗜酸细胞腺瘤及非典型腺瘤等。滤泡型腺瘤多见，多为无意中发现。多见于成年人，尤以中青年女性多见。致病因素不明，可能与性别、TSH 过度刺激、射线、甲状腺肿等因素相关。

肿瘤多生长缓慢，随吞咽活动而上下移动。多为单发，椭圆形或类圆形，有完整的包膜。肿瘤内部可合并囊性变、坏死或钙化。较大者常压迫周围组织。甲状腺功能检查多在正常范围。少数伴有甲状腺功能亢进，称为甲状腺毒性腺瘤。

临床上多表现为颈部包块，稍硬，质韧，表面光滑无压痛。大部分患者可无症状。当腺瘤因囊壁血管破裂发生囊内出血时，肿瘤可在短期内迅速增大，局部出现胀痛。

少数甲状腺腺瘤可发展为甲亢（20%）或者发生癌变（10%）。合并甲亢者可出现心慌、手抖、多汗、饥饿、易消瘦等消耗症状。若结节合并癌变，可在短期内迅速增大，甚至出现压迫体征，触诊结节质硬，活动受限，甚至扪及颈部异常肿大淋巴结，此种情况应早期行手术治疗。

二、超声表现

（一）灰阶超声

甲状腺体积正常或患侧局限性增大。肿瘤主要表现如下：

1. **位置**　可发生于腺体内任意部位。
2. **数目**　一般为单发，极少数为多发。
3. **回声**　内部回声类似正常腺体实质回声，多数为均匀等回声（图 17-1-1），少数为低回声。较大者内部回声不均匀（图 17-1-2），易合并囊性变、出血、坏死，此时内部伴有不规则无回声区（图 17-1-3），部分可伴有钙化灶。后壁及后方回声增强或无明显变化。
4. **形态**　圆形或椭圆形，长轴常与腺体的长轴平行。结节表面平整光滑，可随吞咽活动上下移动。
5. **边界**　边界清楚、整齐，80% 肿瘤周边见规则、完整的薄晕环。

（二）彩色多普勒血流成像

内部血供程度不等，多数腺瘤内部见丰富血流信号（图 17-1-1），有的形成网状或彩球状（图 17-1-2），周围常见较为完整的环绕血管。

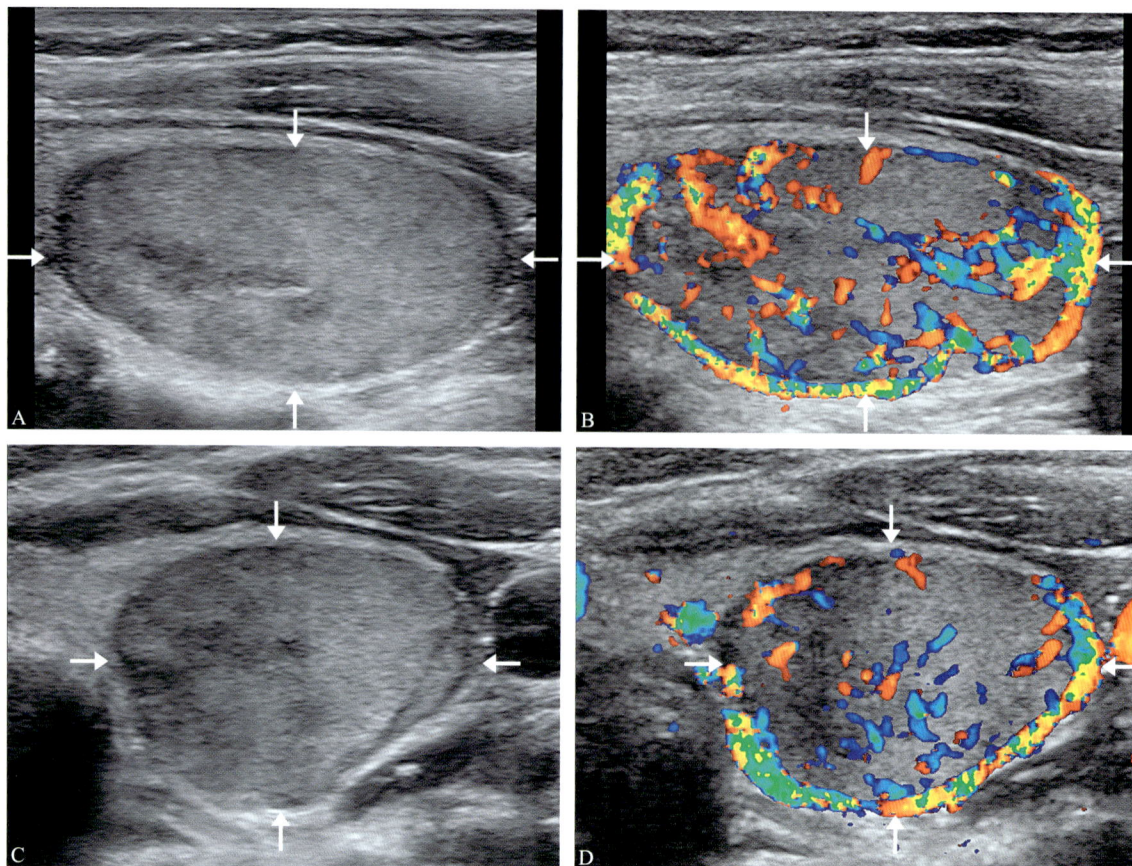

图 17-1-1　甲状腺腺瘤（1）

A. 灰阶超声（纵断面）：甲状腺左侧叶见一个实性稍低回声结节，形态规则，椭圆形，边界清晰，回声欠均匀，周边见低回声晕；B. CDFI：结节内血流信号较丰富，周边见环形血流信号；C. 灰阶超声（横断面）：甲状腺左侧叶见一个实性稍低回声结节，形态规则，椭圆形，边界清晰，回声欠均匀，周边见低回声晕；D. CDFI：结节周边及内部见丰富血流信号。

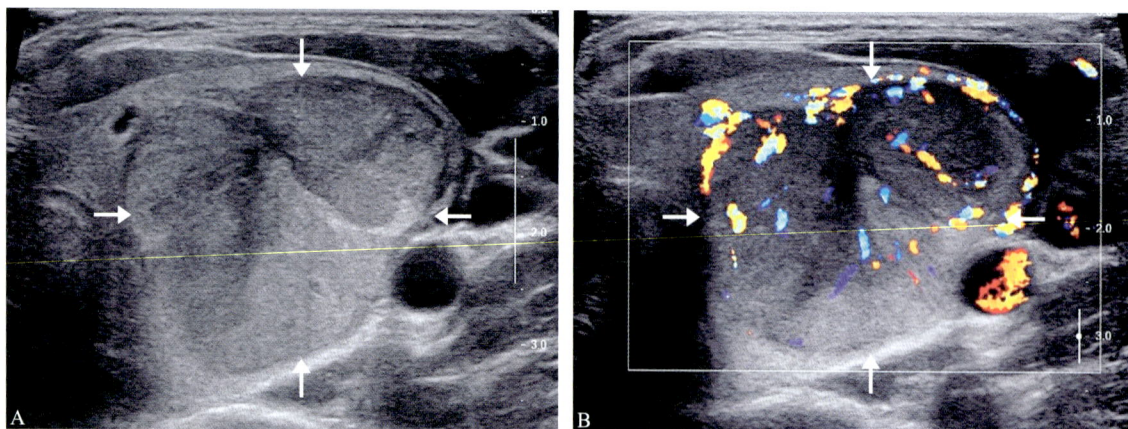

图 17-1-2　甲状腺腺瘤（2）

A. 灰阶超声：甲状腺左侧叶见一个实性低回声结节，边界清晰，形态尚规则，内部回声不均匀；B. CDFI：结节内部及周边见丰富血流信号。

（三）超声造影

增强早期结节呈均匀或不均匀环状高增强，从周边向中心快速填充，增强范围与灰阶超声所见范围相仿。

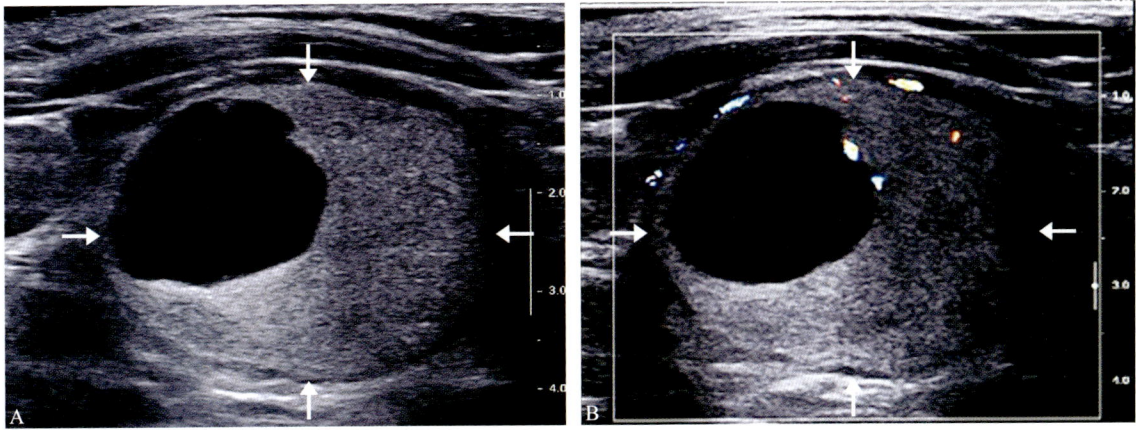

图 17-1-3　甲状腺腺瘤（3）

A. 灰阶超声：甲状腺左侧叶见一个囊实混合性结节，以实性为主，椭圆形，边界清晰，形态规则，回声欠均匀；
B. CDFI：结节内见点状血流信号。术后病理提示甲状腺腺瘤伴囊性变。

增强晚期结节内造影剂较周围组织消退较快，呈均匀或不均匀低增强，部分仍呈稍高增强，但可见结节周边环状稍高增强（图 17-1-4）。

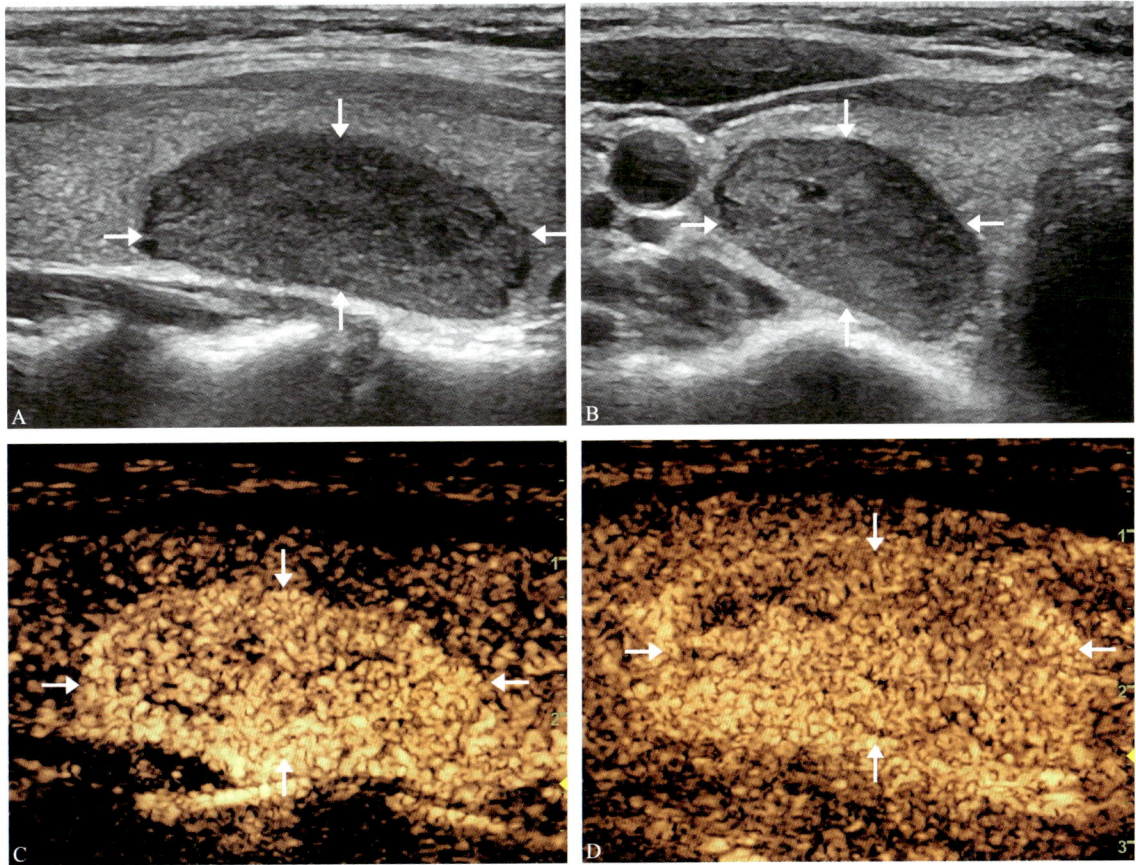

图 17-1-4　甲状腺腺瘤（4）

A，B. 甲状腺右侧叶见一个低回声实性结节，大小为 2.1cm×1.4cm×3.8cm；C. 超声造影增强早期（11s）结节呈均匀高增强；D. 超声造影增强晚期（53s）结节仍呈稍高增强，周边可见环状高增强。

（四）弹性成像

单纯甲状腺腺瘤的肿瘤组织是由与成人正常甲状腺相似的滤泡结构构成，所以结节质地较软。若肿瘤并发纤维化、钙化，结节质地较硬（图 17-1-5）。

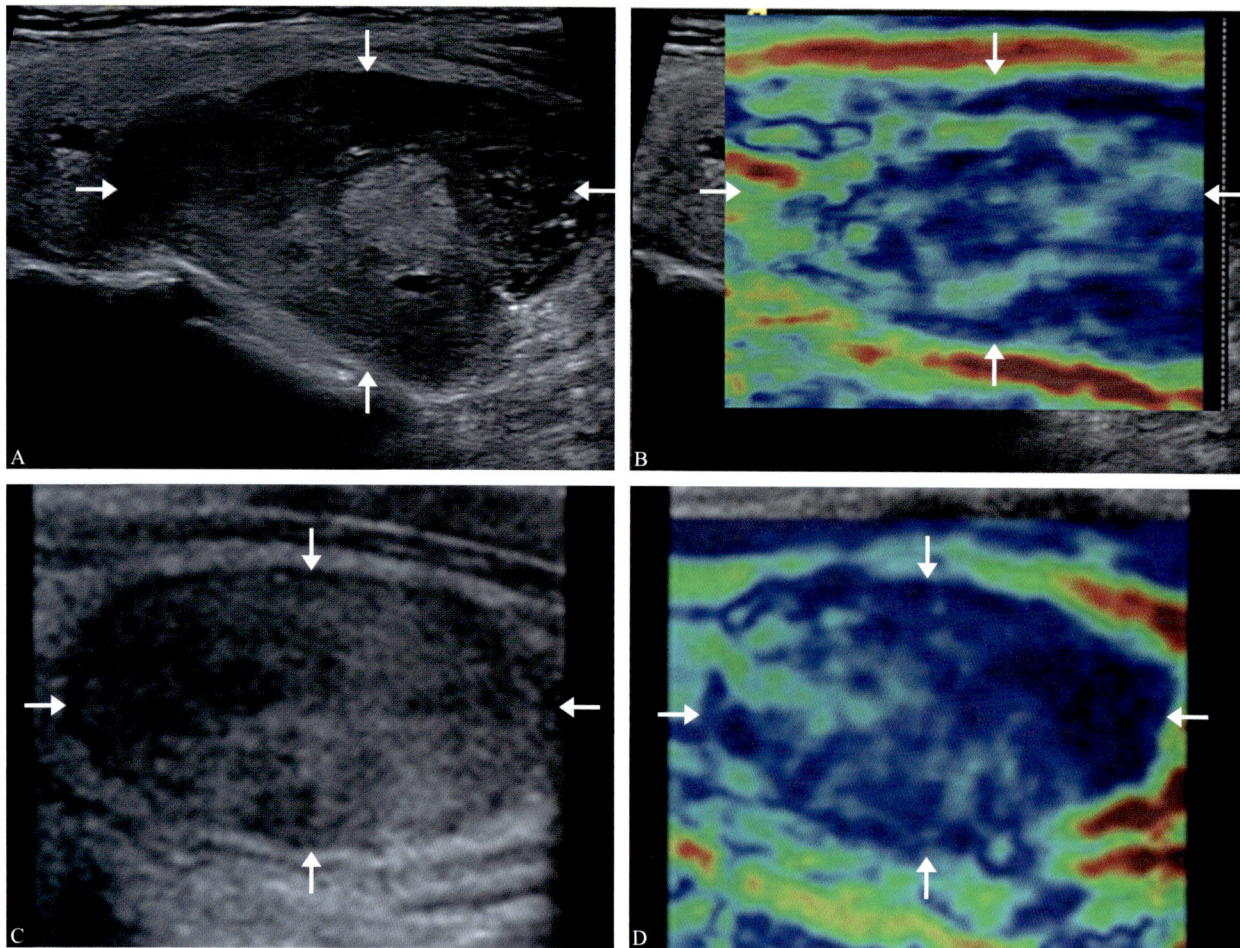

图 17-1-5　甲状腺腺瘤（5）

A. 灰阶超声：甲状腺右侧叶中下部见一个实性低回声结节，边界清晰，形态欠规则；B. 应变式弹性成像：显示为绿蓝相间，提示结节质地中等；C. 灰阶超声：甲状腺左侧叶见一个实性等回声结节，边界清晰，形态规则，周边见点状强回声；D. 应变式弹性成像：显示为蓝色为主，提示结节质地较硬。

三、其他影像学表现

1．CT　平扫常表现为单发的圆形或类圆形低密度影，出血时内部密度较高。形态规则，边界清晰锐利，周边可见低回声包膜，少数可见边缘钙化。增强扫描，肿瘤可呈均匀强化，强化程度高于正常甲状腺组织。当肿物较大或位置较深时，CT 检查还可了解肿物与周围结构的解剖关系（图 17-1-6）。

2．MRI　滤泡性腺瘤因含有丰富的胶样物质，在 T_1WI 及 T_2WI 序列上均表现为边界清晰的均匀或不均匀高信号灶。

3．ECT　无功能的甲状腺腺瘤核素显像表现为温结节。若结节为功能自主性甲状腺腺瘤，则影像表现为单个热结节伴正常甲状腺组织摄取显像剂能力减低，甚至仅表现为单个、孤立的热结节（图 17-1-7）。

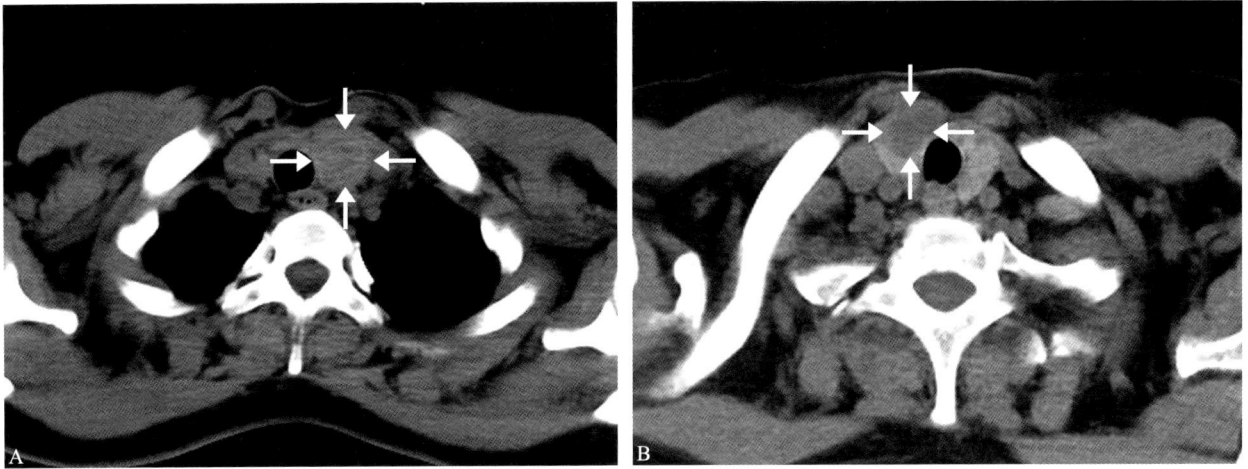

图 17-1-6　甲状腺腺瘤（6）

A. CT 平扫：甲状腺左叶增大，内见等密度结节，椭圆形，边界清晰；B. CT 平扫：甲状腺右叶见一个低密度结节，边界清晰，内部密度均匀。

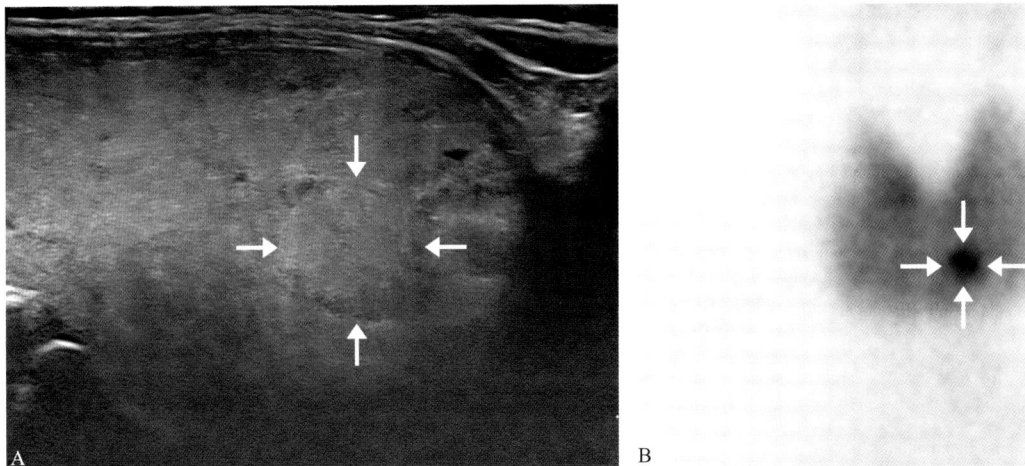

图 17-1-7　甲状腺自主高功能腺瘤

A. 灰阶超声：甲状腺左侧叶弥漫性增大，内见一个等回声结节，大小为 1.5cm×1.2cm×1.3cm；B. ECT：甲状腺左侧叶中下部见局灶性显像剂浓聚，表现为热结节（箭头所指），余腺体内显像剂分布稀疏。

四、鉴别诊断

1. **甲状腺滤泡癌**　生长较快，可表现为边界欠清晰、形态欠规则、也可呈圆形或类圆形、实性、低回声结节。单纯根据结节超声图像特征，甲状腺腺瘤难以与之鉴别。检查时应特别注意结节的细微特征：如内部回声不均，声晕厚薄不一，包膜不完整，与周围组织界限不清，内部多发钙化，结节内部穿支血流，包膜及周边腺体血流信号丰富，颈部淋巴结异常等，均要考虑恶性结节可能。

2. **结节性甲状腺肿**　详见表 16-2-2。

3. **甲状腺乳头状癌**　大多数乳头状癌与腺瘤鉴别较容易，少部分乳头状癌在超声图像上类似腺瘤，需注意鉴别。

4. **桥本甲状腺炎的桥本结节**　桥本结节多有桥本甲状腺炎的背景，腺瘤多无。桥本结节多无包膜，腺瘤多有完整的包膜。

五、诊断要点

1. 甲状腺腺瘤多生长缓慢，患者多无临床症状。灰阶超声提示结节内部回声均匀，呈良性结节声像图表现。

2. 部分腺瘤可合并甲亢，如患者出现甲亢疾病相关的临床表现，结合实验室及其他影像学检查可明确诊断。如自感近期结节迅速增大，应警惕癌变可能。

六、临床意义

超声对于腺瘤的诊断难点主要是如何将其从结节性甲状腺肿与甲状腺癌中鉴别出来。超声检查通过观察病灶的形态、大小、边缘、内部回声等征象，对提示结节性质有重要作用。

甲状腺滤泡状腺瘤与甲状腺滤泡癌在超声成像难以区分，诊断的"金标准"是后者在病理组织学上表现为包膜和血管的侵犯；甲状腺滤泡癌可经血运转移至肺、骨及中枢系统，引起相应临床症状。

FNA 对腺瘤的诊断帮助不大，FNA 联合分子检测未来可能对腺瘤诊断有一定帮助。

腺瘤的转归包括：①大小保持不变，极少缩小或消失；②缓慢生长，逐渐出现压迫症状，部分转变为高功能腺瘤；③迅速生长，内部出血、囊性变，后逐渐吸收，体积变小，出现纤维化、钙化；④少部分癌变。对部分不愿手术的患者，超声是非常好的监测工具，可用于定期观察肿瘤的演变。

七、典型病例

【病例 1】

1. **简要病史** 患者女性，62 岁。体检发现甲状腺右侧叶结节 4 年余。1 个月前行超声检查提示：甲状腺右侧叶实性结节，TI-RADS 4a 类，较前增大。

2. **实验室检查** FT_3 5.43pmol/L，FT_4 15.10pmol/L，TSH 2.98mU/L，TPoAb < 2U/mL，TgAb < 10U/mL。

3. **超声检查** 普通超声见图 17-1-8A、B；弹性成像见图 17-1-8C。

4. **诊疗经过** 患者甲状腺右侧叶结节较之前增大，TI-RADS 4a 类。入院行甲状腺右侧叶次全切除术。

5. **手术病理** （甲状腺右侧叶）滤泡性腺瘤，周边呈慢性淋巴细胞性甲状腺炎改变（图 17-1-8D）。

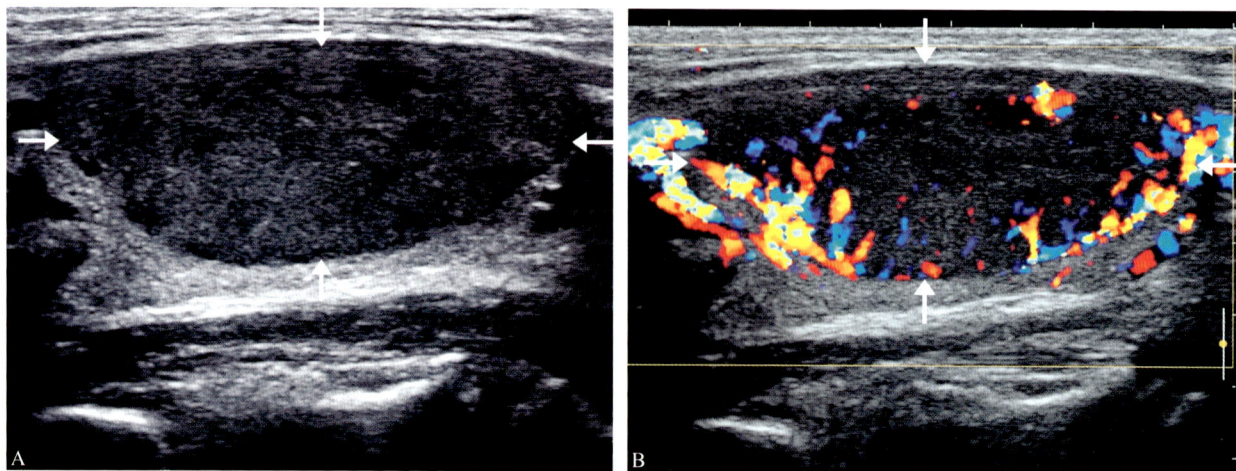

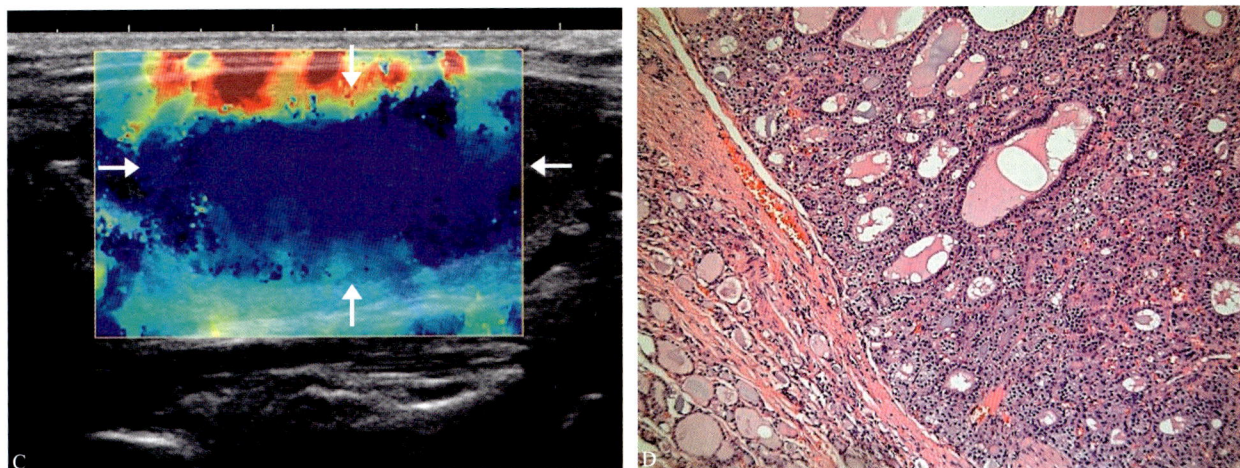

图17-1-8 甲状腺滤泡性腺瘤（1）

A.灰阶超声：甲状腺右侧叶见一个低回声实性结节，大小为3.9cm×1.8cm×1.7cm，边界清晰，形态规则，周边见不完全低回声声晕；B. CDFI：结节周边见环状丰富血流信号；C.二维剪切波弹性成像：结节内部呈均一蓝色，提示结节质软；D.术后病理：（甲状腺右侧叶）滤泡性腺瘤，周边呈慢性淋巴细胞性甲状腺炎改变。

【病例2】

1.**简要病史** 患者女性，62岁。体检发现甲状腺结节5年余。1周前行超声检查，提示甲状腺左侧叶结节，TI-RADS 4a类。FNA提示：涂片中见甲状腺滤泡上皮，少量不典型。

2.**实验室检查** FT_3 4.88pmol/L，FT_4 18.99pmol/L，TSH 1.136mU/L，TPoAb < 2U/mL，TgAb < 10U/mL。

3.**超声检查** 普通超声见图17-1-9A ~ C。

4.**诊疗经过** 入院行甲状腺左侧叶次全切除术。

5.**手术后病理** （甲状腺左侧叶）滤泡性腺瘤（图17-1-9D）。

【病例3】

1.**简要病史** 患者女性，52岁。体检发现甲状腺结节3周。超声检查提示：甲状腺左侧叶实性结节，TI-RADS 4a类。后行FNA提示：涂片见非典型滤泡上皮细胞；为进一步诊治来入院。

2.**实验室检查** FT_3 3.75pmol/L，FT_4 18.51pmol/L，TSH 1.862mU/L，TPoAb < 17.52U/mL，TgAb > 200U/mL（↑）。

3.**超声检查** 普通超声见图17-1-10A ~ C。

4.**诊疗经过** 入院行甲状腺右侧叶次全切除术。

5.**手术后病理** （甲状腺右侧叶）滤泡性腺瘤，周围组织呈结节性甲状腺肿征象（图17-1-10D）。

【病例4】

1.**简要病史** 患者女性，47岁。体检发现甲状腺结节1周。超声检查提示：甲状腺右侧叶实性结节，TI-RADS 4a类。

2.**实验室检查** FT_3 4.84pmol/L，FT_4 13.93pmol/L，TSH 2.000mU/L，TPoAb < 2U/mL，TgAb < 10U/mL。

3.**超声检查** 普通超声见图17-1-11A、B；弹性成像见图17-1-11C。

4.**诊疗经过** 入院行甲状腺右侧叶次全切除术。

5.**手术后病理** （甲状腺右侧叶）嗜酸细胞腺瘤（图17-1-11D）。

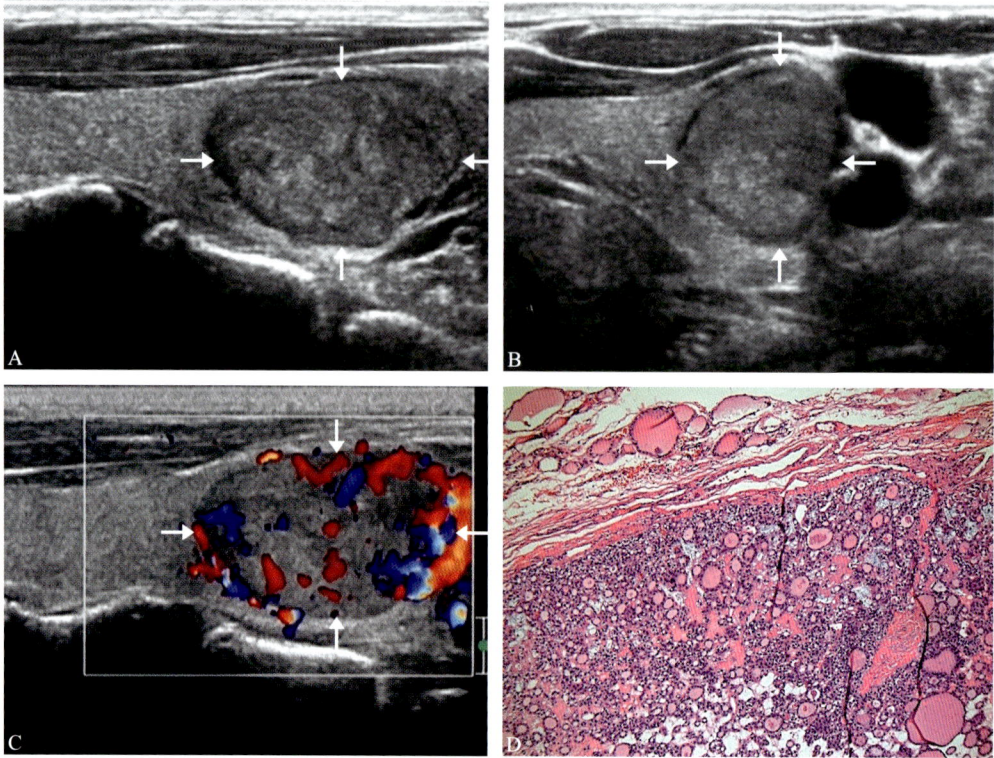

图 17-1-9　甲状腺滤泡性腺瘤（2）

A，B. 灰阶超声：甲状腺左侧叶见一个等回声实性结节，大小为 2.3cm×1.5cm×1.8cm，边界清晰，形态规则，周边见低回声声晕环绕；C. CDFI：结节内部及周边见丰富血流信号；D. 术后病理：（甲状腺左侧叶）滤泡性腺瘤。

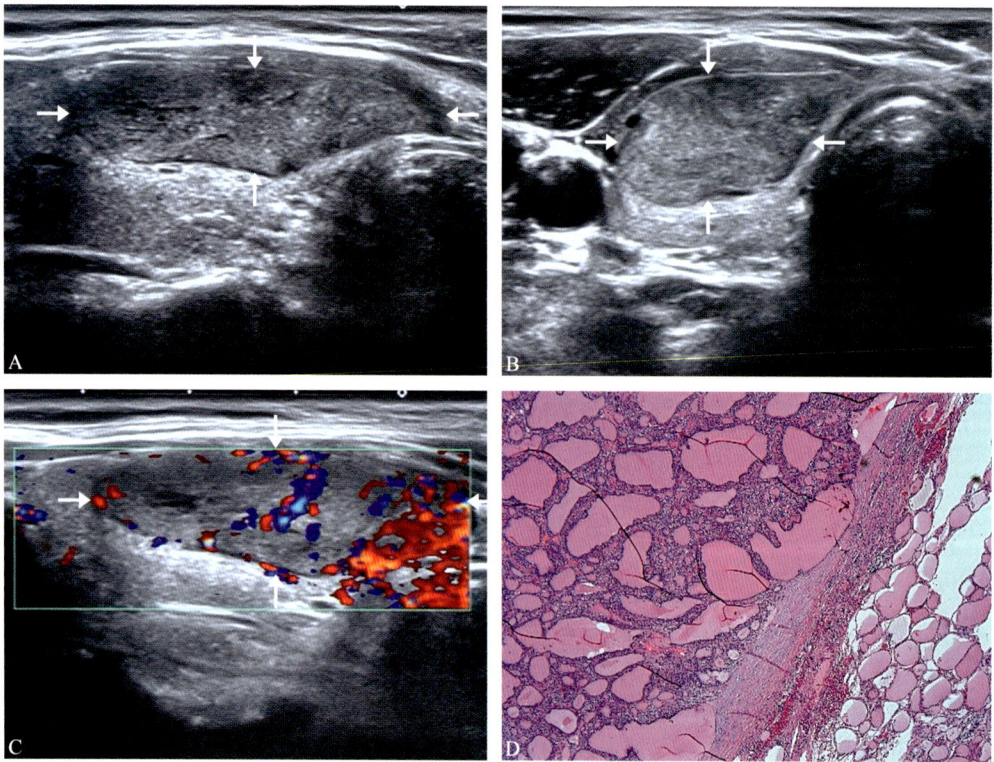

图 17-1-10　甲状腺滤泡性腺瘤（3）

A，B. 灰阶超声：甲状腺右侧叶见一个低回声实性结节，大小为 3.5cm×1.0cm×2.1cm，边界清晰，形态规则；C. CDFI：结节内部及周边见丰富血流信号；D. 术后病理：（甲状腺右侧叶）滤泡性腺瘤，周围组织呈结节性甲状腺肿征象。

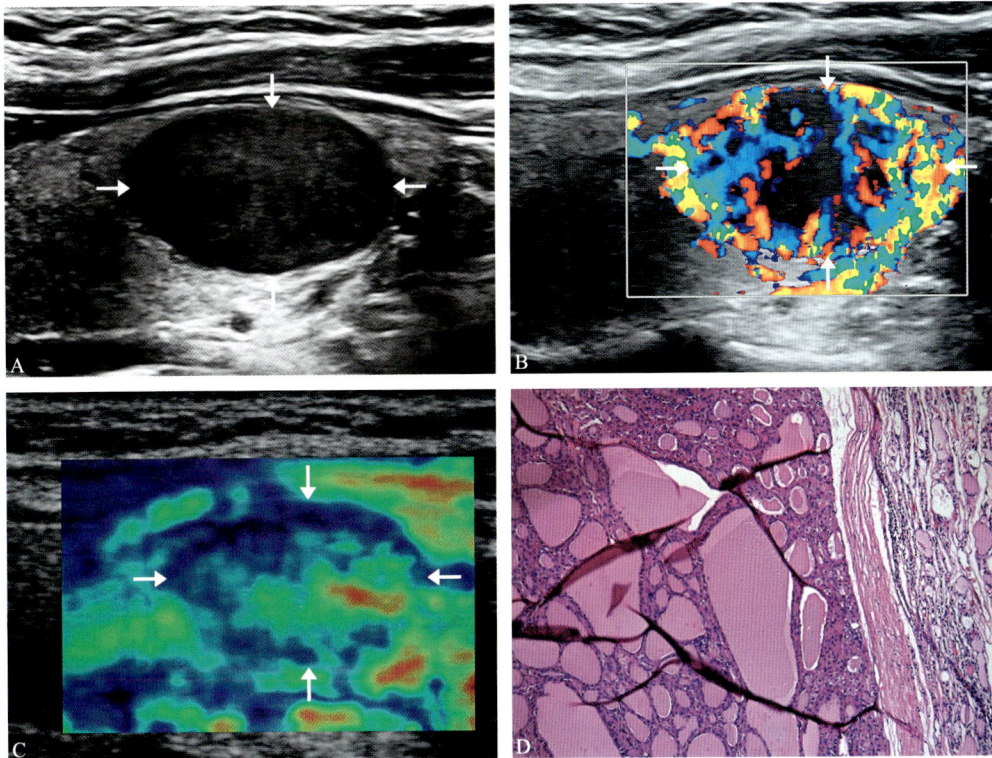

图 17-1-11 甲状腺嗜酸细胞腺瘤

A. 灰阶超声：甲状腺右侧叶见一个低回声实性结节，大小为 2.5cm×2.0cm×1.7cm，边界清晰，形态规则，内部回声均匀，周边见低回声声晕环绕；B. CDFI：结节内部及周边见丰富血流信号，呈彩球状；C. 应变式弹性成像：显示为绿黄相间，提示结节质地较软；D. 术后病理：(甲状腺右侧叶) 嗜酸细胞腺瘤。

> ★ 甲状腺腺瘤无明显临床表现，多为偶然发现。
>
> ★ 肿瘤生长缓慢，当发生瘤内出血时可在短期内迅速胀大。
>
> ★ 甲状腺腺瘤有恶变的可能，超声难以鉴别甲状腺腺瘤与甲状腺滤泡癌，需组织病理明确诊断。

第二节 甲状腺囊肿

一、概述

根据甲状腺囊肿的囊壁是否存在鳞状上皮细胞，可将甲状腺囊肿分为真性囊肿与假性囊肿。其中甲状腺真性囊肿少见，多数甲状腺囊性结节为结节性甲状腺肿及甲状腺腺瘤的囊性变，亦可见于甲状腺恶性肿瘤囊性变。此外，甲状腺囊性结节还可见于甲状腺包虫囊肿一类的罕见病例中。只有当囊壁细胞为鳞状上皮细胞的囊肿才可称为甲状腺真性囊肿，包括淋巴上皮囊肿、甲状腺内舌管囊肿、甲状腺内胸腺囊肿和鳞状上皮囊肿。

（一）甲状腺淋巴上皮囊肿

甲状腺淋巴上皮囊肿（thyroid lymphoepithelial cysts，TLECs）起源于滤泡细胞，多见于女性，单发，常位于甲状腺中央部及下部，并与桥本甲状腺炎有关。临床可表现为无痛性增大的甲状腺肿块。

（二）甲状腺内舌管囊肿

典型的甲状腺内舌管囊肿（intrathyroidal thyroglossal duct cysts，ITTDCs）位于颈前正中线甲状舌骨水平，与舌骨相连，伴吞咽或舌骨移动。尽管甲状舌管囊肿是最常见的先天性颈部肿块，但发生于甲状腺内的甲状舌管囊肿仍然是非常少见的。在临床上，甲状腺内舌管囊肿最初常表现为炎症，有时发生在上呼吸道感染后。可发生感染，晚期可形成脓肿，但很少会发生恶变（约1%），恶变的病理类型多为甲状腺乳头状癌。

（三）甲状腺内胸腺囊肿

因在胚胎期位于相同位置的缘故，甲状腺内可偶见异位胸腺。颈部胸腺囊肿有单房性和多房性两种类型。单房性囊肿壁薄，由鳞状上皮细胞排列，周围可见胸腺组织。多房性囊肿有厚的纤维壁，内衬多层鳞状上皮，可能为单层立方、单层柱状、多层立方、柱状或微乳头状腺上皮混合。Chaudhari等首次报道了甲状腺内多房增生性胸腺囊肿，并考虑其产生的原因是基于赫氏小体（胸腺髓质的特征性结构，由数层扁平的胸腺上皮细胞呈同心圆状包绕排列而成）的囊性退变而形成。甲状腺内胸腺囊肿（intrathyroidal thymic cyst，CTC）罕见，目前尚无对其超声特征的相关报道。

（四）甲状腺鳞状上皮囊肿

1922年，Nicholson首次描述甲状腺鳞状上皮囊肿（thyroid squamous epithelium cyst），并将其形成归因于严重的慢性炎症与腺体纤维化引起功能及环境的变化所导致的滤泡上皮化生。Harcourt-Webster在后续的病例报道中认为其发生与甲状腺鳞状细胞癌无显著相关性。目前尚无甲状腺鳞状上皮囊肿的超声特征报道。

二、超声表现

（一）甲状腺淋巴上皮囊肿

因TLECs内含有蛋白质、细胞碎片和/或胆固醇结晶，其内容物可分为以下4种类型：囊性、囊实性、假实性和假钙化型。其中单纯囊性表现的TLECs约占50%，假钙化型约占25%，后者超声图像表现为粗大钙化（图17-2-1）。

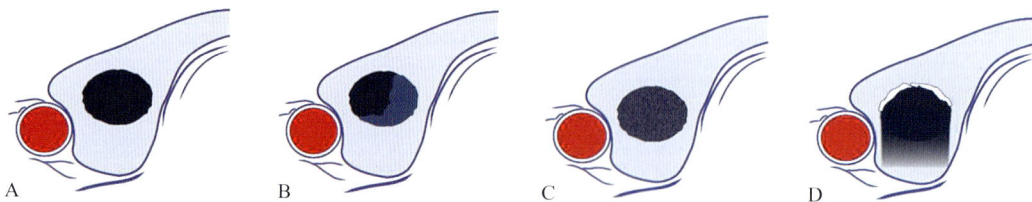

图17-2-1　甲状腺淋巴上皮囊肿类型
A. 囊性；B. 囊实性；C. 假实性；D. 假钙化型。
本图由葛岚医生绘制。

单纯囊性TLECs表现为边界清晰、圆形、边缘光滑、薄壁、无回声囊性结节，常伴有后方回声增强。部分TLECs内可以观察到悬浮的细小碎片和彗星尾征。探头加压时可见其内部的流动性。少数TLECs可表现为类似恶性甲状腺结节的超声特征。

（二）甲状腺内舌管囊肿

甲状腺内舌管囊肿表现为甲状腺内边界清晰、壁薄的无回声区。当囊肿反复感染时，内部可呈混合回声结构乃至假实性表现，囊肿壁可增厚，边缘不规则，周围皮下组织亦可见炎症改变。

三、其他影像学表现

CT/MR：甲状腺囊肿在 CT/MR 上表现与一般的囊性结节相似。CT/MR 的优势在于可明确甲状腺囊肿的部位与邻近器官之间的关系，有助于囊肿来源的诊断。

四、鉴别诊断

典型的甲状腺囊肿诊断不难，当囊肿位置、回声不典型时，需要与甲状旁腺囊肿、甲状腺内极低回声的实性结节、甲状腺结节囊性变等相鉴别。

1. **甲状旁腺囊肿**　囊肿表现与甲状腺囊肿类似，超声鉴别点主要在于肿块位置，甲状旁腺囊肿一般位于甲状腺后下方，与甲状腺组织间有高回声细薄分隔，要注意观察囊肿与甲状腺被膜和甲状腺下动脉的关系。此外甲状旁腺囊肿血钙正常，细针穿刺抽吸囊液为清亮液体，测出其内甲状旁腺素浓度高于血液中水平。

2. **极低回声的甲状腺实性结节**　表现为极低回声的部分甲状腺实性结节可能会被误诊为囊肿，调高增益有助于明确结节的囊实性，也可借助超声造影的手段来明确该结节的性质。

3. **甲状腺结节囊性变**　可发生囊性变的甲状腺结节主要有结节性甲状腺肿、甲状腺腺瘤以及甲状腺乳头状癌等。产生原因可能是甲状腺的静脉被压迫引起的局部血液循环障碍，进而发生变性、坏死等改变，也可能为血管的破裂而合并出血继而发生囊性变。囊腔内容物可为清澈黄色液体、稠厚的胶质或是陈旧性的出血。当囊肿处于急性出血期时可伴有颈部的不适及疼痛。甲状腺结节囊性变后，绝大部分呈无回声有可能被误认为甲状腺真性囊肿，应仔细扫查整个结节并观察有无附壁实性成分，通常结节囊性变时囊壁略厚、有附壁实性成分，有别于真性囊肿薄而光滑的囊壁（图 17-2-2）。也有一些较小囊性结节是由甲状腺滤泡增生所致胶质潴留所形成的囊肿，其内可见点状强回声改变伴彗星尾征是其特征（图 17-2-3）。

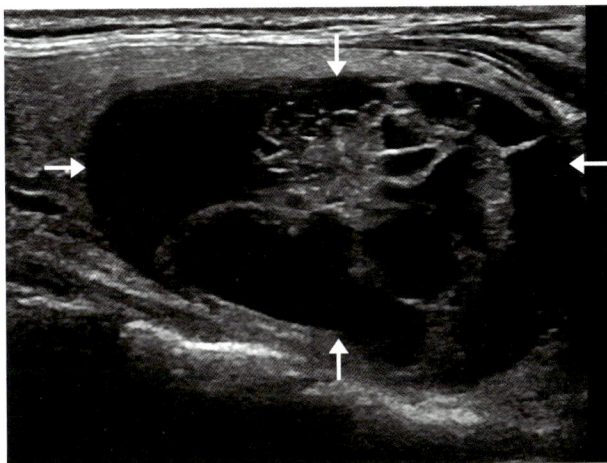

图 17-2-2　甲状腺结节囊性变

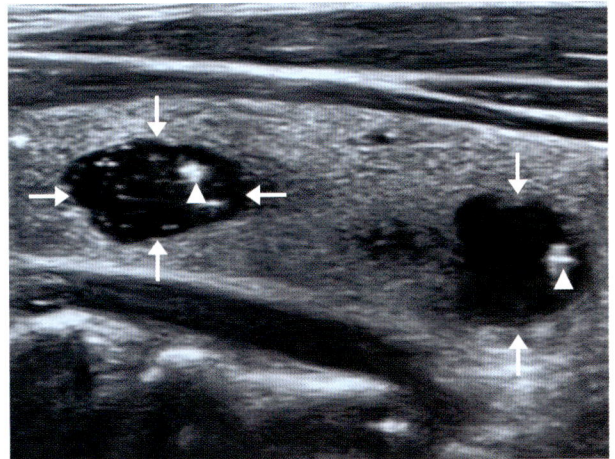

图 17-2-3　甲状腺滤泡增生所致胶质潴留
三角箭头所示为彗星尾征。

4. 甲状腺内包虫性囊肿　包虫病是一种世界性的人畜共患传染病。甲状腺内包虫性囊肿（hydatid cyst of thyroid gland）十分罕见，多伴有包虫感染病史。临床表现为颈前孤立的肿块，质软或质韧，不伴有压迫及局部进展症状，当囊液外溢时可能会伴有严重的过敏反应。当确诊的包虫病局限于甲状腺，而其他部位没有发病迹象时，称为原发性包虫病。既往文献中关于甲状腺原发性包虫病的报道很少。而如果其他器官如肝、肺等受累，则说明该疾病为继发性。

典型的超声表现为甲状腺内单个或多个囊性结节，壁薄，囊内有时可见子囊形成。除此之外，周边的弧形钙化也与包虫囊肿存在一定的相关性，但特异性较低。

五、诊断要点

甲状腺真性囊肿非常罕见。超声图像多表现为壁薄、光滑的无回声结构，而明确具体的病理类型则十分困难，需要通过临床表现推测该囊性结节的可能来源。如甲状腺淋巴上皮囊肿在细针穿刺时，其囊液可表现为黄色或绿色的黏滞液体；甲状腺内舌骨囊肿多继发于上呼吸道感染后呼吸道上皮分泌增多引起的塌陷甲状舌管重新开放；甲状腺内包虫性囊肿，往往需要结合病史资料（如包虫感染病史、发现颈前孤立的肿块等）及实验室检查（如红细胞沉降率增快、嗜酸性粒细胞增多、细胞免疫反应、体液免疫反应等）来推断此类疾病发生的可能性，最终的确诊常常需要手术切除以后病理诊断证实。

六、临床意义

超声可以评估甲状腺囊肿的发生部位、与周边结构的关系、囊肿的成分、囊内外血流信息，对于诊断有疑问的囊肿还可以进行超声造影或超声引导下穿刺诊断，进而可以行超声引导下囊肿硬化手术，对于甲状腺囊肿的诊断和治疗都具有重要的意义。

- ★ 真性甲状腺囊肿非常少见。
- ★ 对于无法明确性质的囊肿可以进行超声造影或超声引导下穿刺诊断，如果囊肿体积较大，还可以行超声引导下囊肿硬化治疗。

第三节　甲状腺交界性肿瘤

一、概述

《WHO（2017）内分泌器官肿瘤分类》提出了甲状腺交界性肿瘤的概念，进一步完善了甲状腺疾病谱。甲状腺交界性肿瘤包括原透明变梁状肿瘤（hyalinizing trabecular tumor）、形态和生物学行为介于滤泡性腺瘤和滤泡癌和/或滤泡型乳头状癌之间的其他包裹性滤泡性肿瘤（other encapsulated follicular-patterned tumor）。后者分为恶性潜能未定的肿瘤（uncertain malignant potential，UMP）和具有乳头状核特点的非浸润性甲状腺滤泡性肿瘤（NIFTP）两大类。主要区分依据是有可疑包膜和/或脉管浸润或无浸润。UMP进一步根据有无甲状腺乳头状癌细胞核的特点，分为恶性潜能未定的高分化肿瘤（WT-UMP）和恶性潜能未定的滤泡性肿瘤（FT-UMP）。

UMP的病理特征：伴有可疑包膜或脉管浸润的包裹性或境界清楚的甲状腺滤泡生长模式的肿瘤。

根据是否具有 PTC 细胞核特点，进一步分为两类：FT-UMP，指缺乏 PTC 细胞核特点的 UMP；WT-UMP，指具有明确或者不确定性 PTC 细胞核特点的 UMP。细针穿刺活检对 UMP 和 FTC 鉴别困难，20%～35% 的病变术前细针穿刺诊断为滤泡性病变，最终术后病理证实为恶性肿瘤。

　　UMP 为交界性肿瘤，生物学行为惰性介于良恶性之间。UMP 预后很好，目前仅有 2 例 FT-UMP 发生远处转移的报道。临床以手术治疗为主，术后紧密观察、随访。

二、典型病例

【病例 1】

1. **简要病史**　患者女性，54 岁。半年前自感颈部肿块，偶感胀痛，近期加重。超声检查提示甲状腺左侧叶实性结节，4a 类。

2. **实验室检查**　FT_3 4.83pmol/L，FT_4 15.32pmol/L，TSH 2.459mU/L，Tg 2.82ng/mL（↓）。

3. **超声检查**　普通超声见图 17-3-1A～C。

4. **诊疗经过**　入院行甲状腺左侧叶次全切除术。

5. **手术病理**　（甲状腺左侧叶）恶性潜能未定的甲状腺滤泡性肿瘤（图 17-3-1D）。

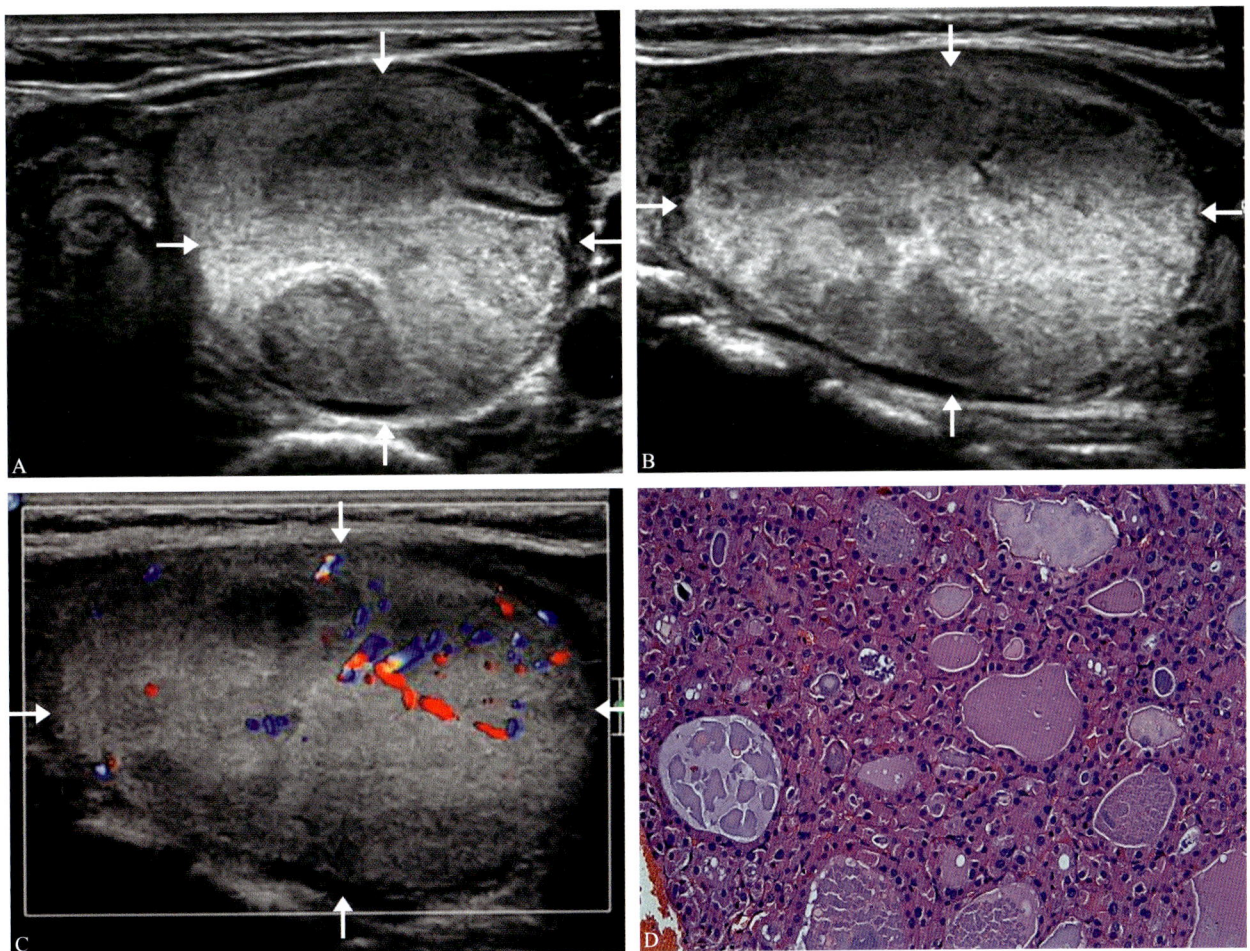

图 17-3-1　恶性潜能未定的甲状腺滤泡性肿瘤

A，B. 灰阶超声：甲状腺左侧叶体积非对称性肿大，形态饱满，内见一个等回声结节，大小为 4.9cm×3.9cm×3.6cm，边界清晰，形态规则，内部回声欠均匀；C. CDFI：结节内部见明显的血流信号；D. 术后病理：（甲状腺左侧叶）恶性潜能未定的甲状腺滤泡性肿瘤，建议密切随访。

【病例2】

1. **简要病史** 患者男性，61岁。颈部不适半个月余。行超声检查提示：甲状腺左侧叶囊实性结节，4a类。

2. **实验室检查** 无特殊。

3. **超声检查** 普通超声见图17-3-2A、B；弹性成像见图17-3-2C。

4. **诊疗经过** 患者因临床症状明显，手术意愿强烈，入院行甲状腺左侧叶次全切除术。

5. **手术后病理** （甲状腺左侧叶）恶性潜能未定的甲状腺滤泡性肿瘤（图17-3-2D）。

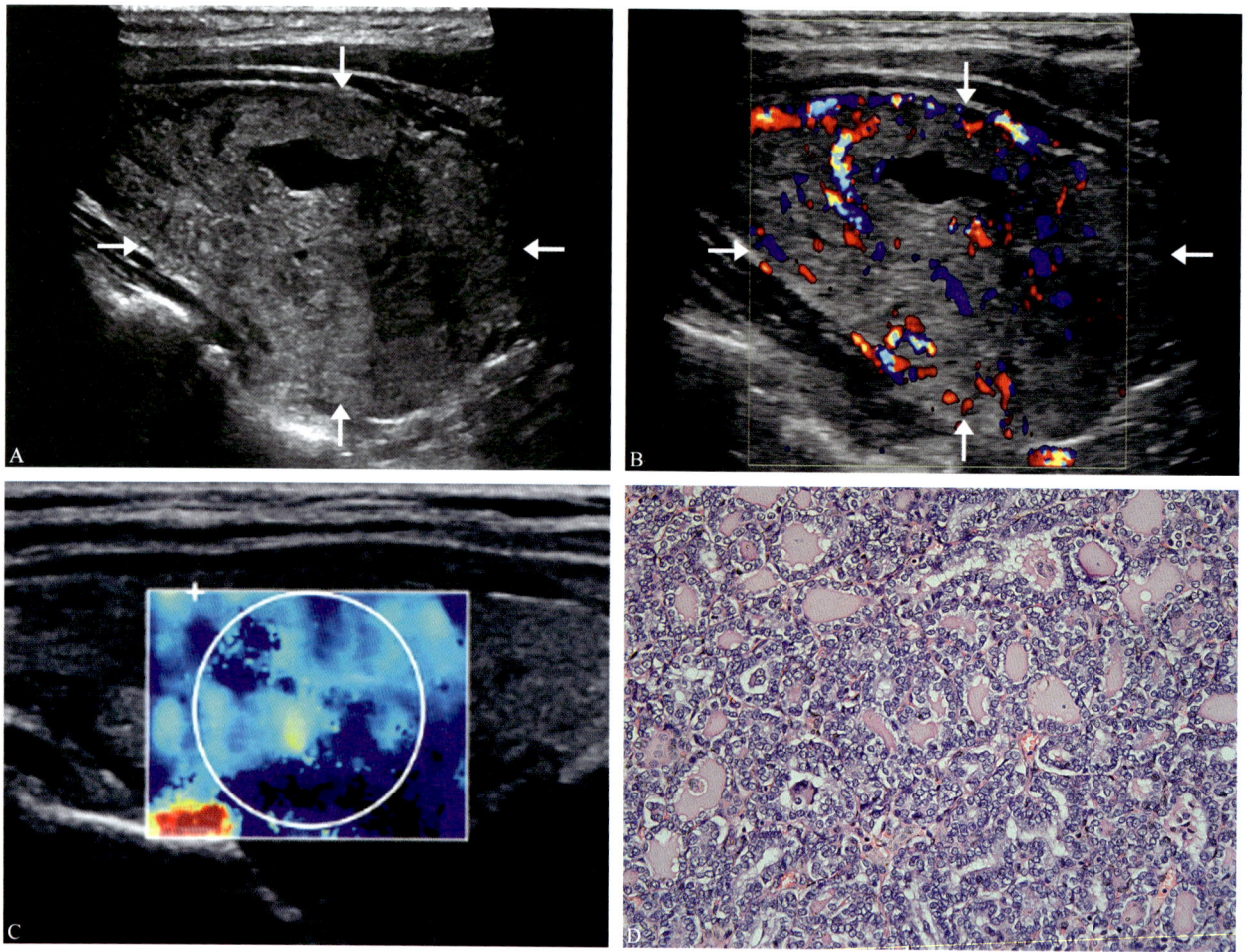

图17-3-2 恶性潜能未定的甲状腺滤泡性肿瘤

A.灰阶超声：甲状腺左侧叶体积非对称性肿大，形态饱满，内见一个囊实混合性结节，实性为主，大小为5.0cm×2.9cm×3.9cm，边界清晰，形态规则，内部等回声为主，回声不均匀；B. CDFI：结节内部及周边见丰富血流信号；C. 二维剪切波弹性成像：结节实性部分质地偏硬，杨氏模量最大值：56.3kPa；D. 术后病理：（甲状腺左侧叶）恶性潜能未定的甲状腺滤泡性肿瘤。

第十八章

甲状腺恶性肿瘤

第一节 总 论

一、概述

（一）甲状腺肿瘤的分类

甲状腺肿瘤一般分为上皮源性和非上皮源性两大类。前者包括滤泡上皮细胞起源的肿瘤和滤泡旁细胞（C 细胞）起源的肿瘤；后者主要包括淋巴瘤和间叶源性的肿瘤。其他非恶性肿瘤在前文已经介绍，本节主要围绕甲状腺恶性肿瘤展开讨论。

滤泡上皮起源的甲状腺癌按病理类型，一般分为乳头状癌、滤泡癌、髓样癌及未分化癌 4 种。其中，乳头状癌最常见，约占 90%，恶性程度较低，预后良好。滤泡癌约占 5%，其中微浸润型滤泡癌低度恶性，广泛浸润型滤泡癌恶性程度中等。髓样癌约占 2%，中度恶性。未分化癌罕见，占比不到 1%，但恶性程度最高，较早可发生转移，预后差。

非上皮甲状腺恶性肿瘤较为少见，如甲状腺淋巴瘤［黏膜相关淋巴组织结外边缘区淋巴瘤，低度恶性；弥漫性大 B 细胞淋巴瘤（diffuse large B-cell lymphoma，DLBCL），中度恶性］、甲状腺转移性肿瘤等（表 18-1-1）。

表 18-1-1 甲状腺肿瘤的 WHO 分类（2017 版）

肿瘤	ICD-O 编码
滤泡性腺瘤	8330/0
透明变梁状肿瘤	8336/1
其他有包膜的滤泡型甲状腺肿瘤	
恶性潜能未定的滤泡性肿瘤（FT-UMP）	8335/1
恶性潜能未定的高分化肿瘤（WT-UMP）	8348/1
具有乳头状核特征的非浸润性甲状腺滤泡性肿瘤（NIFTP）	8349/1
甲状腺乳头状癌（PTC）	
乳头状癌	8260/3
乳头状癌滤泡亚型	8340/3
乳头状癌包裹亚型	8343/3
微小乳头状癌	8341/3
乳头状癌柱状细胞亚型	8344/3
乳头状癌嗜酸细胞亚型	8342/3
甲状腺滤泡癌（FTC）	8330/3
微浸润型	8335/3

续表

肿瘤	ICD-O 编码
包裹型血管浸润型	8339/3
广泛浸润型	8330/3
许特莱（嗜酸）细胞肿瘤	
许特莱细胞腺瘤	8290/0
许特莱细胞癌	8290/3
甲状腺低分化癌	8337/3
甲状腺间变性癌 / 未分化癌	8020/3
鳞状细胞癌	8070/3
甲状腺髓样癌	8345/3
混合性髓样癌和滤泡细胞性甲状腺癌	8346/3
黏液表皮样癌	8430/3
伴嗜酸性粒细胞增多的硬化性黏液表皮样癌	8430/3
黏液癌	8480/3
异位胸腺瘤	8580/3
伴胸腺样分化的梭形上皮性肿瘤	8588/3
甲状腺内胸腺癌	8593/3
副神经节瘤和间叶来源肿瘤	
副神经节瘤	8693/3
外周神经鞘膜肿瘤	
神经鞘瘤	9560/0
恶性外周神经鞘膜瘤	9540/3
良性血管肿瘤	
血管瘤	9120/0
海绵状血管瘤	9121/0
淋巴管瘤	9170/0
血管肉瘤	9120/3
平滑肌肿瘤	
平滑肌瘤	8890/0
平滑肌肉瘤	8890/3
孤立性纤维性肿瘤	8815/1
淋巴造血系统肿瘤	
朗格汉斯细胞组织细胞增生症	9751/3
Rosai-Dorfman 病	
滤泡性树突状细胞肉瘤	9758/3
原发性甲状腺淋巴瘤	
生殖细胞肿瘤	
良性畸胎瘤（0 或 1 级）	9080/0

肿瘤	ICD-O 编码
未成熟畸胎瘤（2 级）	9080/1
恶性畸胎瘤（3 级）	9080/3
继发性肿瘤	

注：形态学编码来自《国际疾病分类肿瘤学专辑》（International Classification of Diseases for Oncology，ICD-O）。生物学行为良性的肿瘤编码为 /0，不特异、交界性或生物学行为不确定的肿瘤编码为 /1，原位癌或上皮内瘤变 3 级编码为 /2，恶性肿瘤编码为 /3。

（二）甲状腺癌的流行病学

甲状腺癌作为最常见的内分泌系统恶性肿瘤，发病率约占全身恶性肿瘤的 1%，近 10 年成为全球增长最快的恶性肿瘤。美国的一组数据显示，甲状腺癌发病率以每年 > 6% 的速度逐年递增。而根据 2018 年国际癌症研究中心的统计数据，2018 年全球新增甲状腺癌患者 56.7 万例，占所有恶性肿瘤的 3.1%。

我国的流行病学调查数据显示，2015 年我国新发癌症总数约 392.9 万例，其中甲状腺癌约 20.1 万例。甲状腺癌在所有恶性肿瘤中位列第 6 位，女性位列第 4 位，并成为大城市女性风险最高的癌症之一。甲状腺癌的世界年龄标化发病率（World age-standardized incidence rate，WAIR）为 10.44/10 万，其中东部地区明显高于中西部地区。

甲状腺癌发病率的增加既可能是诊断强度的增加，如人们对健康体检的重视、高分辨率超声的广泛应用、细针穿刺活检的逐渐普及，也可能是辐射暴露、环境污染、饮食生活方式改变的结果。

虽然甲状腺癌的发病率逐年增高，但甲状腺癌的死亡率一直保持在稳定或轻微波动的状态。全国肿瘤登记中心的数据表明，2013 年全国世界年龄标化死亡率为 0.32/10 万，而 2010 年为 0.26/10 万。3 年间死亡率增长 23%，而同期发病率增长 137%，提示甲状腺癌预后较好，人群累积死亡风险无变化。

（三）甲状腺癌的危险因素

甲状腺恶性肿瘤发生唯一明确的外源性因素是童年时期的电离辐射暴露，而遗传因素则是导致肿瘤发生的重要内源性因素，其他可能的危险因素（碘摄入量、雌激素、肥胖、饮食、基础甲状腺疾病等）尚未在人群研究中得到证实，因此目前各大指南对甲状腺癌的风险因素尚未统一。

1. **电离辐射**　暴露于电离辐射是甲状腺癌的明确危险因素，尤其是童年时期的辐射暴露。暴露年龄越小，风险越大。成年人辐射暴露风险相对较小或不存在。

2. **遗传因素**　甲状腺癌发病的种族差异间接证实了遗传因素对甲状腺癌发病的影响，家族史是甲状腺癌的危险因素之一。原癌基因的突变、错配以及抑癌基因的失活，均可导致甲状腺癌的发生。与其他实体肿瘤比较，甲状腺癌的遗传易感性更加明显。有研究发现甲状腺癌患者一级直系亲属的患癌风险增加 8~10 倍，远高于其他肿瘤如乳腺癌、前列腺癌和结肠癌等的 2~4 倍。

遗传性甲状腺癌可分为遗传性甲状腺髓样癌和家族性非髓样甲状腺癌。前者占髓样癌的 20%~25%；后者定义为家属一级亲属中有 2 例或以上滤泡上皮起源的甲状腺癌患者。

3. **碘摄入量**　碘作为甲状腺激素合成的主要原料之一，其摄入量关系着甲状腺的健康，但摄入量和甲状腺的关系仍然存在较大争议。理论上碘缺乏导致的 TSH 升高可刺激甲状腺结节的形成，但目前尚无充分证据表明碘干预可影响甲状腺癌发病率的改变。

4. **雌激素**　甲状腺癌女性发病率约为男性的 3 倍，且多发生于生育年龄，发病高峰年龄组为 45~54 岁。分化型甲状腺癌（DTC）中亦可检出到雌激素受体，且雌激素还可增强甲状腺癌细胞的黏附、迁徙和侵袭，进而促进甲状腺癌的转移。但目前以人群为基础的研究对甲状腺癌与雌激素之间相关性尚未得出一致的结论。妊娠不是甲状腺癌发病增加的危险因素。

5. 饮食　十字花科植物含有硫糖苷降解产物，理论上其摄入存在致甲状腺肿的作用。动物实验中表明可引起甲状腺肿瘤，但尚未在人群研究中得到证实。海鱼与贝壳类饮食并未增加甲状腺癌风险，而在缺碘地区反而有保护作用。

6. 甲状腺疾病　已经存在的甲状腺肿、甲状腺结节可能是甲状腺癌的危险因素，但目前大多数研究认为良性甲状腺结节不会演变为甲状腺癌。甲状腺功能亢进和亚急性甲状腺炎与甲状腺癌之间无明显相关性。

桥本甲状腺炎被认为是甲状腺乳头状癌的高危因素，该病不仅可通过引起 TSH 升高来促使甲状腺肿瘤的形成，更可通过长期慢性炎症刺激导致的甲状腺滤泡上皮发育异常形成滤泡发育不良区等机制促使肿瘤的发生。甲状腺乳头状癌可导致肿瘤的免疫反应发生，引起免疫细胞对正常甲状腺细胞产生错误应答而发生免疫交叉反应。对于二者之间的关联是共存还是互为因果关系，仍存在进一步探讨的余地。

已经存在的分化型甲状腺癌是未分化癌的危险因素，后者多是前者经过更多的基因突变而来。

7. 肥胖　超重或肥胖致甲状腺癌的发生可能与胰岛素抵抗、脂肪因子、炎症等影响有关。

（四）甲状腺癌的 TNM 分期

2016 年 10 月，美国癌症联合委员会（American Joint Committee on Cancer，AJCC）第 8 版甲状腺癌分期系统诞生。甲状腺癌的 TNM 分类及分期系统见表 18-1-2 ~ 表 18-1-5。

表 18-1-2　《美国癌症联合委员会癌症分期》第 8 版对甲状腺癌分期中 T、N、M 的定义

原发肿瘤 T 分期	区域淋巴结 N 分期	远处转移 M 分期
T_x 原发肿瘤无法评估	N_x 区域淋巴结无法评估	M_0 无远处转移
T_0 没有原发肿瘤的证据	N_0 没有区域淋巴结转移的证据	M_1 有远处转移
T_1 肿瘤 < 2cm，仅限于甲状腺	N_{0a} 一个或多个细胞学或组织学确认的良性淋巴结	
T_{1a} 肿瘤 < 1cm，仅限于甲状腺	N_{0b} 没有局部淋巴结转移的影像学或临床证据	
T_{1b} 肿瘤 1 ~ 2cm，仅限于甲状腺	N_1 区域淋巴结转移	
T_2 肿瘤 2 ~ 4cm，仅限于甲状腺肿瘤	N_{1a} 单侧或双侧VI区或VII区淋巴结转移	
T_3 肿瘤 > 4cm 仅限于甲状腺或侵犯带状肌	N_{1b} 单侧或双侧或对侧颈淋巴结或咽后淋巴结转移	
T_{3a} 肿瘤 > 4cm 仅限于甲状腺		
T_{3b} 任意大小肿瘤侵犯带状肌		
T_4 肿瘤侵犯到主要颈部结构		
T_{4a} 任意大小肿瘤侵犯皮下软组织、喉部、气管、食管或喉返神经		
T_{4b} 任意大小肿瘤侵犯椎前筋膜或包裹颈动脉或纵隔血管		

表 18-1-3　《美国癌症联合委员会癌症分期》第 8 版对分化型甲状腺癌的分期

分期	年轻患者（年龄 < 55 岁）	年老患者（年龄 ≥ 55 岁）
Ⅰ 期	任何 T，任何 N，M_0	T_1/T_2，N_0/N_x，M_0
Ⅱ 期	任何 T，任何 N，M_1	T_1/T_2，N_1，M_0
		T_{3a}/T_{3b}，任何 N，M_0

续表

分期	年轻患者（年龄＜55岁）	年老患者（年龄≥55岁）
Ⅲ期		T_{4a}，任何N，M_0
Ⅳa期		T_{4b}，任何N，M_0
Ⅳb期		任何T，任何N，M_1
Ⅳc期		

表 18-1-4　《美国癌症联合委员会癌症分期》第 8 版对甲状腺髓样癌的分期

分期	TNM 分期	分期	TNM 分期
Ⅰ期	T_1，N_0，M_0	Ⅳa期	T_{4a}，N_0，M_0
Ⅱ期	T_2，N_0，M_0		T_{4a}，N_{1a}，M_0
	T_3，N_0，M_0		T_1，N_{1b}，M_0
Ⅲ期	T_1，N_{1a}，M_0		T_2，N_{1b}，M_0
	T_2，N_{1a}，M_0		T_3，N_{1b}，M_0
	T_3，N_{1a}，M_0		T_{4a}，N_{1b}，M_0
		Ⅳb期	T_{4b}，任何N，M_0
		Ⅳc期	任何T，任何N，M_1

表 18-1-5　《美国癌症联合委员会癌症分期》第 8 版对甲状腺未分化癌的分期

分期	TNM 分期
Ⅳa期	$T_1 \sim T_{3a}$，N_0/N_x，M_0
Ⅳb期	$T_1 \sim T_{3a}$，N_1，M_0
	T_{3b}，任何N，M_0
	T_4，任何N，M_0
Ⅳc期	任何T，任何N，M_1

（五）术后复发风险分层

《2015ATA 成人甲状腺结节与分化型甲状腺癌指南》对甲状腺癌术后复发风险进行了更新，具体见表 18-1-6。

表 18-1-6　甲状腺癌复发风险分层

复发风险分层	特征
高危（所有 DTC）	满足其中之一特征即可： 　远处转移 　原发灶向甲状腺外肉眼侵袭； 　原发灶未能完整切除； 　pN1（有区域淋巴结转移）中任何一个转移淋巴结最大径≥3cm 　术后血清 TG 提示有远处转移 　伴广泛血管侵袭（＞4 处）的 FTC；

复发风险分层	特征
中危（所有 DTC）	满足其中之一特征即可： 　原发灶向甲状腺外微小侵袭； 　首次 RAI 治疗后显像提示颈部摄碘灶； 　侵袭性病理亚型； 　伴血管侵袭的 PTC cN1 或 > 5 个微小淋巴结（最大径均 < 3cm）pN1 伴有腺外侵袭和 $BRAF^{V600E}$ 突变（如果检测 $BRAF$）的多灶性 PTMC
低危	PTC（需满足全部特征）： 　所有肉眼可见肿瘤均被彻底清除； 　无远处转移、侵及腺外组织、血管侵袭、淋巴结转移及其他侵袭性特征； 　原发灶非侵袭性病理亚型（如高细胞型、靴钉型或柱状细胞型等） 　放射性碘治疗后显像无甲状腺外碘摄取 滤泡亚型 PTC：腺内型、包裹性滤泡亚型 PTC FTC：腺内型、分化良好的侵及包膜的 FTC，无或仅有少量（< 4 处）血管侵袭 PTMC：腺内型、单灶或多灶，无论 $BRAF$ 是否突变

（六）甲状腺肿瘤生物标志物

1. **降钙素**　血清降钙素及癌胚抗原的联合检测对甲状腺髓样癌早期诊断、治疗监测、疗效评估、复发监测等具有重要意义。降钙素可作为髓样癌术后病灶残留或复发的预测因子。

2. **甲状腺球蛋白**　血清球蛋白是分化型甲状腺癌关键的血清学指标。甲状腺全切术后或 ^{131}I 治疗后，血清球蛋白是评价 DTC 复发或是否后续治疗的重要指标。在检测血清球蛋白时，应同时检测抗甲状腺球蛋白抗体（TgAb）。

3. **半乳糖凝集素 3**（galectin-3，Gal-3）　在甲状腺乳头状癌和滤泡状癌中高表达，而在未分化癌或髓样癌中不表达或弱表达。

4. **间皮瘤抗原 -1**（HBME-1）　在分化型甲状腺癌中高表达，而在良性结节和未分化癌中为阴性或少表达。

5. **细胞角蛋白 19**（cytokeratin-19，CK-19）　在甲状腺乳头状癌癌肿呈弥漫性强阳性表达，而在正常甲状腺滤泡中局灶性表达。CK-19 多与其他肿瘤标志物联合应用，单独 CK-19 特异性不高。

6. **基质金属蛋白酶**（matrix metalloproteinase，MMP）　与甲状腺肿瘤转移有一定关系。

二、甲状腺癌其他相关检查

（一）体格检查

甲状腺癌相关的体格检查包括甲状腺检查、淋巴结检查以及全身检查。

对于甲状腺肿瘤的诊断，甲状腺的体格检查是必不可少的，包括视诊、触诊以及听诊。视诊时应注意观察甲状腺的大小和对称性；触诊时应当注意皮肤的温度，有无压痛，甲状腺肿物的大小以及质地、活动度等（图 18-1-1）；听诊应注意是否听到收缩期或连续性血管杂音。

淋巴结检查主要包括淋巴结的部位、大小、数量、质地、活动度、有无压痛、有无红肿等。

此外，甲状腺癌也可引起甲状腺外的异常表现，如甲状腺髓样癌患者可导致长期腹泻、甲状腺肿瘤压迫神经引起 Horner 综合征（上睑下垂、瞳孔缩小、眼球内陷、面部无汗）等。

（二）其他影像学检查

1. **甲状腺静态显像**　由于甲状腺组织具有摄取和浓聚 ^{131}I 或 ^{99m}Tc 的能力，因此可利用显像仪器观

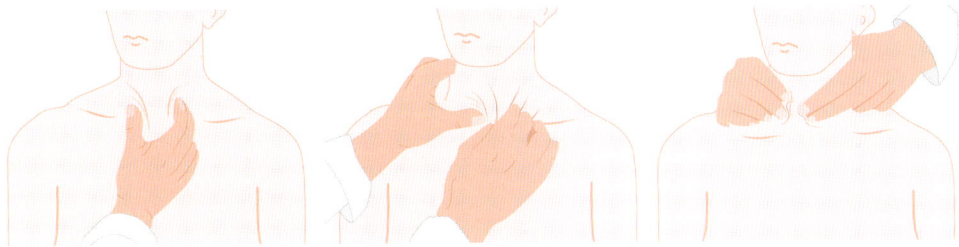

图 18-1-1 甲状腺触诊

嘱患者取坐位，检查者立于其身前或身后，以双手的示指、中指、无名指的指腹按顺序依次由外向内触诊，嘱被检者做吞咽动作。

察甲状腺内显像剂的分布，从而对甲状腺结节的良恶性与功能进行判断。根据甲状腺内核素摄取的浓度，可将结节分为冷、热、温三类。此外，甲状腺静态显像也可以用于寻找异位甲状腺、甲状腺术后残余组织以及甲状腺癌转移灶。

2．**甲状腺亲肿瘤显像** 常用显像剂为 ^{99m}Tc-MIBI，甲状腺恶性肿瘤在肿瘤阳性显像中表现为浓聚区，而良性结节多不摄取 ^{99m}Tc-MIBI。

3．**PET-CT** 在甲状腺癌术前意义不大，主要用于甲状腺癌术后转移复发灶的评估。一些新的核素诸如 ^{18}F- 二羟基苯丙氨酸（fluorine-18 dihydroxyphenylalanine，^{18}F-FDOPA）和 ^{68}Ga- 生长抑素类似物（somatostatin analogues labelled with gallium-68，^{68}Ga-SSA）也被应用于髓样癌复发与转移的检测中。

4．**CT 与 MRI** 可以清晰地显示肿瘤的范围、与周边重要结构的关系，对观察颈部有无淋巴结转移意义较大。CT 对胸内甲状腺肿瘤的诊断有重要的作用，能判断肿瘤侵犯范围及与周围大血管的关系，为制订手术方案提供可靠证据。此外，应用 MRI 扩散加权成像也可用于鉴别甲状腺结节的良恶性，恶性甲状腺结节的表观扩散系数（apparent diffusion coefficient，ADC）值往往较高。

（三）实验室检查

目前常用于甲状腺癌的实验室检测指标主要为甲状腺球蛋白和血清降钙素，详见本书第一篇第四章第二节。

（四）基因检测

目前确定的参与甲状腺癌发生、发展过程中的癌基因和抑癌基因包括 *BRAF* 癌基因、*RAS* 癌基因、*RET/PTC* 融合基因、端粒反转录酶 TERT 等。详见本书第一篇第三章第三节。

三、甲状腺癌治疗方法

（一）甲状腺癌外科手术治疗

目前甲状腺癌的外科手术治疗主要包括甲状腺腺叶切除术和全 / 近全甲状腺切除术，并根据患者的具体情况选择合适的颈部淋巴结清除术。

腔镜技术的发展也为甲状腺手术的入路提供了不同的选择方式，而手术机器人的发展则对甲状腺腔镜手术的精细性及彻底性起到了一定的提升作用。

（二）放射性碘治疗

放射性碘（radioiodine）是一种安全的核素靶向治疗手段，广泛应用于分化型甲状腺癌的治疗，可以有效改善中高危 DTC 患者的预后。其治疗原理是利用 DTC 的摄碘能力，将放射性碘浓聚于肿瘤组织内以达到杀死癌细胞的目的。^{131}I 治疗主要分为两方面：①采用放射性碘清除 DTC 术后残留的甲状腺组织，即"清甲治疗"；②采用放射性碘清除手术不能切除的 DTC 转移灶，即"清灶治疗"（表 18-1-7）。

表 18-1-7　DTC 患者 ^{131}I 清甲治疗建议

TNM 分期		对 ^{131}I 清甲治疗的推荐强度	临床解读
T_1	≤ 1cm，癌灶局限于甲状腺内	E	不推荐
	1~2cm，癌灶局限于甲状腺内	I	不推荐也不反对
T_2	> 2~4cm，癌灶局限于甲状腺内	C	可行
T_3	> 4cm		
	< 45 岁	B	推荐
	≥ 45 岁	B	推荐
	癌灶有显微镜下的甲状腺外浸润（不考虑癌灶大小和年龄）	I	不推荐也不反对
T_4	癌灶有肉眼可见的甲状腺外浸润（不考虑癌灶大小和年龄）	B	推荐
N_x N_0	无淋巴结转移	I	不推荐也不反对
N_1	有淋巴结转移		
	< 45 岁	C	可行
	≥ 45 岁	C	可行
M_1	有远处转移	A	推荐

注：摘自 2012 年中华医学会内分泌学分会等制订的《甲状腺结节和分化型甲状腺癌诊治指南》。

（三）内分泌抑制治疗

由于 DTC 的肿瘤细胞仍然保留了部分正常甲状腺细胞的特性，如 TSH 受体的表达，使得 TSH 也可以刺激 DTC 的增殖与生长，即具有 TSH 依赖性这一特点。因此在患者手术后利用甲状腺激素的负反馈机制可将 TSH 抑制到一定的水平之下，避免了 TSH 对可能残存的 DTC 产生刺激，进而减低了肿瘤的复发风险。值得注意的是，内分泌抑制治疗同样存在引起亚临床甲状腺功能亢进等一系列的不良反应。

基于 TSH 治疗的循证医学证据，2012 年中国《甲状腺结节和分化型甲状腺癌诊治指南》提出了 DTC 复发危险度和 TSH 抑制治疗不良反应风险及 TSH 治疗目标推荐（表 18-1-8，表 18-1-9）。

表 18-1-8　TSH 抑制治疗不良反应风险分层

风险分层	条件
低危	符合下述所有情况： ①中青年；②无症状者；③无心血管疾病；④无心律失常；⑤无肾上腺素能受体激动的症状和体征；⑥无心血管病危险因素；⑦无合并疾病；⑧绝经前妇女；⑨骨密度正常；⑩无骨质疏松症的危险因素
中危	符合下述任一情况： ①中年；②高血压；③有肾上腺素能受体激动的症状和体征；④吸烟；⑤存在心血管疾病危险因素或糖尿病；⑥围绝经前妇女；⑦骨量减少；⑧存在骨质疏松症的危险因素
高危	符合下述任一情况： ①临床心脏病；②老年；③绝经后妇女；④伴发其他严重疾病

注：资料来源于 2012 年中华医学会内分泌学分会等制订的《甲状腺结节和分化型甲状腺癌诊治指南》。

表 18-1-9　基于双风险评估的 DTC 患者术后 TSH 抑制治疗目标 /（mU·L^{-1}）

TSH 抑制治疗的不良反应风险	初治期（术后 1 年）		随访期	
	DTC 的复发高中危	DTC 的复发低危	DTC 的复发高中危	DTC 的复发低危
高中危 *	< 0.1	0.5# ~ 1.0	0.1 ~ 0.5#	1.0 ~ 2.0（5 ~ 10 年）***
低危 **	< 0.1	0.1 ~ 0.5#	< 0.1	0.5# ~ 2.0（5 ~ 10 年）***

注：资料来源于 2012 年版中国《甲状腺结节和分化型甲状腺癌诊治指南》。

*：TSH 抑制治疗的不良反应风险为高中危层次者，应个体化抑制 TSH 至接近达标的最大可耐受程度，予以动态评估，同时预防和治疗心血管与骨骼系统响应病变。**：对 DTC 的复发危险度为高危层次、同时 TSH 抑制治疗不良反应危险度为低危层次的 DTC 患者，应定期评价心血管和骨骼系统情况。***：5 ~ 10 年后如无病生存，可仅进行甲状腺激素替代治疗。#：表格中的 0.5mU/L 因各实验室的 TSH 正常参考范围下限不同而异。

（四）甲状腺癌放射治疗

甲状腺癌大部分为分化型甲状腺，其侵袭性相对较低，手术为主要的治疗手段。但对于一些低分化癌、未分化癌、少数的髓样癌以及无法彻底切除的分化型甲状腺癌，放射治疗是一种重要的治疗手段，能有效地提高患者局部控制率并改善患者的生存时间。

（五）甲状腺癌化学治疗

甲状腺癌患者的治疗手段主要取决于组织学类型、疾病分期以及患者基础情况，手术、放射性碘治疗、放射治疗仍然是常用的治疗手段，但对于一些难以手术、放射性治疗效果不佳的患者，化学治疗是一种尝试性的治疗手段。目前常用的细胞毒性药物为多柔比星，但单药有效率较低，采用联合治疗模式可能是一种更为有效的手段。

（六）甲状腺分子靶向治疗

对于多数分化较好的甲状腺癌，传统的规范化治疗手段便能有效治愈，但一些晚期甲状腺癌和分化程度差的甲状腺癌，目前仍缺少有效的手段来控制其进展。随着甲状腺癌分子生物领域的发展，基于甲状腺癌靶点研发出的小分子抑制剂也逐渐应用于临床并展现出较好的应用前景。

目前已被美国食品药品监督管理局批准的甲状腺癌靶向治疗药物包括索拉非尼（sorafenib）、凡德他尼（vandetanib）、乐伐替尼（lenvatinib）和卡博替尼（cabozantinib），这些靶向药物在甲状腺癌的治疗中具有广阔的前景。

（七）甲状腺微小乳头状癌热消融治疗

随着微创介入治疗技术的飞速发展和患者对手术后外观效果及功能保护的要求提高，甲状腺微小乳头状癌的热消融治疗技术也逐渐成熟并在临床广泛开展。其具有操作简便、安全、微创、有效、治疗时间短、不良反应小、并发症少且轻等优点。关于甲状腺微小乳头状癌热消融技术的详细介绍，请见本书第三篇相关章节。

第二节　甲状腺乳头状癌

一、概述

甲状腺乳头状癌（papillary thyroid cancer，PTC）是甲状腺癌最常见的病理类型，来源于甲状腺滤泡上皮细胞，占所有甲状腺癌的 60%~90%。本病特征性组织病理学表现包括癌组织形成由中央纤维血管为轴心、覆有肿瘤性上皮的乳头状结构、间质砂砾体（同心圆的钙盐沉积）和典型的癌细胞核特征（毛玻璃状核、可见核沟和核内假包涵体形成）。PTC 组织学亚型较多，临床特征多样化，近年来 WHO 对 PTC 的国际组织学分类标准进行了修改，根据现行组织学分类，可分为滤泡型、嗜酸性细胞型、弥漫硬化型、高细胞型、柱状细胞型等十余种类型。值得注意的是，以往的滤泡亚型甲状腺乳头状癌中带有纤维囊包裹的一类肿瘤已被重新命名为带有乳头状细胞核特征的非浸润性甲状腺滤泡性肿瘤（NIFTP），已有观点认为此类肿瘤可归于良性甲状腺肿瘤进行管理。

甲状腺恶性肿瘤的发生发展过程中有多种突变基因的参与，PTC 中最常见的为 $BRAF^{V600E}$ 突变，见于 30%~70% 的 PTC 中。$BRAF$ 基因突变在乳头状癌中的特异性接近 100%，与肿瘤的高侵袭性有关。

此外 PTC 还存在 $BRAF^{VK601E}$ 的突变，但相对少见。而 RAS 突变是甲状腺癌中仅次于 $BRAF$ 第二常见的突变，其突变与甲状腺乳头状癌滤泡亚型关系密切。以往认为检测 RAS 基因突变的临床价值不大，而近期一项研究显示，RAS 突变与其他基因同时存在时，甲状腺结节的恶性风险较高，但仅携带 RAS 突变的恶性甲状腺结节却表现为低风险的临床病理特征及良好预后。此外，临床中常用到 $TERT$ 基因检测，与肿瘤的高侵袭性有关，发生于除髓样癌以外不同的甲状腺癌中。而当 $TERT$ 启动突变与 $BRAF$ 基因突变同时出现时，具有明显的协同作用，双突变显著增加了甲状腺癌的侵袭性，复发及死亡风险明显增加（图 18-2-1）。

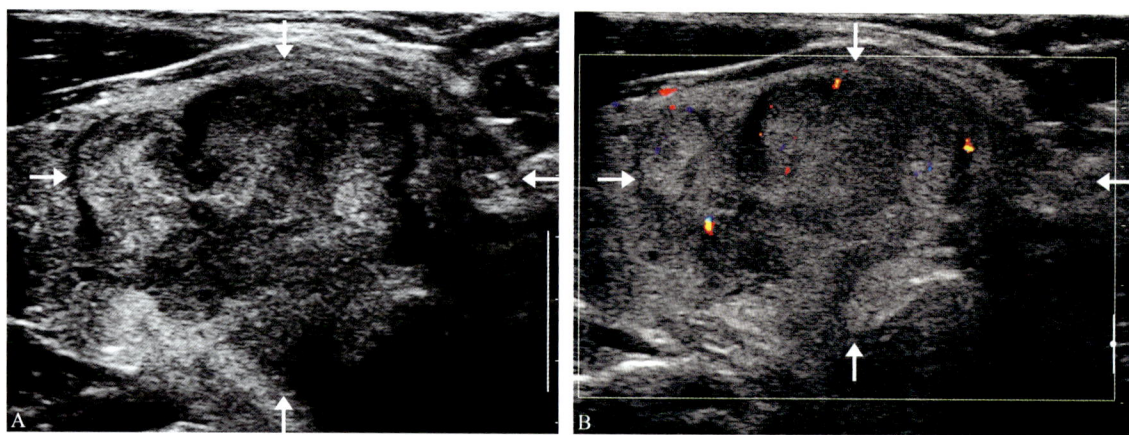

图 18-2-1 甲状腺乳头状癌：$TERT$ 启动子突变合并 $BRAF$ 基因突变

A. 灰阶超声：甲状腺右侧叶见一个低回声结节，大小为 3.9cm×2.7cm×3.6cm，边界不清，侵犯甲状腺被膜，形态不规则；B. CDFI：病灶内部及周边见少量血流信号，术后病理诊断为甲状腺乳头状癌，基因检测提示 $TERT$ 启动子突变合并 $BRAF$ 基因突变。

PTC 是分化型甲状腺癌，多数恶性程度较低，生长缓慢，年轻人群中女性发病率高于男性，老年人群发病无性别差异。患者常无特殊体征和临床症状，多在体检时发现。直径 < 1cm 的 PTC 称为甲状腺微小乳头状癌。癌肿巨大时自觉颈部压迫感明显，压迫气管移位或肿瘤侵入气管内时，会出现呼吸困难；压迫食管时，会出现吞咽困难；侵犯喉返神经时，会出现声音嘶哑。本病早期较易合并颈部淋巴结转移，以同侧 Ⅵ 区最为常见，部分患者以颈部淋巴结肿大为首发症状来就诊。

PTC 的死亡风险及预后评估主要采用 TNM 分期，而 PTC 自身的复发和转移风险多采用风险分层系统评估，其中应用较多的有 AMES［年龄（age），转移（metastases），程度（extent），大小（size）］系统（表 18-2-1）和 AGES［年龄（age），等级（grade），程度（extent），性别（sex）］系统（表 18-2-2）。

表 18-2-1　AMES 风险分层系统

风险分层	分层标准
低危组	（1）年龄＜ 45 岁且无远处转移 （2）男性年龄≥ 40 岁，女性年龄≥ 50 岁且符合以下所有条件：无腺体外侵犯；肿瘤大小＜ 5cm；无远处转移
高危组	（1）无论年龄，有远处转移者 （2）男性年龄≥ 40 岁，女性年龄≥ 50 岁且有以下任意条件者：腺体外侵犯；肿瘤大小≥ 5cm

表 18-2-2　AGES 风险分层系统

	风险因素	评分
A：年龄	＜ 40 岁	0
	≥ 40 岁	0.05^* 年龄 / 岁
G：组织学分级（Broders 分级）	≤ 2	1
	≥ 3	3
E：甲状腺包膜外侵犯	无	0
	有	1
	远处转移	3
S：肿瘤直径	/	0.2^* 大小 /cm

注：总预后得分 =A+G+E+S；≤ 4 分为低危组，＞ 4 分为高危组。

目前 PTC 仍以手术治疗为主，术后辅以放射性碘治疗和内分泌抑制治疗，部分晚期患者可采取放射治疗及靶向药物治疗。近年来有学者指出，针对低危型微小乳头状癌和复发性 PTC，可采用热消融治疗等微创治疗手段，也可获得与手术切除相似的长期疗效。

二、超声表现

（一）灰阶超声

1. **甲状腺体积和回声**　甲状腺体积和回声通常正常。合并桥本甲状腺炎等弥漫性病变时，回声和体积可有相应改变。癌肿过大或靠近腺体表面时，可引起甲状腺体积非对称性肿大。

2. **病灶数目及位置**　PTC 多数单发，少数多发，极少数呈弥漫性病变。可发生于甲状腺内任何部位，也可在一些异位甲状腺组织中发生。

3. **病灶回声**　病灶大部分为低回声，占 77%～90%；部分表现为极低回声，约占 12%；极少数病灶呈高回声或等回声，占 0～2%（图 18-2-2）。

4. **病灶内部构成**　PTC 病灶多为实性，约占 88%。少数为实性部分＞ 50% 的囊实性结节（约占 9%）或实性部分＜ 50% 的囊实性结节（＜ 3%）（图 18-2-3）。

5. **病灶边缘**　可表现为光滑、模糊（图 18-2-4A）以及毛刺状、分叶状等表现。当病灶侵犯周边组织时，甲状腺被膜中断，可呈甲状腺外浸润表现（图 18-2-4B），其中毛刺状、分叶状以及甲状腺外浸润对 PTC 诊断的特异性较高，达到 83.1%～91.8%。

6. **病灶形态**　PTC 形态可分为纵横比＜ 1 及纵横比≥ 1。纵横比≥ 1 是 PTC 的特征性表现之一，诊断 PTC 具有较高特异性（91.4%～96.6%）。需要注意的是，纵横比测量一般在横断面进行，即横断面前后径 / 左右径＞ 1（图 18-2-5）。纵横比＞ 1 在 PTC 体积较小时意义较大，随体积增大其意义逐渐降低。

7. **钙化（局灶强回声）**　分为无钙化、微钙化、粗大钙化和环形钙化，其中微钙化（直径≤ 0.2cm）多见（图 18-2-6A），但少数 PTC 中亦可见粗大钙化（图 18-2-6B）。

微钙化对 PTC 诊断的特异性较高，特别是在囊性为主的 PTC 内，实性成分内见微钙化是特征性表

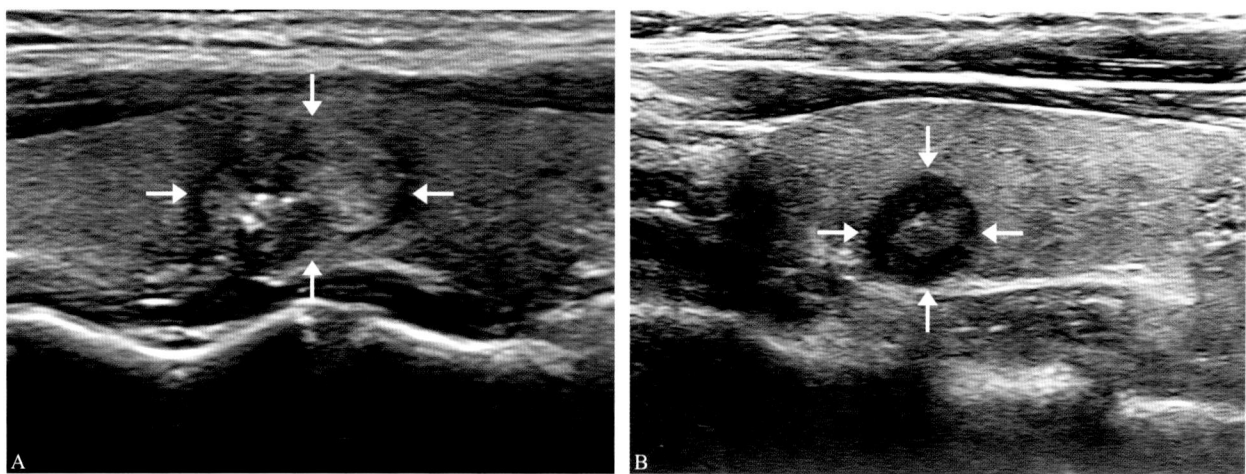

图 18-2-2　PTC 回声

A. 等回声；B. 极低回声。

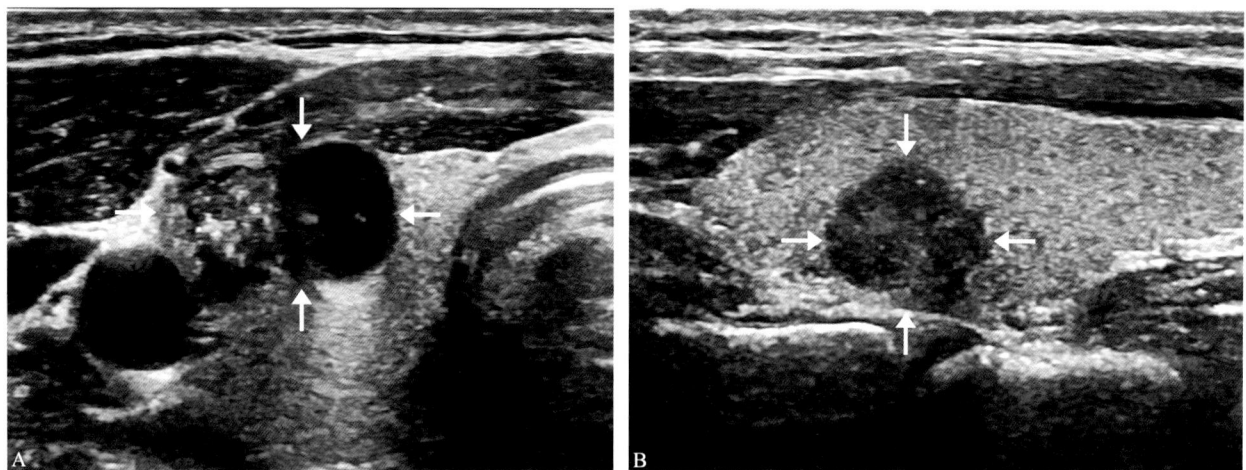

图 18-2-3　PTC 内部构成

A. 囊实性；B. 实性。

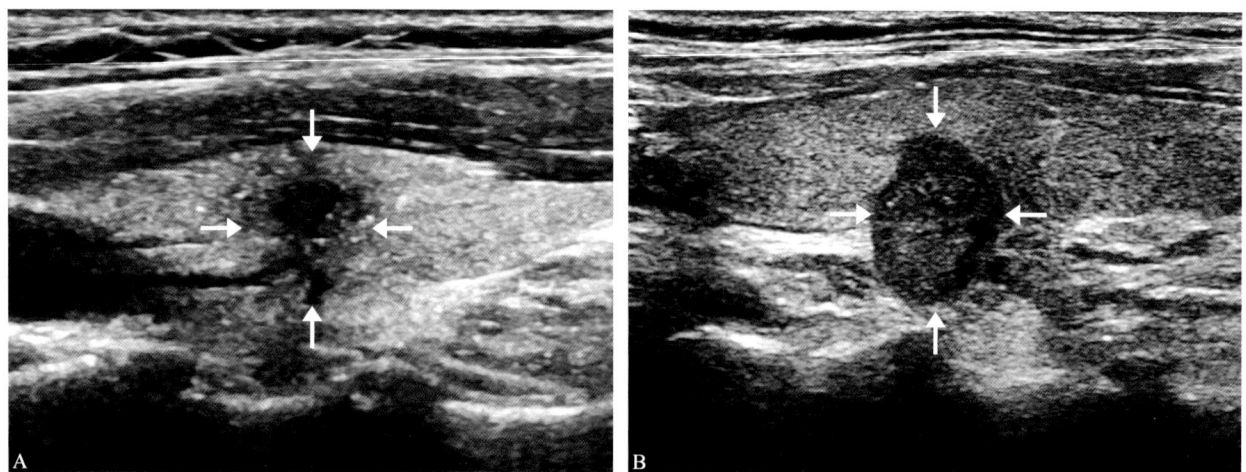

图 18-2-4　PTC 边缘

A. 病灶边界模糊，与周围腺体组织分界不清；B. 甲状腺外浸润，突出被膜，累及背侧腺体外组织。

现，此时需要注意所见的点状强回声是否是胶质潴留，胶质结晶所形成的点状强回声后方可见彗星尾征，而微钙化后方一般没有或者可见微小声影。

弥漫硬化亚型 PTC 的腺体内可见散在或弥漫分布的针尖样强回声，呈暴风雪征（图 18-2-6C）。

以往认为环形钙化是良性甲状腺结节的特征，但对于不连续的环形钙化，伴部分实性成分突出，应当警惕 PTC 的可能（图 18-2-6D）。

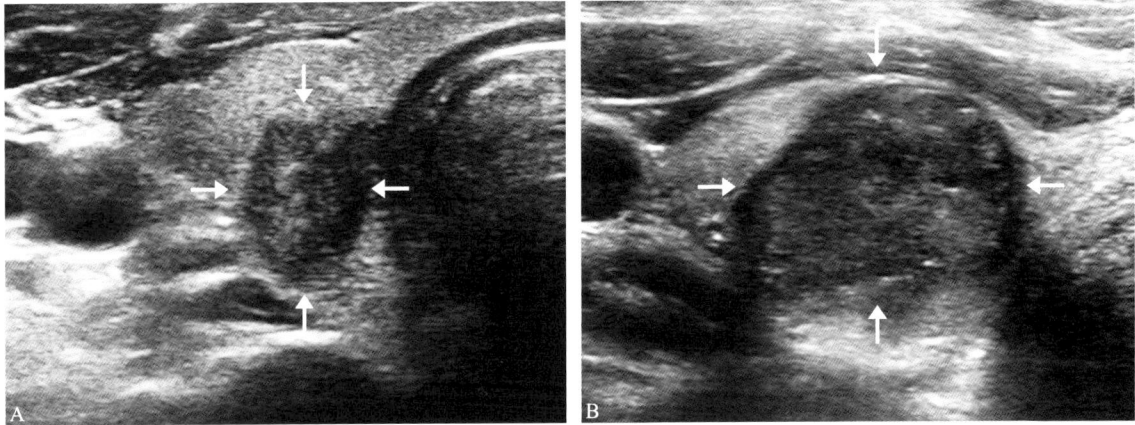

图 18-2-5　PTC 形态

A. 纵横比＞1；B. 纵横比＜1。

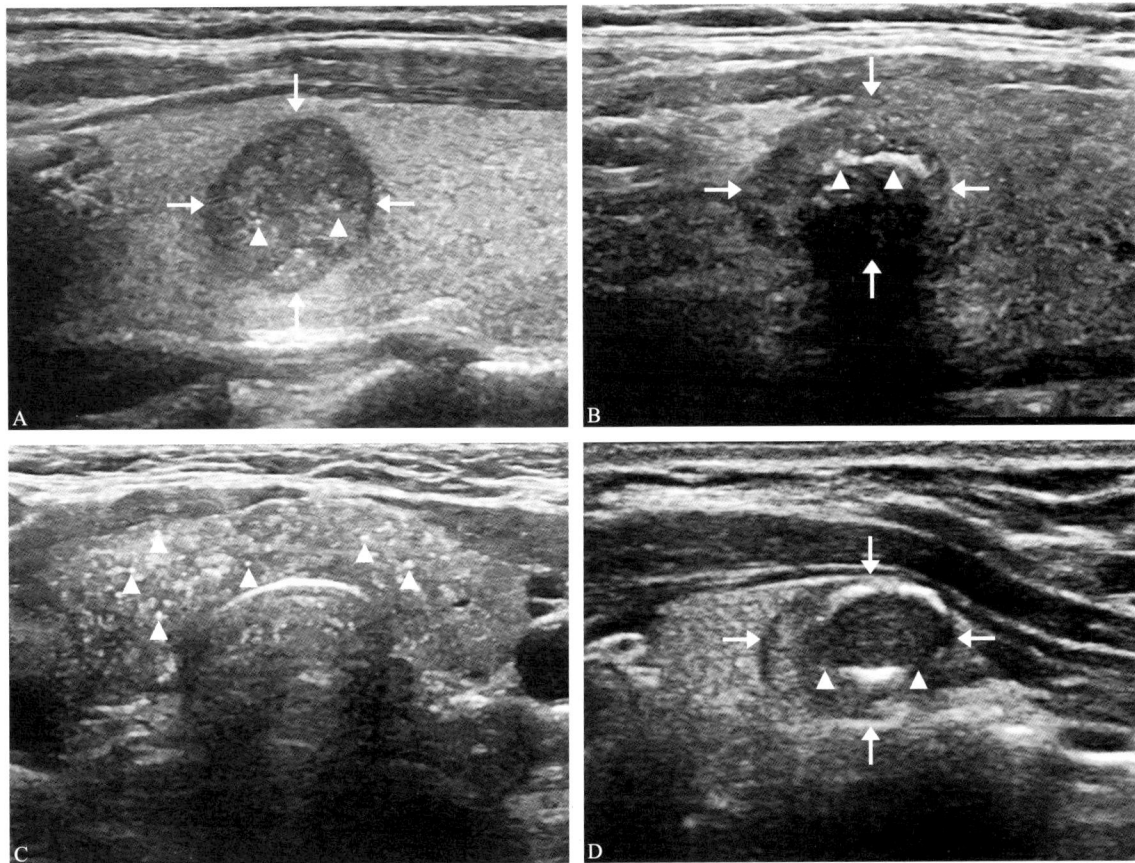

图 18-2-6　PTC 内钙化灶

A. 微钙化（三角形所指处）；B. 粗大钙化（三角形所指处）；C. 弥漫性钙化，暴风雪征（整个腺体内，三角形所指处）；D. 不连续的环形粗大钙化，三角形所指处可见实性成分突出。

8．声晕　PTC病灶较少见声晕，表现为癌灶周边厚薄不均或不完整的环形低回声（图18-2-7）。

9．其他恶性征象

（1）颈部淋巴结转移：PTC转移的颈部淋巴结超声表现具有特征性，形态为圆形或类圆形，长径/短径<2，部分可呈融合状，淋巴门消失，淋巴结内部可见团状或不规则高回声、点状钙化及囊性变（图18-2-8～图18-2-12）。

（2）侵犯周边组织：部分侵袭性较高的PTC可突破甲状腺被膜并累及周边组织，如气管、食管、肌肉、神经等。当PTC侵犯被膜时，则肿瘤属于T_3期。如果超声上可见肿瘤突入周围邻近结构，则代表肿瘤可能属于T_4期（图18-2-13）。

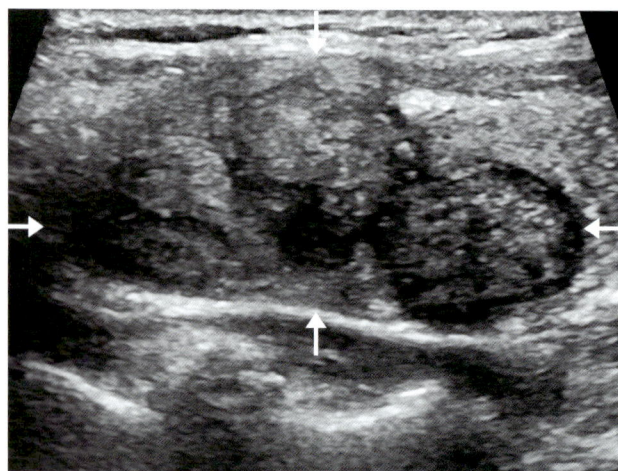

图18-2-7　PTC癌灶周边厚薄不均晕环

灰阶超声示甲状腺左侧叶低回声病灶可见周边厚薄不均晕环，欠连续。

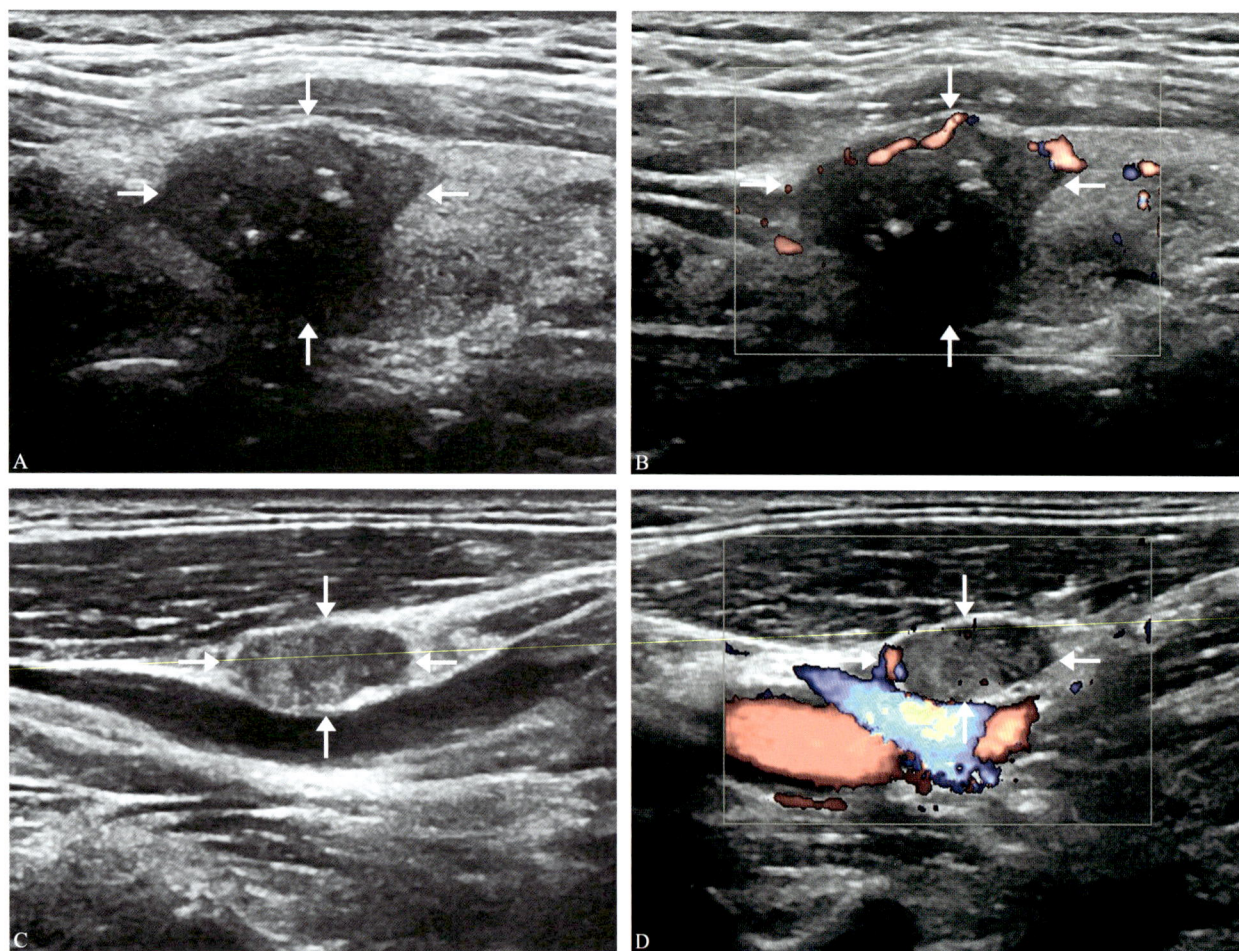

图18-2-8　PTC转移性淋巴结

A，B.甲状腺乳头状癌病灶（纵断面及横断面）；C.该病灶同侧颈部转移性淋巴结伴内部高回声（小箭头所示）。D.CDFI：该病灶同侧颈部转移性淋巴结内见点状血流信号。

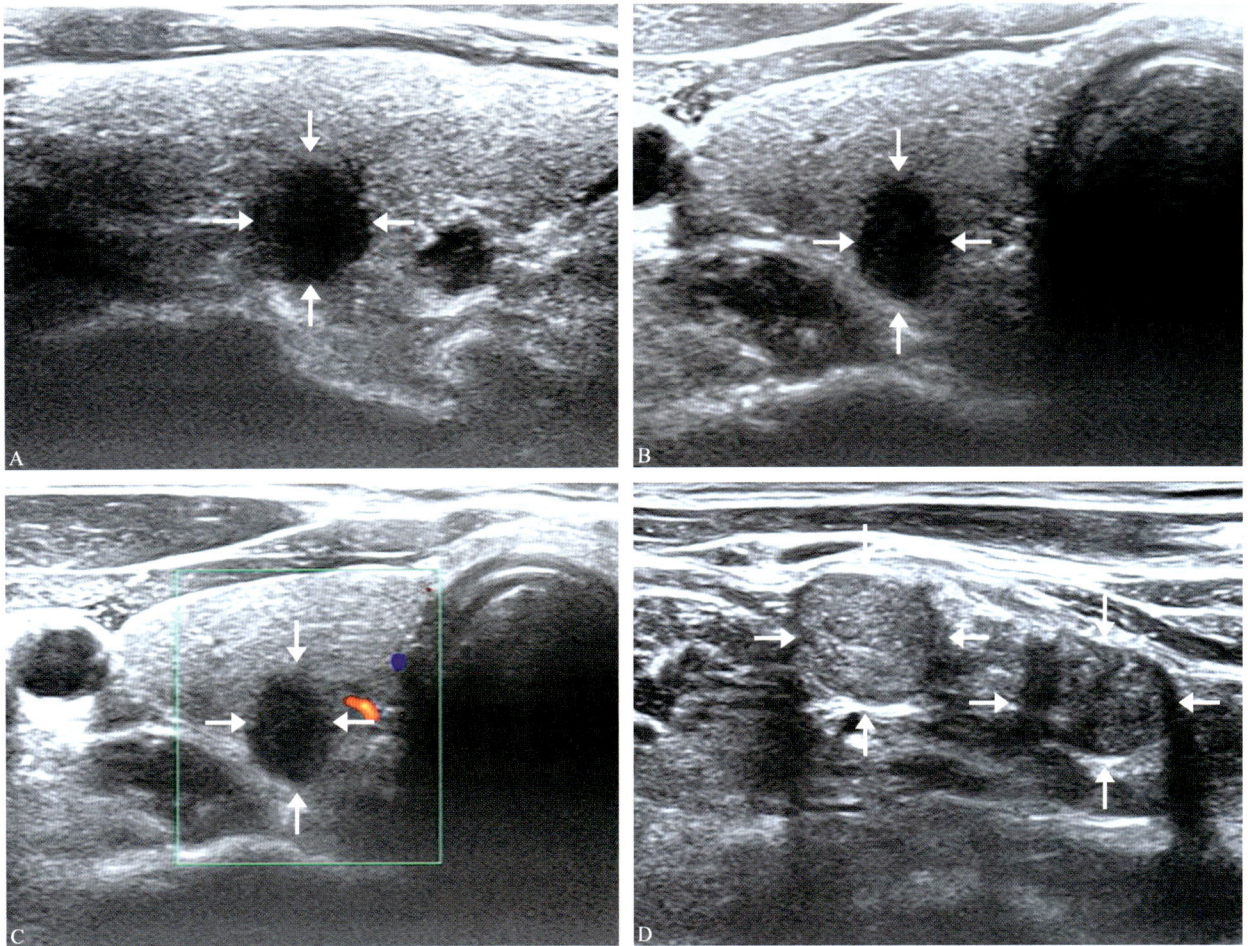

图 18-2-9　PTC 转移性淋巴结

A，B.甲状腺乳头状癌（纵断面及横断面）；C. CDFI：病灶内未见明显血流信号；D.该病灶同侧颈部转移性淋巴结，呈类圆形，部分融合。

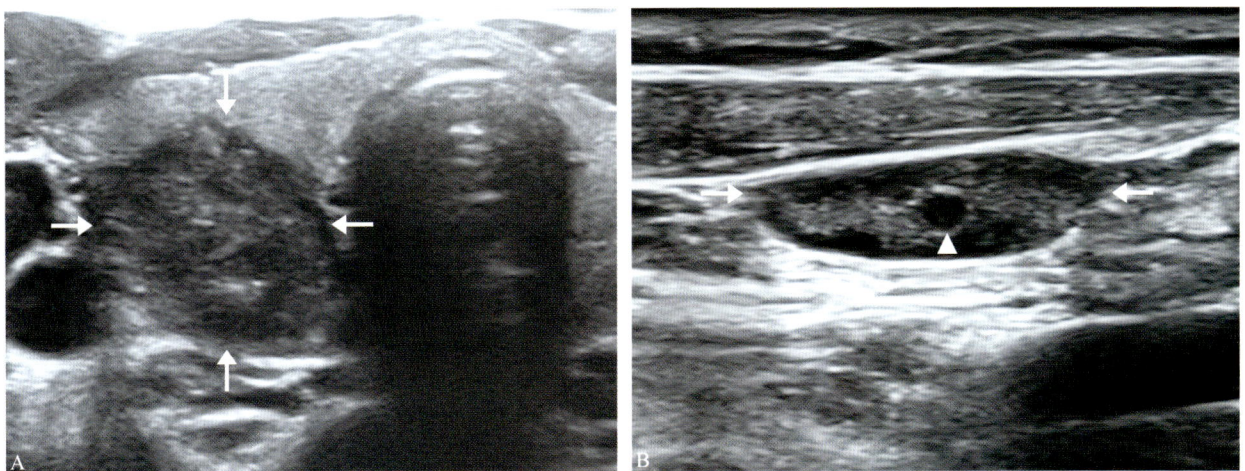

图 18-2-10　PTC 转移性淋巴结

A.甲状腺乳头状癌；B.该病灶同侧颈部转移性淋巴结伴囊性变（三角形所示）。

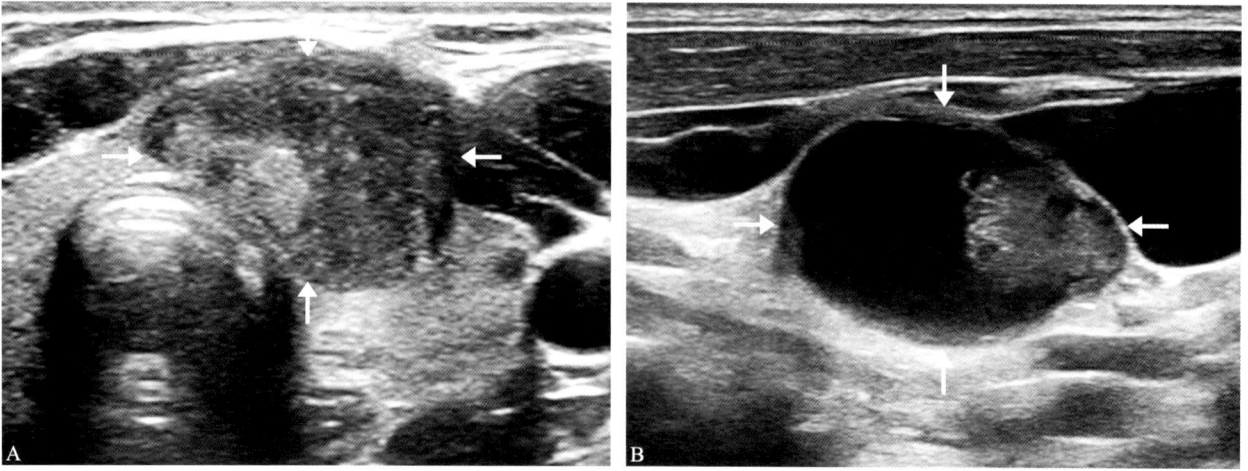

图 18-2-11　PTC 转移性淋巴结

A. 甲状腺乳头状癌；B. 该病灶同侧颈部转移性淋巴结伴囊性变。

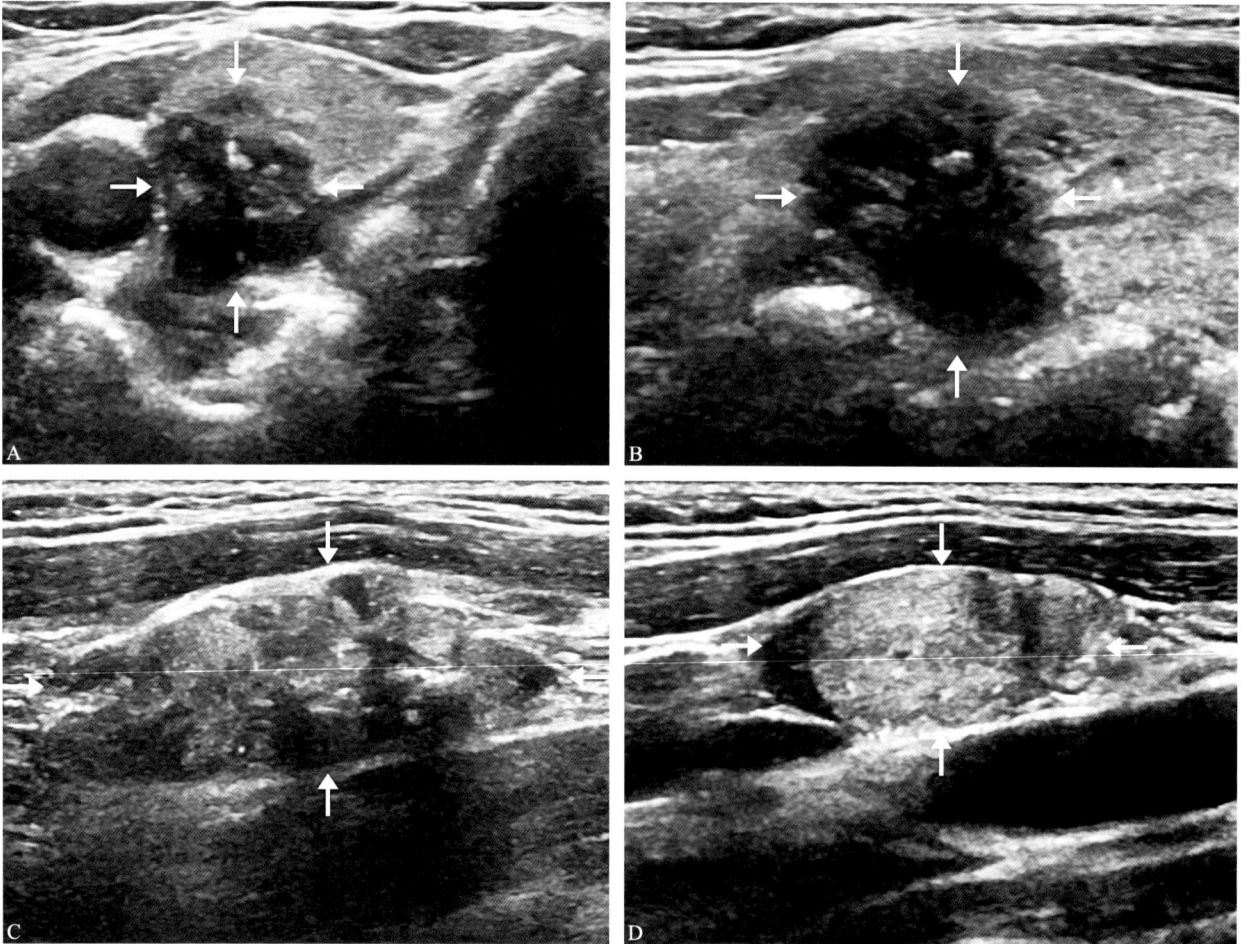

图 18-2-12　PTC 转移性淋巴结

A，B. 甲状腺乳头状癌（横断面及纵断面）；C. 该病灶同侧颈部转移性淋巴结融合伴钙化灶形成；D. 该病灶同侧颈部转移性淋巴结淋巴门消失，内部呈高回声。

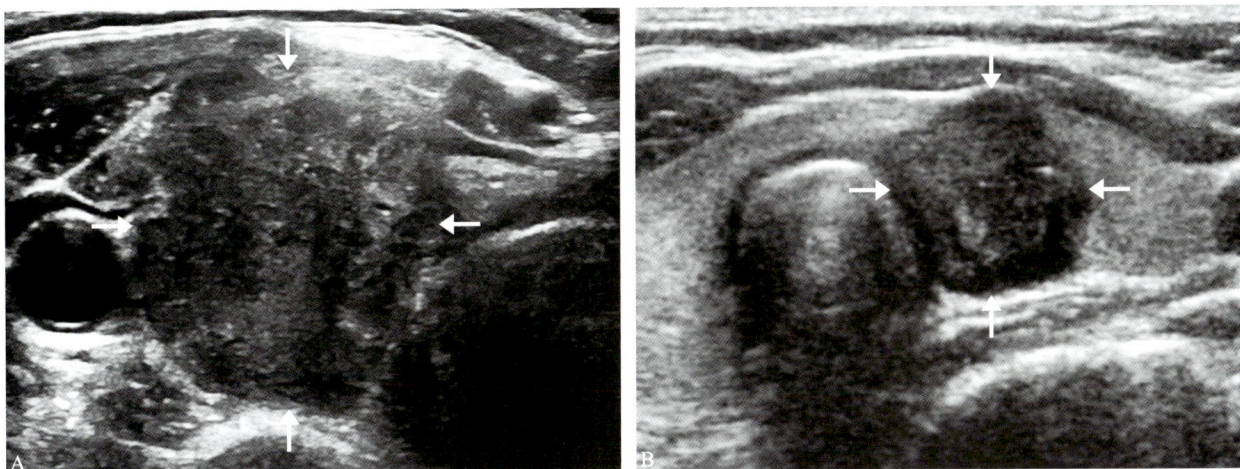

图 18-2-13 PTC 侵犯周边组织

A. PTC 侵犯背腹侧甲状腺被膜（箭头）；B. PTC 侵犯背内侧气管组织（箭头）。

（二）彩色多普勒血流成像

CDFI 对 PTC 的诊断缺乏特异性，ATA 指南内的超声风险分层中所列举的超声特征描述没有纳入血流的特点，但是血流模式与 PTC 大小有一定的相关性，微小癌通常表现为乏血供（图 18-2-14）；而直径 > 1cm 的 PTC 血供可为乏血供，也可为丰富而紊乱的血流模式，多表现为结节中央型血供，内见分布杂乱的丰富血流，可见穿支血管，往往伴有动静脉瘘（图 18-2-15）。囊性乳头状癌实性部分血流多由基底部或囊壁进入，表现为分布杂乱的丰富血流。

与甲状腺内 PTC 多表现为乏血供不同的是，PTC 转移至颈部淋巴结时淋巴结内常表现为丰富血供，血流分布杂乱（图 18-2-16）。

（三）脉冲多普勒成像

脉冲多普勒超声对于 PTC 的诊断也缺乏特异性，可作为参考指标之一辅助诊断。有研究认为以结节内血流 RI ≥ 0.70 为界，诊断 PTC 的准确度较高（敏感性 80%、特异性 92%、准确性 88.6%）（图 18-2-17）。

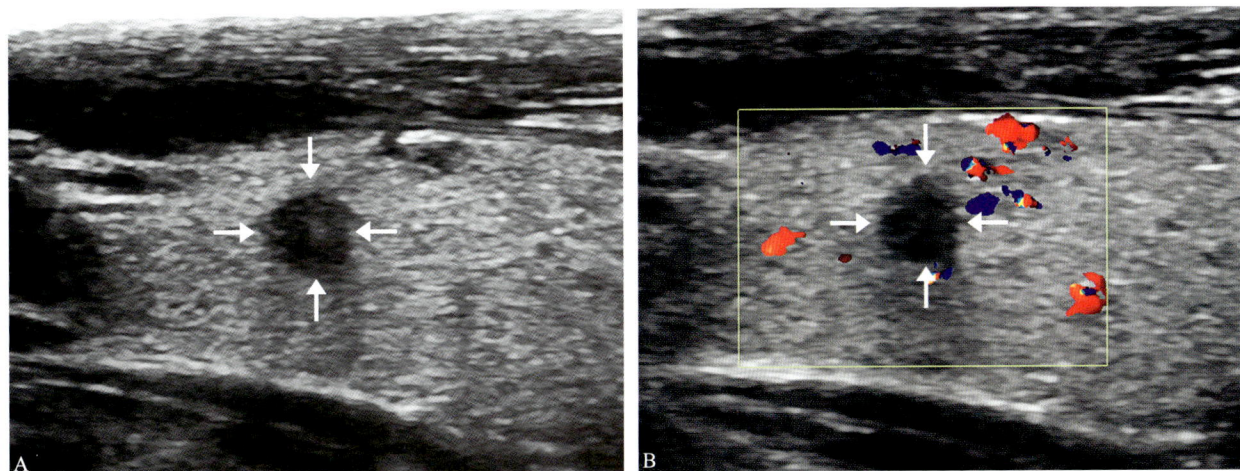

图 18-2-14 PTC 癌灶 CDFI

A. 灰阶超声：甲状腺左侧叶见一个极低回声结节，大小为 0.6cm × 0.6cm × 0.5cm，形态类圆形，边界清晰；B. CDFI：结节内部未见明显血流信号，该结节手术后病理证实为 PTC。

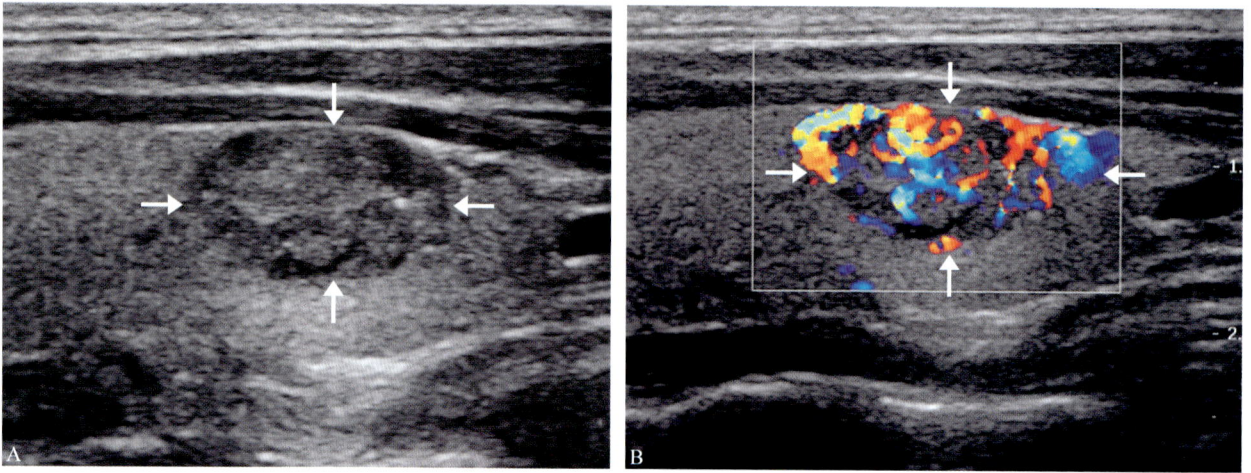

图 18-2-15　PTC 癌灶 CDFI

A. 灰阶超声：甲状腺左侧叶见一个不均匀低回声结节，大小为 1.5cm×1.2cm×1.5cm，边界清晰，形态规则；B. CDFI：结节内部及周边见杂乱丰富血流信号，该结节手术后病理证实为 PTC。

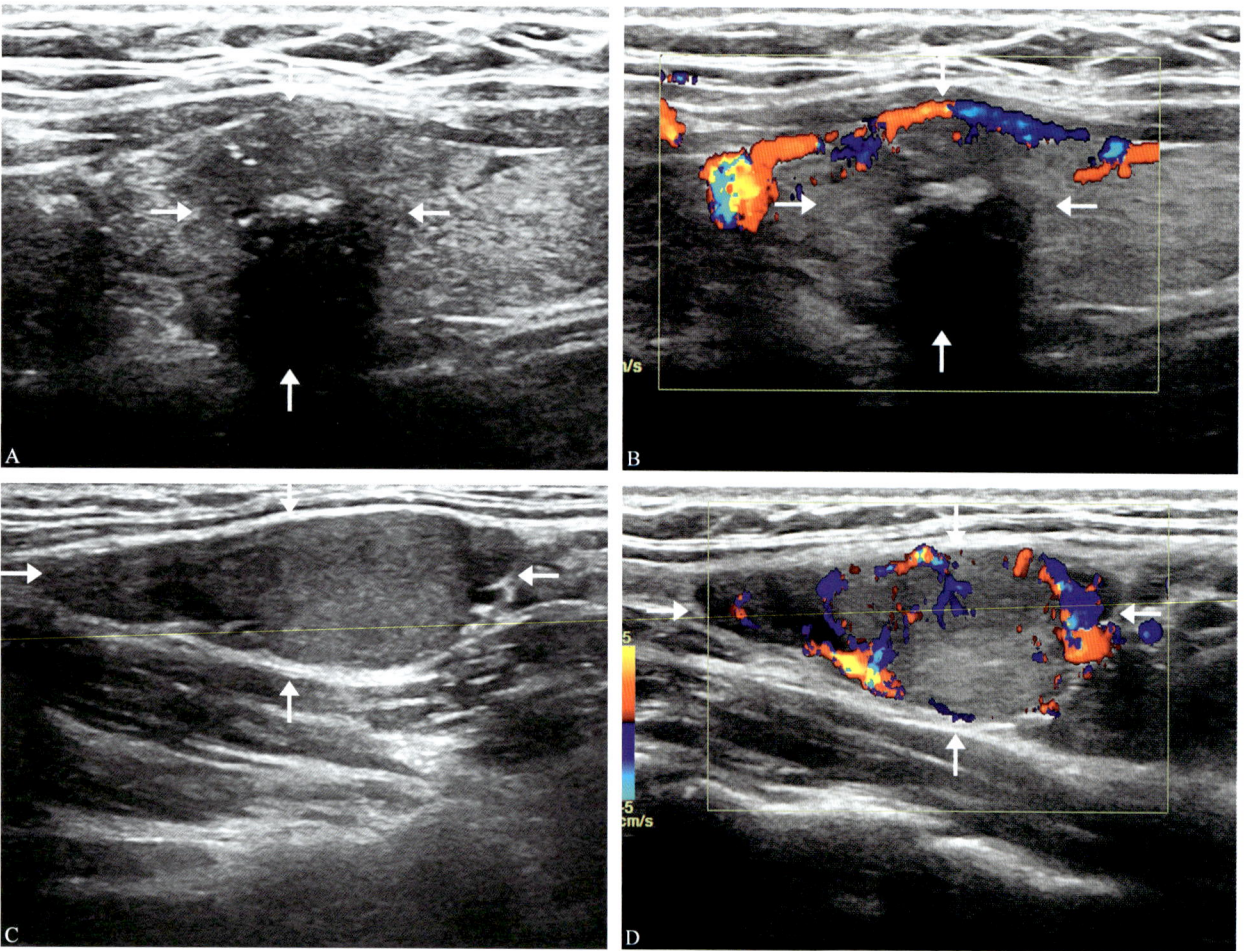

图 18-2-16　PTC 颈部淋巴结转移 CDFI

A. 灰阶超声：甲状腺左侧叶见一个不均匀稍低回声结节，边界不清晰，形态不规则，内部可见多个点状强回声；B. CDFI：该结节内未见明显血流信号；C. 灰阶超声：同侧颈部Ⅳ区可见淋巴结肿大，回声增高，淋巴门消失；D. CDFI：淋巴结内部及周边可见杂乱丰富血流信号。该结节手术后病理证实为 PTC 伴颈部淋巴结转移。

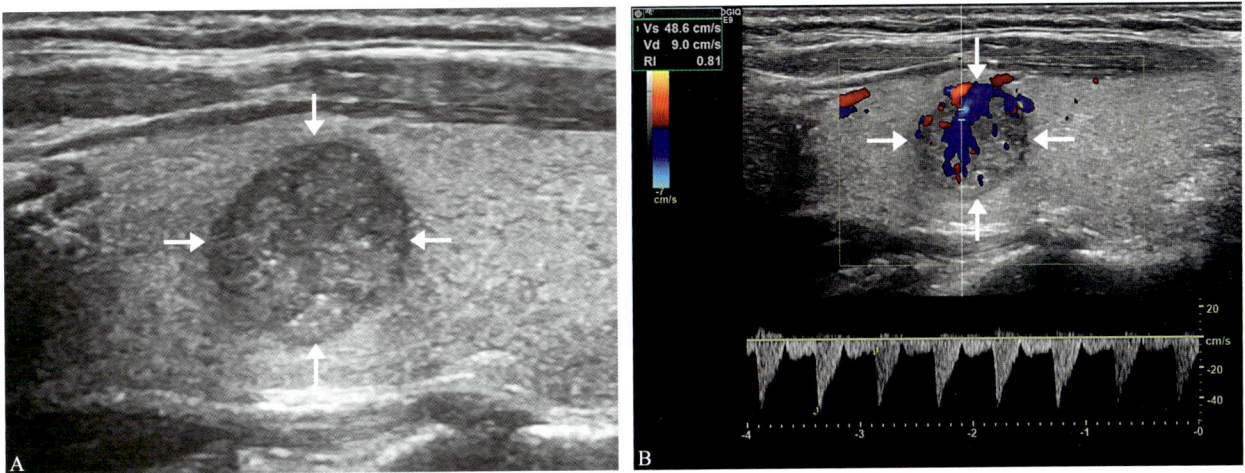

图 18-2-17　PTC 脉冲多普勒

A. 甲状腺左侧叶内见一个低回声结节，边界清晰，纵横比 =1，结节内部见点状强回声；B. 脉冲多普勒显示：V_s 48.6cm/s，V_d 9.0cm/s，RI 0.81。该结节手术后病理证实为 PTC。

（四）超声造影表现

大部分研究显示，PTC 较为典型的增强模式是增强早期向心性低增强或等增强，超声造影定量分析，时间 - 强度曲线的峰值强度（PI）及曲线下面积（AUC）均低于周边正常甲状腺组织，增强晚期仍为低增强或等增强，范围与灰阶显示病灶范围相仿。是否有周边环形高增强是鉴别良恶性一个较为特异性的指标（图 18-2-18 ~ 图 18-2-20），良性结节多有周边环状高增强，恶性结节一般无此表现。

需要注意的是，良恶性甲状腺结节超声造影表现有较多重叠的地方，仅凭超声造影表现很难准确诊断，需要结合灰阶超声、弹性成像的表现综合判断。

（五）弹性成像表现

PTC 瘤体间质纤维化及细胞外基质变化会导致肿瘤组织硬度增加、弹性变差，超声弹性成像能很好地显示这一变化。近年来有关甲状腺结节弹性成像研究表明，弹性成像在普通超声基础上对于良恶性鉴别、恶性肿瘤淋巴结转移判断、肿瘤类型的鉴别、介入治疗效果评价等方面是有益的补充（图 18-2-21）。有关 PTC 弹性成像方面的内容详见本书第二篇第十章第六节。

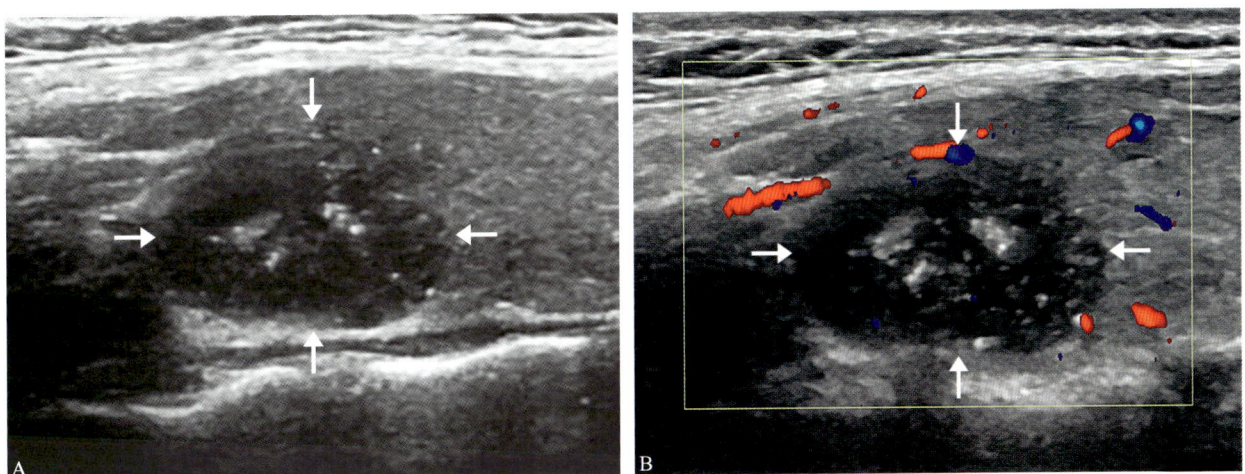

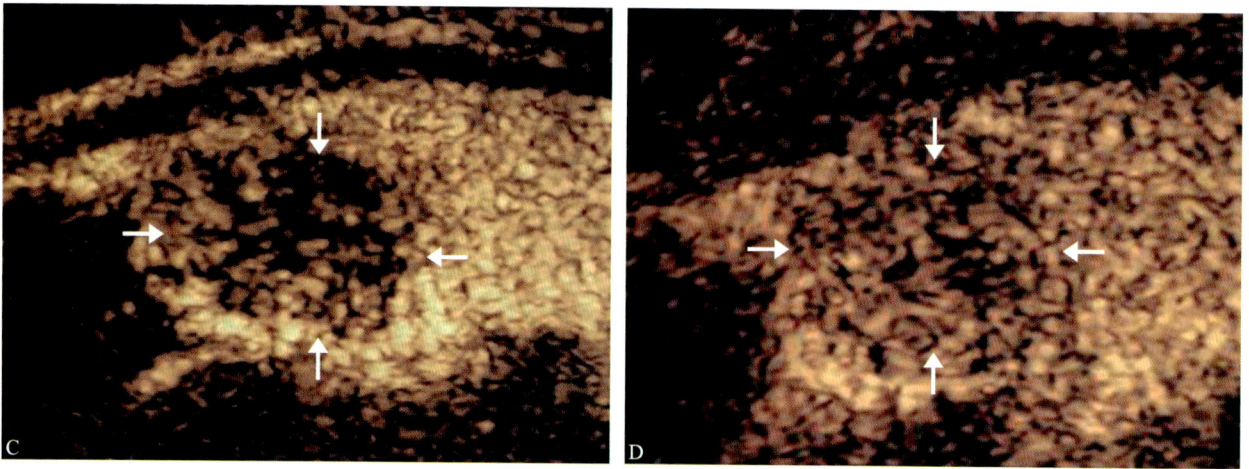

图 18-2-18 PTC 超声造影（1）

A. 灰阶超声：甲状腺左侧叶背侧见一个低回声结节，大小为 0.7cm×1.0cm×0.8cm，边界清晰，形态规则，纵横比＞1，内部回声不均匀，向背侧腺体外突出；B. CDFI：结节周边及内部未见血流信号；C. 超声造影示：结节增强早期呈不均匀低增强（20s），增强范围与灰阶超声所见相仿；D. 增强晚期造影剂与周边组织同步廓清，结节呈低增强（100s），与周围甲状腺组织间无明显边界。术后病理提示甲状腺乳头状癌。

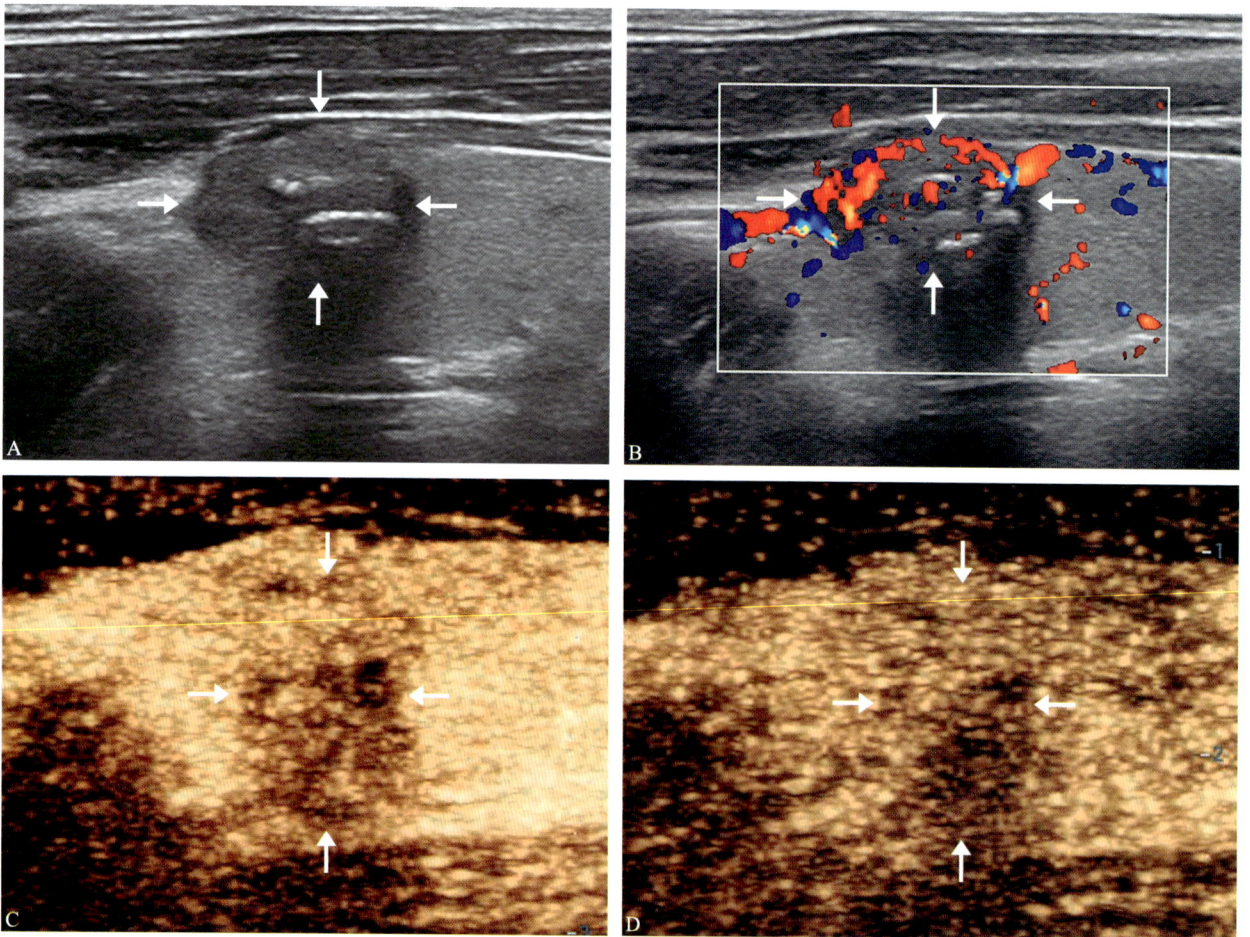

图 18-2-19 PTC 超声造影（2）

A. 灰阶超声：甲状腺左侧叶见一个低回声区，大小为 1.5cm×1.1cm×1.4cm，边界欠清晰，形态欠规则，内部回声不均匀，内见粗大强回声，后方伴声影；B. CDFI：于病灶内部及周边见丰富血流信号；C. 超声造影：结节增强早期呈不均匀略低增强（20s）；D. 超声造影：结节增强晚期呈不均匀低增强（100s）。术后病理提示甲状腺乳头状癌。

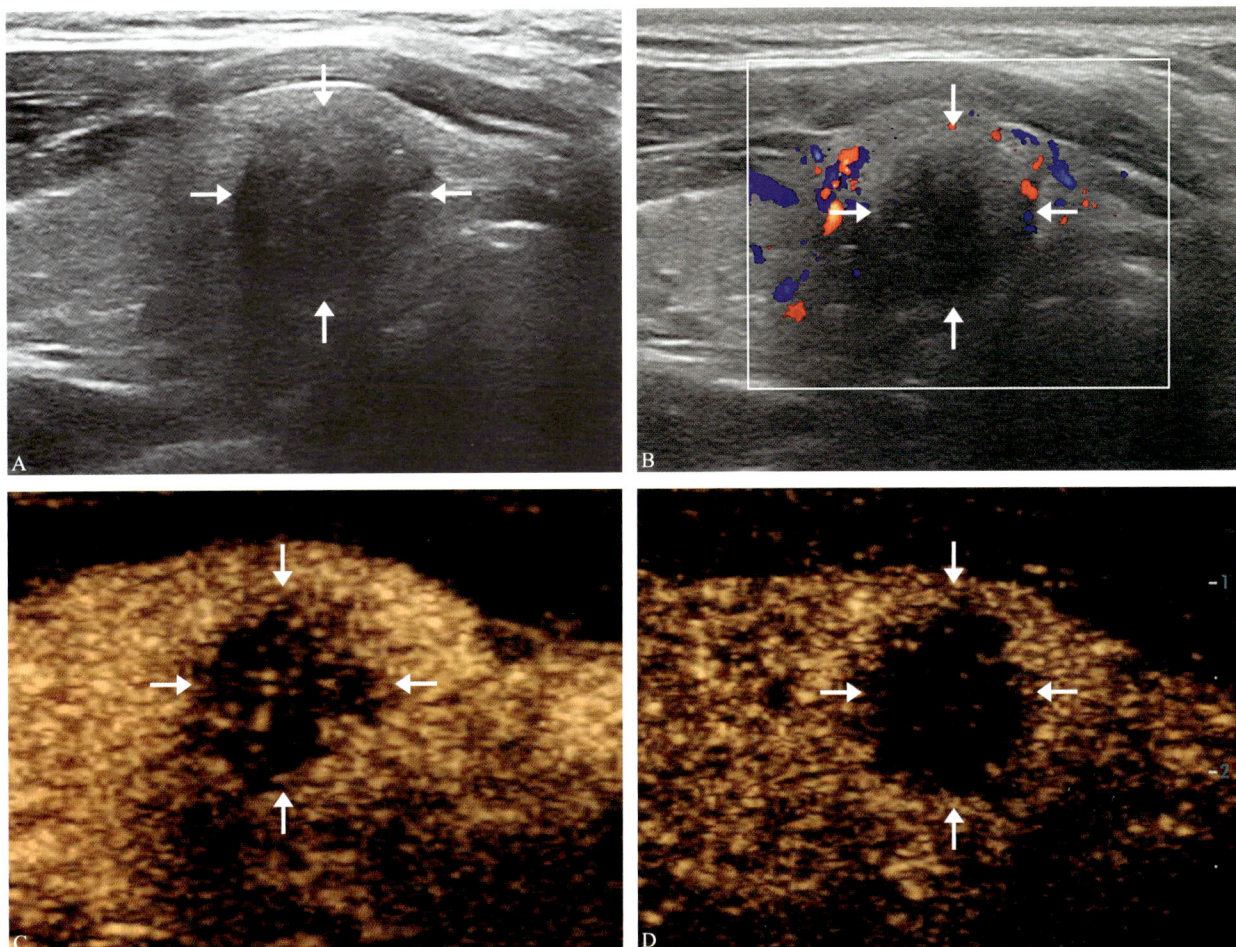

图 18-2-20　PTC 超声造影（3）

A. 灰阶超声：甲状腺右侧叶近峡部见一个低回声区，大小为 1.4cm×1.5cm×1.4cm，边界模糊，形态欠规则，纵横比＞1，内部回声不均匀；B. CDFI：病灶内部未见明显血流信号，周边见少量血流信号；C. 超声造影：增强早期（20s）病灶呈不均匀低增强，增强范围与灰阶超声所见相仿；D. 超声造影：增强晚期（110s）造影剂廓清明显，病灶呈极低增强。术后病理提示甲状腺乳头状癌。

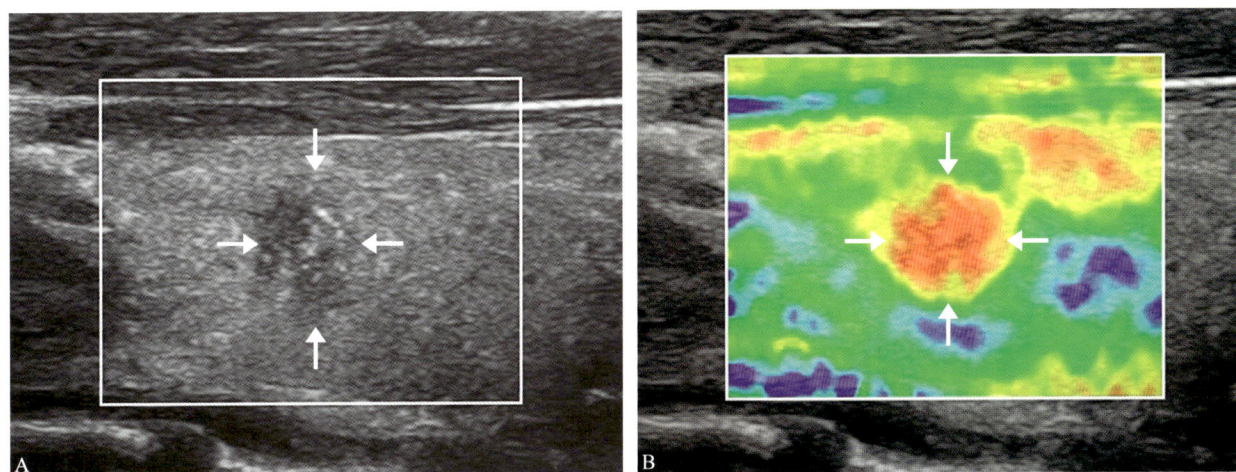

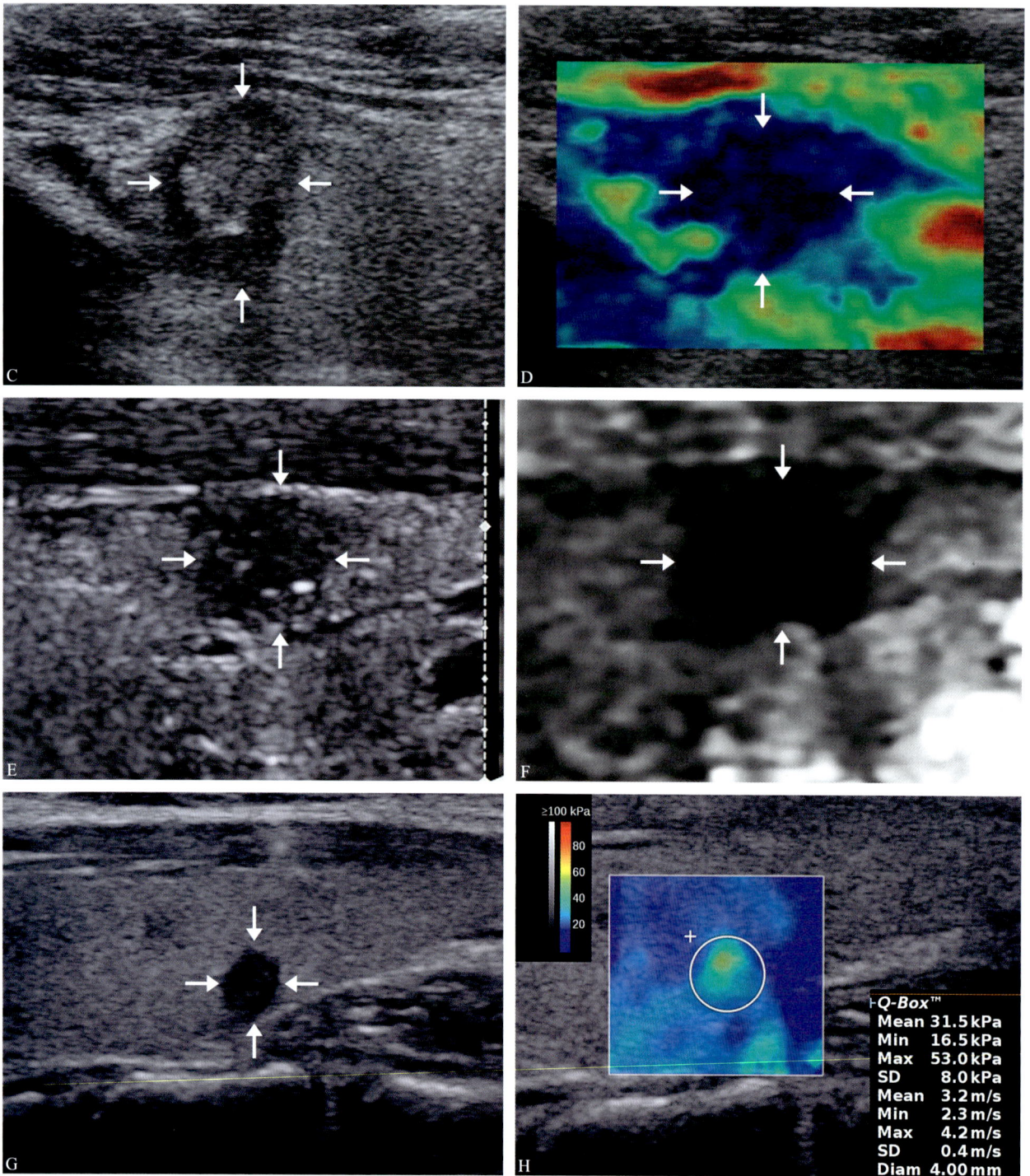

图 18-2-21　PTC 弹性成像

A. 灰阶超声示甲状腺左侧叶实性结节，边界模糊，形态不规则，内见点状强回声（箭头）；B. 应变式弹性成像显示：该结节 Tsukuba 评分 5 分（病灶及病灶周边组织均偏硬）（箭头），提示恶性可能，FNA 提示 PTC；C. 灰阶超声示甲状腺右侧叶实性结节，边界欠清晰，形态规则，内见点状强回声（箭头）；D. 应变式弹性成像显示：该结节 Tsukuba 评分 5 分（病灶及病灶周边组织均偏硬）（箭头），提示恶性可能，FNA 提示 PTC；E. 灰阶超声示甲状腺右侧叶实性结节，边界欠清晰，形态欠规则，内见点状强回声（箭头）；F. ARFI imaging 成像提示 ARFI imaging 评分 5 分（黑色部分＞80%）（箭头），提示恶性可能，FNA 提示 PTC；G. 甲状腺左侧叶实性结节，边界清晰，形态规则，纵横比＞1（箭头）；H. 二维剪切波成像提示结节内部杨氏模量值（E_{max}：53.0kPa）明显高于周边腺体组织。FNA 提示 PTC。

三、其他影像学表现

（一）CT

PTC 病灶密度不均，内部可见细颗粒钙化，边缘不清，周围脂肪间隙多模糊，多呈浸润性生长。PTC 如发生囊变，内可见乳头状结节，增强后乳头明显强化。可见病灶周边半岛状瘤结节及残圈征，是 CT 诊断甲状腺癌的特征性表现。PTC 发生远处转移可见肺内转移灶、骨转移灶等（图 18-2-22）。

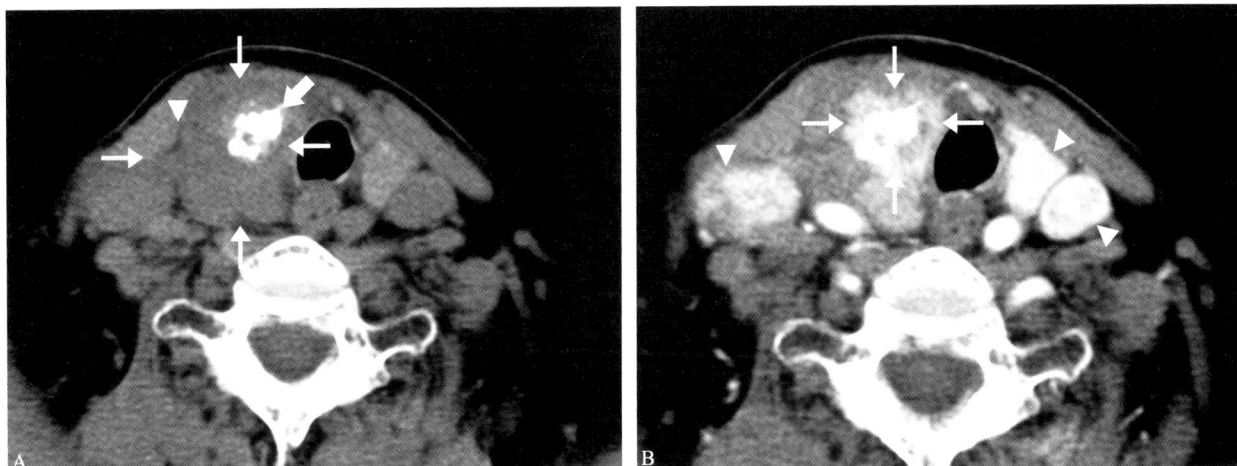

图 18-2-22 甲状腺乳头状癌 CT 表现

A. 甲状腺右侧叶增大，其内见团块状等稍低密度团块影（细箭头），大小为 4.5cm×2.9cm×3.2cm，包膜欠光整，边界不清，与右侧胸锁乳突肌分界不清（三角形），其内见斑片状钙化（粗箭头）；B. 增强后其内见斑片状强化（细箭头）；两侧颈部血管鞘周围、甲状腺下方胸骨上窝见多发肿大淋巴结影（三角形），较大者直径 2.6cm，增强后不均匀强化。

（二）MRI

MRI 平扫 T_1WI 病灶可呈高、等及低信号，部分病灶因为内部局灶性出血而呈高信号。平扫 T_2WI 病灶常为不均匀高信号，增强检查可见病灶内部中等程度强化。当 PTC 发生内部出血、囊性变时，可表现为混杂信号，而囊液内富含甲状腺球蛋白时，T_1WI 与 T_2WI 均呈高信号（图 18-2-23）。

（三）PET-CT

目前 PET-CT 临床常用的核素为氟 [^{18}F]-氟代脱氧葡萄糖（fluorine-18 fluorodeoxyglucose，^{18}F-FDG）。甲状腺癌对 ^{18}F-FDG 的摄取能力与病理分型有关：高分化甲状腺癌因其细胞膜上的钠碘泵而呈低代谢，FDG 摄取能力较低；而与之相反的低分化癌则可以很好地摄取并显像。因此，对于分化较好的甲状腺癌，不常规推荐行 PET-CT 检查。PET-CT 对于 PTC 术后复发转移灶的评估有较大价值。

（四）甲状腺亲肿瘤显像

常用显像剂为 ^{99m}Tc-MIBI，该显像剂为特异性肿瘤显像剂，PTC 在甲状腺显像中表现为"冷结节"，但在亲肿瘤显像中表现为浓聚区。

四、鉴别诊断

1. **结节性甲状腺肿** 典型的 PTC 与结节性甲状腺肿不难鉴别，但以下情况需要注意：①囊性变的 PTC 需与发生囊性变的结节性甲状腺肿相鉴别。由于 PTC 绝大部分为实性，但也有小部分囊实性结节

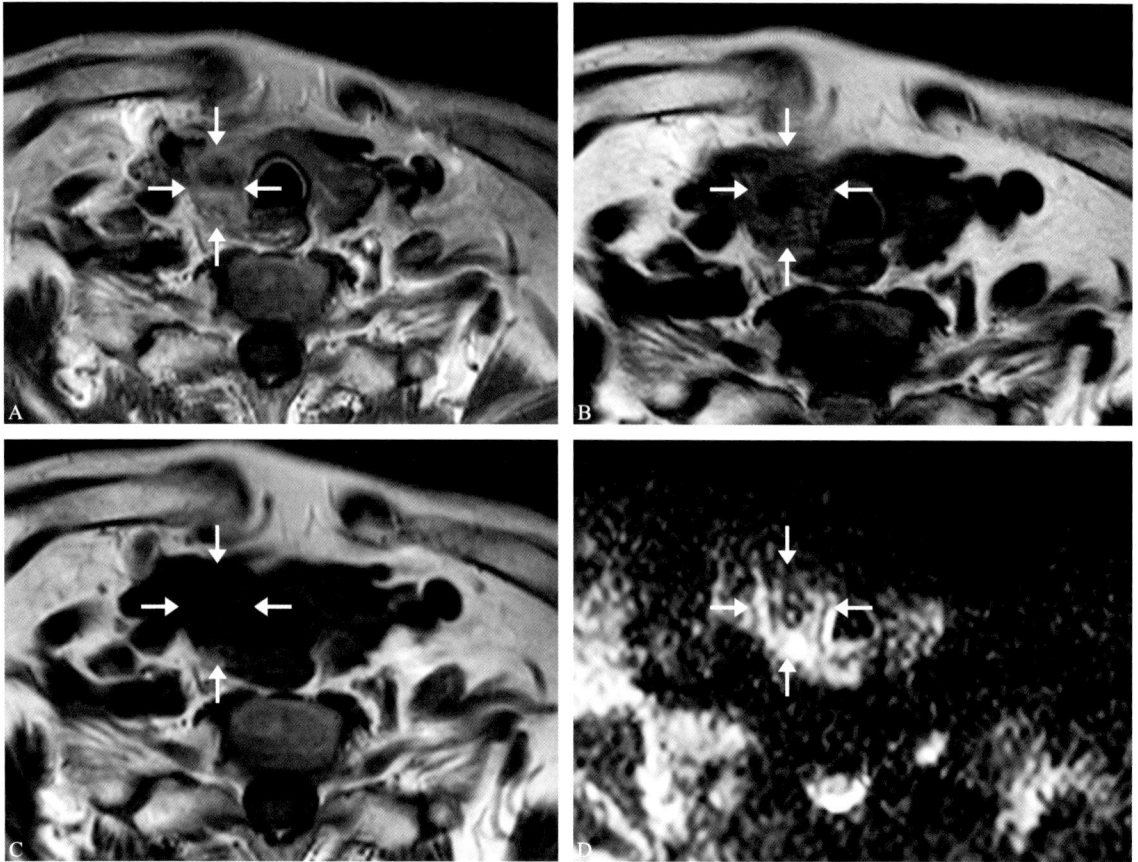

图18-2-23　甲状腺乳头状癌MR表现

甲状腺右侧叶增大，形态不规则，其内见不规则异常信号灶（箭头），T₁WI呈等/低信号（A），T₂WI（B）、精确频率反转恢复（spectral presaturation attenuated inversion recovery，SPAIR）呈高低混杂信号（C），DWI呈不均匀高信号（D），境界不清，与周围组织分界不清。

内实性成分存在PTC，特别是PTMC，应注意鉴别。囊实性PTC多伴有微钙化，且实性成分血流较丰富、分布紊乱（图18-2-24）。②一些囊性或囊实性结节性甲状腺肿固缩形成的木乃伊结节（mummified thyroid nodule）在灰阶超声图像中易与PTC相混淆，追溯患者以往的报告非常重要，必要时可行FNA帮助鉴别（图18-2-25）。

2．**甲状腺髓样癌**　与PTC超声特征有较多重叠，由于髓样癌发病率较低，很多髓样癌被误诊为PTC，如果患者有髓样癌家族史，应考虑是否有髓样癌的可能，进一步检查血降钙素、癌胚抗原及*RET*基因突变将有助于MTC的诊断。

3．**甲状腺滤泡癌**　典型PTC与甲状腺滤泡癌易鉴别，但甲状腺滤泡亚型乳头状癌超声表现与滤泡癌非常相似，难以鉴别，需依靠组织病理学明确诊断。

4．**食管憩室**　横断面表现为紧贴左侧甲状腺后方的不均匀低回声或等回声区，伴有类似微钙化的点状强回声（实则为食管内的气体）容易被误诊为甲状腺乳头状癌。发生于甲状腺两侧叶后方的肿物均应仔细观察，排除食管憩室的可能。

食管憩室形成的肿物纵断面扫查时呈管样结构，且在饮水或吞咽动作时形态和回声可发生明显变化。对于仍然难以诊断者，可口服造影剂以资鉴别，食管憩室口服造影剂后会明显增强，而来源于甲状腺的肿物则无增强（图18-2-26）。

5．**甲状腺未分化癌**　与PTC相比，ATC发病年龄较高，预后极差。一些早期的ATC与PTC较难鉴别，需要粗针穿刺组织学方能明确诊断。两者鉴别要点见表18-2-3。

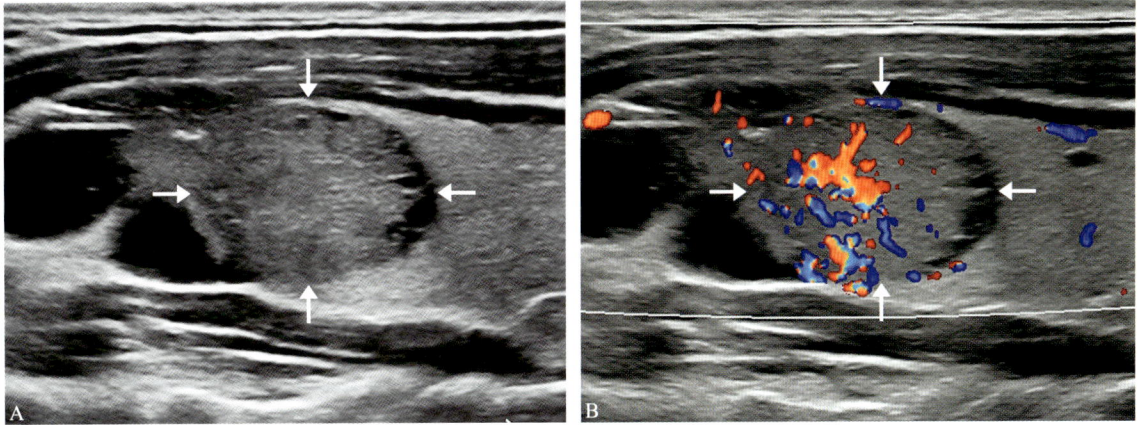

图 18-2-24　囊实性 PTC

A. 灰阶超声：甲状腺中上部见一个囊实混合性病变，形态规则，边界清晰，实性部分呈略低回声，内见点状强回声（箭头）；B. CDFI：实性部分内见较丰富血流信号（箭头）。手术后病理诊断为 PTC。

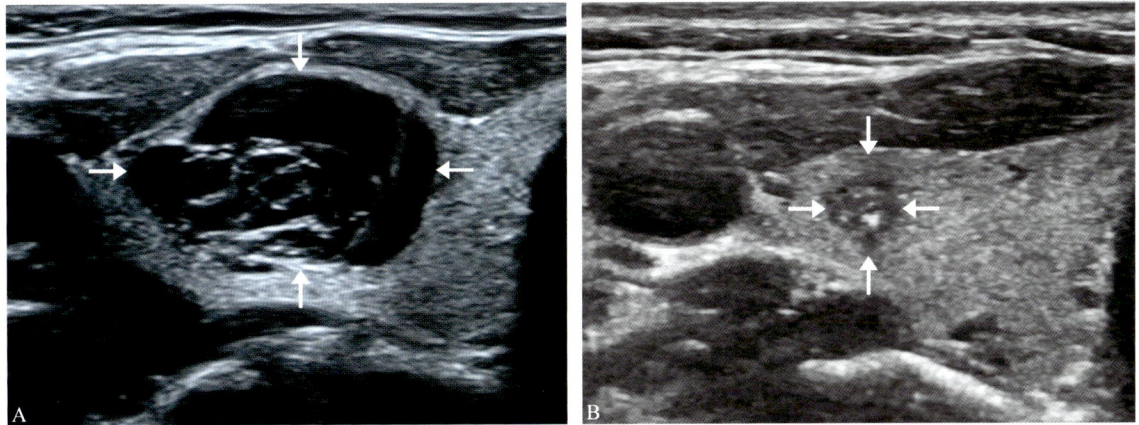

图 18-2-25　结节性甲状腺肿固缩

A. 超声检查提示甲状腺右侧叶囊实性结节（箭头）（2018 年 10 月）；B. 同一患者同一部位 2 年后超声检查提示甲状腺右侧叶实性结节伴微钙化（箭头）（2020 年 10 月）。

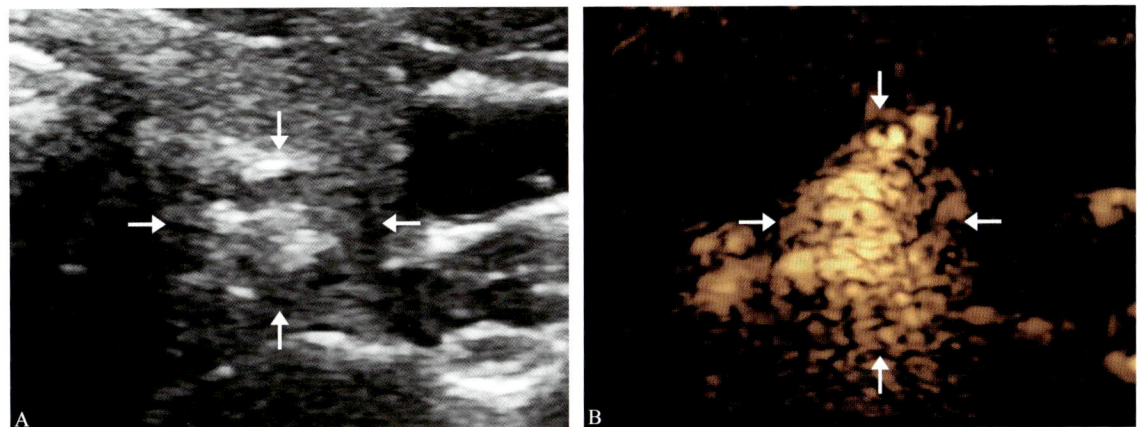

图 18-2-26　食管憩室口服超声造影表现

A. 甲状腺左叶后方见混合回声结节，内见点状及团状强回声（箭头）；B. 口服超声造影剂 5mL（声诺维超声造影剂与饮用水 1：100 混合液）后，甲状腺左叶后方混合回声结节呈明显高增强，甲状腺腺体及周边组织无增强（箭头）。

表 18-2-3 ATC 与 PTC 超声诊断鉴别要点

疾病鉴别点	ATC	PTC
好发人群	老年女性	中青年女性
病灶		
大小	体积较大，常累及整个腺叶	体积较小
数目	可为单发，多为多发	单发，也可多灶浸润
回声	低回声为主，合并坏死内部可见无回声区域	多为低回声
边缘	不清，累及甲状腺外组织时可无明显边界	不清晰，呈毛刺、分叶状
形态	不规则	不规则，纵向生长
生长速度	快	慢
钙化	多为粗大钙化，可合并微钙化	点状微钙化
CDFI	血供丰富	结节较小时，内部血流稀少；结节较大，内部可见丰富血流信号
局部组织浸润	多见	少见
颈部淋巴结受累情况	易受累，早期发生淋巴结转移	部分发生淋巴结转移
远处转移	早期可发生远处转移	少见

6. 亚急性甲状腺炎　亚急性甲状腺炎超声表现为边界模糊的低回声或极低回声区，易与 PTC 相混淆，但往往亚急性甲状腺炎存在明显的颈部疼痛病史伴甲状腺功能实验室检查结果异常，超声检查时常合并压痛，病灶随着疾病进展变化明显（可扩大或缩小），PTC 则无以上表现。亚急性甲状腺炎与 PTC 鉴别点主要在于有无颈部疼痛病史、短期随访病灶有无变化以及红细胞沉降率有无异常。

五、诊断要点

1. PTC 是最常见的甲状腺癌，典型的 PTC 依据超声特征诊断并不困难。主要高危超声征象有：低回声 / 极低回声，边界模糊不清，形态不规则，纵横比＞1，微钙化形成，甲状腺被膜侵犯及颈部淋巴结转移。

2. 对于 PTC 的诊断不仅包括良恶性诊断，还应对其侵袭性进行预测，指导后续治疗。PTC 侵袭性预测方法主要有 BRAF、TERT 等分子标志物的检测、有无被膜侵犯、淋巴结转移是否存在。对侵袭性高的 PTC 术后随访时应缩短随访间隔，并辅以 ^{131}I 治疗等。

六、临床意义

PTC 的发病率不断上升，超声作为甲状腺癌首选的检查方法，对于 PTC 的诊断、风险评估、FNA 的引导、术后随访都有非常重要的作用。

超声是诊断 PTC 首选的影像学检查方法。在甲状腺结节具有 PTC 高风险超声征象时，可行超声引导下细针穿刺明确诊断。超声引导显著提高了甲状腺细针穿刺的准确性。

同济大学附属第十人民医院超声医学科陈洁等的临床研究发现，PTC 病灶内微钙化、病灶内部血流丰富、病灶与包膜接触、$BRAF^{V600E}$ 突变等均与颈部中央区淋巴结转移密切相关，并据此建立了预测模型和开展了前瞻性验证，提示影像 - 基因的联合为术前判断 PTC 的侵袭性提供了可能。

原发性 PTC 手术切除范围主要考虑的因素有肿瘤大小，单灶或多灶，有无周围组织侵犯，有无淋巴结及远处转移，童年放射线接触史，甲状腺癌或甲状腺癌综合征家族史以及性别、年龄、病理亚型、分子检测等。术前超声检查可以有效评估其中大多数指标，如有无淋巴结转移及被膜侵犯，确定甲状腺癌的 T 分期以及 N 分期，有助于外科术式的选择。

PTC 术后超声可作为常规复查手段，评估有无复发转移。

最近也有学者探讨根据超声影像特征预测 PTC 基因突变的可行性。同济大学附属第十人民医院超声医学科张琴等的研究发现，PTC 患者年龄（≥ 50 岁）、超声上微钙化与 *BRAF* 基因突变密切相关。在合并桥本甲状腺炎的 PTC 患者中，超声图像表现为实性结构是 *BRAF* 基因突变的最显著危险因素；而在不合并桥本甲状腺炎的 PTC 患者中，年龄、超声上微钙化与 *BRAF* 基因突变高度相关。

七、典型病例

【病例 1】

1. **简要病史**　患者男性，49 岁。体检发现甲状腺结节 1 周，外院超声检查提示甲状腺右侧叶实性结节，TI-RADS：4b 类。遂行 FNA，细胞学提示 PTC。*BRAF* 基因检测提示突变。无头颈部放射线照射史、无家族史，既往史无特殊。

2. **重要实验室检查**　血清总 T_3、总 T_4、游离 T_3、游离 T_4、TSH、甲状腺球蛋白抗体、TPoAb 正常水平。

3. **超声检查**　见图 18-2-27A ~ G。

4. **诊疗经过**　术前超声检查未见明显淋巴结转移，入院接受外科手术治疗，行甲状腺癌根治术（全切 + 中央区清扫）。

5. **病理结果**　PTC，TERT 基因野生型（图 18-2-27H）。

【病例 2】

1. **简要病史**　患者女性，52 岁，体检发现甲状腺结节 2d。外院超声检查提示甲状腺右叶中部实性结构伴多发钙化灶形成，FNA 提示 PTC 可能，*BRAF* 基因突变。无头颈部放射线照射史、无家族史，既往史无特殊。

2. **重要实验室检查**　血清总 T_3、总 T_4、游离 T_3、游离 T_4、TSH、甲状腺球蛋白抗体、TPoAb 正常水平。

3. **超声表现**　见图 18-2-28A ~ C。

4. **诊疗经过**　术前超声检查未见明显淋巴结转移，遂接受外科手术治疗，行甲状腺癌根治术（甲状腺全切术 + 中央区淋巴结清扫术）。

5. **病理结果**　甲状腺乳头状癌，*TERT* 基因野生型（图 18-2-28D）。

★ PTC 是最常见的甲状腺癌，主要高危超声特征有：实性、低回声 / 极低回声、边界模糊不清、纵横比＞ 1、微钙化形成，以局部被膜侵犯和颈部淋巴结转移为主。远处转移少见。

★ 对于 PTC 的诊断不仅包括良恶性诊断，还应对其侵袭性进行预测，指导后续治疗。

★ 超声作为甲状腺癌首选的影像学检查方法，对于 PTC 的诊断及是否发生淋巴结转移、风险评估、FNA 引导、术后随访评估都起到了非常重要的作用。

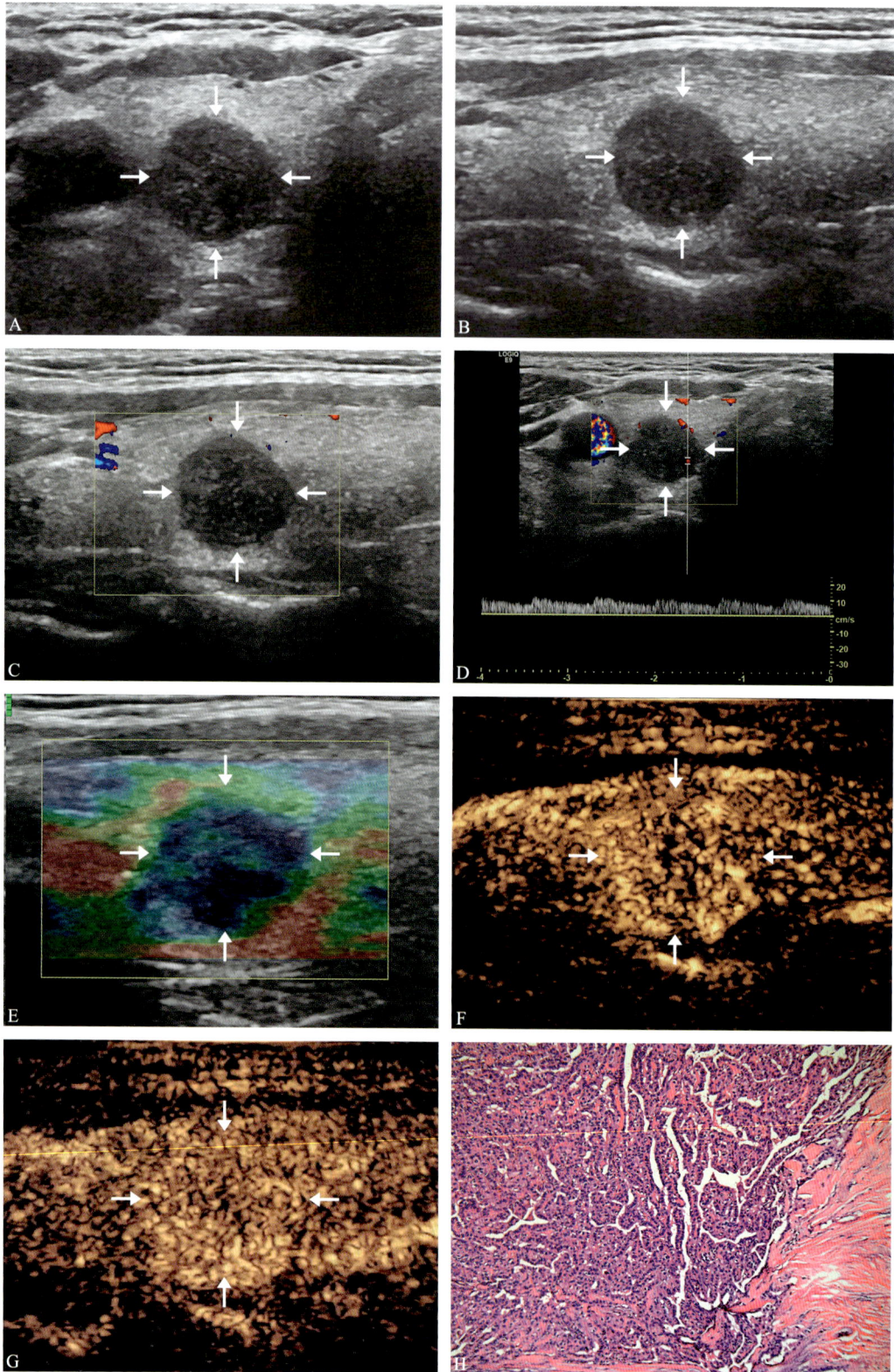

图 18-2-27　甲状腺乳头状癌

A，B.灰阶超声：横断面（图 A）及纵断面（图 B）于甲状腺右叶中上部见一个实性低回声区，大小为 1.3cm×0.9cm×1.3cm，形态规则，边界清晰，纵横比＞1，病灶内见点状强回声（箭头）；C. CDFI：结节内部及周边见少量血流信号（箭头）；D.脉冲多普勒：病灶内部检出低速低阻动脉性血流信号（箭头）；E.应变式弹性成像：病灶绝大部分呈蓝色，周边正常组织呈红绿色，提示结节较腺体组织偏硬（箭头）；F，G.超声造影：结节增强早期（11s）呈不均匀等增强，增强晚期（120s）呈均匀等增强，与周围甲状腺组织间无明显边界（箭头）；H.手术后病理：甲状腺乳头状癌。

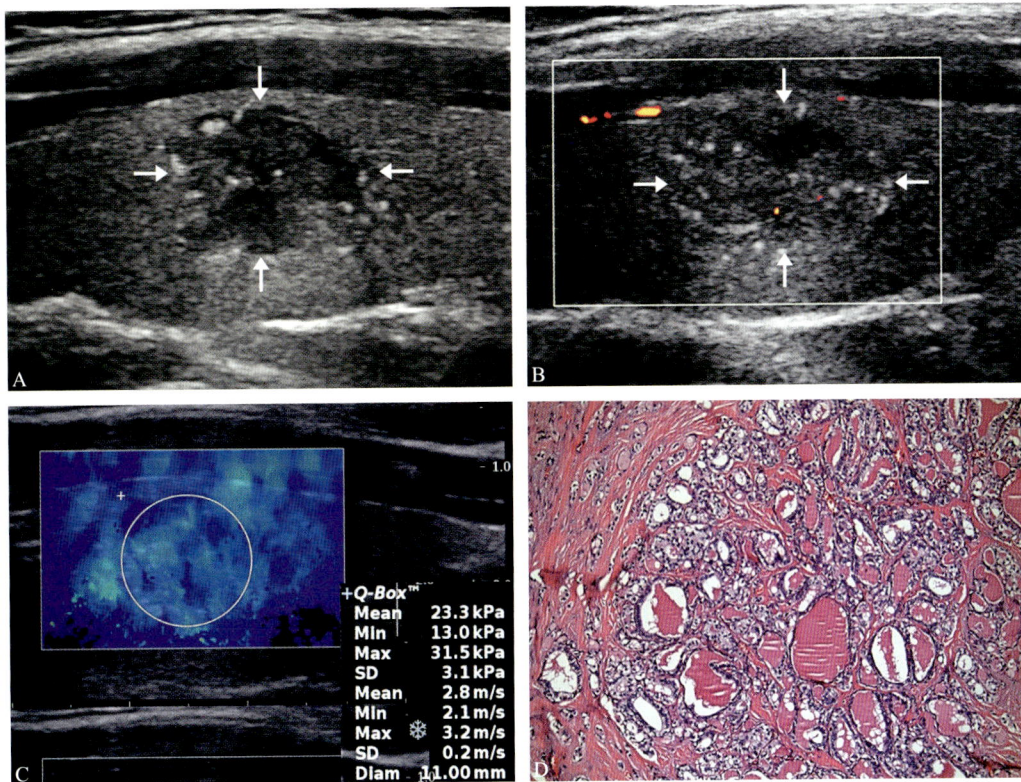

图 18-2-28　甲状腺乳头状癌

A. 灰阶超声：于甲状腺右叶中部见一个低回声区，大小为 1.0cm×1.1cm×1.8cm，边界不清，形态不规则，内见弥漫分布数个点状强回声（箭头）；B. CDFI：结节内部见少量血流信号（箭头）；C. 剪切波弹性成像：病灶（E_{mean}：23.3kPa）较周边正常组织（E_{mean}：1.4kPa）明显偏硬；D. 术后病理提示：甲状腺乳头状癌。

第三节　特殊病理亚型的甲状腺乳头状癌

PTC 的病理亚型与其组织学及临床表现的多样性存在密切关系。最近 WHO 根据《肿瘤国际组织学分类标准》将 PTC 组织学分型重新分类，包括十余种亚型，有些亚型的区分是完全依据特殊的镜下形态得以区分，而有些则存在独特的临床及预后特点。本节主要针对临床上常见的几种 PTC 亚型进行介绍。

一、滤泡亚型

（一）概述

滤泡亚型 PTC 为除甲状腺微小乳头状癌（papillary thyroid microcarcinoma，PTMC）之外最常见的 PTC 亚型（PTMC 的诊治具有特殊性，将单独阐述），占所有乳头状癌的 15%~20%。该亚型呈滤泡状生长，但细胞核具有 PTC 特征，且生物学行为更倾向于 PTC 而非 FTC。在滤泡亚型 PTC 之中也存在一些特殊类型，包括包裹性滤泡亚型、弥漫性滤泡亚型，以及巨滤泡亚型。

1. **包裹性滤泡亚型**　通常无包膜侵犯，无乳头形成，没有砂砾体形成，具有完整的包膜。诊断的主要依据为肿瘤细胞典型的核特征。值得注意的是，一些具有完整纤维包裹的滤泡亚型 PTC 目前被称为伴乳头状核特征的非浸润性甲状腺滤泡性肿瘤（NIFTP），现归类为良性肿瘤，一般预后良好，完整切除后很少复发。

2. 弥漫性（多结节灶）滤泡亚型　为滤泡亚型中少见的侵袭性组群，多见于年轻女性。其特征表现为多结节灶，镜下无包膜，呈浸润性生长。肿瘤具有 PTC 的核特征，但纤维化及砂砾体不常见。极易出现血管浸润及侵犯腺外组织，淋巴结转移及远处转移常见。

3. 巨滤泡亚型　为滤泡亚型 PTC 中最罕见的一组。以巨大滤泡（直径 > 200μm）伴具有 PTC 特征的滤泡上皮细胞为其特征。肿瘤的体积往往较大，而生物学行为与普通滤泡亚型 PTC 相似。值得注意的是，该滤泡亚型的 PTC 因为富含胶质及 PTC 核特征的灶性表达，同时手术标本与结节性甲状腺肿等良性病变相似，故在 FNA 及低倍镜下容易误诊。

该亚型肿瘤几乎由滤泡组成，其生物学行为及分子特征与经典型无差别。该类甲状腺乳头状癌滤泡亚型在超声上易误诊为良性甲状腺结节囊性变，囊壁较厚、偏心性实性结构是其主要的鉴别点。

（二）典型病例

【病例 1】

1. 简要病史　患者女性，63 岁。发现甲状腺结节 10 年余。自觉颈部压迫感，吸气受限 1 个月余。超声检查提示甲状腺右侧叶囊实性结节，大小为 4.5cm×4.0cm×3.5cm。TI-RADS 4a 类。建议 FNA 进一步检查。FNA 结果提示滤泡性病变；*BRAF* 基因突变检测提示野生型。无头颈部放射线照射史、无家族史。

2. 重要实验室检查　血清总 T_3、总 T_4、游离 T_3、游离 T_4、TSH、甲状腺球蛋白抗体、TPoAb 正常水平。

3. 超声检查　见图 18-3-1A ~ C。

4. 诊疗经过　患者甲状腺结节体积较大、有压迫症状，有手术指征。术后病理诊断为甲状腺乳头状癌滤泡亚型。

5. 病理结果　见图 18-3-1D。

【病例 2】

1. 简要病史　患者女性，49 岁。发现甲状腺结节 3 年。自觉颈部压迫感，吸气受限数月余。超声检查提示甲状腺右侧叶实性结节，大小为 5.0cm×5.0cm×4.5cm。TI-RADS 3 类；左侧叶囊实性结节伴钙化，TI-RADS：4a 类。建议 FNA 进一步检查。遂收入院，拟予手术治疗。无头颈部放射线照射史、无家族史。

2. 重要实验室检查　血清总 T_3、总 T_4、游离 T_3、游离 T_4、TSH、甲状腺球蛋白抗体、TPoAb 正常水平。

3. 超声检查　见图 18-3-2。

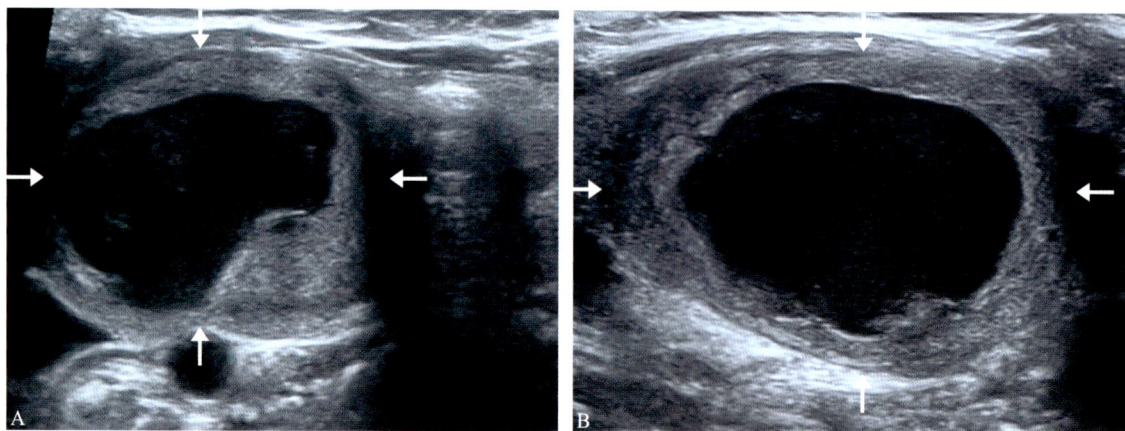

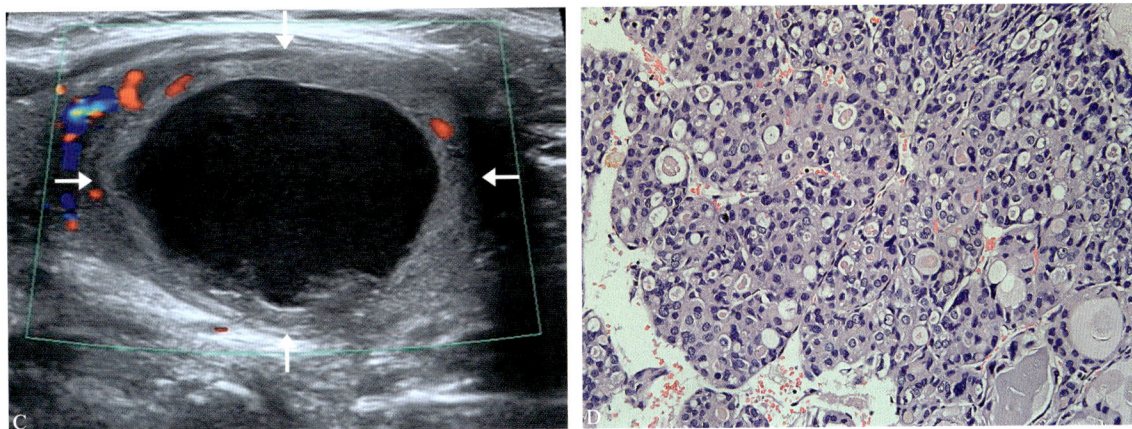

图 18-3-1　甲状腺乳头状癌（滤泡亚型）

A，B. 灰阶超声（横断面及纵断面）：甲状腺右叶非对称性肿大，腺体内见一个囊实混合性结节，大小为 4.5cm×4.0cm×3.5cm，形态规则，边界清晰，其内大部分呈无回声区，囊壁较厚、可见偏心性实性结构（箭头）；C. CDFI：结节内部实性部分及结节周边见血流信号（箭头）；D. 术后病理提示：甲状腺乳头状癌（滤泡亚型）。

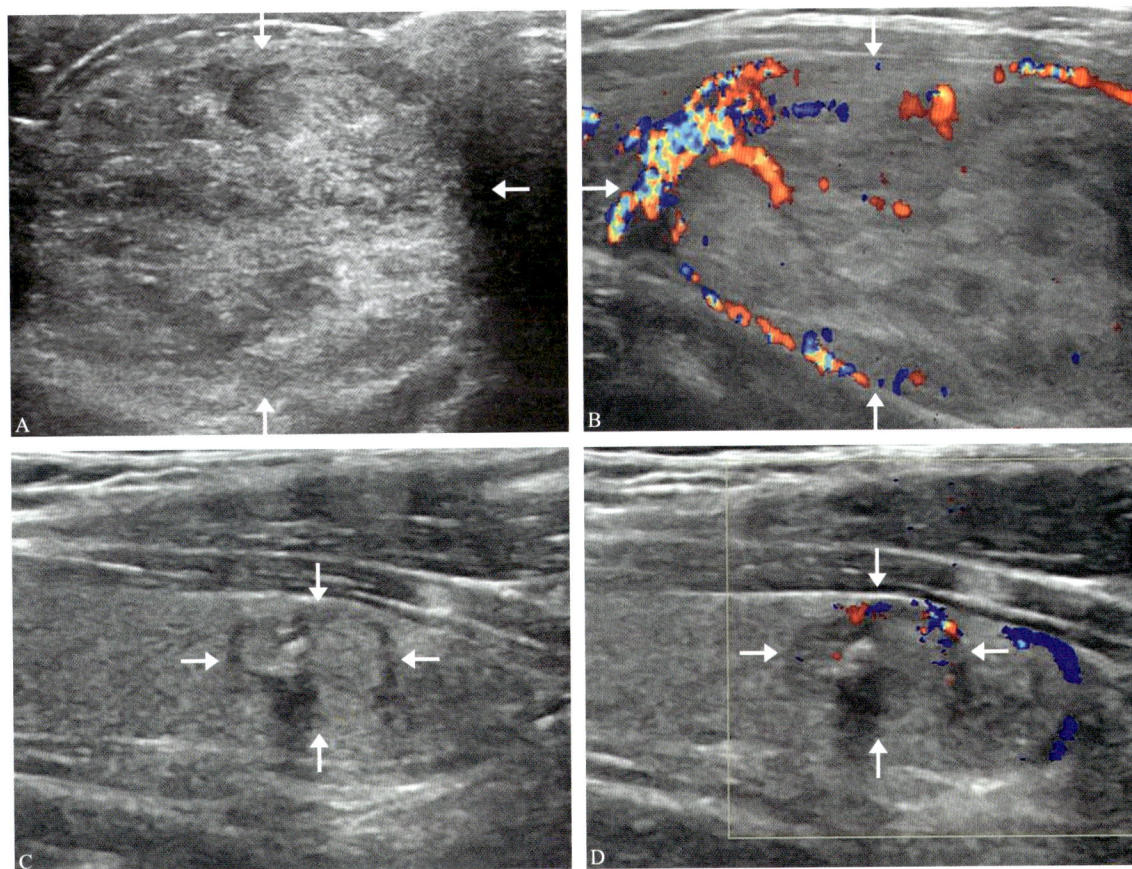

图 18-3-2　甲状腺滤泡性腺瘤及甲状腺乳头状癌（滤泡亚型）

A. 灰阶超声：甲状腺右叶非对称性肿大，腺体内见一个实性结节，大小为 5.0cm×5.0cm×4.5cm，形态规则，边界清晰，内部回声不均（箭头）；B. CDFI：结节周边见环状血流信号（箭头），术后病理提示：甲状腺滤泡性腺瘤；C. 灰阶超声：甲状腺左侧叶见一个等回声结节，大小为 1.1cm×0.7cm×0.8cm，形态规则，边界清晰，内见粗大强回声（箭头）；D. CDFI：结节周边见少量血流信号（箭头）。术后病理提示：甲状腺乳头状癌（滤泡亚型）。

4．诊疗经过　患者甲状腺结节体积较大、有压迫症状，有手术指征。双侧叶结节接受手术治疗。

5．病理结果　（左侧甲状腺）甲状腺乳头状癌（滤泡亚型）；（右侧甲状腺）甲状腺滤泡性腺瘤。

二、高细胞亚型

（一）概述

高细胞亚型以高柱状肿瘤细胞占优势（≥ 30%）为特征。高柱状肿瘤细胞的定义为肿瘤细胞的高度至少为宽度的 2~3 倍。此类亚型多见于年龄较大的患者，侵袭性较强，常出现腺外侵犯及远处转移，复发率及相关病死率（22%~25%）也较高。高细胞数量 < 30% 时，应该诊断为 PTC 伴高细胞特征，少量的高细胞对肿瘤的生物学行为影响尚不清楚。

（二）典型病例

1. **简要病史** 患者女性，31 岁。体检发现甲状腺结节半个月余，超声提示甲状腺左侧叶实性结节。TI-RADS 4c 类。FNA 提示异型细胞伴散在多核巨细胞，考虑 PTC 可能；*BRAF* 基因检测结果为突变型。无头颈部放射线照射史、无家族史，既往史无特殊。

2. **重要实验室检查** 血清总 T_3、总 T_4、游离 T_3、游离 T_4、TSH、TPo、甲状腺球蛋白抗体正常水平。

3. **超声检查** 见图 18-3-3A~C。

4. **诊疗经过** 行左侧甲状腺癌根治术 + 左侧颈部中央区淋巴结清扫术。

5. **病理结果** 甲状腺乳头状癌（高细胞亚型），肿瘤侵犯甲状腺被膜，*TERT* 基因突变检测提示野生型，*KRAS* 及 *NRAS* 基因突变检测提示野生型（图 18-3-3D）。

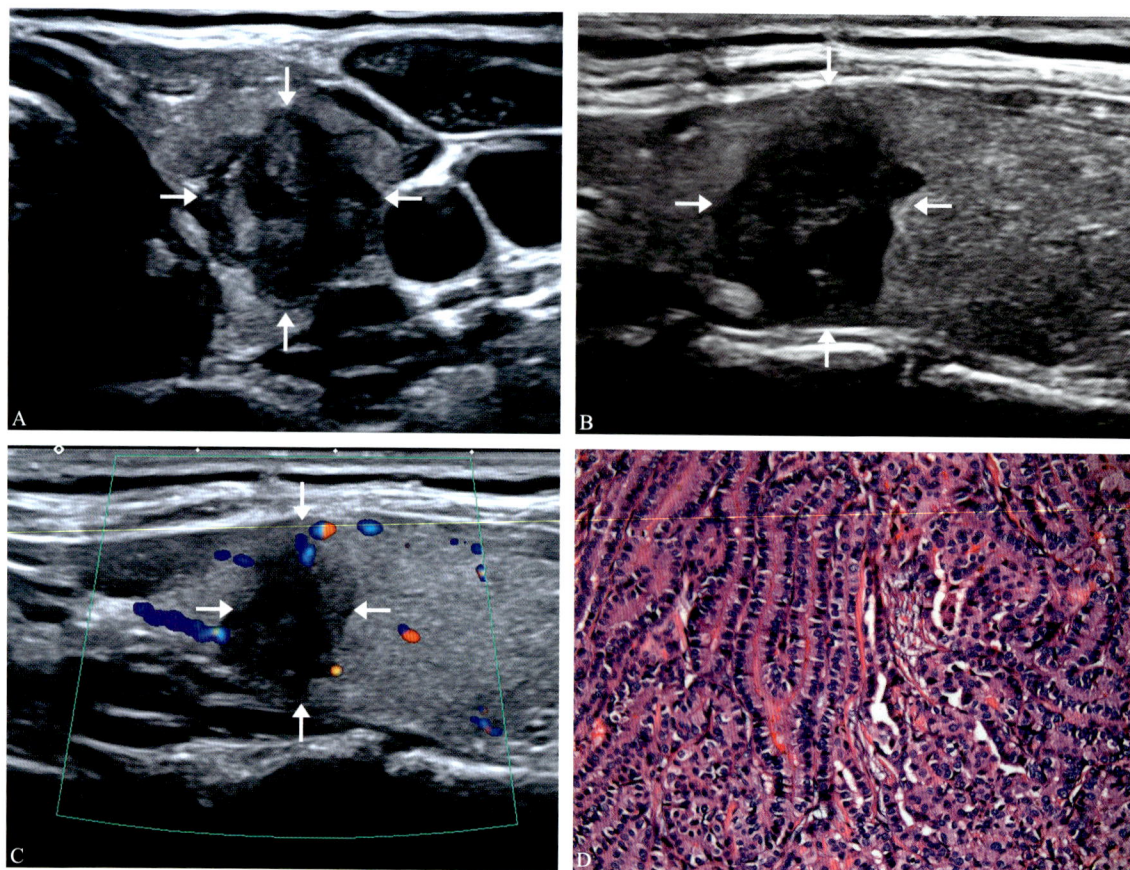

图 18-3-3 甲状腺乳头状癌（高细胞亚型）

A，B. 灰阶超声（横断面及纵断面）：甲状腺左叶见一个实性低回声结节，大小为 1.5cm×1.6cm×1.4cm，形态不规则，呈分叶/毛刺样改变，边界欠清晰，内见点状强回声，与甲状腺被膜分界不清（箭头）；C. CDFI：结节周边见少量血流信号（箭头）；D. 病理提示：甲状腺乳头状癌（高细胞亚型），肿瘤侵犯甲状腺被膜。

三、实体 / 梁状亚型

此类亚型 PTC 全部或大部分瘤体呈实体、梁状或巢（岛）状生长，占成人 PTC 中的 1%～3%，多发生于年轻人或受到电离辐射影响的儿童。绝大多数实体亚型 PTC 存在 *RET/PTC3* 重排，其预后较经典型 PTC 稍差。约 15% 的病例可发生肺转移。镜下需要与低分化型甲状腺癌相鉴别。

四、弥漫硬化亚型

（一）概述

此亚型多见于儿童及青年人。以单侧或双侧叶被肿瘤组织弥漫性累及为特征，约占 PTC 中的 2%。常有 *RET/PTC* 基因重排，*BRAF* 基因突变少见。肿瘤病灶常出现在淋巴管内，呈实体与乳头状混合结构。该亚型多见甲状腺腺外侵犯，约 80% 可伴有颈部淋巴结转移。尽管该亚型的侵袭性更强，但总体病死率与经典型 PTC 无显著差异，可能与发病年龄有关。

（二）典型病例

1. **简要病史**　患者女性，35 岁。发现左侧颈部淋巴肿大 1 个月余。超声检查提示甲状腺双侧叶弥漫钙化灶形成伴颈部异常淋巴结肿大。TI-RADS 5 类。FNA 提示 PTC。*BRAF* 基因检测结果为突变型。无头颈部放射线照射史、无家族史。既往桥本甲状腺炎病史 1 年余。

2. **重要实验室检查**　血清总 T_3、总 T_4、游离 T_3、游离 T_4、TSH 正常水平。甲状腺球蛋白抗体：1 549U/mL（↑），TPoAb 49U/mL（↑）。

3. **超声表现**　见图 18-3-4A～E。

4. **诊疗经过**　入院行甲状腺癌根治（全切 + 中央区清扫）+ 双侧颈部清扫术。1 年后复发。

5. **病理结果**　甲状腺乳头状癌（弥漫硬化亚型），*TERT* 基因野生型（图 18-3-4F）。

五、柱状细胞亚型

（一）概述

该亚型较为罕见。特征性镜下结构表现为以显著核复层的柱状细胞为主，应与其他部位来源的转移性腺癌相鉴别，免疫组化能有效鉴别二者。既往认为其预后较差，但也有报道认为其预后不良与初诊多为晚期有关。

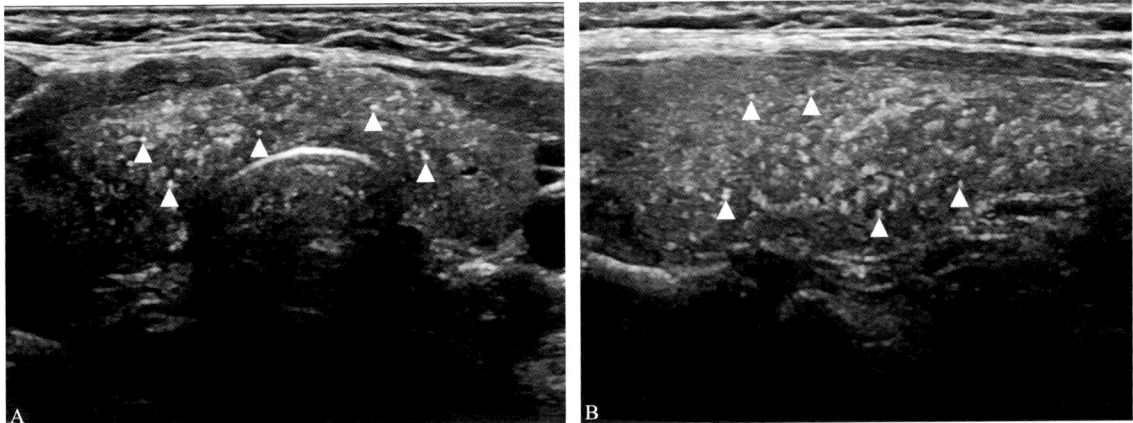

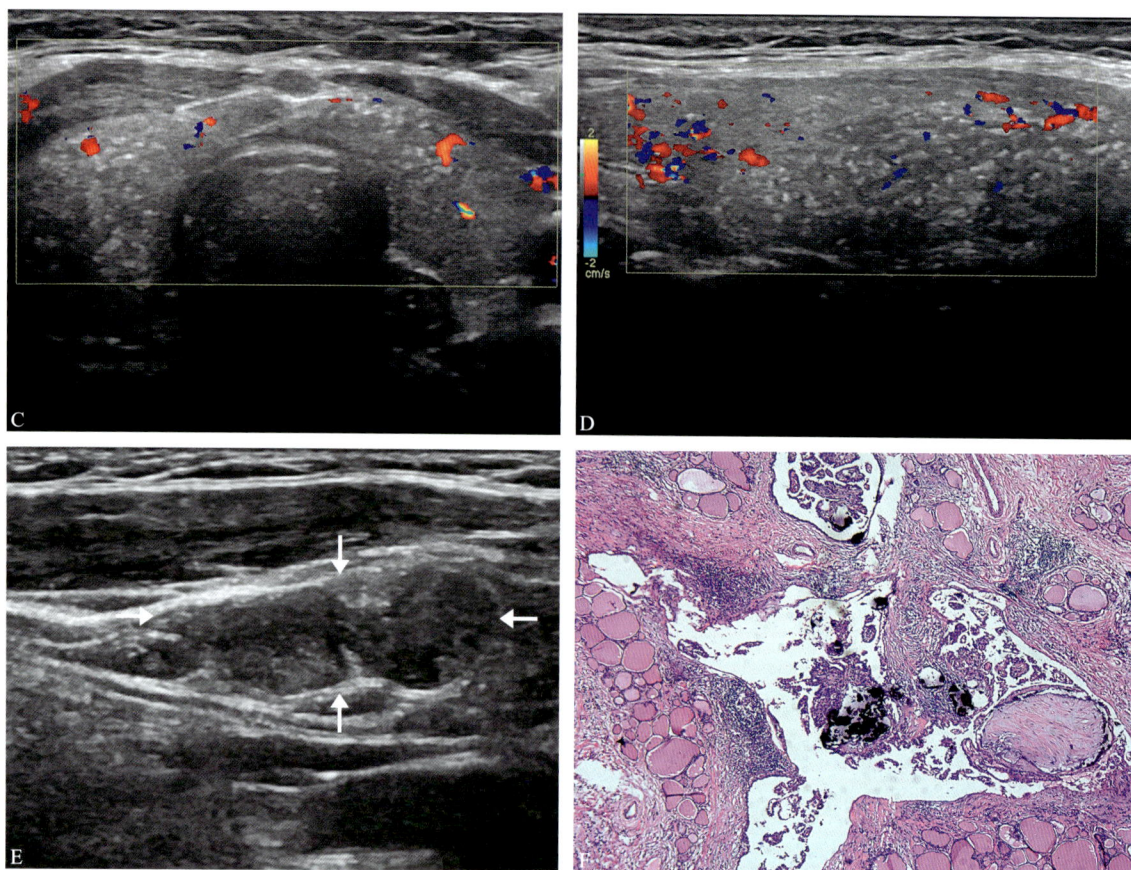

图 18-3-4　甲状腺乳头状癌（弥漫硬化亚型）

A，B. 灰阶超声：甲状腺双侧叶见弥漫分布的针尖样强回声（三角形），呈暴风雪征，无明显边界；C，D. CDFI：腺体内血流信号稀疏；E. 灰阶超声：左侧颈部Ⅲ区见可疑淋巴结肿大，大小为 1.8cm×0.8cm，淋巴结内部回声不均匀，内见点状强回声（箭头）；F. 病理：提示为甲状腺乳头状癌（弥漫硬化亚型）。

（二）典型病例

1. **简要病史**　患者女性，46 岁。自觉颈部不适 1 个月余。超声检查提示甲状腺右侧叶实性结节。TI-RADS 4b 类。FNA 提示异型细胞伴散在多核巨细胞，PTC 可能。*BRAF* 基因检测结果为突变型。无头颈部放射线照射史、无家族史。

2. **重要实验室检查**　血清总 T_3、总 T_4、游离 T_3、游离 T_4、TSH、TPo、甲状腺球蛋白抗体正常水平。

3. **超声表现**　见图 18-3-5A ~ C。

4. **诊疗经过**　入院后行右侧甲状腺叶切除术。

5. **病理结果**　甲状腺乳头状癌（柱状细胞亚型），局部侵犯甲状腺被膜，*TERT* 基因野生型。

六、嗜酸细胞亚型

（一）概述

该亚型较为罕见。特征性的镜下结构表现为具有乳头状癌特征的同时也具有胞质丰富、致密红染、颗粒状等嗜酸细胞的特征。其预后与经典型 PTC 无明显差异，38% ~ 87% 的嗜酸细胞亚型 PTC 具有慢性淋巴细胞性甲状腺炎的背景，提示后者与该亚型的发病机制存在相关性。甲状腺乳头状癌嗜酸细胞亚型的生物学行为及分子特征与经典型无差别，主要需同嗜酸细胞滤泡性肿瘤相鉴别，鉴别要点在于细胞核特征及有无血管及包膜侵犯。

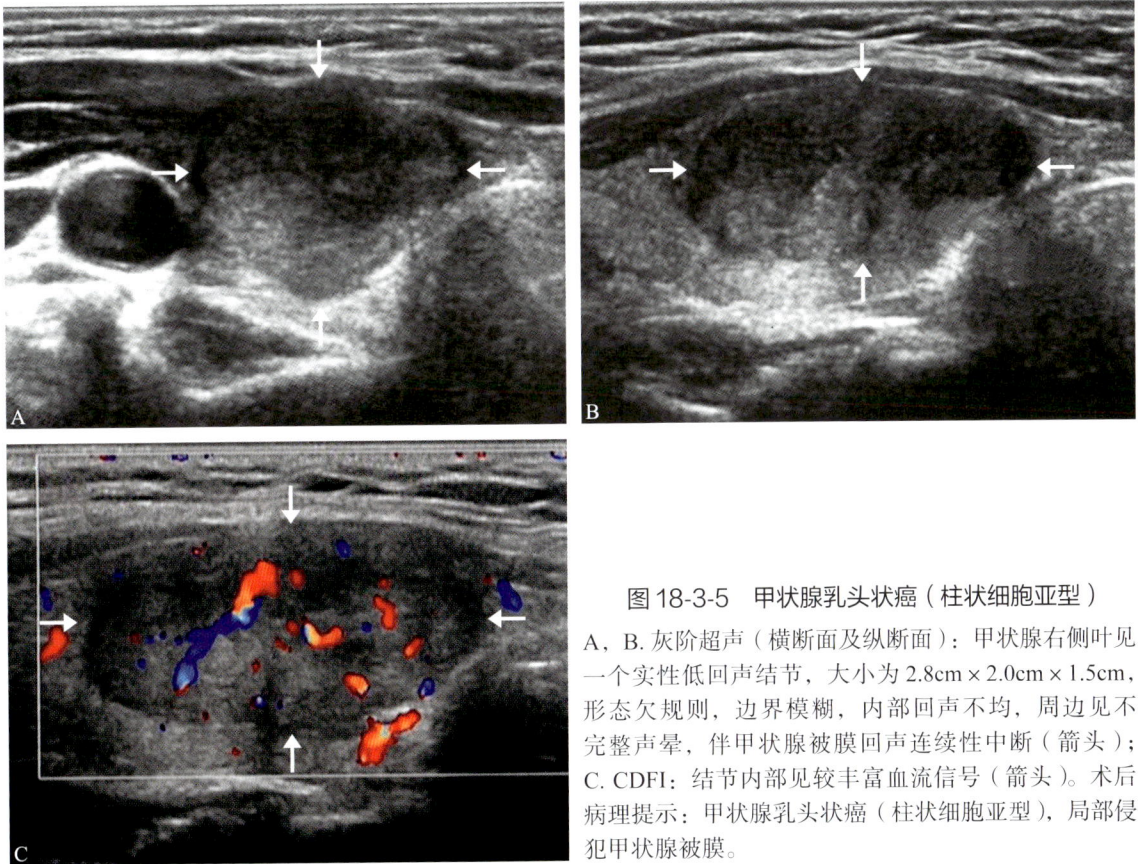

图 18-3-5　甲状腺乳头状癌（柱状细胞亚型）

A，B. 灰阶超声（横断面及纵断面）：甲状腺右侧叶见一个实性低回声结节，大小为 2.8cm×2.0cm×1.5cm，形态欠规则，边界模糊，内部回声不均，周边见不完整声晕，伴甲状腺被膜回声连续性中断（箭头）；C. CDFI：结节内部见较丰富血流信号（箭头）。术后病理提示：甲状腺乳头状癌（柱状细胞亚型），局部侵犯甲状腺被膜。

（二）典型病例

1．**简要病史**　患者女性，63 岁。1 个月前行颈椎 CT 检查意外发现甲状腺结节。FNA 细胞学检查提示肿瘤性病变。*BRAF* 基因检测结果为野生型。无头颈部放射线照射史、无家族史，既往史无特殊。

2．**重要实验室检查**　血清总 T_3、总 T_4、游离 T_3、游离 T_4、TSH、甲状腺球蛋白抗体、TPoAb 正常水平。

3．**超声表现**　见图 18-3-6A ~ C。

4．**诊疗经过**　入院行甲状腺单侧腺叶切除术。术后 2 年随访无复发。

5．**病理结果**　甲状腺乳头状癌（嗜酸细胞亚型）（图 18-3-6D）。

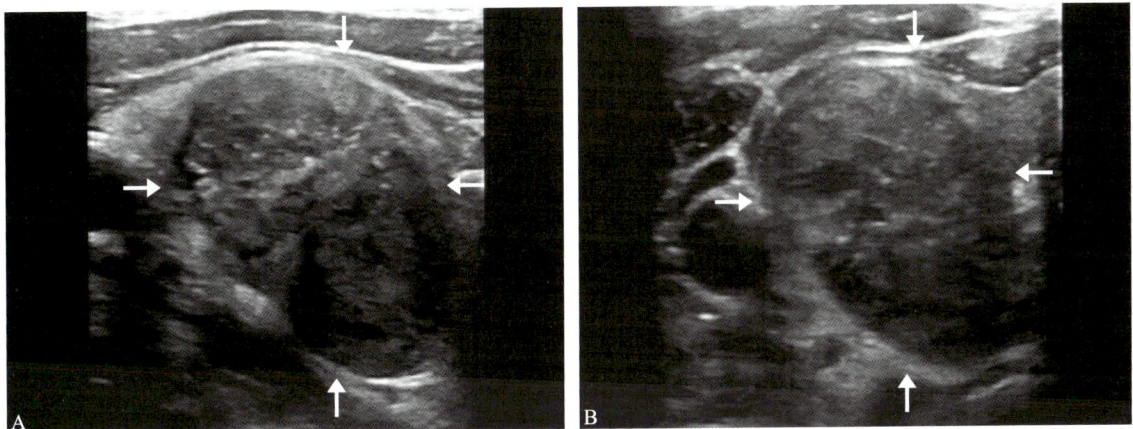

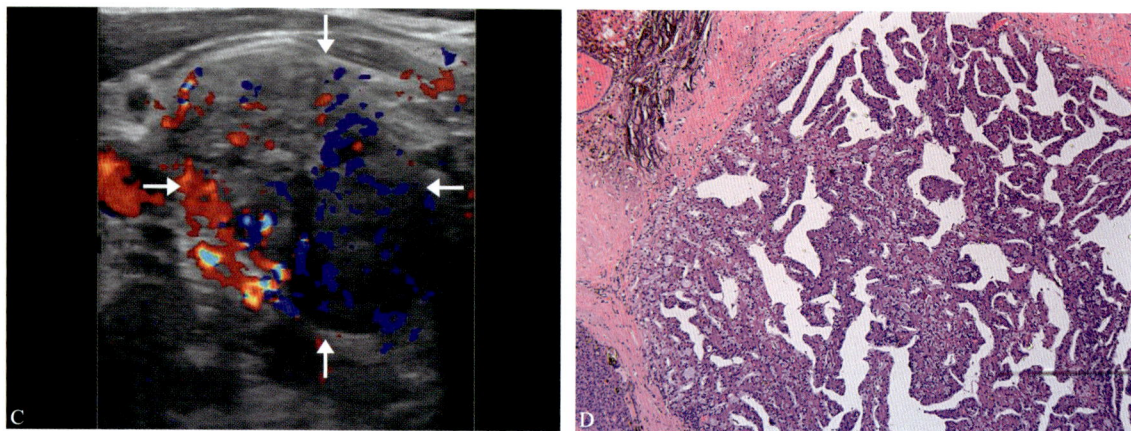

图 18-3-6　甲状腺乳头状癌（嗜酸细胞亚型）

A，B. 灰阶超声（纵断面及横断面）：甲状腺右叶见一个低回声区，大小为 3.6cm×2.8cm×2.3cm，形态规则，边界欠清晰，内部回声不均匀（箭头）；C. CDFI：结节内部及周边见丰富血流信号（箭头）；D. 术后病理检查提示：甲状腺乳头状癌（嗜酸细胞亚型）。

七、Warthin 瘤样亚型

（一）概述

该亚型较为罕见，因镜下类似唾液腺中的 Warthin 瘤而得名。有观点认为其属于嗜酸细胞亚型 PTC 的一种亚型，除了具有嗜酸细胞亚型 PTC 的特征之外，还需满足乳头间质大量淋巴细胞浸润的特点。该亚型显著多见于女性患者（女∶男 =10∶1），预后与经典 PTC 无差别。

Warthin 瘤样亚型常伴有淋巴细胞性甲状腺炎或桥本甲状腺炎背景，被覆细胞常呈嗜酸性。

（二）典型病例

【病例 1】

1. **简要病史**　患者女性，38 岁。体检发现甲状腺结节 2d。超声提示甲状腺右侧叶实性结节伴钙化。TI-RADS 4c 类。建议患者行 FNA 进一步明确诊断，患者要求直接手术。无头颈部放射线照射史、无家族史，既往史无特殊。

2. **重要实验室检查**　血清总 T_3、总 T_4、游离 T_3、游离 T_4、TSH、甲状腺球蛋白抗体、TPoAb 正常水平。

3. **超声表现**　见图 18-3-7。

4. **诊疗经过**　入院行甲状腺单侧叶切除术。

5. **病理结果**　甲状腺乳头状癌（Warthin 瘤样亚型），肿瘤累及被膜，浸润纤维脂肪及横纹肌组织。*BRAF* 基因突变型，*TERT* 基因野生型。

【病例 2】

1. **简要病史**　患者女性，39 岁。发现左侧颈部淋巴肿大 2 周余。超声提示甲状腺弥漫性病变，甲状腺左侧叶实性结节伴钙化，结节大小为 0.4cm×0.5cm×0.6cm。TI-RADS 4b 类。左侧颈部淋巴结稍大。行结节及可疑淋巴结，FNA 细胞学检查，提示左侧叶实性结节疑为癌。*BRAF* 基因突变型。左侧颈部淋巴结细胞学未见异常。无头颈部放射线照射史，无家族史，既往史无特殊。

2. **重要实验室检查**　血清总 T_3、总 T_4、游离 T_3、游离 T_4、TSH、TPoAb 正常水平。甲状腺球蛋白抗体：215U/mL（↑）。

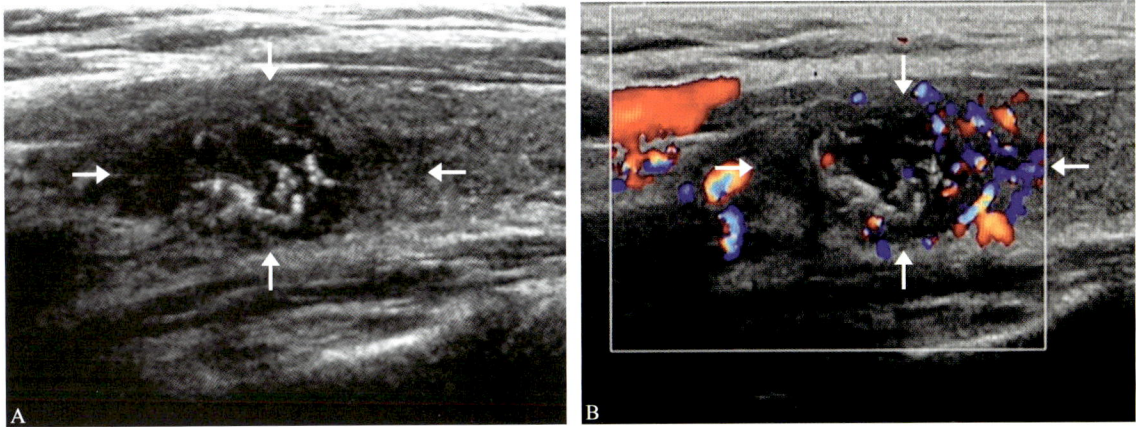

图 18-3-7 甲状腺乳头状癌（Warthin 瘤样亚型）

A.灰阶超声：甲状腺右侧叶见一低回声结节，大小为 2.8cm×2.5cm×1.7cm，边界模糊，形态不规则，内部回声不均，见点状强回声（箭头）；B.CDFI：结节周边及内部见血流信号（箭头）。

3. **超声表现** 见图 18-3-8。

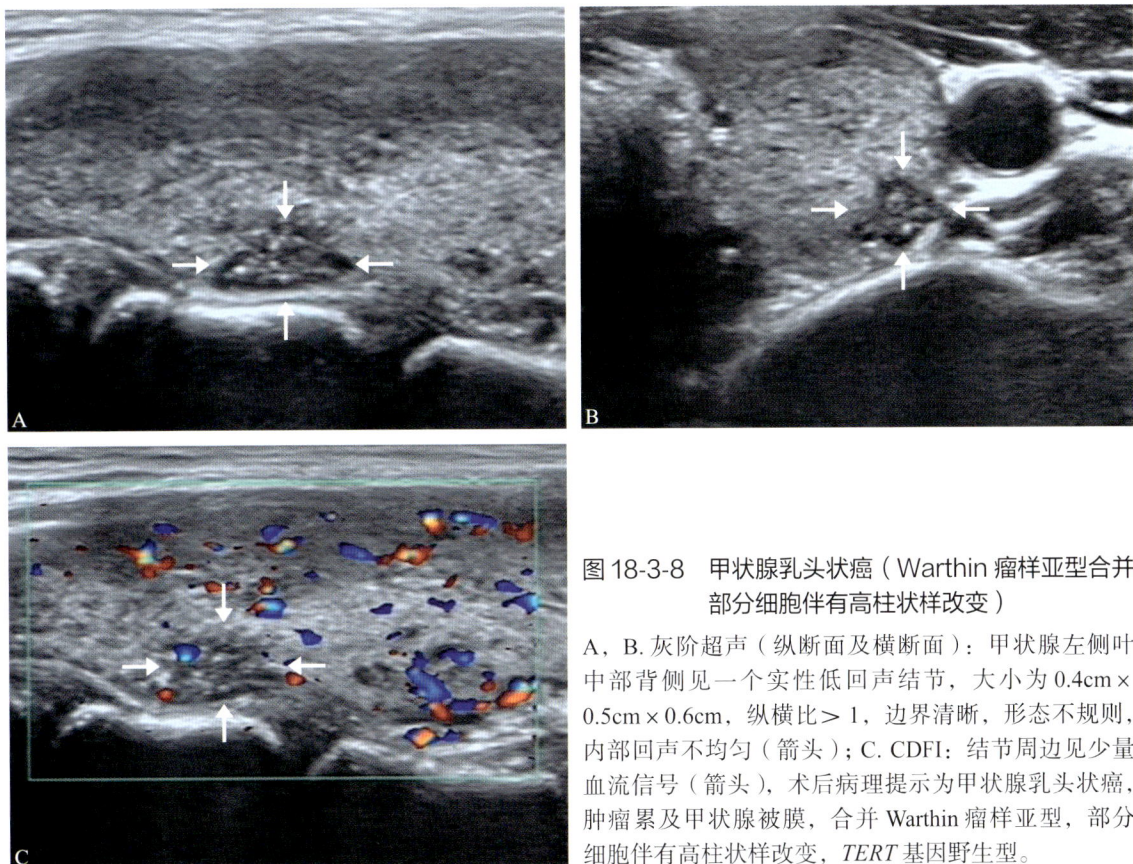

图 18-3-8 甲状腺乳头状癌（Warthin 瘤样亚型合并部分细胞伴有高柱状样改变）

A，B.灰阶超声（纵断面及横断面）：甲状腺左侧叶中部背侧见一个实性低回声结节，大小为 0.4cm×0.5cm×0.6cm，纵横比＞1，边界清晰，形态不规则，内部回声不均匀（箭头）；C.CDFI：结节周边见少量血流信号（箭头），术后病理提示为甲状腺乳头状癌，肿瘤累及甲状腺被膜，合并 Warthin 瘤样亚型，部分细胞伴有高柱状样改变，*TERT* 基因野生型。

4. **诊疗经过** 入院行甲状腺单侧叶切除术。

5. **病理结果** 甲状腺乳头状癌，肿瘤累及甲状腺被膜，合并 Warthin 瘤样亚型，部分细胞伴有高柱状样改变，*TERT* 基因野生型。

八、透明细胞亚型

（一）概述

该亚型较为罕见。特征性的镜下表现为以胞质透明、核具有乳头状癌特征的细胞为主要构成（＞50％）。透明胞质的形成可能源自大量糖原、脂质、甲状腺球蛋白及肿胀的线粒体蓄积。此亚型的预后与经典 PTC 无差别，但应注意与起源于肾透明细胞癌的转移癌相鉴别，主要鉴别点依靠特异性的免疫组化表达及特征性的乳头状癌核特征。

（二）典型病例

1. **简要病史**　患者女性，68 岁。自觉颈部不适 2 周余。超声检查提示甲状腺实性结节伴钙化。TI-RADS 4c 类。行粗针穿刺，病理提示 PTC 可能，*BRAF* 基因野生型。遂收治入院。无头颈部放射线照射史、无家族史，既往史无特殊。

2. **重要实验室检查**　血清总 T_3、总 T_4、游离 T_3、游离 T_4、TSH、TPoAb 正常水平。甲状腺球蛋白抗体：318U/mL（↑）。

3. **超声表现**　见图 18-3-9A ～ C。

4. **诊疗经过**　入院行甲状腺癌根治术＋左侧颈部中央区淋巴结清扫术。

5. **病理结果**　甲状腺乳头状癌（透明细胞亚型），肿瘤累及周围纤维脂肪组织，*TERT* 基因突变检测提示野生型（图 18-3-9D）。

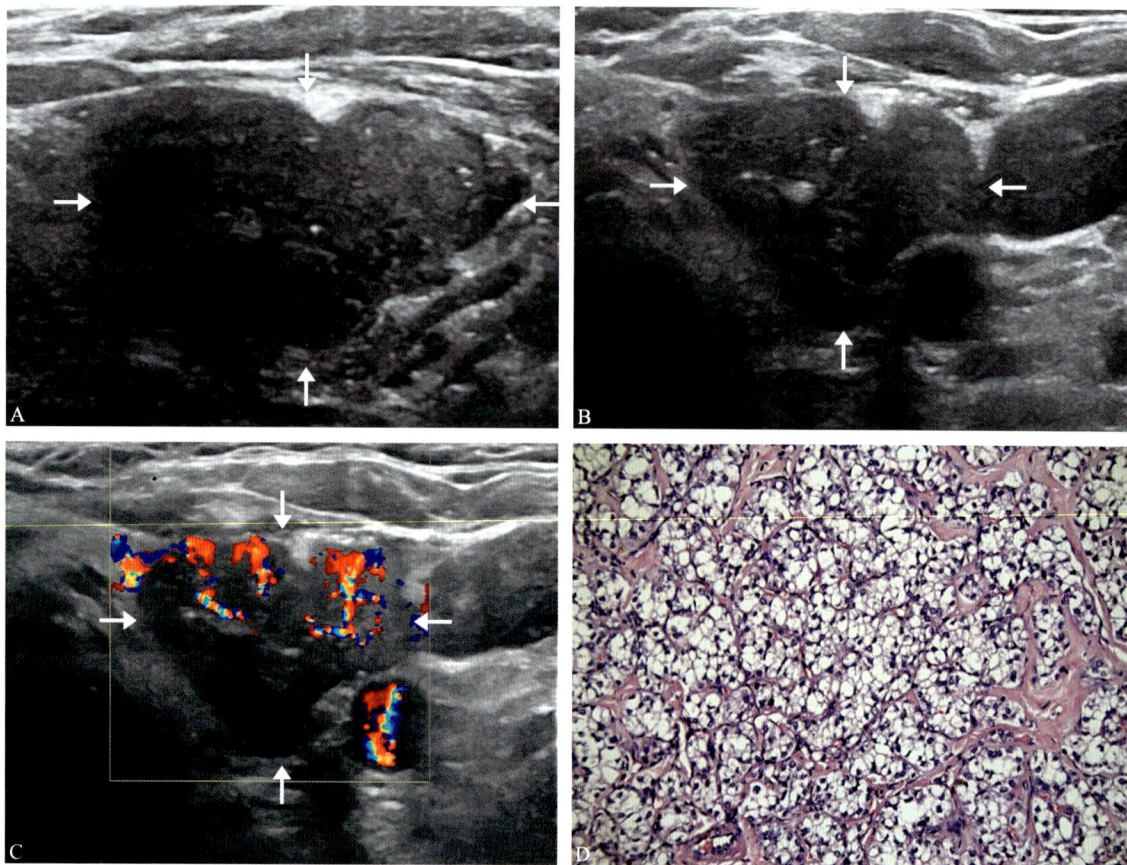

图 18-3-9　甲状腺乳头状癌（透明细胞亚型）

A，B. 灰阶超声（纵断面及横断面）：甲状腺左侧叶见一实性低回声结节，大小为 2.5cm×2.5cm×1.6cm，边界清晰，形态分叶状，内部见点状强回声，纵横比＜1（箭头）；C. CDFI：结节内部见丰富的血流信号（箭头）；D. 术后病理提示：甲状腺乳头状癌（透明细胞亚型），肿瘤累及周围纤维脂肪组织。

九、筛状 - 桑葚状亚型

该亚型更为罕见。镜下可见多个境界清楚、有包膜的肿瘤结节，呈筛状、梁状、实体状、乳头状、滤泡状混合的生长方式，显著的筛状 - 桑葚状结构是其最独特的特征。该亚型与散发性家族性腺瘤息肉病或 Gardner 综合征相关，且可出现在发现结肠病变之前，多见于年轻女性。发现此类亚型的 PTC 应警惕家族性腺瘤息肉的可能，并提示患者完善结肠检查及腺瘤样息肉（adenomatous polyposis coli, APC）基因种系突变的遗传学检测。

十、靴钉样亚型

（一）概述

靴钉样亚型（Hobnail 亚型）较为罕见。镜下可见复杂的乳头状及微乳头结构，被覆细胞失去黏附性、胞质嗜酸性、核位于腔面顶端等特点。该亚型的侵袭性较高，易发生血管侵犯、腺外浸润、淋巴结转移及远处转移，约 1/4 的病例 *TP53* 基因可发生突变。

（二）典型病例

1. **简要病史**　患者女性，29 岁。体检发现甲状腺结节 1 周。外院超声检查提示甲状腺左侧叶实性结节，考虑良性病变可能性大。入院超声提示左侧叶实性结节伴钙化。TI-RADS 4b 类，建议穿刺。右侧叶小结节，TI-RADS 3 类。遂行 FNA，细胞学提示肿瘤性病变。*BRAF* 基因野生型。遂收治入院。无头颈部放射线照射史、无家族史，既往史无特殊。

2. **重要实验室检查**　血清总 T_3、总 T_4、游离 T_3、游离 T_4、TSH、TPoAb、甲状腺球蛋白抗体正常水平。

3. **超声表现**　见图 18-3-10A ~ C。

4. **诊疗经过**　入院行腔镜手术。术中冷冻提示甲状腺左侧叶滤泡性病变，滤泡上皮高度增生伴异型；甲状腺右侧叶乳头状癌。遂行全乳晕腔镜下右甲癌根治 + 中央区清扫 + 左甲次全切。

5. **病理结果**　（甲状腺左侧叶）甲状腺乳头状癌（部分区域伴巨滤泡亚型和 Hobnail 亚型），伴纤维化、出血和囊性变，病灶位于甲状腺被膜下（图 18-3-10D），*TERT* 基因突变检测提示野生型；（甲状腺右侧叶）微小乳头状癌。

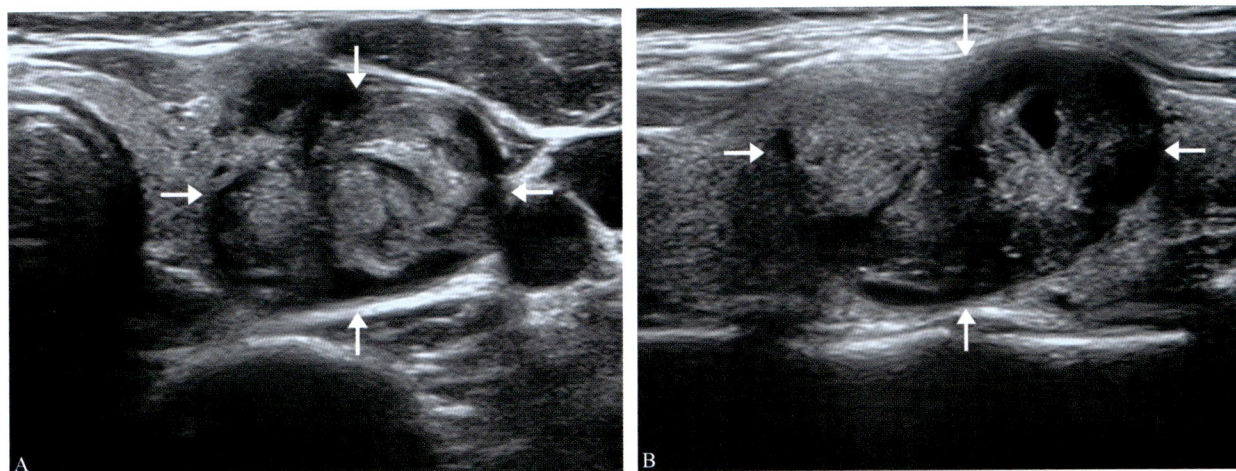

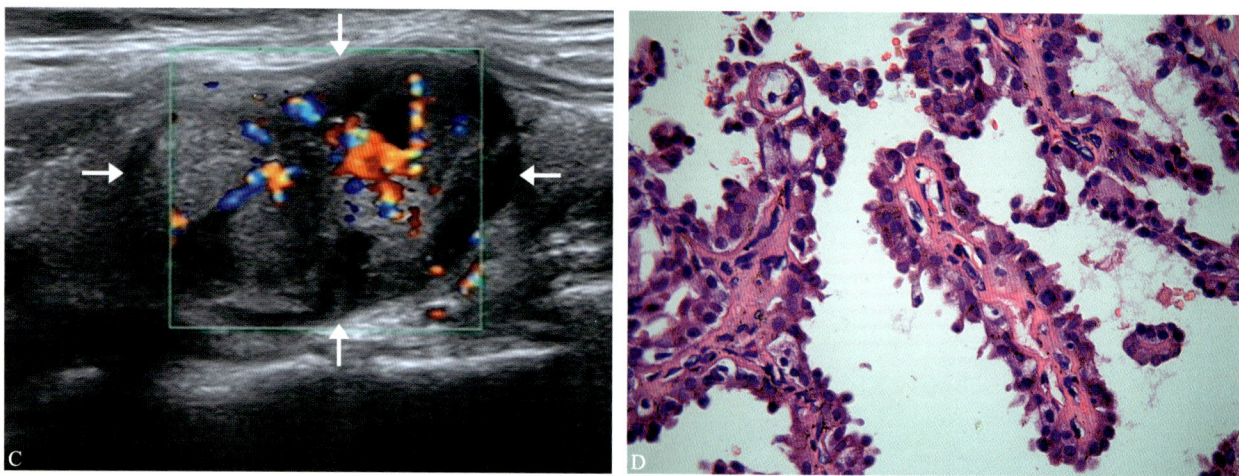

图 18-3-10　甲状腺乳头状癌（部分区域伴巨滤泡亚型和 Hobnail 亚型）

A，B. 灰阶超声（横断面及纵断面）：甲状腺左侧叶见一个实性低回声结节，大小为 3.2cm×2.8cm×1.6cm，边界欠清晰，形态分叶状，内部回声不均匀，见点状强回声，部分甲状腺被膜连续性中断（箭头）；C. CDFI：结节内部见丰富血流信号（箭头）；D. 病理提示：甲状腺乳头状癌（部分区域伴巨滤泡亚型和靴钉样亚型），伴纤维化、出血和囊性变，病灶位于甲状腺被膜下。

第四节　甲状腺滤泡癌

一、概述

　　甲状腺滤泡癌（follicular thyroid carcinoma，FTC）起源于甲状腺滤泡上皮细胞，与 PTC 一样属于分化型甲状腺癌。FTC 是甲状腺第二常见原发性恶性肿瘤，约占甲状腺癌的 5%，数量仅次于 PTC。近年来不论在东、西方国家，FTC 占比呈逐年小幅下降的趋势，可能与碘预防策略的落实有关。

　　FTC 是散发性肿瘤，无家族性发病。平均诊断年龄比乳头状癌大 10 岁，好发年龄 40~60 岁。女性患者较男性患者多见，比例约为 2.5∶1。碘缺乏和放射性暴露是该病的危险因素。在加碘和碘缺乏地区，FTC 占甲状腺癌的比例分别为 5% 及 25%~40%。随碘供应的增加，人群中甲状腺癌有从 FTC 向 PTC 转变的趋势。

　　与 PTC 主要发生颈部淋巴结转移不同的是，FTC 转移以经血行途径常见，可经血行转移至肺部、骨、大脑等部位，甚至部分患者因转移性病灶首诊而要求进一步检查，进而确诊 FTC。由于 FTC 诊断需依赖组织病理上血管或包膜浸润作为诊断依据，因此 FTC 的术前诊断极为困难，即使是基于 FNA 的细胞学和术中冷冻切片对于 FTC 的诊断率依然较低，术前对于 FTC 的认识亦存在许多不足之处。

　　FTC 肿瘤表现为缓慢增大的无痛性、孤立性单发甲状腺结节，患者一般无症状，部分患者伴有吞咽困难、声音嘶哑等。极少数患者因骨痛或病理性骨折作为首要症状就诊，进一步检查确诊原发恶性肿瘤 FTC。FTC 患者甲状腺功能一般无异常，亦无特异性的实验室指标或分子标志物。与 PTC 易发生 *BRAF* 基因突变不同的是，*BRAF*^{V600} 基因突变在 FTC 中较少见。约 40% 的 FTC 发生 *RAS* 基因突变，同时多篇研究报道证实 FTC 发生发展过程中与 PI3K/AKT 信号通路激活、*PTEN* 基因突变、PIK3Ca 扩增及 Akt 激活相关。

　　手术切除是目前 FTC 主要的治疗方式，与 PTC 治疗原则基本相同，即彻底切除原发癌灶及颈部转移灶。FTC 属于分化型甲状腺癌，放射性碘治疗可以用于甲状腺腺外转移或广泛淋巴结转移治疗。FTC 术后应使用 TSH 抑制治疗，TSH 水平控制在 0.1mU/L 以下。

　　FTC 预后与患者年龄、肿瘤大小和是否存在远处转移有关。肿瘤直径＞4cm、患者年龄＞45 岁以及初次手术时合并转移是已被证实的与 FTC 预后相关的危险因素，其中初诊时已有远处转移的患者预后更差。FTC 在病理上根据浸润范围分为微小浸润型、包膜血管浸润型和广泛浸润型。微小浸润型FTC 预后较好，文献报道其 20 年转移复发率仅为 4.2%；广泛浸润型 FTC 预后差，其中肿瘤的复发、转移与肿瘤大小、包膜血管浸润范围、远处转移密切相关，广泛浸润型 FTC 的肿瘤复发率和病死率可高达 56% 和 50%。

二、超声表现

（一）灰阶超声表现

1. 病灶数目　大多数为单发病灶，多发 FTC 极少见。有时可合并良性结节，如结节性甲状腺肿等；亦可与其他类型甲状腺癌共存，如乳头状癌、髓样癌等。

2. 病灶成分　大部分 FTC 为完全实性或几乎完全实性（图 18-4-1），部分肿瘤伴有小的无回声区或呈囊实混合性，完全囊性的 FTC 病灶极少见。

3. 病灶回声　大部分 FTC 表现为不均匀的低回声（图 18-4-1），少部分表现为等回声或混合回声，高回声或无回声极少见。多数 FTC 内部回声不均匀，而滤泡性腺瘤多数内部回声较均匀。部分微小浸润型或分化程度较高的 FTC 表现为均匀的等回声或低回声，与滤泡性肿瘤在超声图像上无法鉴别。

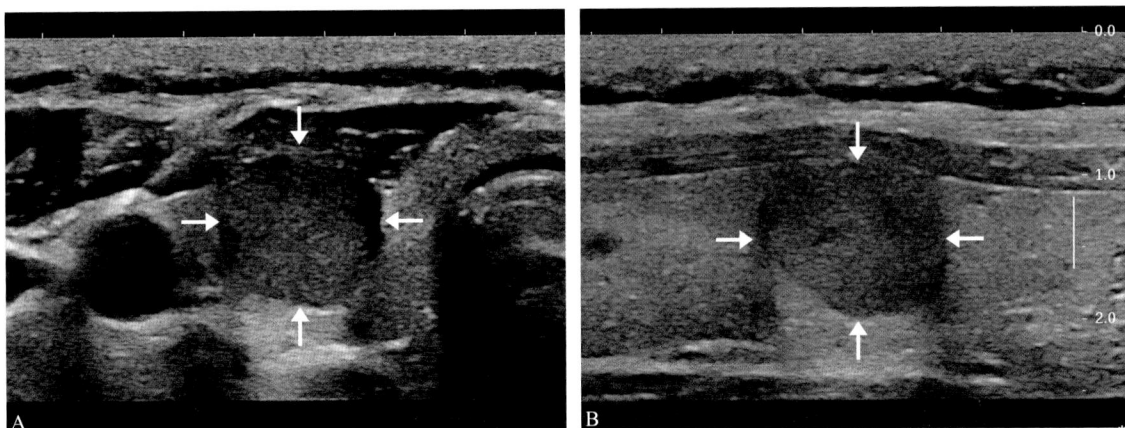

图 18-4-1　甲状腺滤泡癌

患者男性，42 岁。甲状腺右侧叶滤泡癌（微小浸润型）。
A. 灰阶超声：横断面上呈实性低回声（箭头）；B. 灰阶超声：纵断面上呈实性低回声（箭头）。

4. 病灶形态　多数肿瘤呈圆形、椭圆形，或者表现为不规则形、分叶状。纵横比＞1，对于 FTC 诊断无意义。

5. 病灶边界　多数肿瘤边界较清楚，肿瘤突破包膜时可见包膜回声中断，向周边组织浸润性生长侵犯周边组织时与周边组织分界不清。

6. 钙化　大部分肿瘤无钙化，部分病例存在粗大钙化，存在粗大钙化的 FTC 比例显著高于滤泡性腺瘤。由于 FTC 无砂砾体，故没有微钙化，有时图像上的点状强回声可能为图像伪像或胶质固缩，并非真正的微钙化。

7. 晕环　滤泡性肿瘤周边具有纤细、均匀的晕环。当 FTC 存在较厚的纤维包膜、包膜侵犯甚至突破包膜时，超声图像上可对应出现厚晕环、厚薄不一的晕环或晕环中断（图 18-4-2），因此这些征象对于 FTC 的诊断具有一定的提示作用。

8. 其他间接征象　中央区淋巴结转移少见。部分病例在颈侧区或锁骨上可见可疑淋巴结，表现为

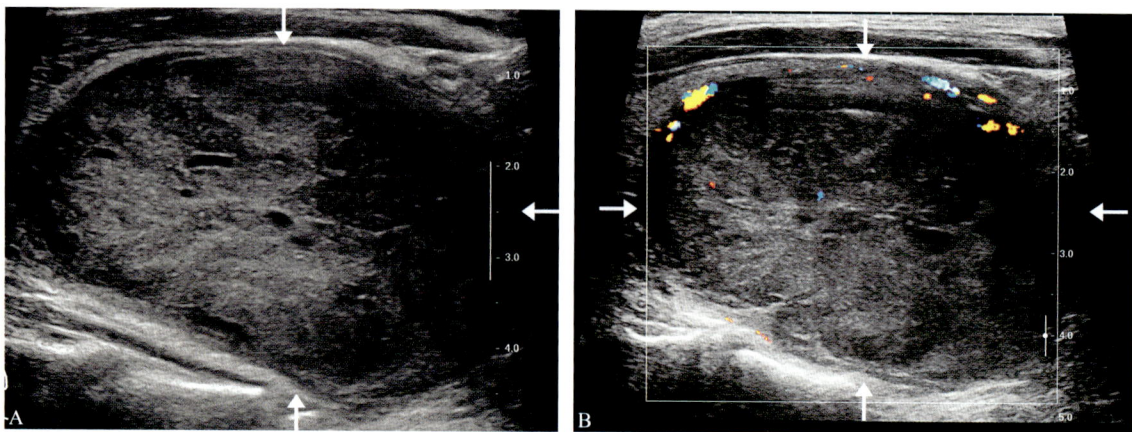

图 18-4-2 甲状腺滤泡癌

患者男性，60 岁。甲状腺左侧叶滤泡癌（微小浸润型）。
A. 灰阶超声：肿瘤周边晕环明显增厚、厚薄不一（箭头）；B. CDFI：内部见少量血流信号，周边见血流信号（箭头）。

实性低回声、淋巴门消失、皮髓质分界消失、类圆形，一般无钙化或液化区。肿瘤较大时要注意锁骨上有无转移病灶。

（二）彩色多普勒超声表现

多数滤泡性肿瘤周边及内部具有较丰富的血流信号（图 18-4-3）。一般认为，血流信号对于甲状腺结节的良恶性鉴别诊断无显著意义，FTC 的血流信号亦无特异性表现。部分文献报道肿瘤中心或内部存在较粗的穿支血流对 FTC 的诊断具有帮助作用，脉冲多普勒可检测出高阻动脉性血流频谱。

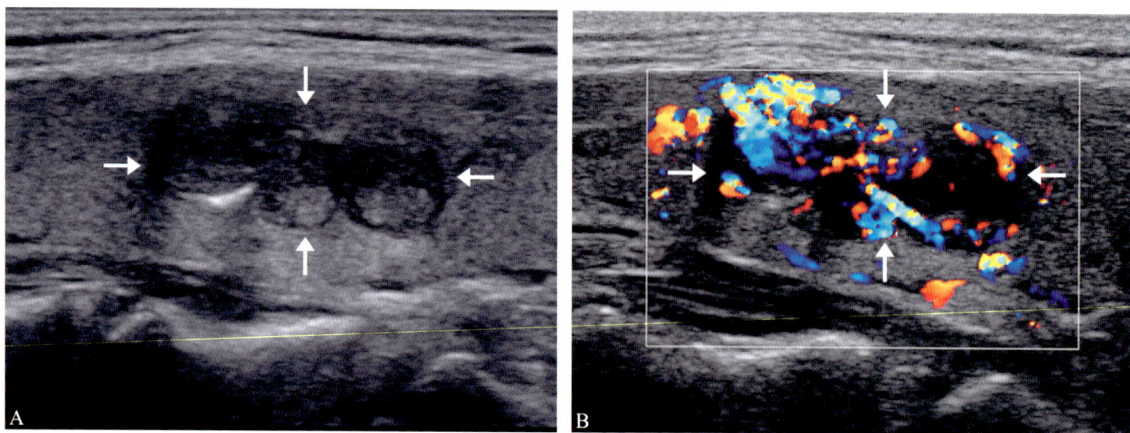

图 18-4-3 甲状腺滤泡癌

患者女性，54 岁。甲状腺右侧叶滤泡癌。
A. 灰阶超声：结节呈实性、低回声，内见粗大钙化（箭头）；B. CDFI：显示内部见丰富血流信号（箭头）。

（三）超声造影表现

FTC 超声造影增强早期呈快速离心性高增强，部分呈等增强。肿瘤内造影剂分布不均匀，内部呈不均匀增强，有时可见肿瘤内呈高增强的穿支血管或无增强区。增强晚期肿瘤与周边甲状腺组织同步消退或消退较晚，增强晚期仍呈不均匀高增强或等增强。超声造影亦可同时观察肿瘤包膜的完整性、与周边组织分界是否清晰（图 18-4-4）。

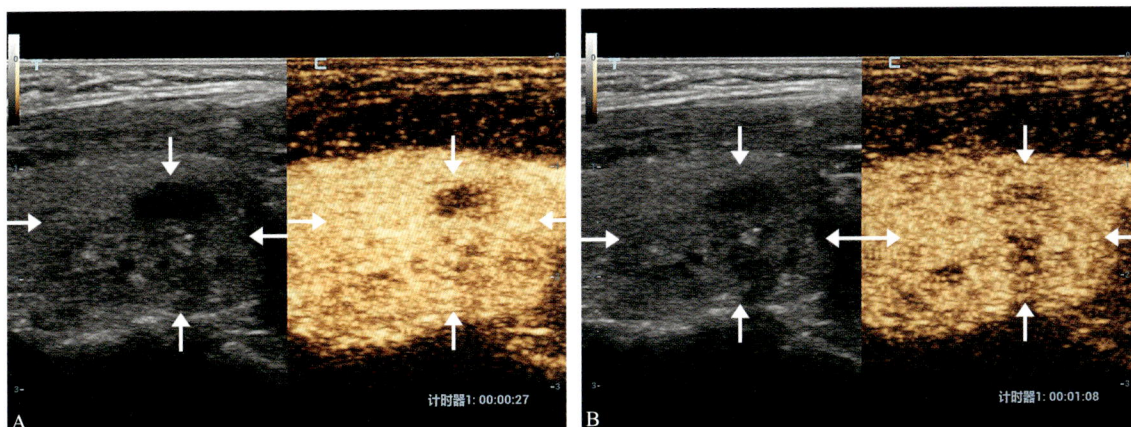

图 18-4-4　甲状腺滤泡癌

患者女性，52 岁。甲状腺左侧叶滤泡癌。

A. 超声造影增强早期（27s）：呈不均匀等增强，内部见无增强区（箭头）；B. 增强晚期（68s）：呈不均匀等增强，内见无增强区，结节与周边分界不清晰（箭头）。

（四）弹性成像表现

由于 FTC 一般肿瘤直径较大，如果弹性取样框较大会导致肿瘤内填充差、填充不完全，因此对于较大的肿瘤，推荐剪切波弹性成像时可以分为左、右两部分分别进行弹性成像。FTC 肿瘤直径较小时，弹性成像主要表现为质地中等，杨氏模量中等，稍大于甲状腺组织（图 18-4-5）。当 FTC 肿瘤较大、向周边膨胀性生长或浸润性生长时，肿瘤内部质地中等，而靠近包膜的地方弹性图像多表现为质地较硬（图 18-4-6）。

三、其他影像学表现

（一）甲状腺显像

FTC 在甲状腺显像中常表现为局部浓聚，甲状腺显像同时还可以了解甲状腺摄碘功能情况。对于 FTC 手术切除后的患者，甲状腺显像可观察颈部有无复发、转移灶（图 18-4-7）。

（二）CT

FTC 在 CT 平扫上常表现为单发肿瘤，多呈等密度或低密度，形态规则、边界清晰，常伴粗大钙化或环形钙化影，可见包膜。增强 CT 上 FTC 强化明显，内部呈不均匀强化（图 18-4-8）。肿瘤较大时形态不规则，内部密度不均匀，可见低强化或无强化的坏死区。CT 显像分辨率不如超声，但是对于评估 FTC 侵犯气管、食管等周围器官具有重要价值。

（三）MRI

MRI 上 FTC 常表现为单发、形态规则的病灶，可见包膜。T_1WI 上表现为稍高或稍低信号。当肿瘤内存在液化坏死时，T_1WI 可表现为高信号，在 T_2WI 上通常表现为不均匀高信号（图 18-4-9）。MRI 对于肿瘤周边器官、软组织是否侵犯等征象显示较好，但在良恶性鉴别上不如超声和 CT。

四、鉴别诊断

1. **滤泡性腺瘤**　FTC 与甲状腺滤泡性腺瘤（FA）同样起源于甲状腺滤泡上皮细胞。FA 是具有滤泡分化、包膜完整、无脉管侵犯的良性肿瘤。FTC 与 FA 均生长缓慢，肿瘤较大时均可引起压迫症状，

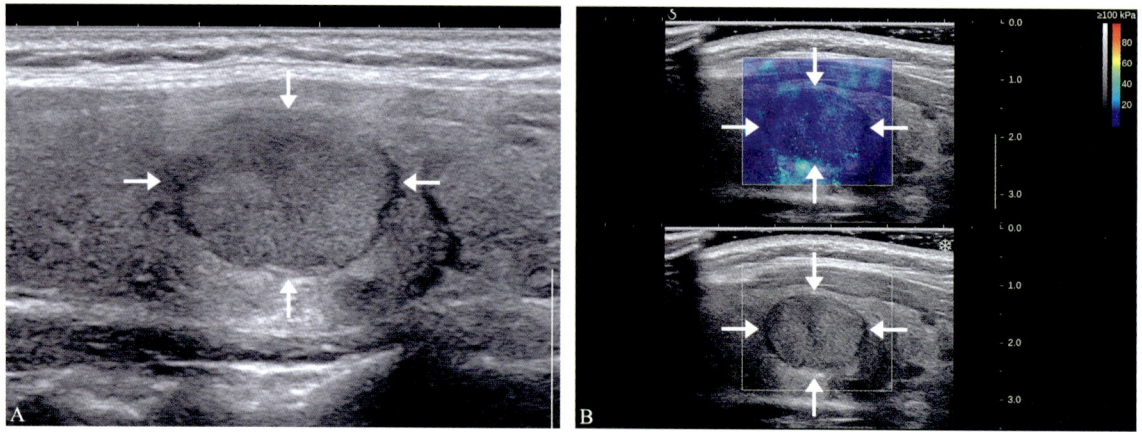

图 18-4-5　甲状腺滤泡癌（1）

患者女性，24 岁。甲状腺右侧叶滤泡癌。

A. 灰阶超声：结节呈实性稍低回声（箭头）；B. 二维剪切波弹性成像：主要表现为质地中等（蓝色）（箭头）。

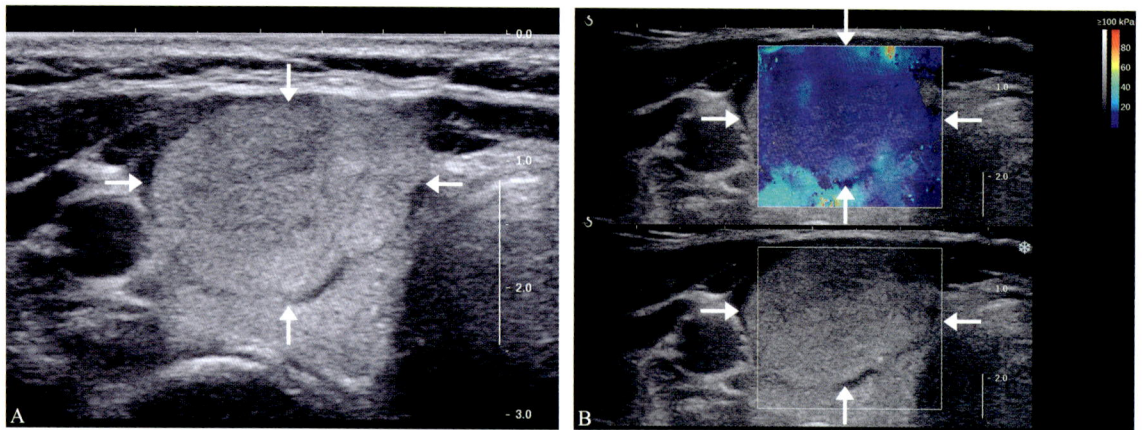

图 18-4-6　甲状腺滤泡癌（2）

患者女性，49 岁。甲状腺右侧叶滤泡癌。

A. 灰阶超声：结节呈实性等回声（箭头）；B. 二维剪切波弹性成像：肿瘤向周边呈膨胀性或浸润性生长时，肿瘤内部表现为质地中等（蓝色），周边较硬，呈彩色（箭头）。

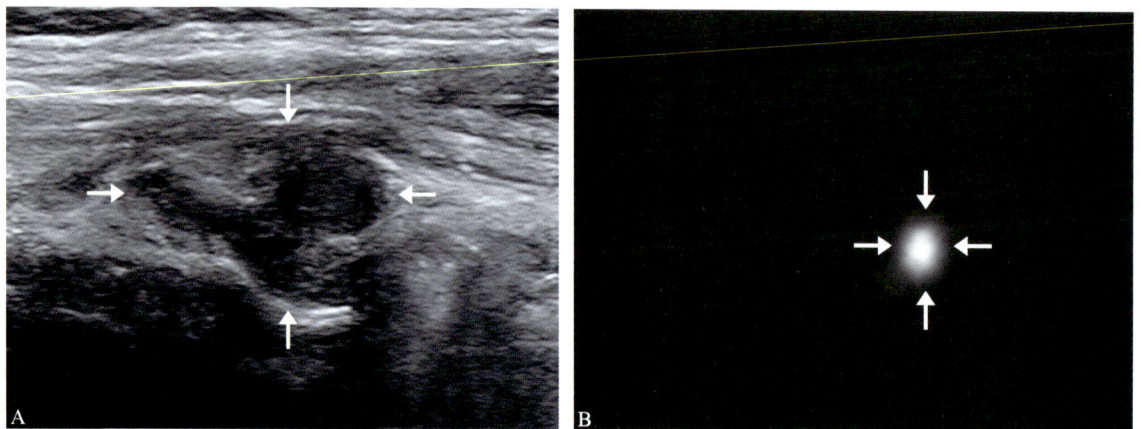

图 18-4-7　FTC 术后复发

患者男性，65 岁。FTC 术后 3 年。

A. 超声检查可见原甲状腺左侧叶区一个实性低回声结节，形态不规则（箭头）；B. 甲状腺显像可见左侧颈部甲状腺区高浓聚病灶，考虑 FTC 复发（箭头）。

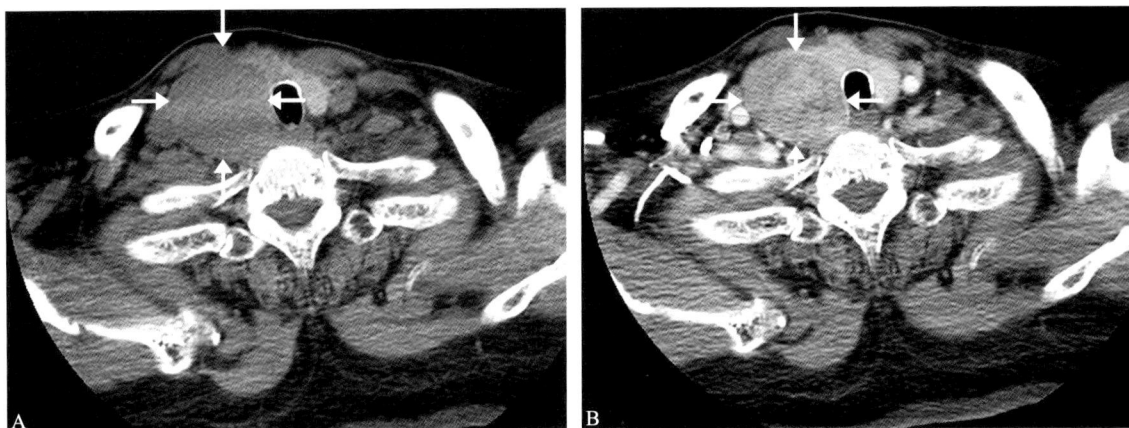

图 18-4-8　FTC 的 CT 表现

A. CT 平扫：甲状腺右叶下极见一不均匀低密度灶，气管受压推移（箭头）；B. 增强 CT：增强早期病灶呈不均匀强化，与周边组织分界不清（箭头）。

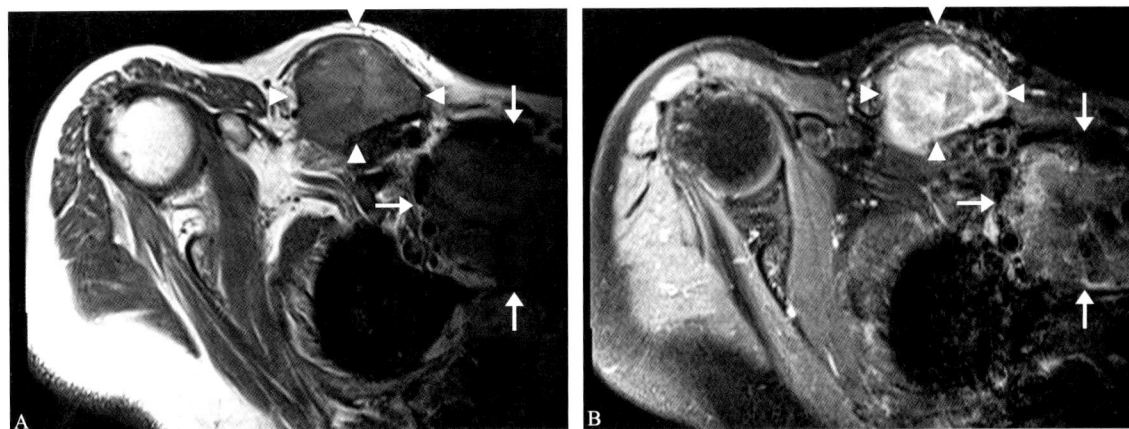

图 18-4-9　FTC 的 MRI 表现

患者女性，67 岁。甲状腺右侧叶滤泡癌伴右侧锁骨转移。

A. 甲状腺右侧叶下极见一低信号病灶（FTC）（箭头），右侧锁骨中段皮质破坏并见一低信号为主的混杂信号（转移灶）（三角形）；B. 增强后两处病灶均呈不均匀强化。

从临床表现上难以鉴别。

典型的 FA 在超声图像上多表现为实性或囊实混合性，中等回声多见，内部回声均匀，圆形或椭圆形，周边晕环一般纤细完整，钙化少见（图 18-4-10）。而 FTC 常表现为中等回声或低回声，晕环厚薄不一或包膜不完整，可见钙化或内部穿支血流。甲状腺滤泡癌与滤泡性腺瘤的主要鉴别点见表 18-4-1。

表 18-4-1　甲状腺滤泡癌与滤泡性腺瘤的比较

特征	滤泡癌	滤泡性腺瘤
诊断"金标准"	有包膜和血管侵犯	无包膜和血管侵犯
回声	多数为低回声	等回声、低回声
形态	不规则、圆形或椭圆形	圆形或椭圆形
性质	多数为完全实性，囊实性少见	实性或囊实混合性
均匀性	不均匀，可见结中结、小梁样改变	均匀
包膜	包膜连续性中断，侵犯周边组织	完整、光滑
晕环	晕环厚薄不一、晕环消失，边缘不规整，甚至可呈毛刺样突起	纤细、完整

续表

特征	滤泡癌	滤泡性腺瘤
血流	不规则、丰富、穿支血管	丰富，周边环形血流多见
转移	锁骨上、骨、肺转移等	无转移

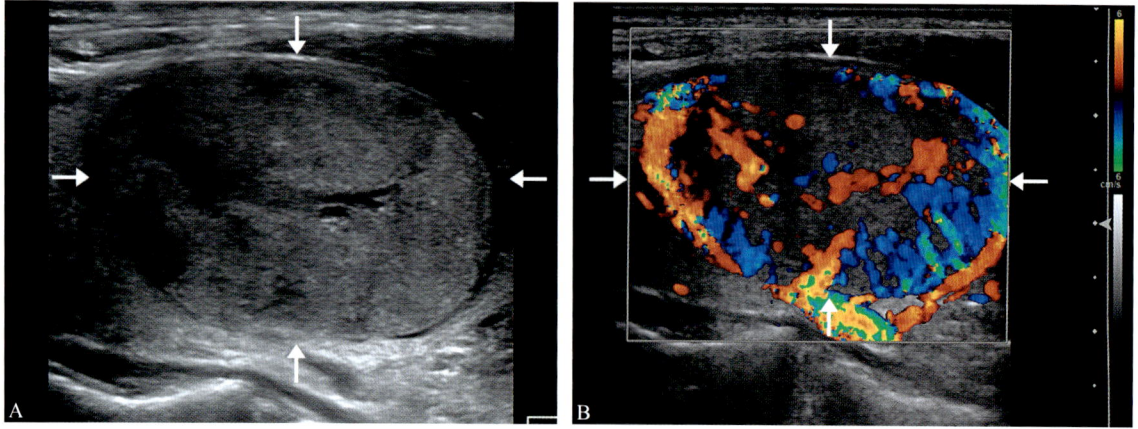

图 18-4-10　甲状腺滤泡性腺瘤

患者男性，56 岁。甲状腺右侧叶滤泡性腺瘤。

A. 灰阶超声：甲状腺右侧叶内见一实性为主的等回声结节，大小为 3.4cm×2.1cm，内部回声欠均匀，周边见纤细的晕环（箭头）；B. CDFI：结节周边可见环形血流信号，内部血流信号丰富（箭头）。

2. 甲状腺乳头状癌　PTC 是最常见的甲状腺癌。PTC 直径一般明显比 FTC 小，以颈部淋巴结转移多见，而 FTC 以血行转移为主。超声图像上 PTC 常表现为实性低回声、形态不规则或微小分叶、微钙化、纵横比＞1，具有更高的 TI-RADS 分类（图 18-4-11）。甲状腺滤泡癌与乳头状癌的主要鉴别点见表 18-4-2。

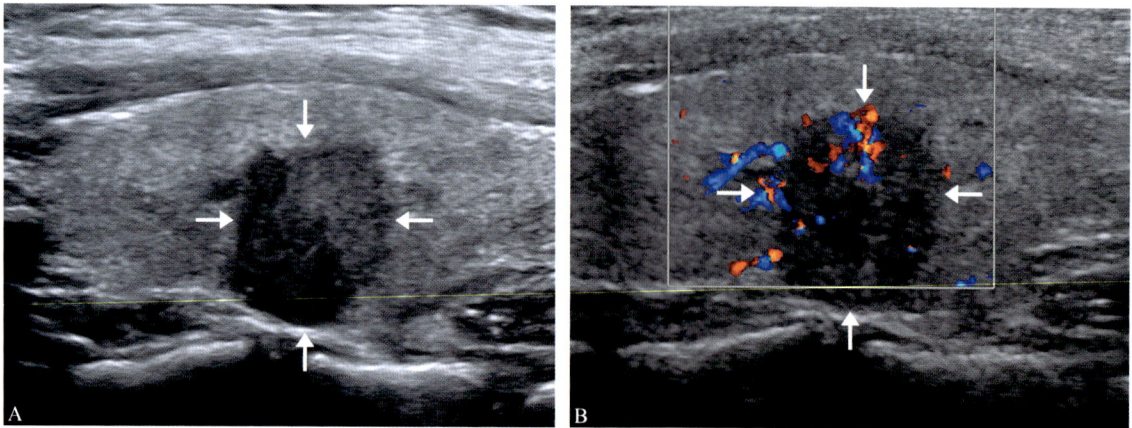

图 18-4-11　甲状腺乳头状癌

患者女性，49 岁。甲状腺左侧叶乳头状癌。

A. 灰阶超声：甲状腺左侧叶中上部见一个实性极低回声结节，微小分叶，纵横比＞1，侵犯包膜（箭头）；B. CDFI：结节内部见少量血流信号（箭头）。

表 18-4-2　甲状腺滤泡癌与乳头状癌的比较

特征	滤泡癌	乳头状癌
病理	有包膜和血管侵犯	乳头状特征、核特征、砂砾体等
直径	大，常＞4cm	小，多＜2cm，微小癌比例高

续表

特征	滤泡癌	乳头状癌
回声	多数为低回声	低回声 / 极低回声
形态	不规则、圆形或椭圆形	不规则 / 微小分叶
性质	多数为完全实性，囊实性少见	实性
包膜	包膜连续性中断，侵犯周边组织	无包膜
晕环	晕环厚薄不一、晕环消失，边缘不规整，甚至可呈毛刺样突起	一般无晕环
钙化	无钙化或粗大钙化	微钙化多见
纵横比	纵横比＜1	30%～50% 的病例纵横比＞1
血流	不规则、丰富、穿支血管	无特异性表现
转移	锁骨上、骨、肺转移等	颈部淋巴结转移，尤其中央区
BRAF 基因	不突变	60%～80% 病例突变

3．结节性甲状腺肿　结节性甲状腺肿的超声图像表现多种多样，部分结节性甲状腺肿表现为单发的实性低回声，内部回声不均匀，这时与甲状腺滤泡性肿瘤或者滤泡癌图像类似。此时应注意观察肿块有无包膜、周边有无晕环，晕环是否完整、厚薄不一、与周边分界是否清晰。对于可疑的肿块应推荐 FNA 细胞学及基因检测，或者超声引导下粗针组织活检。

五、诊断要点

1．**病史和临床表现**　FTC 好发于中老年人，女性较男性多见。部分病例可以肺转移、骨转移为首发症状就诊。

2．**超声表现**　单发的实性低回声肿块，直径较大，常＞4cm，椭圆形或不规则形。部分内部可见粗大钙化，晕环可表现为较厚、厚薄不一、晕环中断等多种改变。部分病例具有明显的内部穿支血流。

3．**诊断难点**　由于 FTC 的诊断依赖肿瘤包膜浸润或血管侵犯，FNA 或术中冷冻诊断 FTC 极为困难。

六、临床意义

FTC 是第二好发的甲状腺恶性肿瘤，发病年龄高，死亡率高于 PTC，部分患者初诊时已发现肺转移或骨转移，早期的诊断治疗和密切随访是改善 FTC 患者预后、延长生存期的关键。

FTC 的诊断取决于病理检查有无血管侵犯和包膜侵犯，因此 FNA 或者术中冷冻因取材不足难以诊断 FTC，而且目前尚无特异性较高的分子标志物。

超声是 FTC 术前最常用的影像学检查方法，通过一些超声特征可能提示存在 FTC。刘博姬等研究发现，与滤泡性腺瘤比较，低回声、分叶状或不规则边缘、粗大钙化更多见于滤泡癌。此外，剪切波弹性成像也可以对滤泡癌的诊断提供一定帮助。

七、典型病例

【病例1】

1．**简要病史**　患者女性，24 岁。因体检发现甲状腺结节就诊，无不适。查体：颈软，气管居中，甲状腺未见明显肿大，甲状腺右侧叶内可触及一肿物，活动度尚可，无明显压痛。

2．**实验室检查** 血清游离 T_3、游离 T_4、TSH 正常水平。

3．**超声检查** 灰阶超声见图 18-4-12A；CDFI 见图 18-4-12B；剪切波弹性成像见图 18-4-12C。

4．**诊疗经过** 入院完善相关检查后，行右侧甲状腺切除术＋右侧颈部中央区淋巴结清扫。

5．**手术后病理** 右侧甲状腺滤泡癌（微小浸润型），伴慢性淋巴细胞性甲状腺炎。中央区淋巴结未见转移（图 18-4-12D）。

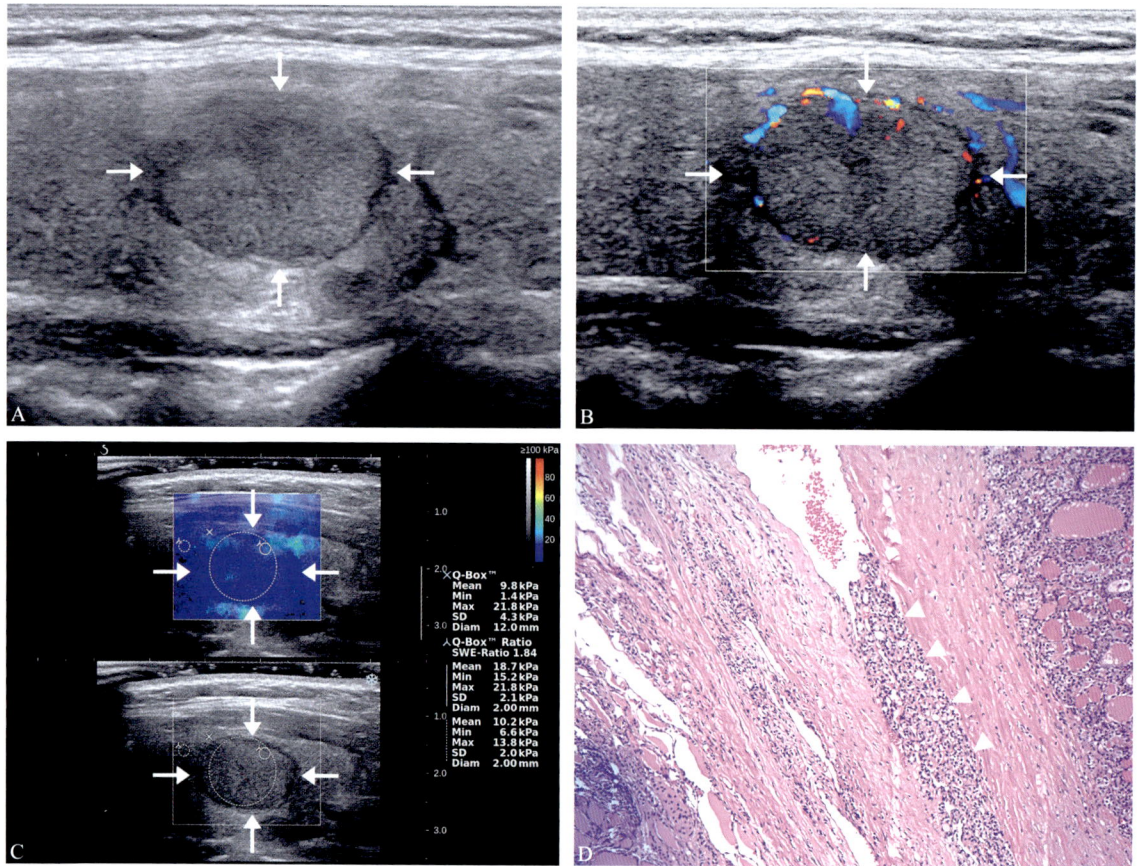

图 18-4-12 甲状腺滤泡癌

患者女性，24 岁。右侧叶甲状腺滤泡癌。

A. 灰阶超声：甲状腺右侧叶中下部见一个实性低回声结节，大小为 1.9cm×1.3cm，椭圆形，边缘欠清，内部回声不均匀，周边可见厚薄不一的晕环，晕环局部中断、消失（箭头）；B. CDFI：结节周边呈环形血流信号，内部可见点状血流信号（箭头）；C. 剪切波弹性超声：结节的剪切波弹性图像内部主要呈蓝色，包膜处呈绿色，结节最大杨氏模量 21.8kPa，平均杨氏模量 9.8kPa（箭头）；D. 术后病理：镜下可见血管侵犯（三角形所示），诊断为微小浸润型滤泡癌（HE 染色，10×10 倍）。

【病例 2】

1．**简要病史** 患者女性，70 岁。因触及右侧颈部肿物就诊。查体：气管居中，右侧甲状腺Ⅱ度肿大，右侧颈前触及肿物，质硬、活动度差。

2．**实验室检查** 血清总 T_3、总 T_4、游离 T_3、游离 T_4、TSH、甲状腺球蛋白抗体、TPoAb 正常水平。

3．**超声检查** 灰阶超声见图 18-4-13A；CDFI 见图 18-4-13B；应变式弹性成像见图 18-4-13C。

4．**诊疗经过** 入院后行右侧叶甲状腺切除术。

5．**手术病理** 右侧叶甲状腺滤泡癌（广泛浸润型）（图 18-4-13D）。

【病例 3】

1．**简要病史** 患者女性，34 岁。因体检发现双侧甲状腺结节就诊。查体：气管居中，右侧颈前触

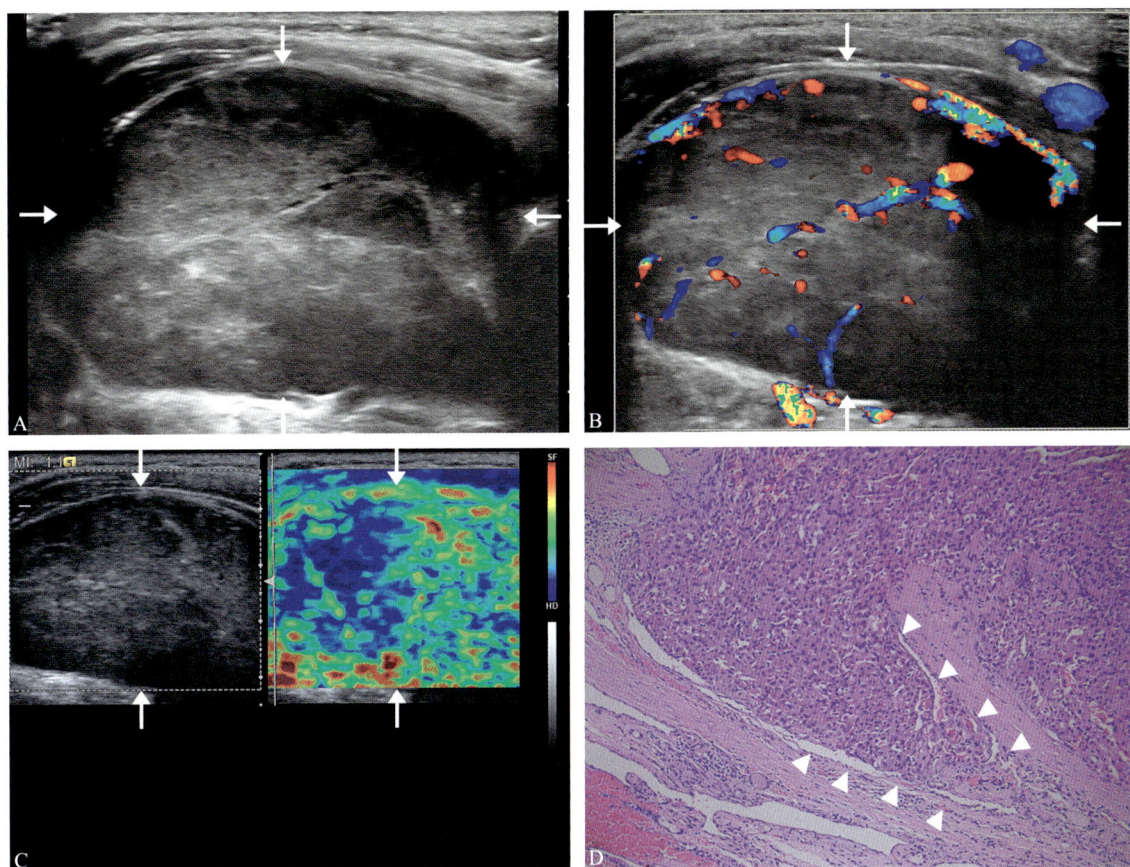

图 18-4-13　甲状腺滤泡癌

患者女性，70 岁。右侧叶甲状腺滤泡癌。

A. 灰阶超声：甲状腺右侧叶内见一个实性低回声结节，大小为 5.0cm×3.4cm，形态不规则，内部不均匀，见条索样改变，边缘欠清，周边晕环显著增厚，晕环局部中断、消失，与周边分界不清（箭头）；B. CDFI：结节周边呈环形血流信号，内部可见穿支血流（箭头）；C. 应变式弹性成像：结节的应变式弹性成像内部呈蓝色、绿色、红色相间，Rago 弹性评分 2 分（软）（箭头）；D. 术后病理：镜下可见多处血管和包膜侵犯（三角形所示），诊断为广泛浸润型滤泡癌（HE 染色，10×10 倍）。

及肿物，质韧。

2．**实验室检查**　血清总 T_3、总 T_4、游离 T_3、游离 T_4、TSH、甲状腺球蛋白抗体、TPoAb 正常水平。

3．**超声检查**　甲状腺右侧叶乳头状癌病灶（图 18-4-14A）；甲状腺右侧叶滤泡癌病灶（图 18-4-14B）；甲状腺左侧叶乳头状癌病灶（图 18-4-14C）。

4．**诊疗经过**　完善术前检查后，行甲状腺癌根治术 + 左叶全切 + 右叶全切 + 中央区淋巴结清扫 + 喉返神经探查术。

5．**术后病理**　右侧甲状腺乳头状癌并中央区淋巴结转移，右侧滤泡癌（图 18-4-14D）；左侧甲状腺乳头状癌。术后行碘治疗 + 唑来膦酸骨修复治疗。半年后 PET-CT 检查提示头颅（图 18-4-14E）、肩胛部、肺等全身多处转移病灶，全麻下行颅内病灶切除术，术后病理证实为甲状腺滤泡癌来源（图 18-4-14F）。

【**病例 4**】

1．**简要病史**　患者女性，72 岁。因触及右侧颈部及右侧锁骨上肿物就诊。查体：气管居中，右侧甲状腺Ⅱ度肿大，右侧颈部及锁骨上触及肿物，质硬、活动度差，伴压痛。

2．**实验室检查**　血清游离 T_3、游离 T_4、TSH、甲状腺球蛋白抗体、TPoAb、降钙素、癌胚抗原均为正常水平。

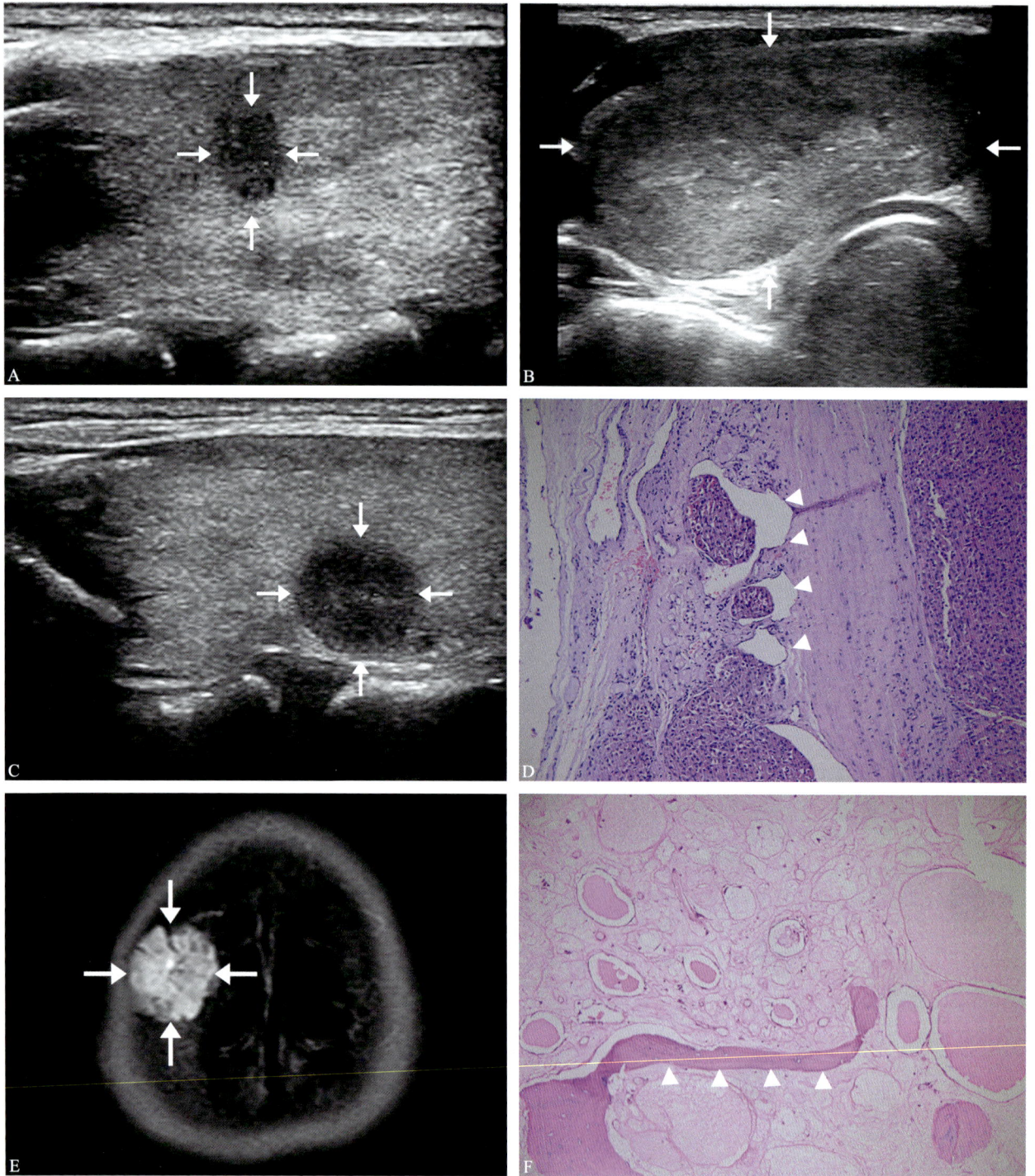

图 18-4-14　甲状腺滤泡癌合并乳头状癌

患者女性，34 岁。甲状腺右侧叶滤泡癌并乳头状癌，甲状腺左侧叶乳头状癌。
A. 右侧叶乳头状癌灰阶超声：甲状腺右侧叶中上部见一实性低回声结节，大小为 0.4cm×0.5cm，微小分叶状，纵横比＞1，内见点状强回声（箭头）；B. 右侧叶滤泡癌灰阶超声：甲状腺右侧叶近峡部见一实性等回声结节，大小为 3.5cm×1.6cm，椭圆形，内部回声不均匀，周边见厚薄不一的晕环，局部与周边分界不清（箭头）；C. 左侧叶乳头状癌灰阶超声：甲状腺左侧叶中上部近背侧包膜处见一实性极低回声结节，大小为 0.9cm×0.9cm，与背侧包膜分界不清（箭头）；D. 滤泡癌病理：镜下可见脉管侵犯（HE 染色，10×10 倍）（三角形）；E. 头颅 MRI：见右侧额顶部骨质破坏，颅内见一实性占位，大小为 3.4cm×3.2cm×2.5cm，呈高信号，见不均匀强化（箭头）；F. 颅内肿物病理：考虑为甲状腺滤泡癌转移（三角形）。

3. **超声检查**　灰阶超声见图 18-4-15A；CDFI 见图 18-4-15B；点式剪切波弹性成像见图 18-4-15C。超声引导下粗针穿刺活检病理结果提示为甲状腺滤泡性肿瘤，滤泡癌可能性大。

4. **其他影像学检查**　胸部 CT 平扫提示两肺散在多发小结节灶，考虑转移可能；右肩部 MRI 平扫 + 增强检查提示右侧锁骨中段转移灶、右肱骨干近端髓腔内转移灶。

5. **诊疗经过**　术前完善相关检查，行甲状腺癌根治术 + 锁骨肿瘤局部切除术。

6. **手术后病理**　右侧甲状腺滤泡癌（广泛浸润型）；（右侧锁骨肿瘤）甲状腺滤泡癌，侵犯脂肪组织、横纹肌及锁骨（锁骨髓内侵犯）（图 18-4-15D）。

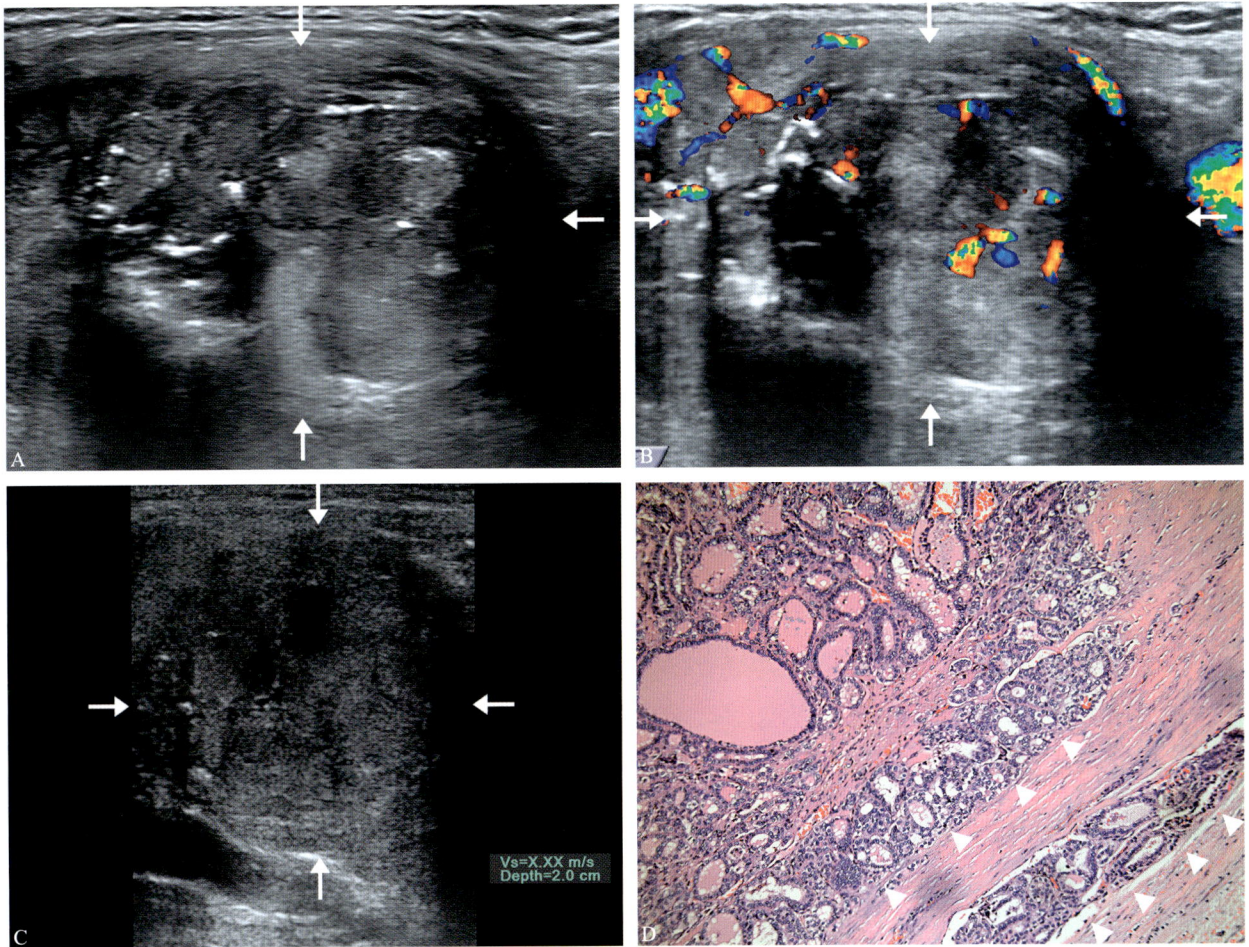

图 18-4-15　甲状腺滤泡癌

患者女性，72 岁。甲状腺右侧叶滤泡癌。
A. 灰阶超声：甲状腺右侧叶内见一实性等回声结节，大小为 3.9cm×2.8cm，形态不规则，周边见厚薄不均的晕环，与周边分界不清，结节内部回声不均匀，见条索样改变，内见多发粗大强回声，后方伴声影（箭头）；B. CDFI：结节内部及周边见树枝状血流信号（箭头）；C. 点式剪切波弹性成像：测量框内获得剪切波速度为 ×.×× m/s（箭头）（排除囊性及测量错误后，"×.×× m/s"可看作剪切波弹性成像速度超过 9m/s，代表硬度很高）；D. 术后病理：镜下可见血管及包膜侵犯、脉管内癌栓，诊断为滤泡癌，广泛浸润型（HE 染色，10×10 倍）（三角形）。

★　甲状腺滤泡癌术前诊断困难，无论是 FNA 还是术中冷冻均难以准确诊断，诊断"金标准"为组织病理检查可见血管及包膜浸润。

★　术前超声对于滤泡性肿瘤应重点观察肿瘤晕环的厚度及完整性、内部均匀性、钙化等特点，术前对于可能的滤泡癌的提示对肿瘤早诊早治具有一定价值。

第五节 甲状腺髓样癌

一、概述

甲状腺髓样癌（medullary thyroid carcinoma，MTC）是一种神经内分泌肿瘤，起源于甲状腺 C 细胞（又称滤泡旁细胞）。由于其解剖位置，被归类为甲状腺肿瘤。Hazard 于 1959 年发现其病理特征并命名为髓样癌。其恶性程度介于分化型和未分化型甲状腺肿瘤之间，表现为中度恶性特征。主要分子病因学基础是 *RET* 原癌基因突变。

甲状腺髓样癌患者女性较男性多见，好发于青、中年，发病率为（2 ~ 20）/10 万。尽管 MTC 相对 PTC 更为少见，占甲状腺癌总数的 1% ~ 10%，但死亡率却达到所有因甲状腺癌死亡患者的 13.4%。

（一）细胞学及病理特点

1. **细胞学表现** MTC 的细胞学表现多变，常呈盘状，可呈纺锤形浆细胞或上皮样细胞外观。其中上皮样肿瘤可被误诊为甲状腺滤泡性病变，浆细胞样肿瘤可被误诊为浆细胞瘤，单纯梭形细胞肿瘤可被误诊为肉瘤。

MTC 细胞可能含有嗜天青颗粒，细胞核较一致，核偏位呈浆细胞样，伴有颗粒状胡椒盐样（salt and pepper）的染色质，即神经内分泌肿瘤的典型细胞学形态。

MTC 分泌的淀粉样蛋白则可能被误诊为胶质，且因为淀粉样蛋白亦出现在系统性淀粉样变性、淀粉甲状腺肿或是滤泡性病变中，故其本身不能被用作诊断。

MTC 细胞学诊断标准如下：多边形或三角形细胞；嗜偶氮的胞质颗粒，细胞核偏心放置；粗颗粒染色和淀粉样蛋白组成分散细胞模式。

FNA 对 MTC 的诊断效能不如血清降钙素（Calcitonin，Ctn）的检测。近年来有研究表明，对 FNA 冲洗液中 Ctn 的测量会有效提高对 MTC 的诊断。

2. **病理表现** 大体标本中，MTC 多致密，颜色多样，表现为白色、棕褐色和红色。散发性 MTC 通常是单侧的单发肿瘤，但也存在 0 ~ 9% 的散发 MTC 可以表现为双侧叶病变。遗传性 MTC 则表现为双侧叶多发。

（二）临床表现

根据临床分型，MTC 可分为散发性髓样癌（sporadic MTC，SMTC）和遗传性髓样癌（hereditary MTC，HMTC）（图 18-5-1）。

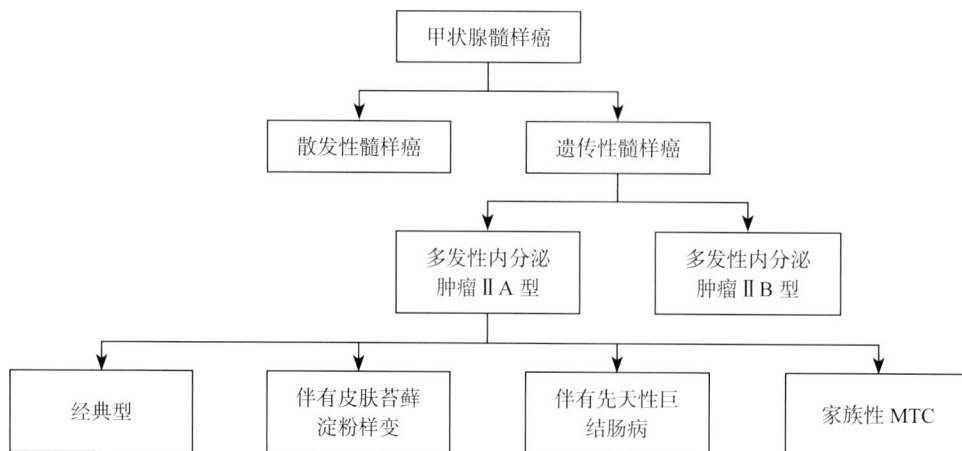

图 18-5-1 甲状腺髓样癌分型

1. **散发性** MTC 占所有 MTC 的 75%～80%。男女比例为 1∶1.3，高发年龄为 50 岁。患者通常表现为偶发的孤立性甲状腺结节，肿瘤多位于甲状腺的中上部，因 C 细胞主要位于此区域。可伴轻压痛。约 70% 可发生颈部淋巴结转移。约 15% 可有上呼吸道、消化道压迫及侵袭症状。10%～20% 的患者会存在肝、肺以及骨骼等远处器官转移，并表现相关症状。

部分患者会出现顽固性腹泻或面色潮红，这是由于肿瘤细胞分泌的活性物质所导致。

细针穿刺细胞学检查对 MTC 的诊断价值有限。患者的 Ctn 及 CEA 常升高，降钙素激发试验呈阳性。近年来由于降钙素筛查的推广，微小 MTC 检出成为可能，转移性肿瘤发生率出现下降的趋势。

2. **遗传性** MTC 遗传性髓样癌为多发性内分泌肿瘤 Ⅱ 型（multiple endocrine neoplasia type Ⅱ，MEN Ⅱ）的一种临床表现，主要分为 MEN Ⅱ A 和 MEN Ⅱ B 两大类。

遗传性 MTC 常发生于 20～30 岁之前，多灶性、双侧常见。MTC 相关的分子改变为 *RET* 基因突变，胚系或体系。MTC 有特殊的免疫表型：降钙素、CEA、TTF-1 和神经内分泌标志物强阳性；Tg 阴性；PAX-8 表达不恒定。

（1）MEN Ⅱ A：为常染色体显性遗传，男女比例为 1∶1，约占遗传性 MTC 的 95%。MEN Ⅱ A 表现为 MTC、肾上腺嗜铬细胞瘤（pheochromocytoma，PHEO）、原发性甲状旁腺功能亢进（primary hyperparathyroidism，HPTH）等症状，其中 MTC 的外显率约为 100%。

MEN Ⅱ A 型可分为经典型 MEN Ⅱ A、伴有皮肤苔藓淀粉样变（cutaneous lichen amyloidosis，CLA）的 MEN Ⅱ A、伴有先天性巨结肠病（hirschsprung disease，HD）的 MEN Ⅱ A、家族性 MTC（familial MTC，FMTC；RET 胚系突变的家族性或散发性 MTC，但没有合并嗜铬细胞瘤或甲状旁腺功能亢进）。

1）经典型 MEN Ⅱ A：患者除了 MTC 的表现外，还有肾上腺嗜铬细胞瘤和甲状旁腺功能亢进的表现，多有家族史及相关基因的突变。其中嗜铬细胞瘤在 MEN Ⅱ A 基因携带者中的发病率为 10%～50%。这类患者多表现为头晕、心悸、出汗、焦虑以及高血压等症状，但在早期症状不明显。甲状旁腺功能亢进在 MEN Ⅱ A 基因携带者中的发病率为 10%～25%，多伴有甲状旁腺增生，在老年人中常伴腺瘤。MEN Ⅱ A 型中的甲状旁腺功能亢进与散发型的症状无明显区别，故应该积极监测血清甲状旁腺激素及钙离子水平。

2）MTC 伴发皮肤苔藓淀粉样变：MEN Ⅱ A 中的皮肤苔藓淀粉样变以皮肤病变为特征，这种病变在背部与皮肤节段 $T_{2～6}$ 对应的肩胛区尤为明显。皮肤苔藓淀粉样变的典型症状是剧烈的瘙痒，患者可因抓挠而引起色素过度沉着的棕色丘疹。感觉异常性背痛（notalgia paraesthetica，NP）与皮肤苔藓淀粉样变发生具有显著的相关性，并最终导致病变皮肤的真皮乳头中淀粉样蛋白的沉积。肾上腺嗜铬细胞瘤和甲状旁腺功能亢进在这种变体中出现的频率与经典的 MEN Ⅱ A 相同。

3）MTC 伴发先天性巨结肠病：RET 种系突变存在于 50% 的遗传性先天性巨结肠病患者和 15%～20% 的散发先天性巨结肠病患者，其中 2%～5% 的先天性巨结肠病患者有 MEN Ⅱ A。

4）*RET* 基因家族性 MTC：此型 MTC 不伴有其他内分泌疾病的征象，但较容易发生转移。确诊的患者中淋巴结转移的发生率高达 90%，患者也常常因转移脏器功能障碍起病，最常转移到肺、肝和骨，引起相关临床症状，亦可转移到垂体及卵巢等部位。

（2）MEN Ⅱ B：多有肾上腺嗜铬细胞瘤，一般无甲状旁腺功能亢进。与 MEN Ⅱ A 比较，MEN Ⅱ B 发病年龄更早，预后更差。该型发病年龄多在 5～10 岁，被诊断时多已侵及甲状腺被膜，并发生淋巴结及远处转移。存在伴有黏膜神经节瘤的特征性病变，亦可出现合并巨结肠等病变。此外，此类患者可能出现类似于马方综合征的体型，表现为四肢细长，上下半身比例改变以及韧带松弛等。

遗传性 MTC 因 *RET* 基因不同位点突变，在发病年龄、预后、预期寿命等方面有所不同。例如血清降钙素升高在 FMTC 平均出现年龄为 23 岁，而其余 MEN Ⅱ A 型和 Ⅱ B 型约 16 岁。MEN Ⅱ B 患者诊断为 MTC 的时间更早。

根据 2015 年 ATA 指南，将遗传性 MTC 分为最高危、高危和中危（表 18-5-1）。

表 18-5-1 《2015 年 ATA 甲状腺髓样癌指南》RET 突变基因携带者诊疗建议

危险度	RET 基因突变密码子	推荐筛查时间	预防性甲状腺手术时间
最高危	918	—	出生数个月 ~ 1 岁内
高危	634，883	3 岁起	5 岁内
中危	533，609，618，620，630，666，768，790，804，891，912	5 岁起	儿童期或青年期

最高危：包括 MEN Ⅱ B 和 M918T 密码子突变。

高危：包括 C634 和 A883 密码子突变。

中危：其他 RET 基因突变患者。

对遗传性 MTC 家系二级亲属做 RET 基因 DNA 筛查，有可能发现家系中 RET 基因突变的携带者。因 RET 突变携带者均会发展为 MTC。《2015ATA 甲状腺结节和分化型甲状腺癌诊治指南》推荐可据此预测患儿发病时间及采用预防性手术。

（三）MTC 分泌产物及血清学检查

C 细胞可以分泌多种激素和生物胺，包括促肾上腺皮质激素、β - 黑色素细胞刺激素、降钙素、癌胚抗原、染色粒蛋白、组胺酶、神经紧张素、生长抑素等，但其中只有降钙素与癌胚抗原是与 MTC 相关的肿瘤标志物，且其血清浓度与 C 细胞的多少有相关性。基本上所有的 MTC 及 C 细胞增生（C-cell hyperplasia，CCH）都会表达癌胚抗原和降钙素。

1. **降钙素（Ctn）** 降钙素是一种由 32 个氨基酸组成的肽类激素，由原降钙素前肽的裂解和翻译后加工而成，其基础水平与肿瘤负荷相关。尽管慢性肾衰竭、原发性甲状旁腺功能亢进、自身免疫性甲状腺炎、大细胞肺癌、小细胞肺癌、前列腺癌以及各种肺内、肠内的神经内分泌癌患者的降钙素都会升高，但这些原因引起的降钙素分泌没有 MTC 分泌的多，且对于钙或五肽的刺激反应不明显。

由于检测方法的差别及更新，血清降钙素无统一的参考范围，各单位应根据大样本研究及自身基线水平确定参考值范围。研究显示，56% ~ 88% 的正常人降钙素低于 10pg/mL，但有 3% ~ 10% 的正常人降钙素水平高于 10pg/mL。由于男性的 C 细胞多于女性，因此有学者认为男性的降钙素参考值为 11.7ng/L，而女性为 5.2ng/L。散发性或家族性 MTC 术前血清降钙素均与肿瘤大小密切相关。目前对于是否需要对甲状腺结节患者进行降钙素筛查尚存在争议。

2. **癌胚抗原（CEA）** 大部分 MTC 会分泌 CEA。CEA 的测量在早期诊断 MTC 中无明显作用，但对于疾病进展及术后监测有帮助。

降钙素和 CEA 的术后倍增时间对于 MTC 患者术后随访具有重要意义，降钙素的倍增时间＜ 6 个月、6 ~ 24 个月、＞ 24 个月的患者，其 10 年生存率分别为 8%、37% 和 100%。

中国抗癌协会甲状腺癌专业委员会《甲状腺癌血清标志物临床应用专家共识（2017 版）》建议怀疑 MTC 时，应同时检测血清降钙素和 CEA。部分患者 CEA 明显增高而降钙素相对降低。CEA 与降钙素同时增高提示疾病进展，但也存在降钙素及 CEA 均呈低表达的情况，这种情况提示低分化 MTC，其侵袭性也明显增高。MTC 的广泛转移则会引起"钩状效应（hook effect）"，即分泌的降钙素过多，抗体的结合能力饱和，导致降钙素的测值反而呈假阴性的表现。

（四）MTC 的治疗及随访

文献报道，Ⅰ期、Ⅱ期、Ⅲ期和Ⅳ期 MTC 的 10 年生存率分别为 100%、93%、71%、21%，所以 MTC 治疗的关键是早期诊断。一般首选手术治疗，目前推荐进行预防性甲状腺切除或在 MTC 发生前或至少在 MTC 局限于甲状腺而尚未扩散到腺体外时进行早期手术。常规放疗、化疗对 MTC 疗效不明显，由于滤泡旁细胞不具备摄碘能力，^{131}I 治疗也无效。

基于人种差异，国内散发性 MTC 的双侧发病率（18.5%）及复发比例均低于西方国家统计数字（32%~67%），对于术前影像学检查提示单侧小病灶的散发性 MTC 是否需行全甲状腺切除术，目前尚存在争议。遗传性 MTC 患者肿瘤多呈多中心生长，残余甲状腺内 C 细胞可继续增生并发生癌变，因此必须行甲状腺全切术。

对于合并肾上腺嗜铬细胞瘤的患者，应先处理肾上腺嗜铬细胞瘤以防止致死性高血压。全甲状腺切除外，一般还应加以中央区淋巴结清扫，并根据影像学和血清降钙素水平，选择是否进一步行颈侧淋巴结清扫。

所有初诊的 MTC 患者均应进行 *RET* 胚系突变检测。基于 *RET* 基因突变位点的基因筛查对于遗传性 MTC 的预防性干预和晚期 MTC 的个体化治疗具有重要意义，相关的遗传咨询和治疗策略在国内仍然有待发展。

分子靶向治疗是近年来研究的热点。多酪氨酸激酶抑制剂凡德他尼和卡博替尼被证明是迄今为止最有效的治疗 MTC 靶向药物。目前一些高选择性的 RET 抑制剂也逐渐进入临床试验阶段。

MTC 患者术后应长期进行血清降钙素及 CEA 的监测，以评估手术疗效及临床转归。一般建议术后 3 个月监测血清降钙素及 CEA 水平。对于术后无法检测到降钙素水平且 CEA 在正常参考值的患者，可认为达到生化治愈。术后 1 年内每半年 1 次，此后 1 年 1 次监测血清降钙素及 CEA，并行颈部超声检查。

二、超声表现

（一）灰阶超声

1. **病灶部位**　由于 MTC 起源于甲状腺 C 细胞或滤泡旁细胞，故多数 MTC 位于甲状腺的中上 1/3 处。
2. **病灶内部构成**　MTC 有 90% 以上为实性，少数表现为以实性为主的囊实性肿物。
3. **病灶回声**　多为低回声，少数可为等回声。
4. **病灶边界**　边界多清晰，当肿瘤较大、侵袭性较强时可侵犯甲状腺被膜。
5. **病灶形态**　纵横比多 < 1。肿瘤较大时可表现为分叶状。
6. **钙化**　内部可见粗大钙化或微钙化，但微钙化较 PTC 更少出现，值得注意的是灰阶超声所表现的钙化成分与 PTC 不同，可能为降钙素沉积的淀粉样物质（图 18-5-2）。
7. **淋巴结**　颈部可见异常的转移性淋巴结，且较 PTC 具有更高的发生率。

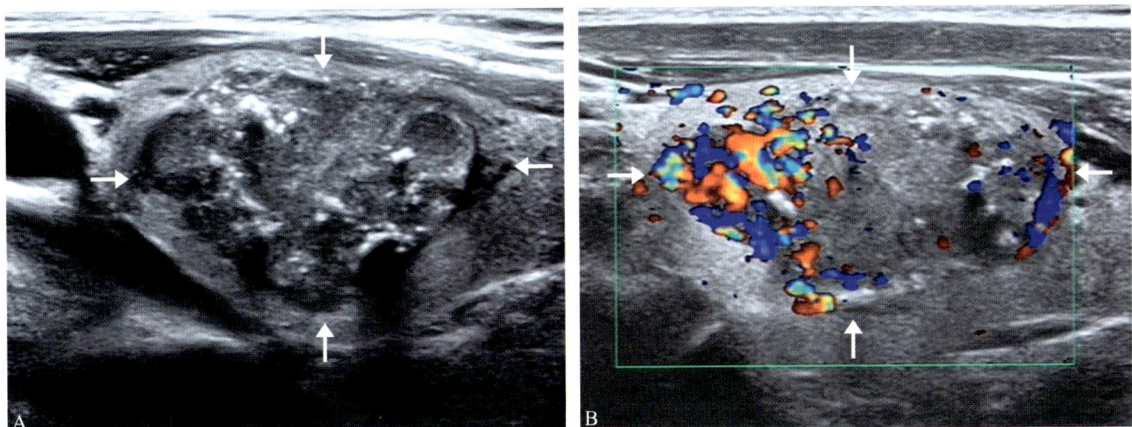

图 18-5-2　甲状腺髓样癌

患者男性，40 岁。甲状腺左侧叶 MTC。
A. 灰阶超声：病变表现为实性、低回声、边界清晰，内可见粗大钙化及点状钙化（箭头）；B. CDFI：病变周边及内部可见丰富血供（箭头）。

此前有研究指出，将低回声、钙化、结节周边无声晕三项特征联合后对髓样癌的诊断敏感性为89%，对 MTC 与良性结节鉴别的特异性＞ 90%。

（二）彩色多普勒血流成像

结节内血流分布不规则，大部分以周围型血供为主，周边血供较丰富，内部血流稀疏（图 18-5-2），但 CDFI 诊断特异性不高。

三、其他影像学表现

1．CT　表现为甲状腺内形态不规则、边缘不清的肿物。增强扫描多明显强化，可见不均匀强化伴内部不规则低密度区，部分见点状或圆形钙化。淋巴结转移多见，与原发肿瘤表现一致。CT 对中晚期 MTC 患者判断病变的进展范围及与邻近大血管的关系可提供帮助。

2．MRI　在 T_1WI 呈形态不规则的低、等混杂信号；在 T_2WI 上呈均匀或不均匀的高信号。在甲状腺髓样癌的诊治中，MRI 多被用于发现肝脏、骨等远处有无转移灶。

3．甲状腺显像　多表现为冷结节，但特异性及阳性预测值较低。

4．PET-CT　当病灶显像剂标准摄取值（standard uptake value，SUV）大于本底，或者超过器官的生理本底活性时，可考虑为 MTC 的可能。此外也需要结合 CT 图像下的结构关系及定量的摄取浓度做进一步的评估。

四、鉴别诊断

1．甲状腺乳头状癌　MTC 超声表现缺乏特异性，加之发病率低，如果结节合并一些恶性结节超声特征，容易误诊为 PTC。相比较 PTC，MTC 的超声特征中不规则边缘、微钙化、横断面纵横比＞ 1 等较 PTC 少，而粗大钙化相较于 PTC 更为多见。血清降钙素水平有助于两者的鉴别。此外，也存在 PTC 合并 MTC 的可能。

2．甲状腺滤泡性肿瘤　甲状腺滤泡性肿瘤易与 MTC 相混淆，但甲状腺髓样癌血清降钙素水平多异常增高、颈部可见异常淋巴结、多存在 RET 基因突变，以及相应的全身的临床症状，可资鉴别。

3．结节性甲状腺肿　结节性甲状腺肿所在的甲状腺腺体可表现为回声增粗、增高，结节本身多表现为实性、等回声、边界清晰，可发生囊性变。其超声特征与 MTC 相比更倾向于良性，但亦可能与部分表现为良性特征的 MTC 相混淆，需结合实验室检查与临床表现鉴别。

五、诊断要点

总体来说，MTC 的误诊率较高，与其他甲状腺内的实性占位性病变往往难以鉴别。由于 MTC 起源于 C 细胞，故多数 MTC 位于甲状腺的中上 1/3 处，肿瘤多表现为实性低回声，多伴有粗大钙化，纵横比＜ 1。在怀疑甲状腺结节为 MTC 可能时，进一步检查血清降钙素以及 CEA 将有助于 MTC 的诊断。此外，明确 RET 基因突变有助于疾病的分型及针对性地制订治疗策略。

根据《甲状腺髓样癌诊断与治疗中国专家共识（2020 版）》推荐，MTC 术前应该接受系统性的影像学评估，以明确肿瘤累及范围，为后续治疗提供客观依据。其中 CT 对颈部、纵隔淋巴结病变以及肺转移灶敏感，MRI 对肝脏转移灶敏感，轴位 MRI 及骨显像对骨转移敏感。在核医学成像方面，^{99m}Tc-MDP 骨显像可用来排查 MTC 的骨转移病灶；而 ^{18}F-FDG 和 ^{18}F-DOPA 亦可用于 MTC 转移灶的评估，但不作为常规推荐。当血清降钙素升高或血清降钙素倍增时间缩短时，^{18}F-FDG、^{18}F-DOPA 和 ^{68}Ga- 生长抑素受体显像可考虑用于评估 MTC 患者的复发 / 转移。

六、临床意义

超声在临床主要用于发现 MTC 病灶及颈部转移淋巴结。对于 MTC 的诊断，目前临床仍以病史询问、体格检查、影像学检查（超声、CT、MRI）、实验室检查（降钙素、CEA）和 FNA 病理为主。在此基础上，核医学科的相关检查也可为生化复发的 MTC 患者寻找潜在复发病灶。文献报道 FNA 的敏感性仅为 50%～80%，加入 Ctn 免疫组化诊断的敏感性可明显提高。此外，检测 FNA 洗脱液 Ctn 水平也可明显提高诊断能力。

MTC 的超声特征与生物学特征及预后可能存在相关性。无论散发性 MTC 或遗传性 MTC，均可能发生多种甲状腺外器官病变，包括肾上腺、甲状旁腺、激素异常分泌相关症状等。因此，在超声检查中应注意患者的病史及临床表现，对可疑的 MTC 患者应及时推荐进行全面系统的评估。如 RET 基因阳性，甲状腺术前应检查血清钙、磷等排除甲状旁腺功能亢进，血浆甲氧基肾上腺素用于排除有无肾上腺嗜铬细胞瘤等。如 RET 基因阴性，一般不需要做以上检查。

超声在 MTC 术后的随访中也起到重要的作用，具体见图 18-5-3。

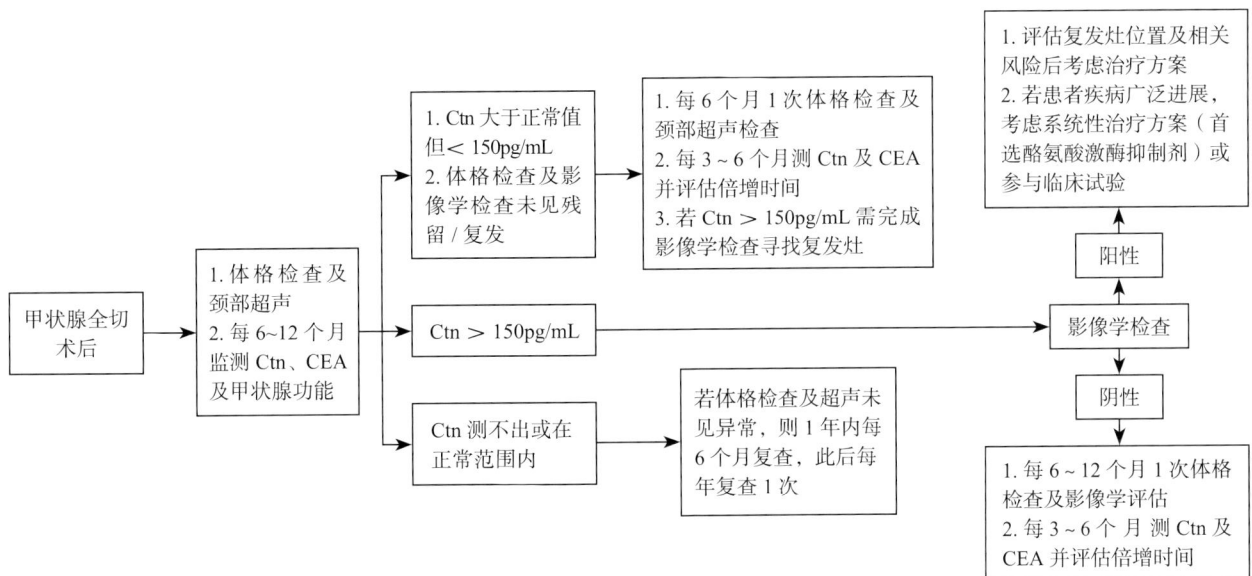

图 18-5-3　2015 年《美国甲状腺协会甲状腺髓样癌管理指南》推荐 MTC 术后随访策略

七、典型病例

【病例 1】

1．**简要病史**　患者女性，37 岁。体检发现甲状腺结节 2 年，近期明显增大。超声检查提示 TI-RADS 4b 类。遂行 FNA，高度怀疑癌。无头颈部放射线照射史、无家族史，既往史无特殊。

2．**实验室检查**　术前血清降钙素 2 728pg/mL（↑），CEA 20.20ng/mL（↑）；TPoAb 148.7U/mL（↑）；血清总 T_3、总 T_4、游离 T_3、游离 T_4、TSH、甲状腺球蛋白抗体。

3．**超声表现**　见图 18-5-4A～D。

4．**其他相关影像学检查**　见图 18-5-4E。

5．**术后病理**　见图 18-5-4F。

6．**诊断思路**　患者甲状腺结节超声高度怀疑甲状腺恶性肿瘤伴颈部淋巴结转移，术前降钙素及 CEA 均增高，高度提示 MTC 可能。该患者术后 1 年随访发现降钙素持续性增高，原手术区可见实性占位，提示预后不良，可见 MTC 早期诊治对预后的重要性。

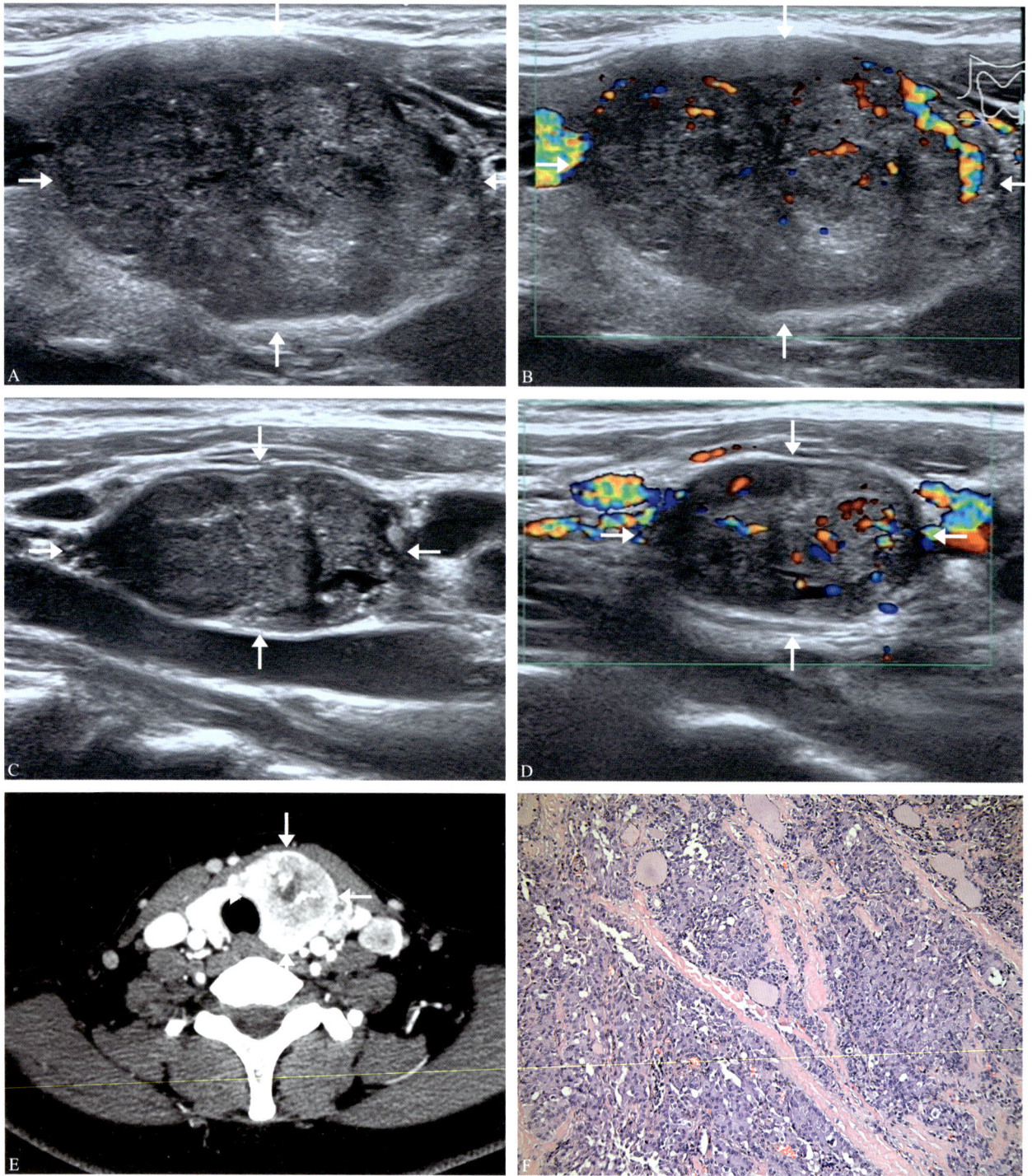

图 18-5-4 甲状腺髓样癌

A. 病灶灰阶超声：甲状腺左叶体积增大，中下部见一大小为 3.9cm×3.3cm×2.7cm 的实性低回声结节，边界尚清晰，形态欠规则，内见点状强回声（箭头）；B. 病灶 CDFI：结节内部及周边可见较丰富血流信号（箭头）；C. 颈部淋巴结灰阶超声：左侧颈部可见数个低回声区，较大者位于Ⅲ区，大小为 2.5cm×1.8cm，形态欠规则，边界尚清晰，内见点状强回声，淋巴门不清晰（箭头）；D. 颈部淋巴结 CDFI：淋巴结内见点状血流信号（箭头）；E. 增强 CT 提示病变（箭头）与周围组织分界不清，呈不均匀强化，可见呈环状强化的肿大颈部淋巴结（箭头）；F. 术后病理提示甲状腺髓样癌。

【病例 2】

1. 简要病史　患者女性，30 岁。体检发现甲状腺结节 1 周余。超声检查提示 TI-RADS 3 类。实验室检查提示降钙素及癌胚抗原异常，遂收治入院。无头颈部放射线照射史、无家族史，既往史无特殊。

2．**实验室检查**　CEA 81.77ng/mL（↑）；Ctn 108pg/mL（↑）；血清总 T_3、总 T_4、游离 T_3、游离 T_4、TSH、甲状腺球蛋白抗体、TPoAb 正常水平。

3．**超声表现**　见图 18-5-5。

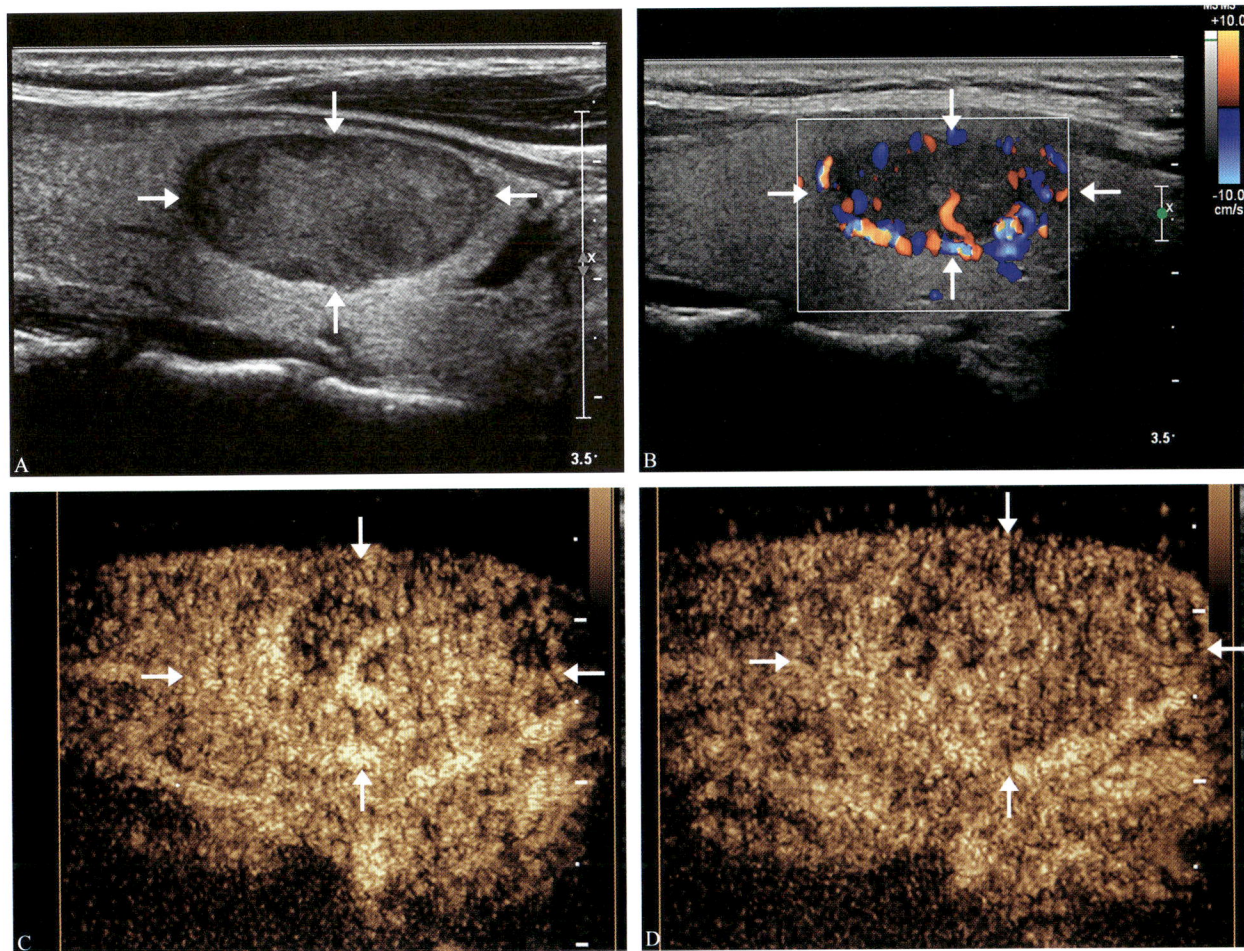

图 18-5-5　甲状腺髓样癌

A.灰阶超声：甲状腺右叶中下部见一大小为 2.5cm×1.5cm×1.5cm 的实性低回声结节，边界清晰，形态规则，内部回声欠均匀，未见明显钙化灶形成；B.CDFI：结节周边可见丰富血流信号，内部可见粗大穿支血管（箭头）；C，D.超声造影：C 为增强早期（13s）病灶呈不均匀略低增强，周边环形高增强（箭头）；D 为增强晚期（67s），增强模式不变（箭头）（此病例由复旦大学附属华山医院丁红主任惠赠）。

4．**术后病理**　甲状腺髓样癌。

5．**诊断思路**　本例患者体检发现甲状腺结节，灰阶超声表现为良性结节特征，但 CDFI 可见粗大穿枝血管，进一步检查结合血清学检查结果及超声造影表现，考虑 MTC 可能性大。

【病例3】

1．**简要病史**　患者女性，56 岁。体检发现甲状腺结节 1 个月余。外院超声检查提示：TI-RADS 4a 类。无头颈部放射线照射史、无家族史，既往史无特殊。

2．**实验室检查**　CEA 81.77ng/mL（↑）；Ctn 109pg/mL（↑）；血清总 T_3、总 T_4、游离 T_3、游离 T_4、TSH、甲状腺球蛋白抗体、TPoAb 正常水平。

3．**超声表现**　见图 18-5-6。

4．**病理结果**　术后病理提示为甲状腺髓样癌。

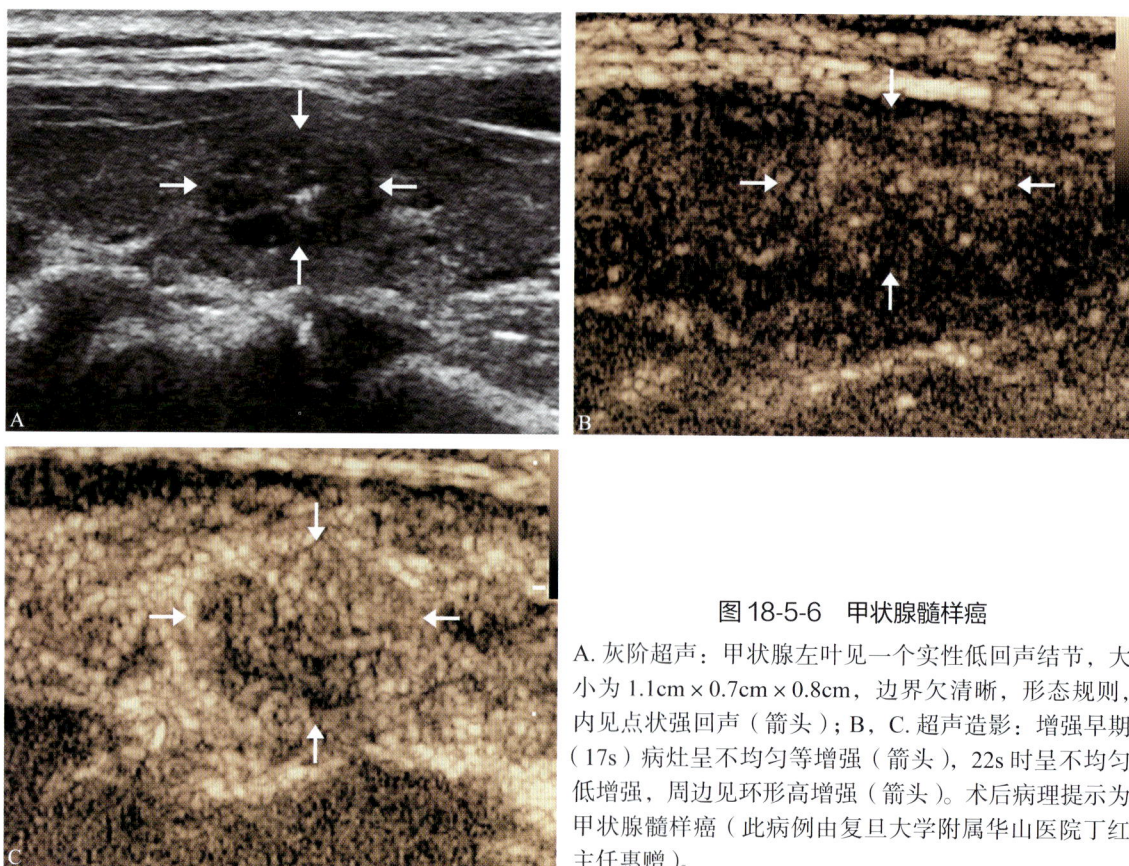

图18-5-6 甲状腺髓样癌

A.灰阶超声：甲状腺左叶见一个实性低回声结节，大小为1.1cm×0.7cm×0.8cm，边界欠清晰，形态规则，内见点状强回声（箭头）；B，C.超声造影：增强早期（17s）病灶呈不均匀等增强（箭头），22s时呈不均匀低增强，周边见环形高增强（箭头）。术后病理提示为甲状腺髓样癌（此病例由复旦大学附属华山医院丁红主任惠赠）。

★ 甲状腺髓样癌为一种神经内分泌肿瘤，临床表现可为顽固性腹泻或面色潮红。

★ 根据临床分型，MTC可分为散发性髓样癌和遗传性髓样癌，其预后也有所不同。

★ 超声检查较难与其他甲状腺肿瘤鉴别，患者Ctn及CEA常升高，降钙素激发试验呈阳性表现。

第六节 甲状腺低分化癌

一、概述

甲状腺低分化癌（poorly differentiated thyroid carcinoma，PDTC）是甲状腺恶性肿瘤中的一个较特殊类型，分化谱系介于分化型甲状腺癌和未分化型甲状腺癌之间，其生物学行为、侵袭性及预后也介于两者之间。PDTC起源于甲状腺滤泡上皮，在甲状腺癌中所占比例较小，约0.23%。PDTC诊断时常合并转移，生存时间较短，约5.9年；5年与10年生存率分别为45%～62%和46.3%。

PDTC可能由分化型乳头状癌或滤泡癌部分去分化而来，也有可能直接发生而不经过高分化癌阶段。组织学上存在梁状、实性或者岛状的生长方式；缺乏典型乳头状癌核的特点。PDTC镜下特点：可见脑回状卷曲的核、核分裂≥3个/10HPF或坏死。

*RAS*和*BRAF*基因突变在低分化癌中也有发现，*RAS*基因突变发生于约35%岛状生长方式的PDTC，*BRAF*基因突变发生在约15%的PDTC中，部分伴*RAS*或*BRAF*基因突变的PDTC中含有高分化滤泡癌或高分化乳头状癌成分，以上两种突变说明它们是肿瘤发生的早期事件。

TP53 及 *β-catenin* 基因突变发生于 25%~35% 的 PDTC，与 *RAS* 及 *BRAF* 基因突变不同，*TP53* 及 *β-catenin* 基因突变在高分化癌成分中少见。由高分化癌到低分化癌再到未分化癌，*TP53* 基因突变率急剧上升，说明 *TP53* 基因突变在诱导肿瘤去分化中有重要的作用。

PDTC 通常要与未分化癌、乳头状癌、髓样癌相鉴别。PDTC 患者病情进展快，局部脉管、被膜外侵犯以及淋巴结转移常见，容易发生远处转移，以肺和脑最为常见。患者年龄＞45 岁、肿瘤体积较大、肿瘤内部有坏死、高分裂活性都是预后较差的高危因素。治疗原则以外科手术为主，对于不能切除的甲状腺病灶及转移灶可辅以术后放射性碘治疗及放疗，另外靶向治疗及基因治疗对于无手术机会或术后转移的患者也是一种选择。

二、典型病例

【病例】

1. 简要病史　患者男性，48 岁。发现甲状腺结节 3 个月。

2. 重要实验室检查　FT_3 5.06pmol/L；FT_4 21.92pmol/L；TSH 0.933mU/L；TPoAb 0.23U/mL（↓）；TgAb ＜ 10U/mL；CEA 0.75μg/L。

3. 超声检查　普通超声见图 18-6-1A、B，弹性成像见图 18-6-1C。

4. 诊疗经过　1 周前 FNA 检查：涂片见滤泡上皮细胞伴不典型增生，可疑恶性肿瘤。入院行甲状腺左侧叶次全切除术。

5. 术后病理　（左侧叶甲状腺）低分化癌，部分合并髓样癌（40%）（图 18-6-1D）。

6. 随访　患者术后 1 年定期门诊超声随访，未见复发。

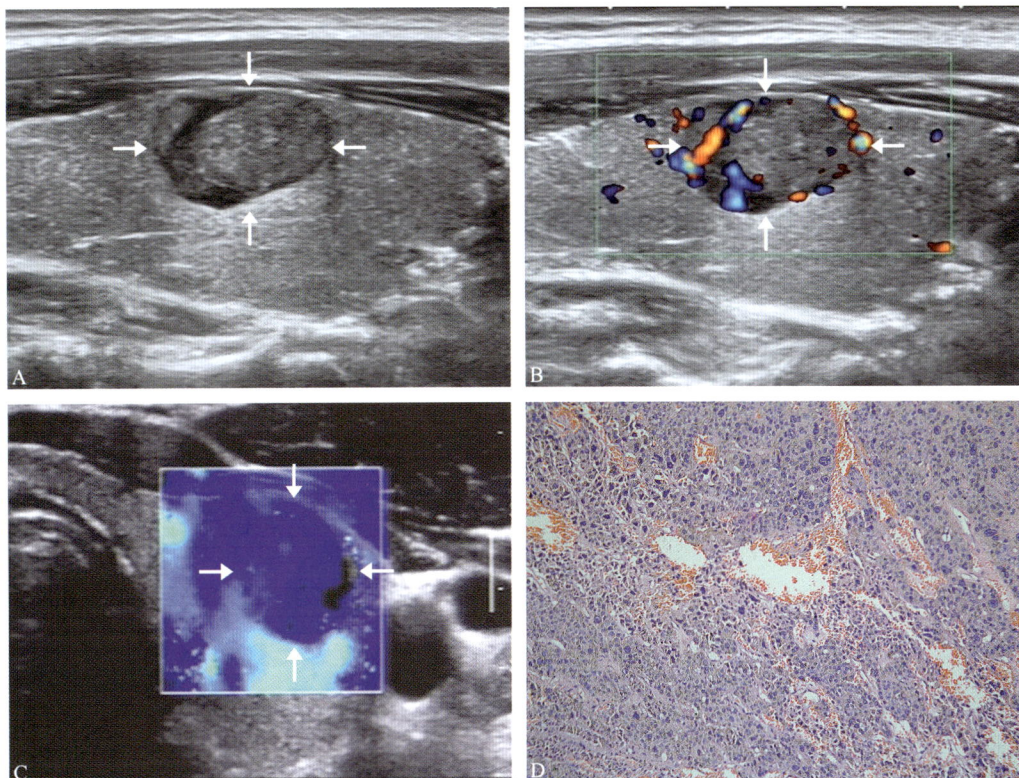

图 18-6-1　甲状腺低分化癌

A. 灰阶超声：甲状腺左侧叶见一个实性低回声结节，大小为 1.2cm×0.9cm×1.5cm，边界清晰，形态规则，内部回声不均匀（箭头）；B. CDFI：结节内部及周边见丰富血流信号（箭头）；C. 二维剪切波弹性成像：结节呈均一蓝色，提示质地较软（箭头）；D. 手术后病理：（左侧甲状腺）低分化癌，部分合并髓样癌（40%）。

第七节　甲状腺未分化癌

一、概述

甲状腺未分化（间变性）癌（anaplastic thyroid carcinoma，ATC）也被称为甲状腺多形性癌、梭形细胞癌、肉瘤样癌或巨细胞癌。较罕见，发病率为甲状腺恶性肿瘤的 1%～2%。

ATC 生物学行为与高分化癌截然不同，具有高度侵袭性和致死性，在所有甲状腺恶性肿瘤中预后最差；恶性程度高，生长快，早期即可发生浸润和全身转移。ATC 多发生在 70 岁以上老年人，女性居多。大多数未分化癌与异常的甲状腺关系密切，临床常见有甲状腺高分化癌的病史或高分化癌和低分化癌同时存在的现象，提示未分化癌可能为高分化癌序贯发展的结果。由于高频超声的广泛应用，大部分甲状腺癌在高分化阶段即被检出，因此 ATC 发病率呈逐渐下降的趋势。

临床表现为颈部迅速增大的肿块，并局部固定。患者有长期甲状腺肿大的病史，近期内迅速增大。颈部疼痛，肿块坚硬、固定，边界不清。由于侵犯邻近器官和结构，常产生局部压迫症状。如有呼吸困难、吞咽困难、颈静脉怒张、声音嘶哑等表现，是由于肿瘤压迫气管、食管、颈静脉或喉返神经所致。

肉眼观，肿块体积较大，无包膜。切面呈肉色、苍白，常有出血、坏死。组织学上可分为小细胞型、梭形细胞型、巨细胞型和混合细胞型，具有显著的结构及细胞异型性。可见明显的浸润性生长和广泛肿瘤坏死。光镜下多见核分裂。

大多数患者初诊时已有远隔部位的转移，最常见的部位是肺。诊断后平均生存期为 6～12 个月。目前尚无有效的治疗方式。治疗原则以手术为主，同时辅以放疗、化疗、免疫治疗等综合治疗。

二、超声表现

（一）灰阶超声

甲状腺腺体形态失常，两侧叶不对称性增大，腺体回声多不正常。病灶表现如下：

1. **病灶数目**　单发多见。体积较大的结节可累及整个腺体。
2. **病灶成分**　大部分为实性结节，体积过大者可出现液化坏死的囊性成分。
3. **病灶回声**　常表现为不均匀低回声（图 18-7-1A），结节体积较大可见无回声囊性坏死区域。颈部受累淋巴结可呈现出转移性淋巴结表现（图 18-7-1B）。
4. **病灶边界**　不清晰，向外浸润性生长，甲状腺被膜常不完整。

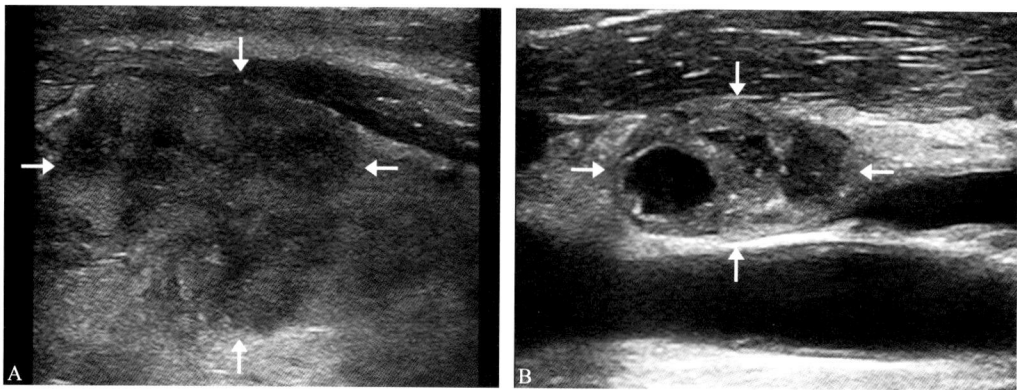

图 18-7-1　甲状腺未分化癌

A.灰阶超声：甲状腺左侧叶见一个低回声结节，大小为 2.6cm×2.0cm×1.8cm，边界欠清晰，形态不规则，紧贴甲状腺被膜（箭头）；B.灰阶超声：颈部受累淋巴结，椭圆形，淋巴门消失，内部可见囊性无回声区及点状强回声（箭头）。

5. **病灶形态**　形态不规则，可呈分叶状，纵横比无特异性。

6. **钙化**　多表现为多发微钙化或粗大钙化，可两者并存。

（二）彩色多普勒血流成像

血流分布模式以内部丰富血流为主，部分伴有坏死的结节内部可见稀少血流或无血流信号。

三、其他影像学表现

（一）CT

ATC 病灶密度不均，边缘不清，周围脂肪间隙多模糊，可呈浸润性生长（图 18-7-2）。约 5% 的 ATC 可发生囊变，内可见乳头状结节，增强后乳头状结节明显强化。可见病灶周边半岛状瘤结节及残圈征。

（二）MRI

平扫 T_1WI 病灶可呈高、等及低信号，平扫 T_2WI 病灶常为不均匀低信号，部分病灶因为内部局灶性出血而呈高信号。增强后坏死区域无明显强化（图 18-7-3）。

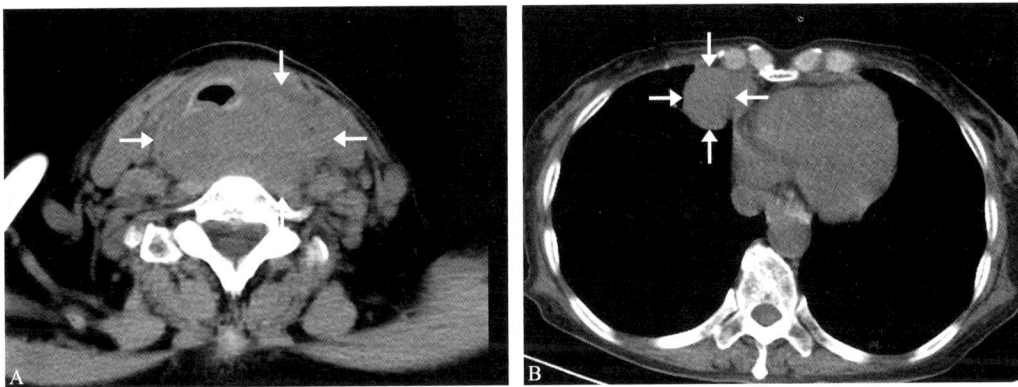

图 18-7-2　甲状腺未分化癌术后复发 CT 表现

甲状腺癌未分化癌术后 1 个月。
A. 平扫：未见正常甲状腺结构，原甲状腺区见异常软组织团块影，大小为 6.0cm×4.4cm×8.0cm，病灶密度均匀，气管、食管及邻近结构明显受压推挤；B. CT 平扫：左肺下叶见低密度软组织影，最大径 3.6cm；考虑甲状腺未分化癌复发伴肺转移。

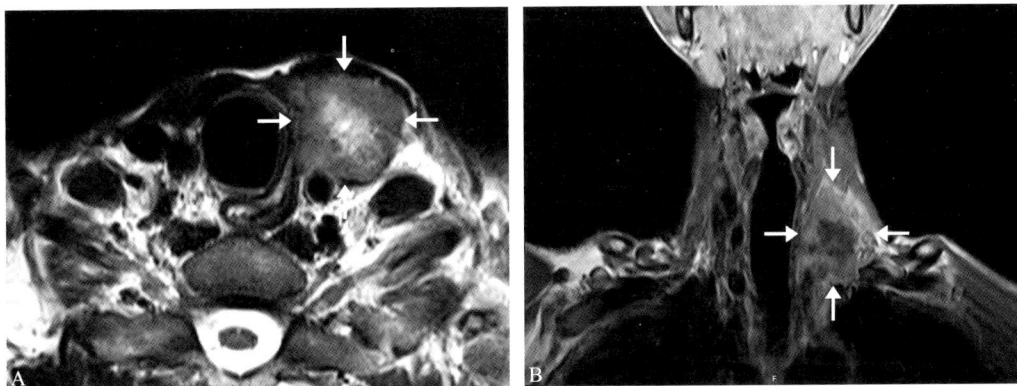

图 18-7-3　甲状腺未分化癌术后复发 MRI 表现

甲状腺未分化癌术后 3 个月。
A. T_2WI：未见正常甲状腺结构，原甲状腺左侧区见异常不均匀混杂信号灶，最大径 3.0cm，边界不清；B. 增强 MRI：病灶不均匀强化，内部坏死区域未见强化。

323

（三）PET-CT

PET-CT 表现为肿瘤代谢明显增高，对头颈部肿瘤颈部转移性淋巴结的诊断准确性较高，能很好地判断 ATC 周围淋巴结转移情况。PET-CT 对判断临床分期、远处转移、治疗后的随访复查及评估患者治疗反应等意义重大。

四、鉴别诊断

1. **甲状腺乳头状癌**　以颈部淋巴结转移多见，而 ATC 多有局部或远处转移。两者鉴别见表 18-2-3。
2. **甲状腺淋巴瘤**　两者相同点：老年女性多见，表现为迅速增大的甲状腺肿块，颈部淋巴结常受累，可出现近期体重下降、发热等肿瘤全身症状。鉴别点有：原发性淋巴瘤患者通常合并桥本甲状腺炎；超声图像上常表现为较均匀的实性低回声或极低回声结节，内见高回声网格样分隔，后方回声可增高；与 ATC 相比远处转移较少见，预后较好；对放、化疗敏感，5 年生存率为 66%，中位生存期 9.3 年。ATC 呈不均匀回声，以低回声为主；远处转移早、常见；预后极差，5 年生存率仅为 5%～15%，中位生存期仅 3～10 个月。

五、诊断要点

1. ATC 多发生于老年女性，表现为颈部突然增大的肿块，伴有吞咽困难、声音嘶哑，早期可见局部或远处转移。
2. ATC 超声表现为甲状腺单侧或双侧非对称性肿大，低回声，分布不均匀，边界不清，形态不规则，可突破甲状腺被膜，内部常见钙化及坏死。ATC 诊断需结合 CT、骨扫描、PET-CT 等，明确病变范围及转移灶，有利于分期及手术方案的制订。
3. 由于 ATC 体积较大，内部常伴坏死液化，也常与其他甲状腺疾病及高分化癌共存，所以 FNA 对 ATC 诊断价值有限，临床上遇到迅速增大的甲状腺实性肿块，应考虑 ATC 的可能，建议行粗针活检及免疫组化检查，明确诊断。

六、临床意义

ATC 恶性程度极高，中位生存时间 5 个月，1 年生存率 10%～18%。ATC 引起的死亡占因甲状腺癌死亡的 14%～39%。早期诊断和早期治疗对提高生存率意义重大，偶然发现的微小 ATC 的 1 年生存率可达到 64%～90%。

超声作为甲状腺疾病评估的一线影像学检查方法，对 ATC 的早期诊断极为重要。怀疑 ATC 者同时应行颈部 CT 或 MR 检查，进一步明确病灶范围。明确诊断后，应行骨扫描及 PET-CT 检查明确有无远处转移。

七、典型病例

【病例】

1. **简要病史**　患者女性，72 岁。半年前自觉发现右侧颈部肿块，伴呼吸困难，颈部疼痛，未予治疗。近期超声检查提示：甲状腺右叶占位伴右侧颈部肿大淋巴结。TI-RADS 4c 类。为进一步诊治入院行手术治疗。
2. **实验室检查**　无特殊。

3．**超声检查** 普通超声见图 18-7-4A～E。

4．**诊疗经过** 入院行甲状腺右侧叶切除术＋右颈部淋巴结清扫术。术后患者一般情况较差。半年后因肺部感染入院，加重伴急性呼吸衰竭，抢救无效死亡。

5．**手术病理** （甲状腺右侧叶＋右颈部淋巴结）未分化癌伴右颈部淋巴结转移（图 18-7-4F）。

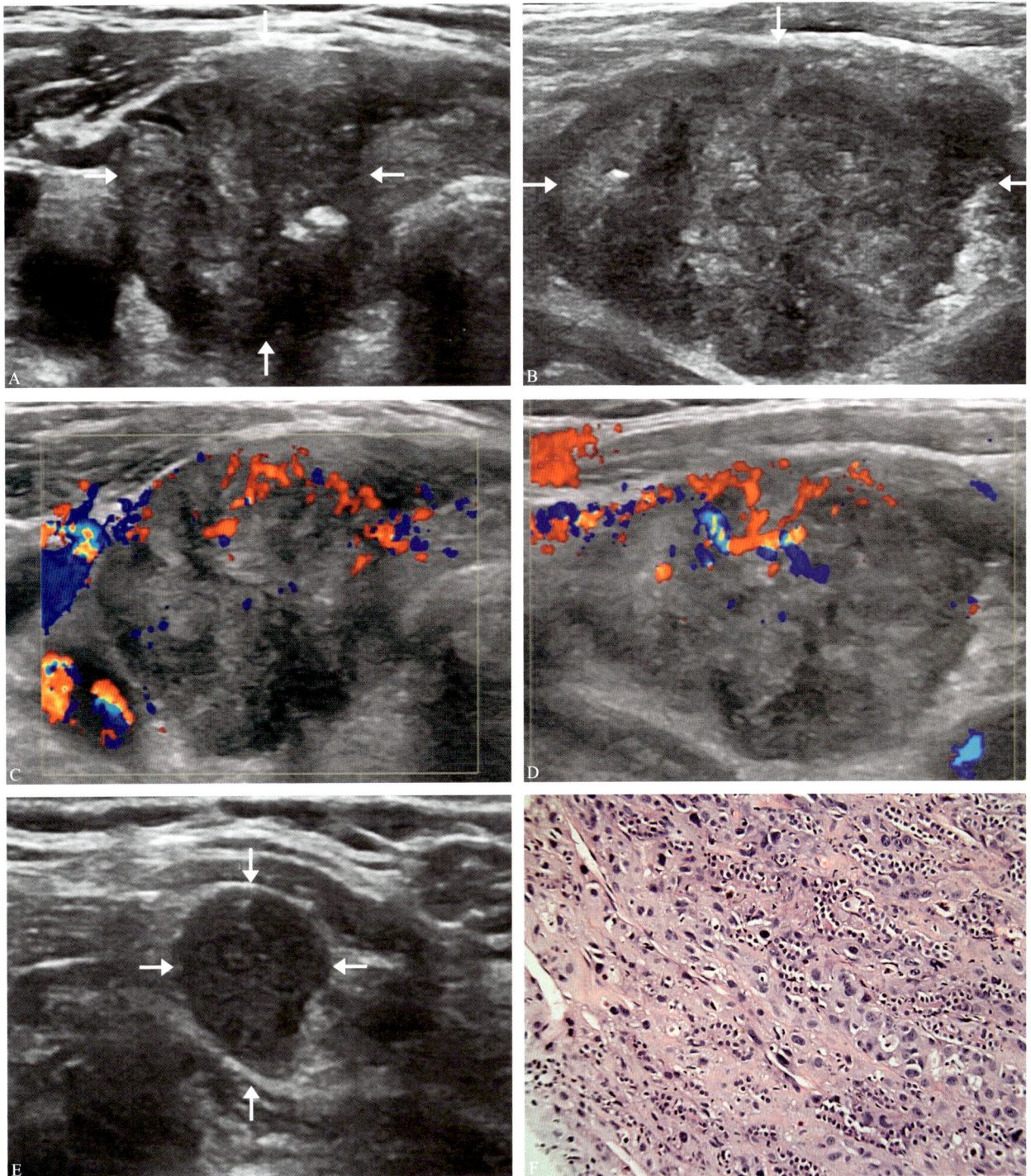

图 18-7-4 甲状腺未分化癌

A，B．灰阶超声：甲状腺右侧叶内见一个实性低回声结节，大小为 3.6cm×2.5cm×3.1cm，边界不清，形态欠规则，可见包膜连续性中断，内见点状及粗大强回声（箭头）；C，D．CDFI：结节内部及周边见丰富血流信号（箭头）；E．灰阶超声：颈部可见淋巴结肿大，椭圆形，淋巴门消失（箭头）；F．手术后病理：（甲状腺右侧叶＋右颈部淋巴结）未分化癌伴颈部淋巴结转移。

★ 甲状腺未分化癌少见，多发生在70岁以上老年人，女性居多。生长迅速，恶性程度高，早期即可发生局部及远处转移，预后极差。

★ 超声对于ATC的早期诊断至关重要，临床上遇到甲状腺迅速增大的实性肿块，伴有局部淋巴结肿大，要考虑到有ATC的可能，应尽早行粗针组织学检查以明确诊断。

第八节　甲状腺淋巴瘤

一、概述

甲状腺淋巴瘤分为原发性与继发性淋巴瘤。原发性甲状腺淋巴瘤（primary thyroid lymphoma，PTL）占结外淋巴瘤的 1%~2%，少见，发病率占甲状腺恶性肿瘤的 0.5%~5%。原发性甲状腺淋巴瘤于 1957 年由 Walt 等最先报道。50 岁以上中老年女性多见，发病率女性是男性的 2~8 倍。90% 的原发性甲状腺淋巴瘤患者通常合并桥本甲状腺炎，其发展为甲状腺淋巴瘤的风险比普通人群高 70~80 倍。甲状腺淋巴瘤也可继发，作为系统性淋巴瘤的一部分。

绝大多数原发性甲状腺淋巴瘤为非霍奇金淋巴瘤（non-Hodgkin lymphoma，NHL）：50%~70% 为弥漫性大 B 细胞淋巴瘤（diffuse large B-cell lymphoma，DLBCL），属高度恶性；10%~50% 为黏膜相关淋巴组织（mucosa associated lymphoid tissue，MALT）淋巴瘤，属低度恶性；少数为中间型淋巴细胞性淋巴瘤、印戒细胞性淋巴瘤。PTL 瘤组织有浸润甲状腺滤泡倾向，瘤细胞可充满滤泡腔，也可浸润至血管、淋巴管壁、甲状腺包膜及附近肌肉、脂肪组织。

临床主要表现为甲状腺可触及肿块，大小不等，质硬，活动度差，颈部可触及肿大淋巴结。甲状腺体积可在短期内迅速增大，并出现声音嘶哑、呼吸困难等症状。此外，患者还可出现体重下降、发热等全身症状。实验室检查可有血清乳酸脱氢酶和血清 β- 微球蛋白的升高。

目前临床治疗主要为以化疗为主的放、化疗结合的综合治疗。

二、超声表现

（一）灰阶超声

甲状腺腺体：大部分伴有桥本甲状腺炎，甲状腺体积不同程度增大，正常甲状腺组织可消失。

病灶：腺体内可见低或极低回声病灶，其后方可见回声增强。病灶内低回声背景下条索样高回声是本病较为特征性的表现。病灶内钙化和液化少见。

根据不同超声表现，可将甲状腺淋巴瘤分为 3 种类型。

1. 结节型　多见。表现为腺体内单发或多发结节，大多为单发结节，边界欠清晰，形态不规则，呈低回声或极低回声（图 18-8-1）。

2. 弥漫型　甲状腺单侧叶或双侧叶肿大，其中以单侧叶肿大常见。肿大侧甲状腺内表现为极低回声或类似无回声区，内可见散在线样高回声（图 18-8-2）。

3. 混合型　表现介于前两者之间，腺体肿大，回声不均匀，呈结节样或局部回声减低。

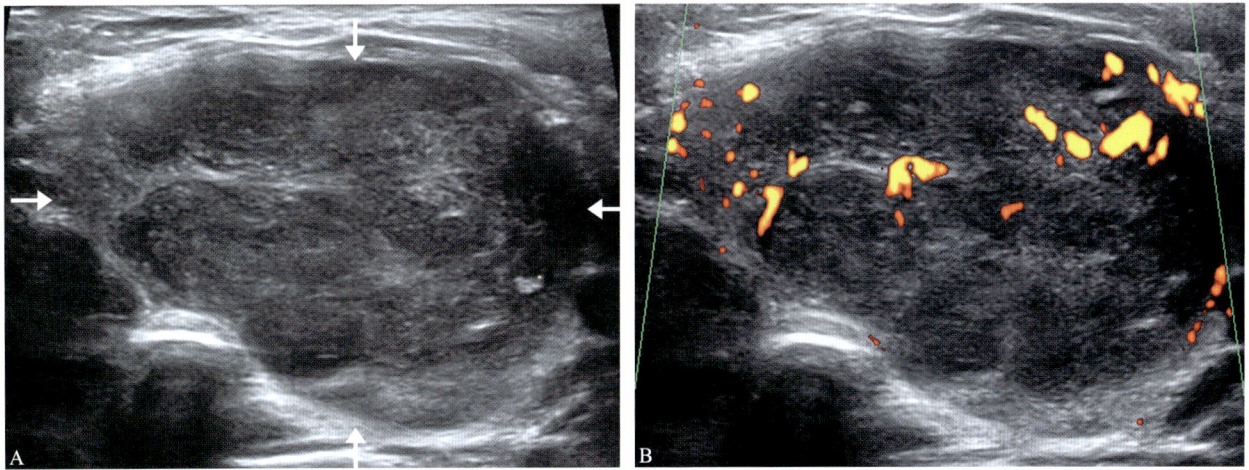

图 18-8-1　甲状腺淋巴瘤（结节型）

A. 灰阶超声：甲状腺左侧叶内见一个片状低回声肿块，几乎占据整个甲状腺侧叶，周边可见少许正常甲状腺组织，大小为 3.8cm×5.2cm×6.9cm，边界欠清晰，形态不规则；B. CDFI：结节内见条状血流信号。

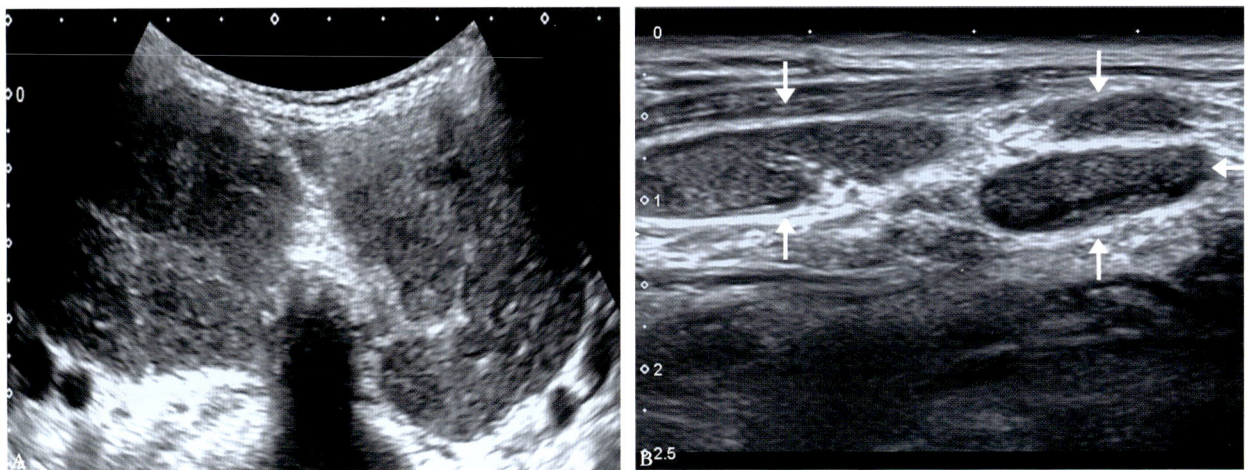

图 18-8-2　甲状腺淋巴瘤（弥漫型）及颈部受累及淋巴结

A. 灰阶超声：甲状腺形态失常，弥漫性肿大，回声减低，内部未见正常甲状腺组织；B. 灰阶超声：甲状腺淋巴瘤颈部受累淋巴结，多发，圆形或椭圆形（箭头），淋巴门消失。

（二）彩色多普勒血流成像

PTL 瘤体内部血供丰富。颈部受累淋巴结可见血管自淋巴门进入淋巴结内，分支达淋巴结皮质区甚至包膜下，呈血管树样分布（图 18-8-1B）。

（三）弹性成像表现

淋巴瘤病理特征为淋巴细胞增生、浸润，幼稚细胞增生，从而破坏正常甲状腺实质。因此，淋巴瘤质地较软，弹性成像上显示硬度分布均匀（图 18-8-3）。

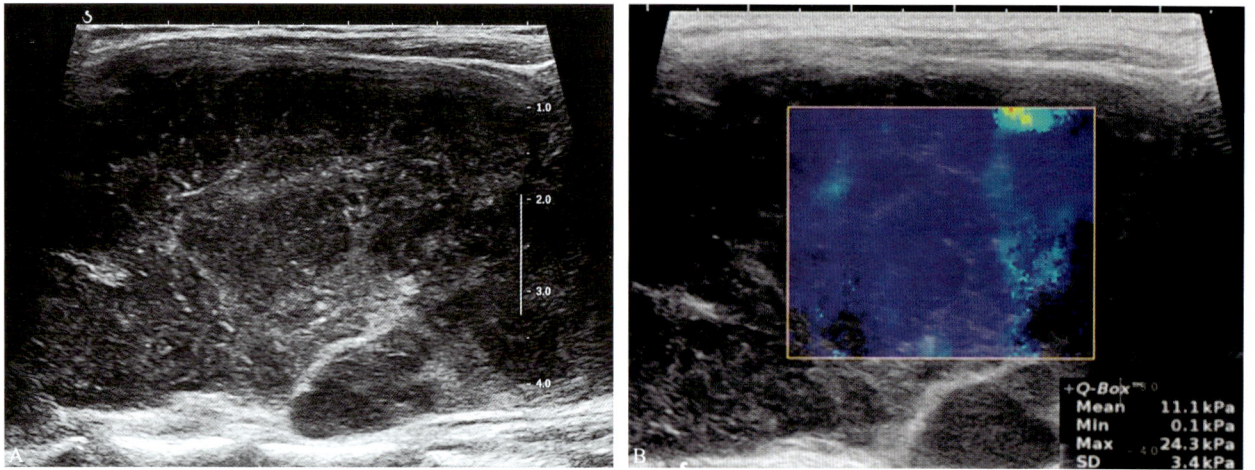

图 18-8-3　甲状腺淋巴瘤剪切波弹性成像

A.灰阶超声：甲状腺左侧叶回声减低、内见条索状高回声，周边未见明显正常甲状腺组织；B.二维剪切波弹性成像：显示以蓝色为主，杨氏模量最大值 24.3kPa，提示结节质地较软。

三、其他影像学表现

CT 及 PET-CT 表现为甲状腺受累及多组对称分布的肿大淋巴结，可对肿瘤临床分期及治疗后评估提供帮助。

1. CT　平扫常表现为等密度或略低密度，实质较均匀，钙化少见。较少合并囊性变及坏死灶，常伴颈部淋巴结肿大。增强扫描后病灶呈现轻到中度均匀强化。CT 可以较好地显示瘤体全貌，可检测到位于咽后间隙、纵隔间隙的甲状腺旁器官和淋巴结组织，较清楚地显示病变范围及周围组织受累情况。

2. PET-CT　不同亚型的淋巴瘤代谢特点存在差异。FDG 高活性的淋巴瘤可表现为放射性异常浓聚；黏膜相关组织淋巴瘤传统上被认为是惰性肿瘤，摄取 ^{18}F-FDG 能力相对较低（图 18-8-4）。

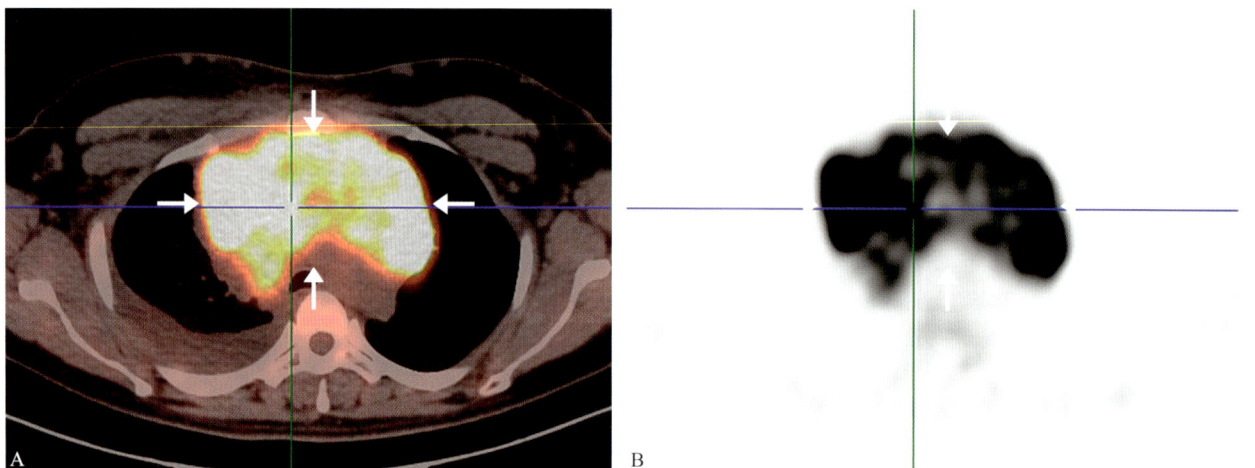

图 18-8-4　甲状腺淋巴瘤 PET-CT 表现

A，B.前中上纵隔肿块，FDG 重度高代谢，肿瘤累及甲状腺双侧叶及峡部，颈段气管受压。病理提示为弥漫性大 B 细胞淋巴瘤。

四、鉴别诊断

1. **桥本甲状腺炎**　PLT 多于桥本甲状腺炎基础上发生，弥漫型 PLT 有时与桥本甲状腺炎难以鉴别。两者均可累及整个甲状腺腺体，回声减低，而弥漫型 PLT 内部回声更低，呈典型的网格样改变，后方回声增强；桥本甲状腺炎肿大程度不如 PLT 明显。PLT 多伴有多发颈部淋巴结肿大、结构异常；桥本甲状腺炎颈部淋巴结多轻度肿大，淋巴结结构正常。

2. **结节性甲状腺肿**　结节性 PTL 有时需要与结节性甲状腺肿相鉴别。结节性 PTL 表现为甲状腺内均匀的低回声及极低回声区，边界欠清晰；结节性甲状腺肿多表现为边界清晰、边缘光滑的结节，回声及成分多样。若颈部同时见较多异常结构的肿大淋巴结，要考虑是否为甲状腺淋巴瘤，必要时建议行粗针穿刺组织学检查确诊。

3. **甲状腺未分化癌**　两者鉴别要点见本章第七节。

五、诊断要点

1. 甲状腺淋巴瘤多在桥本甲状腺炎基础上发生，早期发病隐匿。临床上表现为迅速增大的甲状腺肿块，可有声音嘶哑、呼吸困难等压迫症状，多发颈部淋巴结肿大。甲状腺功能多正常，全身症状有发热、盗汗、体重减轻等。

2. 甲状腺淋巴瘤的典型超声表现为部分或整个甲状腺肿大，呈低回声甚至是极低回声，后方回声增强，内可见条索样或网格样高回声，CDFI 可见病灶内血流信号丰富。颈部受累淋巴结的超声表现与甲状腺内淋巴瘤类似。

3. 甲状腺 FNA 对淋巴瘤的诊断有一定局限性，怀疑为甲状腺淋巴瘤时需要行粗针活检或切除活检组织学检查确诊。后者能更全面地反映病变的范围和细胞类型。

六、临床意义

原发性甲状腺淋巴瘤是来源于甲状腺内淋巴组织的恶性肿瘤，发现时病灶常较大，并且常合并颈部压迫、呼吸困难等临床表现，诊断不及时常延误治疗及影响预后。

超声作为甲状腺病灶最主要的检查方式，根据 PLT 典型超声表现可以初步诊断，进而超声引导下对病灶穿刺活检可明确病理诊断。超声造影可鉴别病灶内坏死区域，提高穿刺准确率。超声结合其他影像学检查可评估淋巴瘤临床分期，为后续治疗方案的制订提供依据。在淋巴瘤治疗及随访中，超声还可以观察淋巴瘤治疗效果及复发情况。

七、典型病例

【**病例1**】

1. **简要病史**　患者女性，77 岁。半年前自觉右侧颈部肿块，诉呼吸困难，无颈部疼痛，无声音嘶哑，未予重视和治疗，一直在门诊随访。后超声检查提示：甲状腺右叶占位，合并右侧颈部肿大淋巴结。进一步 FNA 提示：淋巴细胞背景下片状异型上皮细胞，可能为肿瘤细胞。因结节性质不明入院。

2. **实验室检查**　无特殊。

3. **超声检查**　普通超声见图 18-8-5A ~ C。

4. **其他影像学检查**　CT 检查见图 18-8-5D。

5. **诊疗经过**　患者右侧叶及峡部非对称性肿大，大小为 5.7cm×5.6cm×7.7cm，压迫气管致呼吸

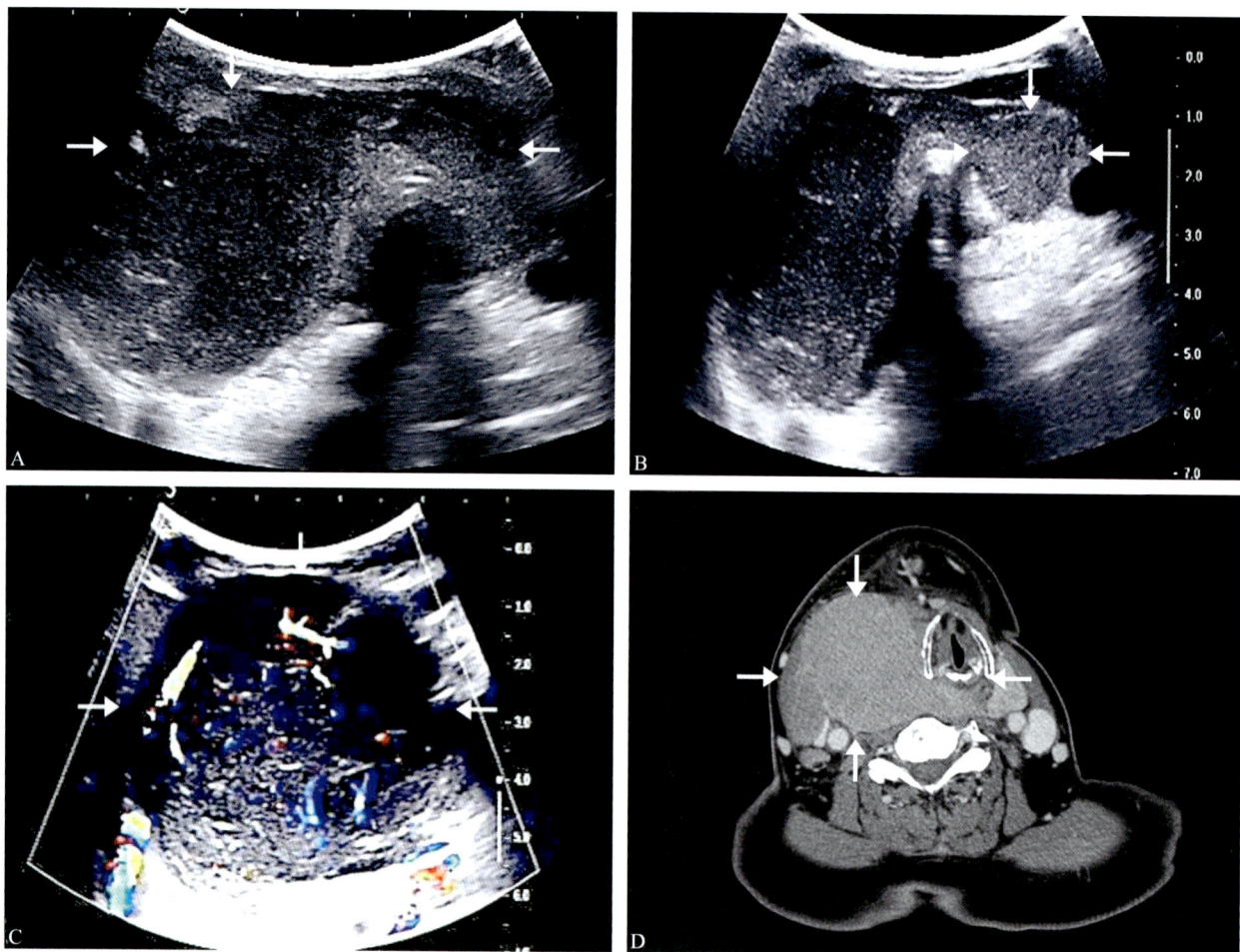

图 18-8-5　甲状腺 MALT 淋巴瘤

A. 灰阶超声：甲状腺右侧叶及峡部非对称性肿大，大小为 5.7cm×5.6cm×7.7cm，形态饱满，边界清晰，内部回声减低（箭头）；B. 甲状腺左侧叶见正常甲状腺组织（箭头）；C. CDFI：病灶内部见条状血流信号（箭头）；D. CT 增强：甲状腺右叶见形态不规则巨大占位（箭头），分叶状，内见分隔，病变向外压迫颈静脉及胸锁乳突肌，向左挤压气管，颈部见多发异常淋巴结。病理提示（右侧叶甲状腺）恶性淋巴瘤，符合 MALT 淋巴瘤。

困难。FNA 提示可能为肿瘤细胞，诊断不明确。入院行甲状腺右侧叶切除术。

6. **手术病理**　（右侧叶甲状腺）恶性淋巴瘤，符合 MALT 淋巴瘤。

【**病例 2**】

1. **简要病史**　患者女性，28 岁。产后 20d。发现脸部肿胀 10 个月。2 周前超声检查提示甲状腺结节。无其他疾病史、家族史。

2. **实验室检查**　FT_3 4.51pmol/L、FT_4 16.09pmol/L、TSH 0.88mIU/L（↑）、TPoAb > 340IU/mL（↑）、TgAb 660IU/mL（↑）、CA125 206.10U/mL（↑）、AFP 16.61ng/mL（↑）。

3. **超声检查**　普通超声见图 18-8-6A ~ C。

4. **其他影像学检查**　PET-CT 检查见图 18-8-6D。

5. **诊疗经过**　患者甲状腺右侧叶非对称性肿大，伴呼吸困难。入院后行超声引导下右侧甲状腺 + 右侧颈部淋巴结穿刺活检术。后转至血液内科治疗。

6. **穿刺活检病理**　（右侧甲状腺 + 右侧颈部淋巴结）弥漫性大 B 细胞淋巴瘤。

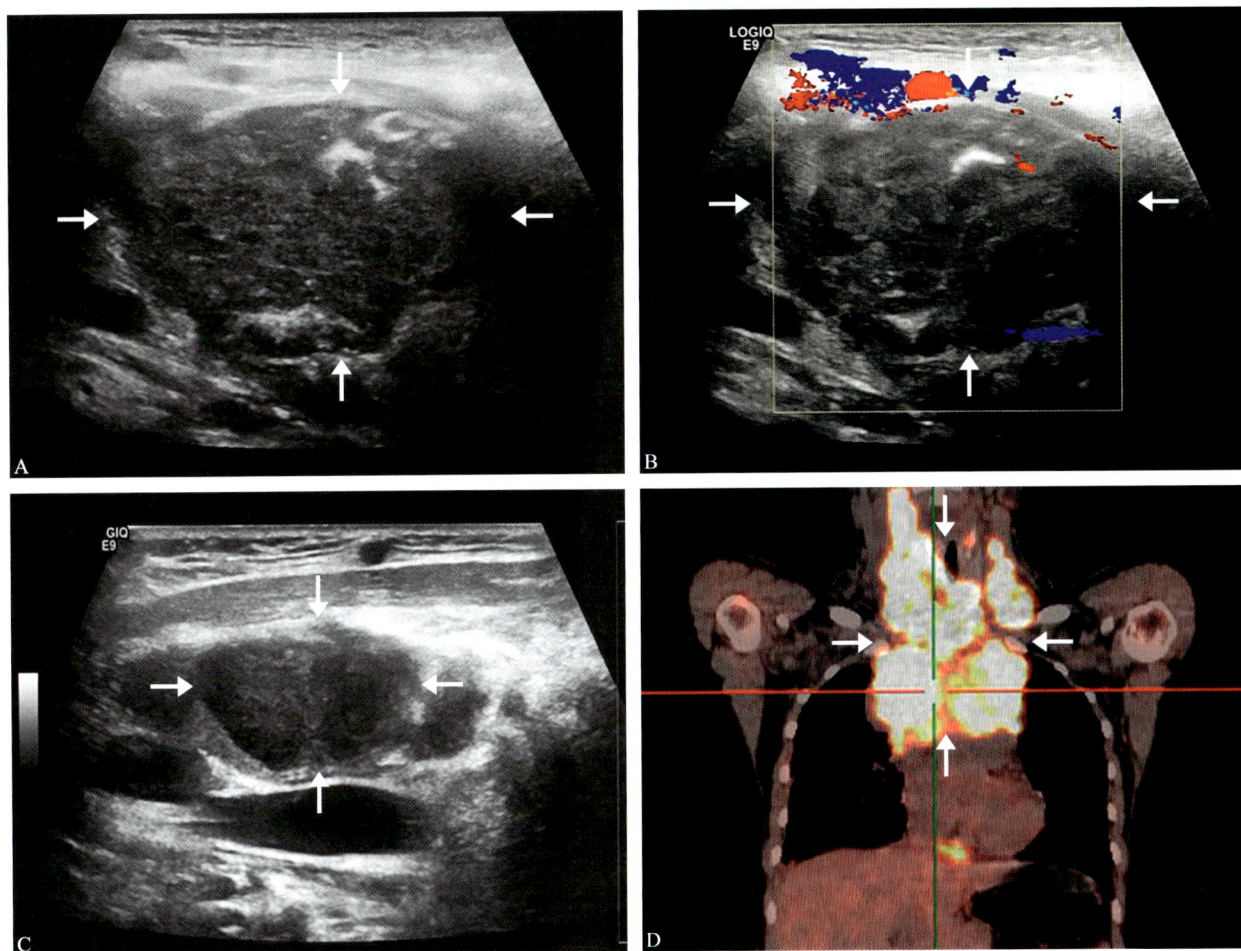

图 18-8-6　甲状腺弥漫性大 B 细胞淋巴瘤

A. 灰阶超声：甲状腺右侧叶体积增大，形态饱满，内可见低回声结节，大小为 4.4cm×3.0cm×3.7cm，边界欠清晰，形态不规则，边缘欠光滑，内部回声欠均匀，可见粗大钙化灶的强回声（箭头）；B. CDFI：结节内未见明显血流信号（箭头）；C. 灰阶超声：右侧颈部肿大的淋巴结呈低回声，大小为 2.6cm×1.6cm，边界清晰，形态欠规则，淋巴门消失（箭头）；D. PET-CT：甲状腺形态失常，前上纵隔及颈部淋巴结 FDG 重度高代谢。穿刺活检病理提示（右侧甲状腺+右侧颈部淋巴结）恶性淋巴瘤，符合弥漫性大 B 细胞淋巴瘤。

【病例 3】

1．简要病史　患者女性，65 岁。2 年前体检发现甲状腺结节，无特殊不适。无声音嘶哑，无吞咽、呼吸困难，无饮水呛咳，无手足麻木抽搐，无心悸、消瘦、怕热、多汗、情绪急躁等。本次就诊超声检查提示甲状腺左侧叶实性结节，淋巴瘤不除外；左侧颈部见异常结构淋巴结。

2．实验室检查　FT_3 3.23pmol/L、FT_4 13.5pmol/L、TSH 9.78mU/L（↑）、TPoAb 256U/mL（↑）、TgAb 76U/mL。

3．超声检查　普通超声见图 18-8-7。

4．诊疗经过　入院行甲状腺全切除术+（左侧）根治性颈淋巴结清扫。

5．手术后病理　（甲状腺左叶+左侧颈部淋巴结）弥漫性大 B 细胞淋巴瘤伴小淋巴细胞淋巴瘤，余甲状腺组织内见多灶淋巴细胞浸润。

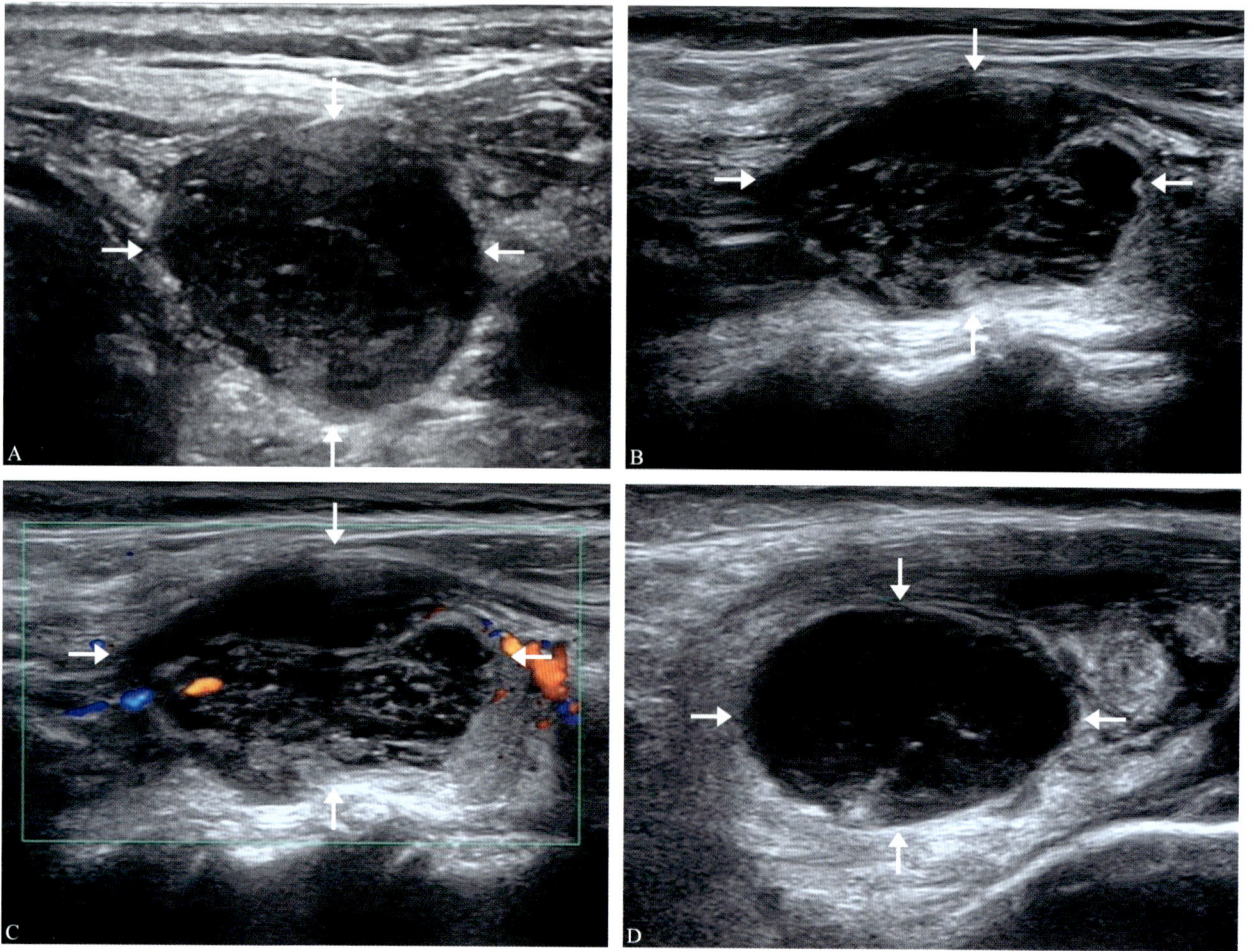

图 18-8-7 甲状腺弥漫性大 B 细胞淋巴瘤伴小淋巴细胞淋巴瘤

A，B. 灰阶超声：甲状腺左叶中上部见一个实性低回声区，大小为 3.4cm×2.0cm×2.2cm，边界欠清晰，形态欠规则，内部回声欠均匀，呈网格样改变，与周围组织分界不清；C. CDFI：结节内见条状血流信号；D. 灰阶超声：左侧颈部Ⅲ区见淋巴结肿大，呈低回声区，大小为 2.7cm×1.9cm×1.5cm，形态规则，边界清晰，淋巴门不清晰。术后病理提示：（甲状腺左叶＋左侧颈部淋巴结）弥漫性大 B 细胞淋巴瘤伴小淋巴细胞淋巴瘤，余甲状腺组织内见多灶淋巴细胞浸润。

【病例 4】

1. **简要病史** 患者女性，89 岁。患者 1 个月前体检时发现甲状腺结节，无特殊不适。无声音嘶哑，无吞咽、呼吸困难，无饮水呛咳，无手足麻木抽搐，无心悸、消瘦、怕热、多汗、情绪急躁等。本次超声检查提示：甲状腺右侧叶实性结节，淋巴瘤不除外。

2. **实验室检查** 无特殊。

3. **超声检查** 普通超声见图 18-8-8A、B。

4. **其他影像学检查** CT 平扫见图 18-8-8C。

5. **诊疗经过** 入院行超声引导下甲状腺右侧叶肿块穿刺活检术。

6. **穿刺病理** （甲状腺右叶）弥漫性大 B 细胞淋巴瘤（图 18-8-8D）。

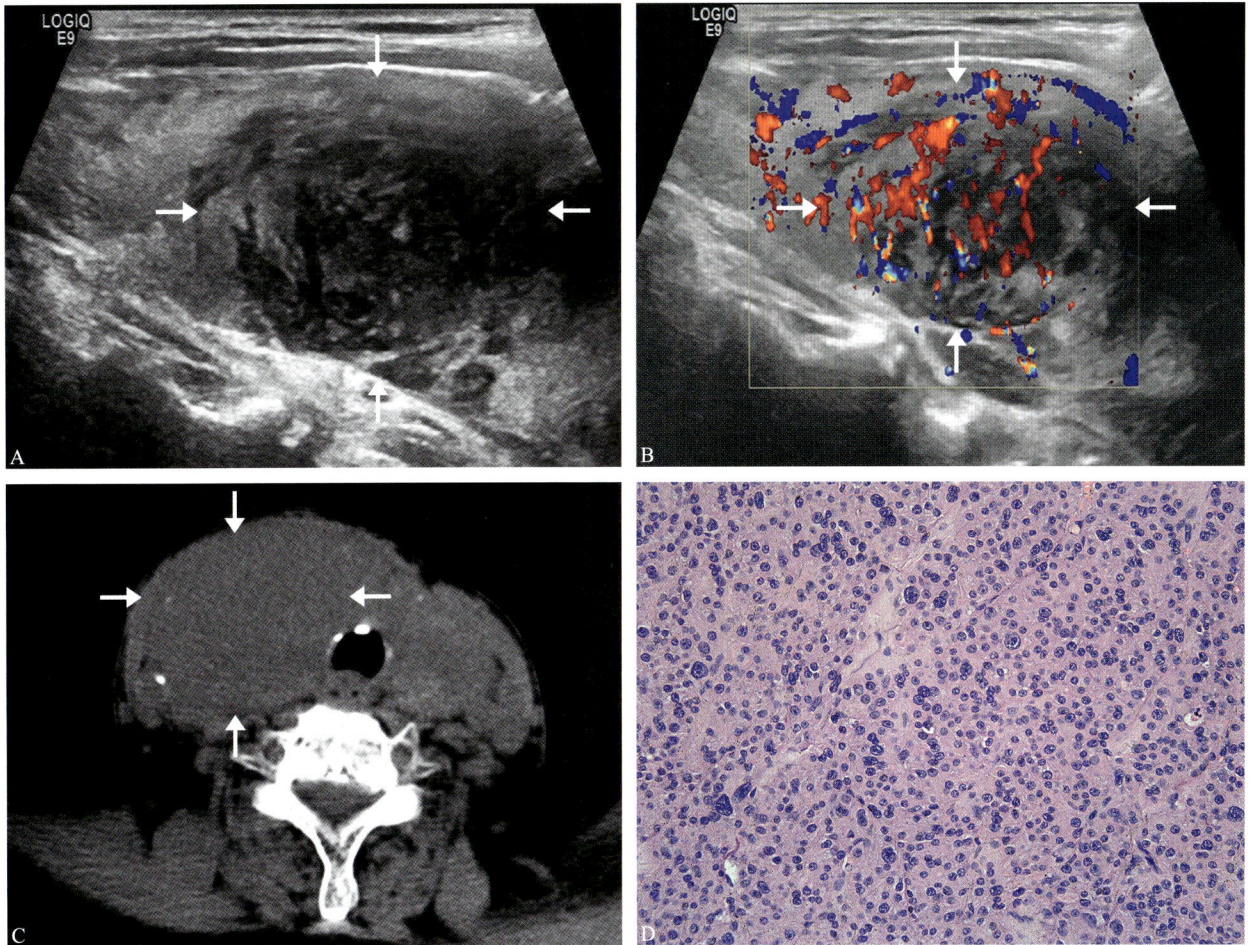

图 18-8-8　甲状腺弥漫性大 B 细胞淋巴瘤

A. 灰阶超声：甲状腺右叶见一个低回声区，大小为 3.6cm×2.8cm×2.0cm，边界不清晰，形态不规则，内部回声不均匀（箭头）；B. CDFI：结节内可见丰富血流信号；C. CT 平扫：甲状腺右侧叶低密度巨大占位，病变向外膨胀性生长，向左推压气管（箭头）；D. 病理提示（甲状腺右叶）：弥漫性大 B 细胞淋巴瘤。

★ 原发性甲状腺淋巴瘤可在短期内迅速增大，并合并一系列临床症状：吞咽困难、喘鸣、声嘶和颈部压迫感等。

★ 甲状腺淋巴瘤可累及颈部淋巴结，受累淋巴结超声图像多表现为与淋巴瘤相似的极低回声。

★ FNA 诊断甲状腺淋巴瘤有较高的假阴性率，须行超声引导下粗针穿刺活检以明确诊断。

第九节　甲状腺转移性肿瘤

一、概述

甲状腺转移性肿瘤少见，占甲状腺恶性肿瘤的 1.4%~3%。其在甲状腺手术切除标本、细针穿刺细胞学标本、尸检中的检出率分别为 0.13%、2.3%~7.5%、1.9%~24%。

甲状腺血流信号丰富，但很少有恶性肿瘤转移至甲状腺，原因可能有：①甲状腺腺体内血流丰富，恶性肿瘤细胞难以黏附在甲状腺内；②甲状腺的高氧饱和度与高碘含量抑制了恶性肿瘤细胞在甲状腺内的生长。Botson提出甲状腺转移性肿瘤是基于绕过肺循环的椎旁和颈部静脉旁路所形成的。有研究认为，本身合并病变的腺体更容易发生甲状腺转移性肿瘤，其中以甲状腺滤泡性腺瘤和结节性甲状腺肿最易并发转移，但是很少有毒性弥漫性甲状腺肿并发甲状腺转移性肿瘤的报道，这可能与甲状腺血液流动加速进而抑制转移相关。

甲状腺转移性肿瘤的原发肿瘤，最多见的为肾细胞癌（48.1%），其次是结直肠癌（10.4%）、肺癌（8.3%）和乳腺癌（7.8%）。恶性黑色素瘤和肉瘤也有少量报道。近年来，源于肉瘤的甲状腺转移性肿瘤的报道逐渐增加。女性相对多发，男性与女性发病率约1∶1.4。患病平均年龄约59岁。与原发性肿瘤发生的时间间隔数个月到数十年。少数患者首先发现甲状腺转移性肿瘤而既往无恶性肿瘤病史。

甲状腺转移性肿瘤临床上表现为新发甲状腺结节或原有甲状腺结节明显增大，可致颈部肿大、吞咽困难、发声困难、咳嗽等。

二、超声表现

（一）灰阶超声

甲状腺转移性肿瘤的超声表现多种多样，多表现为甲状腺结节，也可表现为甲状腺弥漫性病变。

1. 结节型　甲状腺转移性肿瘤回声及成分多样，多与原发肿瘤类似。常为多发结节，体积较大，形态不规则，边界不清，可呈低回声、高回声及囊实混合回声表现。结节内可见钙化灶形成。

值得注意的是，肾透明细胞癌甲状腺转移声像图多表现为良性肿瘤的特征。有肾癌病史者即使甲状腺结节呈良性特征，也要注意排除转移癌的可能。

2. 弥漫型　弥漫型转移灶缺乏典型超声表现，有时与桥本甲状腺炎等甲状腺弥漫性病变难以鉴别，需要结合病史及实验室检查加以区别。常伴颈部淋巴结肿大。

（二）彩色多普勒血流成像

甲状腺转移性肿瘤的CDFI表现缺乏特异性。

三、其他影像学表现

1. CT　病变多与周围组织分界不清。当甲状腺恶性肿瘤出现向甲状腺外生长，突破被膜而导致正常甲状腺轮廓局部缺损。可有颈部淋巴结肿大。增强CT检查可见病变不均匀明显强化，转移淋巴结多呈环状强化。

2. MRI　甲状腺转移瘤在T_1WI呈形态不规则的低到等混杂信号；在T_2WI上呈均匀或不均匀的高信号。

3. 甲状腺显像　多表现为冷结节，但特异性及阳性预测值较低。

4. PET-CT　显像为团块状或不规则的FDG摄取增高，摄取浓度越高，则提示肿瘤分化越差。PET-CT还有助于发现甲状腺转移性肿瘤的原发病灶。

四、鉴别诊断

由于甲状腺转移性肿瘤极为罕见，临床表现及超声表现缺乏特异性，极易被误诊为甲状腺其他良性及恶性病变（如甲状腺乳头状癌、结节性甲状腺肿、桥本甲状腺炎等）。

如果结节具有恶性特征，或者体积较大（＞2.0cm），均建议行FNA或粗针组织学检查明确诊断。甲状腺转移性肿瘤免疫组化检查甲状腺球蛋白染色为阴性，而原发肿瘤一般为阳性。

五、诊断要点

部分甲状腺转移瘤与原发肿瘤的超声特征类似，仔细询问病史并结合超声表现对诊断有一定帮助。如果有肿瘤病史的患者在随访过程中发现有恶性特征或者较大的甲状腺结节，均建议行穿刺明确诊断。

需要注意的是，FNA 细胞学对甲状腺转移瘤诊断价值有限，有部分转移瘤无法诊断，比如食管鳞状细胞癌的甲状腺转移。所以在怀疑甲状腺转移瘤时，在条件允许的情况下应尽量行粗针组织学检查并加以相应的免疫组化检测，明确诊断并确定肿瘤来源。

六、临床意义

虽然甲状腺转移瘤非常少见，但是超声对甲状腺转移瘤的意义与甲状腺其他恶性肿瘤类似，贯穿整个诊断和治疗的全过程：早期发现、准确评估风险、进而超声引导下穿刺诊断、术前分期、术后随访。

七、典型病例

【病例1】

1. **简要病史**　患者女性，52 岁。体检发现甲状腺结节 1 个月。超声检查提示甲状腺右侧叶实性结节伴钙化，局部被膜浸润可能，TI-RADS 4c 类；甲状腺左侧叶实性结节，TI-RADS 4b 类；右侧颈部Ⅲ区、Ⅳ区可疑淋巴结；左侧颈部淋巴结未见明显异常。无头颈部放射线照射史，无家族史，4 年前行乳腺癌根治术。

2. **实验室检查**　血清总 T_3、总 T_4、游离 T_3、游离 T_4、TSH、甲状腺球蛋白抗体、TPoAb 正常水平。

3. **诊疗过程**　入院行甲状腺癌根治术 + 右侧颈部淋巴结清扫术。

4. **超声表现**　见图 18-9-1A ~ E。

5. **术后病理**　（甲状腺右侧叶）甲状腺乳头状癌伴被膜侵犯；（甲状腺左侧叶）浸润性低分化腺癌，在甲状腺内弥散性浸润，HE 染色切片中组织形态（以下简称 HE 形态）结合免疫组化考虑转移性低分化腺癌可能大（图 18-9-1F）；（右侧颈部淋巴结）右颈部Ⅱb 区、Ⅲ区、Ⅳ区及右中央区见转移性淋巴结。

6. **诊疗思路**　术后病理提示左侧叶结节为低分化腺癌，结合患者乳腺癌病史考虑甲状腺转移性肿瘤（乳腺来源）。故此患者最终诊断为右侧叶甲状腺乳头状癌并多发颈部淋巴结转移，伴左侧叶甲状腺转移性肿瘤（乳腺来源），提示该患者预后较差。

【病例2】

1. **简要病史**　患者男性，76 岁。发现颈部肿大 10d。外院超声检查提示左颈部巨大占位性病变，甲状腺右侧叶囊实性结节。遂入院行手术治疗。无头颈部放射线照射史、无家族史。既往有肾透明细胞癌手术史。

2. **实验室检查**　血清总 T_3、总 T_4、游离 T_3、游离 T_4、TSH、甲状腺球蛋白抗体、TPoAb 正常水平。

3. **超声表现**　见图 18-9-2A ~ C。

4. **术后病理**　（右侧叶甲状腺）结节性甲状腺肿；（左侧甲状腺）浸润性癌，HE 形态符合透明细胞癌，浸润并几乎接近完全破坏甲状腺组织（肿瘤边缘极少量甲状腺组织残留），形成巨大癌结节，多结节状，首先考虑转移性。中央区淋巴结未见转移性淋巴结（图 18-9-2D）。结合患者病史，考虑左侧叶甲状腺转移性肿瘤（肾透明细胞癌来源）。

5. **诊疗过程**　2 年前患者因颈部巨大占位性病变入院手术。术前再次超声检查提示甲状腺双侧叶结节，右侧结节 TI-RADS 3 类；左侧叶实性结节 TI-RADS 4a 类。后因左侧结节过大，未行 FNA 直接行胸骨后甲状腺肿瘤切除术（左侧全切、右侧次全切）+ 中央区淋巴结清扫。术后病理提示左侧叶甲状

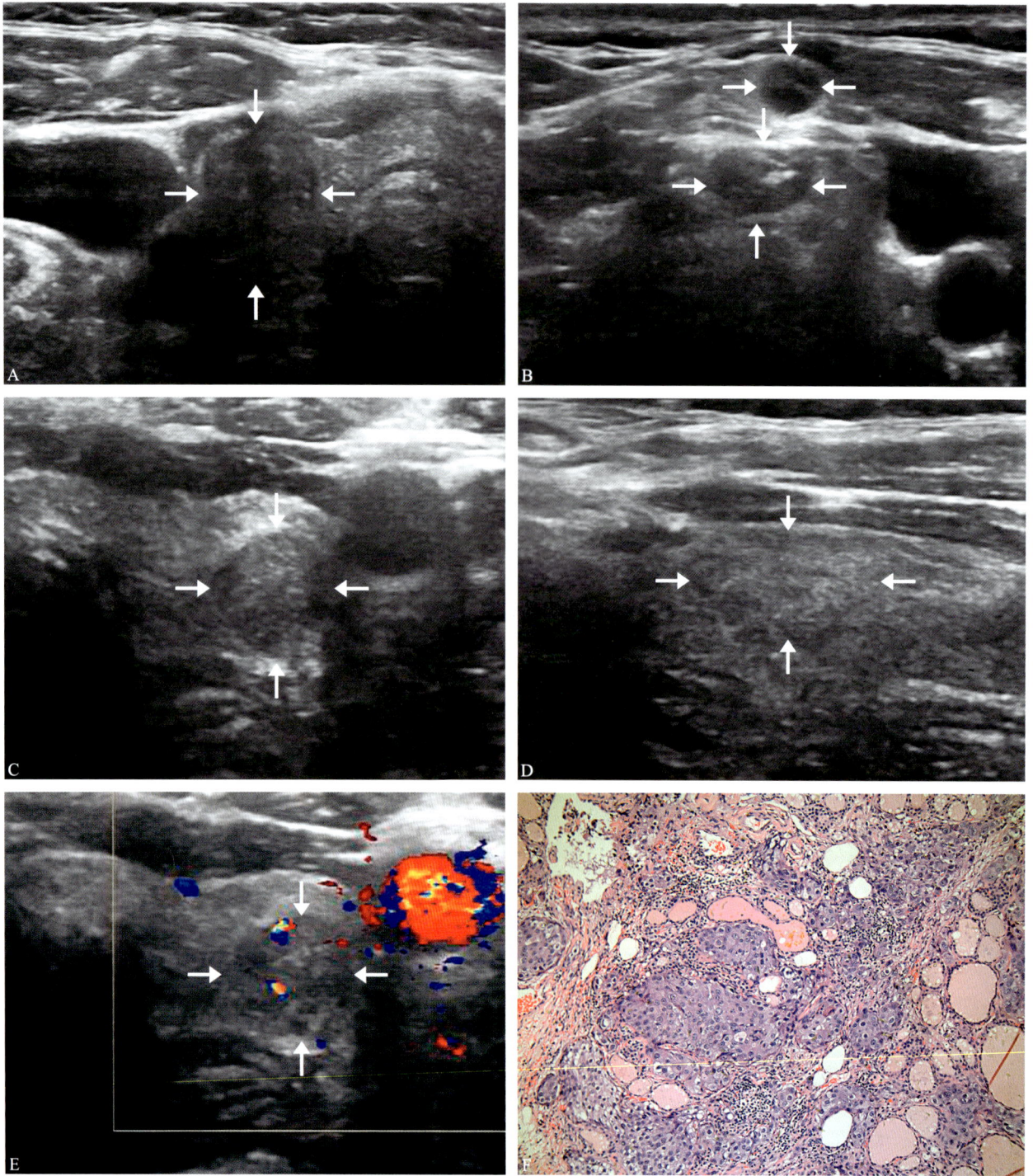

图 18-9-1　甲状腺转移性肿瘤

A. 甲状腺右叶病灶灰阶超声：甲状腺右叶见一实性低回声结节，大小为 1.3cm×0.8cm×1.2cm，边界欠清晰，形态欠规则，纵横比＞1，内见点状强回声（箭头）；B. 右颈部淋巴结灰阶超声：右颈部Ⅲ区、Ⅳ区见转移性肿大淋巴结（箭头）；C，D. 甲状腺左侧叶结节灰阶超声（横断面及纵断面）：甲状腺左侧叶见一实性低回声结节，大小为 1.5cm×0.9cm×1.2cm，边界清晰，形态规则，内部回声不均匀（箭头）；E. 甲状腺左侧叶结节 CDFI：内部见少量血流信号（箭头）；F. 病理提示（甲状腺左侧叶）：浸润性低分化癌，HE 形态结合免疫组化，考虑转移性低分化腺癌（乳腺癌来源可能）。

腺巨大占位性病变为浸润性癌，符合透明细胞癌，结合病史考虑为肾癌甲状腺转移。

患者术后于外院随访无异常。近期患者自觉颈部肿大就诊。超声提示左颈部实性占位伴颈内静脉癌栓形成（图18-9-2E～G），考虑转移癌复发。胸部CT提示左肺上叶尖后段占位（图18-9-2H），肿瘤性病变可能性大。因考虑患者目前颈内静脉癌栓形成且存在肺部占位，来源尚不明确，手术效果不佳，故行保守治疗。

6. 诊断思路 结合病史及病理结果，考虑为肾透明细胞癌来源甲状腺转移性肿瘤。患者术后2年复发，提示预后不佳。

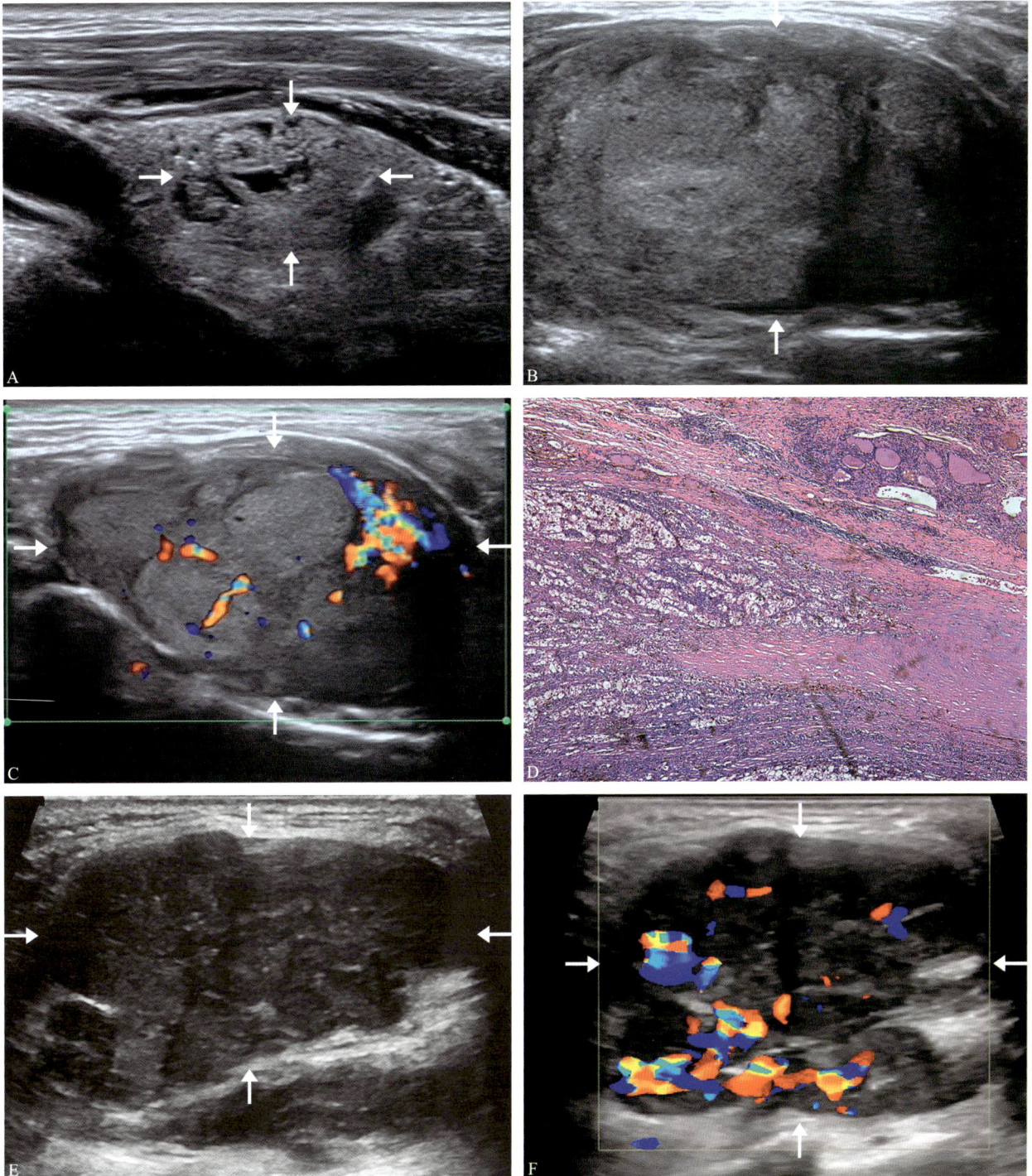

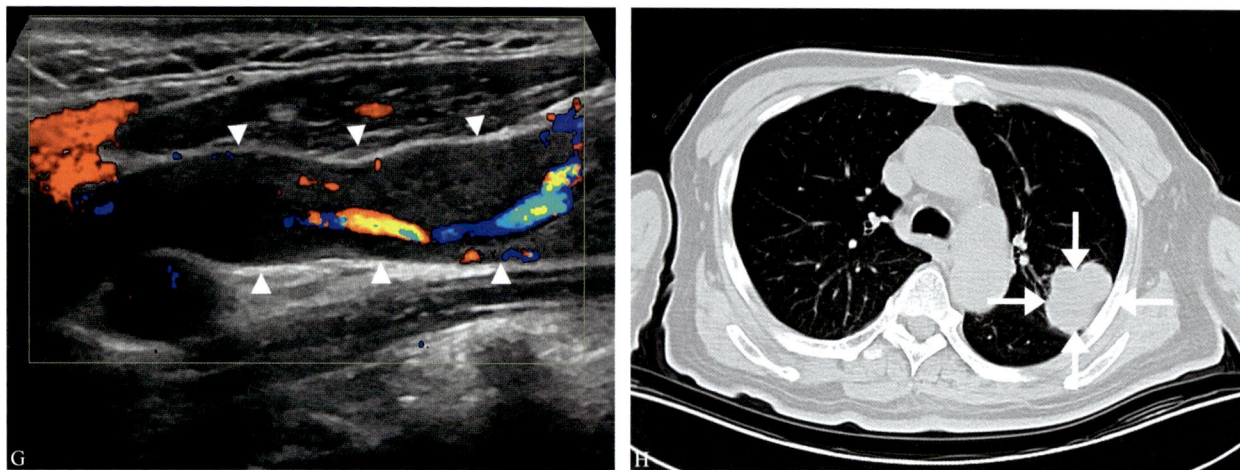

图18-9-2　甲状腺转移性肿瘤

A. 2年前术前甲状腺右侧叶结节灰阶超声：甲状腺右侧叶见一个等回声囊实混合性结节，大小为 1.5cm×0.9cm×1.2cm，边界清晰，形态规则，内部回声不均（箭头）；B. 2年前术前甲状腺左侧叶结节灰阶超声：甲状腺左侧叶见一个巨大实性等回声结节，大小为 5.1cm×3.1cm×4.4cm，边界欠清晰，形态不规则，内部回声不均（箭头）；C. 2年前术前甲状腺左侧叶结节 CDFI：结节内见丰富血流信号（箭头）；D. 甲状腺左侧叶结节术后病理提示：浸润性癌，HE 形态符合透明细胞癌，浸润并几乎接近完全破坏甲状腺组织（肿瘤边缘极少量甲状腺组织残留），形成巨大癌结节，多结节状，首先考虑转移性，可符合国际泌尿病理学会（International Society of Urological Pathology，ISUP）分级 3 级；E. 术后 2 年颈部灰阶超声：左侧颈部见一个低回声区，大小为 5.1cm×2.1cm×8.5cm，边界尚清晰，形态不规则，呈分叶状，似由多个融合而成，内部回声不均匀（箭头）；F. 术后 2 年颈部肿块 CDFI：颈部肿块内见血流信号（箭头）；G. 术后 2 年颈部血管 CDFI：左侧颈内静脉内见条状低回声区，厚约 17mm，内见细线样无回声，CDFI 可见细线样结构内充满血流信号（三角形）；H. 术后 2 年胸部 CT：左肺上叶尖后段见大小为 4.7cm×3.5cm×4.5cm 的高密度肿块影，边缘呈分叶状改变，周缘可见少许长毛刺影。

★ 甲状腺转移性肿瘤极为罕见，临床表现及超声表现缺乏特异性，回声及成分表现多样，极易被误诊为甲状腺其他良性及恶性病变。部分甲状腺转移性肿瘤与原发肿瘤超声特征类似，仔细询问病史并结合超声表现对诊断有一定帮助。

★ FNA 细胞学对甲状腺转移性肿瘤诊断价值有限，有部分转移性肿瘤无法诊断，在怀疑甲状腺转移性肿瘤时，应尽量行粗针穿刺组织学检查并加以相应的免疫组化检测，明确诊断并确定肿瘤来源。

第十节　特殊类型的甲状腺癌

一、儿童及青少年甲状腺癌

（一）概述

根据 2015 年 ATA 颁布的《儿童及青少年甲状腺结节与分化型甲状腺癌诊治指南》定义，发病年龄 ≤18 岁为儿童及青少年甲状腺癌。其临床表现和长期预后均与成人患者有所不同，其中绝大多数病理类型为分化型甲状腺癌，乳头状癌约占 75%，滤泡癌少见，MTC 及 ATC 罕见。大部分儿童 MTC 为家族遗传性，伴 RET 基因突变。

儿童及青少年甲状腺癌少见，但却是儿童常见的恶性肿瘤，且发病率有上升趋势。放射性暴露是唯一肯定的环境因素。

青少年甲状腺乳头状癌的检查及诊断方法、治疗方式基本同成人甲状腺癌。2015 年美国甲状腺协会推出的 ATA 儿童甲状腺癌风险分层和儿童甲状腺乳头状癌术后管理如表 18-10-1 所示。

表 18-10-1　2015 年 ATA 儿童甲状腺癌风险分层和儿童甲状腺乳头状癌术后管理

ATA 风险分层	定义	术后初始检查	TSH 目标	没有疾病证据的患者监测
低危	病变明显局限于甲状腺体合并 N_0/N_x，或偶发的 N_{1a}（镜下很少数量的中央区淋巴结转移）	Tg	$0.5 \sim 1.0$mU/L	术后 6 个月超声复查，之后每年 1 次超声复查直至 5 年；2 年内每 $3 \sim 6$ 个月检测 LT_4 下的 Tg，之后每年检测 1 次
中危	广泛的 N_{1a} 或最小范围的 N_{1b}	在大多数患者中进行 TSH 刺激下的 Tg 和诊断性 ^{123}I 扫描	$0.1 \sim 0.5$mU/L	术后 6 个月超声复查，每 $6 \sim 12$ 个月超声复查直至 5 年，之后降低频率；3 年内每 $3 \sim 6$ 个月检测 LT_4 下的 Tg，之后每年检测 1 次；并考虑对于 ^{131}I 治疗的患者 $1 \sim 2$ 年进行 TSH 刺激下的 Tg± 诊断性 ^{123}I 扫描
高危	区域广泛疾病（广泛的 N_{1b}）或局部侵袭性疾病（T_4 肿瘤），伴或不伴有远处转移	在所有患者中进行 TSH 刺激下的 Tg 和诊断性 ^{123}I 扫描	< 0.1mU/L	术后 6 个月超声复查，每 $6 \sim 12$ 个月超声复查直至 5 年，之后降低频率；3 年内每 $3 \sim 6$ 个月检测 LT_4 下的 Tg，之后每年检测 1 次；对于 ^{131}I 治疗的患者 $1 \sim 2$ 年进行 TSH 刺激下的 Tg± 诊断性 ^{123}I 扫描

注："危险"是指甲状腺全切术后颈部或远处转移病变持续存在的可能性，而非指死亡风险。最初的术后分期在术后 12 周完成。TSH 目标为初始目标，需适应患者已知或疑似的病情，在 ATA 儿童中危和高危患者中，$3 \sim 5$ 年随访没有疾病证据的，TSH 可以允许上调至正常低限。

儿童及青少年甲状腺癌与成人甲状腺癌比较，局部侵袭性及转移能力较强，颈部淋巴结及肺转移率高，但预后往往与成人甲状腺癌无明显差别。文献报道儿童及青少年甲状腺乳头状癌颈部淋巴结转移发生率为 40%，最高甚至达到 90%。甲状腺乳头状癌的弥漫硬化亚型亦常累及儿童及青少年甲状腺乳头状癌，表现为双侧或单侧弥漫硬化性甲状腺肿胀。对出现颈部淋巴结异常而甲状腺内未发现明显甲状腺结节的患者，应警惕甲状腺乳头状癌弥漫硬化亚型的可能。

儿童甲状腺结节的恶性率较高，对 1cm 以下超声怀疑为恶性的结节，可以推荐 FNA。2015 年 ATA《儿童及青少年甲状腺结节与分化型甲状腺癌诊治指南》推荐，对 FNA 细胞学不能确定的结节，手术切除比反复穿刺是更优方案。分子标志物在儿童中的应用价值文献报道较少。

（二）典型病例

【病例 1】

1．简要病史　患者女性，10 岁。自觉颈部肿大 1 个月余。外院超声检查提示：右侧甲状腺结节，其内充满砂粒样改变。双侧颈部淋巴结肿大。行甲状腺结节及可疑淋巴结 FNA 提示甲状腺乳头状癌，淋巴结考虑甲状腺癌转移。*BRAF* 基因野生型。无头颈部放射线照射史、无家族史，既往史无特殊。入院行甲状腺癌根治（全切＋中央区清扫）＋双侧颈清术。术后半年患者复诊发现颈部淋巴结肿大，经穿刺后确诊为甲状腺癌术后颈部淋巴结转移，再次入院治疗。

2．重要实验室检查　血清总 T_3、总 T_4、游离 T_3、游离 T_4、TSH、TPoAb 正常水平。甲状腺球蛋白抗体：1 790U/mL（↑）。

3．超声表现　见图 18-10-1A ~ D。

4．诊疗思路　本例患者病史明确，前次手术证实为甲状腺乳头状癌（图 18-10-1E）。儿童及青少年甲状腺乳头状癌相较成人甲状腺癌，局部侵袭性及转移能力较强，颈部淋巴结及肺转移率高。本例患者术后半年复查发现颈部淋巴结转移（18-10-1F），提示肿瘤侵袭性及转移能力较强，符合儿童及青少年甲状腺乳头状癌特点。

5．病理结果　甲状腺乳头状癌，*TERT*基因野生型。

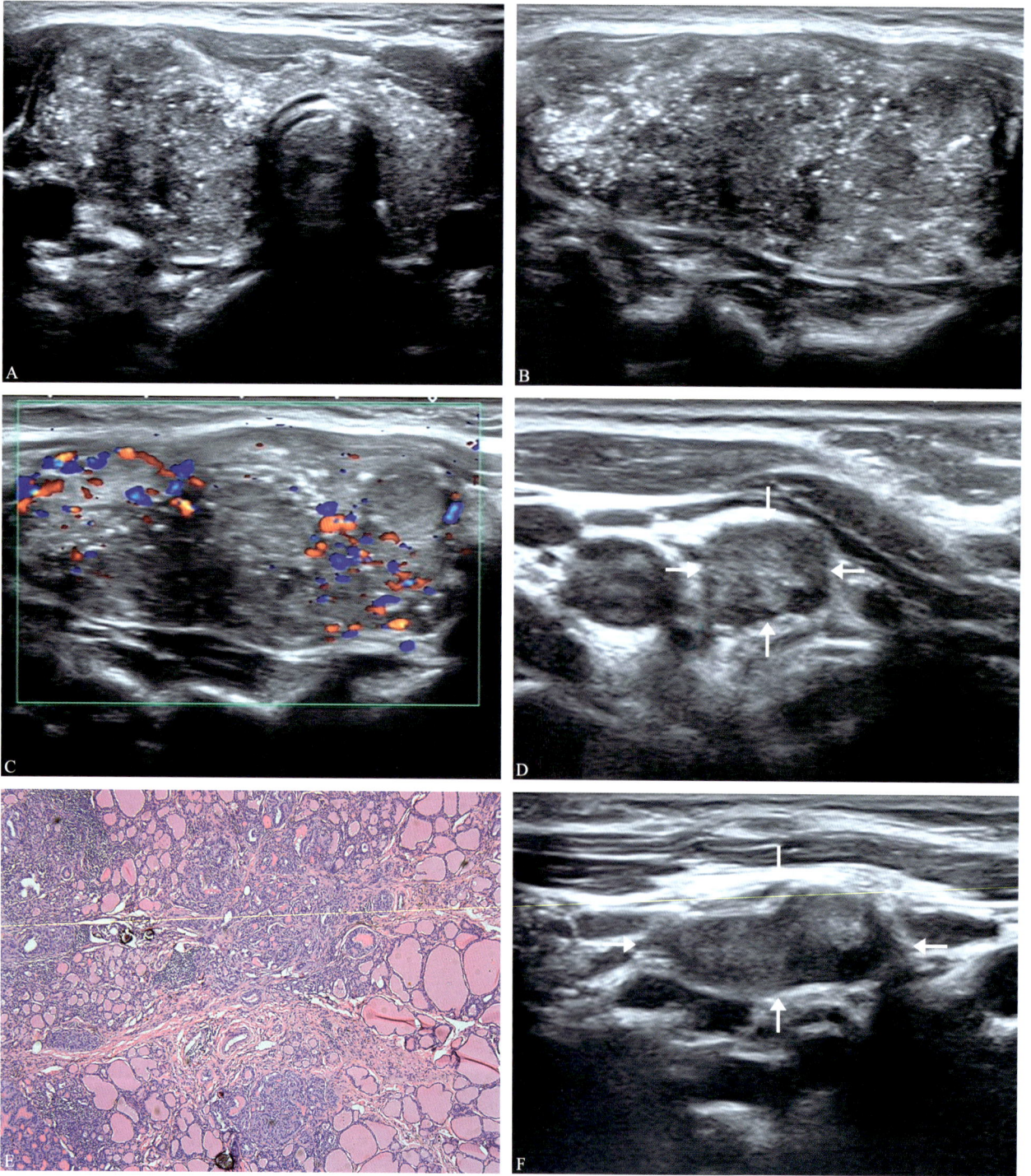

图 18-10-1　儿童及青少年甲状腺乳头状癌

A，B.灰阶超声：甲状腺双侧叶见弥漫分布的针尖样强回声，呈暴风雪征；C. CDFI：腺体内部血流信号稍丰富；D. 双侧颈部见多发转移性淋巴结；E. 甲状腺癌根治（全切＋中央区清扫）＋双侧颈清手术后病理提示为甲状腺乳头状癌；F. 术后6个月，随访发现右颈部转移性淋巴结，淋巴结回声不均、内见团状高回声。穿刺后确诊为甲状腺癌术后右颈部淋巴结转移。

【病例2】

1．**简要病史**　患者女性，12岁。2个月前体检发现甲状腺结节。外院超声提示：甲状腺弥漫性病变，甲状腺右侧叶结节伴钙化，右侧颈部可疑淋巴结。既往桥本甲状腺炎1年余。无特殊不适，颈部无疼痛，无声音嘶哑，无吞咽困难，无饮水呛咳，无手足麻木抽搐，无呼吸困难，无心悸、消瘦、怕热、多汗、情绪急躁等。

2．**重要实验室检查**　甲状腺球蛋白抗体＞2 000U/mL（↑）；TPoAb＞400U/mL；血清游离 T_3 6.77pmol/L。血清总 T_3、总 T_4、游离 T_4、TSH正常水平。

3．**超声表现**　见图18-10-2A～C。

4．**诊疗经过**　行甲状腺癌根治（全切＋中央区清扫）＋双侧颈清术。

5．**病理结果**　甲状腺乳头状癌伴慢性淋巴细胞性甲状腺炎，*BRAF*基因野生型（图18-10-2D）。

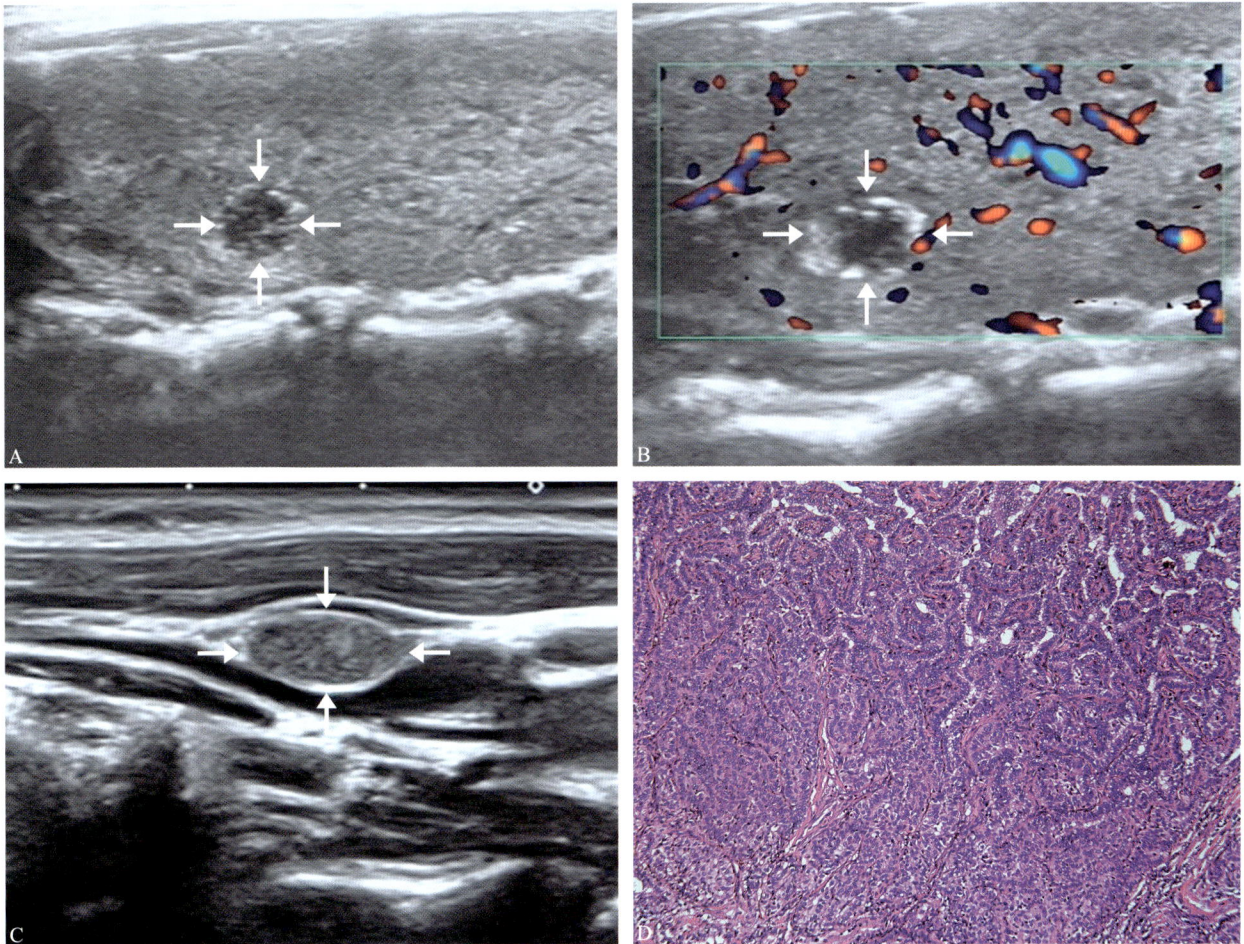

图18-10-2　儿童及青少年甲状腺乳头状癌

A.灰阶超声：甲状腺右叶中上部见一个实性低回声结节，大小为0.8cm×0.7cm，边界清晰，形态规则，周边见点状强回声环绕；B.CDFI：结节周边见少量血流信号；C.灰阶超声：右侧颈部Ⅳ区见转移性肿大淋巴结，淋巴门消失；D.术后病理：甲状腺乳头状癌伴慢性淋巴细胞性甲状腺炎。

二、妊娠期甲状腺癌

甲状腺癌是女性妊娠期第2～4位的恶性肿瘤。因妊娠期妇女受到雌激素与人绒毛膜促性腺激素的影响，妊娠期甲状腺癌的发病率高达（3.6～14.0）/10万。

妊娠期与非妊娠期甲状腺癌生物学行为一般无明显差别，但近年来有观点认为妊娠期激素水平变化可能加快肿瘤生长，高龄孕妇发生甲状腺癌的风险可能也会增高。但有观点认为，相对于非妊娠期的 DTC，妊娠期及产后 2 年内发现的 DTC 存在更高的复发率，预后也相对较差。由于妊娠的特殊性，妊娠期患者的诊断前提是保证妊娠妇女的安全性，故首选超声检查，超声特征同非妊娠期甲状腺癌（图 18-10-3）。

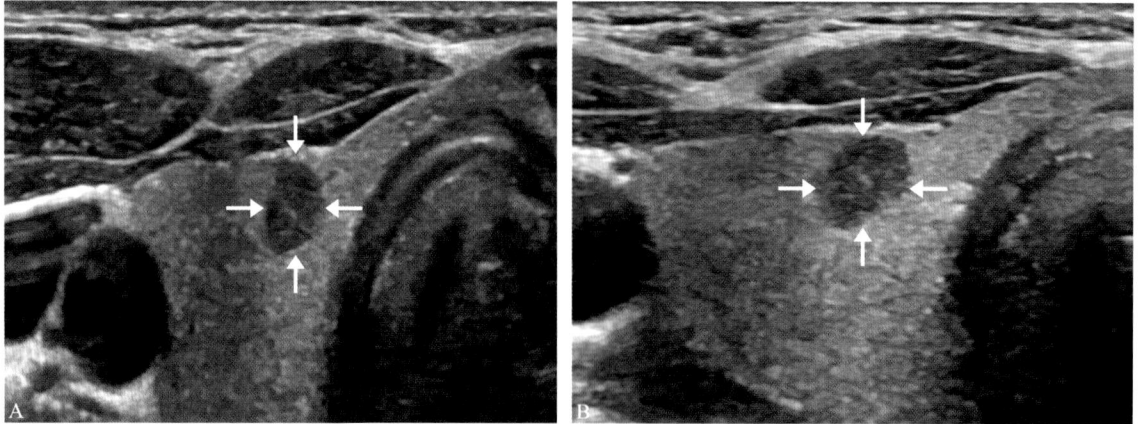

图 18-10-3　妊娠期 PTMC，随访期间稍有增大

患者女性，28 岁。A. 怀孕前即检测出甲状腺右侧叶结节，FNA 证实为 PTMC，BRAF（+），结节大小为 4.8mm×4.6mm×4.2mm，未予处理；B. 妊娠中期复查（距 FNA 约 8 个月后），结节大小为 6.3mm×4.4mm×4.6mm，有增大趋势。患者选择继续妊娠和随访。

有多产次、近期妊娠（＜5 年）、甲状腺癌家族史的孕妇需常规筛查甲状腺结节。出生时高体重婴儿的母亲需要产后复查甲状腺超声。

大多数妊娠期甲状腺癌为 TNM I 期，妊娠期间手术与产后手术总体预后相似。在妊娠期间的监测主要以超声为主，少数情况下考虑 FNA（图 18-10-4），基本不考虑 CT、胸部 X 线片等检查，而核素检查更是禁忌。对于 16 周以上且 TSH 水平被抑制的妊娠期妇女，则推荐产后进行 FNA。

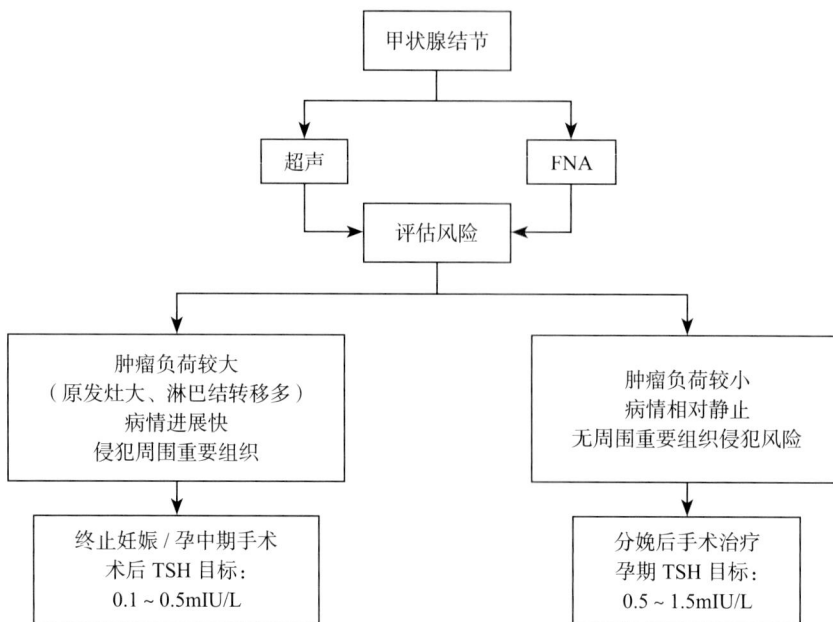

图 18-10-4　妊娠期甲状腺癌诊治流程

三、甲状腺微小癌

（一）概况

根据 WHO 定义，肿瘤直径≤1cm 的甲状腺癌称为甲状腺微小癌，其中约 96.6% 的微小癌为甲状腺微小乳头状癌（papillary thyroid microcarcinoma，PTMC）。临床表现隐匿，多于常规体检行颈部超声检查时发现，或以颈部淋巴结肿大为首要症状而就诊。PTMC 在新发现甲状腺癌中比例大于 50%，长期生存率在 99% 以上。直径较小的滤泡癌、MTC 和 ATC 等临床非常少见，可能因此时超声特征不明显而难以发现。

PTMC 尽管直径较小，但淋巴结转移发生率为 24%～64%，因此 PTMC 不代表肿瘤侵袭性低。

目前对于 PTMC 是否存在过度诊治存在较大的争议。根据 2016 年《PTMC 诊断与治疗专家共识》推荐，PTMC 是否需要手术治疗应综合危险评估、超声、肿瘤的 FNA 细胞学和分子检测结果，以及患者的意愿及依从性等方面进行评估。

PTMC 手术治疗的适应证包括：①青少年或童年颈部放射暴露史；②甲状腺癌家族史；③已确定或高度怀疑淋巴结转移甚至远处转移；④癌灶有腺外侵犯；⑤病理学高危亚型（高细胞亚型、柱状细胞亚型、弥漫硬化型、实体/岛状型、嗜酸细胞亚型）；⑥穿刺标本 *BRAF* 基因突变阳性；⑦癌灶短期内进行性增大（6 个月内直径增大超过 3mm）。

PTMC 手术治疗的相对适应证包括：①癌灶直径＞6mm；②多灶癌，尤其双侧癌；③患者心理负担大，要求手术；④TSH 水平持续高于正常。

（二）甲状腺微小癌的超声表现

PTMC 超声特征基本同 PTC（图 18-10-5～图 18-10-7），具体可参见相关章节。

（三）鉴别诊断

部分结节性甲状腺肿也可表现为实性低回声结节（图 18-10-8），需注意鉴别。鉴别要点主要根据可疑特征的数目、病史、随访情况等综合判断。超声造影、FNA 等可以帮助明确诊断（图 18-10-9）。

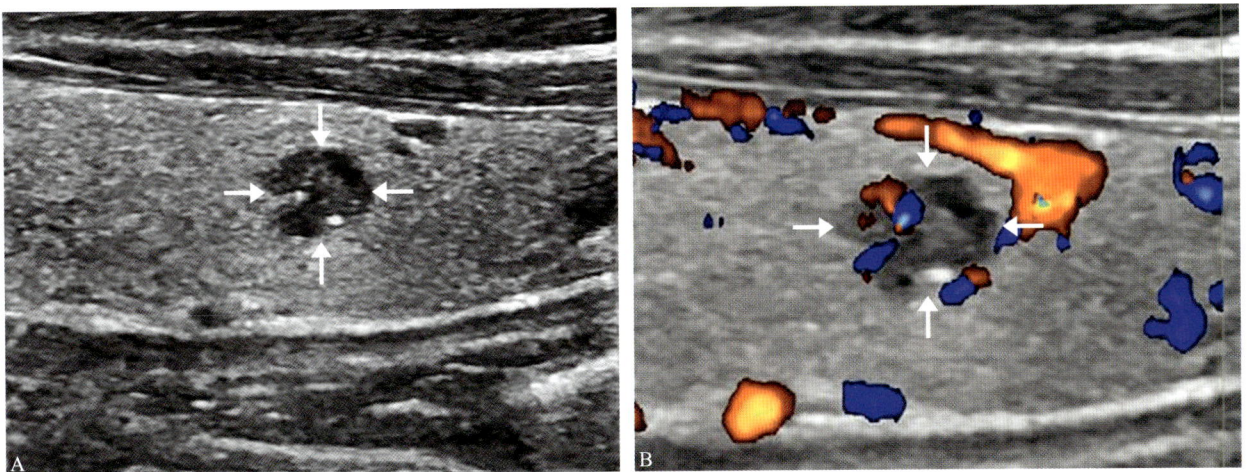

图 18-10-5　甲状腺微小乳头状癌

A. 灰阶超声：甲状腺左侧叶中下部可见一个实性低回声结节，形态欠规则，边界清晰，病灶内部可见点状强回声；B. CDFI：结节内部可见少许血流信号。

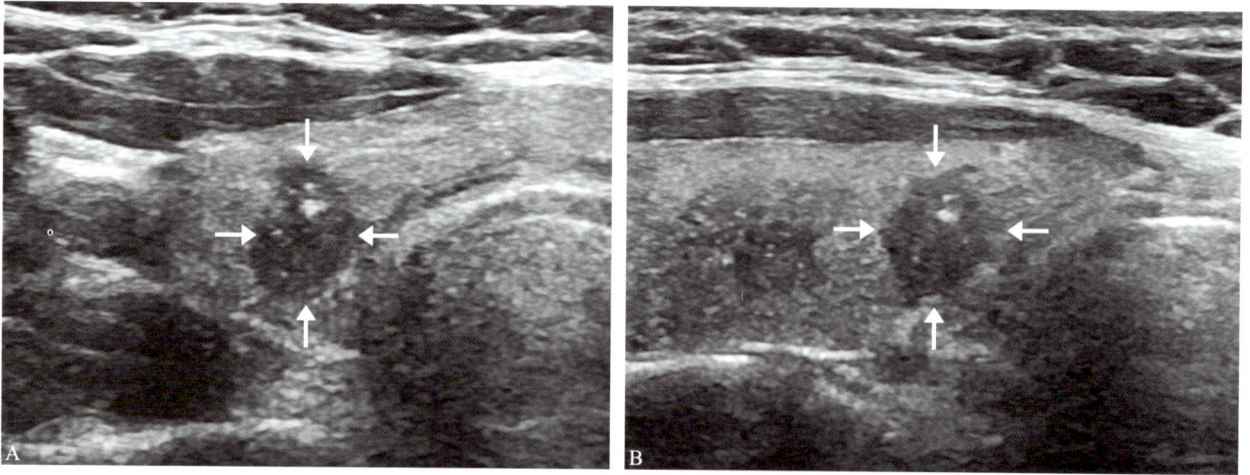

图 18-10-6 甲状腺微小乳头状癌

A，B.甲状腺右侧叶可见一个实性低回声结节，形态欠规则，边界清晰，病灶内部可见点状强回声，纵横比＞1。

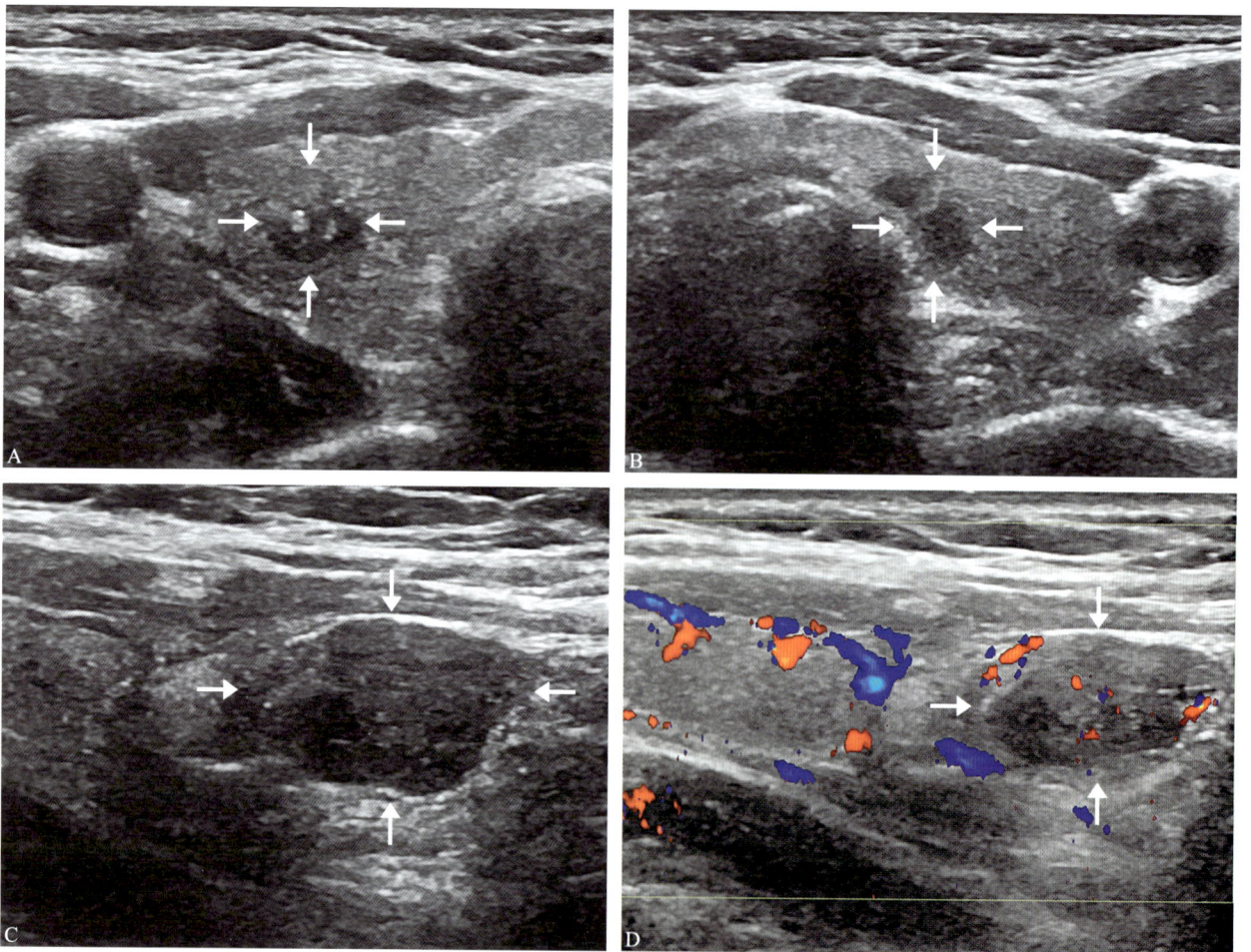

图 18-10-7 甲状腺多发性微小乳头状癌

A.灰阶超声：甲状腺右侧叶可见一个实性低回声结节，形态规则，边界欠清晰，病灶内部可见点状强回声；B.灰阶超声：甲状腺左侧叶近峡部可见 2 个实性低回声结节，形态欠规则，边界欠清晰；C.灰阶超声：左侧颈部Ⅵ区可见转移性淋巴结肿大，淋巴门消失；D.CDFI：转移性肿大淋巴结内部可见少许血流信号。

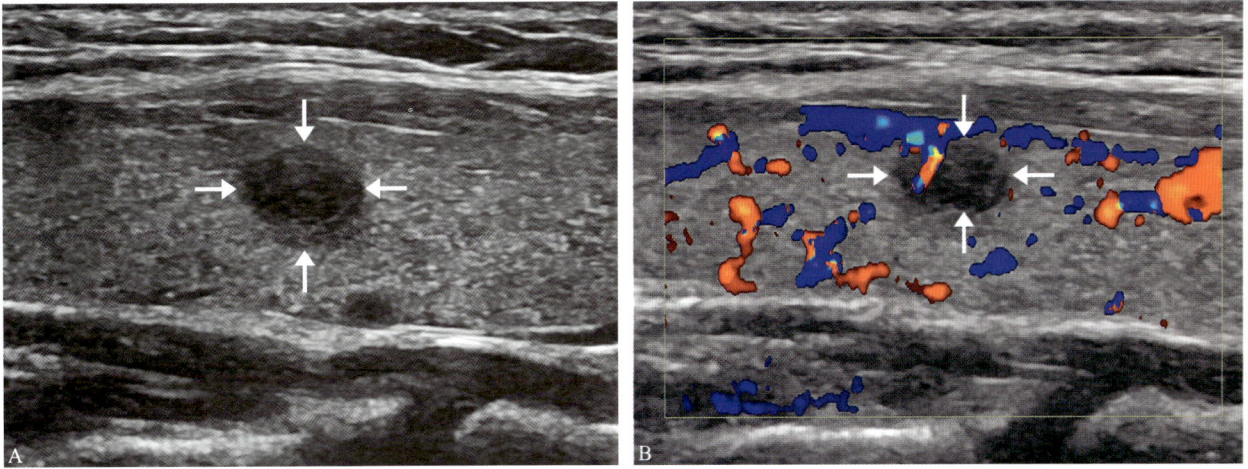

图 18-10-8　结节性甲状腺肿（1）

A. 灰阶超声：甲状腺右侧叶中部见一个实性低回声结节；B. CDFI：结节周边见点状血流信号。

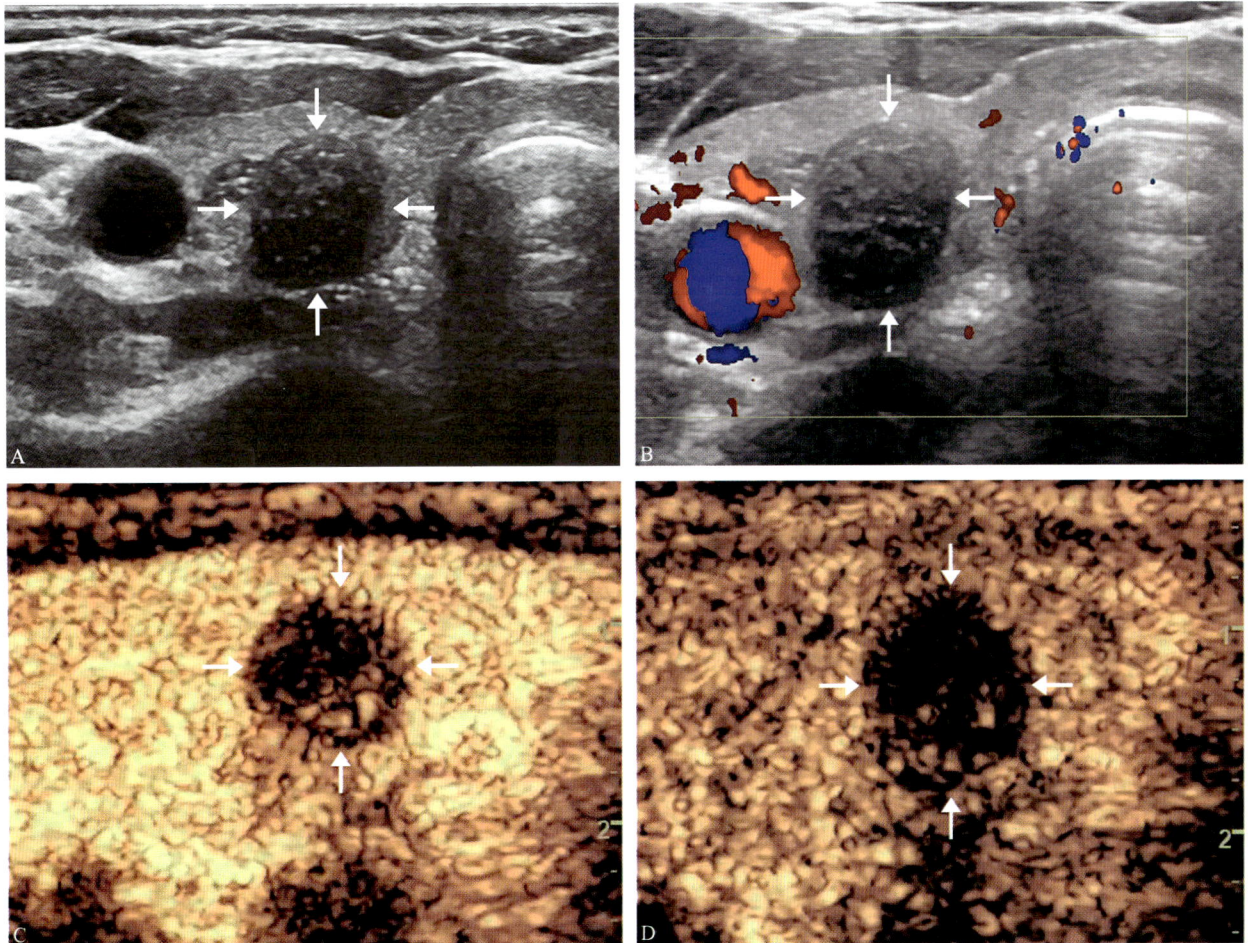

图 18-10-9　结节性甲状腺肿（2）

A. 灰阶超声：甲状腺右侧叶中下部可见一个实性低回声结节；B. CDFI：结节内部未见明显血流信号；C，D. 超声造影：增强早期（15s）可见结节周边环状高增强，结节内部低增强；增强晚期（98s）结节内部造影剂消退呈低增强。

少数结节性甲状腺肿，尤其是囊实混合性或囊性结节，在随访过程中可以出现固缩，体积缩小，胶质固缩后可以呈现出类似微钙化的表现，需注意鉴别（图 18-10-10）。

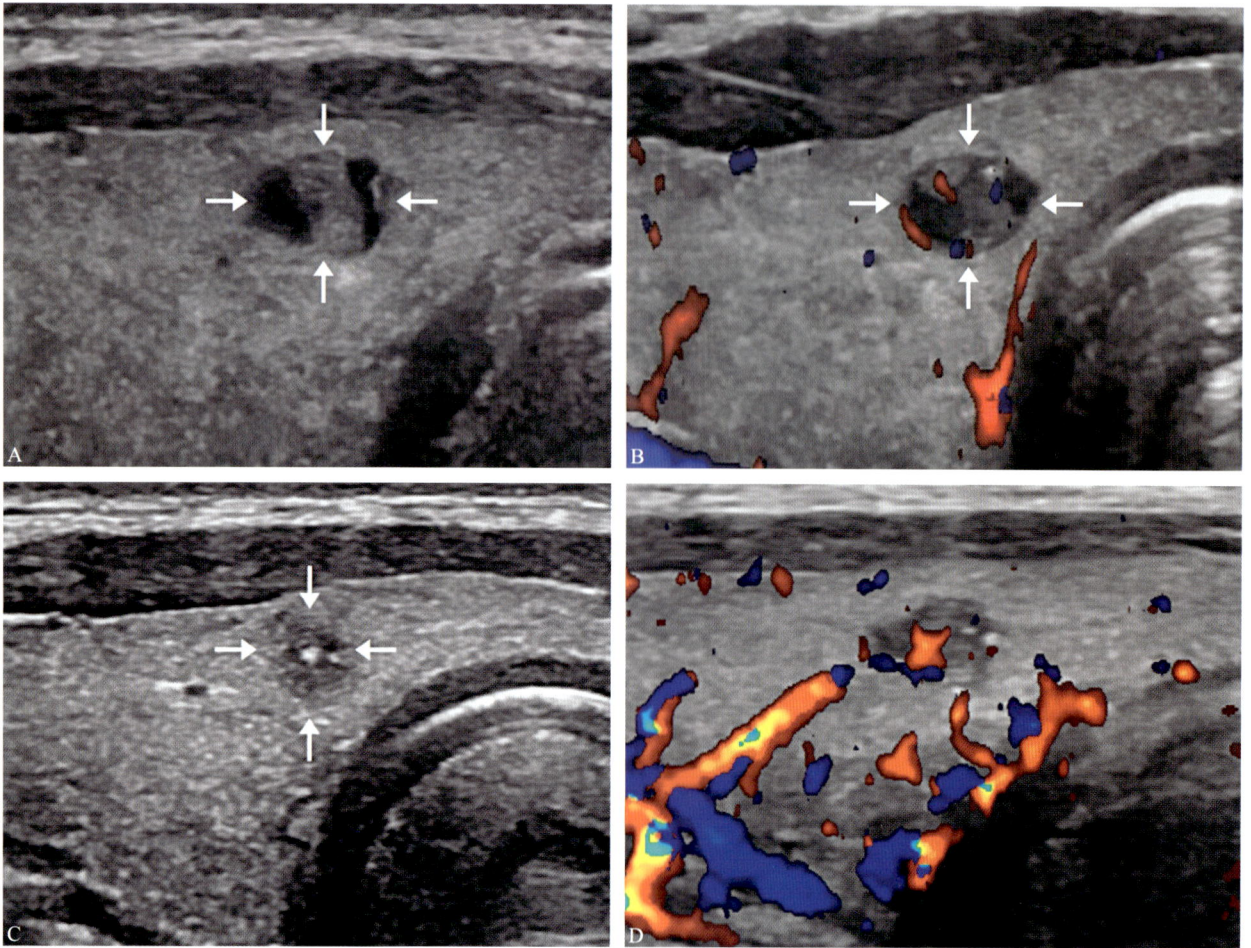

图 18-10-10　结节性甲状腺肿固缩

A. 灰阶超声：甲状腺右侧叶近峡部可见一个囊实混合性回声结节；B. CDFI：结节实性部分内部见丰富血流信号；C. 1 年后复查，灰阶超声提示甲状腺右侧叶近峡部可见一个实性低回声结节，结节内部可见点状强回声；D. CDFI：结节内部见少量血流信号。

（四）临床价值

日本内分泌外科学会对甲状腺低危 PTMC 推荐实施主动监测（active surveillance，AS）方案。适合 AS 的 PTMC 的临床 TNM 分期为 $T_{1a}N_0M_0$，且无以下高危特征：

1. 合并淋巴结转移，或远处转移。
2. FNA 诊断为不良亚型的乳头状癌。
3. 肿瘤邻近气管并且可能侵犯气管。
4. 肿瘤位于喉返神经走行区域并且可能侵犯神经。
5. 合并有其他甲状腺或甲状旁腺疾病需要手术者。
6. 年龄＜ 20 岁。

PTMC 的 AS 过程需要有丰富经验的超声医生参与。定期检测方案如下：前 1～2 年每半年检测 1 次，此后每年检测 1 次。AS 期间肿瘤最大径增长超过 3mm 时定义为肿瘤增大。PTMC 最大径超过 1cm 并非绝对手术指征，仍可继续执行 AS 至 13mm，此时可转为手术处理。

四、囊实性甲状腺癌

（一）概述

囊实性甲状腺癌在临床中并不罕见，13%～26% 的甲状腺恶性肿瘤可发生囊性变。囊实性甲状腺癌以 PTC 多见；在 > 10mm 的 PTC 中，囊实性 PTC 占 10%～30%。囊实性甲状腺癌超声表现容易与一些甲状腺良性囊实性病变相混淆，故存在一定的误诊可能。

（二）超声表现

1. 内部构成　与良性病变比较，恶性甲状腺结节囊性变的实性成分以偏心性分布为主；而以实性为主的囊实性 PTC，囊性结构多位于周边（图 18-10-11）。

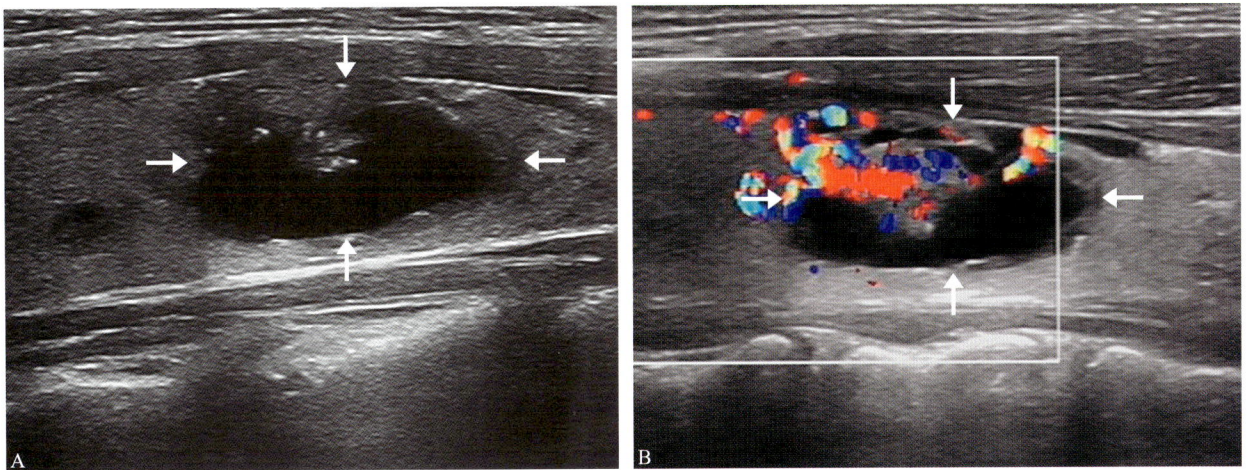

图 18-10-11　囊实性甲状腺乳头状癌

A. 灰阶超声：甲状腺左侧叶见一个囊实混合性结节，囊性成分为主，可见偏心性实性成分，内见点状强回声；B. CDFI：偏心性实性成分周边及内部见丰富血流信号。

2. 钙化　实性部分内见微小钙化是囊实性 PTC 最具有特征的声像图表现，约 83.8% 的囊实性 PTC 可出现此征象，其中伴微钙化者约占 70%，也可伴粗大钙化或颗粒样钙化（图 18-10-12）。

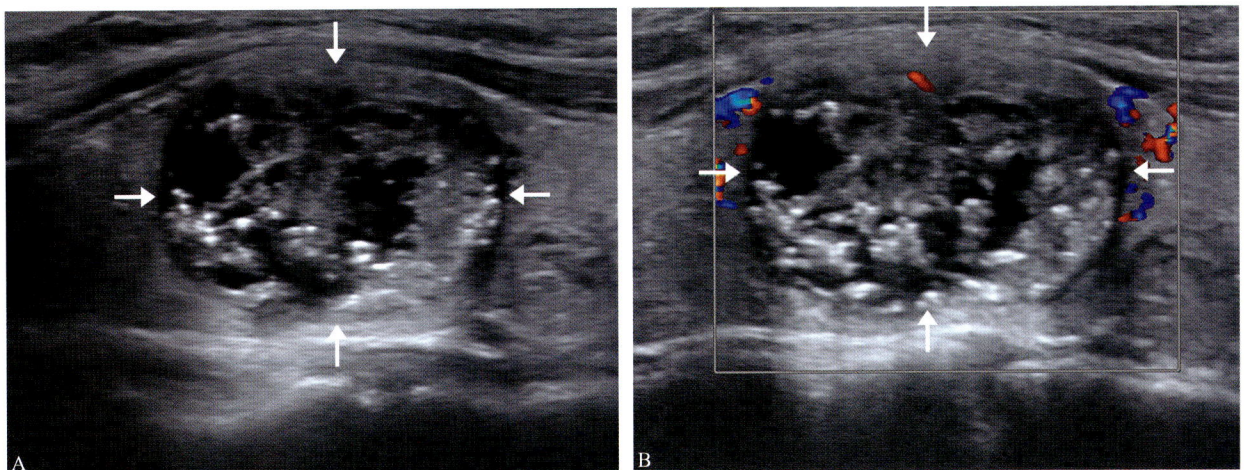

图 18-10-12　囊实性甲状腺乳头状癌

A. 灰阶超声：甲状腺右侧叶见一个囊实混合性结节，实性部分内见点状强回声；B. CDFI：结节周边见少量血流信号。

第十一节　甲状腺肿瘤相关综合征

甲状腺肿瘤患者，同时还可合并其他多部位肿瘤，常见的有乳腺、结肠、直肠、肾上腺等部位的恶性肿瘤。临床罕见。甲状腺肿瘤相关综合征的甲状腺肿瘤多为双侧发病、多个癌灶。

比较常见的综合征有多发性内分泌肿瘤综合征 2 型、家族性腺瘤性息肉病、Cowden 综合征、Carney 综合征、Werner 综合征、Lynch 综合征等。

超声表现无特异性，主要结合临床背景资料综合判断。

第十九章
甲状腺结节风险分层

第一节 概　述

甲状腺结节（thyroid nodule）是影像学上的概念，而非病理学上的概念。在影像学上可识别、能与周围甲状腺组织区分开的病变即可认为是结节。因此，甲状腺结节对应的病理改变分布极广，几乎可涵盖所有的弥漫性和局灶性病变。随着高频超声在临床上的广泛应用，越来越多的有临床意义和无临床意义的结节被大量检出。因此，甲状腺结节的诊治问题近年来成为关注的焦点，过度诊断与过度治疗、治疗不足或低估甲状腺癌侵袭性的风险持续存在。因此，如何从庞大的甲状腺结节人群中有效地筛检出甲状腺癌患者，并对甲状腺癌的侵袭性进行精确分层，是当前甲状腺结节诊治亟待解决的关键问题。超声具有实时、无创、无辐射、高分辨率、性价比高、操作简便、容易普及、准确性高等独特优势，是甲状腺结节检查的首选影像学方法。

各大指南对甲状腺结节的风险评估基本是基于超声影像上的特征性改变，超声图像上的可疑特征主要有：实性结节、低回声（或极低回声）、形态不规则或分叶状、纵横比＞1、钙化、颈部淋巴结转移或周围组织浸润等。由于对甲状腺结节超声可疑特征评估的操作者依赖性较强，且不同可疑特征的风险不一，导致超声诊断甲状腺恶性结节的敏感性和特异性波动范围较大。一项纳入 31 项研究 18 288 个甲状腺结节的荟萃分析发现，以上可疑特征的敏感性为 26%～87%，特异性为 40%～93%。由此带来一个严峻的问题，即不同年资或不同医院的超声医师诊断水平千差万别，让广大患者及临床医师无所适从。

在此背景下，多种基于超声影像的甲状腺结节风险分层方法应运而生，如 2015 年美国甲状腺协会（ATA）发布的甲状腺结节风险分层系统，2016 年美国临床内分泌医师学会（AACE）、美国内分泌学院（ACE）和意大利临床内分泌协会（AME）联合发布的 AACE/ACE/AME 风险分层系统，以及 2017 年美国放射学会（ACR）发布的甲状腺影像报告和数据系统（thyroid imaging reporting and data system，TI-RADS）。此外，智利、法国、韩国、中国等也发布了不同的 TI-RADS 分类方法。这些甲状腺结节风险分层方法的制订对甲状腺超声术语进行了标准化，方便了医师与患者、医师与医师间的交流，还使甲状腺癌风险程度及应采取的对应措施一目了然，在不同机构之间也可通过应用相同的系统构建共同的沟通基础，因而在临床上得到了广泛应用。

但同时也应看到，各种甲状腺结节风险分层方法尽管显著提高了诊断甲状腺恶性结节的敏感性，但特异性普遍较低。此外，目前并无全球统一的风险分层方法，也给实际应用和交流带来了不便。

第二节　常用结节风险分层方法

一、美国甲状腺协会指南

美国甲状腺协会（ATA）发布了 2015 版《成人甲状腺结节和分化型甲状腺癌诊治指南》，其中提出了甲状腺结节的风险分层方法。根据超声表现，甲状腺结节可分为 5 类。

　　1．高风险（恶性率：70%～90%）　实性低回声结节或囊实性结节的低回声实性部分，具备以下一项或多项超声特征：边缘不规则、微钙化、纵横比＞1、结节的环状钙化局部破坏伴破坏区软组织外突、或有甲状腺外转移证据（图 19-2-1）。

　　2．中等风险（恶性率：10%～20%）　实性低回声结节，边界光滑。不伴微钙化、甲状腺外转移及纵横比＞1 等恶性征象（图 19-2-2）。

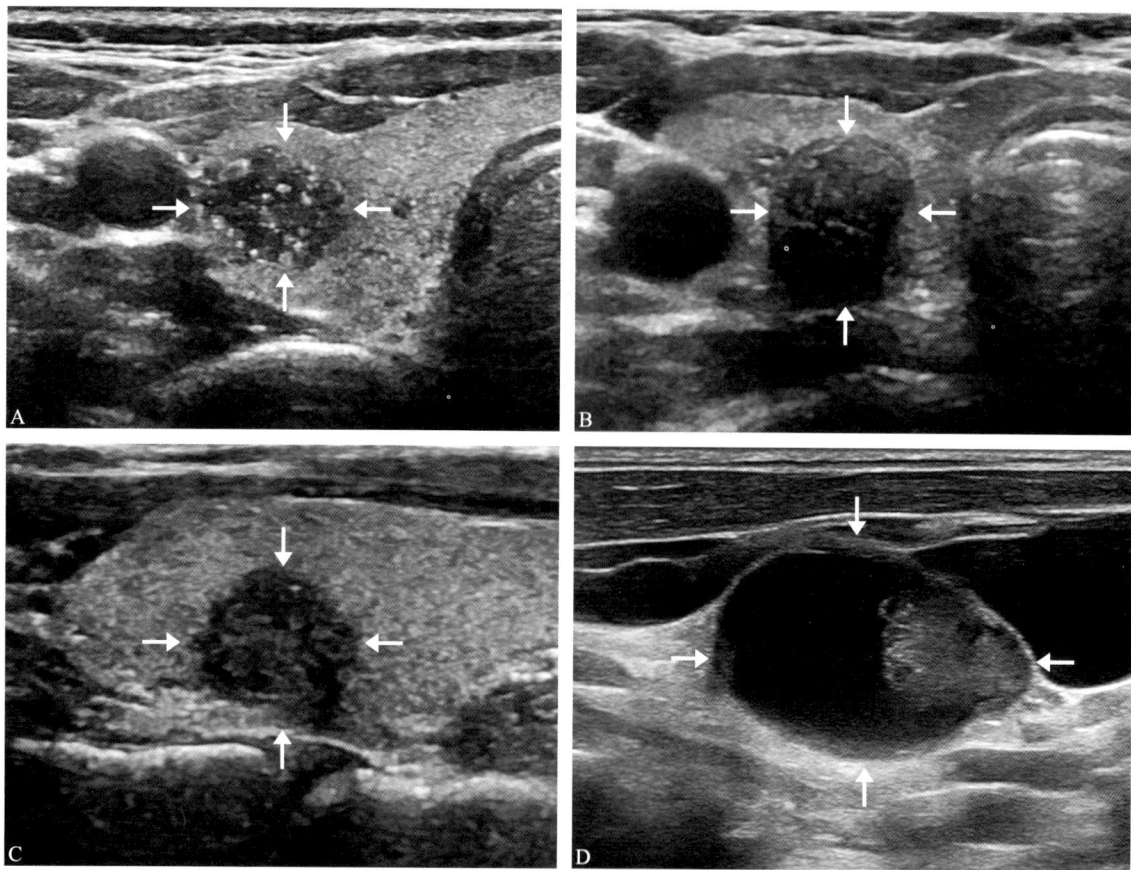

图 19-2-1　ATA 甲状腺结节高风险征象

A. 灰阶超声：甲状腺右叶实性低回声结节、边缘不规则，伴微钙化（箭头）；B. 灰阶超声：甲状腺右叶实性、极低回声结节，纵横比＞1（箭头）；C. 灰阶超声：甲状腺实性低回声结节，伴甲状腺外侵犯（箭头）；D. 颈部淋巴结转移伴囊性变（箭头）。

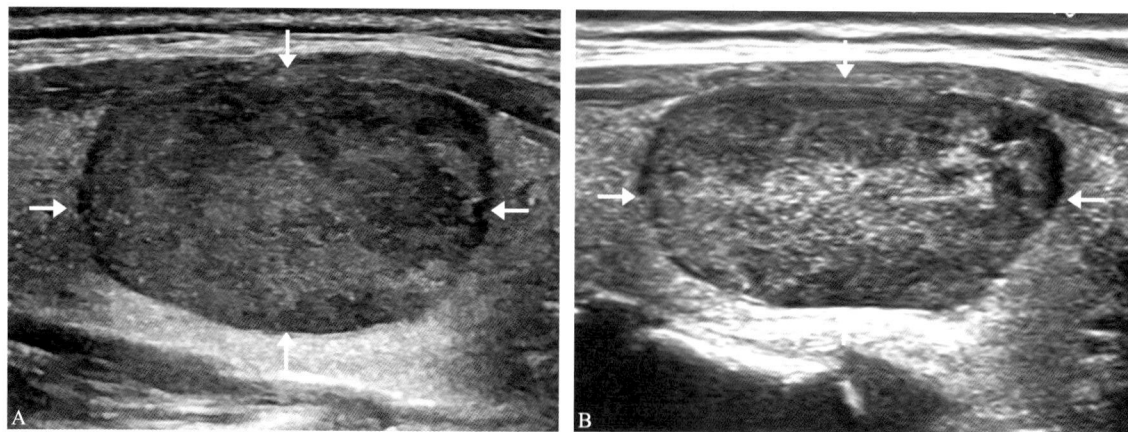

图 19-2-2　ATA 甲状腺结节中等风险征象

A，B. 灰阶超声：实性低回声结节、边缘光滑，无恶性征象（箭头）。

3.**低风险（恶性率：5%～10%）** 等回声或实性高回声结节，或以囊性为主含偏心实性部分的囊实混合性结节，边界规则。不伴微钙化、甲状腺外转移及纵横比＞1等恶性征象（图19-2-3）。

4.**极低风险（恶性率：＜3%）** 海绵状或部分囊性结节。不伴任何上述低风险、中等风险及高风险结节的超声表现（图19-2-4）。

5.**良性（恶性率：＜1%）** 单纯囊性结节（无实性成分）（图19-2-5）。

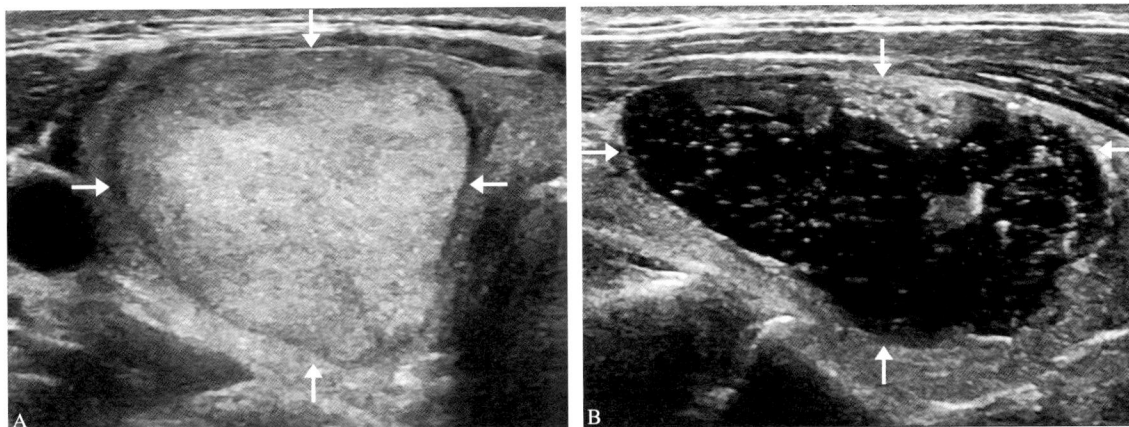

图19-2-3 ATA甲状腺结节低风险征象

A.灰阶超声：实性高回声结节、边缘光滑，无恶性征象（箭头）；B.灰阶超声：囊性为主囊实混合性结节（箭头）。

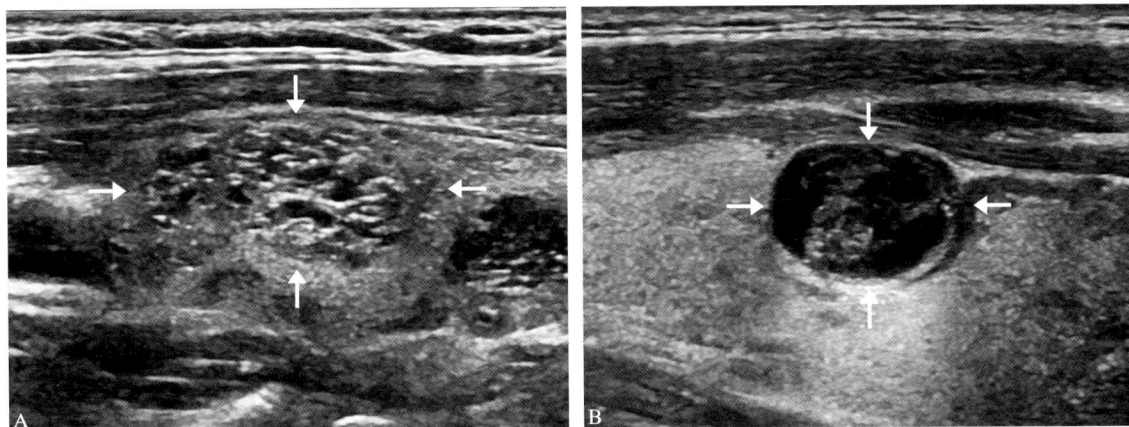

图19-2-4 ATA甲状腺结节极低风险征象

A.灰阶超声：结节呈海绵状，无恶性征象（箭头）；B.灰阶超声：部分囊性结节，无恶性征象（箭头）。

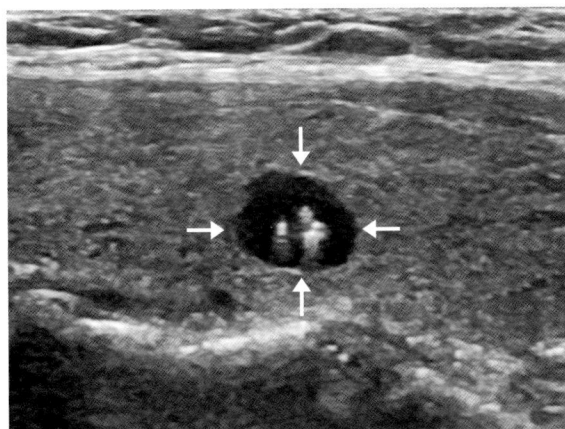

图19-2-5 ATA甲状腺结节良性征象

灰阶超声：结节呈单纯囊性，无实性成分，内部可见浓缩胶质所致的强回声（箭头）。

二、美国临床内分泌医师协会、美国内分泌学院和意大利临床内分泌学家协会指南

《2016AACE/ACE/AME 指南：甲状腺结节的诊断和管理》将甲状腺结节的超声特征分为三大类，即提示良性的超声特征、提示恶性的超声特征和不确定的超声特征。并基于上述超声特征，构建了甲状腺结节的超声分类系统。

1 类：低度风险甲状腺病变（恶性率约 1%） 囊性为主（＞50%）的甲状腺结节，无可疑超声征象；等回声海绵样结节；完整声晕（图 19-2-6）。

2 类：中等风险甲状腺病变（恶性率 5%~15%） 稍低回声结节（和周围甲状腺组织相比较）和等回声结节，圆形或卵圆形，边缘光滑或不清；可出现结节内血流，粗大钙化或连续性无中断的环状钙化，或意义不明确的点状强回声，弹性成像硬度增高（图 19-2-7）。

3 类：高度风险甲状腺病变（恶性率 50%~90%） 结节出现至少 1 项以下可疑特征：极低回声（和甲状

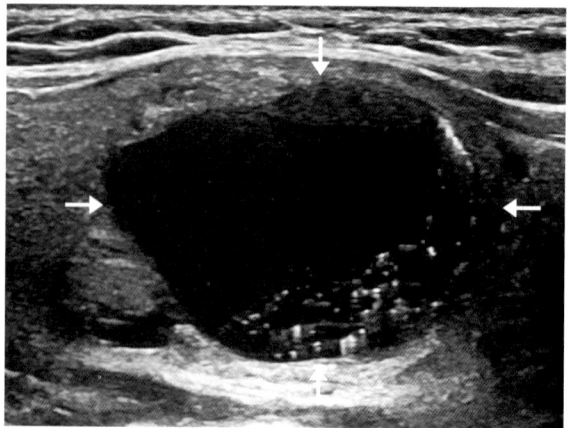

图 19-2-6　AACE/ACE/AME 甲状腺结节低度风险征象

灰阶超声：囊性为主结节（囊性成分＞50%），无可疑恶性征象（箭头）。

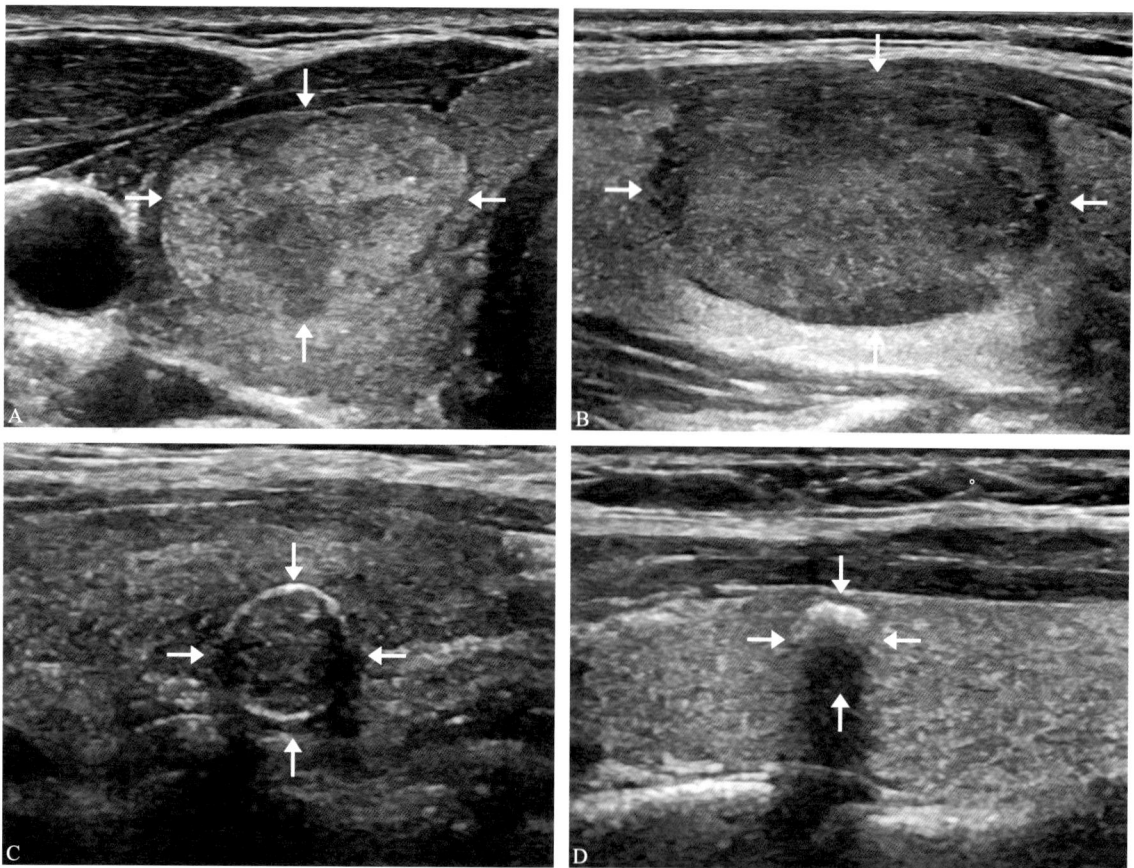

图 19-2-7　AACE/ACE/AME 甲状腺结节中等风险分型

A.灰阶超声：实性等回声结节，卵圆形，边缘光滑（箭头）；B.灰阶超声：实性稍低回声结节，卵圆形，边界欠清（箭头）；C.灰阶超声：实性结节周边见强回声，呈环形（环状钙化）（箭头）；D.灰阶超声：实性结节内见粗大强回声，占据整个结节，后方伴声影（粗大钙化）（箭头）。

腺前方肌肉相比较）；微钙化；边缘毛刺状或微小分叶；纵横比＞1；出现甲状腺被膜外生长或相关淋巴结转移的证据（图 19-2-8）。

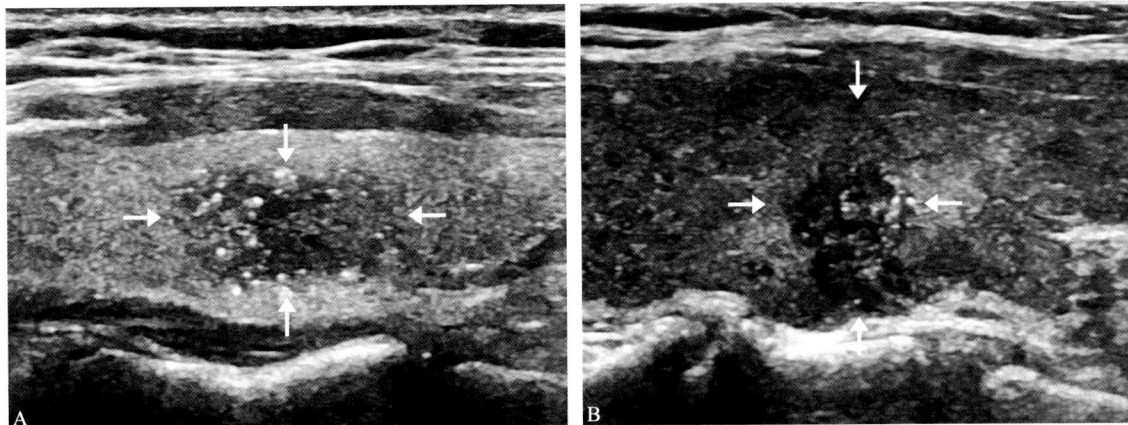

图 19-2-8　甲状腺结节高风险分型

A. 实性低回声结节，伴微钙化（箭头）；B. 实性低回声结节，边缘呈毛刺状，纵横比＞1，伴微钙化（箭头）。

2016 版 AACE/ACE/AME 的超声风险分层方法临床上使用相对较少。

三、美国放射学会

ACR 最早于 1993 年推出了针对乳腺成像的乳腺影像报告和数据系统（breast imaging reporting and data system，BI-RADS），随后 RADS 逐渐成为 ACR 的重要品牌。近年来，ACR 相继推出了针对卵巢、肝、肾、颅脑、肺和前列腺的 RADS。2012 年，ACR 组织了一个委员会来开发针对甲状腺的 RADS，即 TI-RADS。和开发其他 RADS 的目的类似，开发 TI-RADS 可规范化甲状腺结节超声术语，最终的目的是为从业医生提供以循证为基础的甲状腺结节处置建议。

（一）ACR-TI-RADS 分类方法

1. ACR-TI-RADS 超声特征定量评价方法见表 19-2-1、表 19-2-2。

表 19-2-1　超声特征定量评价

评分，特征分类	描述
0 分，良性特征	囊性或几乎全部囊性；海绵状；大彗星尾；边界清晰
1 分，轻度可疑特征	高回声或等回声；囊实混合；粗大钙化
2 分，中度可疑特征	实性或几乎全部实性；低回声；分叶或边界不规则；周边钙化
3 分，高度可疑特征	极低回声；甲状腺外侵犯；纵横比＞1；点状强回声

表 19-2-2　ACR TI-RADS 分类

超声特征（选择）	描述	评分
成分（选择 1 项）	囊性或几乎完全囊性	0
	海绵状	0
	囊实混合性	1
	实性或几乎完全实性	2

超声特征（选择）	描述	评分
回声（选择 1 项）	无回声	0
	高回声或等回声	1
	低回声	2
	极低回声	3
边缘（选择 1 项）	光滑或模糊	0
	分叶状或不规则	2
	向甲状腺外延伸	3
强回声（选择 1 项）	无强回声或彗星尾征	0
	粗大钙化	1
	周围型（环状）钙化	2
	点状强回声	3
形态（选择 1 项）	横径＞纵径（纵横比＜1）	0
	纵径≥横径（纵横比≥1）	3

2. 甲状腺结节根据上述超声特征的累积评分，ACR-TI-RADS 将其分为 5 类：TR1，良性：0 分（图 19-2-9A）；TR2，良性可能：2 分（图 19-2-9B）；TR3，轻度可疑恶性：3 分（图 19-2-9C）；TR4，中度可疑恶性：4~6 分（图 19-2-9D）；TR5，高度可疑恶性：≥ 7 分（图 19-2-9E）。

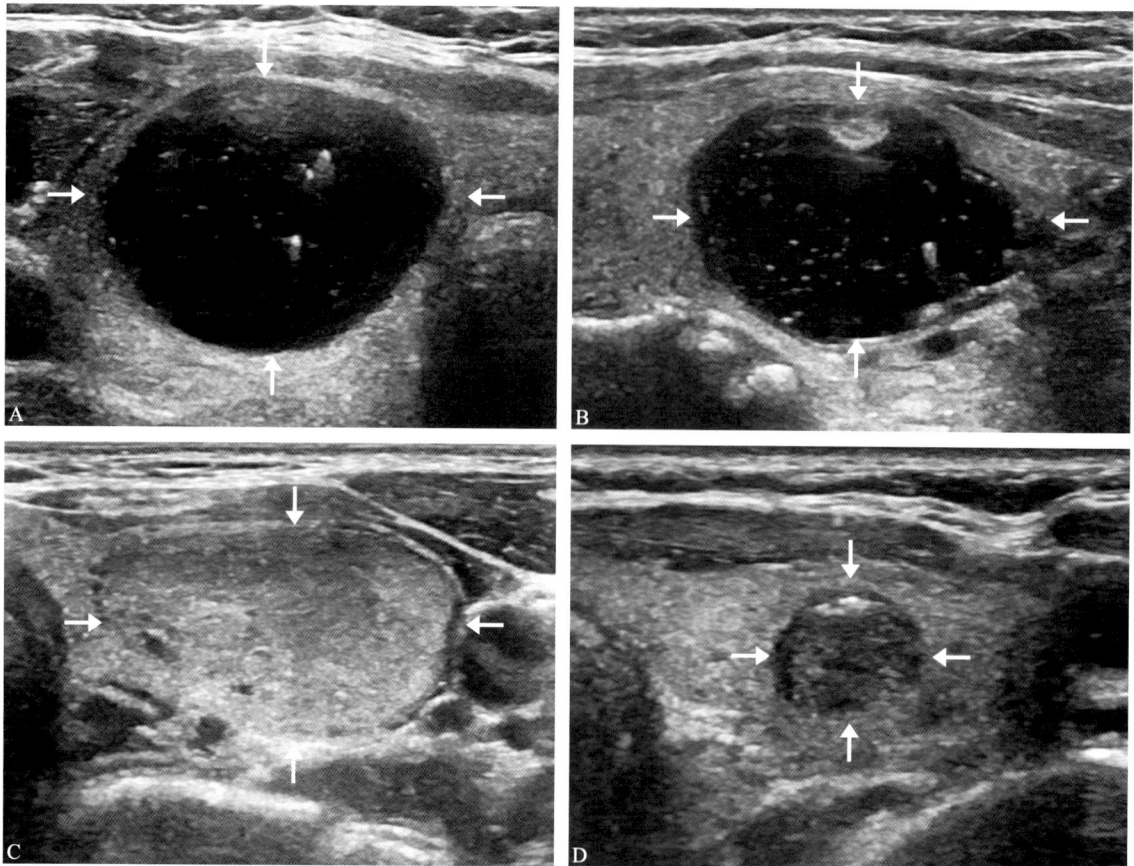

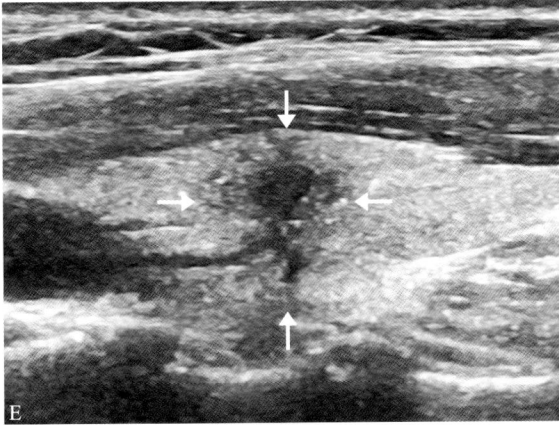

图 19-2-9　ACR-TI-RADS 分类

A. ACR-TI-RADS TR1 类：结节几乎全部呈囊性，边界清晰，内见点状强回声伴后方彗星尾征，评分 0 分；B. ACR-TI-RADS TR2 类：结节呈囊实混合性，边界清晰，内见点状强回声伴后方彗星尾征，评分 2 分；C. ACR-TI-RADS TR3 类：结节呈实性、等回声，边界清晰，评分 3 分；D. ACR-TI-RADS TR4 类：结节呈实性、低回声，边界清晰，伴粗大钙化（箭头），评分 5 分；E. ACR-TI-RADS TR5 类：结节呈实性、极低回声，边界不清晰，纵横比＞1，伴有点状强回声，甲状腺外侵犯，评分 16 分（≥7 分）。

（二）ACR-TI-RADS 分类与 ATA 分类对比

ACR-TI-RADS 分类与 ATA 分类对比见表 19-2-3。

表 19-2-3　ACR-TI-RADS 分类与 ATA 分类对比

风险	ATA 分类	ACR-TI-RADS 分类	
良性（恶性率＜1%）	单纯囊性结节（无实性成分）	良性	0 分
极低风险（恶性率＜3%）	海绵状或部分囊性结节，无任何低风险、中等风险及高风险结节的超声表现	良性可能	2 分
低风险（恶性率 5%~10%）	等回声或实性高回声结节，或以囊性为主含偏心实性部分的混合性结节，边界规则，无微钙化、甲状腺外转移及纵横比＞1 等征象	低度可疑恶性	3 分
中等风险（恶性率 10%~20%）	实性低回声结节，边界光滑，无微钙化、甲状腺外转移及纵横比＞1 等征象	中度可疑恶性	4~6 分
高风险（恶性率 70%~90%）	实性低回声结节或囊实性结节的低回声实性部分，具备以下一项或多项超声特征：边缘不规则（如浸润、分叶状、毛刺状）、微钙化、纵横比＞1、结节的环状钙化局部破坏伴破坏区低回声软组织外突、或有甲状腺外转移证据	高度可疑恶性	≥7 分

　　TI-RADS 委员会指出，许多作者将甲状腺结节内点状强回声都简单归于微钙化，但这类点状强回声大多见于良性结节，因而术语微钙化属于用词不当。彗星尾伪像可分为小彗星尾和大彗星尾伪像，研究发现结节内出现点状强回声后伴小彗星尾伪像时，恶性率为 15%。当囊性或部分囊性的结节出现大彗星尾伪像时，许多研究显示其与良性呈强相关。

四、其他团体或机构的 TI-RADS 分类系统

　　2009 年，受 ACR 的 BI-RADS 启发，智利学者率先报道了他们建立的 TI-RADS，随后韩国学者、法国学者也相继报道了各自建立的 TI-RADS。具体如下：

（一）Horvath E（智利）TI-RADS 分类系统

　　Horvath E 于 2009 年首次提出超声 TI-RADS 系统，利用甲状腺结节的 10 个超声征象（形态、回声、内部结构、纵横比、边界、边缘、后方回声衰减、钙化、囊性变及血流），将甲状腺结节分为 6 类（表 19-2-4）。

表 19-2-4　Horvath E（智利）TI-RADS 分类系统

分类	对应危险程度	描述	恶性率
1 类	无结节	甲状腺正常	0
2 类	极低危	无回声区伴高回声光点；海绵样；无包膜，囊实性，等回声，膨胀性生长；结节内部血供，有高回声点	0
3 类	低危	高回声、等回声、低回声；部分包膜，结节伴周围血管；伴随桥本甲状腺炎	< 5%
4a 类	中危	实性；低回声、等回声或混合高回声；边缘声晕厚或较薄；伴钙化（粗大钙化或微钙化）	5%～10%
4b 类	高危	低回声、无包膜、形状/边界不规则、穿支血管，伴或不伴钙化	10%～80%
5 类	极高危	等回声或低回声，无包膜，伴多发性微钙化和血管增多	> 80%
6 类	恶性，已经活检证实	无包膜，等 - 低混合回声，极低回声、血供丰富，伴或不伴钙化，无强回声光点	100%

（二）Park J（韩国）TI-RADS 分类系统

Park J（韩国）TI-RADS 分类系统见表 19-2-5。

表 19-2-5　Park J（韩国）TI-RADS 分类系统

分类	对应危险程度	描述	恶性率
0 类	无结节	甲状腺正常或弥漫性肿大	0
1 类	良性	囊状；边缘声晕	0～7%
2 类	可能良性	边界清晰；实性为主；囊实混合回声；等 - 高回声；蛋壳样钙化或粗大钙化	8%～23%
3 类	中等风险	实性；回声均匀；低回声；边界清	24%～50%
4 类	可疑恶性	1～2 个可疑特征：极低回声、微钙化、边界不清、淋巴结异常	51%～90%
5 类	高度可疑恶性	大于 3 个可疑特征：极低回声、微钙化、边界不清、淋巴结异常	91%～100%

（三）Gilles R（法国）TI-RADS 分类系统

Gilles R（法国）TI-RADS 分类系统见表 19-2-6。

表 19-2-6　Gilles R（法国）TI-RADS 分类系统

分类	对应危险程度	描述
1 类	正常	正常甲状腺
2 类	良性	单纯囊性；海绵状；钙化点；粗大钙化；结节样增生
3 类	良性可能	无高危特征：形状、边界规则，无微小钙化；等回声、高回声
4a 类	低度可疑恶性	无可疑特征，轻度低回声
4b 类	高度可疑恶性	1～2 个可疑特征：纵横比 > 1，边界不规则，极低回声、微钙化、弹性成像硬度增高；无淋巴结转移
5 类	高度可疑恶性	3～5 个可疑特征：纵横比 > 1，边界不规则，极低回声、微钙化、弹性成像硬度增高；伴或不伴淋巴结转移

（四）Kwak（韩国）TI-RADS 分类系统

除了以上众多不同的 TIRADS 版本外，2011 年韩国学者 Kwak 等提出了新的 TI-RADS，操作较简便，临床较为实用，影响面也较广。该分类系统使用结节内部结构、内部回声、结节边缘、钙化和形态等 5 个指标，将实性结构、低回声或极低回声、边缘微小分叶或不规则、微钙化、纵横比＞1 和颈部淋巴结转移或周围组织浸润作为恶性特征，然后根据结节出现这些恶性特征的数目确定分类等级。

TI-RADS 1 类：阴性（无任何异常）（恶性率 0）。

TI-RADS 2 类：确认良性病变（恶性率 0）（图 19-2-10）。

TI-RADS 3 类：无可疑超声表现（恶性率 1.7%）（图 19-2-11）。

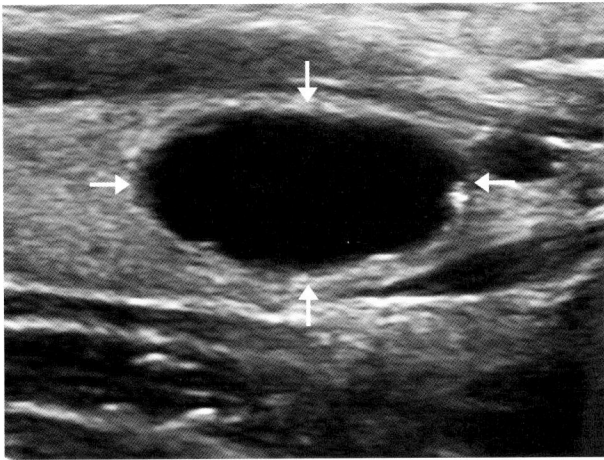

图 19-2-10　TI-RADS 2 类
肯定良性。

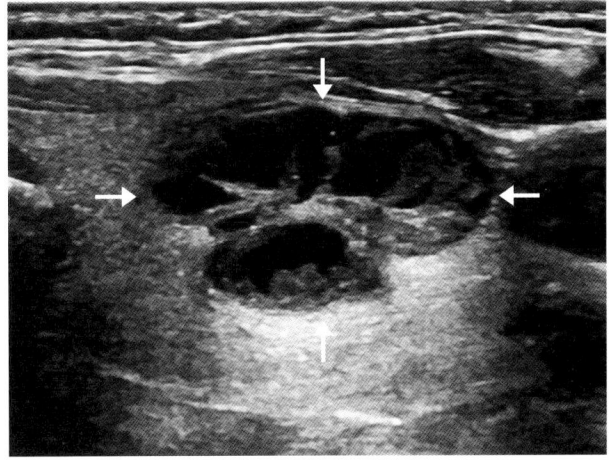

图 19-2-11　TI-RADS 3 类
灰阶超声显示无可疑特征。

TI-RADS 4 类：① 4a，有 1 个可疑超声表现，恶性率 3.3%（图 19-2-12）。② 4b，有 2 个可疑超声表现，恶性率 9.2%（图 19-2-13）。③ 4c，有 3～4 个可疑超声表现，恶性率 44.4%～72.4%（图 19-2-14）。

TI-RADS 5 类：有 5 个可疑超声表现，恶性率 87.5%（图 19-2-15）。

TI-RADS 6 类：活检证实的恶性病灶。

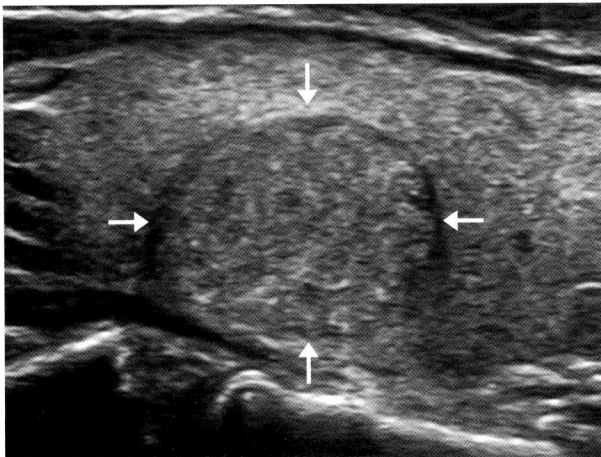

图 19-2-12　TI-RADS 4a 类
灰阶超声显示甲状腺结节有 1 个可疑特征，实性。

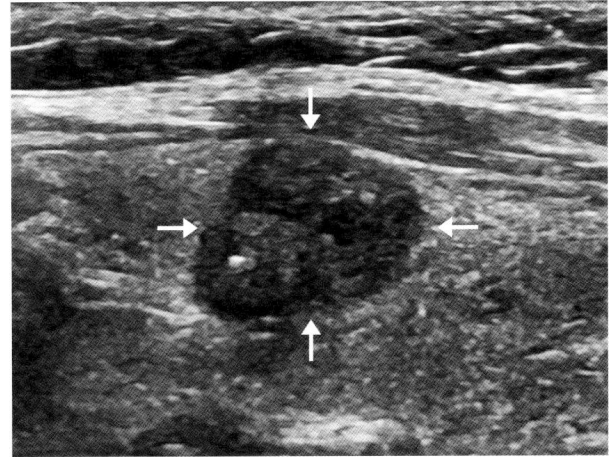

图 19-2-13　TI-RADS 4b 类
灰阶超声显示甲状腺结节有 2 个可疑特征，实性、低回声。

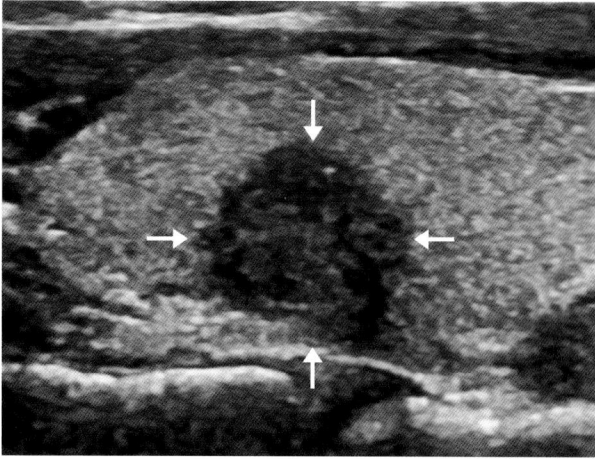

图 19-2-14　TI-RADS 4c 类

灰阶超声显示甲状腺结节有 3 个可疑特征，实性、低回声、边缘不规则。

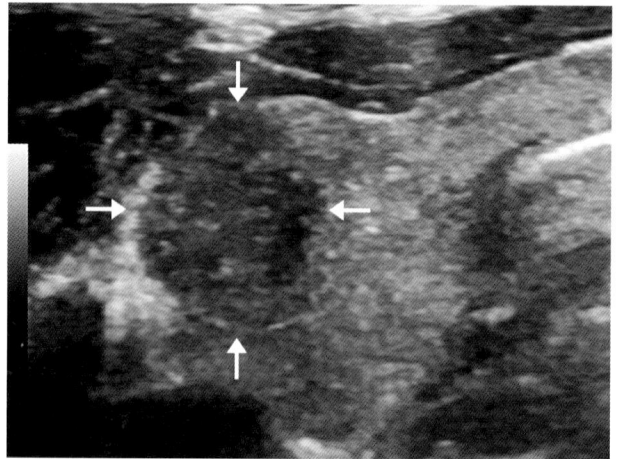

图 19-2-15　TI-RADS 5 类

灰阶超声显示甲状腺结节有 5 个可疑特征，实性、极低回声、边缘不规则、微钙化、纵横比＞1。

（五）中国 C-TIRADS 分类系统

考虑到不同版本 TI-RADS 在国内超声检查中的混乱应用给甲状腺超声报告的临床解读带来很多困扰，并结合目前中国国情和医疗现况，上海交通大学医学院附属瑞金医院詹维伟教授组织专家委员会完成了《2020 甲状腺结节超声恶性危险分层的中国指南：C-TIRADS》的制定。C-TIRADS 分类系统中将实性、极低回声、垂直位、边缘模糊、边缘不规则、微钙化及甲状腺外侵犯视为甲状腺恶性结节的超声特征，彗星尾征是甲状腺良性结节的超声特征。上述每一项恶性超声特征计为 1 分，每个结节的评分被定义为各个恶性特征的累计总和，如果结节有彗星尾征的良性特征，总分中减去 1 分为该结节的最终得分，根据最终分值进行甲状腺结节的风险分层。C-TIRADS 将甲状腺结节分为 6 类，即 1 类：无结节（无分值，恶性率，0）；2 类：良性（-1 分，恶性率，0）；3 类，良性可能（0 分，恶性率，＜2%）；4A 类，低度可疑恶性（1 分，恶性率，2%~10%）；4B 类，中度可疑恶性（2 分，恶性率，10%~50%）；4C 类，高度可疑恶性（3 分或 4 分，恶性率，50%~90%）；5 类，高度提示恶性（5 分，恶性率，＞90%）；6 类：活检证实的恶性。C-TIRADS 指南与 Kwak-TIRADS、ACR-TIRADS 等分类相比较，强调超声成像质量控制的重要性，同时，该基于计数法的分类系统简便易行，更易于推广。

（六）适用于桥本甲状腺炎患者的 mTI-RADS 分类系统

以上分类系统都没有考虑到甲状腺背景的情况，桥本甲状腺炎患者很多假性结节都会表现为实性低回声，如按传统 TI-RADS 分类会导致分类偏高，导致不必要的 FNA 或治疗。针对此临床问题，上海超声诊疗工程技术研究中心/同济大学附属第十人民医院率先建立了适用于桥本甲状腺炎患者的修订版甲状腺结节良恶性分类系统 mTI-RADS（改良 TI-RADS），能减少此类患者的过度诊断及过度治疗，这也是全球首个专门针对桥本甲状腺炎患者推出的 TI-RADS 分类系统（表 19-2-7）。研究中首先对每个可疑的超声特征（如极低回声、纵横比＞1、无晕环征、边界不清、微钙化或粗大钙化）通过乘以相应的回归系数估计风险评分，每个结节的评分被定义为这些个体评分的总和。综合评分 =2.1×（极低回声）+1.2×（纵横比＞1）+1.7×（无晕环征）+0.6×（边界不清）+1.2×（若有微钙化或粗大钙化）。根据这些综合评分，结节被分为 TI-RADS 3~5 类（图 19-2-16）。

表 19-2-7 桥本甲状腺炎背景下甲状腺结节良恶性分类系统（mTI-RADS）

mTI-RADS 分类	风险评分	恶性率 /%
3 类（极低危）	0 ~ 1.5	3.7
4a 类（低危）	1.5 ~ 3	19.3
4b 类（中危）	3 ~ 4.5	38.1
4c 类（高危）	4.5 ~ 6	62.7
5 类（极高危）	≥ 6	94.1

mTI-RADS 3 类、4a 类、4b 类、4c 类和 5 类甲状腺结节恶性率分别为 3.7%、19.3%、38.1%、62.7% 和 94.1%。与现有 TI-RADS 分类方法恶性率相当，证实为一个操作性强、诊断符合率高的风险分层系统，并填补了这一领域的空白。

五、临床意义

超声检查应用于甲状腺结节性疾病诊断及鉴别诊断在各种国际、国内甲状腺疾病相关诊治指南中已达成共识。但由于不同超声操作者的经验水平不同，疾病诊断的准确性受主观因素影响很大，临床工作中也存在超声报告描述多样化、不规范、报告结论不统一等问题，在这种背景下，积极推行结构化甲状腺数据报告即 TI-RADS 的优势与必要性毋庸置疑。

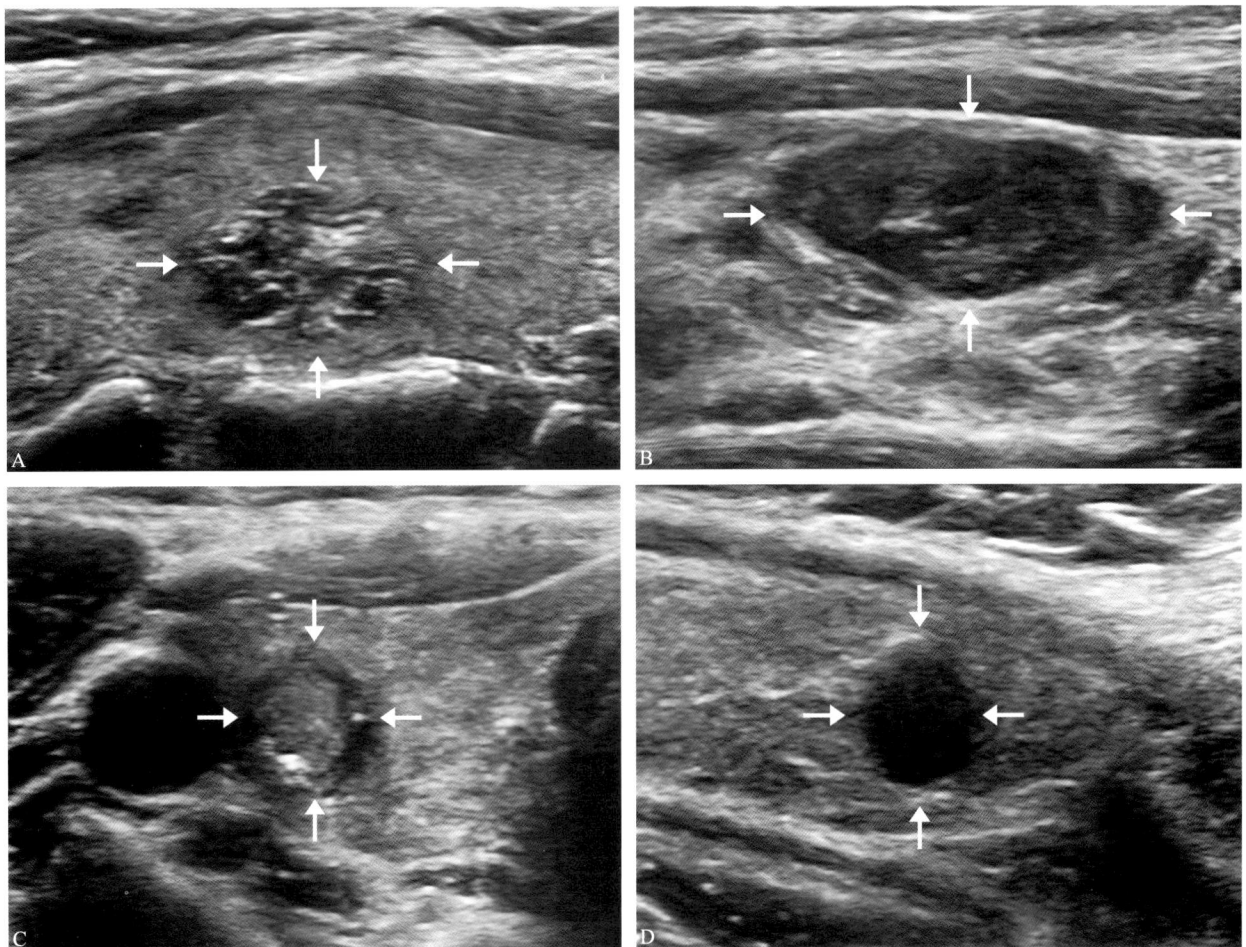

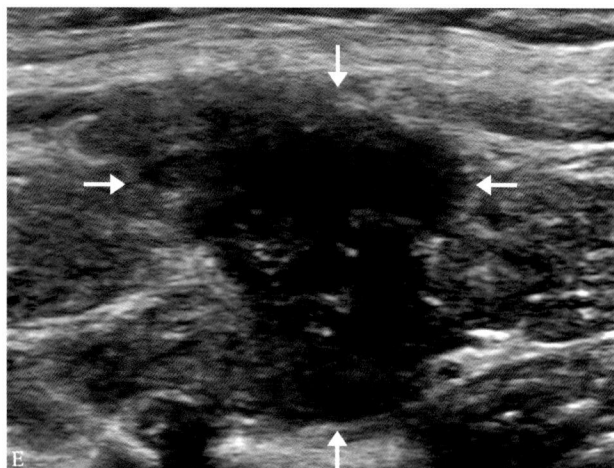

图 19-2-16 桥本甲状腺炎背景下甲状腺结节的良恶性预测风险模型（mTI-RADS）
A. mTI-RADS 3 类，极低危；B. mTI-RADS 4a 类，低危；C. mTI-RADS 4b 类，中危；D. mTI-RADS 4c 类，高危；E. mTI-RADS 5 类，极高危。

  基于甲状腺结节的超声特征，国内外不同的学术组织提出了各自不同的恶性风险分层方法，同时根据恶性风险分层与甲状腺结节大小，对甲状腺结节的 FNA 穿刺指征做了相应推荐。临床实践中，中国也多采用这些分类预测模型作为甲状腺结节诊断的辅助工具，以 ACR TI-RADS 和 Kwak-TIRADS 的应用更为广泛，但不同指南提出的甲状腺结节超声恶性风险分类系统在真实世界中的验证情况、临床实用性如何，能否让甲状腺结节患者最大程度获益，同时对于不同种族人群，特别是中国甲状腺结节人群，其表现如何，这些问题亟待深入研究。

  同济大学附属第十人民医院超声医学科王颖等比较了 4 种 TI-RADS 系统，包括 Horvath E（TI-RADS H）、Park（TI-RADS P）、Kwak（TI-RADS K）和 Russ（TI-RADS R），他们以外科手术切除后的病理为"金标准"，结果发现 TI-RADS H、TI-RADS K、TI-RADS R 的敏感性最高，而特异性、准确性和受试者操作特征（receiver operating characteristic，ROC）曲线下面积以 TI-RADS P 最高。作者建议，考虑到作为初筛方法，高度的敏感性是必需的，同时因 Kwak（TI-RADS K）的方法较简单，建议在实际工作中应用 Kwak（TI-RADS K）作为基本的结节分层方法。

  各种结节风险分层系统的共性均是敏感性高而特异性低，如能进一步提高特异性而维持敏感性不降低，将进一步改善 TI-RADS 的诊断效能。同济大学附属第十人民医院超声医学科毛锋等的研究发现，TI-RADS 与剪切波弹性成像联合应用可达到这一目的，提示各种甲状腺灰阶超声风险分层系统可与其他超声成像模态联合使用。

第二十章
甲状腺结节人工智能超声诊断

第一节 人工智能

人工智能（artificial intelligence，AI）是一门新兴的技术科学。这门科学研究开发出一系列能用于模拟、延伸和扩展人类智能的理论、方法、技术和应用系统（图 20-1-1），通过建立各种算法使计算机不断学习，最终解决需要人类智能参与的各类问题。随着 AI 算法的不断变革及发展，AI 技术与基因工程、纳米科学一同被誉为 21 世纪的三大尖端科学技术。近年来，AI 在众多领域都取得了较为突出的成果。尤其在医学领域中，AI 在疾病精准诊断和预后预测方面的作用受到广泛关注。

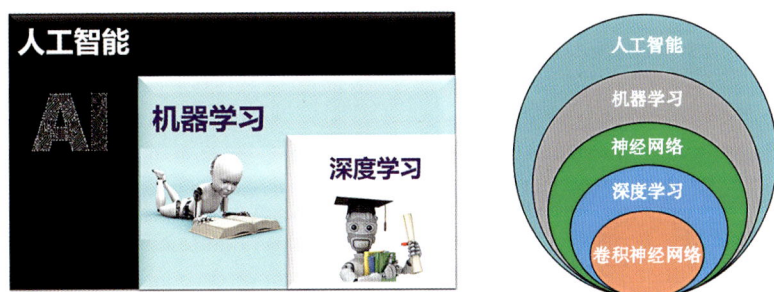

图 20-1-1 人工智能分类

机器学习是人工智能的一种途径或子集，它强调学习而不是计算机程序。而深度学习起源于人工神经网络研究，是一种实现机器学习的技术，它适合处理大数据。卷积神经网络模型是深度学习最有代表性的算法。

1. **机器学习**（machine learning，ML） 是 AI 的亚类，其目的在于建立无须明确编程即拥有学习能力的算法。ML 是研究和开发从数据中学习、识别图案并做出决策的系统。机器学习的算法包括监督学习、半监督学习及无监督学习，取决于数据是否完全标记、部分标记或未标记。其中监督学习是目前 AI 应用落地最成功的领域，通过输入手动标记的数据集，开发出最优模型，可对数据进行分类及输出预测结局。在大数据背景下，基于 ML 技术的 AI 被视为海量数据和数据解读者（医师）之间的桥梁。经典的机器学习模型包括支持向量机（support vector machine，SVM）、诺莫图（nomogram）、逻辑回归（logistics regression）、决策树（decision tree）、随机森林（random forest）和朴素贝叶斯（naive Bayes）等（图 20-1-2）。

支持向量机：是一类按监督学习方式对数据进行二元分类的广义线性分类器。

诺莫图：常用于肿瘤诊断及预后评估，将 Logistic 回归或 Cox 回归的结果进行可视化呈现。

逻辑回归：是一种广义的线性回归分析模型，常用于数据挖掘，疾病自动诊断，经济预测等领域。

决策树：是一个预测模型，代表的是对象属性与对象值之间的一种映射关系。

随机森林：是一个包含多个决策树的分类器，其输出的类别是由个别树输出的类别的众数而定。

朴素贝叶斯：是基于贝叶斯定理与特征条件独立假设的分类方法。

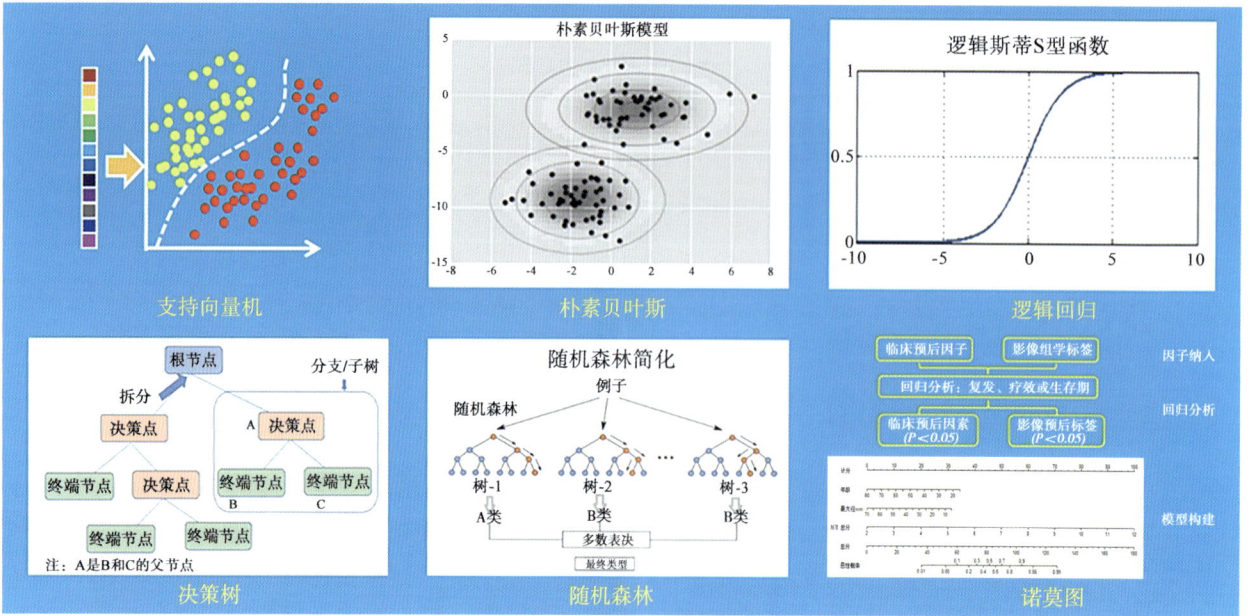

图 20-1-2 经典机器学习模型

机器学习模型是针对具体临床问题，建立定量影像特征与所研究临床研究问题标签之间的分类模型。

2．深度学习（deep learning，DL） 相比于经典的 ML，深度学习算法通过海量图像的训练不断学习和自我调整，可在无人为选择的介导下自主学习可视化数据的最佳特征。深度学习使得 ML 能够实现众多应用，并拓展了 AI 的领域范畴。

DL 是将原始数据提供给机器，由机器识别、层层传递（类似于人脑神经元传递和处理信息的模式），并自动输出结果。大多数 DL 算法基于人工神经网络（artificial neural network，ANN）实现（图 20-1-3），近年来在 ANN 理论基础上提出的卷积神经网络（convolutional neural network，CNN）算法（图 20-1-4）是 DL 领域的一个主要突破。

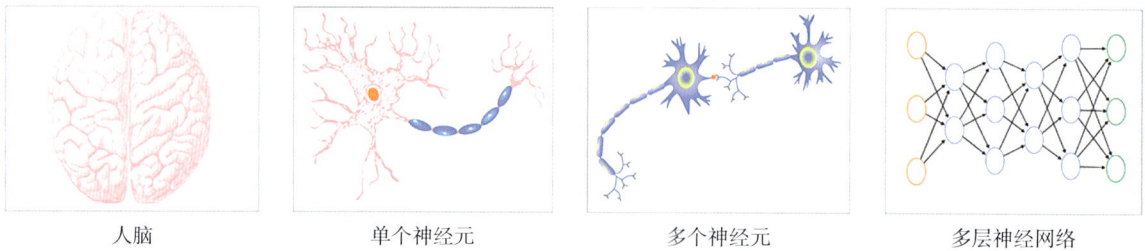

图 20-1-3 神经网络模型模拟人脑神经网络系统

人脑是由大量的神经元广泛地互相连接而形成的神经网络系统。它是一个高度复杂的非线性动力学习系统。神经元是以生物神经系统的神经细胞为基础的生物模型。而神经网络模型则是以神经元的数学模型为基础建立而成的。

DL 算法的实现过程被称为"黑匣子（black box）"，即其所识别提取的特征难以被解释和形象化，缺乏直观性和难以直接可视化，无法进行量化评估，医师无法知晓它推导出结论的过程。这种算法的非透明化也成为其在临床大规模应用的难点。

3．影像组学（radiomics） 是由荷兰科学家 Philippe Lambin 在 2012 年首次提出的一个全新概念，它是一种高通量的图像特征信息定量分析技术。影像组学高通量地从影像图像中提取大量的定量影像组学特征，利用统计学方法和 / 或机器学习手段，筛选出与目标终点最有关联的影像组学特征，以综合评估肿瘤的各种表型（phenotype），有望解决肿瘤异质性难以定量评估的难题。目前影像组学在肿瘤的诊

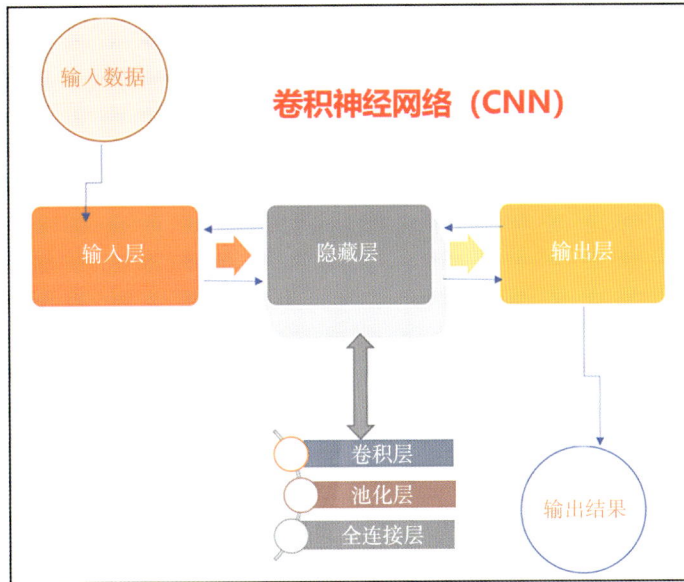

图 20-1-4 卷积神经网络模型（CNN）基本构架

CNN 是由输入层、隐藏层和输出层组成。输入层可以处理多维数据。隐含层常由卷积层、池化层和全连接层构成。卷积层内部包含多个卷积核，能实现对输入数据进行特征提取。然后输出的特征图将传递到池化层，进行特征的过滤和选择。输出层使用逻辑函数或归一化指数函数输出分类标签。

断、分期和治疗监测方面已显示出广阔的临床应用前景。

影像组学方法对医学图像进行分析的基本流程如下（图 20-1-5）。

（1）影像图像的获取：使用影像成像设备获得疾病的图像数据，再将图像数据传输到数据管理和处理工作站。

（2）肿瘤区域的分割：对图像中的感兴趣区（ROI）进行勾画。借助专业的图像处理软件，专业的影像医师手动完成对病灶轮廓边界的勾勒，以确定肿瘤的区域。为提高勾画的准确性，此过程应进行操作者内部及操作者间的可重复性评估。

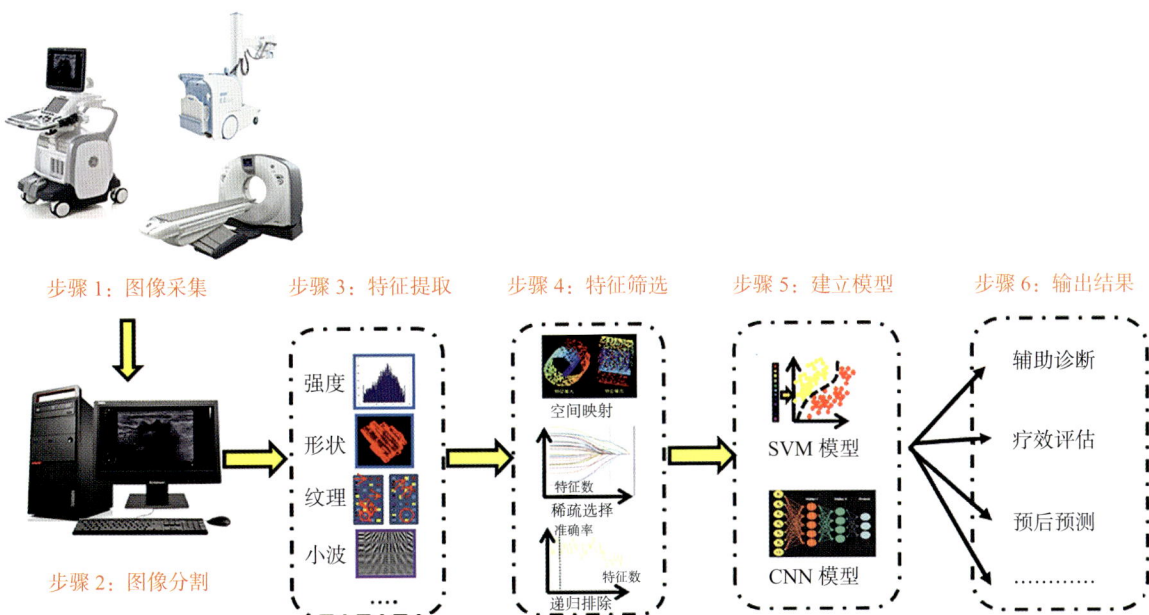

图 20-1-5 影像组学基本步骤

（3）影像组学特征的提取：不同的软件可提取的影像组学特征参数有多种。常见有梯度参数、图像直方图、共生矩阵派生参数、游程长度共生矩阵、小波变换和自回归模型等，从中可提取数百至数千项影像组学特征。

（4）影像组学特征的降维和筛选：使用特征降维选择方法对提取的大量影像组学特征进行数据处理，去除冗余特征。接着使用特征筛选方法，选择出与终点高关联的关键特征。

（5）临床诊断或预测模型的建立与验证：利用选择出关键特征参数，使用若干个 ML 算法，建立若干个临床诊断或预测模型，计算和比较这些模型的诊断效能，选择其中诊断效能最佳、稳定性最好的影像组学模型。

（6）输出人工智能计算结果：根据建立模型目的不同，输出影像组学模型计算结果，常见的结果有辅助人工诊断、治疗疗效评估、疾病预后预测等。

第二节　人工智能与甲状腺超声

大多数甲状腺结节在超声图像上表现出内部特征的异质性，因而对于超声医师而言，从甲状腺结节中鉴别出恶性结节是一个临床难点和挑战。近年来，随着人工智能（AI）技术的不断发展以及超声在甲状腺结节诊疗过程的优势愈发凸显，AI 在甲状腺超声中的应用引起了越来越广泛的关注。多项研究表明，超声影像组学在甲状腺结节的良恶性鉴别、减少不必要穿刺率、预测颈部淋巴结转移、预测基因突变等方面均有良好的应用价值。

一、人工智能在甲状腺结节自动检测与分割的应用

检出甲状腺结节是实现甲状腺 AI 应用的第一步。手动勾勒结节以确定目标病灶的轮廓，是常用的图像处理方法。然而手动勾勒的低效性使其不能有效满足海量数据对 AI 的需求，同时不同的操作医师对感兴趣区勾勒存在一定差异，会对 AI 的效能产生不同程度的影响。DL 模型可通过选择适当的计算机视觉任务即检测和分割，把图像归为特定的类别，自动标记出感兴趣区，最终对靶标实现像素级的轮廓勾画（图 20-2-1）。

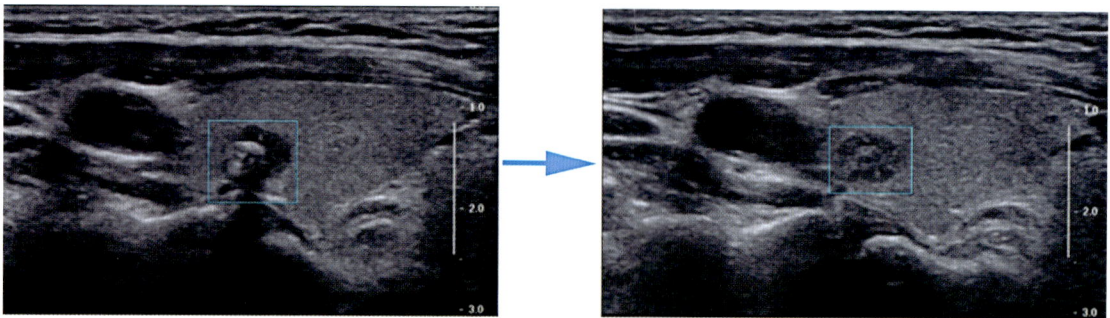

图 20-2-1　AI 软件用于甲状腺结节动态检出

AI 软件能嵌入超声检查流程中，实现甲状腺结节的动态跟踪检出（蓝框）。

Ma 等开发出一种串联深度 CNN 模型，能够自动检测和分割出超声图像中的甲状腺结节，结果显示受试者工作特性曲线下面积（AUC）为 98.51%。该方法具有很好的临床应用价值，可为超声医生提供客观的意见，减轻超声医生繁重的工作负担，避免因过度疲劳而导致漏诊。

二、AI 在甲状腺结节的良恶性鉴别和减少不必要穿刺中的应用

在超声图像上，良性和恶性甲状腺结节的特征存在着重叠。此外，甲状腺超声诊断很大程度上依赖于医师的经验，其评估标准多为主观性较强的定性指标。全世界每年都有数百万患者接受甲状腺活检。据估计，在 2015 年，仅在美国就有超过 60 万例的细针穿刺。偶发良性甲状腺结节的不必要穿刺增加了医疗系统的负担。

近期的一项回顾性、多中心大样本的临床研究发现，通过建立基于超声图像的深度 CNN 模型来诊断甲状腺癌，结果显示在 3 组验证集中，该深度 CNN 模型的敏感性与 6 位经验丰富的超声医师诊断结果相似（84.3% ~ 93.4% vs 89.0% ~ 96.9%），并且特异性得到提高（86.1% ~ 87.8% vs 57.1% ~ 68.6%）。Benjamin 等利用 AI 算法对甲状腺结节风险分层的 ACR TI-RADS 系统进行了优化修正。1 325 个甲状腺结节被用于 AI 算法的训练，对当前的 ACR TI-RADS 的 5 个特征重新赋值。结果显示 AI 辅助 ACR TI-RADS 可提高当前的 ACR TI-RADS 诊断甲状腺结节的特异性，同时维持其原有的敏感性不变，该方法更重要的是能简化当前的 ACR TI-RAD 特征评分过程。

Buda 等使用 1 278 个甲状腺结节超声图像开发了一种多任务深度 CNN 模型，能进行结节的定位、恶性风险分层和决策推荐。并在一个 99 个结节的测试集上，与不同经验的超声医师在诊断效能上相比较。结果显示该深度 CNN 算法诊断甲状腺结节良恶性的敏感性和特异性可与使用 ACR TI-RADS 的高年资超声专家相媲美（87% vs 87%；52% vs 51%），高于普通年资的超声医师（87% vs 83%；52% vs 48%）。同济大学附属第十人民医院超声医学科赵崇克等开发了两种基于 ML 方法的诊断模式（ML 辅助视觉方法和影像组学方法）用于预测甲状腺结节的良恶性。与超声影像组学方法和 ACR TI-RADS 相比，ML 辅助超声视觉方法具有最好的诊断性能和最低的不必要穿刺率。增加 SWE 后，与 ML 辅助超声视觉方法相比，ML 辅助双模态视觉方法在诊断性能和减少不必要穿刺率方面得到进一步提升。ML 方法在增强超声医师制订甲状腺结节的最佳临床管理方案的能力上，具有显著的潜力。

三、AI 对细胞学不确定甲状腺结节的恶性分层作用

甲状腺细胞病理学的 Bethesda 报告系统将甲状腺细针穿刺细胞学（FNA）结果分为 6 级，其中 Bethesda III 类（AUS/FLUS）和 IV 类（FN/SFN）为细胞学不确定结节，这些结节存在 14% ~ 25% 恶性风险的可能。以往对这类不确定结节可选择诊断性手术，但其中大部分是良性结节，患者将由此承担不必要手术可能带来的风险。

Yoon 等回顾性地纳入了 154 例患者中的 155 个细胞学不确定甲状腺结节，试图使用超声图像的影像组学评分预测 AUS/FLUS 和 FN/SFN 结节恶性风险。他们建立了两种预测模型：一种基于临床特征，另一种基于临床特征和影像组学评分。由影像组学评分联合临床特征的甲状腺癌预测模型的诊断效能显著高于单纯由临床特征组成的模型（AUC：0.839 vs 0.583）。因此，定量的影像组学特征有助于预测细胞学不确定甲状腺结节的恶性程度。

Daniels 等使用超声图像开发了一种机器学习模型，藉此来预测细胞学不确定甲状腺结节的基因突变情况。他们共对 121 例患者的 134 个 Bethesda III 类和 IV 类甲状腺结节的超声图像进行分析。这些结节都进行了 23 个基因的测序检查，91 例结节（67.9%）属于无 / 低危基因突变组，43 例结节（32.1%）属于高危基因突变组。ML 模型的敏感性为 45%、特异性为 97%、阳性预测值为 90%、阴性预测值为 74.4%、准确性为 77.4%。ML 模型可以从超声图像中高特异性地自动识别出基因高危突变的细胞学不确定甲状腺结节。

AI 在细胞学不确定甲状腺结节中的应用，将有效减少部分患者不必要的甲状腺手术切除。

四、商业化甲状腺超声计算机辅助诊断（computer aided diagnosis，CAD）系统

（一）安克侦

安克侦（AmCAD-UT Detection）是一套建立在 Windows 系统上，基于甲状腺超声图像特征进行辅助侦测的软件。安克侦已获得中国国家药品监督管理局（National Medical Products Administration，NMPA）和美国食品药品监督管理局（FDA）的批准应用于临床。

安克侦的工作流程是：将超声图像从超声设备或 PACS 系统中导入该软件中，软件将离线对超声图像进行处理，分析出结节的超声特征包括大小、回声、形状、边界、强回声灶和纵横比等；系统再根据几种甲状腺临床指南标准，对甲状腺结节进行分级评估。安克侦能呈现出甲状腺超声图像更清晰的可视化量化效果，可辅助超声医师对超声图像做出更准确的判读（图 20-2-2）。

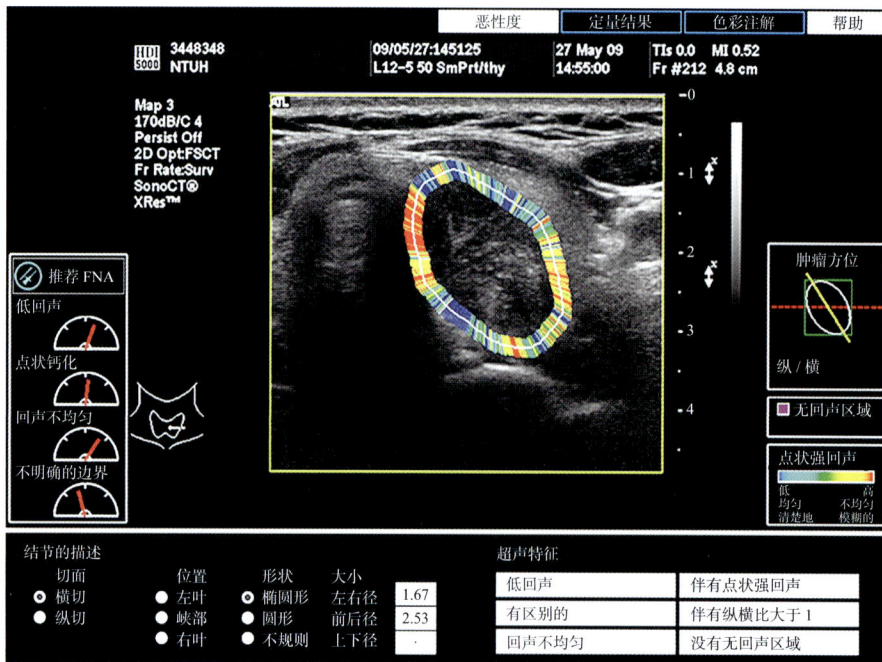

图 20-2-2　AmCAD-UT Detection 系统

安克侦诊断该结节具有低回声、边界清晰、回声不均匀、点状钙化、纵横比＞1 和没有无回声区等超声特征，诊断结果为：《2016AACE/ACE/AME 指南：甲状腺结节的诊断和管理》为高度危险（50%～90%）；《2017ACR 甲状腺图像报告和数据系统（TI-RADS）：ACR TI-RADS 委员会白皮书》为 TR5：高度可疑（10 分）；《2015ATA 成人甲状腺结节与分化型甲状腺癌指南》为高度可疑（＞70%～90%）；2014《英国甲状腺学会甲状腺癌管理指南》为恶性；2011 年 Kwark 等提出的甲状腺结节风险分层系统为 4C 类：中度可疑但不是典型的恶性（21%～91.9%）；2013《韩国甲状腺放射学会和韩国放射学会甲状腺结节的超声特征图像报告和描述系统》评分为 5 分（59.1%）；2016 年 Russ 等提出的甲状腺结节风险分层系统为 4B 类：高度恶性可能（69%）；2015 年 Seo 等提出的甲状腺结节风险分层系统为 4 类：可疑恶性（＞50%）。

孙鑫等分析了 205 个甲状腺结节的超声图像，并评估了安克侦的诊断效能。结果发现安克侦诊断甲状腺结节良恶性的敏感性与具有 5 年诊断经验的超声医师相似；并且在辅以安克侦后，4 名超声医师诊断甲状腺结节的敏感性及 AUC 值均有所提高。因此，在安克侦的辅助下可提高超声医师对甲状腺结节的诊断效能，尤其是对低年资超声医师帮助更大。

（二）甲状腺 S-Detect 系统

甲状腺 S-Detect 系统是已进入商业化阶段的甲状腺超声 CAD 应用平台。与安克侦不同，甲状腺 S-Detect 系统已嵌入到现有的超声成像仪器中，能在甲状腺实时超声检查过程中实现图像的处理和分析。

使用载有甲状腺 S-Detect 系统的超声诊断仪完成超声检查后，通常在结节的长轴断面上软件自动识别结节，勾画出结节轮廓，自动分析和报告结节的超声特征，包括内部成分（实性、囊性或囊实性）、形状（圆形、椭圆形或不规则形）、生长方向（横向或纵向）、边界（清晰、不清晰或毛刺状）、回声（低回声、等回声或高回声）、海绵状等。然后，该系统做出可能良性或可能恶性的二分类评估结果。

第一代甲状腺 S-Detect 系统（图 20-2-3）是基于 ML 中的 SVM 模型建立的，而第二代甲状腺 S-Detect 系统则是基于 DL 中的 CNN 原理建立的。另外，与第一代甲状腺 S-Detect 系统相比较，第二代甲状腺 S-Detect 系统可以识别出钙化，并将钙化划分为无钙化、微钙化、粗大钙化或边缘型钙化。

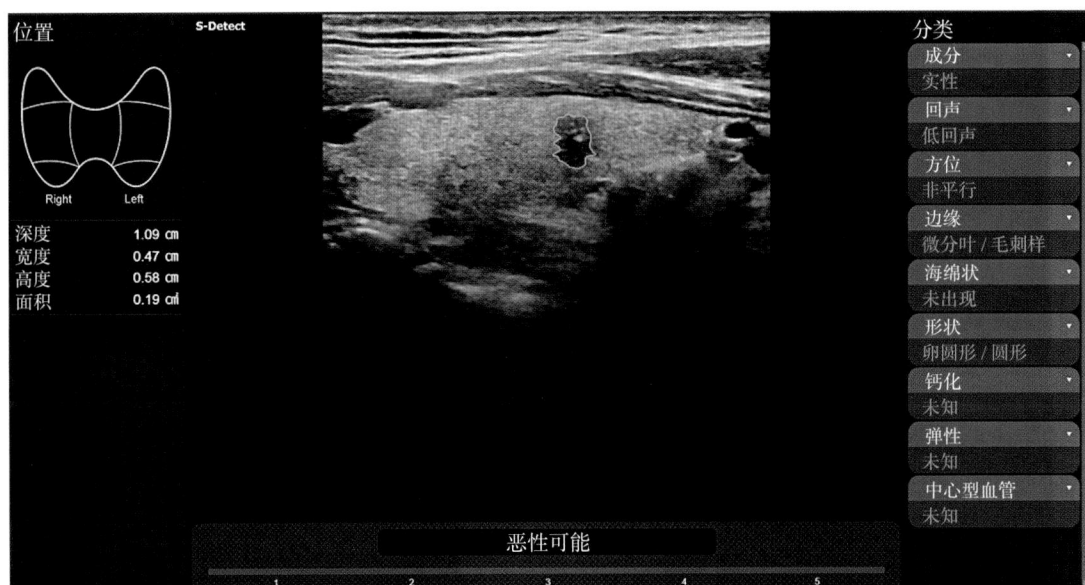

图 20-2-3　第一代甲状腺 S-Detect 系统

甲状腺 S-Detect 系统诊断该结节具有实性、低回声、纵向生长、微分叶 / 毛刺样边界、非海绵状和卵圆形 / 圆形等超声特征，诊断结论为可疑恶性。

Choi 等使用第一代甲状腺 S-Detect 系统对 89 例患者的 102 个甲状腺结节在结节特征分类和良恶性诊断方面的性能进行了评估。经验丰富的超声医生和 S-Detect 系统对超声特征的分类（成分、方位、回声和海绵状）基本一致（κ=0.659、0.740、0.733 和 0.658）。S-Detect 系统对甲状腺恶性结节的诊断敏感性与经验丰富的超声医生相当（90.7% vs 88.4%），但诊断特异性和准确性均低于经验丰富的超声科医生（特异性：74.6% vs 94.9%；AUC：0.83 vs 0.92）。

Kim 等使用两代甲状腺 S-Detect 系统分别对 106 例患者的 218 个甲状腺结节进行诊断。第一代 S-Detect 系统的敏感性为 80.2%、特异性为 82.6%、PPV 为 75.0%、NPV 为 86.3%、准确性为 81.7%；第二代 S-Detect 系统的敏感性为 81.4%、特异性为 68.2%、PPV 为 62.5%、NPV 为 84.9%、准确率为 73.4%。

目前的 S-Detect 系统对甲状腺癌诊断的特异性有限。此外，第二代甲状腺 S-Detect 系统识别微钙化的能力有限，这意味着必须由超声医生进行鉴别。

因此，甲状腺 S-Detect 系统在实际临床应用中，应在超声医师的配合下共同对甲状腺结节进行性质判别，从而提高该 CAD 系统的准确性。

五、AI 在甲状腺癌的淋巴结转移预测的应用

颈部淋巴结转移是甲状腺癌最常见的转移方式，也是术后复发的常见原因。因此对于甲状腺癌患者，明确其颈部淋巴结转移与否，对于患者的后续治疗、管理及预后均有很大意义。前期已有多个团队利用多种模态的超声检查技术对颈部淋巴结的转移情况进行了预测，人工智能在预测甲状腺癌颈部淋巴结转移中的作用近年来也得到了关注。

崔新伍等对 237 位甲状腺乳头状癌患者的超声图像进行影像组学分析，结果表明灰阶超声联合剪切波弹性影像组学诺莫图在训练集（AUC=0.851）和验证集（AUC=0.832）均有较好的预测颈部淋巴结转移的能力。

余锦华等开发了一项迁移学习（transfer learning）影像组学模型预测甲状腺乳头状癌患者淋巴结转移情况，该模型经交叉验证和独立测试后在主要队列的平均 AUC 为 0.90，在两个独立测试组的 AUC 为 0.93，表明该模型预测 PTC 患者淋巴结转移的诊断效能高于临床统计模型、传统影像组学模型和非迁移学习模型，可使 PTC 患者受益。

Lee 等开发了一套基于视觉几何学小组（visual geometry group，VGG）模型的计算机辅助诊断系统，用于识别和区分甲状腺癌患者的转移性淋巴结。经测试，该系统具有较高敏感性（79.5%），可作为筛选工具；但特异性（87.5%）较低，提示结果应由专业超声医师判读。

六、AI 在预测甲状腺癌基因突变中的应用

随着越来越高的精准化需求，基因分子诊断能更好地对甲状腺癌患者做出全面个体化的评估，同时可更好地指导甲状腺癌患者的风险分层及预后评估，优化患者的治疗、观察和随访方案。

Kwon 等开展了一项影像组学预测 PTC 患者 *BRAF* 基因突变的研究。结果发现 3 种影像组学模型在预测 PTC 患者 *BRAF* 基因突变的平均 AUC 为 0.651、准确性为 64.3%、敏感性为 66.8%、特异性为 61.8%。影像组学预测 PTC 患者 *BRAF* 基因突变的效能有限。

Yoon 等回顾性研究了 527 例诊断为 PTC 并做过 *BRAF*^{V600E} 基因检测的患者，其中 428 例（81.2%）PTC 为 *BRAF*^{V600E} 突变阳性，99 例（18.8%）PTC 为 *BRAF*^{V600E} 突变阴性。影像组学评分在总的 PTC 组和 PTC < 20mm 组的验证集诊断效能低于训练集：0.629 vs 0.718 和 0.567 vs 0.729。无论 PTC 大小，从超声图像提取的影像组学特征作为预测 PTC 是否存在 *BRAF*^{V600E} 突变的非侵入性生物标志物的价值有限。

以上两项研究提示，AI 预测 PTC 患者 *BRAF* 基因突变中的性能仍需进一步提升。AI 预测甲状腺癌其他相关分子标志物如 *TERT*、*RET* 和 *PAX8/PPARγ* 突变尚未见报道。

七、AI 在预测甲状腺癌患者预后中的作用

目前在甲状腺癌患者死亡和复发风险评估中，美国甲状腺协会制订的风险分层以及美国癌症联合委员会制订的 TNM 分期和 MACIS［转移（metastasis），年龄（age），切除完整性（complet-ness），局部侵犯（invasion），大小（size）］评分系统被广泛地应用，主要根据患者年龄、肿瘤情况及淋巴结状态等临床病理指标进行预后评估。在《2015ATA 成人甲状腺结节与分化型甲状腺癌指南》中提到，可依据甲状腺癌的 *BRAF* 或 *TERT* 基因状态，辅助指导临床医生进行危险评估，但这种方法未被常规推荐使用。以上评估体系需要完善的临床病理和基因等数据，此外人工评估的结果差异较大。

Park 等利用基于常规超声的影像组学特征来评估 PTC 患者的无病生存率（disease free survival，

DFS）。他们选取了 2004 年 1 月—2006 年 2 月接受手术治疗的 768 例 PTC 患者，中位随访期为 117.3 个月，当中 85 例（11.1%）患者存在复发性或持续性疾病。结果发现，影像评分与 DFS 具有显著相关（危险比：3.087），而且独立于临床病理危险因素。纳入影像评分的影像组学模型（C-index：0.777）在估计 DFS 方面的表现优于临床病理模型（C-index：0.721）。因此基于超声的影像组学特征有可能成为甲状腺乳头状癌患者复发风险分层的生物标志物。

AI 有可能实现甲状腺癌患者预后的精准化评估，然而相关研究报道还很有限，需要积累更多证据。

第三节　思考与展望

随着人工智能算法的不断深入发展，其在医学领域的应用潜能逐渐被挖掘，众多临床研究也证实了它的潜在实际应用价值。人工智能在甲状腺结节诊疗中的研究也在进一步推进，其发展也迎合了当代精准医学的潮流，促使甲状腺结节患者的管理工作更加准确化、个性化。

人工智能除了在甲状腺超声诊断方向具有广阔的发展前景以外，在细针穿刺细胞学诊断（FNA）、组织病理学诊断以及分子基因检测等方向均值得期待。当代甲状腺结节的管理和分层系统已经不仅仅依赖于影像学评估，细胞学和基因学检测使得甲状腺结节的临床管理更为科学合理化，三者互为补充，缺一不可，共同构成了甲状腺结节管理的基本框架。

虽然 FNA 在甲状腺结节诊断中有着举足轻重的地位，但仍存在特异性变化范围大、部分结节不能明确诊断等问题。人工智能有望在这些方面克服 FNA 的缺陷，并在细胞学和基因学层面取得更多的突破。人工智能与精准医学时代的甲状腺超声 - 细胞 - 基因组学体系的融合应用，将推动甲状腺结节的管理朝更加完善的方向前行。

人工智能与超声医师共同参与甲状腺结节管理过程中的判断与决策，同时结合各类临床、影像信息进行全面的评估，将更加有助于诊断效能的提高。

第二十一章
超声远程诊断系统和超声诊断机器人

第一节　超声远程诊断系统

一、概述

远程医疗（telemedicine）是指医护人员利用现代通信技术、电子技术和计算机技术，实现对各种医学信息的远程采集、传输、存储、处理和调阅等。该技术能跨越时空障碍，向更广泛的人群提供医疗保健、远程诊疗、远程教育等服务。狭义的远程医疗是指研究怎样利用多媒体计算机技术和通信技术进行医疗活动的一门学科。最早的远程医疗雏形可追溯至 1905 年，Eiathoven 等利用电话线进行心电图数据传输实验。从 20 世纪 80 年代开始，真正有实用价值的远程医疗系统才出现。该系统可应用电视系统传输医学图像，从而达到医疗图像共享。美国国家航空航天局（National Aeronautics and Space Administration，NASA）首先将远程超声技术运用于国际空间站，开展了肌肉骨骼超声、眼部创伤超声及创伤重点超声评估（focused assessment with sonography for trauma，FAST）等远程超声检查，超声也是国际宇宙空间站上唯一的医学成像手段。此后远程超声技术开始推广至民用，早期主要运用于妇产科和心内科，后来逐步推广到院前评估、偏远地区会诊等其他领域。

二、远程超声的优点

远程超声技术是指设置会诊端和远程端，将偏远地区或远程端疑难病例的图像通过网络传输技术传输到会诊端，会诊专家基于上传的图像提供诊断及决策分析的一种远程医疗技术。

远程超声技术可使偏远地区或医疗资源缺乏地区的患者在当地即可享受上级医院优质的医疗服务，亦可极大缓解基层超声医师短缺的困境，同时可为三甲医院医务人员以及国家分级诊疗制度的推行减轻负担。

当前，基于 4 代（generation，G）信号的传输通路面临着信号延迟较严重的问题，且带宽较窄而不能满足远程超声对相关技术的要求，如高品质的图像、低延迟的传输信号、长距离的信号传输等。随着 5G 传输技术出现，其更低的信号延迟（1ms）、更高的带宽（10GB/s）可以提供快速传输的高清画面，实时获取现场场景和极小的人类难以察觉的时延，这为 5G 实时远程超声提供了广阔的应用前景。

三、远程超声的分类

目前远程超声按照数据传输的模式主要分为两类：一种是异步模式（存储转发）；另外一种是同步模式（实时）。

1. **异步模式**　是指不需要会诊端医师在线等待，会诊端系统自动接收远程端医生发送的患者超声图像数据，会诊端医师可灵活安排时间进行会诊，然后将诊断意见再反馈给远程端医师。此模式的特点是：①会诊时间灵活，对会诊端医生的时间约束较少，技术门槛低，可实施性强；②除了离线发送过来的患者超声图像外，会诊端医生还可以结合其他临床影像学检查结果，给予最终的疾病诊断结果；③可以收集到完整的患者超声图像数据，建立一个多中心的大样本超声影像病例数据库，用于总结疾病的超声表现规律。但这种异步模式属于相对"静态"的远程超声模式，缺乏时效性，由于超声的检查结果很大程度上依赖医师的扫查手法，其准确性受远程端超声医师经验的影响较大，这使得异步模式下的远程超声会诊难以解决深层面的问题。

2．**同步模式**　随着信号传输技术的发展，远程端医生在进行超声检查时，会诊专家可以实时看到传输过来的动态超声图像，可以看到超声探头的扫查位置和患者的体位，能与远程端医生进行实时视频语音交流，指导现场端医生调整探头的扫查位置和调节超声仪器的参数，调整患者的体位。这种模式的特点是：实时传输、超声图像质量高、及时诊断、指导互动性强。但这种模式要求远程端医生和会诊端医生同时在线，这对会诊端医生的时间要求有约束性，缺乏灵活性。专家往往日常工作繁重且时间紧张，在实际的应用中比较难以实现同步。

一项研究测试了实时超声数据传输的可行性，结果表明借助于语音视频实时指导的同步远程超声，可以有效地克服偏远或不/欠发达地区缺乏经验丰富的超声医师的问题。但是，这种远程超声诊断系统需要良好的通信设施，以及昂贵而复杂的技术和先进的设备，这对不/欠发达国家和地区来说，可能不是一个有效的选择。近年来，在市面上出现了价格更低廉、功能更强大的通信技术系统，使得世界各国尤其不/欠发达国家广泛开展应用远程超声（图21-1-1）成为可能。

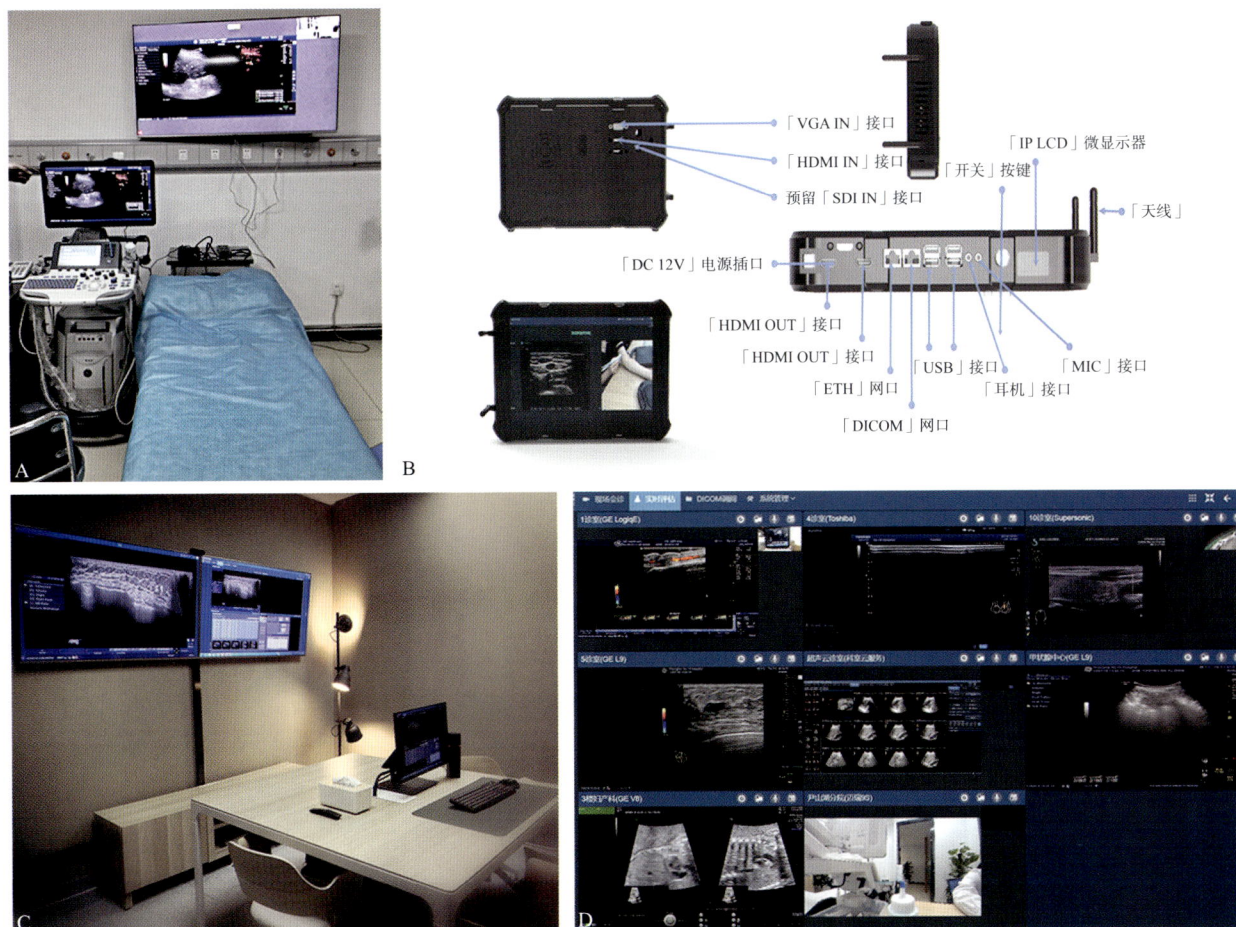

图 21-1-1　远程超声诊断系统

A. 现场患者端；B. 核心硬件 - 数据盒子，用于连接超声成像仪和云平台；C. 远程会诊专家端；D. 远程超声诊断系统界面。借助超声影像大数据存储、传输与共享方面的技术，构建一个基于原始 DICOM 数据的远程超声影像数据传输 + 音视频交互平台，能实现基于远程实时超声的会诊指导、质控教学、数据管理的医教研一体化信息服务模式。

四、远程超声在甲状腺结节的应用价值

远程超声诊断系统可以有效地帮助一些医疗资源不充分地区的甲状腺结节患者，尤其是缺乏有经验超声医生的地区。远程超声可以减少不必要的重复超声检查，避免甲状腺结节不必要的手术，大大减少患者的医疗花费和心理负担，节约医疗资源；此外还可以建立患者的甲状腺超声影像资料库，有助于对患者疾病的跟踪随访和全程管理。

第二节 超声诊断机器人

一、概述

近几十年来，机器人技术开始应用于医疗和康复领域，并逐渐普及到一般医疗机构。在医疗机器人领域中，除了手术和康复机器人之外，科学家们也正在积极研究诊断辅助机器人，其中一个重要分支是超声诊断机器人系统。机器人能代替医生的手臂，让机器人在指定的位置以适当的姿态和适宜的力度持握超声探头完成脏器的超声扫查工作。

使用机器人技术辅助超声诊断的研究在不断推进，应用较多的有针对颈部、腹部和关节等部位的超声诊断机器人。在传统的超声诊断中，操作者需要具备熟练的操作技巧才能很好地使用超声探头进行扫查。检查医生在扫查时手臂需要悬在空中，同时还需要以适当的力度保持超声探头的位置，这会给检查医生带来很大体力消耗。

超声诊断机器人一般包括两部分：主侧（控制端）机器人和从动侧（受控端）机器人。当使用超声诊断机器人时，检查医生只需要通过操作主侧机器人的操纵杆等简单操作就可以进行超声扫查，这将大幅度降低医生的劳动强度。从动侧机器人则可以按照指令控制超声探头在患者身上的位置、姿势和按压力度，具体执行检查过程。

目前的主侧和从动侧机器人多采用阻抗控制，有效地减少了通信延迟带来的影响，并能较好地维持超声探头与患者之间的接触状态。从动侧的姿态控制系统中，采用样条轨迹控制计划（control plan，CP）控制方法，使机器人动作执行更加平稳。

机器人诊断任务分为三部分：①远离患者位置处的探头移动任务；②患者附近位置处的探头精确操作任务；③探头与患者接触时的精确操作任务。系统具有根据每个诊断任务动态切换控制系统（更改阻抗参数）的功能。

在超声诊断中，医生通过更改超声探头的位置和角度来定位感兴趣区。在从动侧，机器人的机械臂有3个自由度实现位置变换、3个自由度实现姿态变换（共3个自由度，各自由度之间独立运作），同时通过将3个姿态轴的旋转中心相交在1个点上来确保安全性，以达到探头在空间范围的全方位覆盖。从动侧机器人的末端一般安装了力传感器，以测量超声探头和患处之间的接触力。超声探头通过使用电机来控制推动方向的推动力，并且设定了误碰撞安全机制，当推动力超过设定数值时，从动侧执行单元会自动后退避障。

医生操作的主侧是一个包括位置的3个自由度和姿态的3个自由度的机械手或者模拟探头，与从动侧机器人一样，3个姿态轴的旋转中心相交于1个点，并且在关节处安装了三维力传感器。

主从位置控制系统，采用基于主从力差值的速度控制方法。在主侧和从动侧机器人处均设有阻抗控制器，可以增强主侧、从动侧机器人的自主性，同时主侧和从动侧可在本地执行保存诊断图像的操作。此外，超声诊断辅助机器人具有远程通信功能，可以将图像和声音在检查者和患者两个不同的地点间双向传递。机器人一般会构建3个通信系统，即控制通信系统、视频通信系统和语音通信系统。

利用超声图像信息跟踪目标器官也是很重要的功能，根据不同的器官已经提出了几种实现方法。例如，在对颈动脉进行超声诊断时，将超声探头放置在患者颈动脉附近后，机器人会引导探头自动找到颈动脉并进行探测，直到清晰地分辨出内膜组织。一些结石的声阻抗高于周围身体组织的声阻抗，肾结石在超声图像上具有很高的亮度，于是有学者提出使用亮度直方图来表示肾结石的方法，此外还可以利用结石后面是否有声影来辨别结石。

一些公司和学者在研究和开发全自动超声扫查机器人系统，整个超声扫查过程都可以利用机器人来完成，医生只需在远端通过操纵手柄发送指令即可。当患者呼吸和心跳使得某些部位的病灶发生位移时，机器人系统可以实时监视和同步跟踪病灶的移动，以实现精确地超声波跟踪病灶。此外，将超声诊断和治疗相结合的机器人系统也是当前研究的热点。

二、商品化的超声机器人系统

（一）华大远程超声机器人系统

远程超声机器人 MGIUS-R3（图 21-2-1）由华大智造自主研发，是全球首款医生直接远程操控超声探头，即可对患者实施远程诊断的超声设备。通过集成机器人、实时远程控制及超声成像等技术，突破了传统超声诊疗方式的局限，克服了时空障碍，有助于改善医疗资源分布不均衡的现状。目前该系统已获得国家药品监督管理局（NMPA）三类医疗器械认证及欧盟欧洲符合性（Conformite Europeenne，CE）认证。

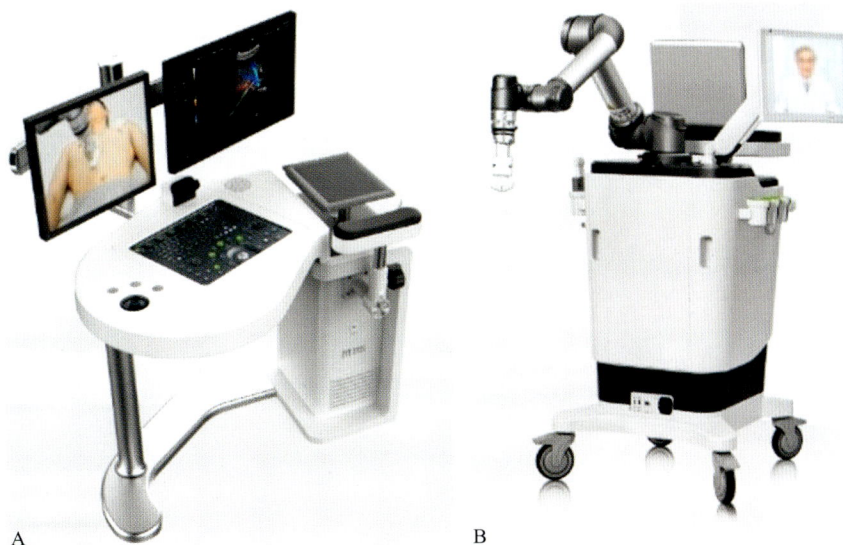

图 21-2-1　远程超声机器人 MGIUS-R3 系统

远程超声机器人 MGIUS-R3 系统是由（A）医生端平台和（B）患者端平台两部分组成（此图由华大智造云影医疗科技有限公司提供）。

MGIUS-R3 是一款 6 个自由度的远程超声机器人系统，能够实现实时远程超声操作和诊断，由医生全程在远程完成操作。MGIUS-R3 支持 4G、5G、固网等多种通讯方式，在常规情况下，20M 以上专线网络，或者 100M 以上常规宽带都可以满足该系统的正常运行使用。

国内多家医院为华大智造的研发团队提供了临床使用反馈，协助产品不断进行改进和优化迭代，已得到了临床医疗专家的认可。同济大学附属第十人民医院开展了一项前瞻性研究，对甲状腺远程超声机器人进行双盲测试，位于上海市静安区的同济大学附属第十人民医院超声医生，使用 MGIUS-R3 系统对位于崇明岛的患者进行甲状腺超声检查，结果显示诊断准确率达到 90% 以上（图 21-2-2）。

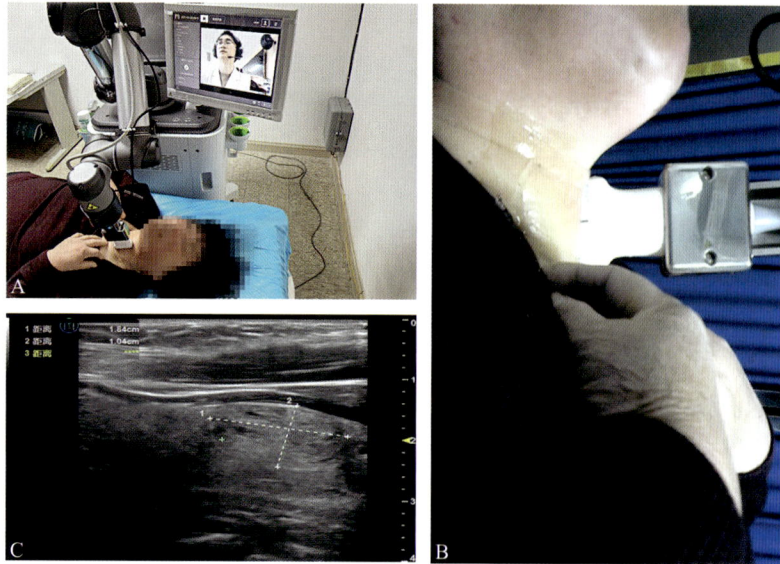

图 21-2-2　使用远程超声机器人 MGIUS-R3 系统进行甲状腺超声检查

A. 位于崇明岛的患者可以与位于上海市静安区的远程超声医生进行实时视频语音交流；B. 借助于主机的侧摄像头，远程超声医生可以观察患者颈部和探头的位置；C. 远程超声医生能实时调整超声系统的参数，获取到满意的目标甲状腺结节超声图像。

（二）Melody 远程超声机器人系统

Melody 超声机器人系统（图 21-2-3）已获得美国食品药品监督管理局（FDA）许可，持有欧洲 CE 的认证标志，并获加拿大卫生部批准使用。相较于 MGIUS-R3，该远程机器人系统提供的是半自动 3 个自由度的远程操作，使用时在患者端需要由一名现场助手进行引导机械臂，以辅助完成整个超声扫查动作。

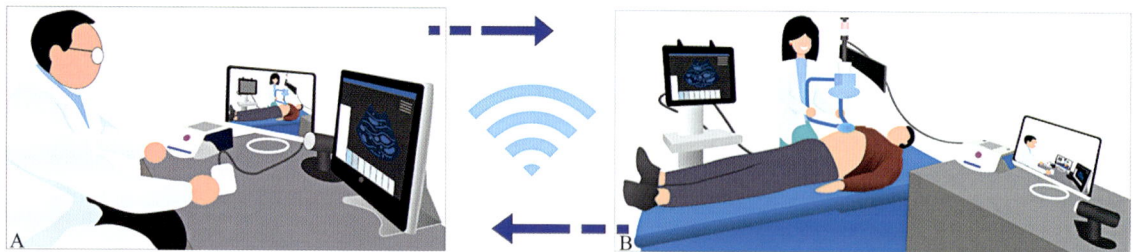

图 21-2-3　Melody 远程超声机器人系统

Melody 远程超声机器人系统是由（A）医生端平台和（B）患者端平台两部分组成。

Melody 超声机器人系统沿用了原本用于在轨的超声技术，后者用于支持航天员生命医学试验。该项技术研发得到欧洲航天局（European Space Agency，ESA）和法国国家空间研究中心（Centre National d'Études Spatiales，CNES）的资助。ESA 在远程医疗研究领域持续资助了 20 余年，从远程超声概念的初期研究阶段到实际验证阶段，不断给予支持和帮助。

目前，Melody 超声机器人系统已投入到临床中使用。在欧洲和加拿大的偏远地区医院、护理中心和监狱里，医疗工作人员利用这套系统检查心脏、腹部、骨盆和尿道。

在传统的超声检查中，医生需要与患者进行近距离的接触，而 Melody 超声机器人系统的使用，有效地减少了隔离区患者与外界接触的需要，避免了患者和医生之间的交叉感染；还能动员正在接受隔离和来自其他区域的医学专家加入抗击疫情的队伍中。利用该机器人系统获得的胸部超声图像能部分替代胸部 CT 的影像。

该机器人系统的具体使用过程如下：患者前往当地的健康中心，医护人员（即使是未经超声检查培训）操作机械臂对患者进行检查；随后，远在千里之外经验丰富的放射科医生、心脏病医生或妇产科医生，则可以操纵虚拟探头移动机械臂。医生终端的屏幕上实时显示超声影像，医疗专家能远程调节超声成像仪的设置，获取最佳的超声图像。检查过程中，远程医生能利用视频会议系统，与患者进行面对面的实时通话交流。

（三）5G 超声机器人系统

2019 年，5G 技术首次应用到医疗超声领域，德国西门子公司开发出 5G 超声机器人系统（图 21-2-4），目前该机器人系统正处于产品定型阶段，未取得医疗器械注册证书。该超声解决方案包括基于 5G 的远程诊断助手，以及正在研发中的协作机器人远程操作技术，通过高清视频传输，可使先进的医学影像系统更广泛地服务于基层医疗需求。

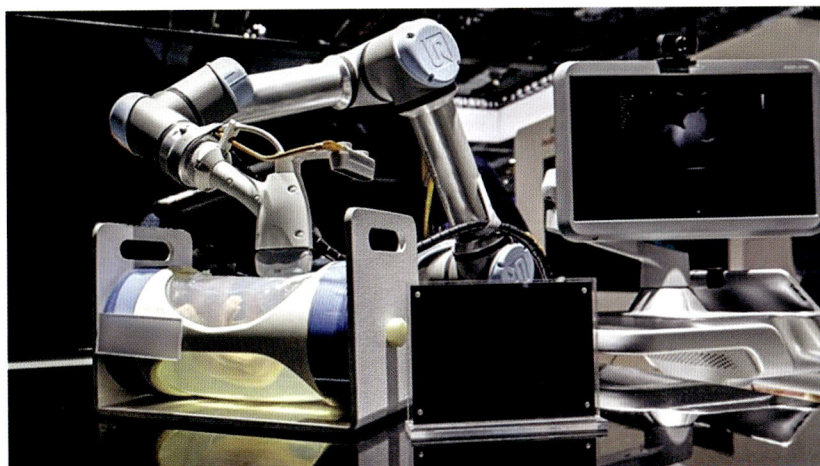

图 21-2-4　西门子 5G 超声机器人系统

该超声机器人系统采用的是协作型机械臂末端布置探头，之后再扫查检查区域的方案。现在的医疗场景里，大多数是基于协作式机器人开发的，包括机器人辅助手术、机器人辅助检查等。

三、总结

机器人技术与超声医学相结合是有意义的前沿探索领域。超声机器人充分利用医学图像信息，确认病灶三维位置，然后利用图像导航技术引导机器人精准定位，最后通过机器人来执行超声扫查操作。超声机器人在使用中需要综合机器人自身的性能和医生的操作技术来决定使用效果。因此正确地了解和使用机器人非常重要，应用前的训练也是必不可少的。

我国超声医生资源不足，且超声专业人才的培养周期长、难度大，这些导致基层的超声医师严重匮乏。利用远程超声机器人系统，医生可通过操作远在千里之外的机械臂，对患者进行实时超声扫查并给出诊断意见，实现了优质医疗资源的下沉与远程医疗的真正落地。另外，在某些放射暴露及传染性疾病等特殊环境下，使用远程超声机器人对患者（如传染性和危害性极强的呼吸道疾病）进行病情监测，能够保护医护人员，减少辐射和感染的概率。

使用机器人辅助超声诊断来减轻超声医生的负担并实现远程诊疗，必将是未来超声医学的一个重要发展方向。

第二十二章
超声在甲状腺结节管理中的作用

甲状腺结节是一个涉及广泛人群（发病率30%~67%）的重大公共健康问题。如何对其进行有效、经济而个性化的管理是一个重大而复杂的临床挑战。为了应对上述挑战，全球多个国家的专业机构出台了多部指南和规范。总体而言，各指南中，甲状腺结节的管理一般实施于三个关键时间节点，分别是甲状腺结节初次检出后、甲状腺结节活检后、甲状腺结节手术后。管理策略主要基于结节的超声影像特征、细针活检细胞学诊断以及基因组学三方面信息制订。而在具体实施管理策略时，还需要考虑甲状腺功能、临床症状，兼顾患者意愿综合进行。

需要指出的是，虽然管理的总体原则大体一致，但各指南之间在实施的具体细节方面并不完全相同，甚至存在相互矛盾的情况。为了临床工作的可操作性，本章节基于《2015ATA 成人甲状腺结节与分化型甲状腺癌指南》，融合 ACR 等的各大指南或专家共识中公认度高、证据级别强、推荐优先级高的建议，结合自身实践，提出围绕以超声 - 细胞 - 基因组学为主轴的甲状腺结节管理策略。

第一节　超声初次检出甲状腺结节的综合管理

首先，各大指南对于甲状腺结节的筛查均未给出获益的观点。相反，许多研究已经明确提出面向人群的甲状腺结节的筛查并无必要。而临床诊疗过程中，许多患者因为颈部不适、触及肿物、外观改变、心情焦虑等原因而进行甲状腺超声检查，是甲状腺结节在超声上初次检出的主要原因。在此阶段，超声影像技术是最主要的评估和决策制订手段，主要回答以下问题：①是否存在甲状腺结节？②位于甲状腺内还是甲状腺外？③有多少结节？④结节有多大？⑤是否需要活检？⑥有无可疑的淋巴结？

该阶段超声管理的核心任务是：判断甲状腺结节是否需要进行细针穿刺。在给出活检建议时应基于甲状腺结节的风险分层，主要依据结节的超声特征及大小。

目前已有 ACR、ATA、韩国 Kwak 及 KTA/KSThR 等发布的多个甲状腺结节超声影像报告及风险分层系统（表 22-1-1，表 22-1-2）。以上系统均以客观、准确、标准超声评估甲状腺结节为目标，在对结节良恶性评估、FNA 推荐及肿瘤复发转移等预测方面都有较好的应用价值，但各自具体的实施策略略有不同。

表 22-1-1　ACR 版本的甲状腺结节风险分层

分类	总分	推荐意见
TR1（良性）	0	不考虑 FNA 不用随访
TR2（不怀疑恶性）	2	不考虑 FNA 不用随访
TR3（低度怀疑恶性）	3	≥ 25mm 建议 FNA ≥ 15mm 随访

分类	总分	推荐意见
TR4（中度怀疑恶性）	4~6	≥15mm 建议 FNA ≥10mm 随访
TR5（高度怀疑恶性）	≥7	≥10mm 建议 FNA ≥5mm 随访

表 22-1-2　ATA 指南、Kwak TI-RADS 和 KTA/KSThR 指南的甲状腺结节风险分层

分类	描述	推荐
ATA 指南	可疑超声征象：①不规则边缘；②微钙化；③纵横比≥1；④环形钙化伴局部软组织突破；⑤向甲状腺外延伸（ETE）	
高度可疑	实性低回声结节或伴实性低回声的囊实性结节，同时伴有所有可疑超声征象	≥10mm FNA
中度可疑	边界清晰的实性低回声结节，不伴微钙化、纵横比≥1 及 ETE	≥10mm FNA
低度可疑	边界清晰的等回声或高回声实性结节，或含有偏心性实性成分的囊实性结节，不伴微钙化、纵横比≥1、ETE	≥15mm FNA
极低度可疑	海绵状或含不偏心实性成分的部分囊性结节，不伴有任何可疑超声征象	随访或≥20mm 考虑 FNA
良性	纯囊性结节（无实性成分）	不进行 FNA
Kwak TI-RADS	可疑超声征象：①实性成分；②低回声或极低回声；③分叶状或不规则边界；④微钙化；⑤纵横比≥1	
5	5 个可疑超声征象	≥10mm FNA
4c	3~4 个可疑超声征象	≥10mm FNA
4b	2 个可疑超声征象	≥10mm FNA
4a	1 个可疑超声征象	≥10mm FNA
3	结节无任何可疑超声征象	随访
2	良性结节（单纯囊肿、海绵状结节、孤立性大钙化、典型亚急性甲状腺炎）	随访
KTA/KSThR 指南	可疑超声征象：①微钙化；②纵横比≥1；③针状/微分叶状边缘	
高度怀疑	实性低回声结节伴至少 1 个可疑超声征象	≥10mm FNA
中度怀疑	①实性低回声结节不伴任何可疑超声征象 ②部分囊性/等回声结节伴任何可疑超声征象	≥10mm FNA
低度怀疑	部分囊性/等回声结节，不伴可疑超声征象	≥15mm FNA
良性	海绵状结节、伴彗星尾征的部分囊性结节、单纯囊性结节	≥20mm FNA

对于多发结节，其管理基于单个结节的超声特征展开，具体如下：①多个 >1cm 的结节具有独立的可疑特征，可能需要分别进行 FNA；②多发结节需要进行 FNA 时，应根据结节超声特征和大小进行优先级的排序，以选择优先进行 FNA 的结节；③如果所有结节都没有可疑的超声征象，可以对最大径≥2cm 的结节进行 FNA 检查，或者按良性结节的标准进行随访（见本章第二节相关内容）。

第二节 甲状腺结节细针穿刺活检后的管理

在此环节，甲状腺结节的管理重点参考 FNA 后获得的细胞学诊断报告系统。而细胞学诊断的确立主要依据美国国家癌症研究所 2007 年制订的 Bethesda 系统（TBSRTC），该系统对甲状腺结节进行了如下分类。

Ⅰ：无法诊断（恶性风险 2% ~ 4%）。

Ⅱ：良性病变（恶性风险 1% ~ 3.2%）。

Ⅲ：意义不明的细胞非典型性病变，或意义不明的滤泡性病变（恶性风险 5% ~ 15%）。

Ⅳ：滤泡性肿瘤或可疑滤泡性肿瘤（恶性风险 15% ~ 30%）。

Ⅴ：可疑恶性肿瘤（恶性风险 60% ~ 75%）。

Ⅵ：恶性肿瘤（恶性风险 97% ~ 99%）。

其中，Ⅲ、Ⅳ 和 Ⅴ 类细胞学诊断被认为属于不确定细胞学结果，诊断性手术 / 重复穿刺 / 随访都是可以采用的应对策略。近年来，基因检测技术逐渐融合到甲状腺的结节管理中，为不确定细胞学结果的甲状腺结节补充了关键诊断信息。ATA 指南指出，细胞学不确定结节联合基因检测有助于对其实施更为精准的穿刺后管理。需要指出的是，除了细胞学的 Bethesda 分类和基因检测结果，结节的超声影像表现，患者的临床症状，乃至患者个人的意愿，也对甲状腺结节穿刺后的管理决策产生重要影响。因此在此环节，遵循超声（超声影像组学）- 细胞（Bethesda 分类）- 基因（基因组学）的规范化综合管理策略显得尤为重要（表 22-2-1）。

表 22-2-1 FNA 后，基于超声 - 细胞 - 基因的甲状腺结节临床管理策略

Bethesda 分类	推荐意见及临床管理策略	备注
Ⅰ 类	（1）实性结节应在 3 个月或更短的时间间隔内行第 2 次 FNA （2）第 2 次 FNA 仍然无法诊断的结节：具备恶性超声特征，或体积增大（在 2 个径线上增加 20%，或体积增加 50%），或具备临床高危因素的实性结节，可以手术；若不具备上述情况，则可以选择随访 （3）粗针穿刺可选用，但可能存在敏感性降低的情况 （4）分子检测可选用，但不适用细胞量较少的情况	（1）60% ~ 80% 的该类结节通过 2 次穿刺可获得 Ⅰ 类以外的细胞学结果 （2）建议在穿刺现场同时完成细胞学诊断 （3）该类结节最终病理结果是恶性的比例很低（2% ~ 4%）
Ⅱ 类	短期管理策略： 无须医学干预，包括手术、分子检测或重复 FNA 长期管理策略： （1）具有高度可疑超声特征的结节，12 个月内需要复查超声或重复 FNA （2）具有低度到中等可疑超声特征的结节，12 ~ 24 个月内需要复查超声检查。如果存在生长趋势（体积增大 50%，或 2 个径线增加 20%），或出现新的异常超声特征，需再次进行 FNA （3）具有极低度可疑超声特征的结节，复查间隔应大于 24 个月 （4）重复 FNA 仍为良性结果，可不再继续进行主动的超声随访	（1）Bethesda 2 类，但 ≥ 4cm 的结节的恶性风险仍然存在争议 （2）无症状结节无须进一步的临床干预。有症状的结节，可考虑外科手术、酒精消融或热消融治疗
Ⅲ 类	（1）可进行重复 FNA 或增加分子检测（图 22-2-1，图 22-2-2），据此决定是否采取主动监测或诊断性手术 （2）如上述策略无法实施（如患者拒绝、不具备分子检测能力）或仍不能获得确定的结果，则可根据临床危险因素、超声特征和患者偏好，选择主动监测或诊断性手术	不推荐常规进行 [18]FDG-PET 成像
Ⅳ 类	（1）在考虑临床和超声特征后，分子检测可用于补充恶性肿瘤风险评估数据，而不是直接进行手术 （2）如果无法实施分子检测，可以考虑直接手术切除	两种策略均应考虑患者的知情偏好和可行性

Bethesda 分类	推荐意见及临床管理策略	备注
Ⅴ类	（1）大多数情况下，建议手术 （2）通过分子检测精细化管理该类结节，通过预测恶性结节的侵袭性，制订手术的具体方案，甚至改为主动监测（图22-2-3）	不推荐常规使用 ^{18}FDG-PET 成像
Ⅵ类	（1）推荐外科切除手术 （2）手术前全面评估转移风险 （3）少数情况下可以选择主动监测	主动监测的情况见于： （1）极低危结节（无侵犯证据的微小癌） （2）高手术风险 （3）预期寿命短 （4）存在需优先处理的其他疾病 （5）分子检测可以辅助预测侵袭性，辅助手术方案的决策

此外，基于笔者的经验，印记基因检测在细胞学结果为Ⅳ类和Ⅲ类的甲状腺结节具有较高的诊断准确性，有望改变相关的管理策略。

Bethesda Ⅲ、Ⅳ、Ⅴ类结节也被称为细胞学结果不确定结节，在没有基因检测条件的情况下，也可采用以下策略。

1. 同济大学附属第十人民医院超声医学科贺亚萍等发现，对细胞学结果不确定结节，结合超声图像上的特征可以提高诊断性能。其研究发现，极低回声、纵横比＞1、缺乏声晕是不确定结节可能为恶性的高危因素，据此建立了一个专门针对不确定结节的风险分层评分方法，发现与传统的 Kwak TI-RADS 方法比较，受试者工作特性曲线下面积（0.731 vs 0.569）、特异性（48.5% vs 14.1%）、准确性

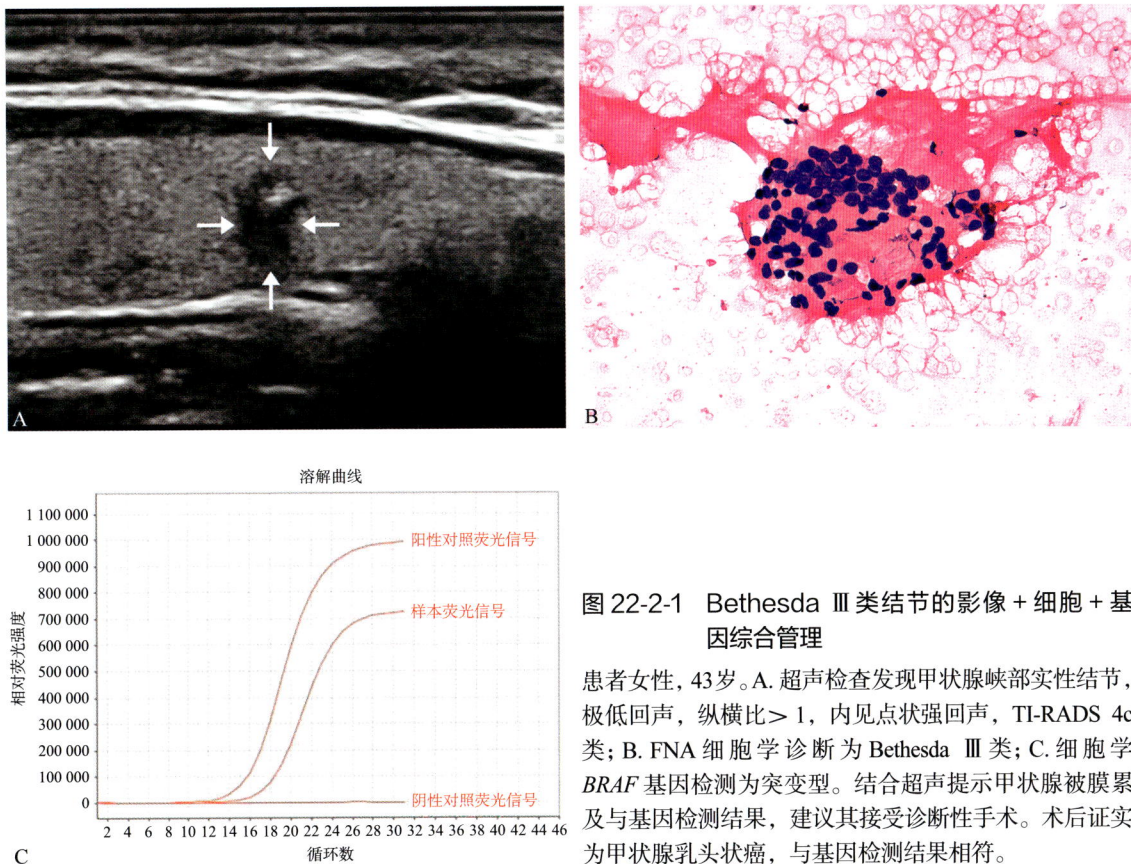

图 22-2-1　Bethesda Ⅲ类结节的影像＋细胞＋基因综合管理

患者女性，43岁。A.超声检查发现甲状腺峡部实性结节，极低回声，纵横比＞1，内见点状强回声，TI-RADS 4c类；B. FNA 细胞学诊断为 Bethesda Ⅲ 类；C.细胞学 *BRAF* 基因检测为突变型。结合超声提示甲状腺被膜累及与基因检测结果，建议其接受诊断性手术。术后证实为甲状腺乳头状癌，与基因检测结果相符。

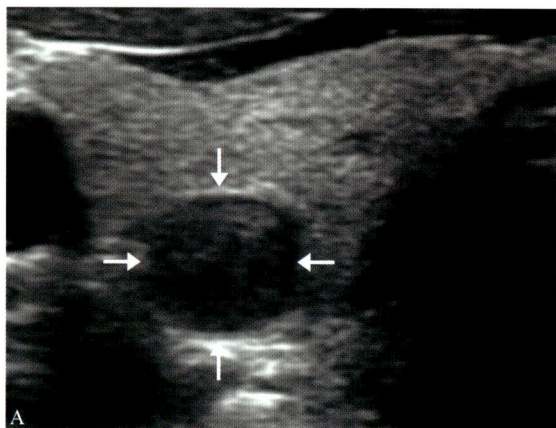

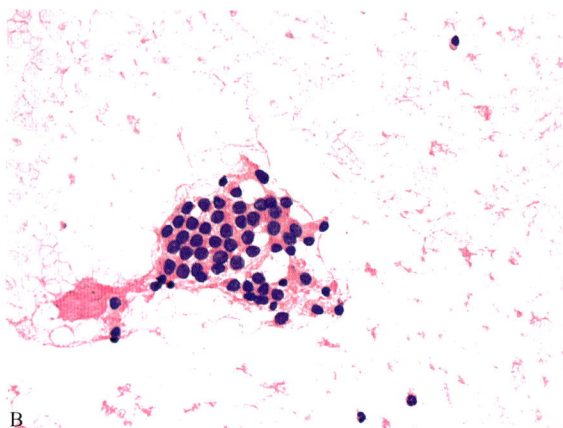

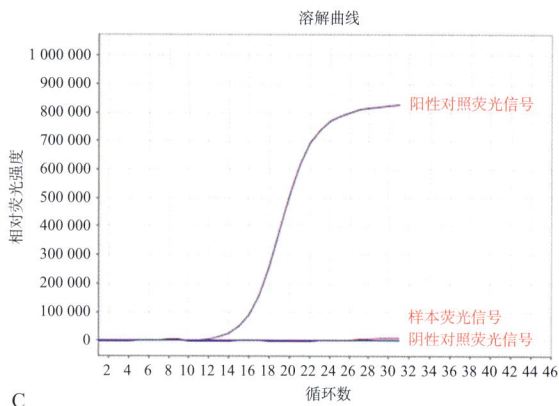

图 22-2-2 Bethesda Ⅲ 类结节的影像＋细胞＋基因综合管理

患者男性，55 岁。A. 超声检查发现甲状腺右侧实性结节，纵横比＜1，低回声，形态椭圆形，边界清，TI-RADS 4a 类；B. FNA 细胞学诊断为 Bethesda Ⅲ 类；C. 细胞学 *BRAF* 基因检测为野生型。结合超声结节的表现及未发现腺体外累及的证据、基因检测结果为野生型，故建议其随访。患者随访 6 个月，因焦虑坚持手术治疗。术后证实为腺瘤性甲状腺肿，与基因检测结果相符。

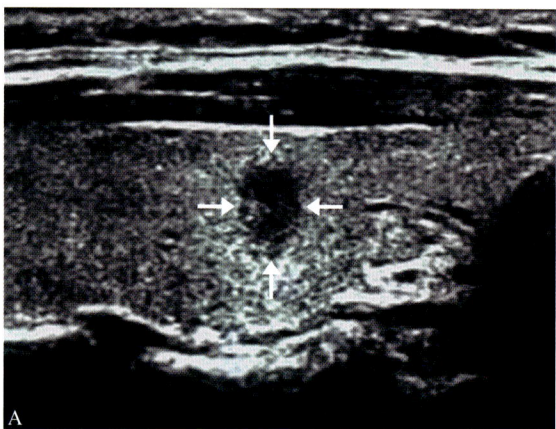

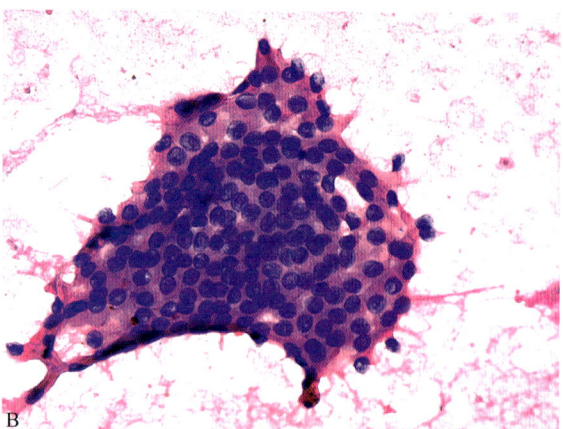

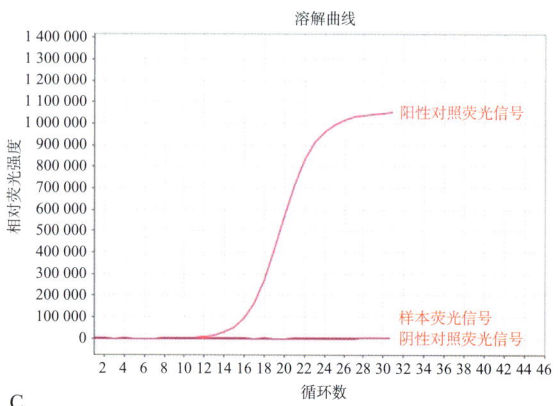

图 22-2-3 Bethesda Ⅵ 类结节的影像＋细胞＋基因综合管理案例

患者女性，29 岁，备孕期间发现甲状腺结节。A. 超声检查发现甲状腺左侧叶实性结节，低回声，纵横比＞1，边界欠清，TI-RADS 4c 类；B. FNA 细胞学诊断为 Bethesda Ⅵ类；C. 细胞学 *BRAF* 基因检测为野生型。虽然甲状腺结节普通超声分类为 4c 类，但基因检测为野生型，且未发现腺体外累及的证据，由于患者近期有生育计划，通过耐心沟通，患者权衡利弊后决定采用积极随访的管理策略。随访至 22 个月后患者顺利分娩，直至手术前该结节始终无明显进展。手术切除证实为甲状腺微小癌。

（76.2% vs 62.3%）、阳性预测值（70.9% vs 59.9%）均有显著提升，提示对细胞学不确定结节的处理，要充分结合超声图像特征。

2．同济大学附属第十人民医院超声医学科毛锋等根据其研究结果进一步提出，Bethesda Ⅲ类结节的管理也需结合超声图像特征，如出现 1 个可疑特征时可以继续观察，如出现 2 个或以上可疑特征时则要积极处理。

3．同济大学附属第十人民医院超声医学科赵崇克等的研究发现，对 Bethesda Ⅲ类结节而言，灰阶超声上表现为极低回声和弹性成像硬度增加是恶性结节的高危因素，提示对 Bethesda Ⅲ类结节，在普通灰阶超声评估的基础上增加弹性成像评估，可进一步改善此类结节的管理。

第三节　未经手术治疗的甲状腺微小乳头状癌的管理

研究表明，FNA 证实的甲状腺低危微小乳头状癌的病灶增长和新发淋巴结转移率均较低，即使上述情况发生，仍有充分的时间窗口采取手术治疗等措施，而不会出现威胁生命的复发、转移或者死亡；如采取主动监测，主动监测过程中也基本没有患者发生远处转移或因甲状腺癌导致死亡。因此，低危的微小乳头状癌可以采用主动监测的临床管理策略。

针对低危甲状腺微小乳头状癌，近年来美国、日本的分化型甲状腺癌相关诊治指南，以及中国抗癌协会 2016 年《甲状腺微小乳头状癌诊断与治疗中国专家共识》均有主动监测和观察的推荐。

主动监测的措施主要包括：①每 6～12 个月甲状腺和颈部淋巴结超声检查评估是否存在腺外侵犯和淋巴结转移；②发现可疑淋巴结时推荐 FNA 和 FNA 联合 FNA Tg 测定。

主动监测过程中如出现下列现象，将不再适合采用观察策略：①肿瘤在监测过程中直径增长超过 3mm；②肿瘤最大直径超过 12mm；③出现颈部淋巴结转移的征象；④出现远隔脏器转移的征象。

反之，在不存在上述现象的情况下，对低危甲状腺微小乳头状癌可推荐主动监测策略（图 22-3-1）。决定实施主动监测前，需要向患者充分说明获益与风险，获得患者知情同意，同时随访环节中有多学科参与。

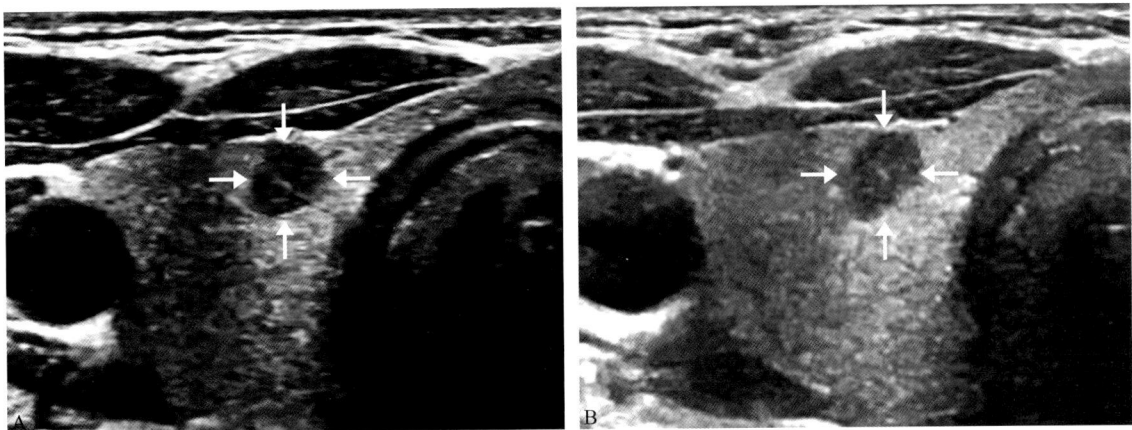

图 22-3-1　未手术甲状腺微小癌病例随访策略

患者女性，28 岁。A. 第一次 FNA 证实为 PTMC，大小为 0.48cm×0.46cm（箭头），未予处理；B. 8 个月后复查，大小为 0.63cm×0.44cm（箭头）。该结节虽然有增大趋势，但增大程度＜0.3cm，最大直径未超过 1.2cm，亦未发现任何淋巴结或远处器官的转移征象，符合继续主动监测的标准。通过与患者充分沟通，患者选择继续主动观察。

第四节　超声在甲状腺结节术后管理中的应用

甲状腺良性和恶性结节在外科手术或热消融术后均应进行持续的超声随访，主要目的在于评估有无结节复发情况，并评估残余甲状腺腺体的体积及回声状态。特别对于恶性结节，淋巴结的评估应同步进行。若存在结节或异常淋巴结，其评估与术前评估方法相同，详见相关章节。具体的管理方案根据治疗方式，分为外科手术后的管理和微创消融术后的管理。

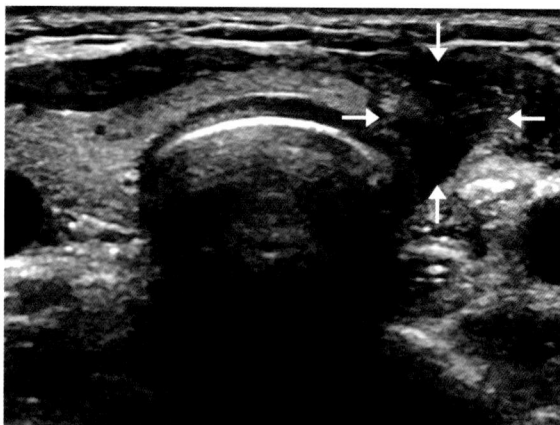

图 22-4-1　甲状腺良性结节术后超声

患者女性，35 岁。甲状腺良性结节术后 1 年随访，甲状腺右叶正常，左叶缺如，原左叶与峡部交界处回声减低（箭头），无明显结节感，考虑术后改变。

一、良性结节术后

良性结节外科手术后在无症状状态下可以 1 年后复查。复查中一般可以发现腺体的局部缺失（图 22-4-1）。

二、分化型甲状腺癌术后

分化型甲状腺癌尽管预后良好，死亡率低，但有 30% 治疗后会出现复发，其中约 2/3 复发发生在术后 10 年内。国内外权威指南均推荐要对分化型甲状腺癌患者进行长期随访。随访可以实现以下目的：①早期发现肿瘤复发和转移；②观察复发或带瘤生存患者病情的进展和治疗效果；③对 TSH 抑制治疗的效果进行动态评估；④对合并疾病进行动态评估和观察。

对于分化型甲状腺癌，其术后管理重点参照美国甲状腺协会 2009 年制订、2015 年继续沿用的甲状腺癌风险分层系统展开，具体见表 22-4-1。

表 22-4-1　分化型甲状腺癌的危险程度

危险程度	判断标准
低危	1. 甲状腺乳头状癌（同时具有以下所有特征） 　• 无局部或远处转移 　• 所有已知肿瘤已经切除 　• 不具有高度侵袭性的病理特征（例如高细胞、平头钉变体、柱状细胞癌） 　• 第一次治疗后全身放射性 ^{131}I 扫描，未发现甲状腺床外摄碘的转移性病灶 　• 无血管侵犯 　• 临床分期 N0 期或 ≤ 5 个病理学符合 N1 期（镜下发现转移证据）的微转移灶（最大径 < 0.2cm） 2. 甲状腺内未侵犯甲状腺包膜的滤泡型甲状腺乳头状癌 3. 甲状腺内，分化良好的滤泡型甲状腺癌，有甲状腺包膜侵犯，但无或轻度（< 4 灶）血管浸润 4. 甲状腺内的微小乳头状癌，无论单灶性或多灶，以及是否存在 *BRAF*^{V600E} 突变
中危	1. 镜下可见肿瘤侵犯甲状腺旁软组织 2. 第一次治疗后全身放射性 ^{131}I 扫描，发现颈部甲状腺床外摄碘的转移性病灶 3. 具有高度侵袭性的病理特征（例如高细胞、平头钉变体、柱状细胞癌） 4. 血管侵犯 5. 临床分期 N1 期或 > 5 个病理学符合 N1 期的转移灶（最大径 < 3cm） 6. 多病灶的微小乳头状癌，存在腺体外侵犯及 *BRAF*^{V600E} 突变

危险程度	判断标准
高危	1. 肉眼可见肿瘤侵犯甲状腺周围软组织 2. 肿瘤切除不完全 3. 发现远处转移 4. 术后血清甲状腺球蛋白提示远处转移 5. 病理符合 N1 期的淋巴结最大径＞3cm 6. 滤泡型甲状腺癌，存在广泛的血管浸润（＞4灶）

与此同时，管理策略还需要参照手术方式、残余甲状腺功能及形态学成像等信息综合制订，其中超声扮演重要角色，具体方案见图 22-4-2～图 22-4-5。

在上述管理过程中，超声的应用总结如下：

1. 根据 2012 年《中国甲状腺结节和分化型甲状腺癌诊治指南》，DTC 外科手术或 RAI 治疗后，第 1 年颈部超声复查应该每 3～6 个月 1 次，评估内容包括甲状腺床、残余腺体、颈部中央区和外侧区淋巴结；随后的管理依据患者复发风险（分子检测呈高侵袭性、多病灶、包膜侵犯、淋巴结转移或远处转移等特征）。无病生存者每 6～12 个月 1 次，如有可疑复发或残留，超声检查间隔可相应缩短。

正常状态下，部分切除手术术后可以看到手术侧甲状腺腺体完全缺如或残留部分，以及对侧未手术的腺体；而全切术后，双侧甲状腺腺体将完全缺如（图 22-4-6）。

复发的甲状腺癌典型超声表现与甲状腺癌原发病灶类似，如点状强回声，纵横比＞1 等。需要特别注意的是，残留腺体或术后瘢痕有时易与甲状腺结节相混淆，此时需要查明患者的手术方式（如是否全切）及病理诊断（如多发高危的病理类型或基因型），以辅助判断是否是复发（图 22-4-7）。

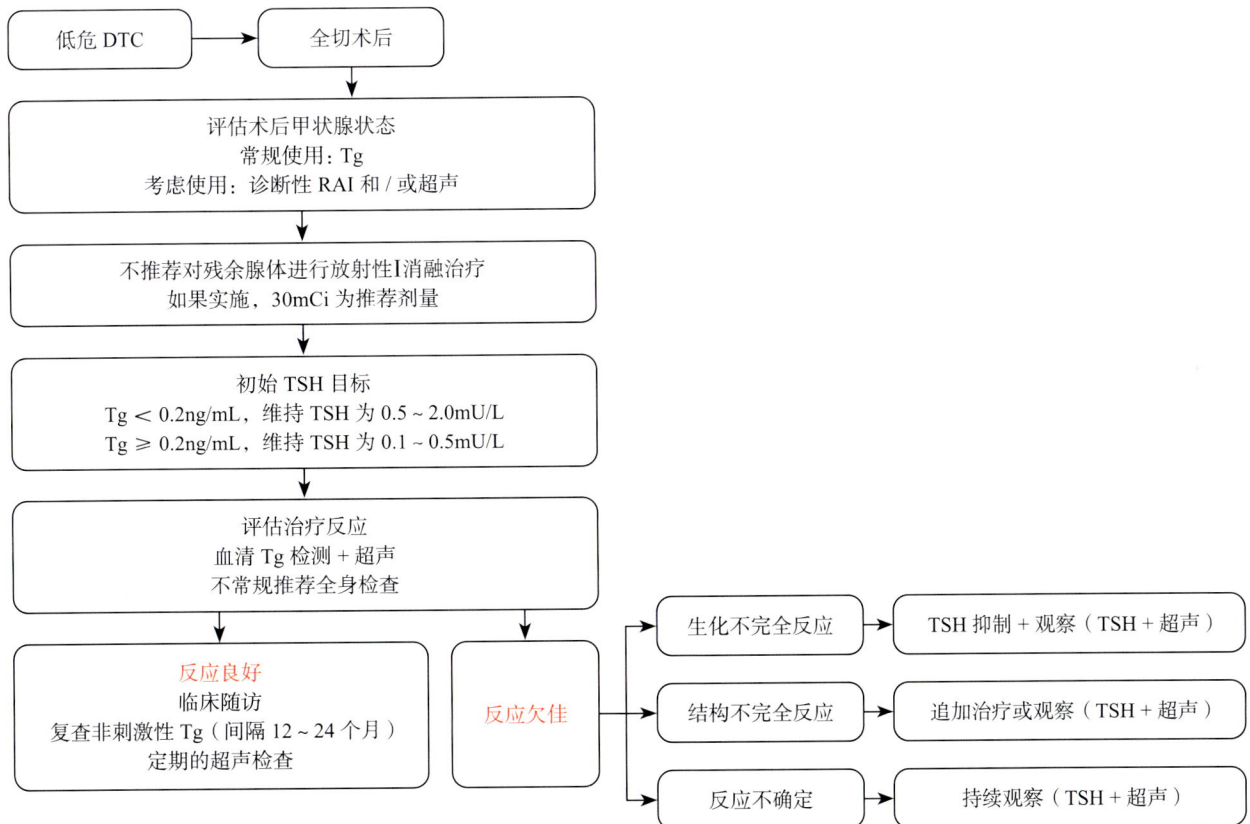

图 22-4-2 低危分化型甲状腺癌全切术后的管理

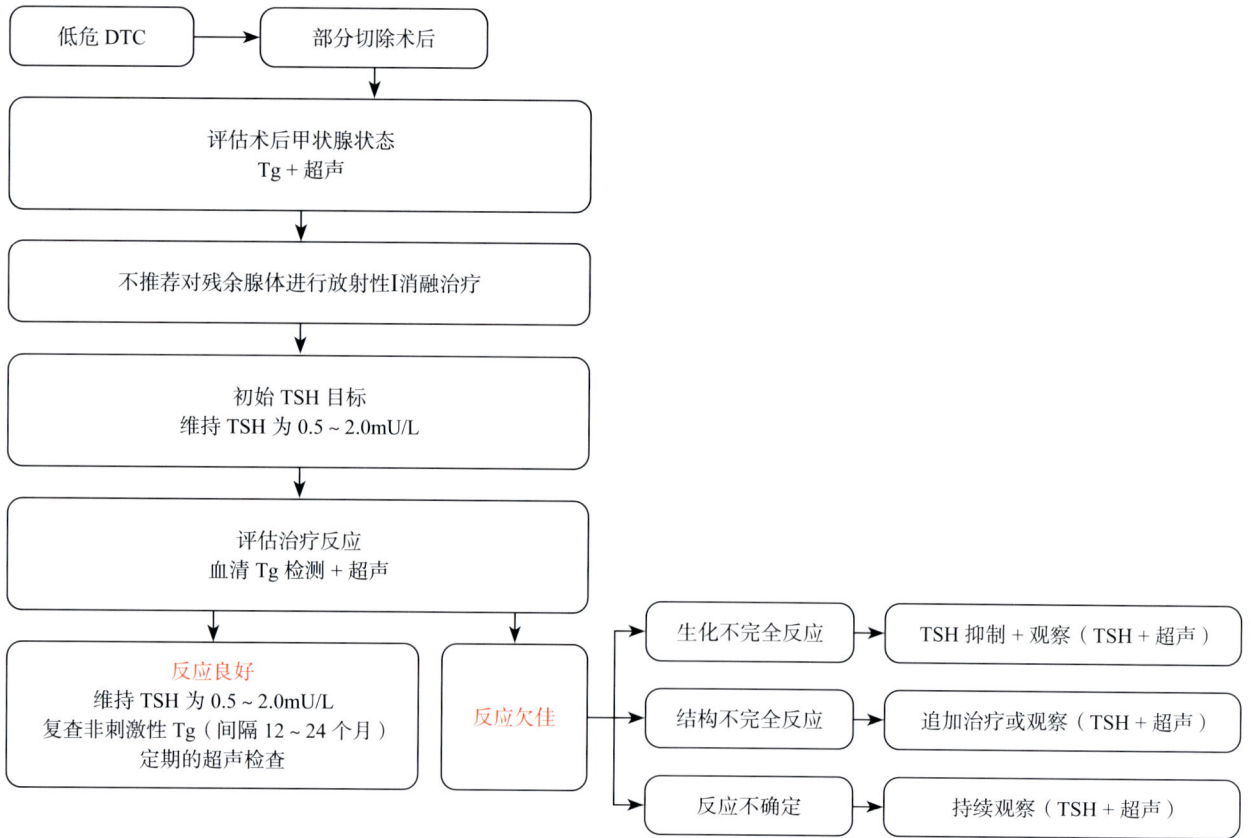

图 22-4-3 低危分化型甲状腺癌部分腺体切除（单侧腺体或单侧腺体＋峡部）术后的管理

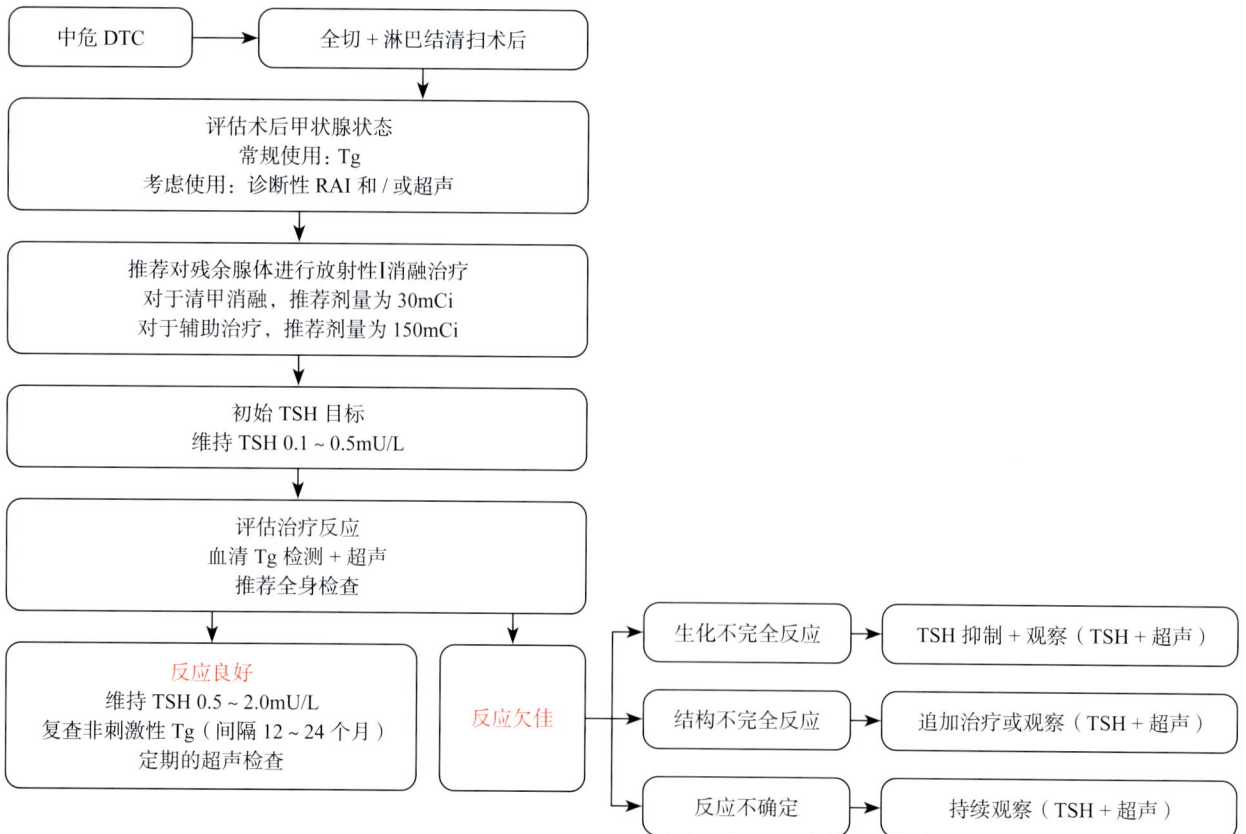

图 22-4-4 中危分化型甲状腺癌腺体全切＋颈部淋巴结清扫术后的管理

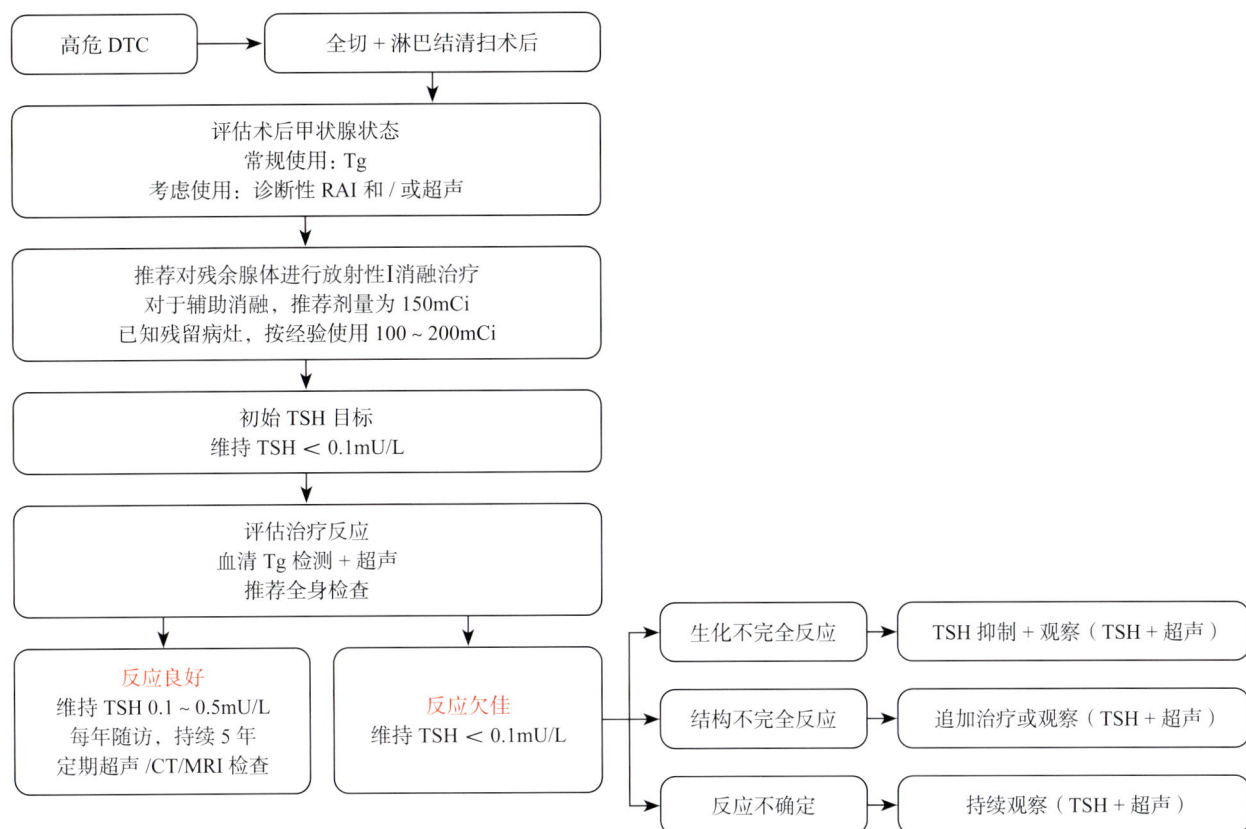

图 22-4-5　高危分化型甲状腺癌腺体全切 + 颈部淋巴结清扫术后的管理

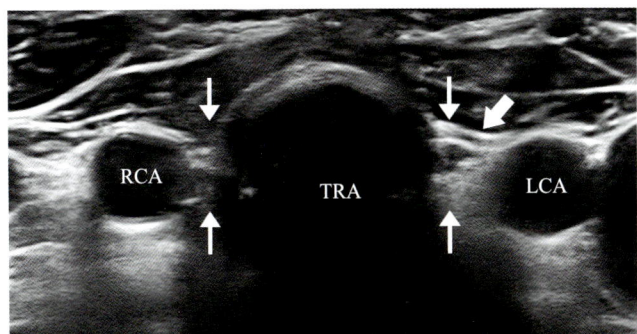

图 22-4-6　甲状腺双侧全切术后

患者女性，32 岁。因甲状腺癌行部分腺体（右叶 + 峡部）切除术后，双侧甲状腺腺体消失（细箭头所指为原甲状腺腺体区域），以致左侧颈动脉（left coronary artery，LCA）隔着食管（粗箭头）与气管（trachea，TRA）相邻，右侧颈动脉（right common carotid artery，RCA）与 TRA 直接相邻。

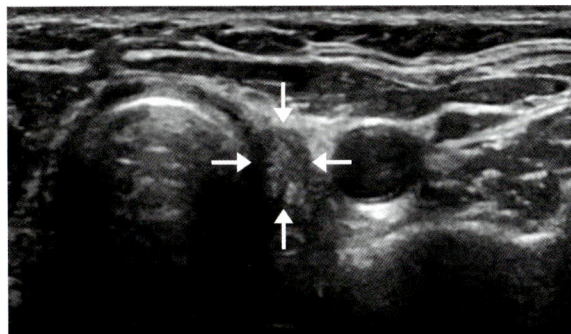

图 22-4-7　甲状腺全切术后改变

患者女性，65 岁。甲状腺双侧叶腺体全切术后，病理证实为甲状乳头状癌。*BRAF* 基因检测为野生型。中央区淋巴结未见转移。术后第 3 年复查，发现原左侧腺体区见一个 0.55cm × 0.33cm 的低回声结节，结合病史判断，乳头状癌原位复发的可能性较小，FNA+ 随访证实为术后改变。

2．甲状腺外科手术后 1~3 个月内，甲状腺术区由于炎症可呈现出回声不均匀的状态。在此背景下，各种软组织肿胀纠集，超声评估的准确性降低。上述状态可能会延续更长的时间，但随着炎症消退，各种组织的边界会逐渐清晰，此时超声评估的准确性较高。

3．此外还需要评估淋巴结转移情况。可疑淋巴结的判定取决于超声特征，具体方法与术前评估方法相同（图 22-4-8）。当发现可疑淋巴结同时最小径＞ 8 ~ 10mm 时可进行 FNA 检查，并检测洗脱液中的 Tg 含量。可疑淋巴结的最小径＜ 8 ~ 10mm 时可随访，随访中发现淋巴结增大或侵犯重要结构可行 FNA。

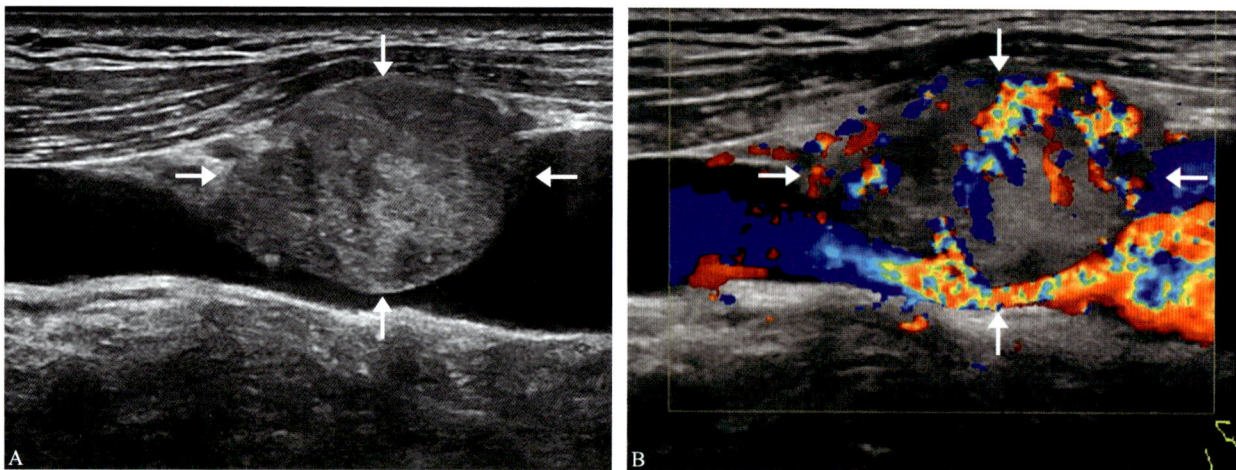

图 22-4-8　甲状腺乳头状癌术后右侧颈部 III 区淋巴结转移

患者男性，67 岁。因甲状腺乳头状癌行腺体全切术后 18 个月，发现右侧颈部 III 区淋巴结转移。
A. 灰阶超声示淋巴结内部正常结构消失、回声增高、不均、形态椭圆；B. CDFI 淋巴结内部可见丰富血流信号。

4. 低风险患者，如残余甲状腺接受过 ^{131}I 消融，颈部超声检查阴性，同时内分泌治疗维持血清低 Tg 水平，可通过临床检查和 Tg 水平测定进行随访。

远处转移最常见的目标是肺及骨，但非常少见，因此在多数情况下不需要常规检查。当甲状腺癌处于高危状态，如发生广泛淋巴结转移，或证实存在基因突变，可以酌情行胸部 CT、全身骨扫描。

PET-CT 检查在随访中一般不作为常规应用，以下情况下可考虑使用：①血清 Tg 水平升高而 RAI-WBS 阴性，^{18}F-FDG PET 可帮助寻找和定位病灶；②部分病灶不摄碘，需进一步评估病情；③对侵袭性或转移性 DTC，进一步评估病情。

随访过程中发现 ^{18}F-FDG PET 阳性病灶，需排除炎性淋巴结、切口肉芽肿、肌肉运动增加等导致的假阳性结果，必要时需通过细胞学、组织学进一步确认。

三、非分化型甲状腺癌术后

对于非分化型甲状腺癌，其术后的管理方案与分化型甲状腺癌类似。不同的是，由于非分化型甲状腺癌的预后较差，可适当提高超声复查的频率，此外需要常规开展全身其他部位的检查。

四、甲状腺结节消融术后

甲状腺结节（包括良性结节或微小癌）热消融术后的复查一般每 3 个月进行 1 次，主要观察结节大小的改变及血供变化。对于后一指标可使用超声造影，其判别方法与术后的即时评估相同。正常情况下原结节呈无增强，而原结节区域内的增强区域可视为残留。一般而言，消融后结节将逐渐减小，1 年后体积缩小超过 50% 甚至完全消失。对于恶性结节，消融术后还应同时观察淋巴结情况。

第五节　超声在碘难治性分化型甲状腺癌管理中的应用

一、碘难治性分化型甲状腺癌概述

总体而言，多数分化型甲状腺癌（DTC）患者接受手术、^{131}I 放射治疗、TSH 抑制治疗等治疗后，均能获得良好的预后，大部分可以获得根治。但其中最多23%的患者仍会发生远处转移，30%的患者治疗后仍存在甲状腺床或颈部淋巴结的残留或复发病灶。发生远处转移的患者中，约1/3将最终发展为碘难治性 DTC（radioiodine refractory differentiated thyroid cancer，RAIR-DTC）。虽然占比不高，但 RAIR-DTC 患者的平均生存期仅为 3～5 年，10 年生存率约为 10%，预后明显变差。如何合理诊治这类患者，已经成为临床的重点和难点。

二、超声在碘难治性分化型甲状腺癌管理中的应用

2019 年，由中国临床肿瘤学会甲状腺癌专家委员会牵头制定的《碘难治性分化型甲状腺癌的诊治管理共识》对此类疾病的管理做出详细说明。总体而言，^{131}I- 全身显像在此类疾病的管理中贯穿始终，成为临床策略制订的主要依据。而超声在诊断、疗效评估和随访中扮演重要的辅助角色。

首先，超声在 RAIR-DTC 的判定方面，可以提供 RAIR-DTC 病灶是否存在，以及其数量、位置、大小和毗邻关系等关键信息，成为后续功能检查或病理检查的依据。

其次，超声还用于 RAIR-DTC 的疗效评估。在全身治疗（TSH 抑制治疗）过程中，应对患者间隔 3～6 个月进行血清 Tg、甲状腺球蛋白抗体测定，并通过颈部超声检查观察病灶的数量、大小及血供变化。局部治疗后，超声评估可在手术治疗后的 4 周、外照射治疗后的 4～6 周及消融治疗后立即进行，并在 3～6 个月后随访。

最后，共识提出对单发、伴有局部临床症状、侵犯周围重要脏器及组织结构的 RAIR-DTC 病灶，可采取包括消融在内的局部治疗。在该治疗过程下，超声也起到图像引导的关键作用。

第六节　超声在未进行细针穿刺甲状腺结节管理中的应用

部分患者由于甲状腺结节的超声特征不符合 FNA 的纳入标准，或者由于自身原因（如存在禁忌证，主观拒绝等原因），未接受 FNA 检查。对于这部分患者，《2015ATA 成人甲状腺结节与分化型甲状腺癌指南》中也给出明确的管理建议。具体策略主要基于其甲状腺结节超声特征的风险程度（见表 22-1-2）及结节的体积，具体如下：

1. **高度可疑结节**　间隔 6～12 个月复查超声。
2. **低到中度可疑结节**　间隔 12～24 个月复查超声。
3. **>1cm，极低危（含海绵状结节）及纯囊性结节**　超声复查的时间间隔 >24 个月。
4. **<1cm，极低危（包括海绵状结节）和单纯囊肿**　无须主动进行超声随访。

此外，对于原本需要进行 FNA 但最终未能实施的患者，超声造影和弹性成像可以作为 FNA 的替代方案，参与甲状腺结节的管理。

第七节　超声在甲状腺弥漫性病变管理中的应用

根据 2016 年版美国甲状腺协会颁布的《甲状腺功能亢进症和其他原因所致甲状腺毒症诊治指南》，

如果临床表现提示为毒性腺瘤或毒性多结节性甲状腺肿，应进行甲状腺超声在内的影像学评估。此外，在甲状腺功能评估、治疗策略制订及炎性疾病评估方面，超声也具有重要作用（图 22-7-1）。

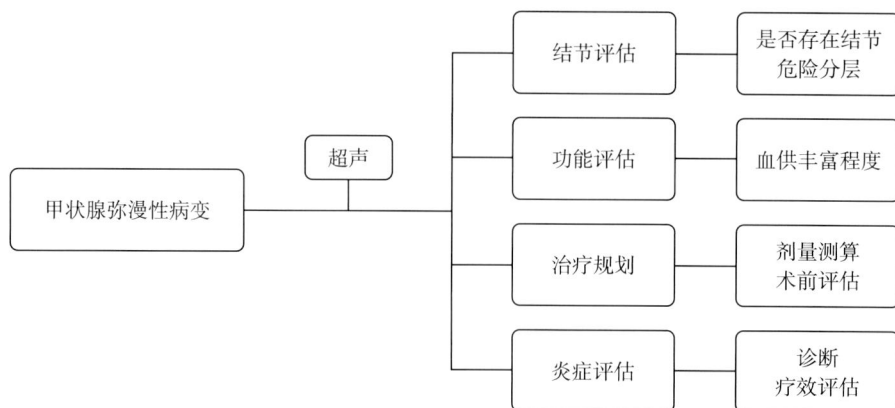

图 22-7-1　甲状腺弥漫性病变中超声管理作用

一、结节评估

对于甲状腺弥漫性病变，超声的主要作用在于确认是否存在结节，并鉴别结节的良恶性。当出现可疑结节时同样遵循相关处理原则，如穿刺、淋巴结评估或主动观察。需要指出的是，甲状腺弥漫性病变引起甲状腺腺体的回声发生整体或局部的改变，在此背景下的结节评估将受到腺体背景改变带来的干扰。

笔者针对桥本甲状腺炎这一最常见的甲状腺弥漫性病变，开发了独特的评分系统。其中明显低回声、纵横比＞1、边界模糊、微钙化或粗大钙化、无晕环被认为是桥本甲状腺炎背景下甲状腺结节的恶性特征，与非桥本甲状腺炎背景下结节的恶性特征略微不同。不同风险分类对应 Kwak 版本相应的临床处理策略。然而，目前其他弥漫性病变的结节管理暂时没有独有的评分系统。

二、功能评估

对于甲状腺弥漫性病变的功能状态，CDFI 具有一定价值。总体而言，甲状腺功能亢进时，CDFI 可表现为腺体内异常丰富的血流信号，表现为典型的"火海"征。同时，甲状腺上动脉管径增宽，流速增快。随着治疗的干预，甲状腺腺体及上动脉的血流特点趋于正常。至甲状腺功能减退状态，可能出现相反的彩色多普勒特征。需要指出的是，甲状腺弥漫性病变中甲状腺功能的管理主要还是依据实验室检查结果，超声特征的出现具有一定的延迟效应，有时与实际功能情况并不对应。存在结节的情况下，甲状腺弥漫性病变患者超声管理按照结节的相关原则来制订。无结节的情况下，超声检查伴随着实验室检查一并进行，一般无须单独进行。

三、治疗规划

对于放射性碘治疗主要在于通过精准计算甲状腺腺体体积，以帮助计算放射治疗的照射剂量。在毒性多结节性甲状腺肿的手术治疗方面，超声可在术前进行一个整体的评估，以帮助确定手术的切除范围和最佳方式。而对于不适合手术或放射性碘治疗的患者，超声引导下的热消融治疗是一种较好的替代方案。

四、炎性疾病评估

对于甲状腺炎性疾病，包括亚急性甲状腺炎、无痛（无症状）甲状腺炎、急性（化脓性）甲状腺炎、触诊（创伤性）甲状腺炎、产后甲状腺炎、药物性甲状腺炎等，经常表现出类似的超声声像图，如不规则的片状低回声、边界模糊、腺体轻度增大等。其中亚急性甲状腺炎的超声表现需要与甲状腺恶性结节相鉴别（参见相关章节）。如无症状加重，大多数甲状腺炎一般在治疗后的 6~12 个月复查，痊愈后相关异常超声表现可能全部消失，据此可以辅助评估治疗效果。急性（化脓性）甲状腺炎的早期并无特异性，后可以出现典型的脓肿，痊愈后可能形成瘢痕。

第八节　超声在妊娠期和产后时期甲状腺结节管理中的应用

甲状腺结节的患病率随妊娠次数的增加而增加，60% 的甲状腺结节在妊娠期直径倍增。由于妊娠和哺乳的特殊性，该时期的甲状腺结节管理具有特殊性。中华医学会内分泌学分会和中华医学会围产医学分会于 2019 年联合颁布了更新版的《妊娠和产后甲状腺疾病诊治指南》，其中对妊娠和产后时期的甲状腺结节管理给出权威建议。

首先，指南肯定了超声对于甲状腺结节的检出、诊断及管理起到重要作用，其评估原则与非妊娠时期别无二致。同时，对于超声上可疑恶性的甲状腺结节，FNA 在妊娠中的任何时期实施都是安全的。然而在决定是否进行 FNA，以及基于 FNA 结果制订下一步临床策略时，需要充分考虑妊娠这一特殊背景（表 22-8-1）。

表 22-8-1　妊娠和产后甲状腺疾病诊治指南推荐意见

综合情况	指南推荐
TSH 水平降低并持续到妊娠 16 周之后	FNA 可以推迟至产后
TSH 水平正常或升高	根据超声特征决定是否行 FNA
虽然可疑，但良性可能性更大	FNA 可以推迟至产后
FNA 检查为良性	妊娠期不需要特殊的监测
FNA 检查为恶性（乳头状癌）	按结节确诊于妊娠中的不同时期： 妊娠早期：每 3 个月复查超声，监测生长速度。给予左甲状腺素，控制 TSH 在 0.3~2.0mU/L 妊娠中期：结节体积仍然保持稳定，手术可以推迟到分娩后。妊娠 24~26 周前持续增大，或者发生淋巴结转移，则可选择立即手术治疗 妊娠晚期：手术可以推迟到分娩后
FNA 检查为恶性（髓样癌、未分化癌）	在评估所有临床因素后，选择手术

有分化型甲状腺癌治疗史的妇女，如果妊娠前不存在疾病的结构（超声是否有可疑癌症结节）或生化（Tg 水平是否升高）异常证据，妊娠期不需要进行超声和 Tg 监测。若甲状腺癌治疗效果不佳，或已知存在复发或残留病灶，应在妊娠期进行超声和 Tg 监测。

第九节　超声 - 细胞 - 基因组学策略在甲状腺结节临床管理中的价值

超声 - 细胞 - 基因组学管理策略通过多种检测手段的联合应用，相互弥补单一检查方法的盲区，降低出现不确定检查结果的概率，为应对甲状腺结节庞大患病人群管理这一复杂的公共健康问题提供了早期、精确、直观、量化、易行的解决方案。上述策略的实施，一方面抑制了影响大量人群的过度诊断与过度治疗，降低了社会及个人的经济负担；同时筛选出高侵袭性的个体以便实施个体化、精准、早期的干预，根本性扭转其预后。

需要强调的是，上述管理策略中采用的各种检测方法并非序贯或独立地应用，亦不仅局限于服务"定性诊断"这一单一目的，而是呈现出一种融合交织、多重预测的状态。从前文的指南推荐即可看出，三大检测手段共同在甲状腺结节的管理中起到了关键作用，并无明显的先后之分，也不存在绝对的"推翻"或"替代"关系。

然而，细胞学和基因组学的技术门槛与成本远高于超声影像，很多地方特别是基层医院难以实现三大检测手段的全覆盖。如何探索超声影像的表观信息，挖掘潜在价值，弥补细胞和基因检测无法实施所带来的信息缺失，是甲状腺结节管理的一个痛点问题。笔者前期的研究成果建立了多模态超声影像对细胞学结果及淋巴结转移的数学预测模型，并且实现超声影像组学对端粒酶逆转录酶（TERT）启动子序列及 *BRAF* 基因突变的智能预测。基于以上结果，我们建立了甲状腺结节宏观表型特征与微观的细胞形态、基因突变的初步关联。因此，在超声 - 细胞 - 基因三大检测手段中，我们的研究成果凸显了超声的价值：不仅因为超声是甲状腺结节管理的起始，更主要是因为超声对其他结果具有预测的功能。加上超声具有广泛覆盖和易获得的优势，因而在基层具有更大的推广潜力。

围绕超声 - 细胞 - 基因组学管理策略，不断挖掘表观和微观潜在的关联性信息，将为甲状腺结节的精准管理提供更多循证医学证据，并且指引未来管理策略的更新方向。

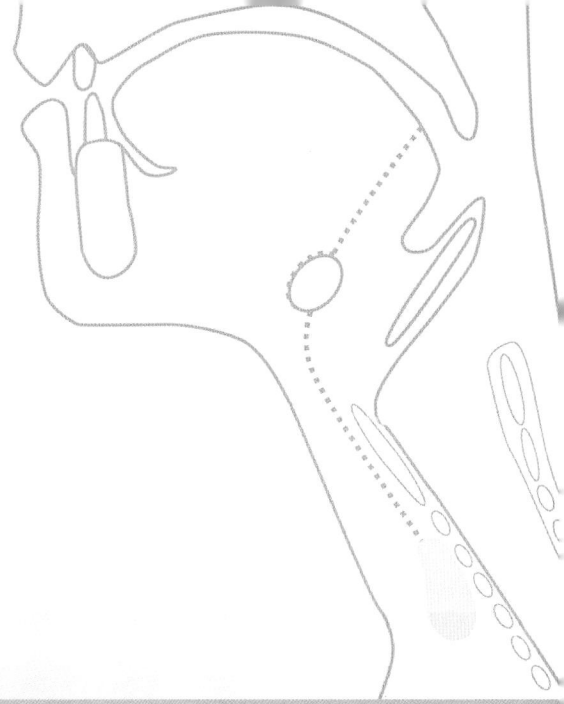

第三篇

甲状腺介入性超声

第二十三章
常用介入超声技术

第一节　细　针　穿　刺

细针穿刺细胞学检查（FNA）是一种从病变中提取细胞进行细胞学检查和评估的技术。其可用于鉴别甲状腺结节良恶性、甲状腺癌颈部淋巴结转移与否等，同时其操作相对简便、创伤性小，患者容易接受。

一、穿刺针具

细针一般指针内径 < 0.9mm（国内 ≤ 9 号针，国外 ≥ 20G）的针具。用于 FNA 的穿刺针主要有不同粗细的 PTC 穿刺针（22 ~ 25G）或不同型号的注射器（与 25G、23G、22G 的 PTC 针粗细对应的为 5 号、6 号、7 号注射器针头）。目前临床工作中较为常用的是 22G 或 23G PTC 穿刺针（图 23-1-1）和 5mL 注射器（≤ 7 号注射器针头）（图 23-1-2）。

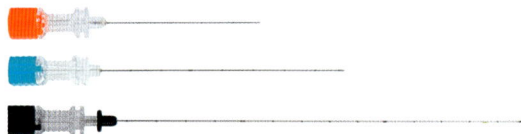

图 23-1-1　PTC 穿刺针
从上到下依次是：25G，23G，22G。

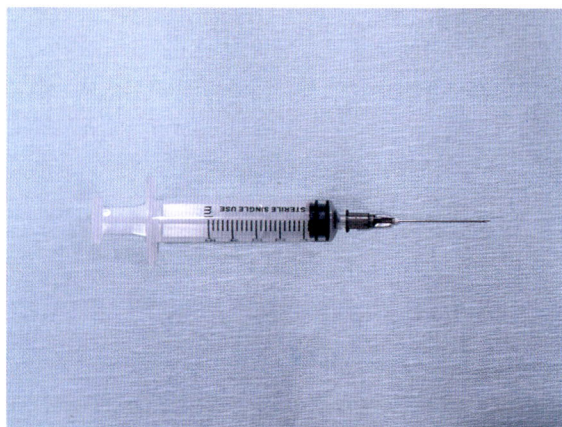

图 23-1-2　5mL 注射器
7 号针头，外径为 0.7mm。

二、超声引导方法

1．**有导针器法**　俗称穿刺架，是在穿刺架辅助下穿刺进针，穿刺针穿刺过程稳定可控，并且穿刺针在超声图像上清晰显示，适合初学者应用。缺点是穿刺过程中穿刺针方向和角度不易调节，灵活性差（图 23-1-3）。

2．**无导针器法**　俗称徒手穿刺，是在超声引导下直接穿刺，不需要穿刺架辅助，穿刺针灵活可调，适合熟练者应用。缺点是此穿刺技术难度相对较高，尤其是穿刺较深部的结节。

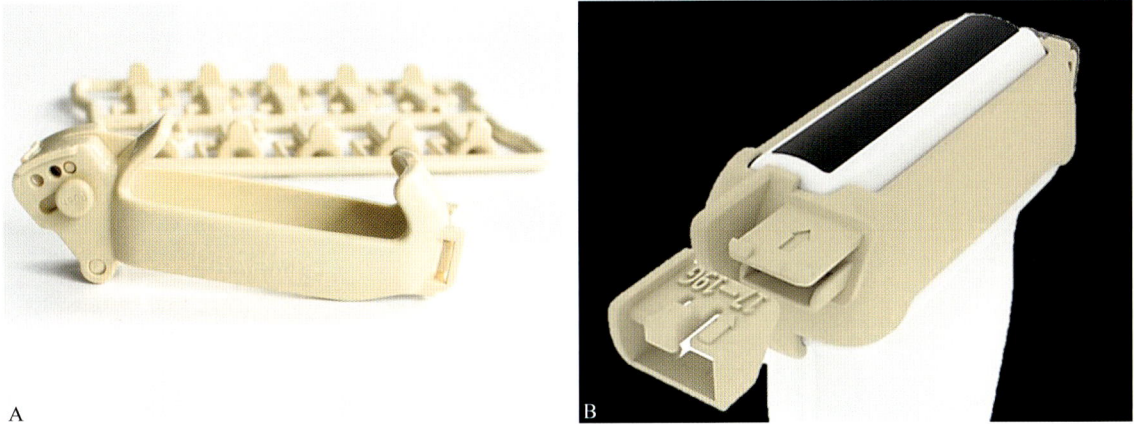

图 23-1-3 一次性使用穿刺架
A.穿刺架；B.线阵探头穿刺架与穿刺针连接（图片来自立普医疗公司）。

三、穿刺入路

1．**端侧式入路（平面内进针）** 是在探头平面内进针，穿刺进针点选择在探头一端外侧进针（图 23-1-4A）。端侧式入路时穿刺全过程中能清晰显示针尖、针体，穿刺操作安全性高，是穿刺最常用的进针方式。

2．**边侧式入路（平面外进针）** 是在探头平面外进针，穿刺进针点选择在探头一侧中部的外侧进针（图 23-1-4B）。边侧式入路时穿刺针不能做到全程显示，只是在穿刺针抵达并进入结节时显示针尖。此法安全性不及端侧式入路，但相对容易掌握，尤其是穿刺较深的结节有一定的优势。

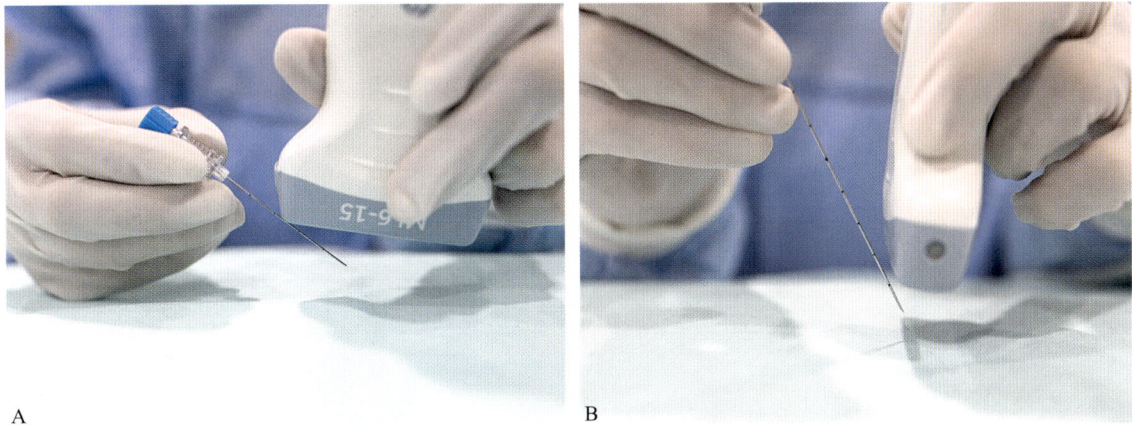

图 23-1-4 穿刺入路
A.端侧式入路（平面内进针）；B.边侧式入路（平面外进针）。

四、穿刺抽吸方法

FNA 可分为非抽吸法（自然负压吸引法）和抽吸法（人工增压吸引法）两种方式。

1．**非抽吸法** 即穿刺针不连接注射器，穿刺针进入结节后，退出针芯，然后操作者来回提插穿刺针（一般来回提插至少 5 次以上），当穿刺针座处见有溢出物时即可停止操作，退出穿刺针（图 23-1-5）。本法的优点是穿刺标本中血性成分相对较少，有利于后续的细胞学诊断。

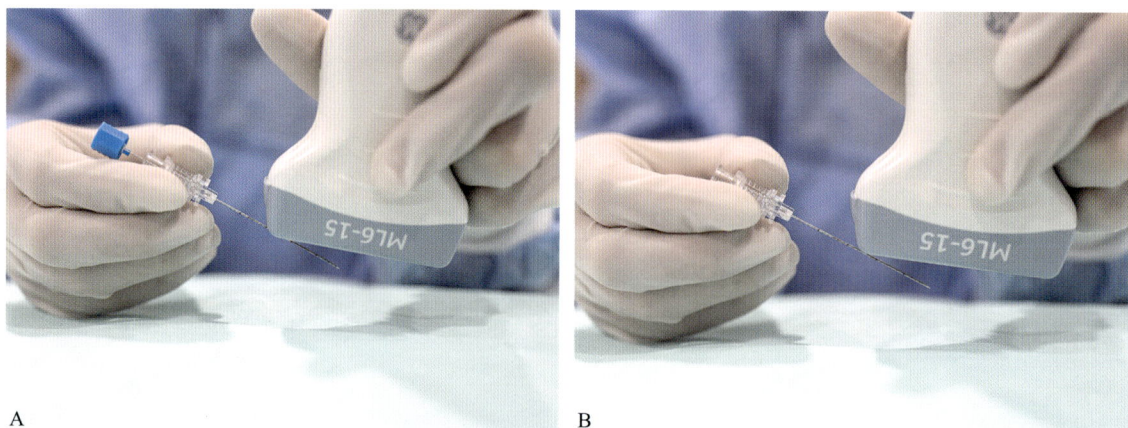

图 23-1-5 非抽吸法穿刺

A.拔出部分穿刺针芯；B.完全拔出穿刺针芯。

2.抽吸法 即穿刺针连接注射器穿刺进入结节内抽吸，或者用注射器直接穿刺进入结节内抽吸（图 23-1-6）。穿刺针进入结节后，将注射器保持在连续负压抽吸状态，操作者来回提插穿刺针，当穿刺针针座处有吸出物时即可停止穿刺，退出穿刺针。本法的优点是可获取足量标本，缺点是标本中易混入血性成分，容易干扰后续的细胞学病理诊断。

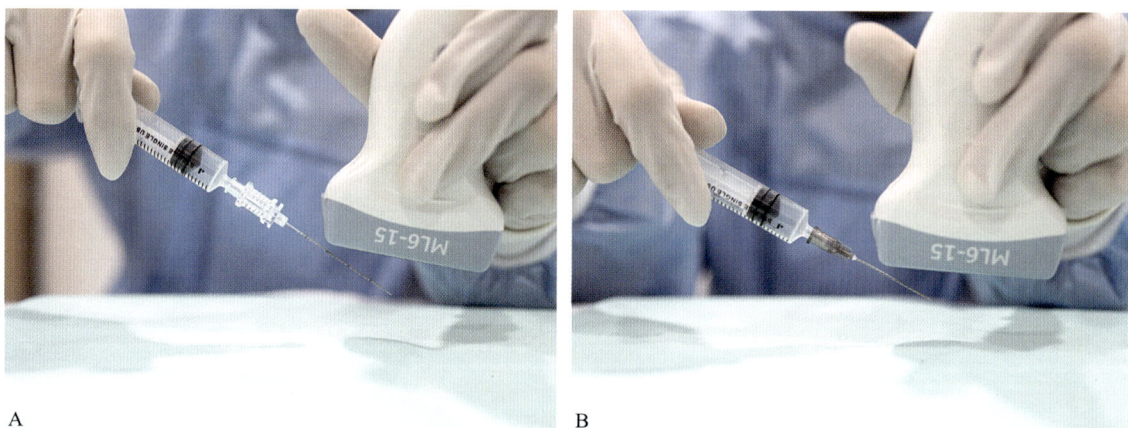

图 23-1-6 抽吸法穿刺

A.穿刺针连接注射器抽吸法穿刺；B.注射器直接抽吸法穿刺。

五、穿刺幅度与速度

1.穿刺幅度 幅度应该足够大，使针尖在结节内不同区域移动，同时应保证不要穿刺到结节外（图 23-1-7）。

2.穿刺速度 在目标结节内穿刺速度要适中，不宜过快，避免穿刺出结节外，特别是结节靠近血管、气管、食管等重要器官时。

穿刺过程中应始终保持针尖清晰可见，坚持"不见针尖不动针"。

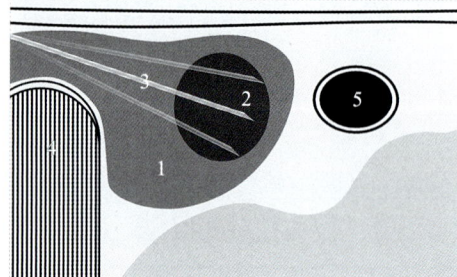

图 23-1-7 甲状腺结节穿刺时穿刺针穿刺幅度示意图

1：甲状腺左侧叶；2：甲状腺左侧叶结节；3：穿刺针；4：气管；5：颈总动脉。

六、穿刺针数

穿刺针数的多少取决于穿刺取出细胞量多少，为提高细胞学诊断的准确性，一般需涂片 2 ~ 4 片。穿刺涂片肉眼观察细胞量是否满意后，再决定是否结束穿刺（图 23-1-8）。增加穿刺次数能有效减少穿刺标本细胞量不足的发生率，尤其是在穿刺较小的结节时。

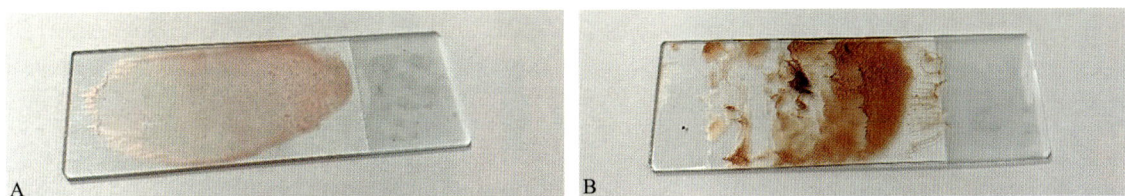

图 23-1-8　FNA 涂片

A. FNA 涂片合格（厚薄均匀，肉眼观细胞量较多）；B. FNA 涂片不合格（血液成分较多，肉眼观细胞量少，厚薄不均）。

七、标本处置方式

（一）细胞学检查

1. **涂片**　是目前最常用的细胞学处置方式。一般用 5mL 注射器将穿刺针中的细胞液喷至一清洁、干燥的载玻片上，用另一载玻片将其均匀涂开，然后将标本放置在 95% 乙醇杯里固定，送至病理科进行染色（见图 23-1-8）。载玻片上需事先标记好患者相关信息（姓名、性别、年龄、住院号 / 门诊号等）。

2. **薄层液基细胞学检测**　用注射器将穿刺针内的液体喷入液基细胞保存液容器内（图 23-1-9A），标记好患者信息后，交至病理科医师完成后续处置和评估过程。操作者应注意观察散布于保存液容器内的颗粒状标本是否满意，如颗粒物较少则需追加穿刺。

（二）基因学检查

1. 将 FNA 载玻片上的细胞刮至普通离心管中，后续直接抽提 DNA 进行 *BRAF* 等基因检测。

2. 常规方法通过注射器喷出穿刺针针管内的标本后，针管腔内壁上仍有穿刺物残留的细胞液或组织液成分。使用 1mL 生理盐水或特定试剂冲洗针腔，盛放于特定试管内（图 23-1-9B），即可制成细针

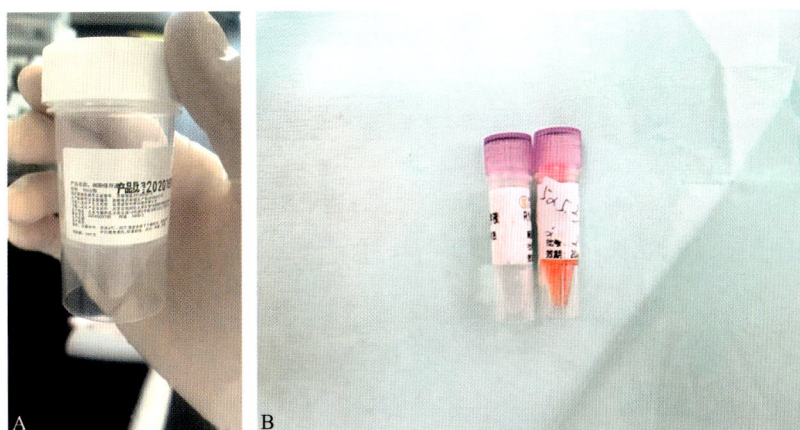

图 23-1-9　穿刺物洗脱液保存试管

A. 液基细胞保存液容器；B. 穿刺物洗脱液基因检查保存试管。

穿刺物洗脱液。之后通过机器分析，检测穿刺物洗脱液中的有关分子或基因，有助于分析目标结节的起源以及判断结节的良恶性，包括恶性肿瘤的类型等。

第二节　粗　针　穿　刺

粗针穿刺又叫空心针穿刺（core needle biopsy，CNB），是用一个直径相对较粗的特制活检针对病灶进行取材。粗针穿刺取出的是组织条，能够进行更充分的病理学诊断，而且还能够进行免疫组化检测。

（一）穿刺针具规格

最常用的穿刺针型号是16G（外径1.6mm，内径1.4mm）或18G（外径1.2mm，内径1.0mm）。其他型号还有12G、14G、20G，穿刺针长度10cm、15cm或20cm不等（图23-2-1）。

（二）组织活检针分类

1. 全自动活检针　是将穿刺活检针放入自动弹射装置，在超声引导下，穿刺针尖进入靶目标后即按下触发按钮，穿刺活检针自动发射，在瞬间完成活检的全过程，分为复用型和一次性活检枪（图23-2-2~图23-2-4）。

其优点是针芯穿刺进入靶目标后才触发，而且针鞘切割组织非常迅速，不仅能避免脱靶的情况，而且有较大的切割力，穿刺成功率更高，可以得到更满意的组织标本。全自动活检装置适合切割较硬或体积较大的肿瘤。

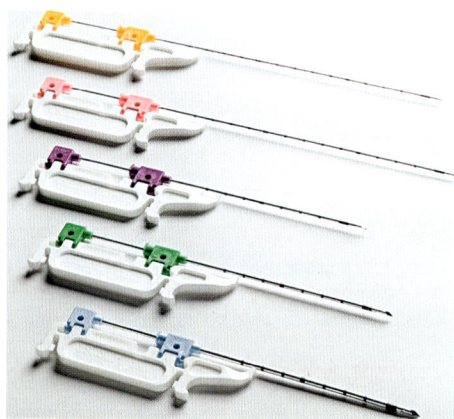

图23-2-1　粗针穿刺活检针（不同型号）

从上到下分别为20G、18G、16G、14G、12G（美国Bard Magnum公司提供）。

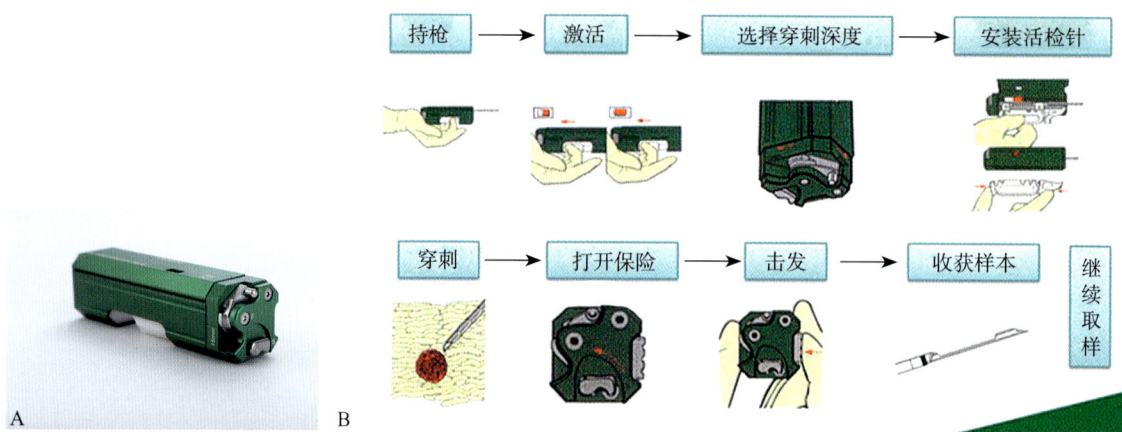

图23-2-2　全自动复用型活检枪及使用过程

A. 全自动复用型活检枪；B. 使用过程（美国Bard Magnum公司提供）。

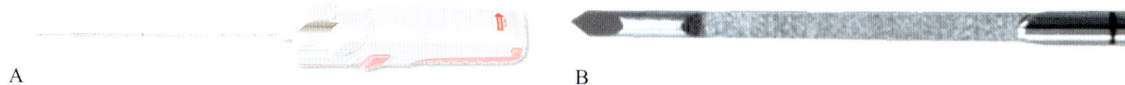

图23-2-3　全自动一次性活检枪（A）及取样槽（B）

意大利GALLINI S.R.L.公司提供。

1. 消毒，铺巾，局麻破皮
（小刀片 / 皮针）

2. 上弦：按压上弦键（顺序：左 1 →右 2）

3. 影像引导下穿刺到病灶边缘

4. 打开内置保险，横卧时，
可旋转至易击发位击发

5. 按左 1 键退回外套针管
取出活检组织

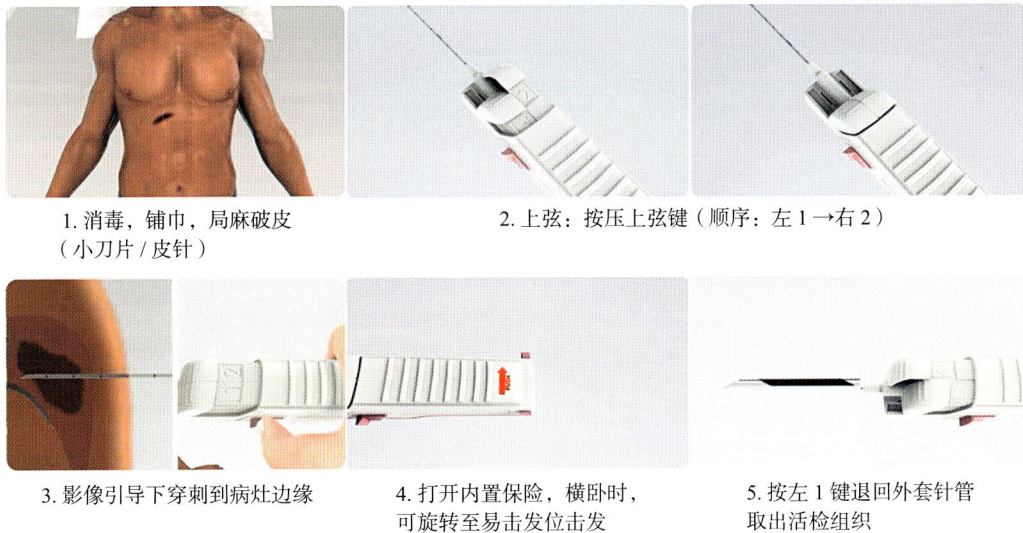

图 23-2-4　全自动一次性活检枪穿刺示意图

意大利 GALLINI S.R.L. 公司提供。

穿刺针发射距离可为 15mm（取样槽长为 12mm）和 22mm（取样槽长为 18mm 或 19mm）。

2．半自动活检针　设有弹射活检装置，活检针进入穿刺目标底部后，人工开启弹射装置获取组织（图 23-2-5）。此种穿刺针的优势是安全性高，适用于穿刺靠近重要组织结构（食管、气管、颈动脉、颈静脉、颈神经根等）或较小的病灶。

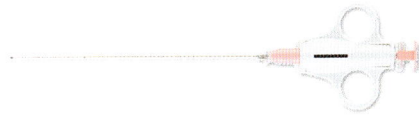

视频：半自动
活检枪使用
动态图

图 23-2-5　半自动活检枪

3．手动活检针　是利用手动负压切割获取组织标本，目前临床上已很少使用。

（三）穿刺引导方法

穿刺引导方法同 FNA。常采用徒手穿刺。而当病灶位置较深时，可采用穿刺架辅助引导穿刺的方法。

（四）穿刺入路

穿刺入路同 FNA，可选择端侧式或边侧式入路。但一般采取端侧式入路（平面内进针）。

（五）穿刺针数

穿刺针数主要取决于穿刺取出的病变组织量，一般穿刺 2 ~ 3 次，获得至少 2 条病变组织条。

第三节　囊 肿 硬 化

囊肿硬化治疗，一般是在超声引导下经皮将 PTC 针穿刺进入囊肿内或在囊肿内置管的方法抽吸或引流出囊液，并将硬化剂注入囊腔内，然后使囊肿壁粘连、硬化、闭合，囊肿萎缩或消失，以达到治疗的目的。目前广泛应用于肝、肾、甲状腺等器官囊肿的治疗。

一、硬化剂

常用硬化剂有无水乙醇和聚桂醇（图 23-3-1）。

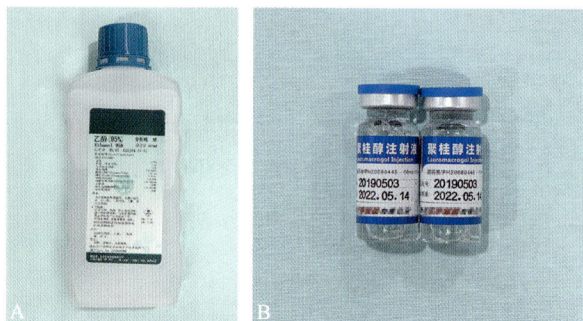

图 23-3-1 硬化剂
A. 无水乙醇；B. 聚桂醇。

（一）无水乙醇

1. **作用机制** 高浓度的乙醇使囊壁上皮细胞脱水，蛋白凝固变性，导致细胞死亡从而失去分泌囊液的功能；同时高浓度的乙醇使囊壁产生无菌性炎症，纤维组织增生、囊壁粘连；之后囊腔闭合、囊肿消失。

2. **优势** 在临床上已经应用多年，疗效显著、价格便宜。

3. **缺陷** ①对乙醇过敏的患者不能应用。②无水乙醇不能大量留置囊内，需要在注射 5min 后抽出。③当采用无水乙醇进行硬化治疗时，会对无水乙醇进行反复置换以维持其较高的浓度。如果囊肿的体积较大，则无水乙醇的使用量也较大，且治疗时间也会延长，从而难以避免无水乙醇进入到人体的血液循环中，有对胃黏膜、肝、肾等造成潜在损害的风险。

4. **不良反应** 可能会出现恶心、头晕、面色潮红等醉酒反应等。

（二）聚桂醇

聚桂醇（化学名称为聚氧乙烯月桂醇醚）已作为首选的血管内硬化剂及囊肿硬化剂，广泛应用于各种血管瘤、静脉曲张以及囊肿的硬化治疗，其安全性已经被广泛认可。

1. **作用机制** 聚桂醇可破坏囊壁内皮细胞，产生无菌性炎症，使内皮组织萎缩，囊腔粘连闭合；聚桂醇同时具有止痛、消炎作用。

2. **优势** ①聚桂醇在体内较为稳定，代谢吸收速度慢，起效温和而持久，可促使囊肿病灶内皮细胞硬化完全，疗效更佳。②聚桂醇注射后可以留置囊内，硬化效果会更好。或将其制成聚桂醇泡沫剂，可以充分利用泡沫的黏附性和致密性，泡沫硬化剂的稳定性及均一性均较好，能够在囊内保留较长一段时间，使其与囊壁充分接触，从而达到更好的硬化效果。③治疗效果良好，具有刺激性小、不良反应发生率低等特点。④聚桂醇对周围组织器官造成的损害较小。聚桂醇可以选择性地作用于囊壁内皮细胞，并且聚桂醇的黏附性较为特殊，能够避免聚桂醇从囊壁溢出，从而使其对周围组织器官造成损害的风险降低。

二、所需物品

穿刺针：常用 18～21G PTC 针、抽吸软管（如三通管等）、注射器、0.9% 氯化钠注射液、穿刺包、硬化剂等（图 23-3-2）。

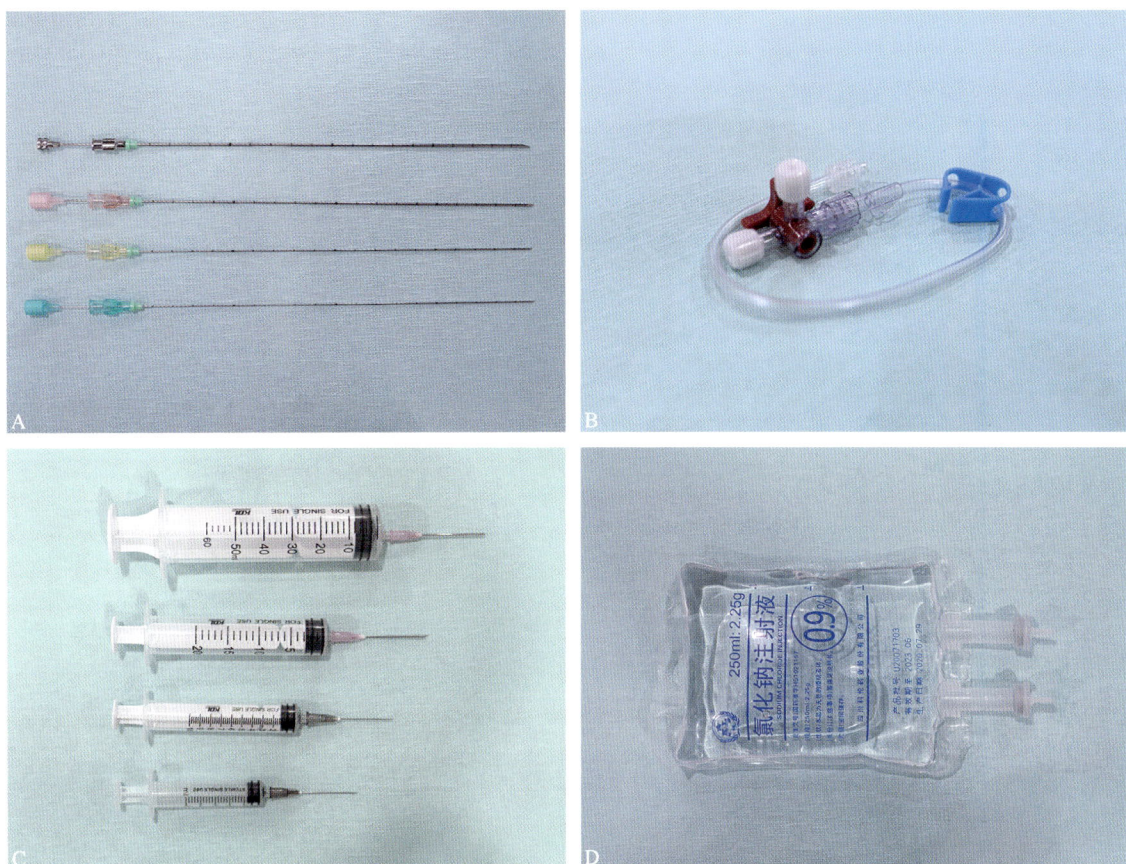

图 23-3-2　囊肿硬化治疗所需器械

A. PTC 针（16～21G）；B. 三通管；C. 不同型号注射器；D. 0.9% 氯化钠注射液。

第四节　射 频 消 融

射频消融（radiofrequency ablation，RFA）是在影像学方法引导下将射频消融电极针穿刺进入组织或病灶中，利用高频射频交流电使组织中离子振荡，相互摩擦产热，继而使组织发生变性、坏死，然后消融灶慢慢被机体吸收，萎缩变小，乃至消失。目前 RFA 已广泛应用于肝、肾、甲状腺、甲状旁腺等脏器病灶的消融治疗。

一、原理

研究表明，温度在 43℃时，30～60s 可使组织细胞凋亡；温度为 50℃时，几分钟可使细胞坏死；温度为 55℃时，几秒可使细胞死亡；温度超过 60℃时，几乎立刻就可使细胞死亡（图 23-4-1）。

射频消融是通过启动射频发生器产生高频交流电（频率 300～500kHz），电流传导到消融针电极处，使局部组织发生正负离子振荡，之后摩擦生热达 100℃左右。热能逐渐传导至周围组织，病灶局部因高温而发生凝固性坏死，形成一个特定大小的球形或椭球形消融区（图 23-4-2）。

二、常用 RFA 仪器及消融电极针型

目前应用于浅表器官消融的主要有以下射频消融系统。

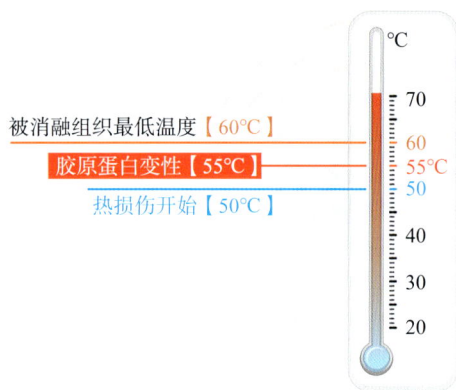

图 23-4-1　组织对于热效应的改变

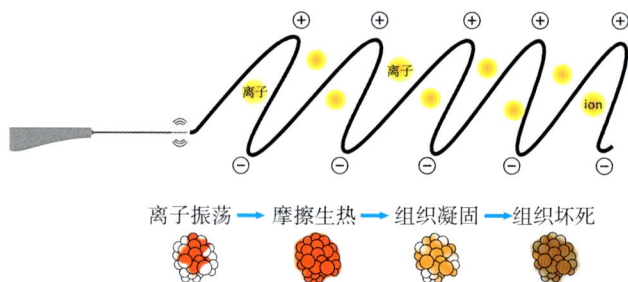

图 23-4-2　射频消融原理

（一）单极 RFA 系统

射频电极针尖端只有一个电极，需要在患者皮肤上
（大腿或腹部皮肤）粘贴负极板，构成闭合回路（图 23-
4-3，图 23-4-4）。

其主要特点有：针尖温度低（16～20℃），减少了
周围组织的气化、碳化和阻抗的增加，射频能量传递
较远。

（二）双极 RFA 系统

射频电极针前端有两个电极，不用在患者皮肤上粘
贴负极板，电流在脏器（或病灶）内局部形成回路（图
23-4-5～图 23-4-7）。

其主要特点：①不使用皮肤电极，避免了电极
片引起的皮肤烫伤；②适用于身体内金属植入物的
患者。

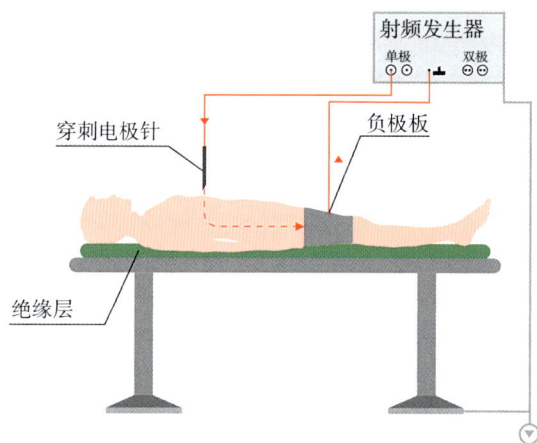

图 23-4-3　单极射频消融系统构造

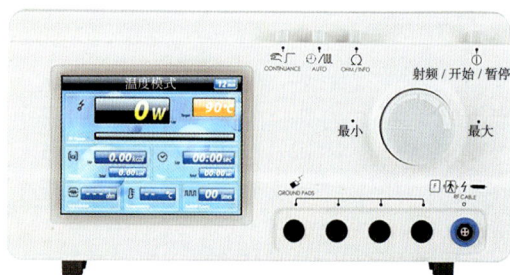

A

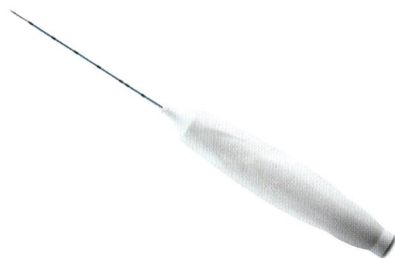

B

图 23-4-4　单极射频消融系统发生器及消融电极针

A. 单极射频消融系统发生器；B. 单极射频消融系统电极针。

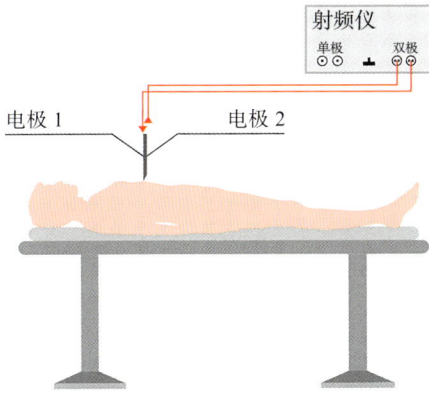

图 23-4-5 双极射频消融系统构造

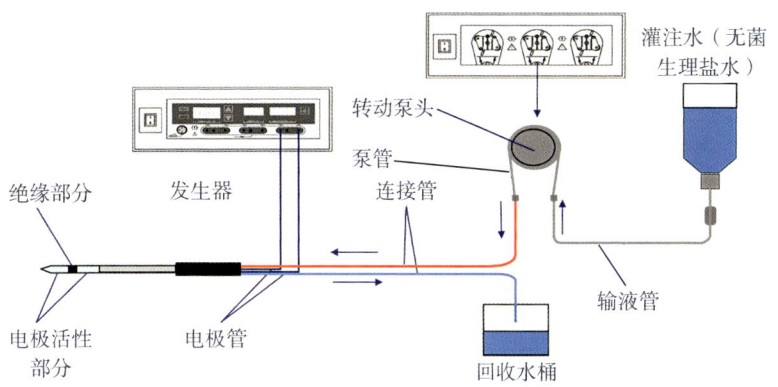

图 23-4-6 双极射频系统安装示意图

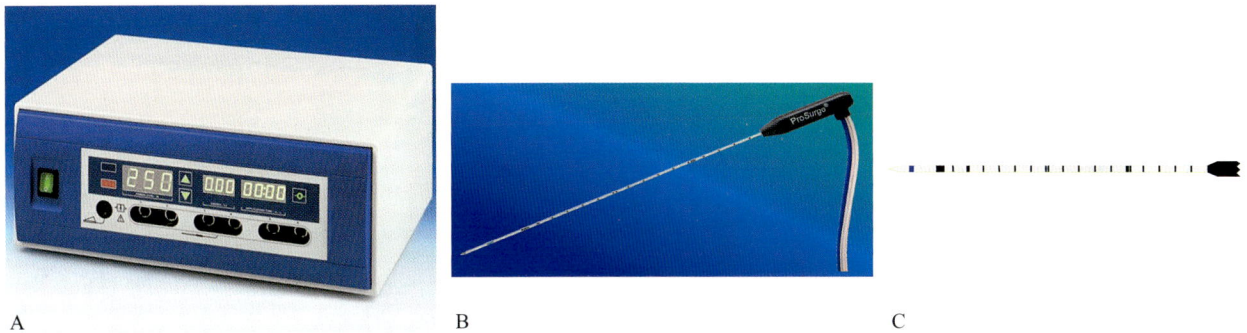

A

B

C

图 23-4-7 双极射频系统发生器及射频电极针

A. 双极射频系统发生器；B，C. 射频电极针。

三、RFA 消融范围

RFA 形成的消融灶体积主要由电极针型、消融功率、时间等决定，熟悉 RFA 电极针的消融灶大小和范围是进行射频消融手术的基础（表 23-4-1，图 23-4-8，图 23-4-9）。

表 23-4-1 RFA 消融范围参考值表

主机功率 /W	发热端长度 /mm	消融范围 [长（mm）× 宽（mm）× 前径（mm）]		
		消融时间 5s	消融时间 10s	消融时间 15s
30	5	3.0 × 2.5 × 0.0	6.0 × 5.0 × 0.5	6.0 × 5.0 × 0.5
35	7	4.0 × 3.0 × 0.0	8.0 × 5.0 × 0.5	8.0 × 6.0 × 0.5
40	10	6.0 × 4.0 × 0.0	11.0 × 6.0 × 0.5	11.0 × 7.0 × 0.5

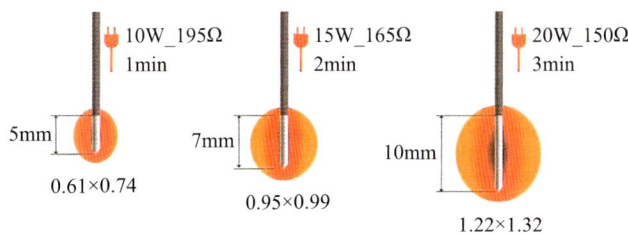

图 23-4-8 19G 单极 RFA 针消融热场分布及消融灶范围

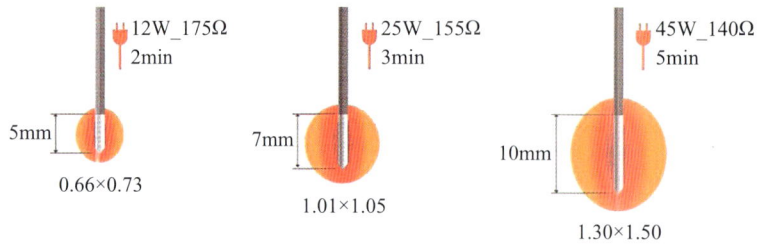

图 23-4-9　18G 单极 RFA 针消融热场分布及消融灶范围

四、RFA 热场分布及消融灶形状

RFA 单针消融后消融灶一般呈椭球形。消融灶大体呈现出一个中央的凝固坏死区（白色区域）和周边的炎症充血带（红色区域）。红色区域被认为是炎症充血带，理论上周边炎症充血区在 1 个月左右会消失（图 23-4-10）。

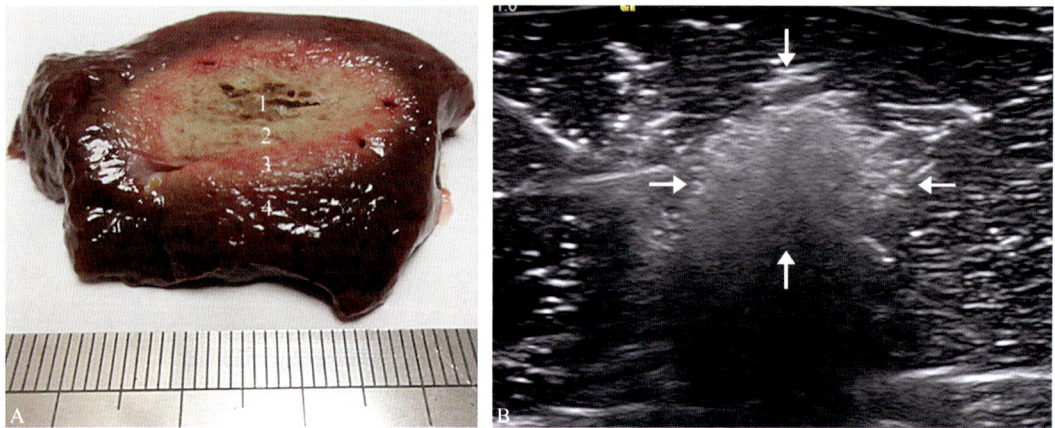

图 23-4-10　单针双极 RFA 消融灶（离体猪肝实验）

A. 消融灶大体观照片（1：中央碳化区；2：凝固性坏死区；3：周边充血区；4：周边正常肝组织）；B. 灰阶超声：消融灶呈高回声（箭头）。

五、RFA 实例

患者女性，61 岁。发现甲状腺左侧叶结节 1 年余。吞咽有异物感，余无特殊不适症状。现准备行 RFA 治疗（图 23-4-11）。

视频：甲状腺
结节射频消融

六、RFA 技术的主要优势、缺陷

1. **主要优势**　RFA 技术应用比较成熟，主要优势如下：

（1）RFA 消融形态更接近圆形，RFA 电极针制造工艺更精细、稳定。

（2）RFA 电极针为金属，针尖相对微波天线更加锐利，同时也相对较细（最细可至 19G），因此更易于穿刺进针；同时进针过程中推挤结节造成的移动相对较小，不易引起并发症。

（3）输出能量大，功率最高达 200W，可产生较大消融范围。

（4）双极 RFA 电极针消融时不须使用皮肤电极，避免了患者身上金属植入物的影响和皮肤烫伤的发生。

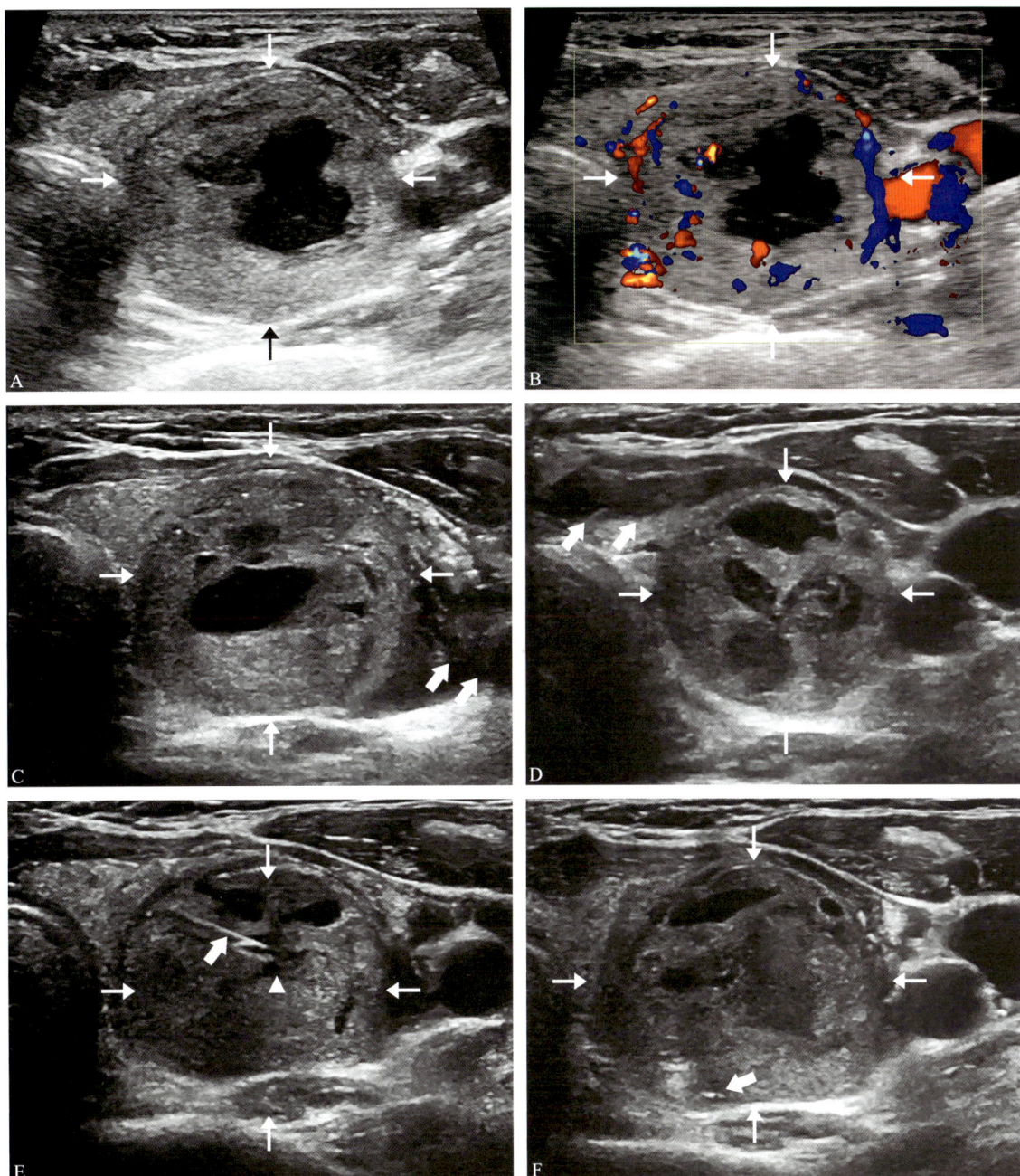

图 23-4-11　甲状腺良性结节单极 RFA

A.灰阶超声：甲状腺左叶见一个囊实混合回声区（箭头），形态规则，边界清晰，内部回声不均匀；B.CDFI：结节内实性部分见丰富血流信号；C.注射液体隔离带：消融术前为避免损伤颈动脉、喉返神经等，在甲状腺左叶结节周围注射隔离液（生理盐水稀释的利多卡因注射液）（粗箭头）；D.注射液体隔离带：在甲状腺与颈前肌之间注射 2% 利多卡因注射液以减少患者消融时疼痛感（粗箭头）；E.消融前将注射器（粗箭头）穿刺至结节内囊性部分抽吸囊液（三角形）；F.消融时将射频针插入结节底部（粗箭头），启动消融仪器开始移动式消融。

2．主要缺陷

（1）RFA 升温速度慢，消融范围依赖热传导，易受组织或病灶导电性、碳化等的影响，热沉效应（图 23-4-12）明显，在病灶靠近血管时有可能导致热量损失而影响病灶的完全消融。

（2）单极 RFA 需要贴电极片，可能引起皮肤烧灼，不能用于体内存在金属器具（如心脏起搏器）的患者。

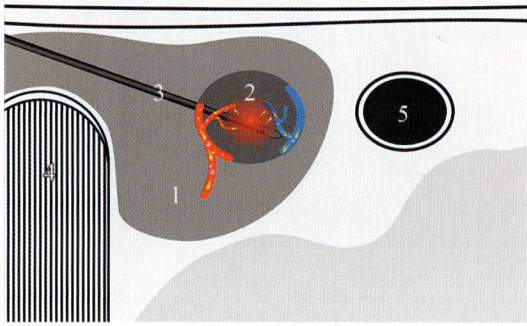

图 23-4-12　热沉效应示意图

甲状腺结节消融过程中，结节周边血管可带走部分热量，产生热沉效应。1：甲状腺左侧叶；2：甲状腺左侧叶结节，红色为结节周边动脉，蓝色为结节周边静脉，血管内黄色箭头表示热量随血流损失；3：消融电极针；4：气管；5：颈总动脉。

七、操作者准入

1. 取得医师资格及执业证书。
2. 一般应该有 5 年以上超声诊断及介入性超声的经验。
3. 完成肿瘤消融技术的相关培训及考核，具备肿瘤消融治疗技术临床应用能力及资质。

第五节　微波消融

微波消融（microwave ablation，MWA）是将微波天线在影像学方法引导下穿刺进入组织或病灶内，组织中水分子在微波的作用下剧烈振荡、摩擦生热，使组织局部温度升高而发生凝固性坏死。目前在临床上也广泛应用于肝癌、肾癌、甲状腺结节等的消融治疗。

一、原理

MWA 是在频率 ≥ 900MHz 的微波辐射场作用下使偶极分子振荡，摩擦生热导致组织细胞凝固性坏死（图 23-5-1）。微波是一种电磁波，当前微波消融治疗主要有 915MHz 和 2 450MHz 两种频率。915MHz 的微波频率低、波长长、穿透性更好，理论上消融范围更大。

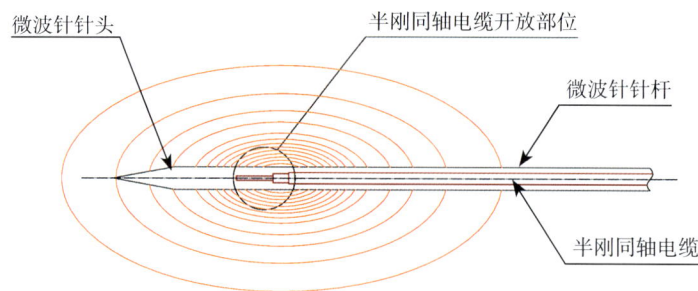

图 23-5-1　微波天线前端场源激发电磁波示意图

中国南京长城医疗设备有限公司提供。

二、微波仪器及针具

MWA 系统主要包括微波功率源（主机）系统、同轴电缆、辐射器和温度测量装置 4 个配件（图 23-5-2）。

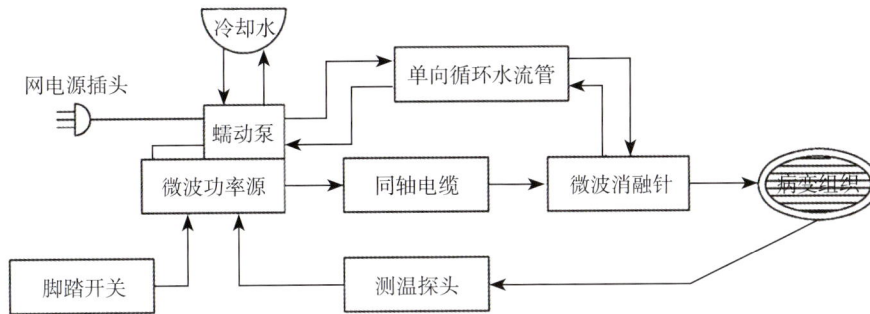

图 23-5-2　微波热疗系统的结构原理图

中国南京长城医疗设备有限公司提供。

微波消融设备主要包括微波发生器及微波天线（图 23-5-3）。

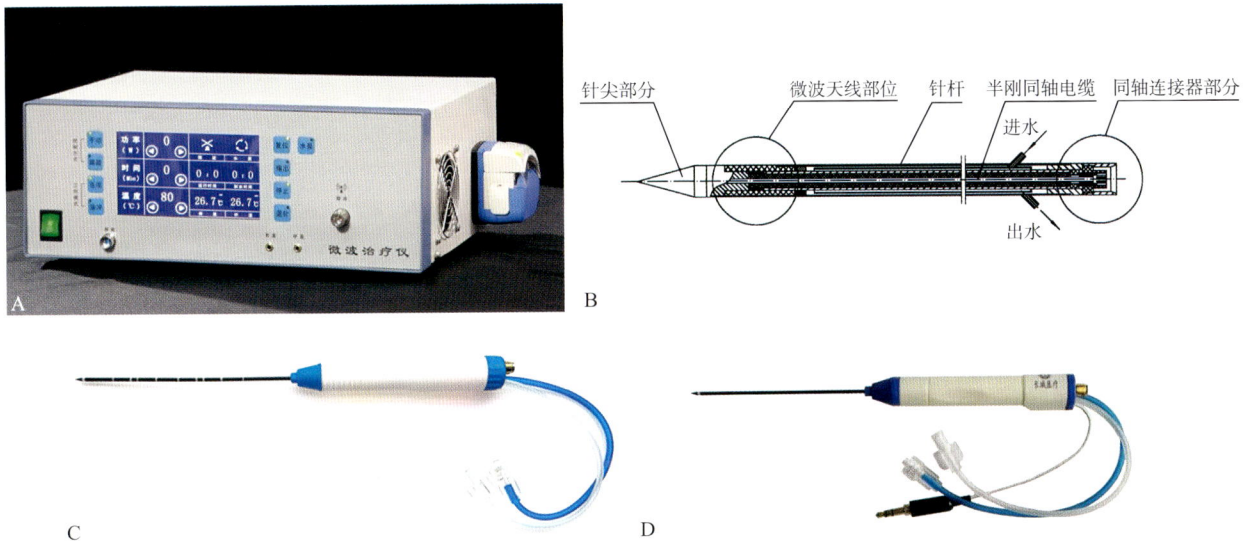

图 23-5-3　微波发生器及微波天线

A. 微波发生器；B. 微波热凝消融针结构示意图；C. 微波消融天线（不带测温针）；D. 微波消融天线（带测温针）中国南京长城医疗设备有限公司提供。

水冷设备是目前最常用的冷却方法。水冷式天线内部有 2 个腔，注射用水通过蠕动泵的驱动在腔内不断循环来降低杆温，这使得高能量的输出和长时间的治疗成为现实，组织内可输入更多的微波能量而不引起皮肤的烧伤。

三、甲状腺常用 MWA 针参数及应用

甲状腺常用 MWA 针参数及应用见表 23-5-1 ~ 表 23-5-3。

表 23-5-1　甲状腺消融常用 MWA 天线规格（参考自南京长城微波消融设备）

内径	直径 /mm	长度 /cm	发热端 /mm
17G	1.4	10 和 8	3 和 5
16G	1.6	10 和 8	3 和 5

表 23-5-2　MWA 能量参考值（发热端为 3mm）

主机功率 /W	3mm 辐射极消融范围［长（mm）× 宽（mm）× 前径（mm）］			
	消融时间 5s	消融时间 10s	消融时间 15s	消融时间 20s
20	3.2 × 2.1 × 0.6	6.5 × 3.2 × 0.6	8.0 × 4.2 × 0.7	10 × 5.0 × 0.7
25	4.9 × 3.0 × 0.8	7.1 × 4.1 × 0.8	8.8 × 4.9 × 0.9	11.1 × 2.1 × 0.6
30	6.2 × 3.6 × 0.8	7.6 × 4.4 × 0.8	11.1 × 5.6 × 0.9	12.3 × 6.7 × 0.9
35	7.3 × 4.1 × 0.9	8.7 × 4.8 × 0.9	11.9 × 6.5 × 0.9	13.7 × 7.4 × 1.0

注：临床中输出功率一般设定在 25 ~ 35W，不超过 35W。通过增加消融时间来增加消融范围。一般不使用高功率，以免中心碳化而影响术后恢复（中国南京长城医疗设备有限公司提供）。

表 23-5-3　MWA 能量参考值（发热端为 5mm）

主机功率 /W	5mm 辐射极消融范围［长（mm）× 宽（mm）× 前径（mm）］			
	消融时间 5s	消融时间 10s	消融时间 15s	消融时间 20s
20	3.8 × 2.5 × 0.6	7.1 × 4.0 × 0.6	9.1 × 4.6 × 0.8	11.0 × 6.0 × 0.8
25	6.3 × 3.6 × 0.9	8.2 × 4.6 × 0.9	10.2 × 5.6 × 1.0	12.1 × 6.5 × 1.0
30	8.5 × 4.7 × 0.9	9.8 × 5.4 × 0.9	11.9 × 6.4 × 1.0	13.3 × 7.2 × 1.0
35	9.5 × 5.3 × 0.9	11.3 × 6.1 × 0.9	14.0 × 7.0 × 1.0	14.7 × 7.8 × 1.0

注：临床中输出功率一般设定在 25 ~ 35 W，不超过 35W。通过增加消融时间来增加消融范围。一般不使用高功率，以免中心碳化而影响术后恢复（中国南京长城医疗设备有限公司提供）。

四、热场分布及消融灶形状

MWA 消融天线单针形成的消融灶形态一般呈椭圆形或圆形，但是周边炎症充血区较射频消融窄，大体形态类似射频消融形成的消融灶（图 23-5-4A）。灰阶超声上表现为混合回声或高回声（图 23-5-4B）。

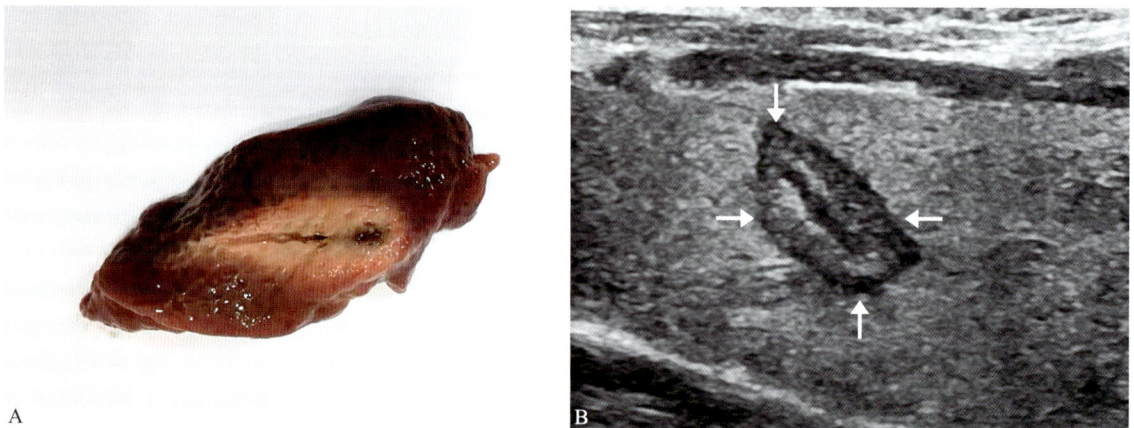

图 23-5-4　MWA 单针消融所形成消融灶大体图片

A. 大体标本：消融灶呈椭圆形，包括碳化区（黑色区域）、凝固性坏死区（白色区域）和炎症充血区（红区）；B. 灰阶超声：甲状腺结节消融术后 1 个月，甲状腺内消融灶呈混合回声，形态椭圆形，边界清晰，内部回声不均匀，消融灶中央可见针道样回声（箭头）。

五、MWA 技术消融实例

患者女性，37 岁。发现甲状腺右侧叶结节 2 年余，无特殊不适症状。现准备行 MWA 治疗（图 23-5-5）。

视频：甲状腺
良性结节微波
消融

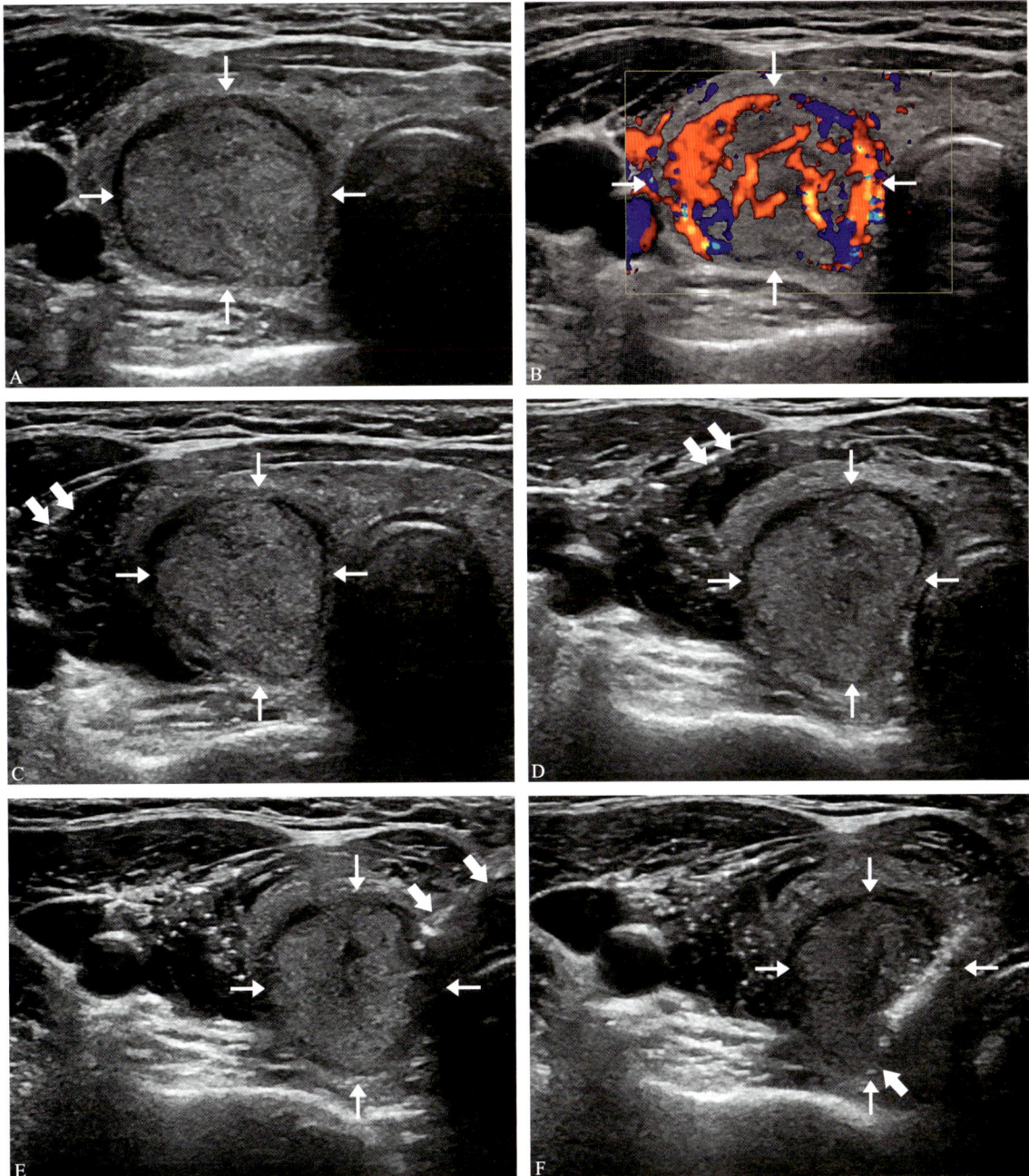

图 23-5-5　甲状腺良性结节微波消融

A. 甲状腺右叶见一个等回声区（箭头），形态规则，边界清晰，周边可见声晕；B. CDFI：结节内部可见丰富血流信号；C. 消融术前为避免损伤颈动脉、喉返神经等，在甲状腺右叶结节周围注射隔离液（生理盐水稀释的利多卡因注射液）（粗箭头）；D. 在甲状腺与颈前肌之间注射 2% 利多卡因注射液以减少患者消融时疼痛感（粗箭头）；E. 消融时将微波针穿刺至甲状腺结节周围消融结节周边血管（粗箭头），以防止出血；F. 消融时将微波消融针插入结节底部（粗箭头），启动消融仪器开始移动式消融。

六、MWA 技术主要优势、缺陷

MWA 技术也是临床上常用的热消融技术，在甲状腺消融中占据主导地位，其主要优势是：

1. 主要优势

（1）升温快，中心温度高，可产生较大的消融范围，因此消融时间相对较短。同时具有较强的血管消融能力，受热沉效应影响较小，产生的消融灶较规整。

（2）不需要贴皮肤电极，避免皮肤烫伤，同时也适用于体内存在金属器具的患者。

（3）可多针并用，相互协同作用能产生更好的肿瘤消融效果。

2. 主要缺陷

（1）微波天线为陶瓷材料设计，穿刺突破力略差，病灶活动度大时穿刺存在一定困难。

（2）微波天线相对较射频针粗，容易引起出血等并发症，消融穿刺时需引起注意。

第六节　激光消融

激光消融（laser ablation，LA）是在影像学引导下将光纤插入病灶内，利用光能转化后的热能损毁组织或病灶。目前多应用于甲状腺结节、前列腺增生等病变的消融。

一、原理

LA 的原理是激光辐射生物组织时，光能转化为热能使组织温度升高，从而使局部组织产生凝固性坏死、碳化、气化甚至蒸发。

二、激光消融仪器及针具

目前激光消融仪器激光光纤的直径为 $300 \sim 600\mu m$，应用最广泛的为波长 1 064nm 的钇铝石榴石激光（图 23-6-1 ~ 图 23-6-3）。

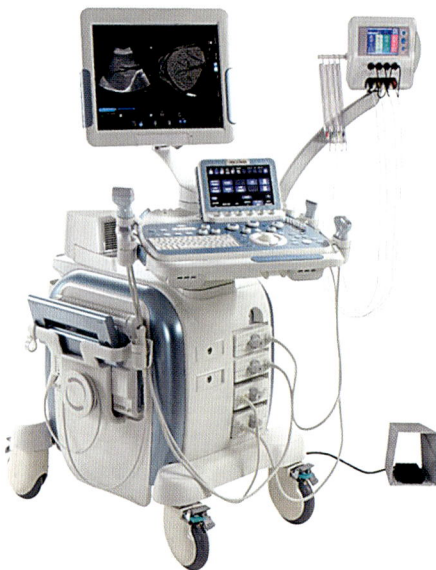

图 23-6-1　激光消融设备

意大利百胜医疗公司提供。

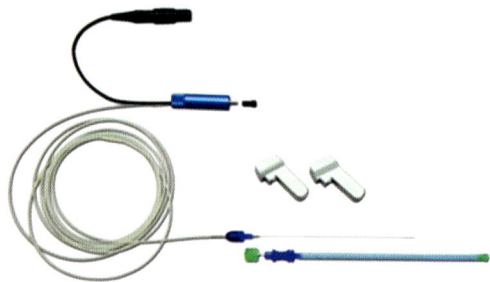

图 23-6-2　激光光纤

意大利百胜医疗公司提供。

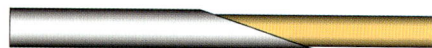

图 23-6-3　PTC 针与光纤接口的关系

图中，银白色：PTC 针；黄色：光纤。意大利百胜医疗公司提供。

激光作用于组织的生物效应取决于组织内温度分布情况，这是由激光的物理特性如波长、功率、脉冲持续时间、能量密度、输出方式及靶组织自身的光热物理特性所决定的。

三、激光消融范围

激光消融范围相对固定。单根光纤在一定能量消融时（5W，1 800J），其消融范围如图 23-6-4 所示（长径 16～18mm，短径 8～10mm）。消融灶形态类似射频或微波消融时的消融灶，呈椭球形或球形（图 23-6-5）。根据消融功率和能量的不同，消融范围随着消融功率和能量提高，激光消融范围逐渐增大（表 23-6-1）；但到了一定程度后，消融范围不再增加。

表 23-6-1　激光消融单光纤消融功率、能量与消融范围示意图

能量	不同功率消融范围					
	4W		5W		6W	
600J	面积：0.7cm^2	体积：0.3cm^3	面积：1.3cm^2	体积：0.7cm^3	面积：1.4cm^2	体积：0.8cm^3
1 200J	面积：1.2cm^2	体积：0.8cm^3	面积：2.1cm^2	体积：1.6cm^3	面积：2.4cm^2	体积：2.1cm^3
1 800J	面积：2.0cm^2	体积：1.8cm^3	面积：2.6cm^2	体积：2.4cm^3	面积：2.7cm^2	体积：2.5cm^3
2 400J	面积：2.2cm^2	体积：2.0cm^3	面积：2.7cm^2	体积：2.6cm^3	面积：3.0cm^2	体积：3.0cm^3

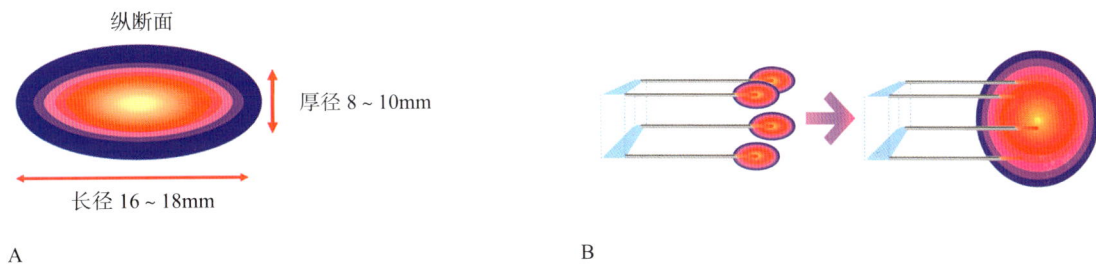

图 23-6-4　激光消融示意图

A. 单根光纤消融示意图；B. 多根光纤联合消融示意图（意大利百胜医疗公司提供）。

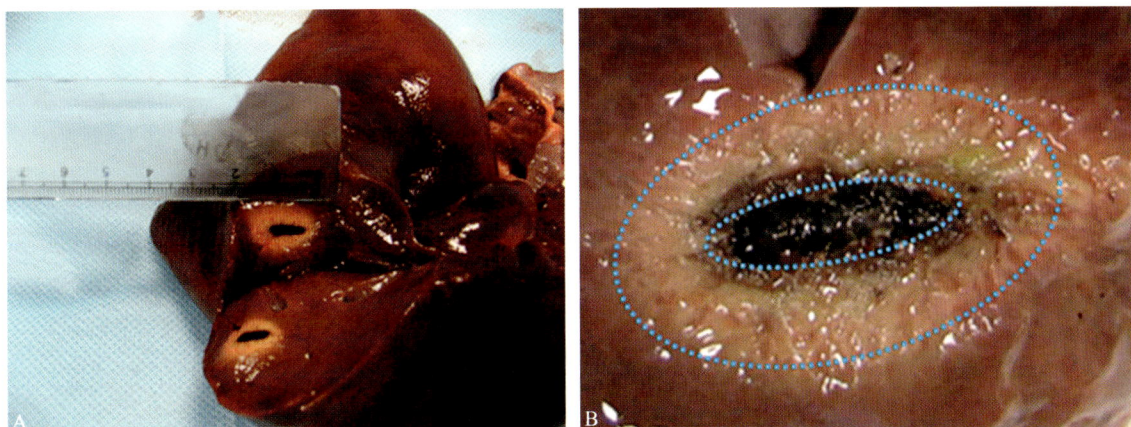

图 23-6-5　激光消融灶大体照片（离体猪肝实验）

A. 激光消融灶大体照片远观图；B. 激光消融灶大体照片近观图。LA 消融灶呈椭圆形，由内至外包括碳化区（黑色区域）、凝固性坏死区（白色区域）、炎症充血区（意大利百胜医疗公司提供）。

四、激光消融技术优势、缺陷

1. 主要优势

（1）穿刺针及光纤直径较细，易于穿刺。

（2）消融范围小，对周边组织损伤小，易于控制。

（3）针道出血、种植转移风险低。激光消融穿刺针较细，消融结束光纤撤至针鞘内即可拔出穿刺针，因此不易发生针道转移、出血等。另外，激光消融温度较高，具有较好的止血作用。

2. 主要缺陷

（1）激光消融时温度较高，容易碳化、气化，有时也会影响手术效果。

（2）单光纤消融时消融范围相对较小，对于较大肿瘤的消融效果不如射频或微波消融。

（3）多个光纤联合消融时，对布针技术要求较高，且费用相对较高。

★ LA 技术主要优势是更加微创，常用于较小肿瘤或病灶的消融。

★ 熟悉激光设备及光纤等设备是开展此技术的前提。

第七节　高强度聚焦超声

高强度聚焦超声（high intensity focused ultrasound，HIFU）治疗肿瘤主要是利用超声波的聚焦性、可视性以及组织穿透性，通过超声从体外对病灶进行准确定位，然后对体内的病灶进行直接破坏，而对病灶周围的正常组织不产生破坏。

一、原理

将超声波聚焦于靶区组织，利用超声波具有的组织穿透性和能量沉积性，将体外发生的超声波聚焦到生物体内病变组织（治疗靶点）。高能量的超声波通过换能器聚焦后可形成物理学焦点，焦点温度可达 65～100℃，可以一次性精准适形消融（图 23-7-1）。当焦点聚焦于靶组织时，局部产生高温效应、空化效应以及机械效应，可使组织发生凝固性坏死。焦点处的变化可通过超声影像或 MRI 显示，从而实时监控 HIFU 治疗过程。HIFU 的作用方式与太阳光经放大镜聚焦后引起放置于焦点处的纸片燃烧的原理相似。

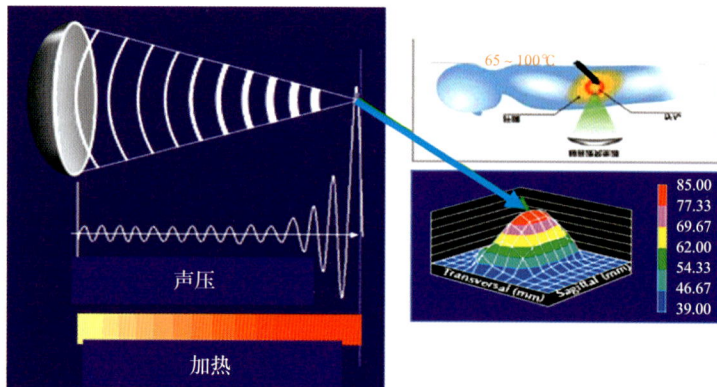

图 23-7-1　HIFU 治疗原理示意图

通过点 - 线 - 面 - 体的组合扫描方式，对整个肿瘤进行适形消融。超声聚焦焦点及监控探头在空间的自由运动，可实现立体组合扫描治疗。医师可根据不同患者、不同肿瘤形状和大小制订快速、灵活而有效的治疗方案。按照肿瘤的影像学形态，主要通过无数多个点的热损伤累积，即通过多层面的三维构建叠加，实现对肿瘤高度适形的消融治疗（图 23-7-2）。

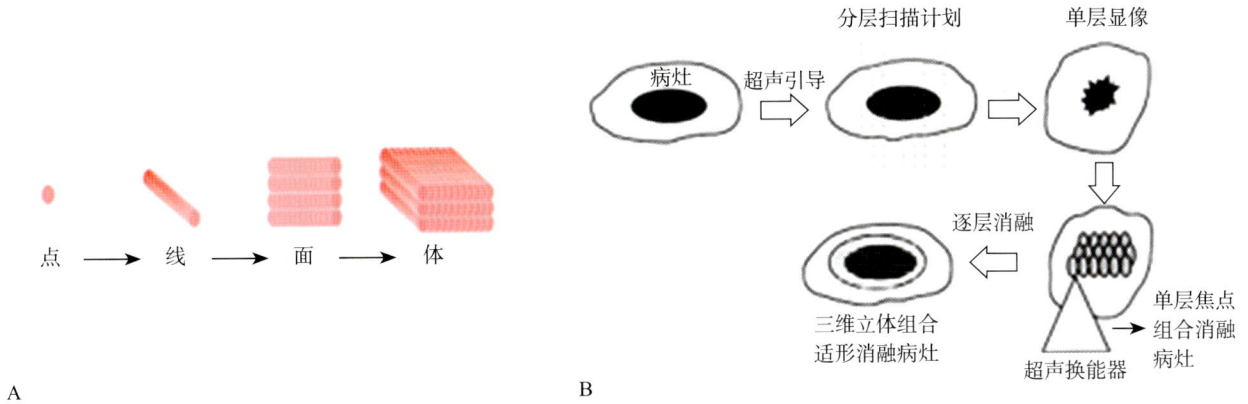

图 23-7-2　HIFU 治疗原理示意图

A. HIFU 治疗点 - 线 - 面 - 体的组合扫描；B. HIFU 对肿瘤适形消融示意图。

二、HIFU 仪器

HIFU 系统（图 23-7-3）包括功率源、控制系统、影像监控系统、运动控制系统等要件。治疗系统需满足下列条件：①聚焦性能好，通常焦点小（直径 1mm），焦点能量高；②焦点处能量为致死剂量；③能量集中于焦点，不损伤邻近组织；④焦点可以移动，能对靶区组织进行运动式一次性适形消融。

超声换能器的重要参数包括频率、声强和聚焦性能。

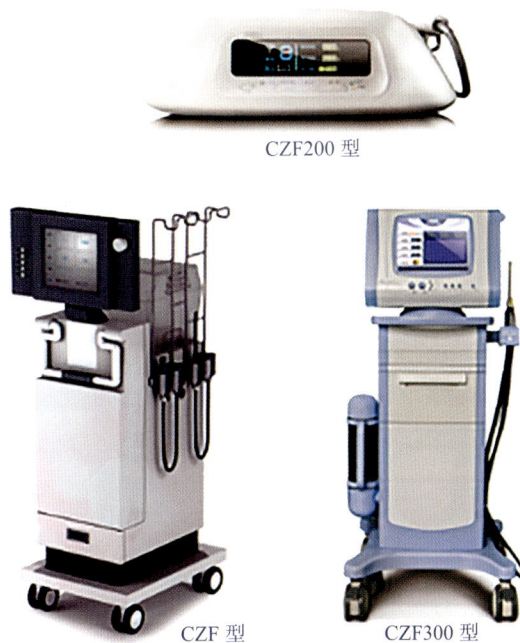

CZF200 型

CZF 型　　　CZF300 型

图 23-7-3　HIFU 治疗机器

三、HIFU 技术优势、缺陷

HIFU 技术主要优势是无创的热消融技术，缺陷为消融全程患者不能移动，消融聚焦区域较小，消融时间相对长，较大结节需要多次消融。

HIFU 与其他消融技术的比较见表 23-7-1。

表 23-7-1　各种甲状腺热消融技术相关参数比较

参数	RFA	MWA	LA	HIFU
发热原理	交变电流电阻加热	电磁波振荡极性分子产热	激光产热	高强度聚焦超声产热
阻抗	是	否	否	否
消融针直径	15～19G	14～17G	20～21G PTC，光纤直径 300～600μm	无穿刺针
频率	300～500Hz	915MHz 和 2 450MHz	/	/
功率	30～35W	30～35W	3～5W	无
温升速度	慢（50～60s）	快（25～35s）	快	快
皮肤电极	需要（单极）	否	否	否
优点	广泛使用，金属穿刺针，易于穿刺	升温速度快，受碳化影响小	光纤直径较细，易于穿刺，对周围组织损伤小	无创
缺点	热沉效应影响消融范围	穿刺突破力略差	容易碳化、气化，消融范围小	消融时间长

第八节　粒子植入

粒子植入属于放射性粒子植入近距离治疗的范畴，是放射治疗的方法之一。其主要通过影像引导技术，将密封的放射源直接植入肿瘤病灶内，通过放射性粒子持续释放射线，对肿瘤细胞进行杀伤的一种治疗方法。在我国，最常用的为 ^{125}I 粒子植入术。^{125}I 粒子能发射出 γ 射线，半衰期为 59.4d，有效辐射半径为 10～15mm。γ 射线可通过辐射直接损伤肿瘤细胞的 DNA，间接干扰肿瘤细胞 DNA 合成，诱导细胞凋亡，从而起到治疗肿瘤的目的。

一、原理

放射性粒子持续发出低能量的 γ 射线，在体内可以直接抑制肿瘤的有丝分裂，使肿瘤细胞因辐射效应受到最大程度的杀伤；同时低剂量照射可使乏氧细胞再氧化，增加肿瘤细胞对射线的敏感性，从而加速肿瘤细胞凋亡，达到治疗肿瘤的目的。

二、放射性粒子类型、结构

放射性粒子是指钛合金外壳封装放射性核素制成短杆状固体放射源，目前常用的粒子有 ^{125}I（图 23-8-1），^{103}Pd（钯）和 ^{192}Ir（铱）。^{125}I 的半衰期为 59.4d，粒子平均能量 30keV，组织穿透能力 1.7cm。临床常用粒子长度 4.5mm，直径 0.8mm。目前多用吸附在银柱上的 ^{125}I，外壳为钛，其初始计量为 7.7Gy/h，生物相对效应为 1.4。常用的放射性粒子的微观结构，包括放射源、钛壳和封装尾端三部分。

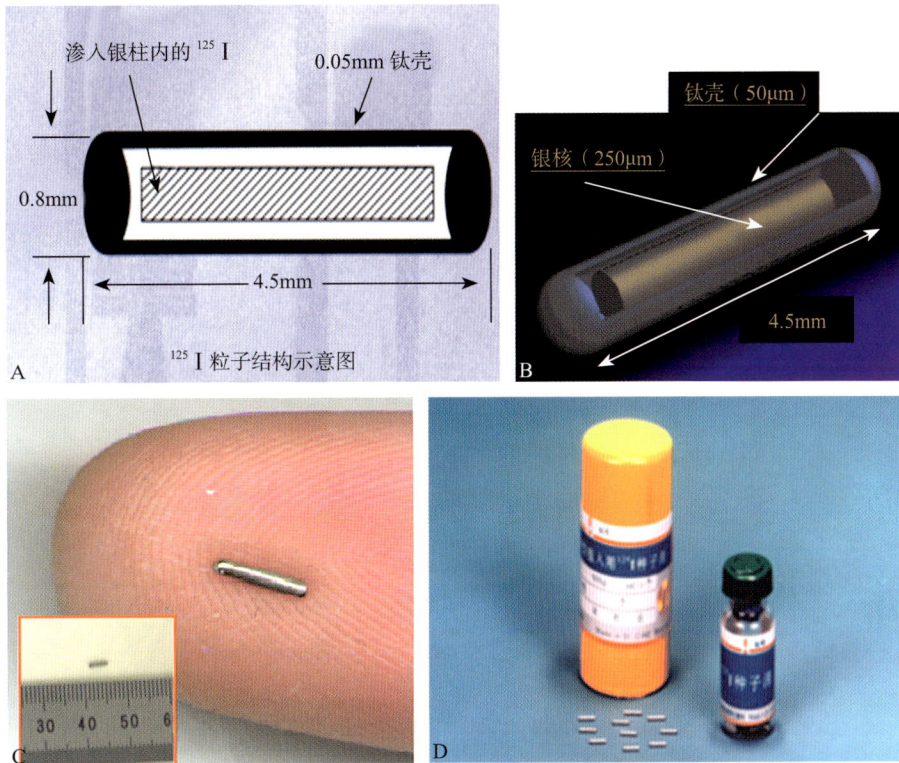

图 23-8-1 ^{125}I 粒子结构示意图
A，B. ^{125}I 粒子内部结构图；C. ^{125}I 粒子外观；D. ^{125}I 粒子所用装瓶子。

三、放射性粒子治疗计划系统与质量验证系统

（一）放射性粒子治疗计划系统

放射性粒子治疗计划系统（treatment plan system，TPS）为放射性粒子植入治疗的布放而设计的术前治疗计划系统。计算机根据治疗靶区形态学特征，设定处方剂量、选择粒子活度，合理分布粒子，然后进行剂量计算，得到所需要的剂量分布，并指导术中如何穿刺布放。

治疗计划包括：①图像数据输入；②图像数据处理；③三维重建显示；④手术计划设计；⑤模拟布放粒子；⑥进行质量验证。

（二）质量验证系统

由于粒子植入过程中技术误差、体位变化和粒子移位，导致粒子治疗后肿瘤实际接受剂量与术前或术中计划比较发生变化。因此，粒子治疗后需要明确肿瘤和肿瘤周边重要器官实际所接受的剂量。

质量验证需要术后重新扫描 CT 或超声检查，TPS 软件具有识别各层面粒子的功能，既不能多计数粒子，也不能丢失粒子。

四、放射性粒子治疗剂量

以 ^{125}I 为例。

1. 一般植入到肿瘤中的粒子活度为 0.4 ~ 0.8mCi。

2. 1mCi 能产生 182Gy，1MBq=4.92Gy。

3．肿瘤所需放射总活度

（mCi）＝期望组织吸收剂量（Gy）× 肿瘤重量（g）/182

（MBq）＝期望肿瘤剂量（Gy）× 肿瘤重量（g）/4.92

4．粒子数、粒子位置　根据肿瘤大小和位置决定粒子数量。

五、放射性粒子植入引导方式

最常用的影像引导方式为 CT、超声、PET-CT、SPECT-CT。多经皮穿刺植入，也可以采用捆绑支架、术中插植等方式植入。

六、放射性粒子技术优势、缺陷

（一）优势

1．高度适形性，持续低剂量照射疗效显著。大多数肿瘤患者进行放射性粒子植入术后，都会出现不同程度的瘤体缩小。

2．伤害小、并发症小，粒子植入只对距离放射源 1.7cm 内的肿瘤细胞具有杀伤作用，对体内其他组织无损伤，能够提高肿瘤患者的生活质量。

3．创口小，可与其他治疗方法同时进行，如手术、化疗、介入治疗等。

（二）主要缺陷

1．穿刺部位的出血、感染、疼痛，对于肺部的病灶有气胸、咯血的可能。

2．有些肿瘤在坏死过程中有出现粒子脱落和游离的可能。

3．粒子放射线维持时间为半年左右，有可能需要二次植入。

第九节　化 学 消 融

化学消融（chemical ablation）是在超声或 CT/MRI 引导下将化学药物（如无水乙醇、乙酸等）经皮穿刺直接注射到肿瘤内，破坏肿瘤组织，属于肿瘤内注射疗法。

一、原理

化学消融是将化学药物直接注入瘤体内，使肿瘤组织脱水、固定、蛋白质变性，继而产生凝固性坏死，达到肿瘤原位灭活的作用。此外，血管内皮细胞受乙醇的破坏所引起的血栓形成和血管闭塞，也加重了肿瘤组织细胞的缺血坏死。

二、器械和药物

（一）穿刺针

一般使用 18～22G 穿刺针，针的长度取决于病灶位置和深度。

（二）化学消融用药

无水乙醇（一般使用 99.5%、95% 医用乙醇）；聚桂醇；醋酸（乙酸）；盐酸；博来霉素等。

1．**无水乙醇**　目前临床上应用最为广泛，常用于治疗肝癌、子宫肌瘤等疾病。无水乙醇进入瘤体后，扩散至肿瘤组织细胞间，可迅速将肿瘤细胞和附近血管内皮细胞水分脱去，还可使肿瘤内小血管凝固变性，甚至出现血栓及细胞内蛋白质凝固、发生变性，从而使肿瘤细胞出现坏死。主要缺点是肿瘤内的纤维分隔会阻碍无水乙醇在瘤内的弥散，造成分布不均，所以需要多点、多次治疗。

剂量估算公式：$V（mL）= 4/3\pi（r + 0.5）^3$　　　　　　　　　　　　　公式（11）

其中 r 为肿瘤半径的平均值，加 0.5 是为了扩大消融范围。

2．**聚桂醇**　瘤内注射后可直接作用于肿瘤血管，损伤肿瘤包膜上和内部血管内皮，从而促进血栓形成；同时可引起组织纤维化和炎性病变，导致血管永久性的闭塞，从而使瘤体组织供血不足，促进其萎缩、坏死，达到治疗效果。其主要优势是由于聚桂醇较为温和，注射后无明显的刺激性，从而减少不良反应。

3．**醋酸（乙酸）**　是人体内环境主要的酸碱缓冲系统成分。临床上常采用 50% 浓度的醋酸用于化学消融，其化学消融原理与无水乙醇类似，但是醋酸 pH 较低，能引起隔膜中的纤维肿胀，促进分子间的化学键解离，能溶解组织间隙中的 Ⅰ 型、Ⅲ 型胶原和肿瘤组织基底膜Ⅳ型胶原成分，因此醋酸的消融效果更佳。但是由于其是有机酸，组织扩散能力强，对周围正常组织造成损害的可能性更高。

醋酸剂量估算公式：$V（mL）=4/3\pi（r + 0.5）^3/3$　　　　　　　　　　公式（12）

其中 r 为肿瘤半径的平均值，加 0.5 是为了扩大消融范围。除以 3 是因为醋酸的效能约是无水乙醇的 3 倍。注射治疗时醋酸的注射量在计算的范围内，以超声显示病灶完全被高回声覆盖为度。

4．**盐酸**　稀盐酸是人体消化液中消化蛋白质的主要成分，能使蛋白变性后发生不可逆性凝固，导致组织凝固性坏死。浓度为 6mol/L 的盐酸，其 pH 稍高于浓度为 50% 的醋酸，所以其对纤维成分破坏作用弱，纤维膜、肿瘤被膜或脏器包膜都可以阻止稀盐酸的过度扩散，避免伤及周围组织和器官，或造成脏器破裂。盐酸对肿瘤组织发挥作用后，分解为对人体有用的成分，如变成水和盐，因此被称为高效、无毒的"内源性"蛋白凝固剂。

盐酸治疗剂量推算公式：$V（mL）=4/3\pi（r + 0.5）^3/15$　　　　　　　　公式（13）

其中 r 为肿瘤半径的平均值，加 0.5 是为了扩大消融范围。除以 15 是药物在治疗 4~6h 后可以自身扩大治疗范围约 15 倍。

三、化学消融技术优势、缺陷

1．**优势**　创伤小，可重复进行，并发症发生率低，价格相对便宜。

2．**缺陷**

（1）化学消融因药物在组织内弥散受组织质地致密程度的影响，难以确定消融边界，可控性较差，易损伤周围组织器官（神经等）。

（2）化学消融弥散范围小，药物分布不均匀，对于较大或多发实性肿瘤（直径＞4cm）疗效较差，常需要反复、多次注射治疗。

第十节　不可逆电穿孔

不可逆电穿孔（irreversible electroporation，IRE）技术又称为纳米刀（Nanoknife），是一种新兴的组织物理消融技术。其能够更精准地诱导靶区细胞死亡，实现病灶区完全消融；同时，能尽可能减少消融区周围重要组织结构（血管、胆管、神经等）的损伤，避免传统治疗手段常见的并发症发生，是一种安全、有效的实体肿瘤局部治疗新手段，在肿瘤治疗领域具有良好的发展前景。

一、基本原理及特点

纳米刀肿瘤消融技术的基本原理是基于细胞的不可逆电穿孔。电穿孔是指细胞在电场作用下时，其细胞膜凝脂双分子结构在电场刺激下发生移动并重新排列，在细胞膜上形成亲水性微孔，导致细胞膜的通透性增加，使得原本不能透过细胞膜的带电荷离子及大分子等能在细胞内外自由运输。

当所施加的电场剂量较低时，其形成的微孔在电场撤去后可自我恢复，该过程称为可逆电穿孔（reversible electroporation，RE）。不可逆电穿孔是指在电场剂量足够高，细胞膜表面的微孔在电场撤去后无法自我恢复，发生永久性损伤，破坏了细胞的内外生理平衡，最终导致细胞死亡（另一种解释为细胞膜表面微孔不断扩张，导致类似于溶解性细胞死亡）（图 23-10-1）。

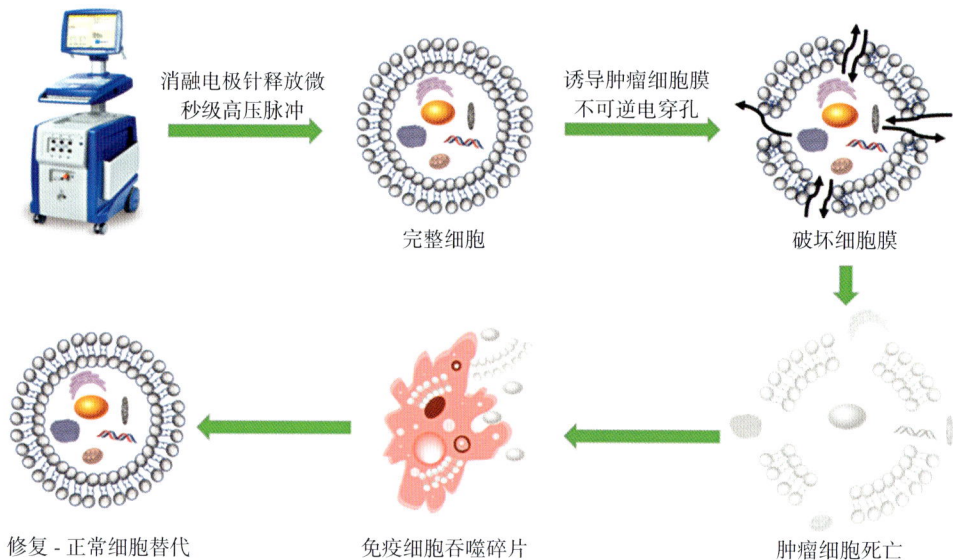

消融电极针释放微秒级高压脉冲　　完整细胞　　诱导肿瘤细胞膜不可逆电穿孔　　破坏细胞膜

修复 - 正常细胞替代　　免疫细胞吞噬碎片　　肿瘤细胞死亡

图 23-10-1　纳米刀肿瘤消融基本原理图

不可逆电穿孔肿瘤消融或纳米刀肿瘤消融技术则是通过超声、CT 等影像学方法引导下，将电极置于病灶区施加足量的微秒级脉冲电场（典型参数为：幅值 $1 \sim 3kV$，脉宽 $50 \sim 100\mu s$），诱导细胞膜跨膜电位超过其所能承受的跨膜电位阈值，发生不可逆电穿孔，引起电场有效作用范围内的肿瘤细胞死亡，从而达到消融的目的。

基于电场诱导细胞不可逆电穿孔原理，使得纳米刀肿瘤消融技术具有非热物理消融的特点，无热损伤也不受热沉效应的影响，克服了传统热消融方法的局限性。治疗全程只有电场能量的注入，无须使用任何抗癌化疗药物，避免了化疗药物对患者的毒副作用。电场的建立是基于组织的电学特性，使其治疗过程中对靶区内组织器官的消融具有选择性，对肿瘤细胞更加敏感，因此可实现对病灶区的完全消融，同时尽可能地减少对周边组织器官的损伤，并且保留消融区内胆管、血管及神经等完整性。

基于以上原因，纳米刀肿瘤消融技术对于靠近胰腺、肝门区、胆囊、胆管等邻近脉管系统的肿瘤治疗具有独特的优势。目前，纳米刀已作为一种安全、有效的组织消融方法，应用于包括胰腺、肝、肺、肾、前列腺以及其他实体肿瘤的微创治疗，具有广阔的临床应用前景，但在甲状腺中的应用相对较少。

二、发展及现状

不可逆电穿孔概念最开始由重庆大学姚陈果等于 2002 年提出，同时提出了利用高强度微秒级脉冲电场诱导细胞不可逆电穿孔消融肿瘤这一新思路。2005 年，美国加利福尼亚大学伯克利分校 Boris Rubinsky 教授联合 Angio Dynamics 公司投资并生产了商业化的不可逆电穿孔肿瘤治疗仪。该公司引用脉冲电场作用下细胞膜产生纳米微孔（Nanopore）的概念，将其命名为 Nanoknife，即纳米刀。该治疗仪于 2009 年通过美国 FDA 检测获得临床试验许可，并于 2010 年开展了世界首例不可逆电穿孔消融前列腺肿瘤的临床试验，15 位患者的肿瘤组织均完全消融。2012 年 4 月获得美国 FDA 批准应用于临床，同年 12 月获得欧盟批准，进入欧洲市场。2015 年，Nanoknife 获得中国国家药品监督管理局（National Medical Products Administration，NMPA）批准进入临床应用。

三、纳米刀治疗系统组成及使用

纳米刀系统主要由发生器和同步器两部分组成，包括高压脉冲输出、治疗计划软件、可自动切换电极输出端口、人机交互界面、脚踏控制开关、医用电极针以及配套使用的心电同步装置等。纳米刀仪器及配套电极针组成见图 23-10-2 和图 23-10-3。

使用纳米刀仪器进行治疗时，首先需通过人机交互界面，进入配套的治疗计划软件，录入患者信息，包括病灶及消融目标尺寸；将电极针接入电极连接器（至少 1 根双极电极针或 2 根单极电极针）。其次，通过治疗计划软件，针对患者肿瘤信息设置电极布置，并定义消融区域（图 23-10-4）。然后，通过超声或 CT 引导，将电极针插入患者靶区并确认无误；通过仪器控制段，发送治疗前测试脉冲；最后，踩下脚踏开关，执行消融。

值得注意的是，纳米刀系统配套使用的医用电极针分为单针双极电极和多针单极电极两种规格，需要根据实际临床患者的病灶情况选择使用。单极电极是纳米刀临床应用中最常用的治疗电极，根据患者病灶大小，往往需要至少两个或更多电极共同配合使用。两针间距最大可设置为 2cm，两针电极情况下，最大可消融的病灶区尺寸大约为

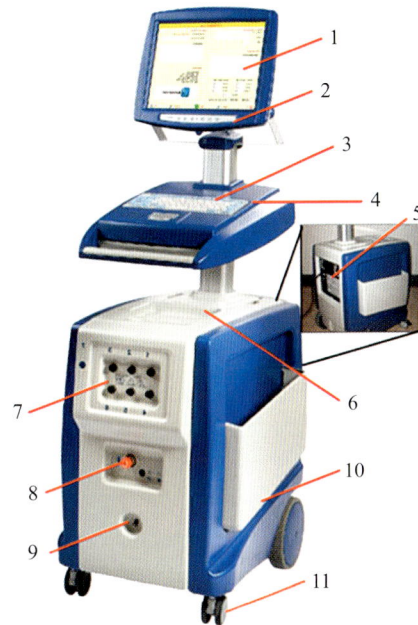

图 23-10-2　纳米刀仪器组成

1：LCD 显示屏：人机交互；2：显示控制按钮：调节显示设置；3：键盘：输入数据与发生器控制；4：指示灯：显示仪器当前状态；5：发生器主机：执行治疗输出及测量等；6：托盘：提供置物空间；7：电极连接器：连接电极；8：红色停止按钮：按下按钮，中断手术；9：脚踏连接处：连接脚踏开关；10：侧袋：放置脚踏、电极及其他配件；11：前轮刹车：固定仪器。

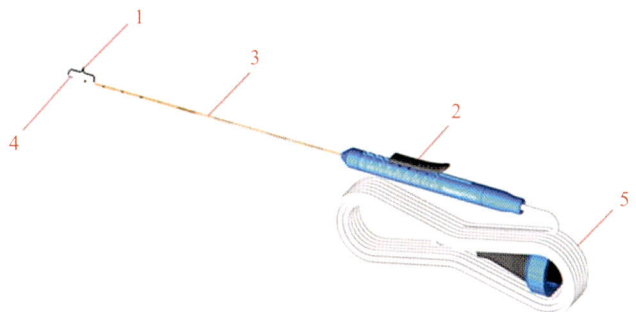

图 23-10-3　配套医用电极针组成

1：电极暴露区，0~4cm 可调，步长 0.5cm；2：调节电极暴露长度的拇指滑动片；3：绝缘涂层；4：带有深度标志的 19G 针及针尖；5：10 英尺连接导线。

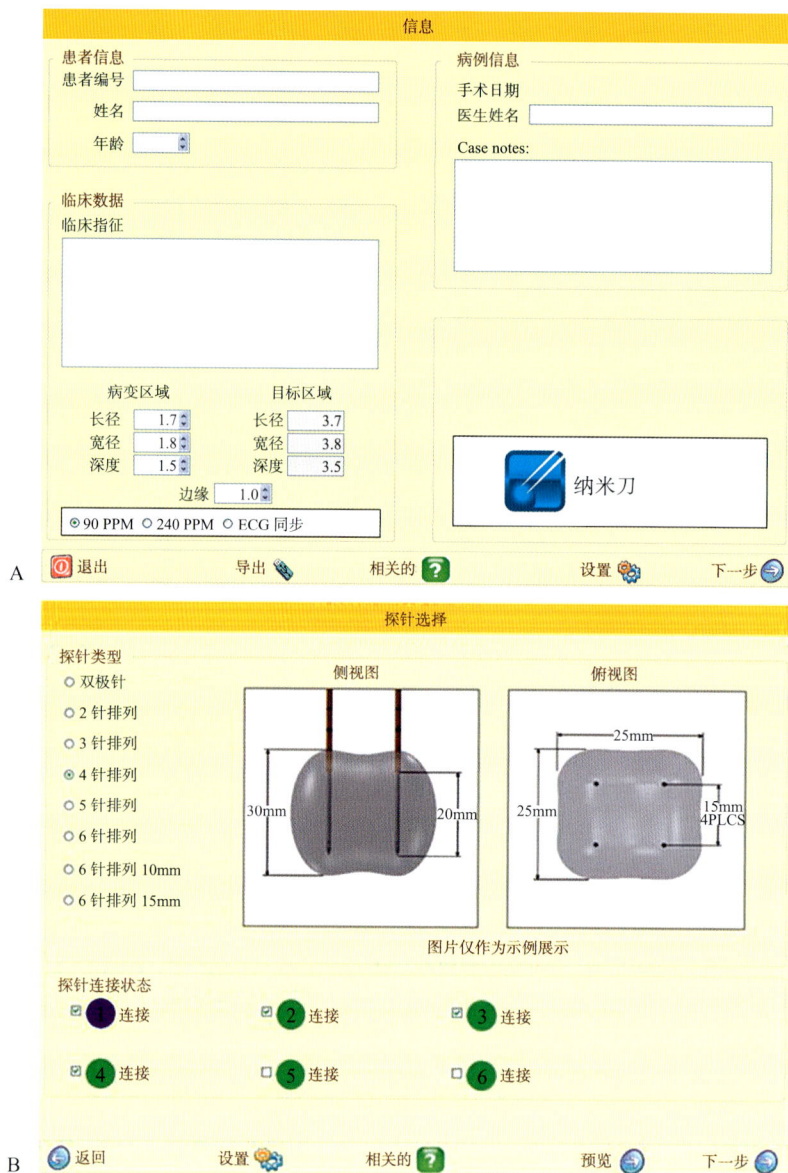

图 23-10-4　信息录入及电极配置界面

4cm×3cm×2cm。多针电极使用情况下消融的形状与电极的排布和电压施加顺序相关。

总体而言，设备使用较为简单，治疗方便快捷。其缺点就是电极针的插入要求两针电极平行放置，对医师的布针而言是个挑战。此外，目前还不能实现治疗过程可视化以及疗效评估实时化。

四、纳米刀技术主要优势、缺陷

（一）主要优势

1．**消融时间短**　每对探针释放 90 个微秒级超短脉冲，耗时＜2min，典型的治疗时间不超过 5min。对于直径为 3cm 大小的实体肿瘤，常规的 IRE 治疗过程中只需使用 90 个 100μs 的脉冲序列，即使是需要多次治疗以消融更大尺寸的肿瘤，其所需时间也会被控制在 10min 内。

2．**组织选择性**　纳米刀消融组织是基于在病灶区建立的有效脉冲电场来诱导不可逆消融电穿孔，周围血管结构、周围神经髓鞘层及纤维等不受影响，因此治疗区域的重要结构，例如血管、胆管、神经、尿道等不会受到损伤。

3．**无热效应，边缘锐利**　纳米刀通过细胞电穿孔的方式诱导细胞死亡，本质是一种非热消融原理，其与常规物理消融术相比大大缩短了所施加的电场能量，因而防止了焦耳热导致的热损伤，也避免了常规热消融技术存在的因为血管导致的热沉效应引起肿瘤消融不彻底。纳米刀产生的组织消融具有明显阈值效应，消融边界清晰，无其他热消融后炎症充血区，减少了局部复发。

4．**治疗区域可恢复正常功能**　传统的消融模式是高温诱导组织发生蛋白质变性，继而出现凝固性坏死，整个消融区里组织结构也被完全破坏，无法恢复正常功能。IRE诱导的肿瘤细胞死亡可刺激人体免疫系统通过吞噬作用快速清除死亡细胞，促使正常组织的再生和修复。

5．**治疗可控**　纳米刀治疗过程中，依据患者的肿瘤数据，通过内置的治疗计划实施特定的电极布置和剂量输入，可实施个体化的消融治疗，其消融区的大小可以通过调节施加的脉冲剂量强弱和电极布置的个数来精确控制，进而实现病灶区的完全消融和避免对周边健康组织造成损伤。

（二）主要缺陷

1．**价格昂贵，限制了其广泛应用**　纳米刀在我国是按照Ⅲ类医疗器械监管，前期正式获得NMPA批准上市的仅有美国的纳米刀肿瘤治疗系统。由于技术垄断，国内引进价格高达近千万，治疗耗材费用近10万元，高额的费用严重制约了大规模的临床推广与应用。

2．**强烈的肌肉收缩**　由于脉冲电场会刺激神经动作电位，引起强烈的肌肉收缩，因此治疗前需要使用肌肉松弛剂。

3．**治疗选择性**　由于IRE治疗依赖外加刺激在组织局部建立的电场分布，因此局部肿瘤组织的介电特性分布将直接影响其输出疗效。如肺组织内部存在大量特殊的气体交换功能单元——肺泡，具有高度异质性和极不均匀性，不利于肺癌病灶区电场的有效覆盖，易出现消融后肿瘤残留的问题。因此，目前纳米刀在临床肺癌治疗中并未取得较好的临床表现，IRE在甲状腺领域目前也处于临床试验阶段，总体经验尚不足。

第十一节　甲状腺介入超声技巧及辅助技术

一、甲状腺热消融基本手法

甲状腺热消融基本手法主要包括固定消融和移动式消融技术（图23-11-1）。

固定消融是指在将消融电极固定在靶病灶的中心进行消融；移动式消融技术指电极在靶病灶内移动消融。前者多用于较小结节或恶性结节的消融，后者多用于较大结节或良性结节的消融。

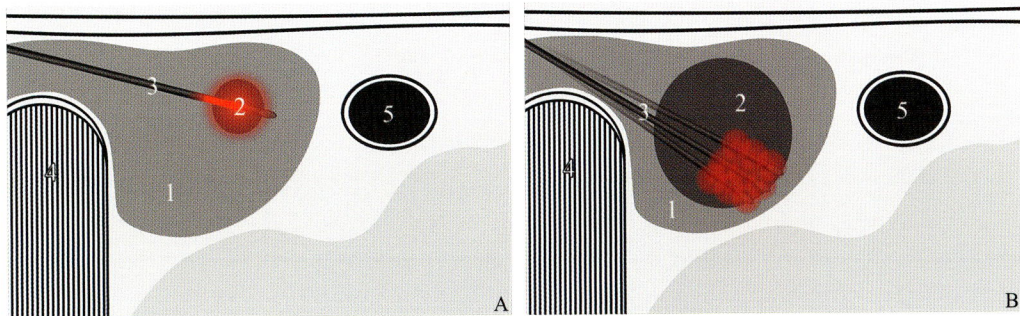

图 23-11-1　固定消融和移动式消融

A.对于较小结节，可采用固定消融方式；B.对于较大结节，可采用移动式消融方式消融。1：甲状腺左侧叶；2：甲状腺左侧叶结节；3：消融针；4：气管；5：颈总动脉。

二、液体隔离带技术

液体隔离带技术是利用液体将目标病灶和重要器官结构隔离开的一种技术，常用的隔离液是生理盐水、稀释的利多卡因或 5% 葡萄糖溶液（图 23-11-2，图 23-11-3）。液体隔离带技术广泛应用于各脏器穿刺或消融时。

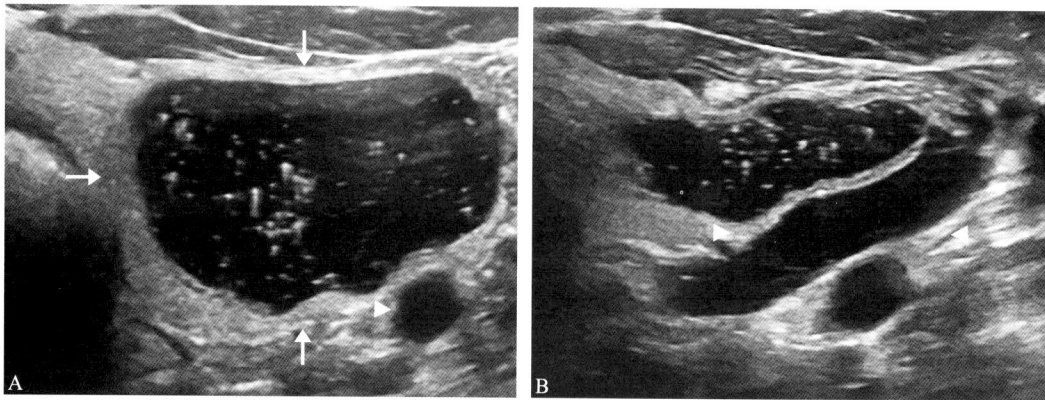

视频：液体隔离带（1）

图 23-11-2　液体隔离带（1）

A. 甲状腺左叶见一个囊性为主混合性结节，内见多个点状强回声，后伴彗星尾征（箭头），其左后方紧邻颈总动脉（三角形）；B. 消融术前为避免损伤颈动脉，在甲状腺左叶结节与颈动脉之间注射隔离液（生理盐水稀释的利多卡因注射液）（三角形）。

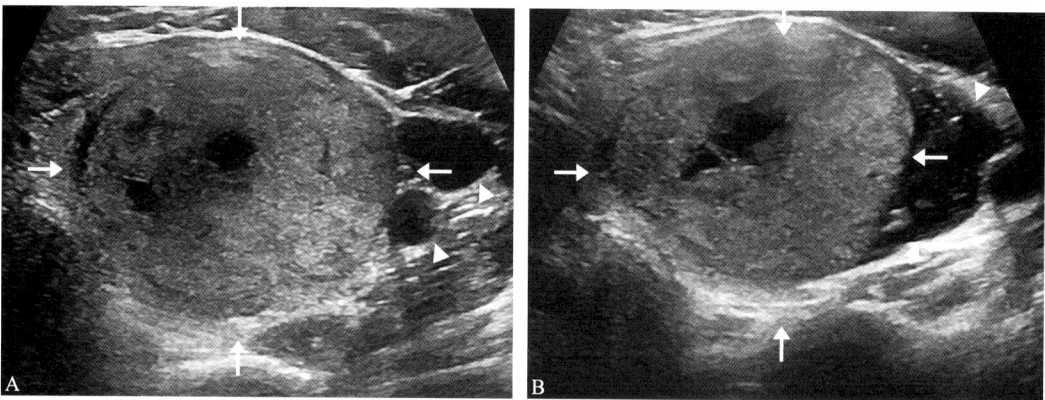

视频：液体隔离带（2）

图 23-11-3　液体隔离带（2）

A. 甲状腺左叶见一个实性为主囊实混合性结节（箭头），紧邻颈总动脉和颈内静脉（三角形）；B. 消融术前为避免损伤颈动脉，在甲状腺左叶结节与颈动脉之间注射隔离液（生理盐水稀释的利多卡因注射液）。

颈部包含颈动脉、颈静脉、食管、气管、喉返神经等重要器官或结构，在进行超声引导下穿刺操作时（甲状腺、甲状旁腺、颈部淋巴结等穿刺或消融时），为了避免穿刺或消融时损伤到这些器官，需要将目标病灶与这些结构分离开，而液体隔离带技术就能很好地解决这个问题。

因液体隔离带内的液体会逐渐弥散到各腔隙，所以液体隔离带会随着时间的延长逐渐消失，失去保护邻近结构的作用。介入操作时要抓住这个时间窗口，尽快完成相应的操作。

三、甲状腺周围利多卡因局部麻醉技术

为了减轻消融期间的疼痛，可以在皮肤穿刺部位和甲状腺周围注射足够的利多卡因。感觉神经通常存在于甲状腺被膜附近，而不是甲状腺腺体内。操作者在进针时应注意避开甲状腺周围的血管（例如甲状腺上动脉），针尖抵近甲状腺被膜后，即可进行利多卡因注射。注入的利多卡因在超声图像上表现为无回声带，将甲状腺和颈前肌群分开，随着注射的利多卡因弥散进入组织间隙，该无回声带逐渐消失（图 23-11-4，图 23-11-5）。

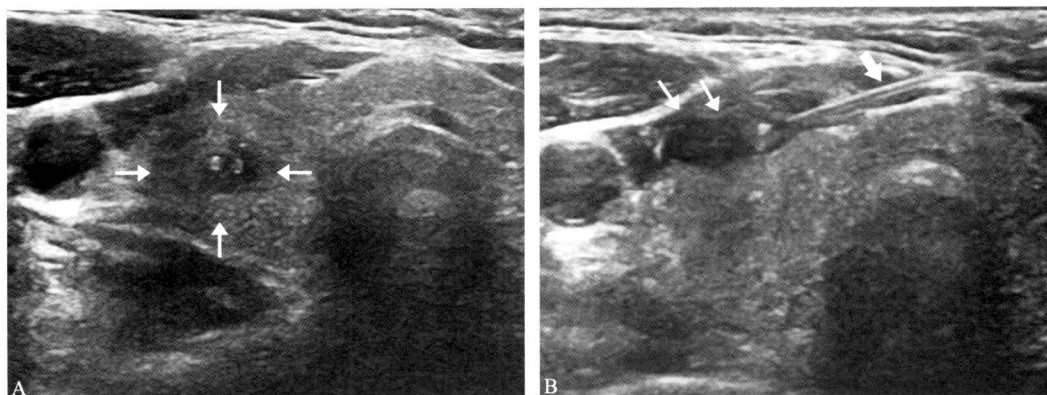

视频：甲状腺周围注射利多卡因（1）

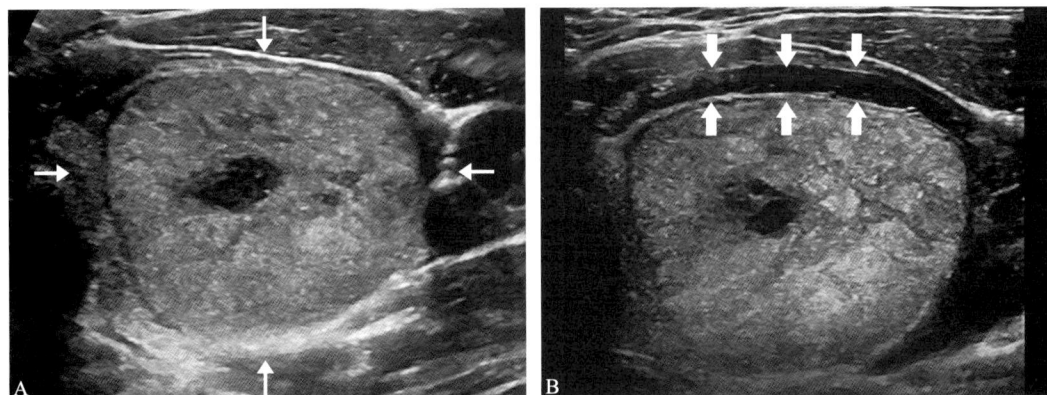

图 23-11-4　甲状腺周围注射利多卡因（1）

A. 甲状腺右叶见一个低回声结节，形态欠规则，边界欠清晰，内见点状强回声（箭头）；B. 消融术前为减轻患者消融期间的疼痛，在甲状腺右叶前包膜和颈前肌层之间注射利多卡因注射液（细箭头）。粗箭头：注射利多卡因所用注射器针头。

视频：甲状腺周围注射利多卡因（2）

图 23-11-5　甲状腺周围注射利多卡因（2）

A. 甲状腺左叶见一个囊实混合性结节，实性成分为主，形态规则，边界清晰（箭头）；B. 消融术前为减轻患者消融期间的疼痛，在甲状腺左叶前被膜和颈前肌群之间注射利多卡因注射液（粗箭头）。

甲状腺周围适当予以利多卡因注射，可最大程度地减少手术过程中的疼痛。因此，使用利多卡因进行局部麻醉后，患者大多可耐受甲状腺消融手术。此外，由于疼痛是甲状腺外热传导的早期指标，因此通过监测手术过程中疼痛的情况可以减少主要并发症的发生。由于患者仅处于局部麻醉状态，可以通过与患者沟通来持续监控诸如声音变化和上睑下垂等并发症。全麻或镇静可能会延迟发现这些并发症。

甲状腺周围注射利多卡因除可以减轻疼痛外，还可降低消融时损伤颈前肌肉的风险，提高了手术的安全性。

四、血管消融技术

目前临床上应用的有两种血管消融技术：动脉优先消融和边缘静脉消融。动脉优先消融技术可用于滋养动脉突出的富血供甲状腺结节。另外，由于大多数甲状腺结节通常具有边缘引流静脉，因此边缘静脉消融术对大多数甲状腺结节有用。

（一）动脉优先消融技术

由于热沉效应，射频或微波消融的局部治疗效果在治疗富血供肿瘤时会降低。对于甲状腺结节，可通过首先实施血管消融以减少结节的动脉或静脉血流（图 23-11-6）。清除引流静脉会导致甲状腺水肿，因此采用"动脉优先"消融技术可有效降低富血供肿瘤的散热效果。该技术主要消融供血动脉，供应上极结节的动脉通常起源于甲状腺上动脉，而供应下极结节的动脉通常起源于甲状腺下动脉。彩色多普勒超声检查有助于鉴别结节的主要动脉供应。

动脉优先消融技术不仅降低了散热效果，而且还限制了手术过程中的出血风险。消融过程中的结节内出血会增加目标结节的体积，并干扰消融的热传导。当消融动脉时，会在结节内产生条状强回声，然后扩散到目标结节的周围。这些结节内条状强回声主要是由于气泡充满了小动脉。在某些结节中，在消融目标结节的主要动脉被消融后，会看到楔形低回声变化。这个楔形的低回声区域可能是由于消融动脉供应区域的缺血坏死造成的。然而这种现象并非在每次消融中都会发生，因为富血供的甲状腺结节通常有多条供血动脉。

（二）边缘静脉消融术

在大多数结节中，甲状腺结节边缘的引流静脉很明显。在消融时，静脉引流会增加散热而干扰目标结节边缘部分的完全消融。为了解决该问题，可先消融边缘静脉，消融静脉后，气泡会填充结节的边缘静脉，并沿边缘静脉快速流动，当静脉血流逐渐减少并最终停止时，气泡会留在静脉内，表明边缘静脉已完全消融（图 23-11-6）。

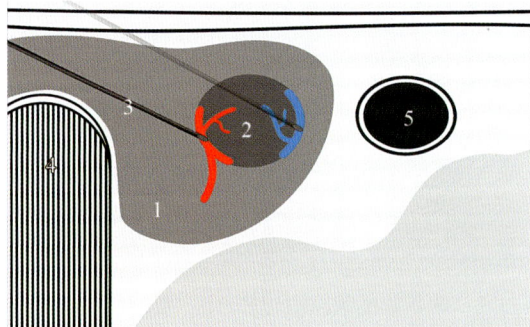

图 23-11-6　甲状腺结节周边动脉（红色）及静脉（蓝色）消融

1：甲状腺左侧叶；2：甲状腺左侧叶结节，红色为结节周边动脉，蓝色为结节周边静脉；3：消融针；4：气管；5：颈总动脉。

当应用边缘静脉消融技术时，可能会引起对甲状腺周围结构的热损伤，特别是对位于侧叶的富血供甲状腺结节。因此，在消融时要监测甲状腺周围重要的器官结构，包括迷走神经和颈中神经节等。

第二十四章
超声引导下甲状腺结节穿刺活检

第一节　超声引导下甲状腺结节细针穿刺抽吸活检

20世纪中期，FNA开始用于甲状腺疾病的诊断，20世纪80年代在欧美国家得到了广泛的应用，FNA已成为明确甲状腺结节性质的首选方法。结合近年来国内外甲状腺疾病相关指南，并充分考虑甲状腺结节FNA的必要性、可行性及风险性，对甲状腺结节FNA的适应证及禁忌证总结如下。

一、适应证

1. 直径0.5~1.0cm的甲状腺结节，如果患者有甲状腺癌高危病史、临床上怀疑甲状腺癌、伴有可疑的颈部淋巴结、甲状腺结节存在甲状腺外侵犯时，可推荐FNA。

2. 直径>1.0cm的甲状腺结节，甲状腺结节经各种分层方法评估为中度或高度风险时，需推荐FNA。甲状腺结节为低度风险时，如果甲状腺结节进行性增大、伴有可疑的颈部淋巴结、甲状腺结节存在甲状腺外侵犯、患者有甲状腺癌病史或家族史、患者临床上怀疑可能是甲状腺癌时，需推荐FNA。

二、禁忌证

1. 患者凝血机制有障碍，有严重出血倾向。
2. 无安全穿刺路径，穿刺路径可能损伤周围器官或重要血管、神经。
3. 穿刺部位体表、穿刺路径或结节合并有急性感染者。
4. 频繁咳嗽、吞咽困难等难以配合者。
5. 患者强烈拒绝有创检查。
6. 长期服用活血化瘀类、抗凝、抗血小板类药物未按规定停药者（服用阿司匹林或氯吡格雷至少停药7d，服用华法林者至少停药3d，应用肝素者至少停药4h）为相对禁忌证。
7. 女性月经期为相对禁忌证。

三、操作流程

FNA须严格执行操作规范和技术要求，把握好方法学和质量控制规范。

（一）穿刺前准备

1. **术前谈话和知情同意**　符合适应证的患者需确认拟穿刺患者姓名、性别及穿刺部位。进行术前谈话，询问患者病史，重点关注患者有无利多卡因过敏史及有无FNA禁忌。

告知FNA的目的、过程、术中及术后注意事项、可能存在的风险和不足、预防及改进措施。患者完全自愿接受时，医患双方签署知情同意书。

2．人员资质 FNA操作一般由具有执业医师资格的临床医师、影像医师或细胞病理学医师完成，需进行专业培训并具备相应资质。

3．选择合适的穿刺针具 根据结节的位置、大小及血供情况选择针具。对于血供丰富的甲状腺结节，穿刺针越细，穿刺标本内的血液成分越少，结节细胞占比越高，对细胞涂片的读片干扰越小。反之，越粗的穿刺针取得的穿刺标本内的血液成分越多，结节细胞占比越低，对细胞涂片的读片干扰越大。

穿刺时，一次穿刺需对应使用1根穿刺针，不可以1根穿刺针重复使用，以免因标本混杂影响诊断的准确性。

4．标本处置准备 FNA的标本处置主要有两种方法：传统涂片和液基细胞学。传统涂片是指穿刺现场医师将标本直接均匀地涂在载玻片上，然后将载玻片置于95%乙醇内固定。液基细胞学包括膜式液基细胞学和沉降式液基细胞学两种。前者是利用负压抽吸，将保存液中的细胞通过高精度的滤过膜转移到载玻片上；后者利用梯度离心、重力作用将有效细胞成分沉降并黏附在载玻片上。

（二）穿刺路径及体位选择

1．体位 患者摆好稳定舒适体位，一般取仰卧位，充分暴露颈部。对于颈部较短或无法做颈部过伸动作的患者，可在患者肩背部垫一质地柔软的垫子，使颈部保持过伸位。

2．穿刺路径 根据结节位置选择合适的穿刺路径，甲状腺结节FNA建议采用横断面经峡部穿刺进针。

甲状腺横断面上可将甲状腺结节与周边的气管、血管、食管、肌肉等重要结构清晰地显示在同一超声图像内，既符合最短进针路径的原则，又可减少对结节周边重要结构损伤的风险。

（三）消毒及铺巾

1%碘伏消毒皮肤3遍，最小消毒范围为穿刺点旁开7～10cm。双侧甲状腺结节同时行FNA时，消毒范围应覆盖多个穿刺点，避免术中临时扩大消毒范围。消毒结束后铺无菌单（图24-1-1）。

（四）局部麻醉

对于大部分患者，使用1%～2%利多卡因对皮肤穿刺点进行局部注射麻醉即可取得较好的镇痛效果。注射利多卡因前先做回抽动作，若回抽时注射器内有回血则停止注射。

对于疼痛感敏感的患者，可对皮肤穿刺点、皮下穿刺路径及甲状腺被膜等进行逐层麻醉（图24-1-2）。对于妊娠期甲状腺结节患者，可不使用局部麻醉行FNA。

（五）穿刺抽吸

1．穿刺入路 建议首选端侧式入路将穿刺针穿入甲状腺结节内，端侧式入路进针可全程清晰、实时地显示针尖的位置，有利于提高穿刺的准确性和安全性。

2．穿刺幅度 原则上穿刺幅度应足够大，为了获取最大量的穿刺标本，最理想的幅度范围是从穿刺针刚进入目标结节的最初位置至不超出目标结节的最远位置（图24-1-3）。

3．穿刺速度 穿刺速度是指提插穿刺针动作的快慢。穿刺速度要适中，不宜过快。操作时应避免原地小幅度、快速颤抖式提插穿刺针。

4．穿刺针数 穿刺时为保证标本量充足、达标，推荐采用多针次穿刺，穿刺次数不少于3次。

视频：FNA穿刺抽吸

（六）标本处置

1．涂片 穿刺取材后须立即制作涂片。将穿刺标本置于载玻片的一端，取另一载玻片以与之约

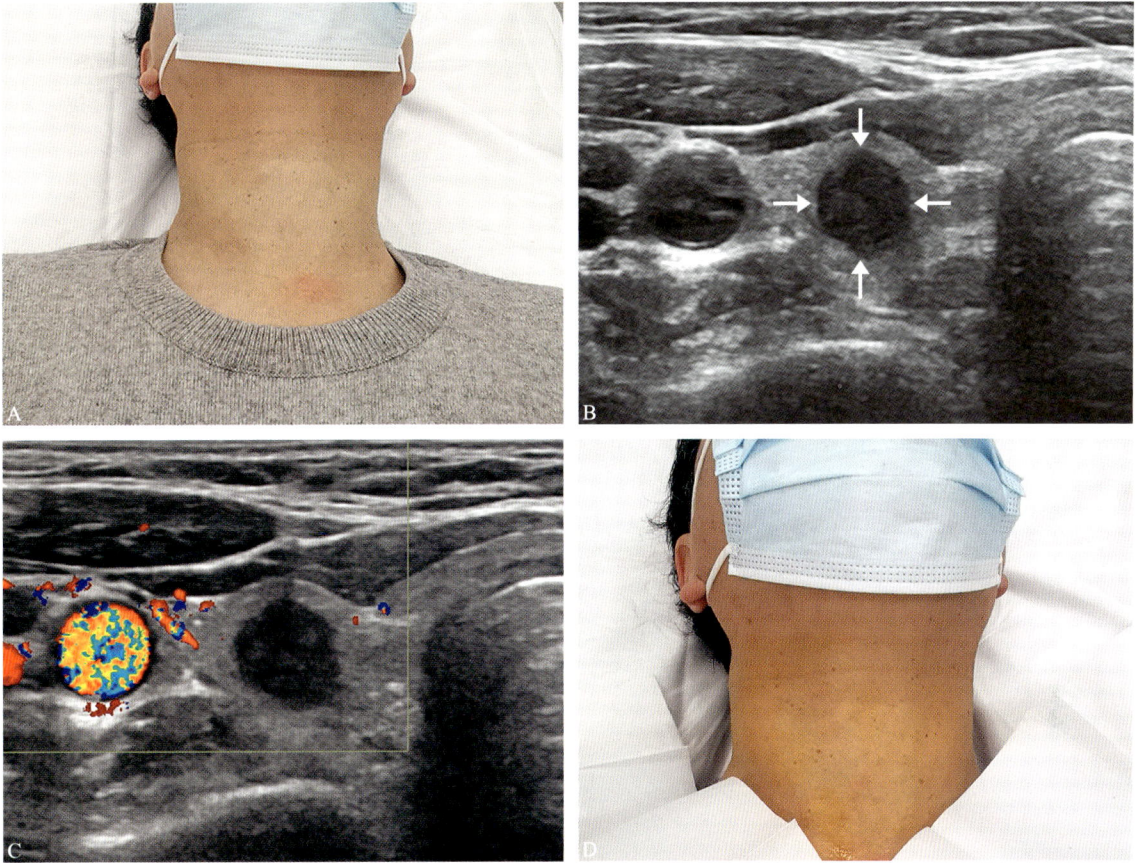

图 24-1-1　FNA 穿刺体位选择及消毒

A.患者取仰卧位，充分暴露颈部；B.灰阶超声：甲状腺右侧叶见一个实性低回声结节，大小为 0.6cm×0.5cm×0.6cm，边界清晰，形态尚规则，纵横比＞1，内回声均匀（箭头）；C. CDFI：结节内部未见明显血流信号；D. 1% 碘伏消毒皮肤。

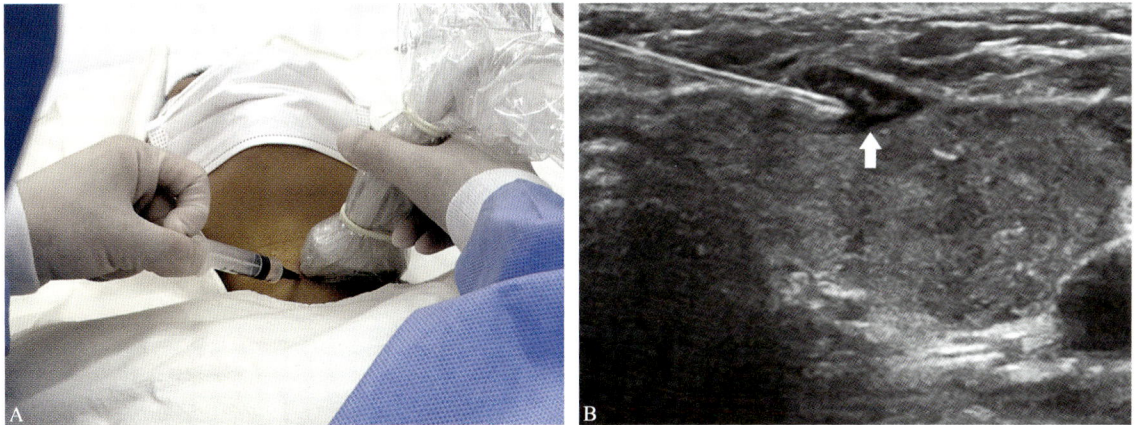

图 24-1-2　FNA 前局部麻醉

A.场景图：使用 5mL 注射器注射 1%～2% 利多卡因进行局部麻醉；B.甲状腺被膜麻醉（箭头）。

30° 的夹角轻柔推动标本。涂片要均匀，厚薄适度，使标本在显微镜下呈现出至少含有 6 个适宜观察的滤泡细胞团，每团至少含有 10 个细胞并且最好分布在一张涂片上。细胞量不足或只有囊液或血液、无滤泡细胞的标本无法满足诊断要求。涂片后将载玻片置于 95% 乙醇溶液内固定（图 24-1-4）。

　　2.**液基细胞学**　穿刺取材后，将标本直接置于 TP（ThinPrep）清洗液中送实验室（图 24-1-5）。

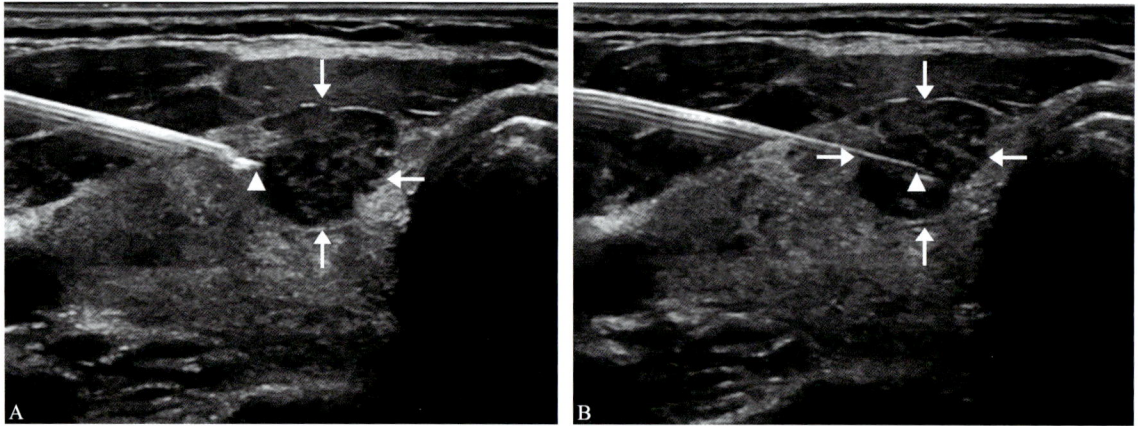

图 24-1-3　FNA 穿刺幅度

A. 穿刺针刚进入目标结节的最初位置；B. 穿刺针穿刺至不超出目标结节的最远位置（三角形所指处为针尖）。

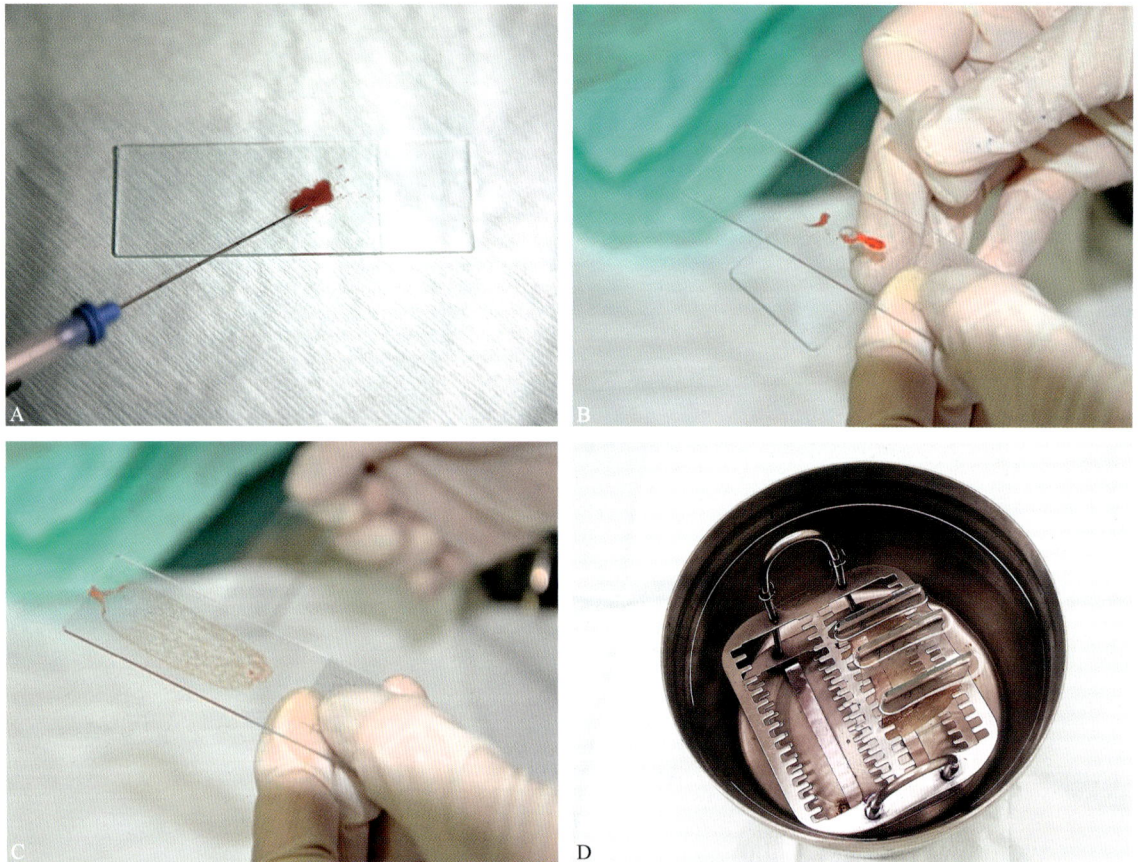

图 24-1-4　FNA 涂片

A. 将穿刺标本置于载玻片的一端；B. 另一载玻片以与之约 30° 的夹角轻柔推动穿刺标本；C. 标本均匀地平铺在载玻片上；D. 将载玻片置于 95% 的乙醇溶液内固定。

四、并发症及其处理

1. **出血**　是 FNA 最常见的并发症。穿刺时可造成穿刺路径上的静脉及动脉分支出血，血肿可出现于甲状腺周围间隙（图 24-1-6）、穿刺路径上的肌肉内或甲状腺实质内（图 24-1-7）。穿刺时不宜过度用力按压探头，避免将穿刺路径上的静脉压扁而无法在超声图像上显示，造成误伤。

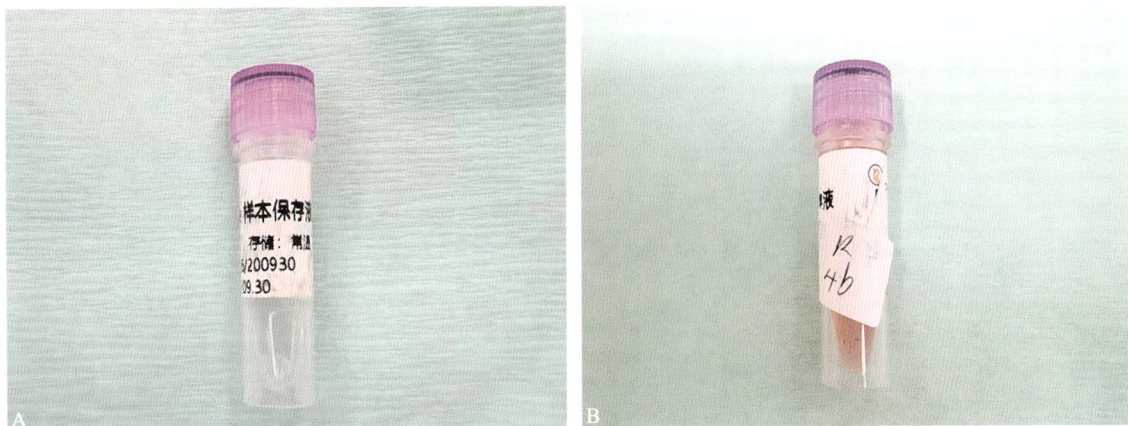

图 24-1-5　液基细胞学

A. 未置入标本的 TP 清洗液；B. 置入标本的 TP 清洗液。

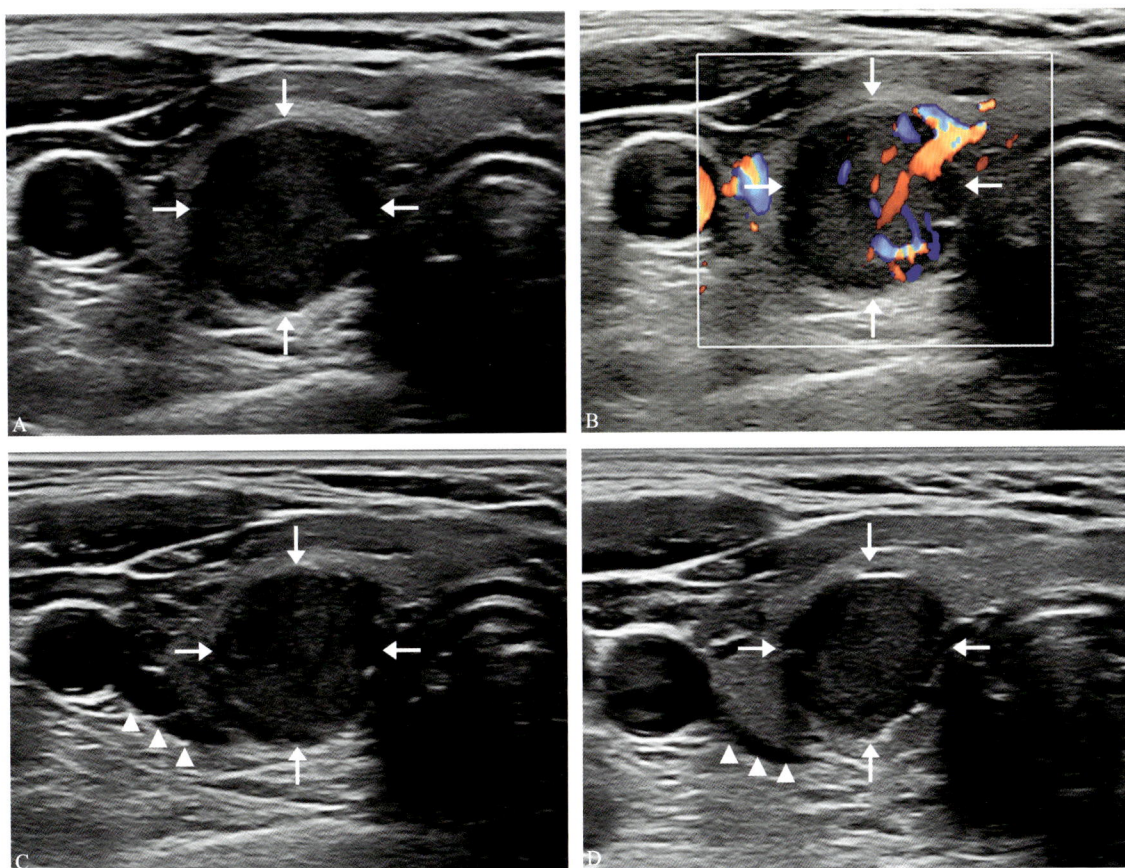

图 24-1-6　FNA 时甲状腺周围间隙出血

A. 灰阶超声：甲状腺右叶上极见一个低回声区，大小为 2.3cm×1.5cm×1.2cm，边界清晰，形态规则，内部回声均匀；B. CDFI：结节内部及周边血流信号丰富；C. FNA 时见甲状腺右后方出现无回声出血带（三角形所指处）；D. 颈部按压 30min 后，病灶右后方出血带减少（三角形所指处）。

出血较少时，患者往往无明显症状，通过局部压迫止血 20～30min，血肿可较快吸收，不需做其他处理。当发生严重出血或假性动脉瘤形成时，需留院观察，做进一步处置。

预防出血并发症的主要措施包括：①高度重视可能出血的风险，如出凝血障碍、高血压、穿刺路径存在较大血管等；②停用有关抗凝药物；③严格执行适应证，避免禁忌证；④识别可能引起出血的高危因素

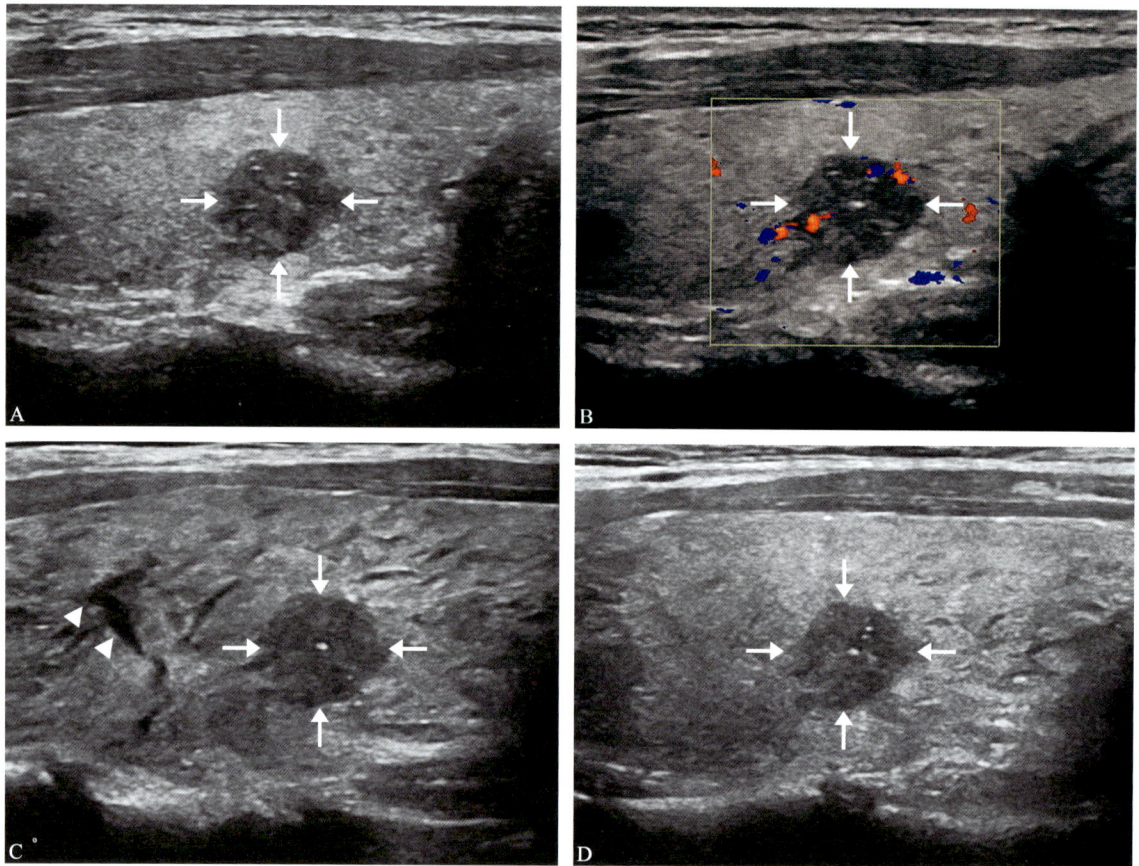

图 24-1-7　FNA 时甲状腺实质内出血

A. 灰阶超声：甲状腺右叶中下部低回声区，大小为 1.1cm×0.9cm×1.0cm，边界欠清晰，形态欠规则，其内部见点状强回声；B. CDFI：低回声区内部及周边见少量血流信号；C. FNA 时甲状腺实质内出现数个条索状无回声出血带（三角形所指处）；D. 颈部按压 30min 后，甲状腺实质内条索状无回声带明显较少。

并尽量克服；⑤穿刺完毕局部加压 15 ~ 20min；⑥穿刺完毕 30min 后再次复查超声，无异常后方可离开。

2．**感染**　较为罕见。轻微感染者无须处理或口服抗生素，严重感染者需及时外科处理。

3．**疼痛**　少数患者有轻微的疼痛或放射痛，多可耐受。若患者持续疼痛，可口服止痛药。

4．**针道种植**　发生率极低。文献报道针道种植的发生率约为 1.2/100 万，可能与穿刺针较细和甲状腺肿瘤分化程度较高且生物学行为呈惰性有关。

5．**其他**　FNA 导致气管、食管及喉返神经等结构的损伤较罕见。极少数患者因晕针反应产生休克，应立即停止操作，患者仰卧，吸氧，监测心率、血压，密切观察生命体征。

五、操作要点及注意事项

（一）操作要点

1．穿刺时确保屏幕上能始终显示针尖所在位置，坚持"不见针尖不进针"的原则，可避免损伤血管、神经等重要结构。

2．局部麻醉注射利多卡因前应排空针管内气体，避免针管内气体弥散到颈部各层软组织内和甲状腺结节前方，干扰穿刺针的超声显像。

3．囊实性甲状腺结节取材时，应在实性部分取材，避免过多抽吸液体造成囊内出血。甲状腺结节伴有表面钙化时，应尽可能从钙化间隙穿入结节内部取材。

4. 对于紧邻颈动脉、颈静脉、食管、气管、喉返神经等重要器官或结构的甲状腺结节，为了避免FNA 时损伤到这些器官或结构，需要应用液体隔离带技术将目标结节与这些器官或结构分离开。

（二）注意事项

穿刺后应向患者和家属充分说明注意事项，患者按压穿刺点至少 20min，避免剧烈运动，并再次超声检查确认穿刺部位和甲状腺周围无出血后方可离院。患者离院后，如出现颈部肿胀、持续疼痛、皮肤青紫等体征，应及时就医检查处理。

六、临床意义

当具备临床适应证时，FNA 被各种指南公认为是诊断甲状腺结节最准确和性价比最高的检查方法。2020 年，由上海市医学会超声医学分会介入学组牵头，制定了《超声引导下甲状腺结节细针穿刺细胞学检查实践指南（2019 版）》，对 FNA 的适应证、禁忌证、操作流程、穿刺操作、标本处置、并发症及防范等进行了详细的论述。

术前行甲状腺结节 FNA 可辅助临床医生制订手术方案，也可部分替代术中冷冻从而缩短手术时间。FNA 大大减少了不必要的良性甲状腺结节的手术数量。据报道，由于 FNA 的逐渐普及，美国甲状腺结节的手术率从 1980 年的 89.9% 减少到 1993 年的 46.6%，同期甲状腺手术标本中的甲状腺癌诊断率却从 14.7% 增加到 32.9%。

在超声的实时监视或引导下穿刺并动态观察穿刺部位的情况，提高了穿刺的准确性及安全性。对不易触及的甲状腺结节，特别是 < 1cm 的可疑微小结节，超声引导下 FNA 更能提高穿刺的准确性。

FNA 诊断整体准确性较高，其中敏感性 88.2% ~ 97.0%，特异性也较普通超声检查有所提高（47.0% ~ 98.2%），但波动范围较大。FNA 假阴性率低，为 2% ~ 5%。FNA 的诊断准确性取决于穿刺操作者经验、标本的制作、病理医师的诊断经验等。目前 FNA 诊断甲状腺结节的细胞学结果中，仍有 20% ~ 25% 为不确定或可疑恶性，而这部分病变中有 20% ~ 30% 为恶性结节。在细胞学检查结果诊断为意义不明确的细胞非典型病变或意义不明确的滤泡性病变中，有 5% ~ 10% 的恶变率（图 24-1-8，图 24-1-9）。

为提高 FNA 的诊断效能，上海超声诊疗工程技术研究中心 / 同济大学附属第十人民医院首次前瞻性随机对照比较了负压与非负压 FNA 诊断甲状腺结节的效能，发现负压与非负压均为有效且安全的方法；但当结节出现粗钙化及血流稀少的超声特征时，负压 FNA 优于非负压 FNA。以上发现为临床优化甲状腺 FNA 方案提供了重要依据。此外，对于 FNA 提示 Bethesda Ⅲ 类的结节，同一团队还发现该类结节伴有 1 个可疑超声特征时，可以建议随访；但该类结节伴有 2 个及以上可疑超声特征时，仍需进一步检查。

同一团队率先将 BRAF 基因检测引入 FNA 流程中，显著提高了 FNA 的敏感性（从 75.7% 提高到 92.3%）和准确性（从 78.7% 提高到 90.6%）。此外，团队率先将印记基因应用于甲状腺肿瘤的分子诊断，极大地提高了甲状腺肿瘤 FNA 诊断的敏感性（传统细胞学诊断、$BRAF^{V600E}$ 基因检测和印记基因检测术前诊断敏感性分别为 75.7%、92.3% 和 99%），并且通过前期研究发现，术前 FNA 印记基因检测有可能鉴别滤泡性肿瘤良恶性，为攻克滤泡性肿瘤无法术前诊断这一世界级难题提出了新的方向，开创了甲状腺肿瘤表观基因检测的新时代。

总体来看，FNA 优势明显，但在实际应用中仍存在一些问题没有解决。综合超声影像学、FNA、分子检测的超声影像 - 细胞 - 基因特征对甲状腺结节进行危险分层是一个重要的趋势，三者缺一不可，这也是本书用了大量篇幅描述甲状腺细胞学和分子检测的一个重要原因。

超声影像 - 细胞 - 基因在当前阶段是针对甲状腺结节危险分层的最佳方案，为临床各种管理和诊疗方案提供了重要的决策依据。

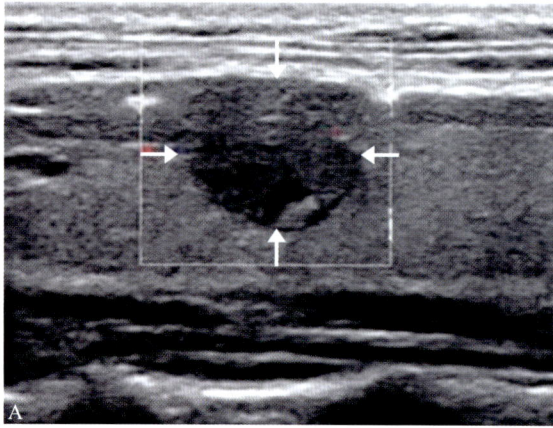

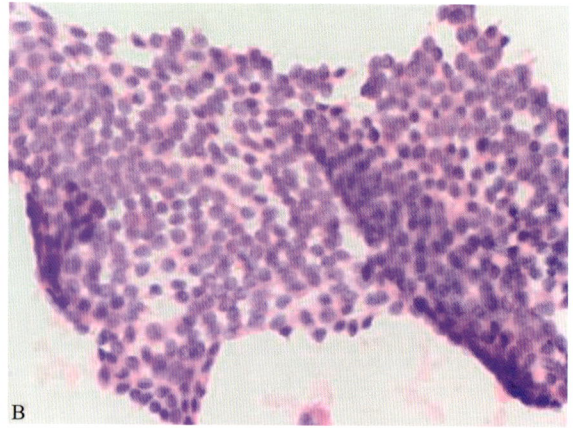

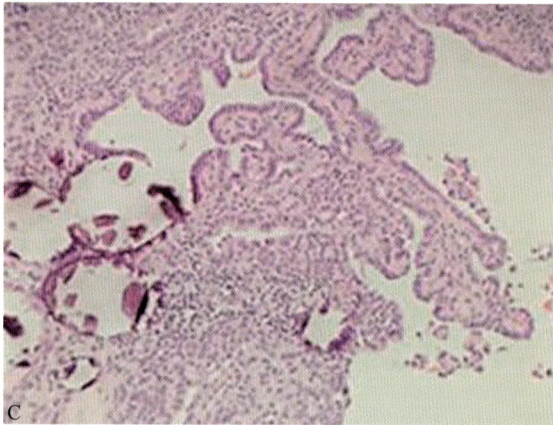

图 24-1-8　甲状腺乳头状癌 FNA 细胞学结果与术后病理结果

A. 灰阶超声及 CDFI：甲状腺左侧叶见一个实性低回声结节（箭头所指处），大小为 1.1cm×0.8cm×1.0cm，边缘清晰，形态尚规则，内部见少量血流信号；B. FNA 细胞学结果：非典型病变（HE，×200）；C. 病理结果：甲状腺乳头状癌（HE，×200）。

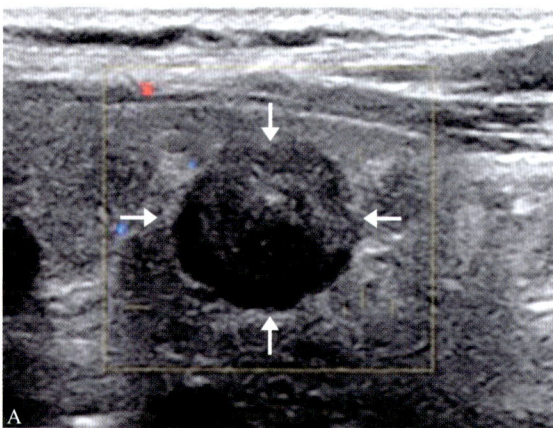

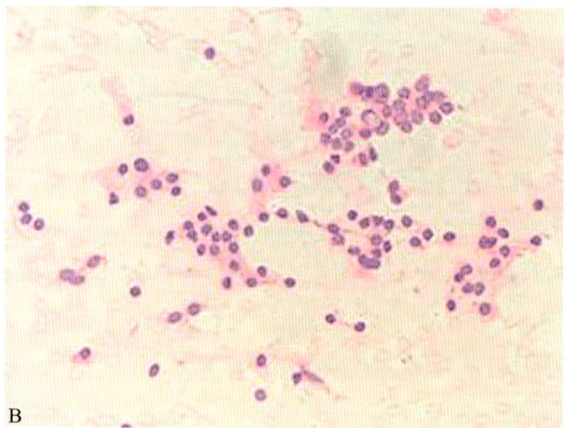

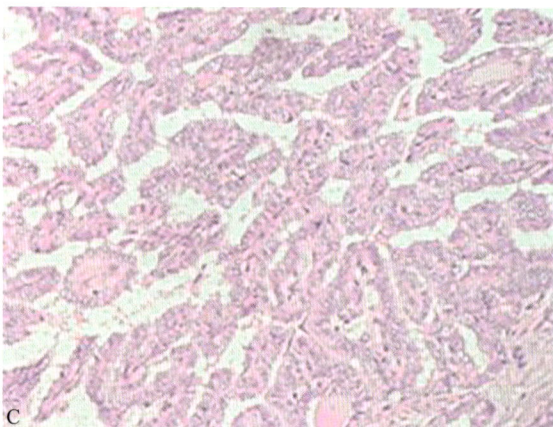

图 24-1-9　甲状腺乳头状癌 FNA 细胞学结果与术后病理结果

A. 普通超声：甲状腺右侧叶见一个实性低回声结节（箭头所指处），大小为 1.0cm×0.8cm×0.9cm，边缘清晰，形态规则，内部未见明显血流信号；B. FNA 细胞学结果：恶性（HE，×200）；C. 病理结果：甲状腺乳头状癌（HE，×200）。

★ FNA 已成为明确甲状腺结节性质的首选方法。

★ 甲状腺结节行 FNA 检查需充分评估病灶，严格把握适应证、禁忌证，同时要求规范操作。

★ 评估 FNA 结果时应仔细分析超声影像 - 细胞 - 基因的结果，综合以上 3 个因素后提供推荐意见。

第二节　超声引导下甲状腺结节粗针穿刺活检

一、适应证及禁忌证

（一）适应证

1. 甲状腺弥漫性病变需要了解病变性质时。
2. 首次 FNA 细胞学结果无诊断意义或检出为不典型、滤泡性病变的甲状腺结节。
3. 甲状腺病变范围较大，且在穿刺针安全射程范围内。
4. 穿刺路径安全，无血管、神经、气管等重要结构，同时穿刺路径无感染迹象。
5. 满足临床需要的其他情况，如需进一步做免疫组化检查、靶向药物治疗、商业保险需要等。

（二）禁忌证

1. 超声图像上病变显示不清晰者。
2. 有严重的出血、凝血功能障碍者。
3. 患者不能配合者。

二、操作流程

（一）穿刺前准备

确认患者姓名、性别、穿刺部位及凝血功能情况。对符合适应证的患者进行术前谈话，告知粗针穿刺的目的、过程、术后注意事项及可能存在的风险，签署知情同意书。选择合适型号的穿刺针。备好甲醛溶液保存液容器。

（二）穿刺体位选择

患者取稳定舒适体位，一般为仰卧位，头稍后仰，充分暴露颈部。根据结节位置确定穿刺路径，优先选择避开大血管、神经且可穿刺出尽可能长有效组织条的路径，注意避开瘢痕、红肿、溃疡等区域进针。

（三）消毒及铺巾

穿刺部位的体表皮肤消毒，铺无菌巾。注意充分暴露穿刺术野（图 24-2-1）。

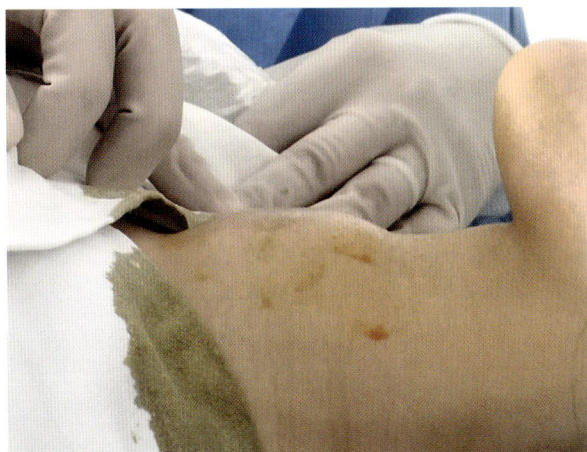

图 24-2-1　超声引导下甲状腺结节粗针穿刺消毒及铺巾

（四）麻醉

采用 5mL 注射器抽取 1% 或 2% 利多卡因 2~3mL，皮肤穿刺点局部麻醉后，沿穿刺路径逐层注入局麻药。

（五）穿刺

1. 穿刺路径选择 在颈部横断面或斜横断面上，经峡部背离气管、食管且避开颈部动静脉、甲状腺内重要滋养血管为最佳穿刺路径。如穿刺时难以避开血管或神经等重要组织结构，可采用液体隔离带技术暂时将结构推移至穿刺路径外。对于体积较大的结节，为保持组织条的完整性，应尽量避开囊性部分。

2. 穿刺操作实施 嘱患者平静呼吸，彩色多普勒超声观察拟穿刺路径有无较大血管，如有则应调整穿刺方向以尽量避开血管。进针至目标前缘或内部，注意仔细观察针尖位置，始终保持整个针道在视线范围内。确定针尖前冲的安全距离后，激发活检枪，在瞬间自动完成组织切割，迅速拔出穿刺针，完成穿刺活检过程，重复穿刺 2~3 次。

视频：甲状腺粗针穿刺活检

（六）标本固定

穿刺针拔出后，将穿刺针内组织条放在消毒滤纸上，置入甲醛溶液固定液中（图 24-2-2）。

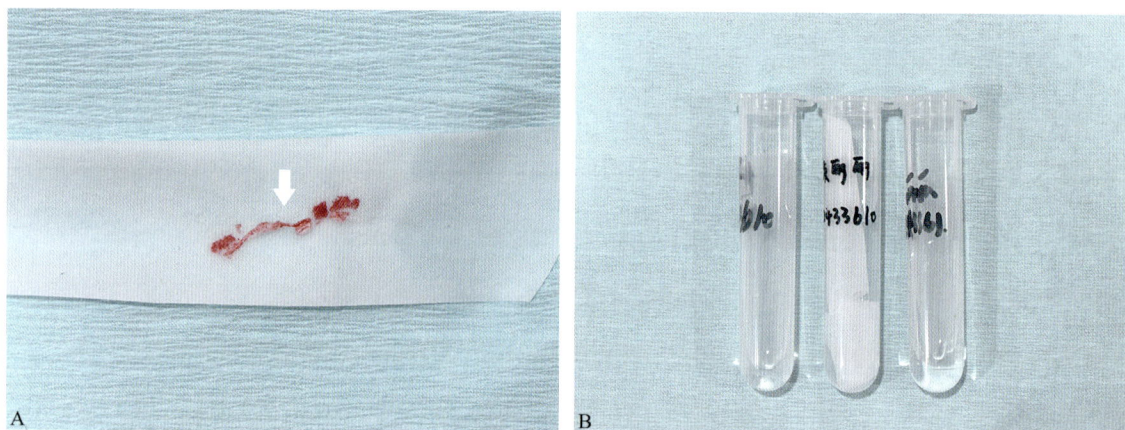

图 24-2-2 甲状腺结节粗针穿刺标本固定
A. 组织条：长约 1.5cm（箭头所指处）；B. 组织条置入甲醛溶液固定液中。

（七）穿刺后处理

穿刺后予以敷贴覆盖穿刺点皮肤，压迫止血 30min。患者留院观察 1~2h，注意观察呼吸、脉搏、血压等体征，以及有无颈部肿胀、加剧性疼痛等表现，确定无异常可离开。

三、并发症及处理

甲状腺粗针穿刺的并发症较为少见。患者术后可发生出血、感染、疼痛、针道种植等并发症，其处理方式同本章第一节。国内外研究表明，与 FNA 相比，粗针穿刺活检并未增加术后并发症的发生率。少数患者会出现穿刺部位肿胀、疼痛、声音嘶哑，于术后 1 周左右可自行恢复。

四、操作要点及注意事项

（一）操作要点

1. 如果采用全自动穿刺活检针，穿刺过程中超声应全程实时观察穿刺针的位置，特别是针尖位置。达到预估目标位置，确定针尖前冲的安全距离后，避开血管、神经等重要结构，再打开保险、击发。如果采用半自动穿刺活检针，则手动缓慢推出针芯，实时观察针芯末端的位置，然后击发。确保全程显示针尖所在位置，始终坚持"不见针尖不进针"的原则。

2. 术前须充分告知患者，在穿刺过程中尽可能避免吞咽、咳嗽、讲话等动作，避免针尖损伤重要结构。也可在穿刺前先训练患者，保证患者在穿刺过程中能全力配合医生操作。

（二）注意事项

1. 对于 < 1cm 的甲状腺结节，非必要不建议采用粗针穿刺活检。

2. 局部麻醉注射利多卡因前应排空针管内气体，避免针管内气体弥散到颈部软组织各层和结节前方，干扰穿刺针的显示。

3. 根据结节的位置、大小、与血管的关系，选用半自动或全自动活检枪。

五、临床意义

粗针穿刺活检为常用的甲状腺组织学病理诊断技术，文献报道 CNB 对甲状腺疾病诊断的敏感性、阴性预测值均高于 FNA（92.59% vs 66.7%，81.82% vs 50%）。

在超声引导下可实时观察针道及针尖位置，避开血管、气管等周围重要组织结构，在把握进针深度、精准取材的同时保证操作的安全性。粗针穿刺对甲状腺乳头状癌、甲状腺髓样癌、结节性甲状腺肿、毒性结节性甲状腺肿和桥本甲状腺炎等疾病能做出较为准确的诊断。

研究发现 CNB 和 FNA 两种方法联合诊断的敏感性、阴性预测值可提高到 96.3%、90%，两种穿刺方法诊断的特异性、阳性预测值均为 100%。

CNB 的灵敏度、准确性虽然较高，但是其损伤和风险也更大。一般情况下甲状腺穿刺仍然首选 FNA，仅在必要时选择 CNB 或者二者联合诊断。

★ 超声引导下甲状腺结节 CNB 可提高对体积较大、细胞学结果不确定结节的诊断准确性。

★ CNB 联合 FNA 的敏感性和阳性预测值很高，因此，对于细胞学穿刺结果不明确的病例，再次穿刺时可采用 CNB。

★ 甲状腺穿刺原则上仍然首选 FNA，仅在必要时选择 CNB 或者二者联合诊断。

第二十五章
超声引导下甲状腺相关颈部淋巴结穿刺活检

淋巴结肿大是临床中常见的体征，由于高分辨力灰阶超声及高灵敏度彩色多普勒技术的发展，超声已成为浅表淋巴结的重要检查方法。对可疑淋巴结进行超声引导下穿刺活检被认为是确诊良恶性淋巴结和肿瘤分期的重要方法，对指导临床及时和有针对性地进行下一步诊疗具有重要意义，同时此项技术具有简便易行、创伤小、患者易接受、准确率高、操作相对简便、费用较低等优点，临床应用极为广泛。

淋巴结肿大可能由感染、炎症引起，同时肿瘤细胞沿淋巴管转移或淋巴系统本身的肿瘤也可能引起淋巴结肿大。良恶性淋巴结在影像学表现上有较大的重叠，常常难以鉴别，这时需要进行淋巴结活检，进而明确病因，鉴别其是由慢性感染、免疫紊乱引起，还是恶性肿瘤所致。

由于甲状腺乳头状癌淋巴结转移与其他部位来源的淋巴结转移有不同特点，本章所述侧重于甲状腺疾病相关的颈部淋巴结转移穿刺活检，非甲状腺相关的颈部淋巴结穿刺活检可参考相关章节。

第一节　颈部淋巴结细针抽吸细胞学检查

1. **适应证**

（1）既往甲状腺乳头状癌病史，复查时怀疑颈部淋巴结复发转移。

（2）甲状腺结节高度怀疑或经穿刺证实为甲状腺乳头状癌，同时颈部淋巴结形态结构异常、怀疑为甲状腺癌转移者。

（3）怀疑为淋巴结转移癌，且淋巴结较小或粗针穿刺活检风险较高者。

（4）临床需做淋巴结细针穿刺的其他情况。

2. **禁忌证**　类似甲状腺 FNA。

3. **穿刺前准备**　与甲状腺 FNA 基本相同，详见第二十四章第一节。

4. **操作程序**　与甲状腺 FNA 基本相同，不同在于穿刺目标为颈部淋巴结，详见第二十四章第一节。

5. **穿刺取材**　采用 5mL 注射器于超声引导下安全穿刺入淋巴结内，抽吸针管并产生轻微的负压，然后在淋巴结内来回提插数次，此过程中需始终保持注射器的负压状态。除去负压，然后连同针头一起拔出注射器，拔出后取下针头。针筒内吸入适量气体，再次装上针头，针尖斜面朝下，将针头内的吸取物喷射在一个玻片上，再用载玻片以类似血涂片的方法制作涂片。

若采用巴氏染色法，玻片要立即浸入 95% 乙醇中湿固定。采用吉姆萨染色法则空气干燥即可，不用固定直接送病理。通常需多次取样时，每次需要更换新的注射器（注意：涂片时注意观察玻片上的细胞量，避免细胞量过少导致病理难以诊断）。

6. **并发症及注意事项**　与甲状腺 FNA 基本相同，详见第二十四章第一节。

无合适穿刺径路时，可采用液体隔离技术帮助清楚显示病灶并提供合适的穿刺路径。淋巴结需注意与颈部其他结构鉴别，如神经节、肌肉、食管等，避免误伤其他正常结构。

视频：细针抽吸细胞学检查

第二节　颈部淋巴结细针穿刺洗脱液甲状腺球蛋白测定

FNA 细胞学诊断甲状腺癌颈部淋巴结转移主要依靠镜检细胞涂片找到肿瘤细胞，但有些转移性淋巴结伴有囊性变且实性成分不多，涂片标本仅见囊液及吞噬细胞而无肿瘤细胞，这使得细针抽吸细胞学检查结果往往不够理想。

甲状腺球蛋白（Tg）是由正常甲状腺组织及分化型甲状腺癌所分泌，为一种外周血肿瘤蛋白标志物。在正常淋巴结组织中几乎测不到 Tg 表达，但分化好的甲状腺癌组织及出现的淋巴结转移处均有表达 Tg 的功能，而且组织穿刺液中的浓度远远超过血清中的浓度，因此可采用穿刺活检样本洗脱液 Tg 水平检测，来对甲状腺癌颈部淋巴结有无转移进行鉴别诊断。FNA-Tg 不依赖细胞形态，标本中 Tg 值的升高是甲状腺滤泡上皮细胞存在的依据。Pacini 等在 20 世纪 90 年代初首次使用洗脱液 Tg 检测评估淋巴结转移可能，发现常规 FNA 的敏感性为 86%，而 FNA-Tg 敏感性接近 100%。

1. **适应证**　颈部淋巴结 FNA 细胞学检查结果为阴性，但临床怀疑为甲状腺癌来源的淋巴结转移。

2. **禁忌证**　同淋巴结 FNA。

3. **操作步骤**　使用 1mL 注射器抽吸 0.9% 氯化钠溶液 0.5mL，对穿刺针进行冲洗，制成 1mL 左右的洗脱液，对洗脱液行离心操作 5min，取上清液，用电化学分析仪及免疫电化学发光法对 Tg 水平进行检测。

Tg 正常范围在 1.4~77ng/mL，若 FNA-Tg＞100ng/mL 则判定为阳性，说明淋巴结内存在甲状腺癌转移。很多研究中采用同期血清 Tg 水平测量均值 +2 倍标准差作为诊断截断值。

4. **注意事项**　自 2006 年以后，欧洲及美国甲状腺诊治指南均推荐可联合应用 FNA 和 FNA-Tg 来评估分化型甲状腺癌术后随访中发现的可疑颈部淋巴结。

洗脱液一般用 0.9% 氯化钠溶液即可，采集 FNA 洗脱液时推荐使用普通血清管。

第三节　颈部淋巴结粗针穿刺活检

一、适应证

临床或其他影像学检查发现淋巴结异常，可能为淋巴瘤、颈部淋巴结转移癌、淋巴结结核或性质不能确定，需要病理结果以明确诊断或分期，以确定治疗及随访策略，可考虑行超声引导下颈部淋巴结的粗针穿刺活检。

二、禁忌证

1. **相对禁忌证**
（1）妊娠早期或晚期妇女。
（2）患者长期服用如华法林、硫酸氢氯吡格雷片等抗凝药物，近 1 周内未停药者。
（3）有麻醉药或相关药物过敏史者。

2. **绝对禁忌证**
（1）患者无法配合，如频繁咳嗽、躁动、极度衰弱等。
（2）病灶紧邻气管、神经、大血管等重要结构或在穿刺路径无法避免这些重要结构者。

三、穿刺前准备

1．患者准备

（1）穿刺前需化验血常规、凝血时间、凝血酶原时间、凝血酶原活动度等，全面评估患者的凝血功能。

（2）咳嗽者口服镇咳药，精神过于紧张者服镇静药。

（3）携带穿刺所需的相关检查报告。

2．器械和药物准备

（1）穿刺针具：全自动或半自动活检针，针槽长度10~15mm（图25-3-1）。

（2）穿刺活检包、洞巾、5mL注射器、试管、甲醛溶液、利多卡因、碘伏、手套等。

（3）介入治疗室需准备常规急救药品与器具。

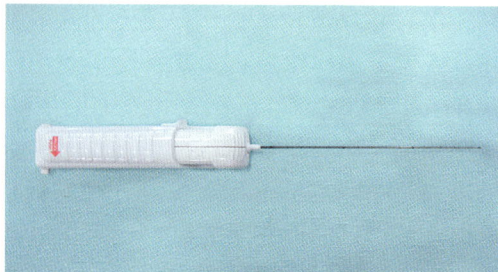

图25-3-1 全自动活检枪

四、操作流程

1．确认患者姓名、性别等基本信息及相关实验室检查、影像学检查结果。

2．签署知情同意书，告知穿刺目的、基本过程、存在的风险及可能存在的并发症。明确患者既往有无相关出血凝血性疾病、术前1周内是否停用抗凝药物，对于手术后有异常出血史且必须做穿刺手术者，必须告知相关出血风险。

3．术前评估

（1）淋巴结风险评估：根据临床症状、病史及相关检查评估淋巴结是否为结核、淋巴瘤或反应性增生等淋巴结病变。

（2）淋巴结位置、穿刺路径的评估：根据颈部淋巴结七区分区法确定淋巴结的具体位置。超声显示大血管及较大神经的位置，做好预案，在穿刺时尽量避免损伤这些重要结构。

4．消毒和局部麻醉

（1）碘伏棉球消毒2~3遍。

（2）在超声引导下，采用5mL针筒抽取2~3mL 1%利多卡因，注入穿刺点皮肤形成小皮丘，再沿着穿刺路径穿入至淋巴结浅面，由深到浅注射退针（注意：避免麻醉药注射入病灶内，以免影响取材质量及干扰图像显示）。

五、穿刺取材

在超声引导下穿刺针达淋巴结前缘或刚进入淋巴结内，确定穿刺针前冲的安全距离。采用全自动穿刺活检针时需打开保险后再击发；采用半自动穿刺活检针时需先手动推出针芯，使之进入淋巴结内，然后加压击发扳机，射出外套管，击发完成后确认穿刺针针尖末端位置后拔出穿刺针，取出组织条，将其置入10%甲醛溶液固定液中送病理检查。

拔出穿刺针后，以无菌敷贴覆盖，按压穿刺处30min，留观30min无不适后患者方可离开。离开前嘱患者24h内保持伤口干燥，同时注意不要进行剧烈咳嗽、扭转脖子等动作。

视频：粗针穿刺活检

六、并发症及处理

颈部大部分淋巴结位置相较于甲状腺结节更表浅，操作更简便，并发症极为少见。

1. **出血**　较常见的并发症，须及时压迫穿刺区域防止出现血肿。

2. **感染**　极为少见，需对症抗感染治疗。

3. **淋巴瘘**　较为罕见，鲜有案例报道，一旦发现需手术找到淋巴瘘管，缝合瘘口。

七、操作要点

1. 淋巴结局部皮肤有明显炎症反应或即将溃烂者，不宜穿刺。具有轻度炎症反应而必须穿刺者，可经由健康皮肤从侧面潜行进针，以防瘘管形成。

2. 穿刺前注意活检枪的射程，刺入淋巴结不宜过深，以免穿通淋巴结而损伤深面的重要结构。

3. 穿刺路径尽可能避免穿刺到囊性变或钙化灶的区域，通常取样 2～4 次，必要时可增加穿刺针数，提高阳性检出率。

4. 部分淋巴结活动度较大，可以探头配合手指固定淋巴结。

5. 因为超声存在部分容积效应，超声引导下穿刺时可能出现未穿刺到目标病灶，造成标本中少或无目标病灶组织成分的情况，病理上诊断困难或诊断错误。因此在穿刺时，特别是针对较小的淋巴结，应准确显示穿刺针穿过病灶中心，取得有效的目标组织，必要时可从不同角度反复观察确认（图 25-3-2）。

6. 颈部淋巴结一般位置表浅，如不慎刺入大血管，应立即停止操作，压迫止血。

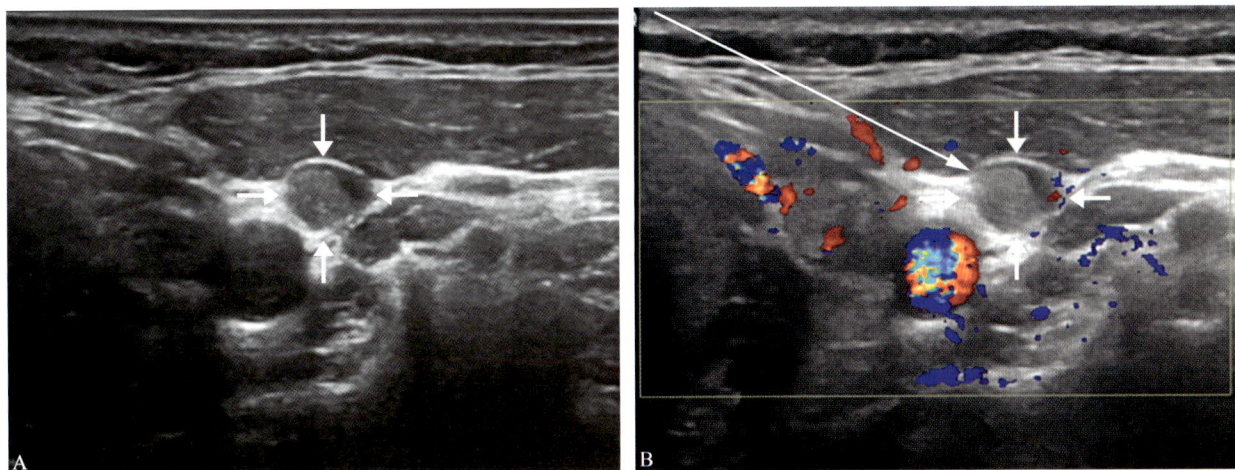

图 25-3-2　颈部淋巴结粗针穿刺活检穿刺路径选择

A. 左侧颈Ⅳ区见一个肿大淋巴结（箭头），呈稍高回声，囊实混合性，大小为 0.7cm×0.5cm，形态类圆形，边界清晰，淋巴门不清晰，内见无回声区；B. CDFI：提示淋巴结周边见血流信号，且紧邻颈内动脉，长箭头所示为较为理想的进针及穿刺路径，穿刺时应选择背离血管方向的路径。

八、注意事项

1. 穿刺前充分对病灶进行评估，对于风险较大（位置邻近大血管、神经等重要结构）的病灶首选 FNA；对于病灶较大，怀疑淋巴瘤、结核等，应优先选择粗针穿刺活检。

2. 根据淋巴结位置、大小、内部回声及与周围大血管的关系选择半自动活检枪或全自动活检枪。在锁骨上内侧靠近大血管处、淋巴结直径<3cm，一般选择半自动活检针，它可以由操作者控制进针的

深度及速度，而不易损伤到前方的大血管。在锁骨上外侧、双颈部上段、耳后（这些部位相对大血管较少）、淋巴结直径＞3cm，一般选择全自动活检针。

九、临床意义

明确肿大淋巴结的病因和性质是临床治疗颈部淋巴结病变的重要前提。高频彩色多普勒超声一定程度上可对颈部淋巴结病变进行初步诊断，但无法直接确诊和鉴别良恶性病变。手术切除淋巴结后病理检查的创伤大、费用高。盲穿刺不仅不易取得有效组织，而且风险很大，所以在影像学方法的定位引导下进行穿刺活检是现在临床上常用的方法。X线和CT因存在放射性暴露，分辨力不够，无法动态观察穿刺针与淋巴结的空间关系，有一定的局限性。

超声引导下穿刺活检可以清晰显示拟穿刺的淋巴结，对穿刺针针尖位置及穿刺过程能进行实时监视。活检枪与组织切割针配合使用，迅速进行切割操作，能够准确获得高质量的活检标本。超声引导下穿刺活检操作方便快速，创伤小，取材满意度高，对结核、淋巴瘤等疾病的诊断阳性率高；据相关文献报道，穿刺确诊率为96.2%，与术后病理结果比较无统计学差异。

当怀疑为甲状腺癌来源的淋巴结转移癌但FNA结果不确定时，FNA-Tg可作为一种补充性诊断方法。有研究报道，二者联合诊断可将FNA的诊断准确性从76%提高到95%、敏感性从79%提高到95%、特异性从71%提高到96%。因此，FNA与FNA-Tg联合诊断可以弥补单一诊断阳性率不高的劣势，此外还能够弥补由于手术操作方法、医师经验不足等导致临床出现假阴性结果，有效提升甲状腺癌淋巴结转移的诊断准确率。

但是，超声引导下颈部淋巴结活检也存在一定不足，例如无法准确进行淋巴瘤的分型诊断，主要是因为淋巴瘤病理诊断比较复杂，活检取材较少。少数手术活检确定为恶性淋巴瘤的患者，超声引导下活检仅诊断为淋巴结反应性增生，因此怀疑为淋巴瘤时建议完整切除后送检。

★ 当怀疑为甲状腺乳头状癌淋巴结转移时首选FNA细胞学检查，如怀疑为淋巴瘤、结核等应选择粗针穿刺活检。

★ 当FNA不能确定淋巴结转移癌是否为甲状腺来源时，推荐加做细针穿刺洗脱液甲状腺球蛋白测定辅助诊断。

第二十六章
超声引导下甲状腺囊性病变抽液硬化治疗

一、适应证及禁忌证

（一）适应证

1. 囊性病变（>3cm），生长较快，且囊性成分>50% 者。
2. 囊性病变产生压迫症状，如吞咽异物感、声音改变，甚至呼吸困难等。
3. 囊性病变影响美观者。
4. 囊性病变合并感染者。

（二）禁忌证

详见第二十四章相关内容。此外，拟使用无水乙醇为硬化剂时患者乙醇过敏为相对禁忌证，用聚桂醇则不受此影响。

二、操作流程

1．术前评估
（1）临床评估
1）美观评分：见表 26-0-1。

表 26-0-1　美观评分标准

评分	标准
1	无明显病灶
2	有病灶但无外观问题
3	仅吞咽时可见的外观问题
4	容易发现的外观问题

2）症状评分：采用视觉模拟评分法（visual analogue scale，VAS），"0~2"代表舒适，"3~4"代表轻度不舒适，"5~6"代表中度不舒适，"7~8"代表重度不舒适，"9~10"代表极度不舒适。

3）甲状腺功能：常规检查甲状腺功能 7 项（TT_3、TT_4、TSH、FT_3、FT_4、TPoAb、TgAb），了解甲状腺术前功能，预判手术是否会造成甲状腺功能受损。必要时建议增加 PTH、血钙、血磷、降钙素、癌胚抗原（CEA）等检查。

（2）超声评估
1）常规超声：评估囊性病变体积，囊性病变体积计算采用椭圆球体公式：

$$V=\pi \times a \times b \times c/6$$

公式（14）

V 的单位为 mL，a、b、c 为囊肿的 3 个相互垂直平面的最长径，单位为 cm。

初步判断囊性病变内囊实性比例及囊液透声情况。观察囊性病变与颈动脉、颈静脉、气管等组织结构之间的位置关系。通过彩色多普勒超声成像初步判断囊性病变周边及内部血供情况（图 26-0-1）。

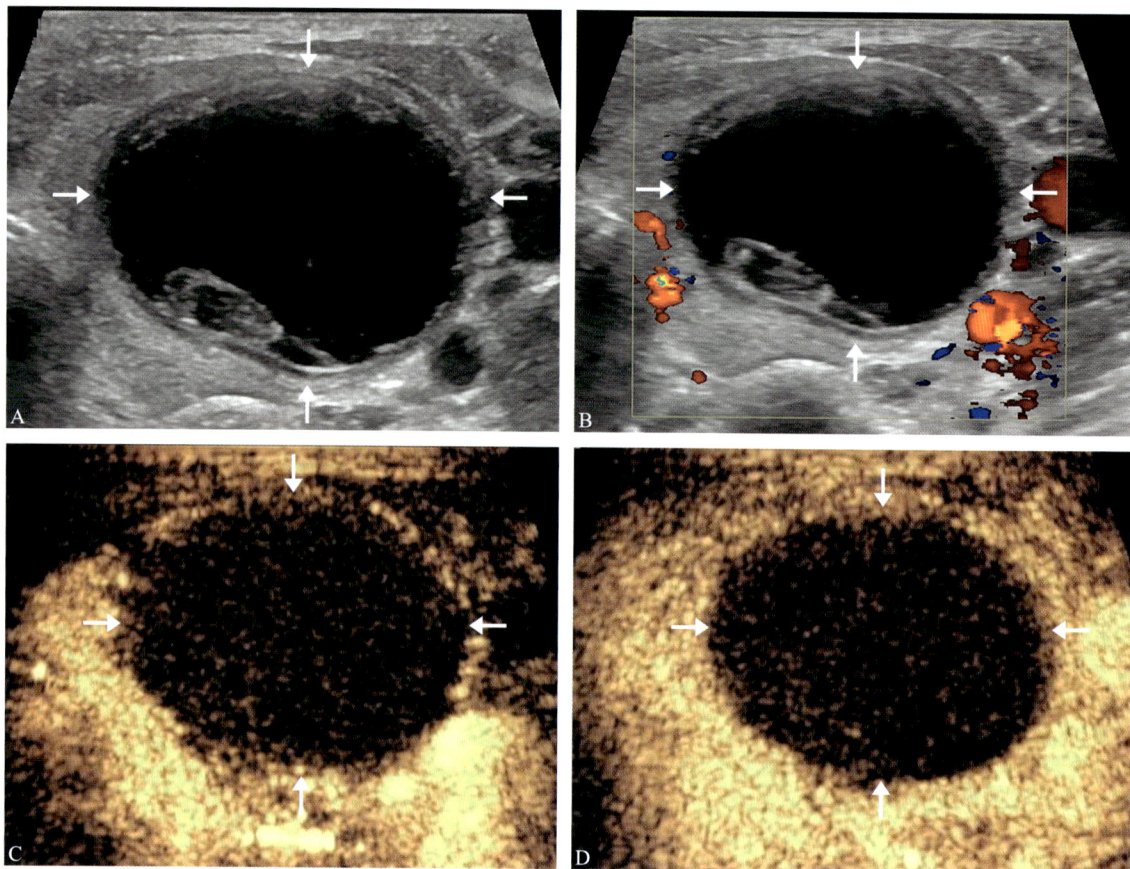

图 26-0-1 甲状腺囊实混合性病变，囊性为主

A. 灰阶超声：甲状腺左侧叶见以囊性为主的囊实混合性病变，大小为 3.8cm×2.5cm×4.2cm，边界清晰，形态规则，后壁见附壁实性低回声结节；B. CDFI：囊性病变后壁实性低回声结节内无血流信号；C，D. 超声造影：增强早期（13s）及增强晚期（45s）提示后壁实性低回声结节均呈无增强，提示结节实际上为完全囊性病变。

2）超声造影：充分评估囊性病变周边及内部血供情况。如内部实性部分有增强，酌情考虑热消融治疗。

2．穿刺前准备、穿刺路径及体位选择、消毒及铺巾 详见第二十四章相关内容。此外，术前预置静脉通道，以便及时应对术中突发情况。术中患者应连接监护仪，实时监测其生命体征。

3．局部麻醉 使用 1%～2% 利多卡因对皮肤穿刺点、皮下穿刺路径及甲状腺被膜等进行逐层麻醉。注射利多卡因前先做回抽动作，若回抽时注射器内有回血则停止注射。

4．穿刺抽液 超声引导下将穿刺针穿入囊性病变内，拔出针芯，接上连接管和注射器，抽吸囊液（图 26-0-2）。在抽液过程中根据囊液黏稠度及性状来判断是否加用碳酸氢钠（一种无机盐，分子式为 $NaHCO_3$，易溶于水，具有强氧化性而使蛋白质变性）冲洗囊腔（图 26-0-3）。

5．冲洗 完全抽净囊液后，向囊腔内注入不超过所抽囊液总量的生理盐水，反复向囊壁各方向冲刷置换，至冲洗液清亮后完全抽出（图 26-0-4）。

视频：穿刺抽液

视频：甲状腺囊性病变冲洗

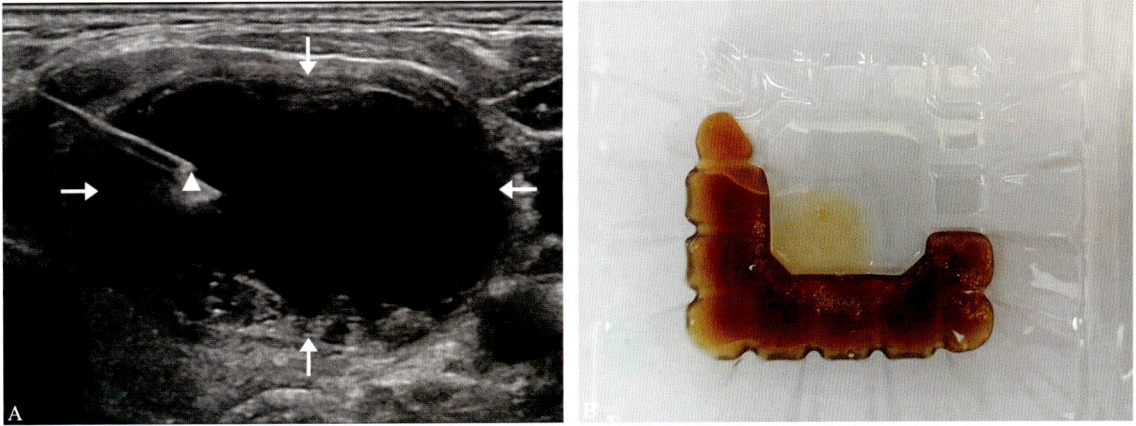

图 26-0-2　甲状腺囊性病变穿刺抽液（稀薄囊液）

A. 穿刺针穿入囊性病变内抽吸囊液，针尖显示清晰（三角形所指处）；B. 抽出黄褐色稀薄囊液。

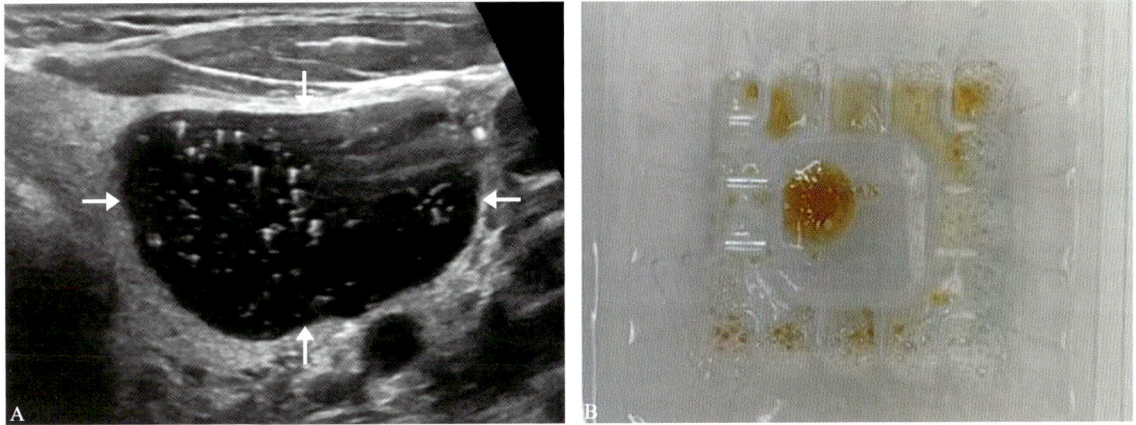

图 26-0-3　甲状腺囊性病变穿刺抽液（黏稠囊液）

A. 灰阶超声：甲状腺左侧叶见一囊性结节，大小为 4.1cm×2.5cm×4.0cm，边界清晰，形态欠规则，内见弥漫分布的点状强回声伴彗星尾征；B. 穿刺抽出黄褐色胶冻样液体。

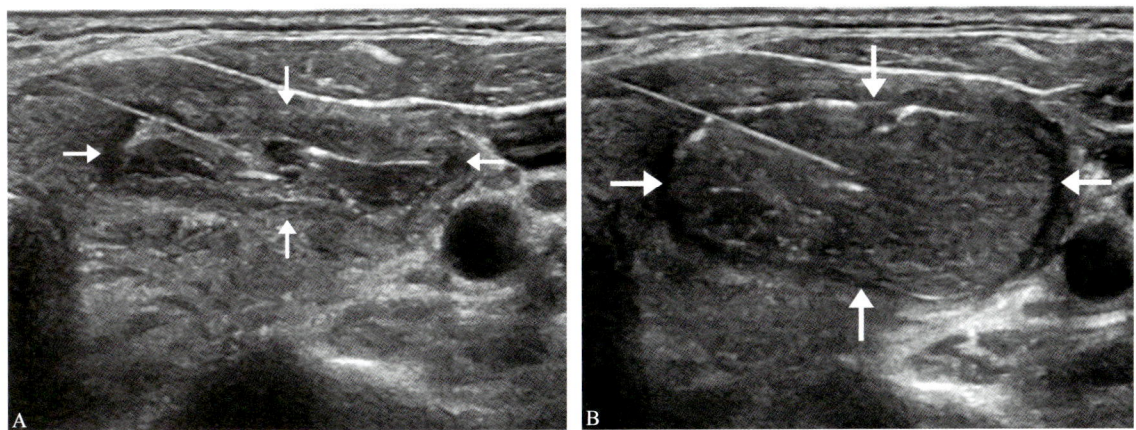

图 26-0-4　甲状腺囊性病变冲洗

A. 抽净囊液；B. 生理盐水冲洗。

6．硬化治疗

（1）聚桂醇硬化治疗：抽净、清洗至囊液变清亮后，注入不超过所抽囊液量的聚桂醇液，用注射器反复冲刷囊壁20~30次，冲刷时注意缓慢抽出快速推入，直至抽出液变清亮后抽出，并保留约1/10囊液量的聚桂醇。

（2）无水乙醇硬化治疗：1989年，国际上首次报道了无水乙醇硬化治疗甲状腺囊性结节。无水乙醇可凝固组织蛋白，使细胞脱水；使血管血栓形成，引起组织缺血，从而达到治疗目的。但是，无水乙醇注射治疗甲状腺实性部分较大的结节时，因其在结节内弥散不佳，会影响硬化治疗效果；对于较大的结节，需要多次重复治疗。此外，使用无水乙醇可能会引起患者过敏反应。目前，无水乙醇在甲状腺主要用于治疗囊性结节。常用的无水乙醇治疗方法包括经典保留法和冲洗置换法。

1）经典保留法：注入无水乙醇前可先向囊腔注入2%利多卡因2~5mL并冲刷数遍，可减少患者疼痛感。然后直接向囊腔内注入抽出囊液1/4~1/5量无水乙醇，保留10~20min。其间患者要适当变换体位，以确保乙醇充分接触囊壁。硬化完毕，抽尽囊腔中的乙醇。

2）冲洗置换法：同上注入利多卡因并冲洗数遍后，每次向囊腔内注入不超过所抽囊液总量2/3的无水乙醇，注入后抽出，反复多次，直至抽出液清亮，最后抽净囊内液体。

7．穿刺针退出　治疗结束后，将针芯插入穿刺针内，拔出穿刺针。

8．消毒及加压　皮肤穿刺进针点局部消毒，贴无菌敷料。按压穿刺点30min，密切观察患者生命体征。

视频：甲状腺囊性病变聚桂醇硬化治疗

三、疗效评估

1．局部疗效评价　超声引导下甲状腺囊肿穿刺硬化治疗后，应于术后1个月、3个月、6个月、12个月复查超声，囊肿体积用缩小率表示，囊肿体积缩小率＝治疗前囊肿体积－复查时囊肿体积／治疗前囊肿体积。

囊肿体积缩小1/3为有效，囊肿体积缩小2/3以上为显效，囊肿完全消失为治愈。

术后1个月内，因为局部炎性渗出，囊肿缩小并不明显，应在术后3个月随访时分析疗效。

2．美观评分与症状评分　用美观评分标准与VAS评分对比术前术后分值评判疗效（图26-0-5）。

3．甲状腺功能　检查甲状腺功能7项，判断术后甲状腺功能有无改善或受损。

四、并发症及处理

1．出血　为穿刺针尖刺伤穿刺路径上的血管或囊壁血管引起。出血可为甲状腺被膜、实质内或囊内出血。对于少量囊内出血，经聚桂醇或乙醇硬化剂治疗，出血即可停止。对于大量囊内出血，可用组织胶（一种医用e氰基丙烯酸6B系胶和纤维蛋白生物型胶，用于止住血管的渗血）快速止血。较大囊肿快速抽吸囊液时，可能因囊内压力迅速下降引起囊内出血，需引起注意。

2．感染　严格消毒可有效避免感染。轻微感染者无须处理或口服抗生素处理，对有感染征象的囊肿，应及时采用抗生素治疗，避免严重感染的发生。严重感染者需及时外科处理。

3．发热　少数患者硬化治疗后出现短暂发热，体温一般不高于38.5℃，可多饮水及物理降温。体温超过38.5℃者，可使用退热药。

4．乙醇中毒症状　少数患者对较低剂量的乙醇也会产生中毒症状，表现为皮肤潮红、呕吐、头晕等，对症处理即可。治疗时须将注入的乙醇尽量全部抽出，避免产生中毒症状。

5．聚桂醇相关不良反应　极少数患者聚桂醇治疗后可伴有舌麻、肌肉酸痛、口腔金属味等特殊表现。聚桂醇不良反应多与剂量有关，所以保留聚桂醇时以不超过20~40mL为宜。甲状腺囊性结节实际

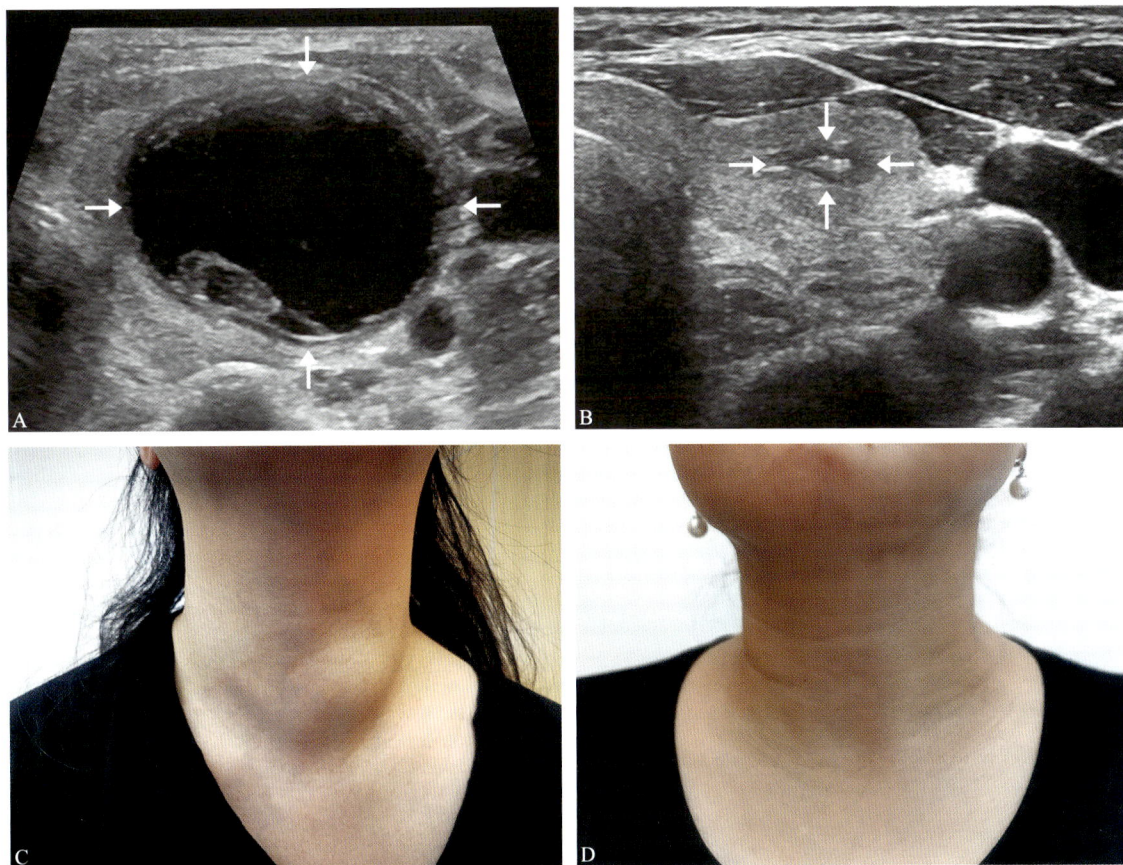

图 26-0-5 甲状腺囊性病变硬化治疗后

患者女性，56岁。发现甲状腺占位2年余。近1周自觉疼痛，吞咽、说话时疼痛加重。行超声引导下甲状腺囊性病变硬化治疗，术后患者症状明显改善，美观问题明显改善。

A. 术前灰阶超声示甲状腺左侧叶囊性结节，大小为 4.2cm × 2.7cm × 3.5cm；B. 术后8个月复查，灰阶超声示甲状腺左侧叶囊性结节明显缩小（缩小约98.6%），呈片状混合回声改变，大小为 0.9cm × 0.3cm × 1.1cm；C. 术前患者疼痛明显，症状评分为5分，颈部凸起明显，美观评分为4分；D. 术后8个月复查患者无疼痛感，症状评分为1分，颈部美观问题明显改善，美观评分为2分。

治疗过程中保留聚桂醇一般不会达到此剂量。

6. 疼痛 少数患者伴有短暂的颈部疼痛不适，一般观察后可缓解，剧烈疼痛可对症治疗。

五、操作要点及注意事项

1. 操作要点

（1）治疗前对患者及病灶进行充分评估，并选择合适的穿刺路径。

（2）治疗中实时注意针尖位置，通过小幅调整探头方向确保屏幕上能始终显示针尖。注射利多卡因前应排空针管内气体，抽液过程中在更换注射器针筒前，注意夹闭连接管，避免空气进入囊内，干扰超声图像显示（图26-0-6）。治疗过程中注意观察患者有无声音改变、硬化剂外漏和出血等，同时密切观察患者生命体征。

2. 注意事项 少数甲状腺囊实混合性病变可能为恶性，治疗前应进行仔细的评估。典型良性囊性病变可直接治疗，囊液送化验及细胞学涂片检查；不典型者应经FNA甚至分子检测明确病变性质后再行治疗。怀疑恶性病变者术前检查应常规包括颈部淋巴结，必要时需行颈部CT或纵隔CT检查。

穿刺后向患者和家属充分告知注意事项：按压穿刺点皮肤至少 20 ~ 30min；避免颈部剧烈运动；再

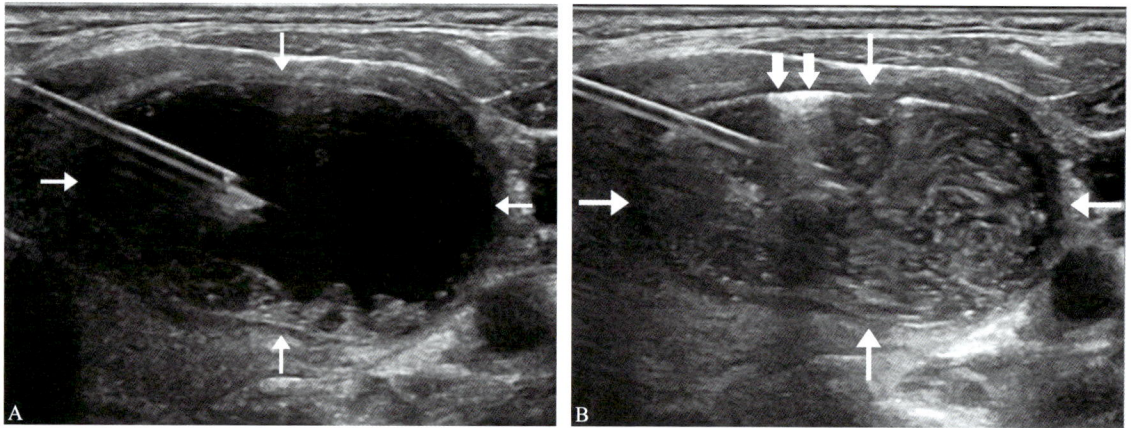

图 26-0-6　生理盐水冲洗囊腔

A. 抽液过程中针尖显示清晰；B. 抽液过程中囊腔内进入空气（粗箭头所指处），针尖被遮挡而显示不清。

次超声检查确认穿刺部位有无硬化剂外漏及有无出血情况方可离院；避免服用增加出血风险的药物及食物；如出现呼吸困难、颈部肿胀、持续疼痛等症状，应及时就医。

六、临床价值

甲状腺囊性病变是一种常见的甲状腺疾病，大部分为结节性甲状腺肿囊性变。较大的甲状腺囊性病变可影响美观，还可导致吞咽不适，甚至压迫神经导致声音嘶哑，压迫气管导致呼吸困难，需及时治疗。传统外科手术切除创伤大，风险和费用较高，而且会留下颈部瘢痕。部分患者可出现甲状腺功能减退，需要长时间服用左甲状腺素钠片。超声引导下甲状腺囊性病变抽液硬化治疗在超声精准定位及引导下完成，创伤极小，疗效确切，复发率低（图 26-0-7）。

治疗前，如果甲状腺囊性病变内存在实性部分时，应对实性部分行 FNA 检查，尤其是实性部分内可见明显血流信号时，要注意排除恶性病变。当 2 次 FNA 细胞学结果均为良性时，可考虑行超声引导下甲状腺囊性病变微创治疗。对于该类病变，为彻底治疗，建议使用超声引导下甲状腺囊性病变抽液硬化联合热消融分期治疗（图 26-0-8），即先行硬化治疗，待囊腔缩小后再行热消融治疗；硬化治疗和消融治疗也可同期完成。

较大的甲状腺囊性病变与颈部淋巴管囊肿、甲状舌管囊肿（图 26-0-9）位置存在重叠，要注意鉴别诊断。尤其要判断囊性病变是否与周边组织、结构相通，相通时只做单纯抽液治疗，不应予以硬化剂注射治疗。向囊性病变内注射超声造影剂，观察造影剂有无外溢，可有助于鉴别判断。

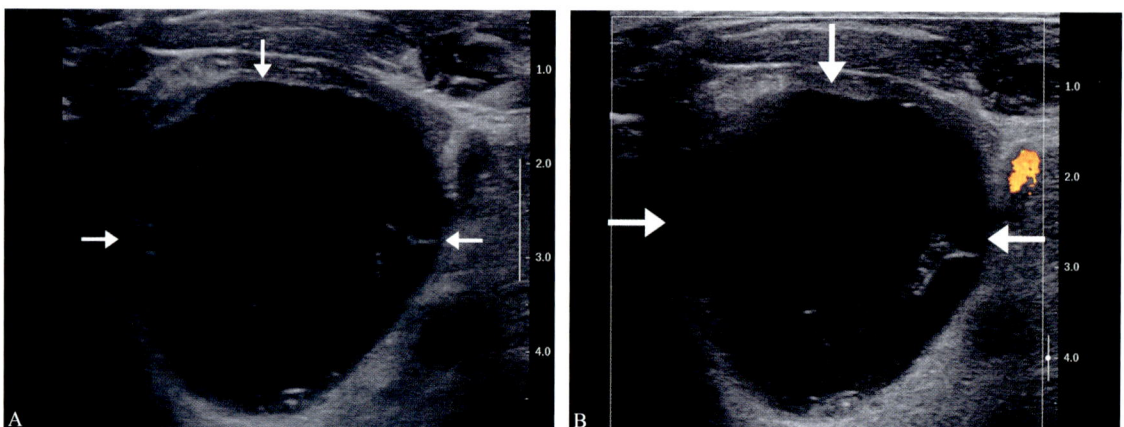

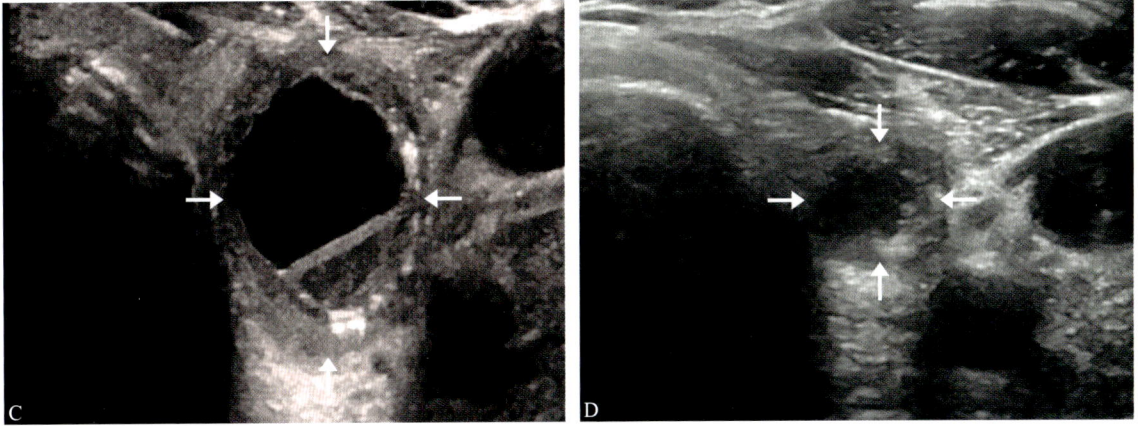

图 26-0-7 甲状腺囊性病变抽液硬化治疗术前及术后随访

患者男性，60 岁，发现甲状腺占位 7 年余。出现压迫及刺痛感 4 个月。FNA 提示良性病变。行超声引导下甲状腺囊性病变抽液硬化治疗。

A. 术前灰阶超声：甲状腺左叶见一个无回声囊性病变，大小为 3.7cm×3.4cm×3.6cm，边界清晰，形态规则，内部可见絮状低回声区；B. 术前 CDFI：囊性病变内未见血流信号；C. 术后灰阶超声：1 个月后随访，结节大小为 2.1cm×1.6cm×1.9cm，较术前缩小约 85.9%；D. 术后灰阶超声：3 个月后随访，结节大小为 1.0cm×0.7cm×0.8cm，较术前缩小约 98.8%。

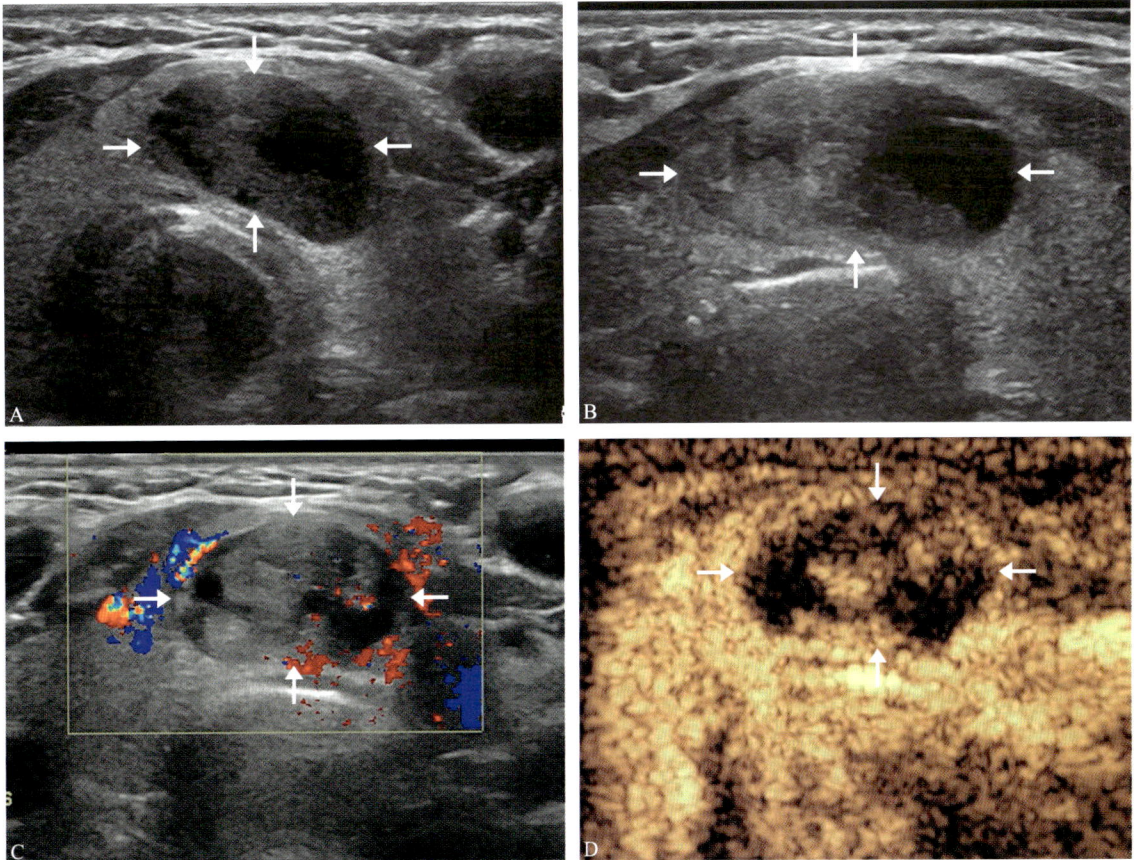

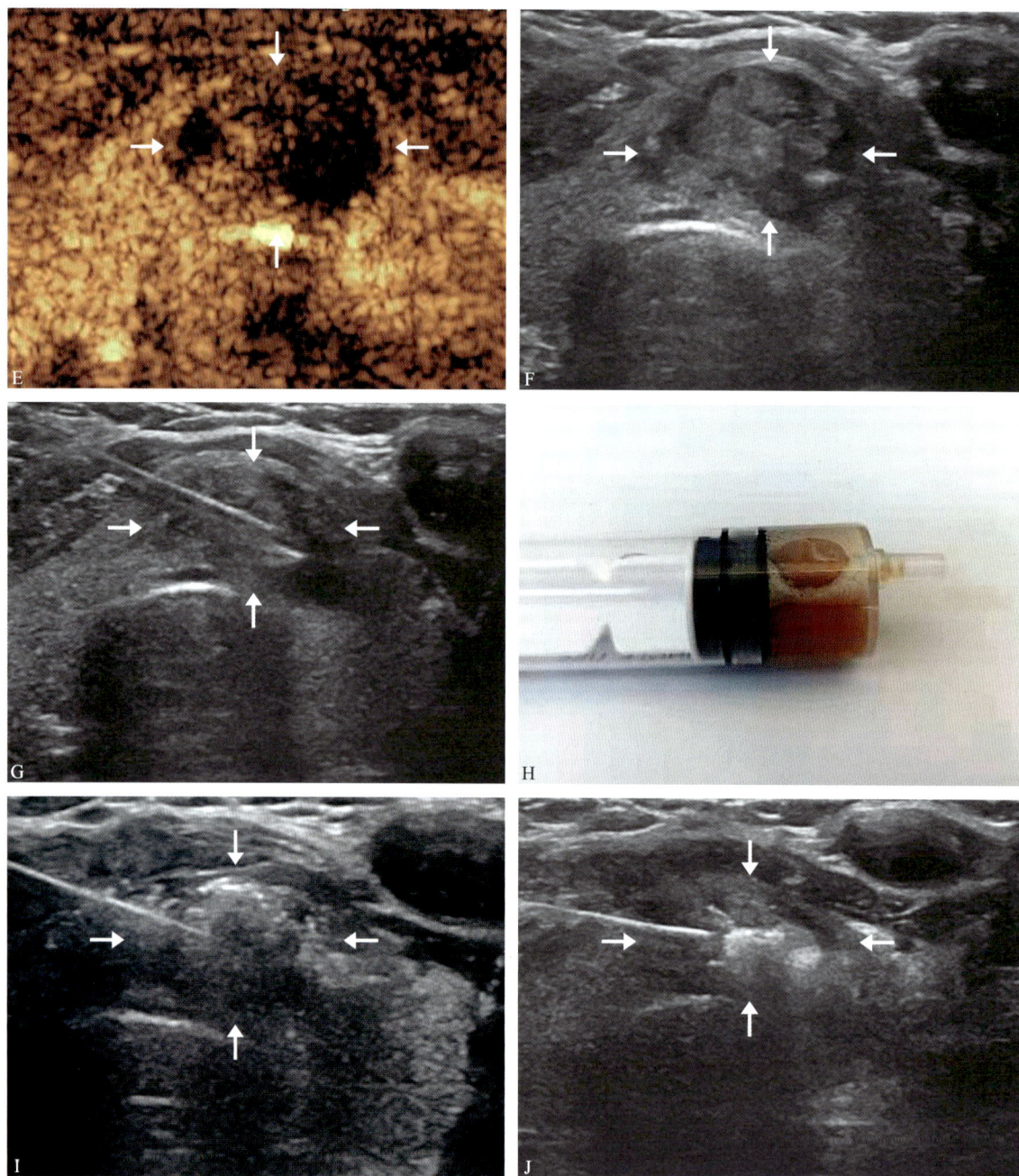

图 26-0-8　甲状腺囊性病变抽液硬化治疗联合热消融治疗

患者女性,49 岁,发现甲状腺占位 6 年余,出现压迫及刺痛感 4 个月。FNA 提示良性病变。行超声引导下抽液硬化治疗 + 微波消融治疗。

A,B. 灰阶超声:甲状腺峡部见一个囊实混合回声结节,大小为 5.5cm×3.8cm×3.9cm,边界清晰,形态规则,内部可见絮状低回声区;C. CDFI:结节内实性低回声区可见少量血流信号;D,E. 超声造影:增强早期(12s)及增强晚期(35s)提示结节内实性部分可见增强;F. 先行超声引导下穿刺抽液;G. 抽净囊液;H. 抽出黄褐色稀薄囊液;I. 向囊腔内注入不超过所抽囊液总量 2/3 的聚桂醇反复冲洗;J. 超声引导下微波消融治疗。

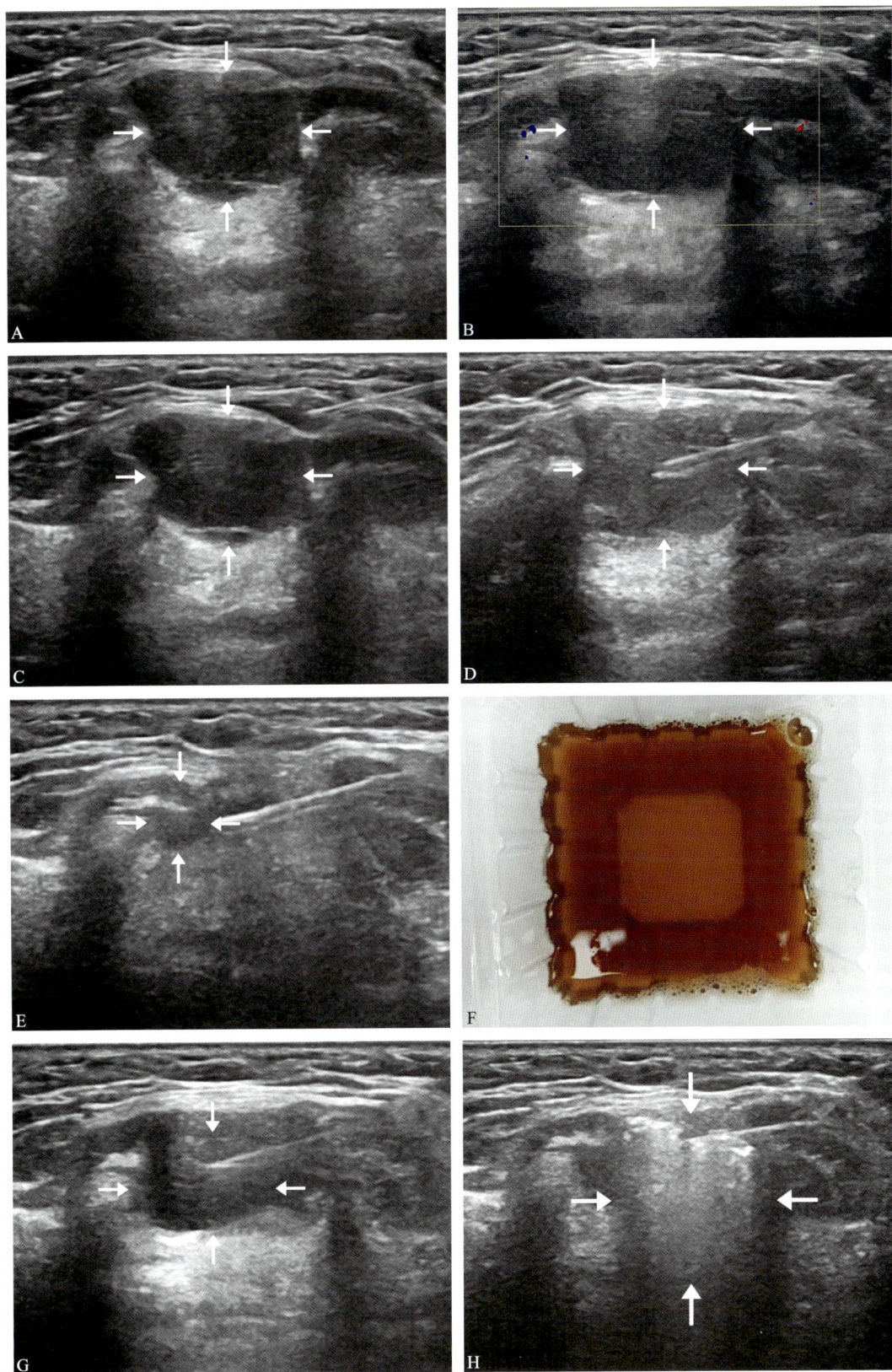

图 26-0-9　甲状舌管囊肿硬化治疗

患者女性，71 岁。发现颈部占位 10 年余，逐渐增大 1 个月。行超声引导下硬化治疗。

A. 灰阶超声：颈前舌骨水平见一个囊实混合回声结节，大小为 3.6cm×2.8cm×3.2cm，边界清晰，形态不规则，内部囊液透声差，诊断为甲状舌管囊肿；B. CDFI：结节内部未见明显血流信号；C. 局部麻醉；D. 穿刺抽液；E. 抽净囊液；F. 抽出黄褐色稀薄囊液；G. 生理盐水冲洗；H. 聚桂醇硬化治疗。

★ 较大的甲状腺囊肿不仅可影响美观，还可导致吞咽不适，甚至压迫神经导致声音嘶哑，压迫气管导致呼吸困难，需要及时治疗。

★ 超声引导下甲状腺囊肿抽液硬化治疗是利用超声精准定位及引导进行治疗，创伤极小，聚桂醇硬化剂用于治疗疗效确切，复发率低。

第二十七章
超声引导下甲状腺热消融治疗

第一节　超声引导下甲状腺功能亢进热消融治疗

一、适应证及禁忌证

（一）适应证

1. 继发性甲亢或甲状腺高功能腺瘤。
2. 中度以上原发性甲亢。
3. 腺体较大，有压迫症状，或胸骨后甲状腺肿等类型甲亢。
4. 抗甲状腺药物或 ^{131}I 治疗后复发，或难以坚持长期用药者。
5. 不适合或拒绝接受 ^{131}I、外科手术治疗的患者。

（二）禁忌证

1. 存在严重凝血功能障碍。
2. 存在重要器官（心脏、肺等）功能不全。

二、操作流程

（一）术前准备

1. **完善各项相关检查**　①血常规、凝血功能、肝功能、肾功能、甲状腺功能、甲状旁腺功能、电解质、肿瘤标志物、胸部 X 线片、心电图等常规检查；②头颈部 X 线或 CT：明确有无气管受压或偏曲移位；③喉镜：确定声带功能、喉返神经状况；④测定基础代谢率：常用公式为：基础代谢率（%）=（脉率 + 脉压）–111（Gale 法）（正常值 ±10%、轻度甲亢 +20%~30%、中度甲亢 +30%~60%、重度甲亢 +60%）。

2. **抗甲状腺药物控制甲亢症状**　必要时术前口服碘剂（复方碘化钾溶液 / 卢戈氏液或碘化钾饱和溶液）：术前 10d 开始，每日 3 次，每次口服 5~7 滴复方碘化钾溶液 / 卢戈氏液；或每日 3 次，每次口服 1~2 滴碘化钾饱和溶液（saturated solution of potassium iodide，SSKI）。必要时加用普萘洛尔 10mg，每日 3 次，控制心率。

3. **甲亢症状基本控制**　情绪稳定、睡眠良好、体重增加、脉率<90 次 /min、基础代谢率<+20%。

4. **术前超声检查**　详细评估患者甲状腺大小、形态、内部及周围血管、神经等，根据检查结果初步确定消融治疗部位及范围，确定穿刺点及路径。常规超声造影检查判断甲状腺实质整体血流灌注情况。

（二）消融术中

1. 患者呈仰卧位，颈部充分伸展以暴露术野。
2. 常规消毒铺巾，采用 2% 利多卡因行皮肤穿刺点、甲状腺前被膜及周围组织的局部浸润麻醉，并于甲状腺被膜和周围组织器官之间注射适量生理盐水，以形成宽 5mm 以上的隔离带。

3．超声引导下将消融针穿刺入甲状腺腺体，开启消融仪器，由外至内、由深至浅，进行多点、多面消融，根据患者病情消融 1/3～2/3 的甲状腺组织。消融过程中通过超声监测消融范围，直至整个拟定消融范围被强回声覆盖。

4．消融后即刻行超声造影检查，评估消融范围。

（三）消融术后

消融术后局部加压、冰袋冷敷颈部术区，必要时予以适当支持治疗。

三、疗效评估

消融后疗效评估指标主要包括患者术后甲状腺体积和血供变化、临床症状和甲状腺功能变化。术后 3 个月内每个月查超声及甲状腺功能变化，3 个月后每 3 个月复查 1 次。必要时还需检查肝功能变化情况。

术后超声造影检查，观察坏死区大小、甲状腺体积变化情况。

临床治愈：除眼部症状外，甲亢症状基本消失，体征及 FT_3、FT_4、TSH 恢复正常。

好转：症状缓解，体征基本恢复，FT_3、FT_4、TSH 等甲状腺指标显著好转，接近正常。

无效：症状、体征及甲状腺功能指标无明显变化。

四、并发症及处理

并发症分为主要并发症和轻微并发症。主要并发症被定义为如果不治疗的话会引起严重的后果，甚至可能会威胁患者的生命。除此之外，所有其他并发症均被视为轻微并发症。

早期并发症定义为消融治疗后 30d 内发生的并发症；延迟并发症定义为消融治疗后 30d 后发生的并发症。

1．甲亢危象　属于严重并发症。虽然很少发生，但死亡率高，需积极对症处理。消融过程中一旦发生，应立即停止消融。给予患者吸氧、镇静、物理降温及纠正水电解质紊乱等一般治疗。可口服丙硫氧嘧啶、甲巯咪唑等抑制甲状腺激素的合成，在应用抗甲状腺药物 30～60min 后应用大剂量碘剂抑制甲状腺激素合成。另外，β 受体阻断药可降低周围组织对甲状腺激素的反应，改善兴奋、多汗、发热、心率增快等症状。糖皮质激素（地塞米松和氢化可的松）静脉用药可减少 T_4 向 T_3 转化，防止肾上腺皮质功能降低，维持血管舒缩稳定，可在患者血压下降和肾上腺功能不足时应用。

2．颈部灼热感及疼痛　最常见的并发症，术中和术后均可出现。术中出现时须暂时停止消融或降低消融功率，待缓解后再行消融，部分可于术中在甲状腺周围注射液体隔离液减轻症状。术后灼热感及疼痛一般无须特殊处理，可自行缓解，也可以颈部冰敷缓解。

3．血肿　多为甲状腺内、组织间隙内血肿和肌内血肿，超声上表现为甲状腺内及周围正常甲状腺组织、甲状腺被膜下、甲状腺周边组织间隙内不均质低或无回声。应及时局部适当加压、冷敷，必要时应用止血药。

密切观察患者生命体征，超声动态观察出血吸收情况。少数情况下患者出血较多或无法控制，尤其是患者呼吸困难时，需进行手术减压。

4．声音改变和 / 或饮水呛咳　主要是因为消融过程中损伤喉返神经和 / 或喉上神经，或局部出血等压迫神经所致。消融术中应密切与患者沟通，观察其有无声音异常。

一般患者可于术后 1～3d 自行缓解，少数症状比较重的患者术后经药物、理疗、饮水及发音训练，1～3 个月后可好转。喉返神经损伤通常会导致同侧声带麻痹，单侧声带麻痹有时没有任何症状，但大多数单侧声带麻痹的患者会出现诸如声音疲劳和更严重的声音嘶哑等症状。通常这些症状会随着时间的推移逐渐减轻，大多数患者会在 3~6 个月内恢复。在此期间，可以服用激素和神经营养药物。双侧喉返神经的损伤和呼吸系统疾病可导致严重的上呼吸道阻塞，通常需要紧急气管切开或气管插管。喉外分支的损伤将主要导致环甲肌麻痹和患侧声带张力降低，可能会出现诸如声音微弱，声音范围狭窄，最大发声时间缩短以及无法大声说话或喊叫等症状。

5．**气管或食管烫伤** 消融靠近气管或食管的甲状腺腺体时，在消融过程中应及时和患者沟通交流，询问患者有无不适，必要时注射液体隔离带后再进行消融治疗。

6．**轻度发热** 少见。多为吸收热，一般可自行消退，也可给予物理降温。

7．**血管迷走神经反应** 一般表现为突然晕厥，可伴有意识丧失。一般在给予吸氧、卧床休息后可缓解。

8．**咳嗽** 对症治疗即可。

9．**呕吐** 术后偶尔出现，可酌情予以止吐药物，如甲氧氯普胺片（胃复安）等。

10．**甲状腺功能减退** 一般于术后 6 个月出现。超声上表现为甲状腺弥漫性病变（回声增粗减低），检查甲状腺功能提示甲状腺功能减退。

11．**皮肤灼伤** 极少发生，一般表现为皮肤的Ⅰ度烧伤，可在 1 周内自行恢复。

五、注意事项

1．消融过程中应密切监护患者生命体征变化，观察有无甲状腺危象产生，及时处理患者各种不适（呼吸急促、体温升高、心跳加速、谵妄等）。

2．消融后 2h 内禁食，并密切监护心率、血压、呼吸、血氧饱和度等生命体征。

3．患者应观察至少 48h 后方可离院。术后部分患者应继续服用甲巯咪唑 2~4 周，之后逐渐减量。

六、临床意义

一般情况下，甲状腺功能亢进患者采用规范化药物治疗后病情可得到控制，但用药时间长，且停药后易复发。放射性碘治疗剂量不易控制，患者治疗后终身性甲减的风险较高。外科手术治疗也有一定的复发率，且手术风险较大，如出现手术后出血及甲状腺危象等。

热消融治疗是利用热量及高温使细胞凝固坏死，避免术中出血，也可阻止甲状腺素入血，避免甲亢危象的发生，所以热消融可作为甲亢的一种有效的重要治疗方法。2021 年，同济大学附属第十人民医院超声医学科朱菁菁等率先在国际上报道了微波消融治疗甲状腺功能亢进的临床应用。

七、典型病例

1．**简要病史** 患者女性，28 岁。原发性甲状腺功能亢进半年余，有手部轻微震颤，后规律口服甲巯咪唑 2 粒 /d。近 2 个月体检发现颈部肿块，并伴有喉部轻度不适。超声提示：甲状腺弥漫性病变，符合甲亢治疗后表现。

2．**重要实验室检查** 血清总 T_3 1.07nmol/L、血清总 T_4 3.20nmol/L（↓）、血清游离 T_3 3.33nmol/L、血清游离 T_4 1.81nmol/L（↓）、TSH 0.757mU/L（↑）。

3．**体格检查** T 36.3℃，HR 74 次 /min，R 20 次 /min，BP 105/73mmHg。神志清楚，眼球大小正常无突出，双侧甲状腺Ⅰ度肿大，无压痛，甲状腺质韧，颈部可触及结节感，可随吞咽上下运动。心律不齐，双手轻微颤抖。

4．**超声表现** 见图 27-1-1。

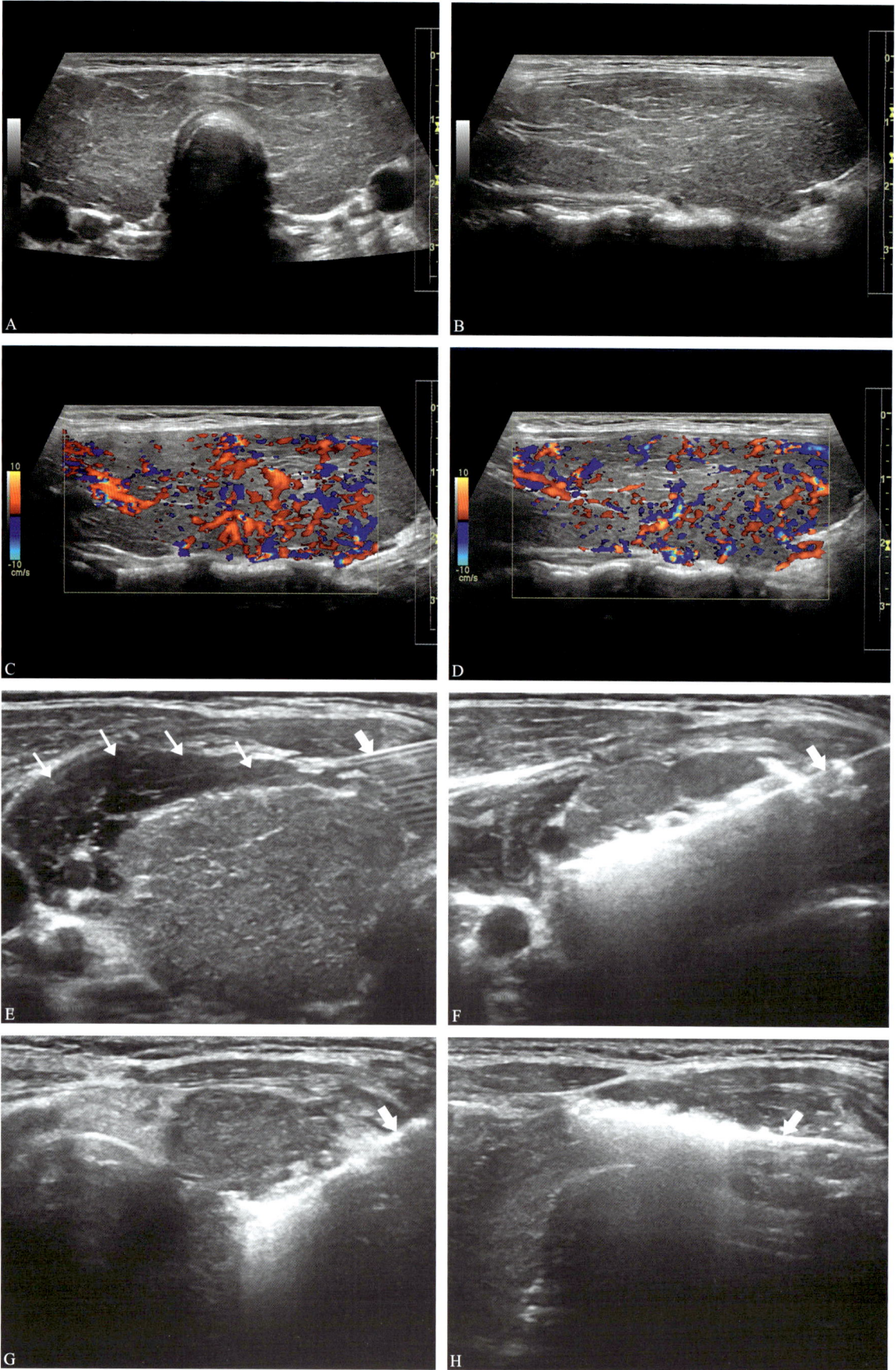

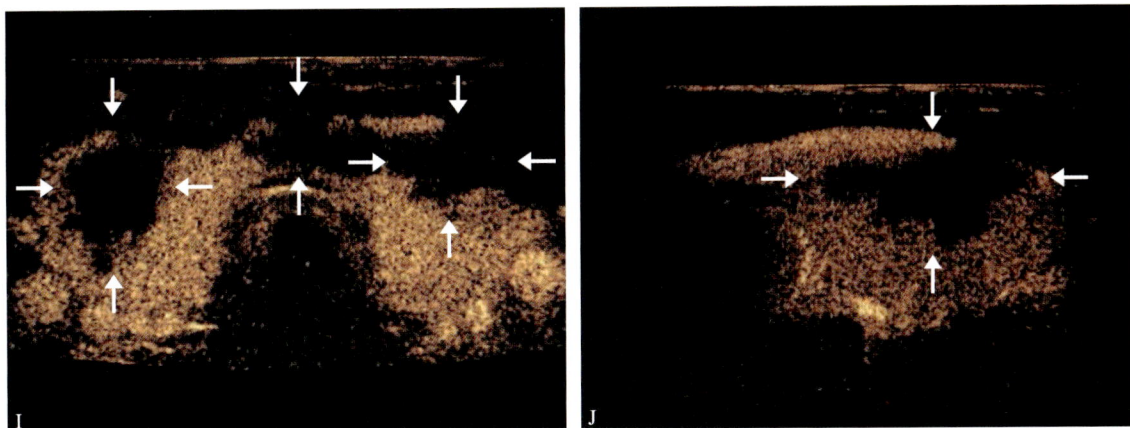

图 27-1-1 甲状腺功能亢进症微波消融

A，B. 消融术前灰阶超声：甲状腺体积增大，形态饱满，内部回声减低、增粗、不均匀，提示符合甲状腺功能亢进声像图表现；C，D. 消融术前 CDFI：甲状腺内部见丰富血流信号；E. 消融术中：甲状腺前包膜和颈前肌肉之间注射稀释的利多卡因（粗箭头所指为注射隔离带的针，细箭头所指为隔离带）；F~H. 消融术中：消融针进入甲状腺左右叶及峡部进行消融（粗箭头）；I，J. 消融术后即刻 CEUS：甲状腺左右叶及峡部部分区域（约占总体积 1/3）增强早期呈无增强（箭头），提示消融操作成功。

5. **消融术后 2 周后复查** 血清总 T_3 1.34nmol/L、血清总 T_4 13.20nmol/L（↓）、血清游离 T_3 4.07nmol/L、血清游离 T_4 3.40nmol/L（↓）、TSH 9.957mU/L（↑）。

6. **消融术后 3 个月复查** 血清游离 T_3 11.82nmol/L（↑）、血清游离 T_4 30.83nmol/L（↑）、TSH 0.017mU/L（↑）。

第二节 超声引导下甲状腺良性结节热消融治疗

一、适应证及禁忌证

（一）适应证

1. 超声检查考虑为良性的结节，并经 FNA 或组织活检病理证实。
2. 患者思想负担较重，已明显影响正常工作、生活，而且主观上又抗拒手术治疗。
3. 患者不能耐受外科手术。
4. 患者无童年的放疗史。
5. 有临床症状（如颈部胀痛、异物感、喉部不适感、言语障碍、压迫症状等）的甲状腺良性结节。
6. 自主功能性结节引起甲状腺毒性症状。

注意：对于良性结节，建议经过至少 2 次 FNA 证实；有恶性特征的结节即使 FNA 阴性也应慎重；滤泡性腺瘤应慎重。

（二）禁忌证

1. 巨大的胸骨后甲状腺肿大或大部分结节位于胸骨后（相对禁忌，可考虑分次消融）。
2. 病变对侧声带功能异常。
3. 严重凝血机制功能障碍。
4. 严重心肺功能不全。

二、术前准备

（一）术前检查

①血、尿、便常规、凝血四项、血型；②甲状腺功能全套、降钙素、CEA、PTH 等；③肝、肾功能；④血糖、电解质；⑤心电图、胸部 X 线片；⑥喉镜；⑦甲状腺细针穿刺（FNA）；⑧常规超声检查、超声造影。

（二）术前规划方案

1. **麻醉方式**　局部麻醉、静脉麻醉、全身麻醉。
2. **液体隔离带**　用或不用。
3. **热消融技术**　射频、微波、激光。
4. **消融操作方法**　固定消融、移动消融。
5. **进针方向**　由外向内、由内向外。
6. **消融顺序**　较大结节需考虑消融顺序，点、线、面结合；自上而下或自下而上。
7. **消融范围**　预消融结节数量。拟达到目标：完全消融或部分消融。
8. **是否抽液**　囊性为主的结节消融前是否需要抽液；是否用硬化剂。
9. **是否用生理盐水冲洗**　囊性为主的结节，根据囊液的性状而定。
10. **是否用碳酸氢钠或尿激酶**　囊性为主的结节，根据囊液的性状而定。
11. **可能的并发症及预防措施。**

（三）医护配备

①介入操作医师 1 名；②一助医师 1 名；③消融仪器操作员 1 名；④超声仪器操作员 1 名；⑤巡回护士 1 名。

（四）手术材料准备

①超声介入治疗包；②消融设备；③造影剂 1 支；④盐酸利多卡因 1～2 支；⑤生理盐水；⑥注射器：5mL、10mL 必备，20mL 根据结节的构成而定；⑦关节镜套 1～2 个；⑧小敷贴 1～2 个；⑨冰袋 1～2 个；⑩硝苯地平（心痛定）；⑪心电监护仪；⑫邦亭（注射用白眉蛇毒血凝酶）；⑬三通连接管；⑭尖刀片。

三、操作流程

（一）消融术前

1. 所有患者须穿刺活检以明确结节病理性质。
2. 术前进行全面超声检查，明确目标病灶数量、位置、大小、血供等信息并根据此制订消融方案。
3. 消融设备须安全接地。单极式射频消融针须按使用说明粘贴好回路电极，以免发生触电事故。须避免金属手术器械如血管钳、镊子、剪刀、持针器等接触射频消融电极针，以免发生电弧灼伤事故。体内安装心脏起搏器或其他金属医疗器具或部件的患者，禁止使用单极射频，须改用双极射频或微波消融。
4. 需仔细询问患者是否服用阿司匹林、硫酸氢氯吡格雷片、丹参、三七等活血化瘀药物，服用相关药物者需停药 1 周后再进行消融，对于必须使用抗凝药物的患者，需在相关临床科室医师指导下停药，以免加重患者原有疾病。
5. 须有完善的应急预案，确保发生意外时能够迅速救治患者。

6. 确认消融仪器及消融针具工作正常，如有异常及时处理，具体消融功率及消融时间需根据具体热消融技术选择、病灶大小及设备厂家推荐值等酌情控制。

7. 手术前，患者及其家属应签署知情同意书。

（二）消融术中

1. 患者仰卧位，颈部充分暴露，实施心电监护，需建立静脉通路方便补液和静脉急救用药，可与推注造影剂所用留置针共用一个静脉通路。全程心电监护，监测患者呼吸、心率、血压等生命体征，密切关注患者呼吸是否通畅，声音是否嘶哑，应保持氧气和吸氧设备随时可用。

2. **颈部皮肤常规消毒**　消毒范围：上至下颌、下至乳头连线、左右至胸锁乳突肌后缘。

3. **铺巾**　可用外科手术铺巾或介入专用的洞巾。

4. **局麻**　用2%盐酸利多卡因或其与生理盐水的配比液对皮肤穿刺点、穿刺路径、甲状腺包膜周围间隙进行局部麻醉。

5. 甲状腺周围有气管、食管、动脉、喉返神经、喉上神经、甲状旁腺等重要结构，因此必须采取可靠的保护措施，避免热消融损伤这些结构。

具体方法是利用甲状腺与这些结构之间的潜在间隙，在超声引导下向甲状腺与这些重要结构之间注射液体，使得潜在的间隙被液体扩大，形成液体隔离带，将甲状腺与周围重要结构分离，增大穿刺操作的安全空间，防止热传导损伤重要结构。

用于制作隔离带的液体称为隔离液，隔离液主要成分为生理盐水或生理盐水与盐酸利多卡因1∶1混合溶液，后者兼具镇痛作用。隔离液的用量可有个体差异，通常15~60mL，隔离液的宽度应＞5mm（图27-2-1）。

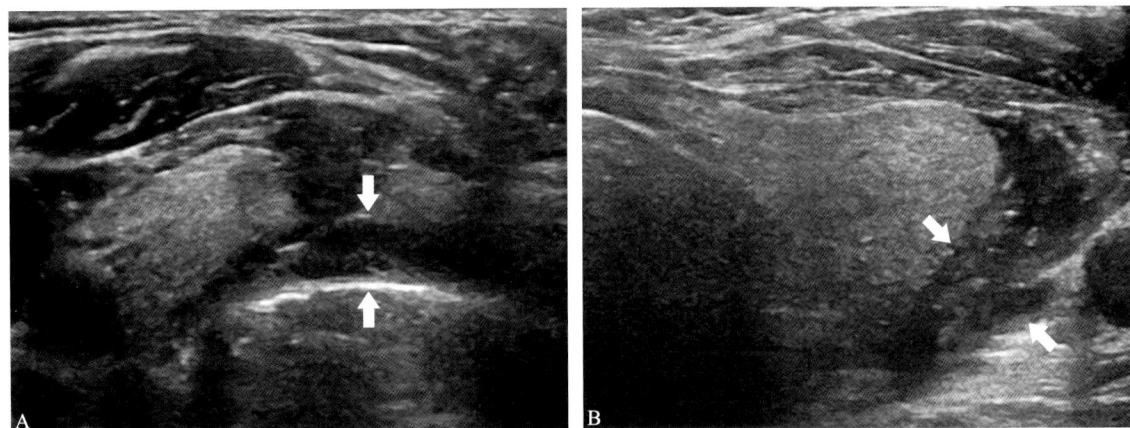

图 27-2-1　液体隔离带的应用

A. 甲状腺峡部与气管之间隔离带；B. 甲状腺左叶与颈长肌群、颈总动脉之间隔离带。

根据结节的具体位置，选择适当进针路径。以峡部进针为主，颈部外侧进针为辅（图27-2-2）。

6. 探头压力适当，超声清楚显示甲状腺结节及其周围结构的关系，确认进针路径不经过大血管等重要结构，测量进针深度并在消融针上进行标记。对于单点消融能够完全覆盖的甲状腺结节，通常将消融针放在结节的中央部位，不变换消融点，一次性彻底消融（消融范围完全覆盖结节大小）。对于单点消融难以完全覆盖的较大体积病灶，推荐使用移动式消融，采用变换消融点、多部位重叠消融，直至消融范围完全覆盖整个结节。

7. 如果实时超声显示目标病灶已被热消融产生的强回声完全覆盖，且彩色多普勒超声病灶内无血流信号显示时，应停止热消融。消融后，应用超声造影即刻评估热消融的效果，显示的无增强区作为判断有效消融范围的依据，如有残留应即刻予以补充消融。消融结束后，常规消融针道后退出消融针，以预防出血，但应注意避免皮肤灼伤。

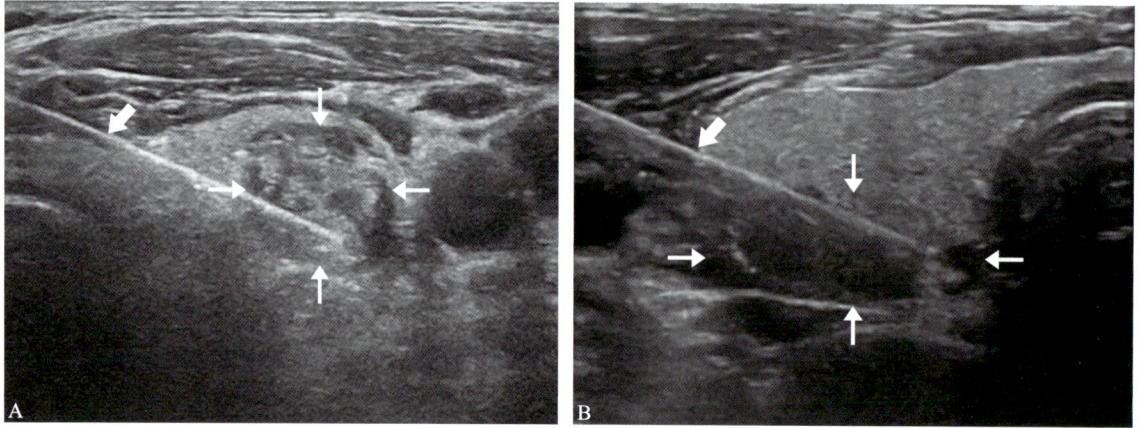

图 27-2-2　进针路径

A. 经峡部进针（粗箭头）；B. 经甲状腺外侧进针（粗箭头）。

8. 消融过程中须实施心电监护，密切关注患者的呼吸是否通畅，声音是否嘶哑，保证氧气和吸氧设备随时可用。

（三）消融术后

术后即刻行超声检查，确认甲状腺周围有无异常积液及血肿形成等情况，对患者颈部皮肤进行乙醇消毒，局部无菌敷料覆盖并采用冰袋冷敷，术后恢复室留观至少 60min。

消融后 3h 内禁食，并密切监护心率、血压、呼吸、血氧饱和度等生命体征。

监测生命体征无异常后返回病房。继续观察有无声音嘶哑、饮水呛咳等神经损伤及延迟出血等表现，及时对症处理。

术后第 2 天复查普通超声、超声造影及甲状腺功能等以评价疗效、并发症有无，完成术前消融方案且无明确不良反应或并发症后，患者即可出院。

四、疗效评估

一般于术后 1 个月、3 个月、6 个月、12 个月及以后每 6 个月定期复查。影像学及实验室检查内容主要包括甲状腺超声（普通超声、弹性超声、超声造影等）、甲状腺功能等。

疗效评估的指标主要包括症状评分（grade 0～10）、外观评分、内部血供（图 27-2-3）、消融灶

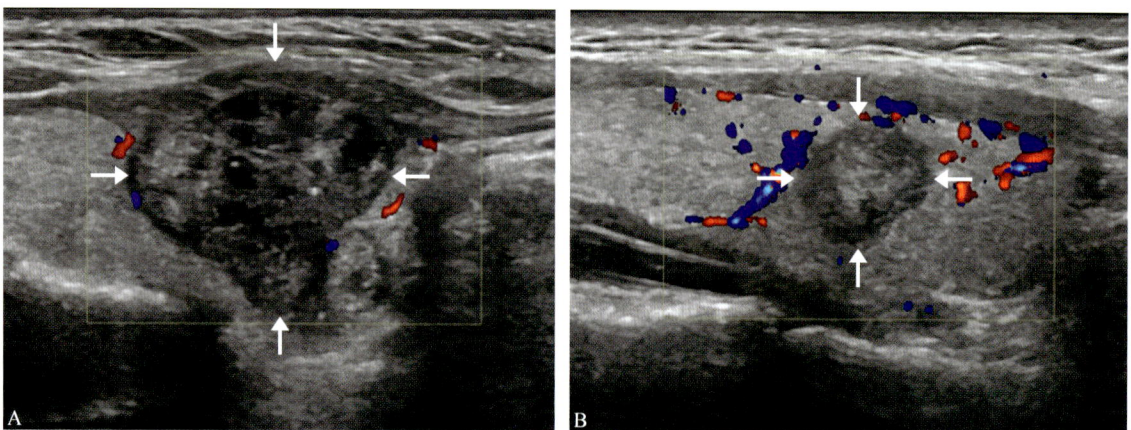

图 27-2-3　CDFI 观察消融灶内血供

A. 消融术后 1 个月复查，消融灶内未见明显血流信号；B. 消融术后 3 个月复查，消融灶明显缩小、内未见明显血流信号。

是否缩小（图 27-2-4）、体积缩小率 [（术前体积 – 随访时的体积）/ 术前体积 × 100%]（图 27-2-5，图 27-2-6）。高功能腺瘤则要另外检测 T_3、T_4、TSH 等指标。治疗成功一般定义为结节体积缩小率＞50%。

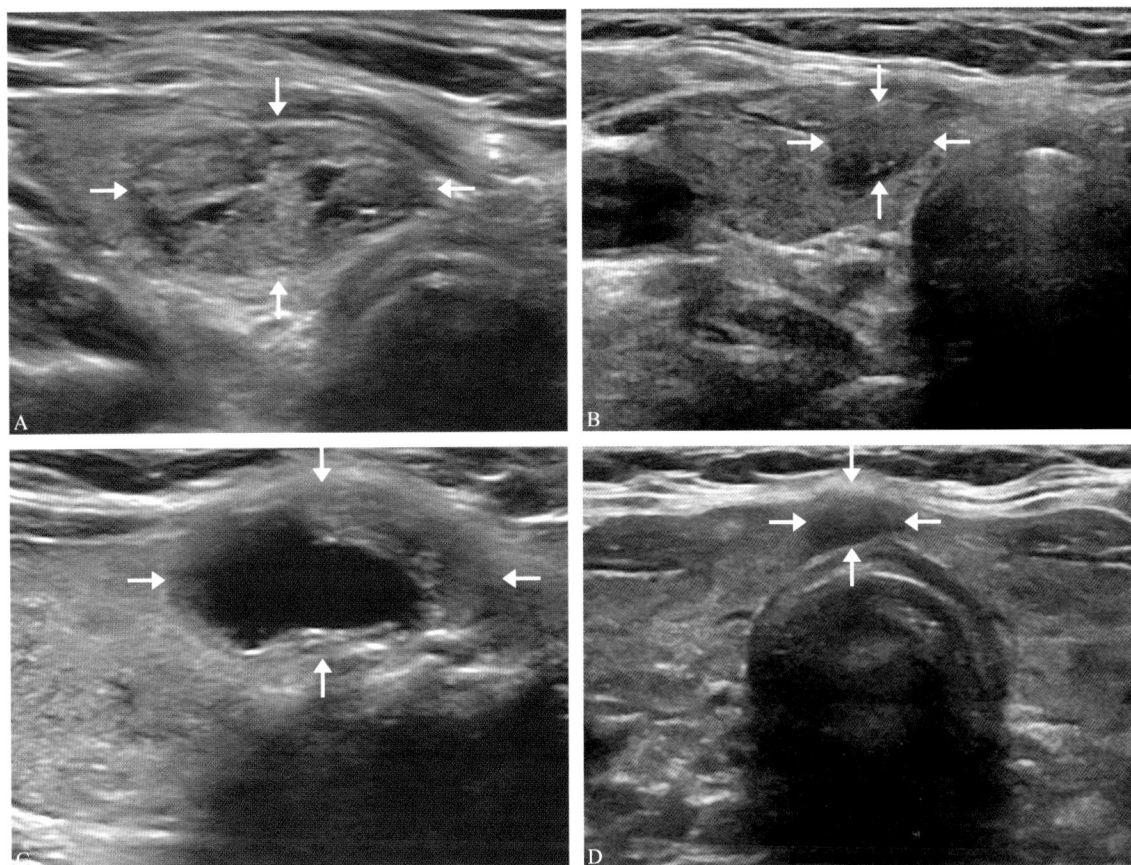

图 27-2-4　消融灶缩小情况

A. 甲状腺左叶结节消融术前；B. 图 A 结节消融术后 6 个月复查（结节明显缩小）；C. 甲状腺峡部结节消融术前；D. 图 C 结节消融术后 6 个月复查（结节明显缩小）。

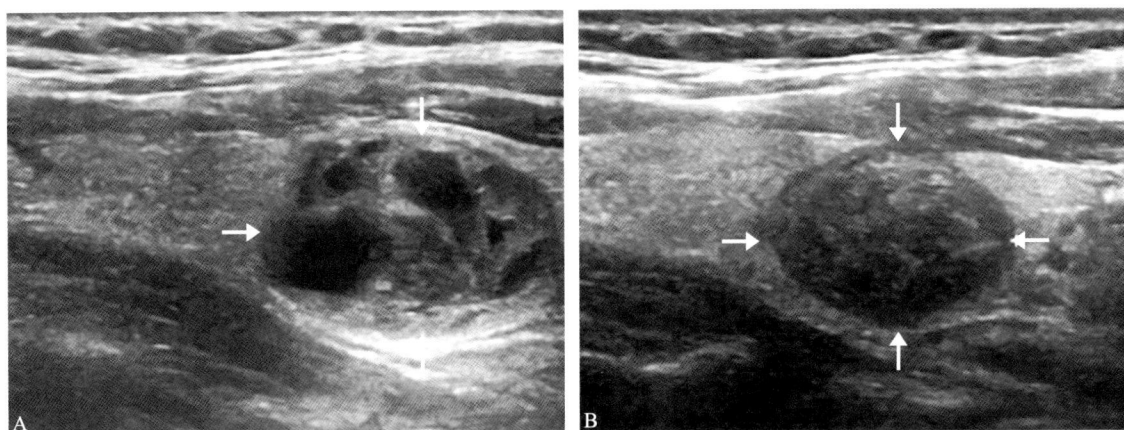

图 27-2-5　结节体积缩小率

A. 甲状腺左叶结节消融术前体积 5.7mL；B. 消融术后 1 个月复查，消融灶体积 4.3mL，体积缩小率为 24%；结节回声发生明显改变。

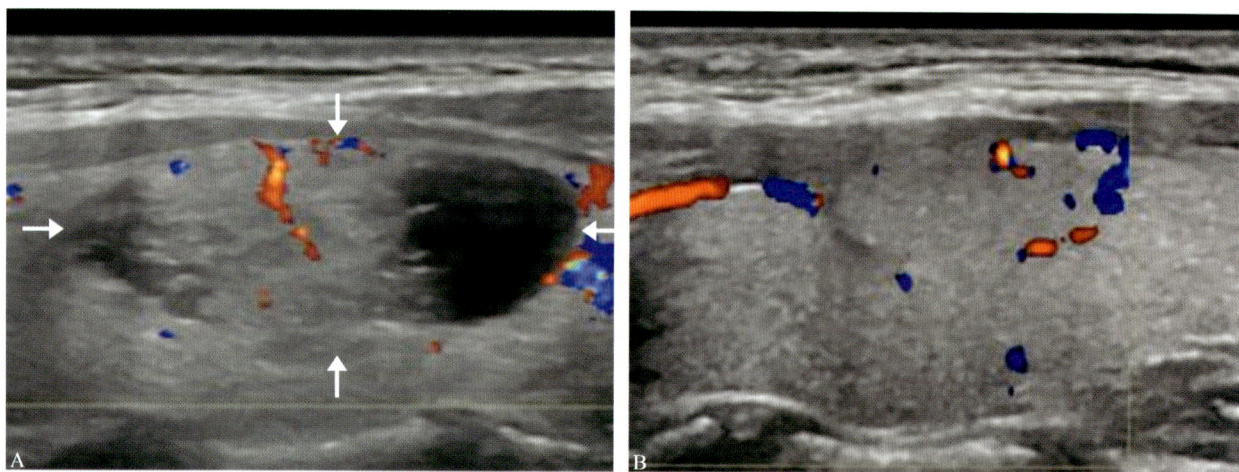

图 27-2-6　消融后结节完全消失

A. 消融前超声检查：甲状腺左侧叶可见一囊实混合性结节，最大直径 3.1cm，CDFI 内部可见血流信号；B. 消融后超声检查：消融 2 年后复查，原甲状腺左侧叶结节已消失。

记录相关并发症及其治疗和恢复情况。有条件的医疗机构可以考虑在手术后进行活检和病理检查（通常是在手术后 1 个月和 3 个月的随访期间），以确定治疗效果的真实性。

1. 灰阶超声及 CDFI 评估　完全消融表现为消融后病灶逐渐被消融后产生的高回声所覆盖，且 CDFI 检查治疗区无血流信号。残留表现为有未被高回声覆盖区域，内部有或无血流信号。但是灰阶超声及 CDFI 评价消融灶坏死范围价值有限。

2. 超声造影评估　超声造影可直观观察消融灶的坏死情况，进一步评估有无残留或复发（图 27-2-7）。超声造影是评价消融范围的主要方法，完全消融表现为消融灶坏死区在超声造影增强早期及晚期均呈无增强；未完全消融表现为该区域超声造影增强早期可见增强，多表现为消融灶边缘结节状增强。

3. 局部疗效影响因素　结节大小、内部回声以实性为主、位置靠近危险三角、紧邻颈动脉、结节周边血供丰富等是影响局部消融疗效的主要因素。一般体积较大结节、实性结节、靠近危险部位的结节、结节内部或周边血供丰富的结节容易出现消融不完全的情况，实际操作时应注意克服这些因素的影响。

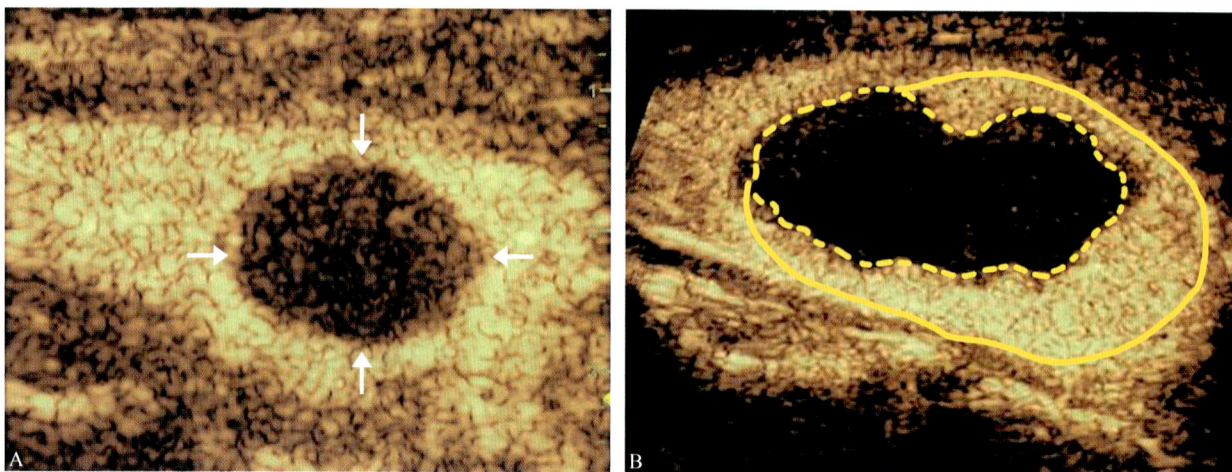

图 27-2-7　超声造影观察消融灶

A. 完全消融：消融术后 1 个月复查超声造影，消融灶表现为无增强，提示无残留；B. 不完全消融：消融术后 1 个月复查超声造影，消融灶边缘可见结节状高增强，提示部分活组织残留。

五、并发症及处理、预防

良性结节热消融的并发症发生率比较低，总体发生率为 3.3%，分为轻微并发症和主要并发症。主要并发症的发生率为 1.4%，后遗症为 0.14%。主要并发症被定义为如果不治疗的话可能会威胁患者的生命，导致严重的疾病或致残或导致住院时间延长。除此之外，所有其他并发症均被视为轻微并发症。

早期并发症定义为消融后 30d 内发生的并发症；延迟并发症定义为 30d 后发生的并发症。疼痛定义为尽管使用药物，仍导致患者疼痛并在消融后持续超过 3d 的任何疼痛。其他类型疼痛被视为不良反应。

1. **发热**　少见。多为吸收热，对症治疗即可恢复。

2. **颈部灼热感及疼痛**　最常见的并发症，一般不需要止痛处理。

3. **胸心部、耳根部、牙根部刺激性疼痛**　一般于术中出现，终止治疗即可缓解，不需要止痛处理。

4. **甲状腺功能异常**　少见。无须用药，一般 1 个月后即刻恢复正常。

5. **甲状腺腺内、腺外出血**　主要为甲状腺内、组织间隙内血肿或肌肉内血肿，通过局部压迫、冷敷，必要时应用止血药，一般术后第 2 天即可消退。密切观察患者生命体征，超声动态观察出血吸收情况（图 27-2-8）。在极少数情况下患者出血较多或无法控制，导致呼吸困难时，需进行手术减压。

预防：术前查血常规、凝血功能；手术前及手术后 1 周停用活血、抗凝等药物；高血压患者要控制血压；进针路径要避开血管；进针时热消融阻断结节包膜血管；进针及出针时避免吞咽、咳嗽；术后及时压迫、冷敷。

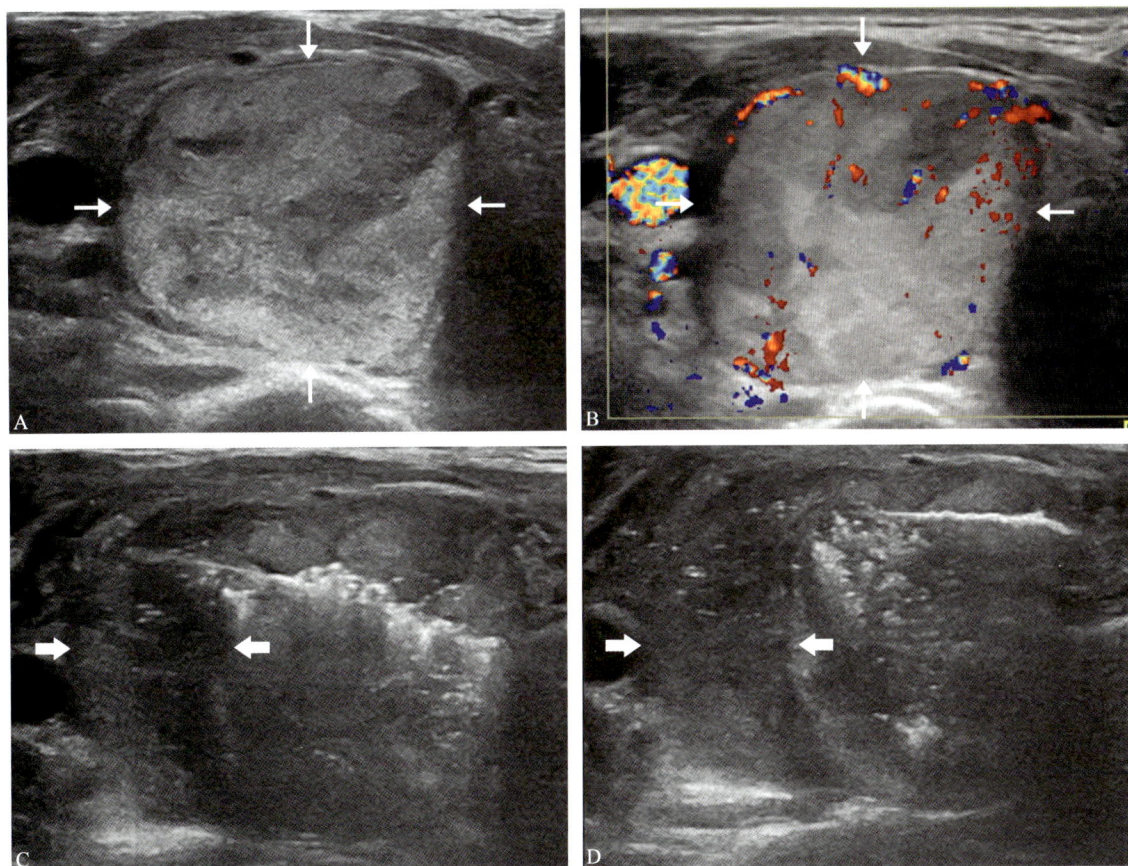

图 27-2-8　微波消融术中出血

A. 灰阶超声：甲状腺右叶见一个稍高回声结节，边界清晰，形态规则，内部回声欠均匀；B. CDFI：结节内部及周边见较丰富血流信号；C. 消融过程中，结节与颈总动脉之间出现低回声出血带（粗箭头所指处）；D. 颈部按压 20min 后，出血带无明显增加（粗箭头所指处）。

6．喉返和 / 或喉上神经损伤 同甲状腺功能亢进热消融治疗章节有关段落。

预防：应用隔离液、避免双侧同时消融、较大结节或靠近危险部位的结节可采用分期消融方案。

7．感染 如消毒不严格，可能诱发或加重感染。对有感染征象的患者，应及时应用抗生素治疗，避免严重感染的发生。

8．血管迷走神经反应 一般表现为突然晕厥，可伴有意识丧失。一般在给予吸氧、卧床休息后可缓解。

9．甲状腺危象 最严重的并发症，极少发生。

六、注意事项

1. 熟知颈部相关解剖结构。甲状腺周围重要组织结构主要有颈总动脉、颈内静脉、食管、气管、甲状旁腺、喉返神经、喉上神经、迷走神经等，消融时应注意避开这些重要结构。

2. 消融手术之前，应告知患者及其家人：如果结节较大或其他因素，可能需要分次或针对结节的一部分进行消融。有些患者甚至可能需要改行传统开放手术。另外消融后病灶不会立即消失，术后病灶慢慢缩小，以后也可能复发，术后需要按时间节点来院复查。

3. 注射隔离液及穿刺操作的过程中需注意避免损伤颈部血管、神经等。

4. 如患者在热消融过程中不能忍受疼痛或有明显不适，应降低消融功率或暂停消融，必要时可以分步骤消融或仅对结节的部分组织进行消融。

5. 有完善的应急救治预案，确保发生意外时能够迅速救治患者。

6. 严格执行消融针具一次性使用规定。重复使用有发生故障、断针的风险。

七、临床价值

随着人们健康意识的提高及高分辨率超声设备的发展，甲状腺结节患者的检出率在近些年迅速提高。手术曾是部分需要干预的少数甲状腺良性结节患者的首选治疗方案，但是由于手术风险相对较大、手术后瘢痕、术后可能需要服用左甲状腺素钠片等因素的影响，使部分患者拒绝手术或不适合手术。

热消融治疗因具有创伤小、安全性高、恢复快、体表不留瘢痕、术后无须长期服用左甲状腺素钠片等优势，越来越受到患者的青睐。选择消融治疗后，医生要根据患者甲状腺结节的数量、大小、位置、内部结构、患者既往病史等选择适合的消融方法。不同的消融方法具有不同的特性，热消融与化学消融的原理也不一样。超声介入医生要熟知每一种消融方法的性能和特点（表 27-2-1）。

表 27-2-1 不同消融方法的特点

不同消融方式特点	射频	微波	激光	乙醇
原理	高温	高温	高温	化学
消融手法	移动点射	移动点射	固定、拖拽	灌洗
消融器具大小	15～19G	14～17G	20～21G	21～22G
操作难度	+++	++++	++	+
消融范围	+++	++++	++	+
输出功率	30～35W	30～35W	3～5W	－
重要结构隔离	++	++	+	－
安全性	++	+	+++	++++
6个月体积缩小率	+++	+++	++	NA
长期体积缩小率	+++	+++	++	NA

对于患者来说，最关心的还是结节的缩小情况。甲状腺结节热消融后，因选择的消融方式不同，缩小率及缩小速度是有差异的。据本中心的研究结果及相关文献报道，结节缩小情况如表 27-2-2 所示。

表 27-2-2　不同消融方式结节缩小率的比较

消融方式	消融后不同时间结节缩小率 /%							
	1 个月	3 个月	6 个月	12 个月	24 个月	36 个月	48 个月	60 个月
射频消融	33 ~ 44.4	52.1 ~ 68	56.2 ~ 74.3	63 ~ 82	66 ~ 84	67 ~ 89	70 ~ 92	67 ~ 95
微波消融	24 ~ 62	54 ~ 75	68 ~ 85	88 ~ 96				
激光消融		55	49 ~ 53	59 ~ 84	51 ~ 60			

射频消融最早于 2006 年用于治疗甲状腺良性结节。李小龙等的一组资料发现，良性结节射频消融后 1 个月、3 个月、6 个月的体积缩小率分别为 18%、55%、81%，其中囊实混合性的良性结节在 6 个月后体积缩小情况比实性为主的结节更明显。近期一项前瞻性研究发现，射频消融后 1 年、2 年、3 年、4 年、5 年结节缩小率分别为 80.3%、84.3%、89.2%、91.9%、95.3%。

微波消融最早于 2012 年用于治疗甲状腺良性结节。目前普遍认为，射频消融与微波消融的结节缩小率无显著差异。

国内外研究均表明，热消融治疗甲状腺良性结节安全可靠，并发症少，可作为甲状腺良性结节患者的替代治疗方案。上海超声诊疗工程技术研究中心 / 同济大学附属第十人民医院超声医学科李小龙等率先证实双极射频消融是治疗甲状腺良性结节有效和安全的方法。岳雯雯等率先证实射频与微波消融治疗甲状腺良性结节具有相似的疗效和并发症发生率，均为甲状腺良性结节安全有效的治疗方法。另外岳雯雯等还率先比较了手术和射频消融治疗甲状腺良性结节的生活质量与卫生经济学，发现消融治疗住院时间短、几乎无并发症、对甲状腺功能无影响，住院时间缩短至 1d，大幅减轻患者痛苦、减轻医保负担。同时赵崇克等发现结节大小、结节是否靠近危险三角及颈动脉、实性为主的结节、结节周围富血供等都是影响射频消融治疗甲状腺结节局部疗效的危险因素，为进一步提高甲状腺热消融技术疗效提供了重要参考。

关于甲状腺良性结节消融治疗，相关权威指南亦给出了指导性的建议。

《2010AACE/ACE/AME 指南：甲状腺结节的诊断和管理》：乙醇消融对于良性囊肿或复杂囊性结节有效，推荐使用；对于单发实性结节，包括高功能或无功能结节，不建议使用乙醇消融。热消融可用于当结节引起压迫症状或外观改变时，不愿意手术或手术高风险患者，不推荐射频消融治疗作为常规处理甲状腺结节的方法。

2012 年韩国甲状腺放射学会《甲状腺良性结节和复发性甲状腺癌的射频消融：共识声明和建议》：射频消融适用于甲状腺良性结节、不能手术的、手术区域及淋巴结复发性甲状腺癌。不推荐射频消融治疗甲状腺滤泡性肿瘤及其他原发甲状腺癌。

2012 年中华医学会《甲状腺结节与分化型甲状腺癌诊治指南》：推荐乙醇消融、射频消融、激光消融用于治疗甲状腺良性结节；乙醇消融适用于良性囊肿和含有大量液体的甲状腺结节，对单发实性结节或多结节性甲状腺肿不适用。

《2016AACE/ACE/AME 指南：甲状腺结节的诊断和管理》：实性或混合性、有压迫症状的、随访中逐渐增大的良性结节，推荐使用射频消融治疗方案；推荐乙醇消融作为良性囊肿的首选治疗方案。

《2020 欧洲甲状腺协会临床实践指南：影像引导下甲状腺良性结节消融治疗》：通过对比研究，结合有效性和不良反应，推荐激光消融和射频消融作为甲状腺良性结节首选的热消融治疗方案；推荐微波消融作为不适合其他热消融治疗方案的次选方案。

　　从以上指南中关于热消融治疗良性结节的推荐意见中可以看出，指南从刚开始的不支持、观望到支持，有一个意见逐渐调整和逐步认可的过程。

八、典型病例

1. **简要病史**　患者女性，32 岁。体检发现甲状腺结节半年。
2. **重要实验室检查**　无特殊。
3. **FNA 细胞病理报告**　Bethesda Ⅱ 类，*BRAF* 基因野生型。
4. **超声表现**　见图 27-2-9。

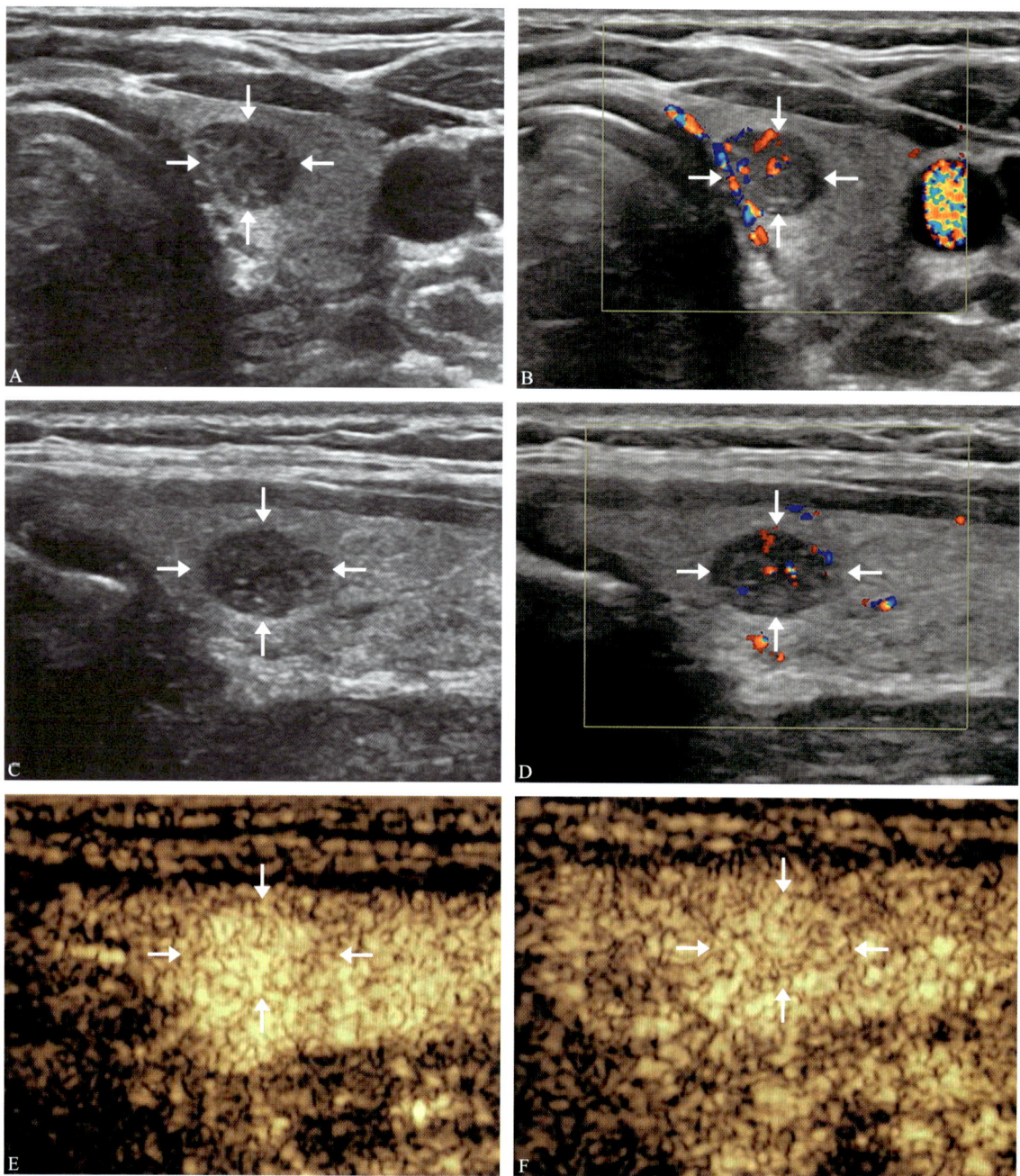

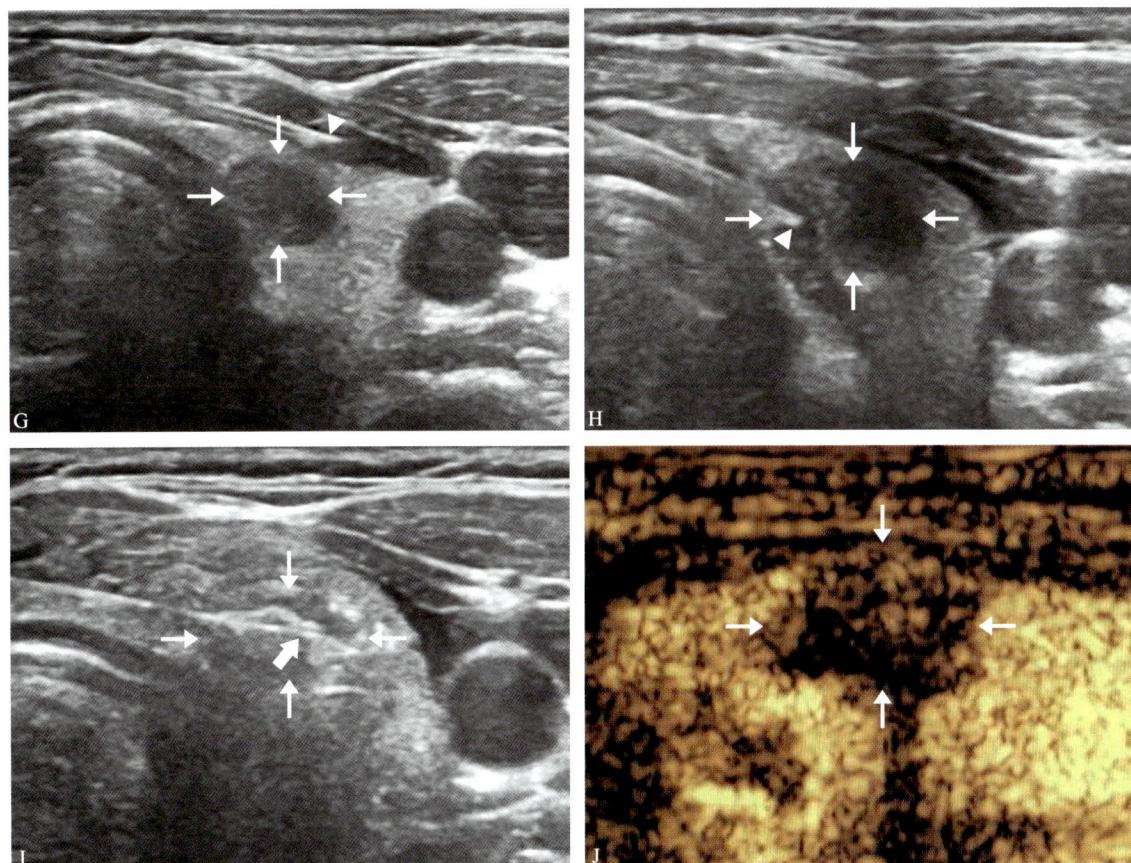

图 27-2-9　甲状腺良性结节微波消融

A，C.灰阶超声：甲状腺左叶中上部见一个实性低回声区，形态规则，边界清晰，内部回声欠均匀；B，D.CDFI：结节内部及周边见较丰富血流信号；E，F.超声造影：增强早期（12s）结节呈等增强；增强晚期（58s）结节呈稍高增强（箭头所示）；G.局部麻醉（三角所示）；H.注射隔离液（三角所示）；I.使用移动消融技术进行热消融治疗（粗箭头所示为针尖位置）；J.超声造影即刻评估热消融的效果，消融灶呈无增强（箭头所示），提示完全消融。

★ 热消融治疗甲状腺良性结节安全可靠，并发症少，可作为需要处理的甲状腺良性结节患者的首选替代治疗方案。

★ 热消融治疗甲状腺良性结节，必须全面掌握颈部相关解剖、适应证和禁忌证、术后并发症处理等相关知识。

第三节　超声引导下原发性甲状腺微小乳头状癌的热消融治疗

一、适应证及禁忌证

（一）适应证

1. FNA 结果为 Bethesda Ⅵ类或粗针穿刺组织学明确考虑恶性病变，高度怀疑甲状腺微小乳头状癌（PTMC）；结节最大径≤1cm。

2. 术前全面评估，明确无甲状腺被膜受侵犯且无周围组织侵犯、无淋巴结转移或远处转移者。

3．患者自身条件不能耐受外科手术治疗或患者主观拒绝外科手术治疗。

4．无甲状腺癌家族史，无青少年或童年时期颈部放射暴露史。

（二）禁忌证

1．有严重出血倾向的凝血机制障碍或正在服用抗凝药物。

2．意识障碍或颈部伸展障碍，不能耐受热消融治疗。

3．严重心、肺疾病，或肝、肾功能不全。

4．检查发现明确的颈部淋巴结转移或远处转移。

5．具有明确侵袭性组织病理学证据的 PTMC 患者（如高细胞、岛状细胞、柱状细胞癌）或分子学检查提示高侵袭性（如 *BRAF+TERT* 双突变）。

6．甲状腺癌侵袭性较强，癌灶短期内进行性增大（6 个月内增大超过 0.3cm）。

（三）相对禁忌证

1．结节位置造成消融安全距离不足。由于微小癌消融范围应足够大，如果由于结节位置特殊造成消融安全距离不足，不容易为根治、扩大消融预留空间，则属于相对禁忌证，如①病灶位于峡部：正常甲状腺峡部前后径仅为 0.2～0.4cm，因此位于峡部的结节紧贴被膜，易发生被膜侵犯、腺外浸润，尤其是颈部淋巴结转移。②结节距内侧后被膜＜0.2cm。

2．多灶性甲状腺癌。

二、术前准备

基本同良性结节热消融，可参照相关章节及段落。此外，建议增加血 Tg、颈部及胸部 CT 检查。

三、操作流程

（一）消融术前

1．全面评估患者情况

（1）细针穿刺明确结节病理性质，如果是组织病理学提示高侵袭性的 PTMC 患者（如高细胞、岛状细胞、柱状细胞癌等）或分子检测提示高侵袭性（如 *BRAF+TERT* 双突变），则建议改行外科手术切除。

（2）术前全面超声检查，明确目标病灶位置、大小以及与周围组织器官的关系，根据病灶大小和位置制订消融方案。特别是颈部淋巴结的评估，仔细扫查颈部各区淋巴结，特别是容易发生转移的颈Ⅵ、Ⅲ、Ⅳ区淋巴结，如果发现有可疑淋巴结，应行细胞学检查明确淋巴结性质。必要时 FNA+Tg 检查，甚至颈部或胸部增强 CT 检查进一步确诊。

（3）确保患者近期无服用阿司匹林、硫酸氢氯吡格雷、丹参、三七等活血药物史，遵守停药足够时间（一般为 1 周）后再进行消融治疗的规定。对于必须使用抗凝药物的心血管疾病患者，需在相关临床科室医师指导下停药，以免导致患者心血管疾病再发的危险事件。

2．消融设备需安全接地（具体事项同"甲状腺良性结节热消融治疗"相关内容）。

3．有完善的应急救治预案，确保发生意外时能够迅速救治患者。

4．确认消融仪及消融针工作正常，如有异常及时处理，设定消融初始功率，具体功率输出范围及启停时间需根据具体热消融形式、病灶大小、病灶周围毗邻、设备厂家推荐值等情况酌情控制。

5．手术前，详细告知患者手术必要性、风险等，患者及其家属应签署知情同意书。

（二）消融术中

1．**患者体位、术中监护** 同"甲状腺良性结节热消融治疗"相关内容。

2．**消毒、铺巾、局部麻醉** 同"甲状腺良性结节热消融治疗"相关内容。

3．**液体隔离带** 同"甲状腺良性结节热消融治疗"相关内容。

4．**进针方式及消融** 进针方式同"甲状腺良性结节热消融治疗"。与良性结节消融方式不同的是，甲状腺微小癌由于病灶较小且为恶性，应使用"固定消融技术"为主，将消融针固定于病灶中，持续对其热消融，并酌情考虑多点消融；同时尽量扩大消融范围以达到局部根治。

5．**消融效果即刻评估** 如果实时超声显示病变及周边组织已被气体强回声完全覆盖且 CDFI 显示消融区域内无血流信号时，可考虑停止热消融。

消融后，应立即采用超声造影评估热消融的效果，显示的无增强区作为评价坏死范围的依据，如有残留或消融范围不够，应即刻予以补充消融。

消融结束后，常规进行针道消融后退出消融针，以预防出血和降低针道种植的风险，但应避免皮肤灼伤。

6．**消融过程中的注意事项** 消融过程中需实施心电监护，密切关注患者各项生命体征，呼吸是否通畅，声音是否嘶哑，应保持氧气和吸氧设备随时可用。

（三）消融术后

同"甲状腺良性结节热消融治疗"相关内容。

四、疗效评估

主要指标有：

1．**肿瘤是否完全坏死** 通过消融术后即刻、1 个月、3 个月、6 个月、12 个月灰阶超声，CDFI 及超声造影检查评价。

（1）完全消融：灰阶超声无法判断是否完全消融。消融灶大小不是判断是否完全消融的标准，实际上 PTMC 热消融后因追求安全边缘的缘故，消融灶短期复查往往比原 PTMC 病灶明显增大，需要跟患者详细解释（图 27-3-1）。完全消融时 CDFI 显示治疗区无血流信号，但是 CDFI 评价消融灶坏死范围价值有限。超声造影是评价消融范围的主要方法，完全消融表现为消融灶在增强早期及晚期均呈无增强，且消融灶范围要大于原病灶。

（2）未完全消融：超声造影表现为该区域超声造影增强早期可见造影剂进入，多表现为消融灶周边结节状高增强。

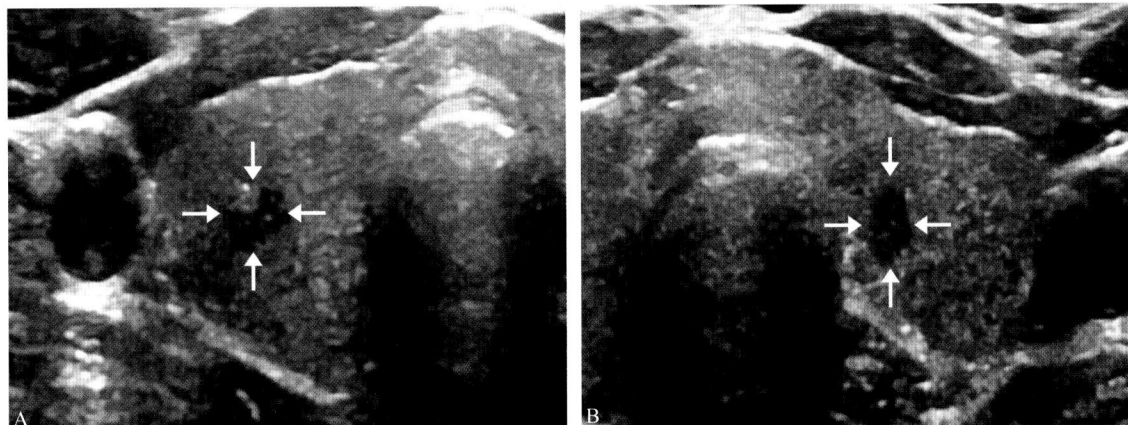

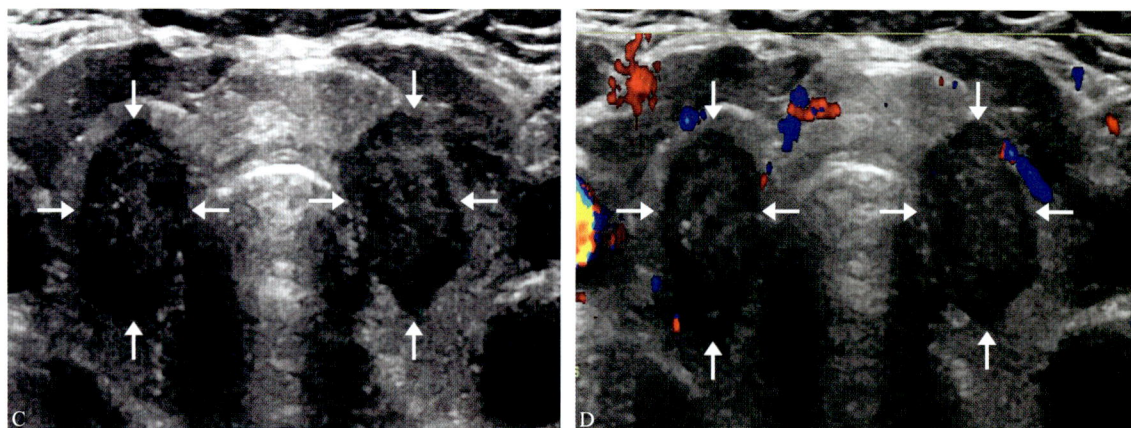

图 27-3-1　甲状腺 PTMC 微波消融

A，B. 消融前甲状腺右侧叶 PTMC 大小为 0.4cm×0.3cm，边界欠清，形态欠规则，左侧叶 PTMC 大小为 0.3cm×0.4cm，纵横比＞1，边界欠清，形态规则；C. 消融后 1 个月灰阶超声：甲状腺左叶和右叶均可见消融灶，范围较前明显增大，大小分别为 1.0cm×0.8cm（右侧）、1.2cm×0.9cm（左侧）；D. 消融后 1 个月 CDFI：左叶和右叶消融灶内均未见明显血流信号。

2. 消融灶体积变化情况　通过灰阶超声检查测量消融灶的最大直径、相应横径及垂直径，并计算体积缩小率（图 27-3-2），体积计算公式为：

$$V = \pi \times 最大直径 \times 横径 \times 垂直径 /6 \qquad 公式（15）$$
$$体积缩小率（\%）= [（初始结节体积 - 消融后体积）/ 初始结节体积] \times 100\% \qquad 公式（16）$$

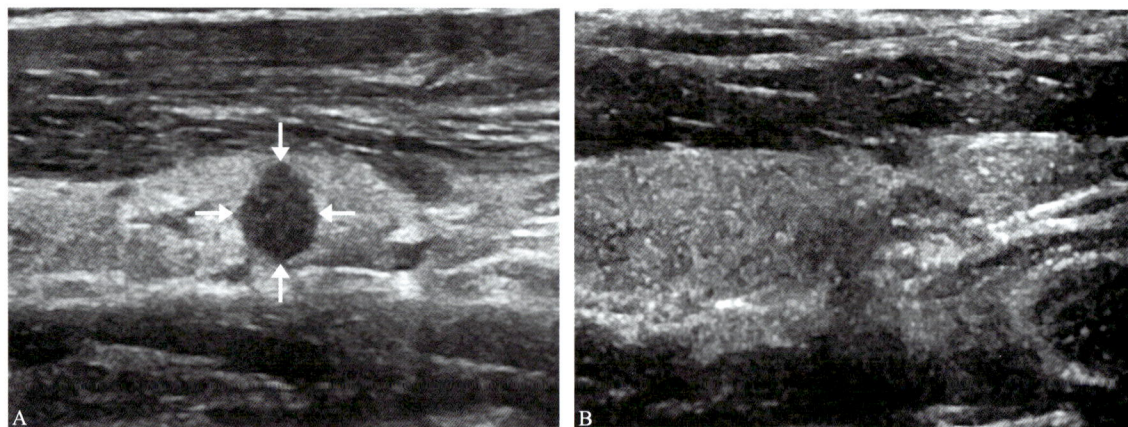

图 27-3-2　甲状腺 PTMC 微波消融

A. 消融前灰阶超声：甲状腺左叶可见 PTMC 病灶，直径 0.6cm；B. 消融后 12 个月灰阶超声：消融灶消失。

3. 甲状腺功能状态　观察在停止使用 TSH 抑制治疗后甲状腺功能水平的波动及是否恢复到正常功能水平。

4. 有无并发症　详见下文"五、并发症及处理"。

5. 颈部甲状腺癌有无复发　主要包括消融区肿瘤复发，残余正常腺体内新生癌灶，以及颈部淋巴结转移等。

6. 有无远处转移。

五、并发症及处理

PTMC 热消融术后并发症主要有声音嘶哑、低钙血症、皮肤烧伤、血肿、疼痛等。

1. 声音嘶哑　对声音改变者要明确声音改变的时间，主要分为 3 种类型：①消融后即刻发生声音改变，术后若干小时内可自行恢复正常；②迟发性声音嘶哑，消融后即刻未发生声音改变，消融术后 3～7d 逐渐开始出现声音嘶哑，持续 3～6 个月后逐渐恢复；③永久性声音嘶哑，消融术后即刻出现声音改变，持续 1 年以上。

声音嘶哑多由于热消融损伤喉返神经所致，通常随时间延续可逐渐减轻，绝大多数患者在 3～6 个月恢复，其间可予激素、神经营养药物等治疗。另外，双侧喉返神经损伤可导致严重的上呼吸道梗阻，需行紧急气管切开或者紧急气管插管。

2. 低钙血症　分为一过性低钙血症和永久性低钙血症。一过性者可以葡萄糖酸钙静脉推注或滴注；永久性低钙血症视甲状旁腺损伤情况，可以口服钙片加骨化三醇。

3. 皮肤烧伤　皮肤烧伤在 PTMC 热消融术后较为少见，在皮下注入液体隔离带、术中严密观察皮下组织及皮肤情况、术后冰敷可避免皮肤烧伤的发生。如果发生皮肤烧伤的情况可视烧伤面积及程度对症处理。

4. 血肿　热消融术中消融部位的局部出血可通过热消融凝固止血。已成形血肿可通过超声动态观察，并通过局部压迫法控制出血。出血控制后可通过加压包扎、冰敷防止再次出血，一般血肿会自行吸收。若出血不能控制，导致呼吸受影响时，则需立即行手术减压处理。

5. 疼痛　少部分患者热消融术后会出现轻微痛感或放射痛，大部分可随时间延续逐渐减轻。少数患者持续疼痛，需进一步查明原因，必要时可采取暂停消融、追加麻醉药、颈丛神经阻滞等方法对症处理。

六、注意事项

甲状腺微小癌消融治疗的大部分操作要点及注意事项，与"甲状腺良性结节热消融治疗"相似，这里不做赘述。但是需要注意的是，甲状腺微小癌的热消融治疗，一定要尽量做到一次性完全消融，尤其需要注意以下几点：

1. 术前评估结节位置　结节需距内侧后被膜 >2mm。注意位于峡部的结节要谨慎，要为扩大消融留出足够的空间。也可通过液体隔离法将结节与气管分离，为消融范围的扩大留出空间。

2. 准确评估消融范围　甲状腺结节是三维立体的，结束消融前一定要多断面扫查确定结节消融范围，超声造影评估时也应反复多断面扫查，寻找有无残留及安全边缘不足，力求一次性完全消融。

3. 对于已经做过单侧叶甲状腺切除或消融手术的患者，行另一侧叶甲状腺癌消融前，应行喉镜检查，评估声带功能，排除因为既往手术或甲状腺癌侵犯神经引起的声带麻痹，避免术中或术后出现声带损伤或窒息等严重并发症。

4. 关于热消融治疗甲状腺微小癌的效果目前存在一定争议。研究表明，造成部分患者热消融治疗后存在癌灶残留、颈部淋巴结转移的原因，可能包括消融治疗前评估不全面（分期非 N_0）、适应证选择不恰当（如甲状腺髓样癌、滤泡状癌、未分化癌等）、操作不规范（消融功率过低、时间过短、未扩大消融、消融不彻底）等，如果做到术前充分评估、严格选择适应证、规范操作，可以极大提高热消融根治甲状腺微小癌的成功率。

七、术后管理

（一）随访

1. 随访节点　术后即刻、术后 1 个月、3 个月、6 个月、12 个月及后续每 3～6 个月。

2．随访项目　包括甲状腺灰阶超声、CDFI、超声造影检查、甲状腺功能、Tg、降钙素及相关抗体检查。超声造影观察消融区的充盈缺损是否完全而稳定；观察甲状腺癌消融灶体积缩小情况、并发症的发生与转归、甲状腺功能变化、有无复发及转移等。

3．综合评价　综合指标评价疗效，包括影像学检查、实验室检查、肿瘤标志物、组织病理学检查以及患者的症状和体征改变。

（二）术后药物治疗

对于低风险 PTMC 患者，一般不建议抑制促甲状腺激素（TSH）。低风险患者使用甲状腺素治疗的目标是恢复甲状腺功能正常，避免医源性甲状腺功能亢进，TSH 目标为 0.5 ~ 2.0mU/L。对于高风险 PTMC 患者，建议抑制 TSH，控制在 0.1mU/L 以下。术后 6 个月复查时可再次对原癌灶行穿刺评估，明确是否仍有残留的甲状腺乳头状癌证据，若未见残留或转移肿瘤证据则停止口服左甲状腺素钠。

八、临床价值

《2015ATA 成人甲状腺结节和分化型甲状腺癌的管理指南》明确提出要减少过度治疗带来的潜在危害，可以看出近些年来 ATA 指南推荐对 PTMC 患者采取愈发温和的干预措施，同时越来越多的学者认为对这类生存率高、死亡率低的 PTMC 采取激进的治疗方式反而弊大于利。目前各主流的指南明确指出了预防性淋巴结清扫所获得的生存收益并不显著，却明显增加了甲状旁腺功能低下或喉返神经损伤等并发症的发生率。所以应用微波热消融这类介入性手段治疗影像学并无转移证据的甲状腺微小乳头状癌可能是未来的最优选择。

目前对于甲状腺原发恶性肿瘤及复发、转移灶的消融治疗尚存在部分争议。

2009 年韩国甲状腺放射协会指南认为，甲状腺射频消融术可用于治疗甲状腺良性结节和不能手术的复发性甲状腺癌及转移性淋巴结，但是因为没有证据表明射频消融对滤泡性肿瘤或原发性甲状腺癌有治疗益处，所以不建议对滤泡性肿瘤或原发性甲状腺癌进行甲状腺射频消融。对于复发性甲状腺癌，手术仍然是常规治疗方式；如果患者再次手术风险较大或拒绝外科手术治疗，则可以考虑行消融治疗。

2015 年 ATA 指南和 2013 年欧洲甲状腺协会指南也有类似观点，认为甲状腺乳头状癌局部转移患者在拒绝接受外科手术时，可以考虑行超声引导热消融治疗，但并不是一个标准的替代方案。由于外科手术后不可避免地会造成颈部器官及组织的移位及粘连，以及局部神经的损伤，给再次外科手术带来困难和风险，反复手术也会给患者带来心理负担及身体上的痛苦，此时甲状腺复发转移灶的微创热消融治疗就有无可比拟的优势。微创热消融治疗不仅能最大程度减轻患者痛苦、减少颈部损伤，对于复发转移灶也可达到完全治愈的效果。

2020 年中国医师协会介入医师分会发布了《甲状腺肿瘤热消融指南 -2019 版》，对热消融治疗原发性甲状腺微小乳头状癌不再排斥，而是对热消融的适应证做了严格的界定。

2021 年 6 月，欧洲甲状腺协会与欧洲心血管和介入放射学会共同发布了甲状腺恶性病变微创治疗的临床实践指南（*European Thyroid Association and Cardiovascular and Interventional Radiological Society of Europe 2021 Clinical Practice Guideline for the Use of Minimally Invasive Treatments in Malignant Thyroid Lesions*）。该指南详细介绍了甲状腺恶性病变消融方法、消融手术指征、消融治疗相关建议等，其中明确指出，由于 PTMC 的惰性，以及外科手术的成本和风险，消融治疗被认为是甲状腺切除术的替代治疗选择，以治疗偶发的 PTMC。

近年来，由于超声引导下热消融（射频、微波、激光）技术操作简便，定位精确，安全有效，具有损伤小、恢复快、并发症少、不影响美观等特点，不仅可避免手术的过度创伤，减轻患者的焦虑，且能够更好地保留甲状腺功能。国内外在部分低危 PTMC 中逐渐广泛开展了热消融的应用，并取得了良好的治疗效果。与热消融治疗相比，外科手术时间长，住院时间长，费用高，并且并发症发生率较高，同时外科手术治疗后甲状腺患者相关生活质量较低。

在进行甲状腺微小癌热消融时，应注意以下几点：严格掌握适应证及禁忌证、与患者充分沟通、进行消融手术时应规范操作、评估疗效准确而全面、视情况辅以必要的内分泌治疗、规范术后随访等。

对于没有远处及颈部淋巴结转移的甲状腺微小乳头状癌，应该采取传统的甲状腺腺叶切除还是热消融治疗，目前尚存在争议。目前的研究显示，对于低风险的 PTMC（如 $T_1N_0M_0$ PTMC），热消融治疗在局部复发、淋巴结转移、无病生存时间方面均无显著性差异，但甲状腺微小乳头状癌热消融的远期疗效、患者临床获益及消融方式的选择尚需大样本前瞻性研究证实。

关于消融方式的选择，射频（RFA）、微波（MWA）、激光（LA）三种热消融在甲状腺微小乳头状癌的治疗中各有优势，如何针对不同结节选择治疗手段尚无统一意见。三种消融方式对甲状腺微小乳头状癌治疗的安全性及有效性如表 27-3-1 所示。

表 27-3-1　射频、微波、激光热消融对甲状腺微小乳头状癌治疗的安全性及有效性

消融方式	完全消失率 /%	平均体积缩小率 /%	并发症发生率 /%	严重并发症发生率 /%	术后消融复发率 /%	术后对侧复发率 /%	术后淋巴结转移率 /%
RFA	65.2	99.3*	2.6	0.0	0.0	1.1	4.6
MWA	56.5	95.3*	5.1	2.5	0.5	0.3	1.3
LA	48.7	88.6*	0.6	0.0	0.0	0.0	2.0

*：随访时间 12～24 个月；RFA：射频；MWA：微波；LA：激光。

上海超声诊疗工程技术研究中心 / 同济大学附属第十人民医院超声医学科岳雯雯等针对围绕原发性甲状腺低危微小乳头状癌消融治疗的争议，率先开展了微波消融治疗低危甲状腺微小乳头状癌的前瞻性研究，结果发现在 12～101 个月的长期随访过程中，所有肿瘤完全坏死，无局部复发；仅有 1 例（1/119）在术后 23 个月时出现颈部淋巴结转移。所有患者无并发症出现。以上发现为推荐热消融作为低危甲状腺微小乳头状癌的标准治疗方法之一提供了依据。近年来有越来越多的证据支持 PTMC 的热消融治疗，Cho 等发现低危 PTMC 在射频消融治疗后 2 年和 5 年分别有 98.8% 和 100% 的癌灶消失，而且在随访过程中无局部肿瘤进展、淋巴转移或远处转移的情况出现。

九、典型病例

【病例 1】

1. **简要病史**　患者男性，44 岁。体检发现甲状腺结节至今已 2 个月。外院超声检查提示：甲状腺左侧叶结节，大小为 0.7cm×0.4cm，伴点状钙化。FNA 提示：疑甲状腺乳头状癌。为求进一步诊治入院。无头颈部放射线照射史、无家族史，既往史无特殊。

2. **实验室检查**　无特殊。

3. **超声检查**　普通超声见图 27-3-3A、B；弹性成像见图 27-3-3C；超声造影见图 27-3-3D、E。

4. **诊断思路及治疗经过**　患者 FNA 证实为甲状腺微小乳头状癌，超声检查未见明显淋巴结转移，患者无家族史及头颈部放射线照射史，属于低危甲状腺微小乳头状癌。患者有接受消融治疗的意愿，符合 PTMC 热消融适应证，无禁忌证。完善术前检查后，患者接受了超声引导下甲状腺微小乳头状癌射频消融术（图 27-3-3F），术后定期复查超声（图 27-3-3G～M）及甲状腺功能。

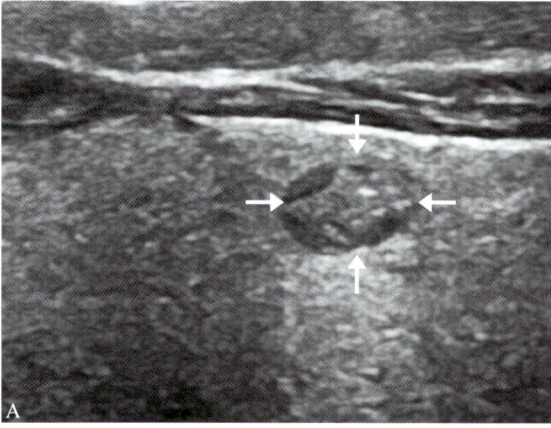
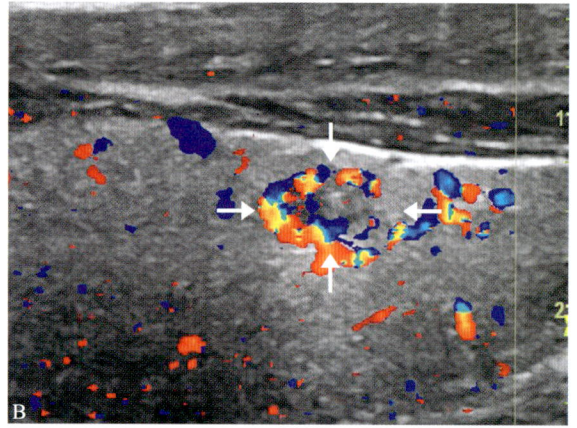
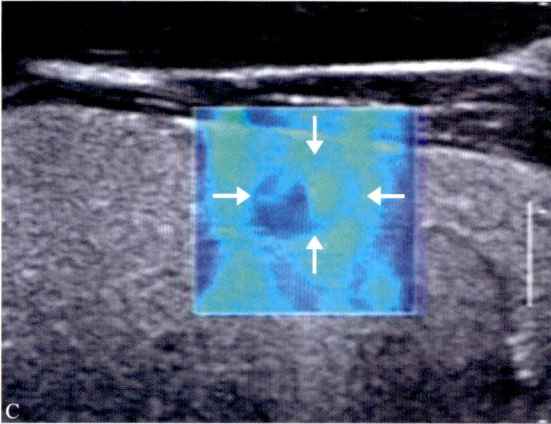
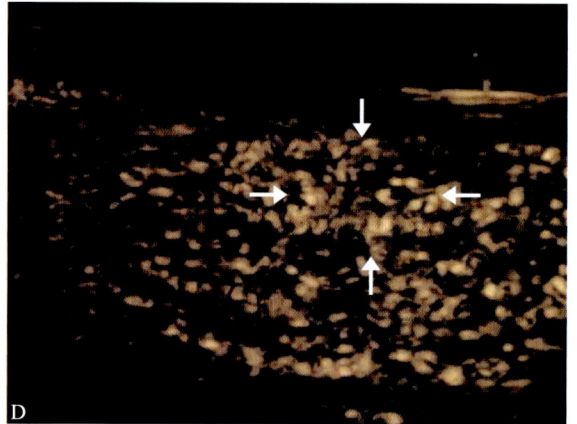
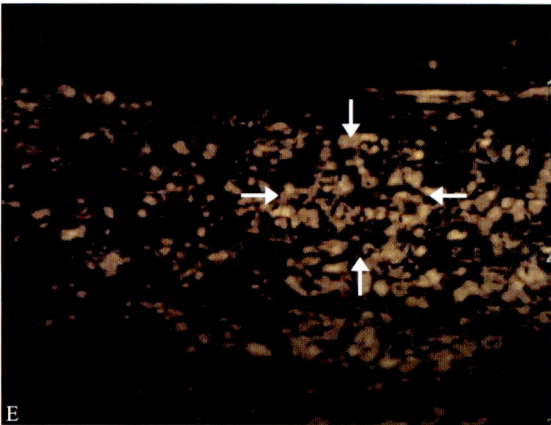
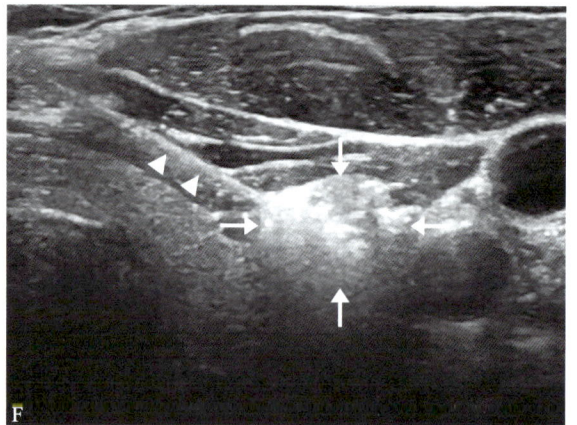
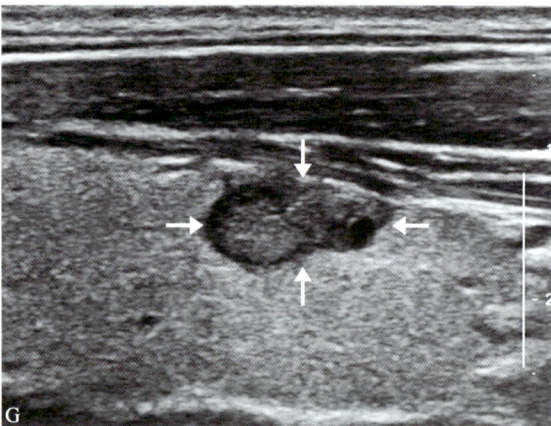
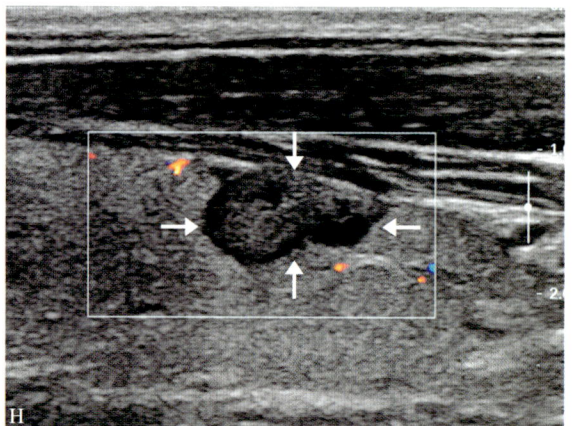

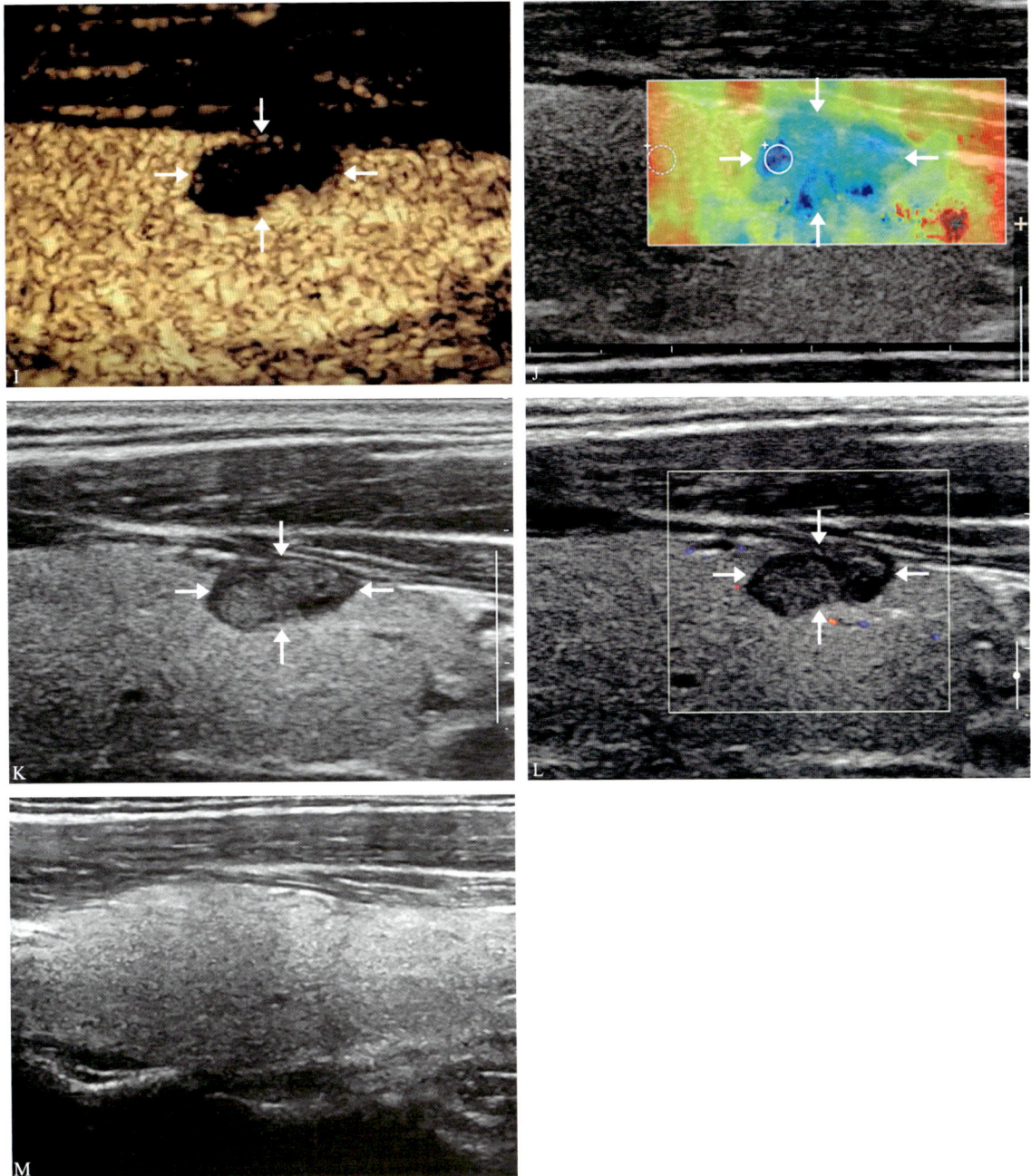

图 27-3-3 PTMC 射频消融

A. 灰阶超声：甲状腺左叶中下部见一混合性回声，大小为 0.8cm×0.4cm×0.6cm，形态规则，内部回声不均，边界清晰，内见点状强回声；B. CDFI：结节内及周边见丰富血流信号；C. 二维剪切波弹性成像：结节内部及周边质地均匀、偏软（均匀蓝色）；D、E. 超声造影：增强早期（37s）为均匀等增强，无明显边界；增强晚期（112s）为低增强，范围与灰阶所测范围相仿；F. 射频消融术中：三角形所示为消融针，箭头所示为消融气化区域完全覆盖并大于病灶；G. 消融后1个月复查超声：灰阶超声显示甲状腺左叶原病灶位置见一不均匀低回声，大小为 1.3cm×0.7cm×0.9cm，边界清晰，形态不规则，回声不均匀；H. 消融后1个月复查 CDFI 显示消融区域未见明显血流信号；I. 超声造影：显示消融区域无造影剂充填，呈黑洞样表现；J. 二维剪切波弹性成像：消融灶呈红黄相间、质地偏硬，消融灶内部剪切波速度最大值为 81.4kPa，远高于周围正常甲状腺组织的 32.8kPa；K. 消融后3个月复查灰阶超声：显示甲状腺左叶原病灶位置见一不均匀低回声区，大小为 1.2cm×0.6cm×0.8cm，与术后1个月复查时相比略小；L. 消融后3个月复查 CDFI 显示消融区域未见明显血流信号；M. 消融后12个月复查超声：消融灶完全吸收，原 PTMC 区域未见明显异常。

【病例2】

1．**简要病史**　患者男性，39岁。因体检发现甲状腺结节伴钙化1个月入院。医院超声检查发现：甲状腺左叶下极见一等回声区，大小为0.5cm×0.4cm×0.6cm，边界不清，形态欠规则，其内见点状强回声；CDFI：病灶内未见明显血流信号。超声诊断为TI-RADS 4b类。后行FNA，细胞学诊断为乳头状癌可能。患者要求行微创治疗入院。无头颈部放射线照射史、无家族史，既往史无特殊。

2．**实验室检查**　血清游离T_3 5.79pmol/L；血清游离T_4 20.48pmol/L；血清总T_3 1.86nmol/L；血清总T_4 82.90nmol/L；TSH 2.809mU/L；甲状腺球蛋白抗体119U/mL；TPoAb>400.00U/mL（↑）。

3．**超声检查**　普通超声见图27-3-4A；超声造影见图27-3-4B。

4．**诊断思路及治疗经过**　FNA诊断较明确，入院后行射频消融术（图27-3-4C～I）。

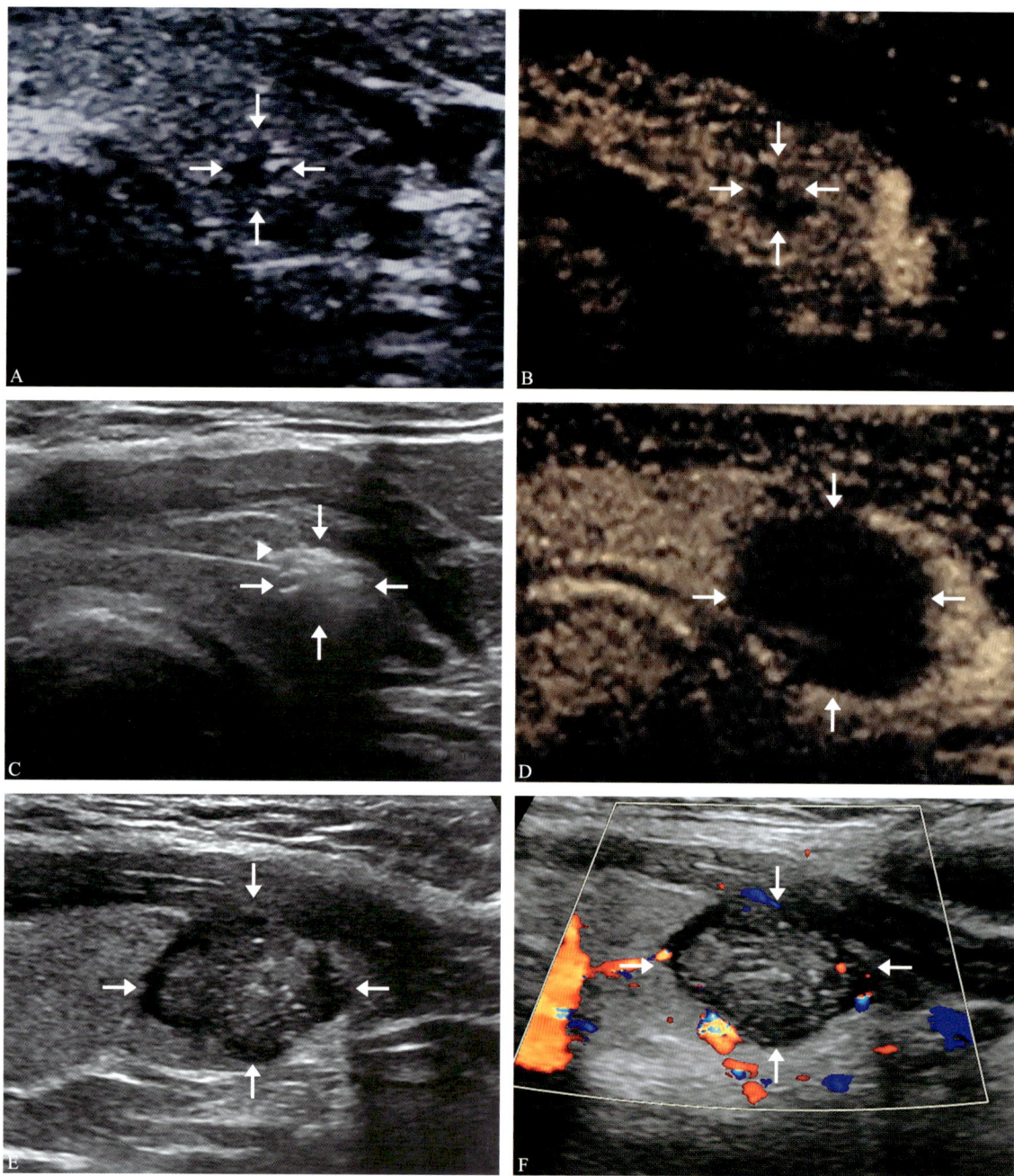

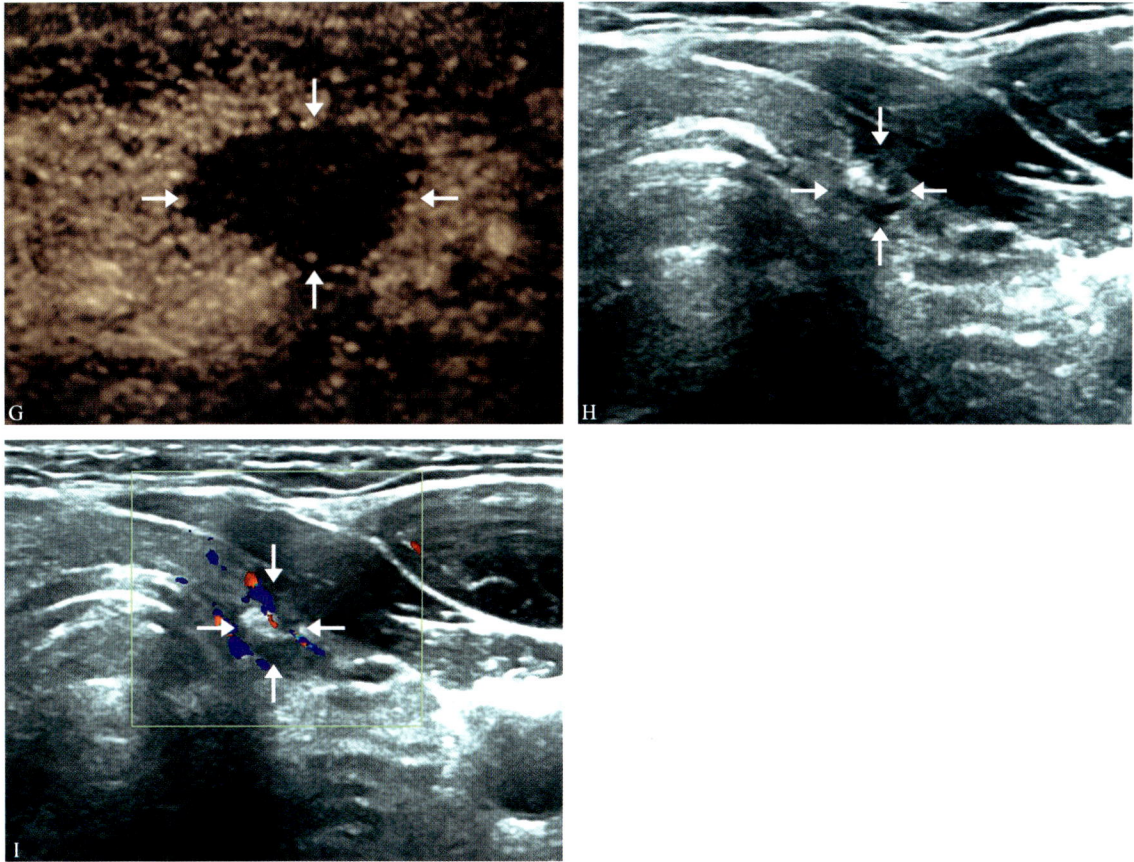

图 27-3-4 PTMC 射频消融

A. 术前普通超声显示：甲状腺左叶中下部偏峡部见一等回声结节，大小为 0.3cm×0.2cm×0.2cm，形态规则，内部回声欠均匀，边界欠清晰。B. 术前超声造影：增强早期（13s）结节为低增强，范围与灰阶超声所测相仿。C. 射频消融术中：三角形所示为消融针，箭头所示为消融气化区域完全覆盖并大于病灶。D. 消融后即刻超声造影：消融区域无造影剂充填，呈黑洞样表现。E ~ G. 消融后 1 个月复查超声：灰阶超声（E），甲状腺左叶中下部偏峡部原病灶位置见一不均匀低回声区，大小为 1.7cm×1.2cm×1.2cm，边界清晰，形态规则，回声不均匀；CDFI（F），消融区域未见明显血流信号；超声造影（G），消融区域无造影剂充填，呈黑洞样表现。H, I. 消融后 3 个月复查超声：灰阶超声（H），甲状腺左叶原病灶位置见一不均匀低回声区，大小为 0.6cm×0.4cm×0.3cm，内见粗大强回声，与术后 1 个月复查时相比明显缩小；CDFI（I），消融区域未见明显血流信号。

★ 超声引导热消融这类介入性手段可能是未来治疗无转移证据的甲状腺微小乳头状癌的最优选择之一。

★ 消融甲状腺微小癌要点是术前充分评估、严格选择适应证、规范操作、扩大消融范围、术后规范随访，可达到局部根治甲状腺微小癌的效果。

第四节 超声引导下复发性甲状腺乳头状癌热消融治疗

复发性甲状腺乳头状癌主要指 PTC 外科手术后随访发现同侧或对侧颈部淋巴结转移，原手术部位发生复发极少见。因此下文所述实际上是指颈部淋巴结转移灶的处理。

一、适应证及禁忌证

（一）适应证

1. 甲状腺乳头状癌根治术后，超声或其他影像学检查怀疑甲状腺乳头状癌颈部淋巴结转移，后经FNA 或粗针活检证实。
2. 患者不适合或不愿再次手术。
3. 患者经 ^{131}I 治疗无效或不愿行 ^{131}I 治疗。
4. 颈部淋巴结转移的大小和数目没有明确限定，可根据患者自身情况综合评估。

（二）禁忌证

1. 消融颈部Ⅵ区的转移性淋巴结时，病灶对侧声带功能障碍。
2. 患者存在严重凝血功能障碍。
3. 患者存在严重脏器（心脏、肺等）功能不全。
4. 严重高血压控制不佳。

二、术前准备

基本同甲状腺良性结节热消融章节相关内容。此外，建议增加血 Tg、颈部及胸部 CT 等术前检查项目。

三、操作流程

（一）术前

术前对淋巴结数目、大小、位置及血供等进行详细检查。根据病灶大小、位置制订消融方案（热消融方法、程序等）。

（二）术中

1. **体位**　患者取仰卧位，颈部过伸，常规消毒、铺巾。
2. **局麻**　超声引导下将麻醉药注入皮肤穿刺点至淋巴结周围。
3. **液体隔离**　根据淋巴结位置选择是否进行液体隔离。当淋巴结靠近颈动脉、食管、气管、甲状旁腺及神经等重要器官时，需在淋巴结周围注入 2% 利多卡因稀释液或生理盐水，形成安全隔离区，以避免热消融损伤周围重要组织结构。
4. **消融**　选择安全、较短的穿刺进针路径，在超声引导下将消融针穿刺进入淋巴结内。对于较大淋巴结一般采用多点固定消融，即对病灶多点、多方向消融；较小淋巴结一般采用固定式消融，即将消融针置于病灶中央不动，持续消融。
5. **热消融功率及消融启停时间**　根据热消融形式、病灶大小、淋巴结周围毗邻组织结构及厂家推荐值等综合判断。
6. **术中即刻评估**　灰阶超声显示当淋巴结完全被热消融产生的强回声气体覆盖，可停止消融。消融后可即刻行超声造影，评估淋巴结是否被完全消融，如有残留可即刻补充消融。

视频：淋巴结
"固定式消融"
动态图

（三）术后

消融术后局部加压、冰袋冷敷颈部术区，必要时予以适当支持治疗。

四、疗效评估

（一）影像学评估

1. **灰阶超声及 CDFI 评估**　消融后淋巴结表现为混合回声或高回声，内部无血流信号。随着时间延长，消融灶逐渐缩小甚至消失。随访发现消融灶内部出现血流信号时，须经超声造影进一步检查。

2. **超声造影评估**　完全消融在超声造影上表现为增强早期及晚期均呈无增强。有残留表现为消融后淋巴结内部可见增强区。

3. **其他影像学评估**　必要时可行 CT、PET-CT 等检查以排除有无复发及远处转移等。

（二）实验室检查评估

消融后 Tg 应逐渐降低，随访期间如 Tg 升高，应考虑是否有转移性淋巴结复发或局部进展可能。

（三）随访间隔

一般在热消融术后 1 个月、3 个月、6 个月、12 个月及以后每半年随访。

五、并发症及处理

常见并发症主要有颈部灼热感及疼痛、血肿、感染（图 27-4-1）、声音改变和 / 或饮水呛咳、皮肤灼伤等。特别是对于靠近神经的Ⅳ区及Ⅵ区淋巴结消融或一些不易与周边组织用液体隔离液隔开的淋巴结消融时，容易出现颈部灼热感及疼痛、声音改变和 / 或饮水呛咳。处理措施与前文所述并发症类似。

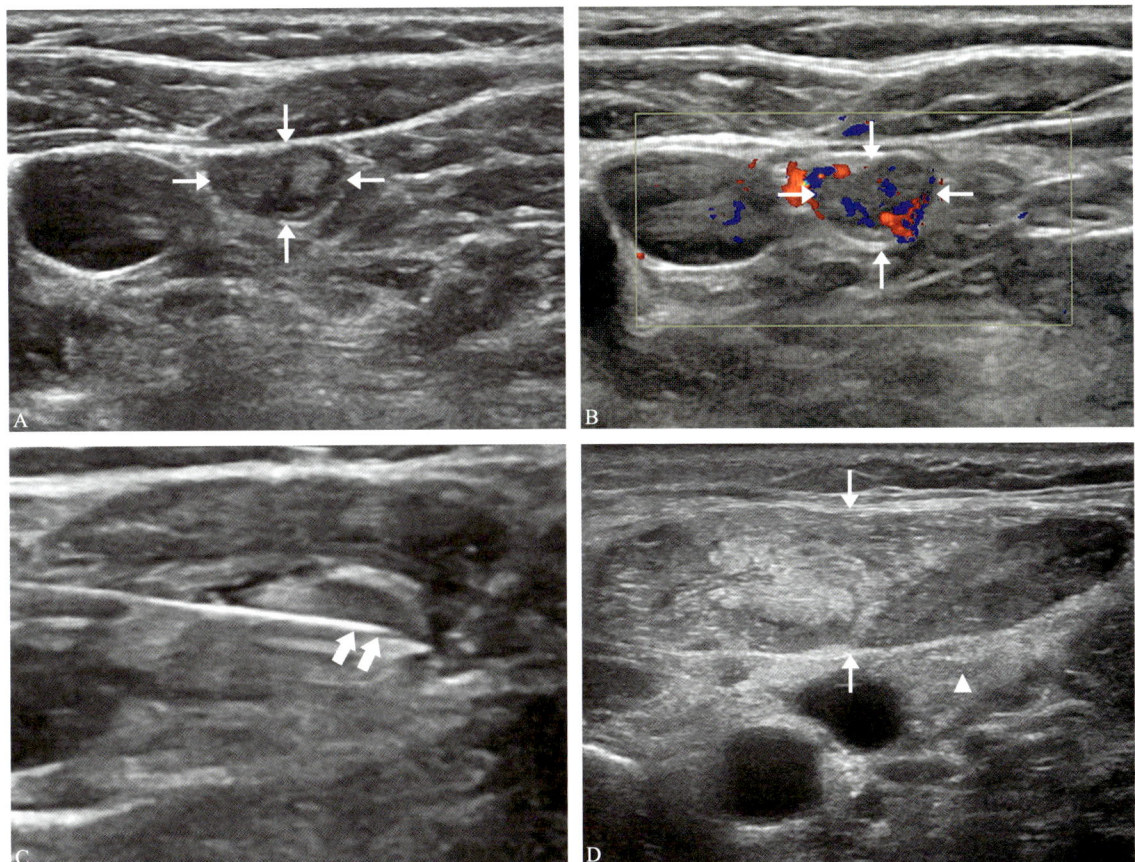

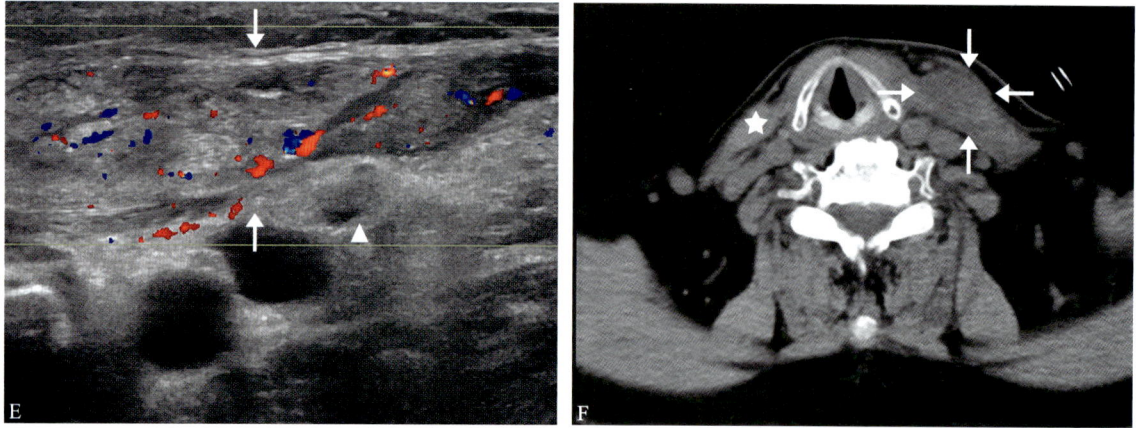

图 27-4-1　甲状腺乳头状癌淋巴结转移射频消融（术后感染）

A. 灰阶超声：左侧颈部Ⅲ区见一个低回声区（箭头），大小为 1.1cm×0.8cm×0.6cm，淋巴门结构不清，提示转移性淋巴结可能；B. CDFI：淋巴结内部见丰富血流信号；C. 射频消融治疗转移性淋巴结（粗箭头示针尖位置）；D. 射频消融术后1周，患者自觉左颈部疼痛，灰阶超声上显示左侧消融灶（三角形）旁胸锁乳突肌内见片状低回声结构，肌肉纹理不清，考虑炎性病变（箭头）；E. CDFI：病变区内部及周边见丰富血流信号；F. CT 提示：左侧胸锁乳突肌肿胀，伴周围渗出（箭头），对侧胸锁乳突肌正常（五角星）。该患者经抗生素治疗几天后痊愈。

六、注意事项

1. 消融术前、术中、术后的注意事项同甲状腺消融。
2. 消融过程中注射隔离液及穿刺消融时，进针需注意勿损伤周围重要器官。
3. 淋巴结转移应经穿刺活检证实。
4. 淋巴结应注意与颈部肌肉、颈部副神经节 / 交感神经节、颈部其余肿块、正常食管等鉴别（图 27-4-2），避免盲目消融造成并发症。
5. 应告知患者转移性淋巴结消融后存在复发的可能性，须定期复查。

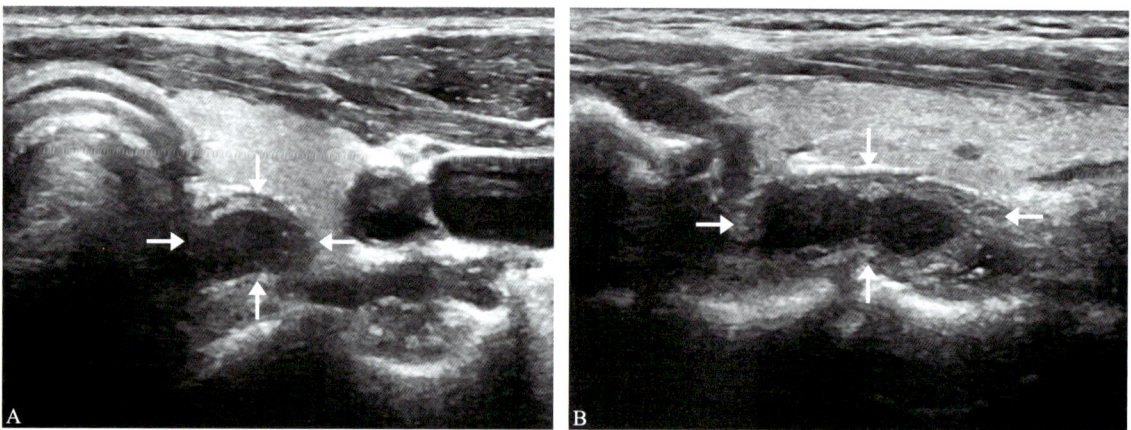

图 27-4-2　正常食管与肿大淋巴结鉴别

A. 灰阶超声：甲状腺左叶后方可见实性低回声（正常食管），仔细观察可见食管壁的回声，可与淋巴结肿大鉴别；B. 灰阶超声：旋转探头 90° 后观察，甲状腺左叶后方可见长条状低回声，进一步证实实际是正常食管结构。

七、临床意义

研究显示，射频消融治疗复发性甲状腺癌（颈部淋巴结转移），病灶平均体积缩小率 56%～93%，症状改善率 64%，血清 Tg 下降 64%～70%；随访 80 个月体积缩小率 99.5%，80 个月完全消失率 91.3%。

激光消融治疗复发性甲状腺癌（颈部淋巴结转移）6 个月体积缩小率 64.4%，12 个月体积缩小率 87.7%，血清 Tg 下降 70%，无针道转移。

微波消融治疗复发性甲状腺癌（颈部淋巴结转移），6 个月体积缩小率 70%，18 个月体积缩小率 91%，完全吸收率可达 100%，血清 Tg 下降 96%。

对于侵犯气管的甲状腺复发癌，热消融也是一种安全而有效的局部治疗手段，而且越早实施消融，安全性越高、治疗效果越好。

研究表明 PTC 颈部淋巴结转移消融治疗技术成功率达到 95% 以上，消融术后 Tg 水平显著降低，并发症发生率为 0～7%。因此，消融治疗复发性甲状腺癌是安全、有效的，对于拒绝手术、^{131}I 治疗无效的淋巴结转移患者来说是一种理想的治疗方法。

八、典型病例

【病例 1】

1. **简要病史** 患者女性，51 岁。甲状腺乳头状癌根治术后（甲状腺全切 + 左侧颈部淋巴结扩大清扫）1 年。术后 2 个月后行放射性核素 ^{131}I 治疗。术后 8 个月复查超声检查发现：左侧颈部Ⅳ区淋巴结结构异常。行 FNA 提示：甲状腺癌转移性淋巴结。术后 11 个月行核素碘扫描：全身未见异常摄碘灶。现拟行超声引导下颈部淋巴结射频消融术。

2. **术前重要实验室检查** 血清总 T_3 1.40nmol/L、血清总 T_4 113.2nmol/L、血清游离 T_3 4.80pmol/L、血清游离 T_4 19.96 pmol/L、TSH 4.338mU/L、Tg 0.04ng/mL（↓）、TgAb 321U/mL（↑）、血小板 283 × 10^9/L、凝血酶原时间（prothrombin time，PT）10.8s。

3. **细针穿刺细胞学结果** 涂片中见异型的滤泡上皮细胞。结合病史及穿刺部位考虑甲状腺乳头状癌浸润或转移。

4. **消融术前、术中、术后即刻超声及超声造影表现** 见图 27-4-3A～F。

5. **消融后随访** 消融后 1 个月灰阶超声、CDFI 及超声造影见图 27-4-3G、H。消融后 4 个月灰阶超声见图 27-4-3I、J。

6. **消融后实验室检查** 血清总 T_3 5.80nmol/L、血清总 T_4 18.93nmol/L、血清游离 T_3 5.80pmol/L、血清游离 T_4 18.93pmol/L、TSH 4.338mU/L、Tg 0.04ng/mL（↓）、TgAb 150.41U/mL（↑）。

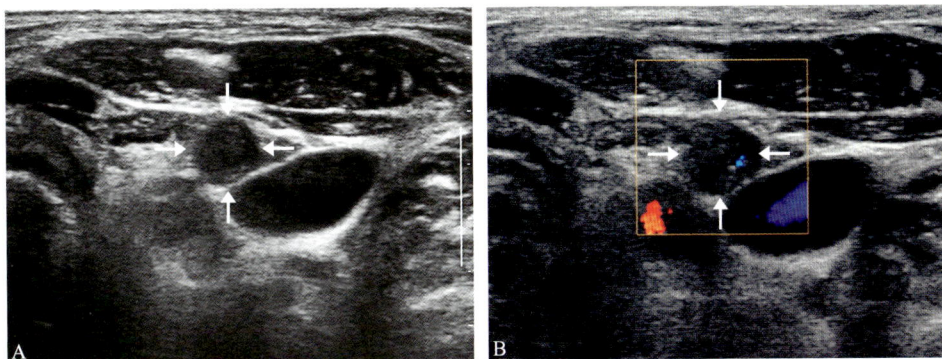

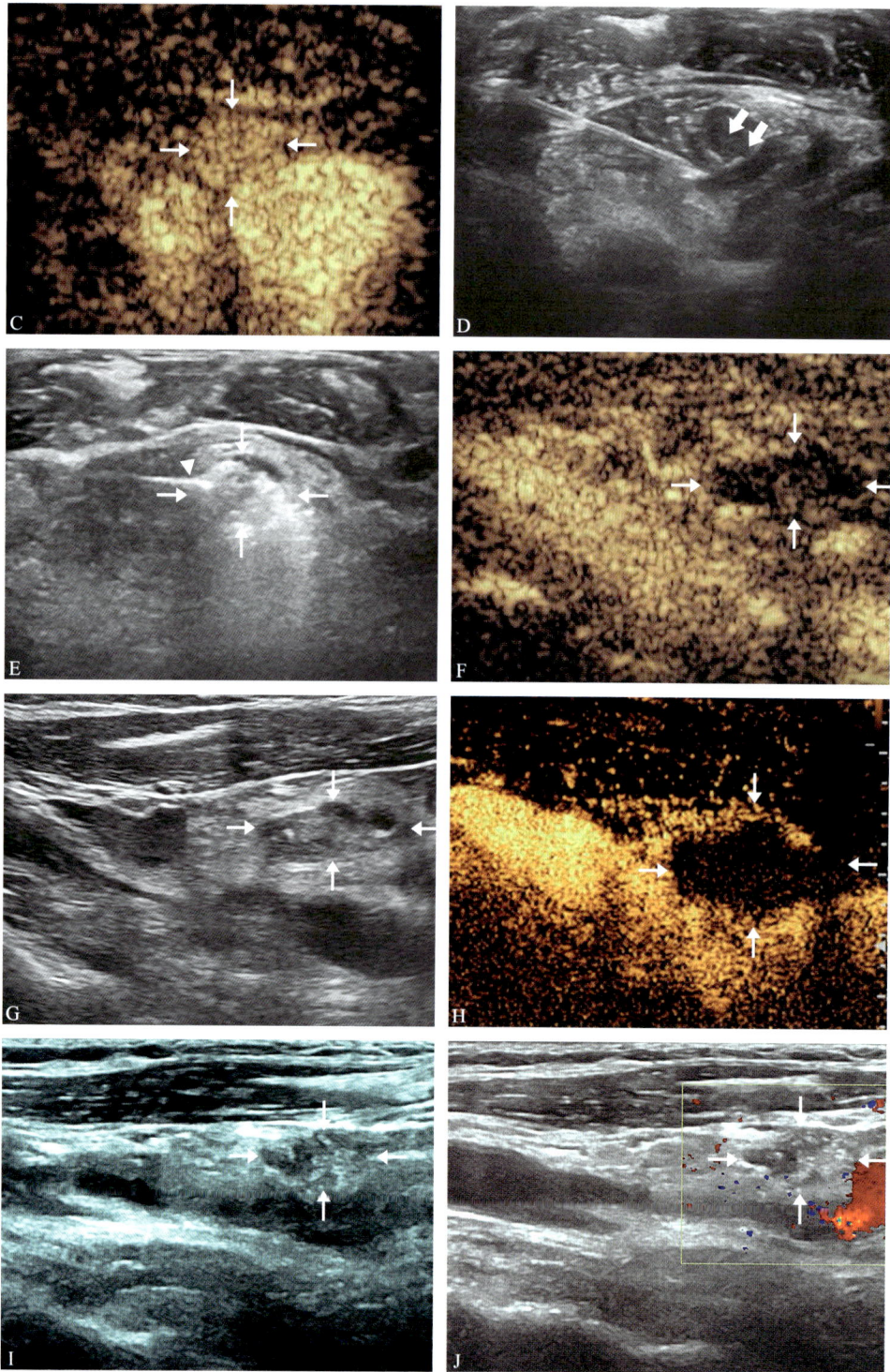

图 27-4-3　甲状腺乳头状癌术后，颈部淋巴结转移（完全消融）

A. 射频消融术前灰阶超声：左侧颈部Ⅳ区颈总动脉与颈内静脉间见一个低回声区（箭头），大小为 1.3cm×0.8cm×0.6cm，淋巴门结构不清，提示转移性淋巴结可能；B. 射频消融术前 CDFI：淋巴结内部见少量血流信号；C. 射频消融术前 CEUS：淋巴结增强早期呈均匀高增强（箭头）；D. 射频消融术中：淋巴结周围注射液体隔离带，将淋巴结与周边颈部血管分离开（粗箭头）；E. 射频消融术中：消融针穿刺进入淋巴结内部消融（三角形）；F. 射频消融术后即刻 CEUS：淋巴结增强早期呈无增强（箭头），周边呈环状增强（炎症充血反应），提示消融成功；G. 射频消融术后 1 个月灰阶超声：射频消融后淋巴结为混合回声（箭头），内部回声不均匀，大小为 1.0cm×0.5cm×0.6cm，较消融术前缩小；H. 射频消融术后 1 个月 CEUS：消融后淋巴结增强早期呈无增强（箭头），提示完全消融；I. 术后 4 个月灰阶超声：显示射频消融后淋巴结为混合回声（箭头），内部回声不均匀，大小为 1.0cm×0.4cm×0.5cm，较前变化不大；J. 术后 4 个月 CDFI：示消融灶内未见明显血流信号。

【病例2】

1．简要病史　患者男性，42 岁。甲状腺乳头状癌术后（左侧甲状腺根治术 + 右侧甲状腺次全切除术）10 年余。术后规律复查。术后 8 年甲状腺超声提示：左侧颈部Ⅳ区淋巴结结构异常，后细针穿刺提示：甲状腺乳头状癌淋巴结转移。后规律复查，现拟入院进行热消融治疗。

2．重要实验室检查　血清游离 T_3 5.65pmol/L、血清游离 T_4 24.71nmol/L（↑）、TSH 0.181mU/L（↓）、TgAb<10U/mL、血小板 107×10^9/L、PT 11.4s。

3．消融术前超声及超声造影表现　见图 27-4-4A、B。

4．消融术后随访　消融术后 2 个月超声造影见图 27-4-4C、D。消融术后 2 个月血清游离 T_3 5.28pmol/L、血清游离 T_4 23.10nmol/L、TSH 0.205mU/L（↓）、甲状腺球蛋白抗体 24U/mL。

消融术后 7 个月，灰阶超声见图 27-4-4E。

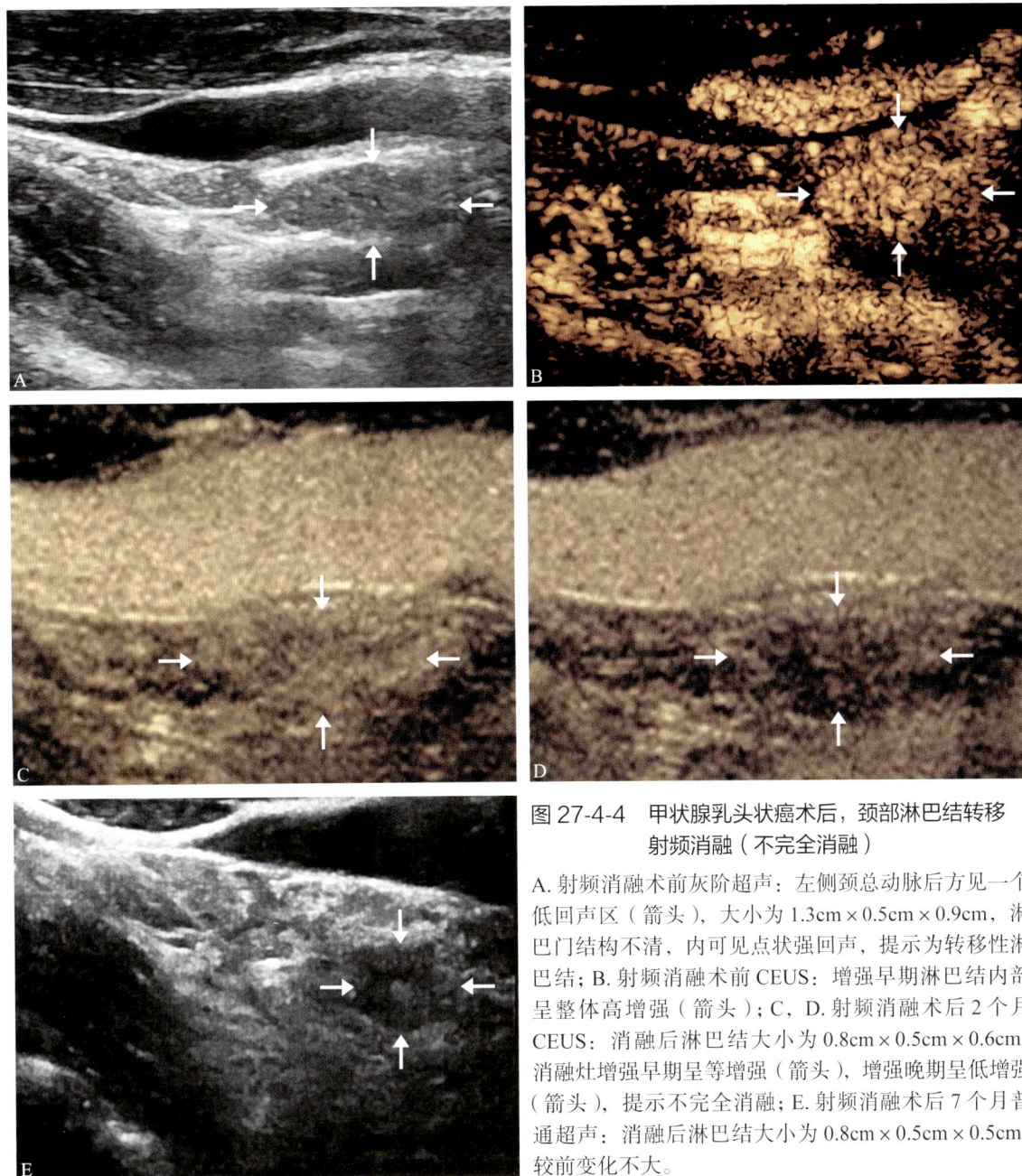

图 27-4-4　甲状腺乳头状癌术后，颈部淋巴结转移射频消融（不完全消融）

A. 射频消融术前灰阶超声：左侧颈总动脉后方见一个低回声区（箭头），大小为 1.3cm×0.5cm×0.9cm，淋巴门结构不清，内可见点状强回声，提示为转移性淋巴结；B. 射频消融术前 CEUS：增强早期淋巴结内部呈整体高增强（箭头）；C，D. 射频消融术后 2 个月CEUS：消融后淋巴结大小为 0.8cm×0.5cm×0.6cm，消融灶增强早期呈等增强（箭头），增强晚期呈低增强（箭头），提示不完全消融；E. 射频消融术后 7 个月普通超声：消融后淋巴结大小为 0.8cm×0.5cm×0.5cm，较前变化不大。

第二十八章
超声引导下复发性甲状腺癌 ^{125}I 粒子植入治疗

同样，下文所述实际上为 PTC 术后颈部淋巴结转移的处理。

一、适应证及禁忌证

（一）适应证

1. 甲状腺癌术后患者，超声或其他影像学检查发现颈部可疑转移性淋巴结，后经 FNA 或粗针穿刺活检确认为转移性淋巴结。
2. 患者不适合或不愿意做手术、^{131}I 或热消融治疗。

（二）禁忌证

1. 患者的颈部转移性淋巴结在超声上无法显示。
2. 患者存在严重凝血功能障碍。
3. 患者存在严重心肺功能不全。

二、操作流程

（一）术前

1. 在不具备 TPS 系统的情况下，可根据淋巴结的大小及 Halarismr 公式估算需用粒子总活度：
$$mCi = Da \times 5 \tag{公式（17）}$$
公式中 mCi 为需用粒子总活度（mCi，毫居里）；Da=（淋巴结长 + 宽 + 高）/3，单位为 cm。再用需用粒子总活度除以粒子活度，即得到需植入粒子数目。粒子活度一般为 0.6 ~ 0.8mCi。也可通过 TPS 系统计划粒子数目、穿刺途径、粒子空间分布等。
2. 术前行血常规、心电图、凝血时间等常规检查，以及 Tg 等生化指标检测。
3. 超声检查淋巴结的大小、形态、内部血流、与毗邻组织器官及血管的关系。

（二）术中

1. 患者取仰卧位，暴露手术区域，碘伏消毒、铺洞巾。
2. 2% 利多卡因进行手术区域局部麻醉。
3. 超声引导下确定进针部位，避开重要器官，进针深度距离重要器官至少 0.5cm。达到预定位置时植入第一颗粒子，采取后退植入法，间距为 0.5 ~ 0.8cm。依次逐层放入剩余粒子，直至完成所需全部层面。每个淋巴结中植入 1 ~ 6 颗粒子。

（三）术后

布完粒子后进行超声探查，了解粒子的空间排列，有无血肿等并发症。将超声冻结图像即时导入

TPS 系统，了解辐射剂量强度分布，有无辐射冷区、有无漏植。如有漏植，即时补种。

三、疗效评估

可测量病灶按 RECIST 1.1 分为完全缓解（complete response，CR）、部分缓解（partial response，PR）、病情稳定（stable disease，SD）、疾病进展（progressive disease，PD）。

每 3 个月复查颈部增强 CT、TSH 抑制状态下血清 Tg 水平，直至治疗后 12 个月。

淋巴结属于可测量病灶时，以最大截面短径作为病灶最大径。

四、并发症及处理

1. 即刻并发症（粒子植入后≤24h）　穿刺部位疼痛、出血（或血肿）、感染等。
2. 围手术期并发症（粒子植入后 24h～30d）　粒子移位和游走。
3. 迟发并发症（粒子植入后≥30d）　皮肤和黏膜损伤。
4. 急性放射反应　指放疗开始之日起 3 个月内发生的放射反应。
5. 迟发性放射反应　指放疗开始之日起 3 个月后发生的放射反应。

五、注意事项

1. 穿刺后局部按压 30min。
2. 患者静卧或静坐 1h，禁食水 1h。
3. 密切观察患者心率、意识、体温等变化，如患者出现明显面色苍白、心率加快、体虚无力、四肢湿冷等表现，请及时联系医生。
4. 植入粒子后 1 周，植入部位体表可红肿发热，可外用多磺酸黏多糖乳膏（喜辽妥）等药物缓解症状。
5. 植入粒子后与患者的一般接触（距离 30cm 以上），粒子的辐射剂量已经小于地球背景辐射量，因此家人不会受粒子射线影响。
6. 粒子的有效作用时间约为 6 个月。失效后，粒子不需要取出。
7. 粒子可能经穿刺针道排出体外或游走到其他部位，但目前的数据表明其对人体无影响。
8. 植入后 1 个月门诊复查，CT 平扫植入部位检查粒子分布情况。

六、临床意义

超声引导下 ^{125}I 粒子植入具有安全可行、操作简便、疗效肯定等优点，是目前治疗甲状腺癌术后淋巴结转移的有效微创治疗手段，尤其是对不能进行手术及 ^{131}I 治疗的淋巴结转移患者更是如此。

七、典型病例

【病例 1】

1. 简要病史　患者男性，74 岁。甲状腺乳头状癌术后（甲状腺癌根治术）5 年余。术后 4 个月及 8 个月行核素治疗，治疗剂量均为 100mCi，术后 2 年及 4 年后因左侧甲状腺癌复发再次手术（甲癌根治术 + 颈部淋巴结及纵隔淋巴结清扫）。现 PET-CT 提示再次复发，患者偶感颈部肿块，拟予以 ^{125}I 粒子植入治疗。

2．**重要实验室检查**　血清游离 T_3 6.24pmol/L、血清游离 T_4 26.34nmol/L(↑)、TSH 0.012mU/L(↓)、甲状腺球蛋白 4.83ng/mL、白细胞 $5.57×10^9$/L、红细胞 $3.90×10^{12}$/L（ ↓)、血红蛋白 112g/L（ ↓)、血小板 $238×10^9$/L、PT 10.5s。

3．**影像学表现**　见图 28-0-1。

4．**术后随访**　见图 28-0-1。

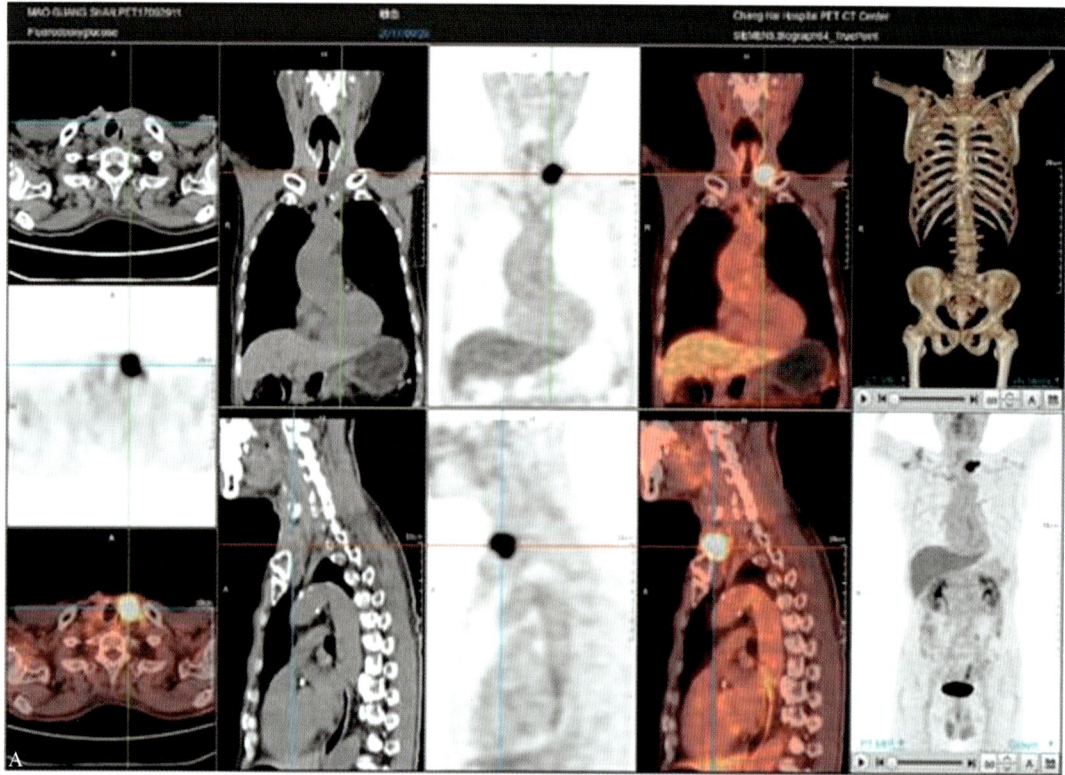

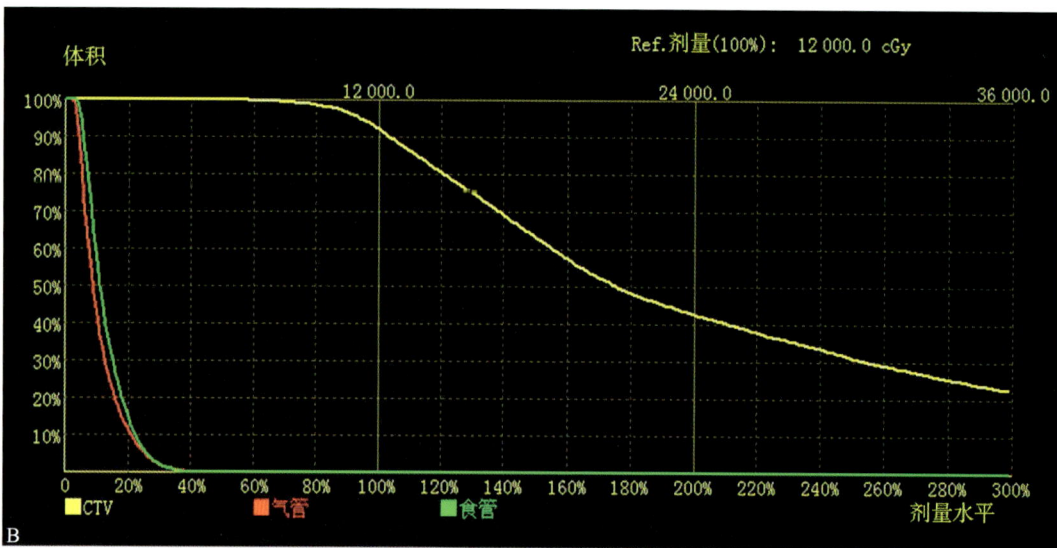

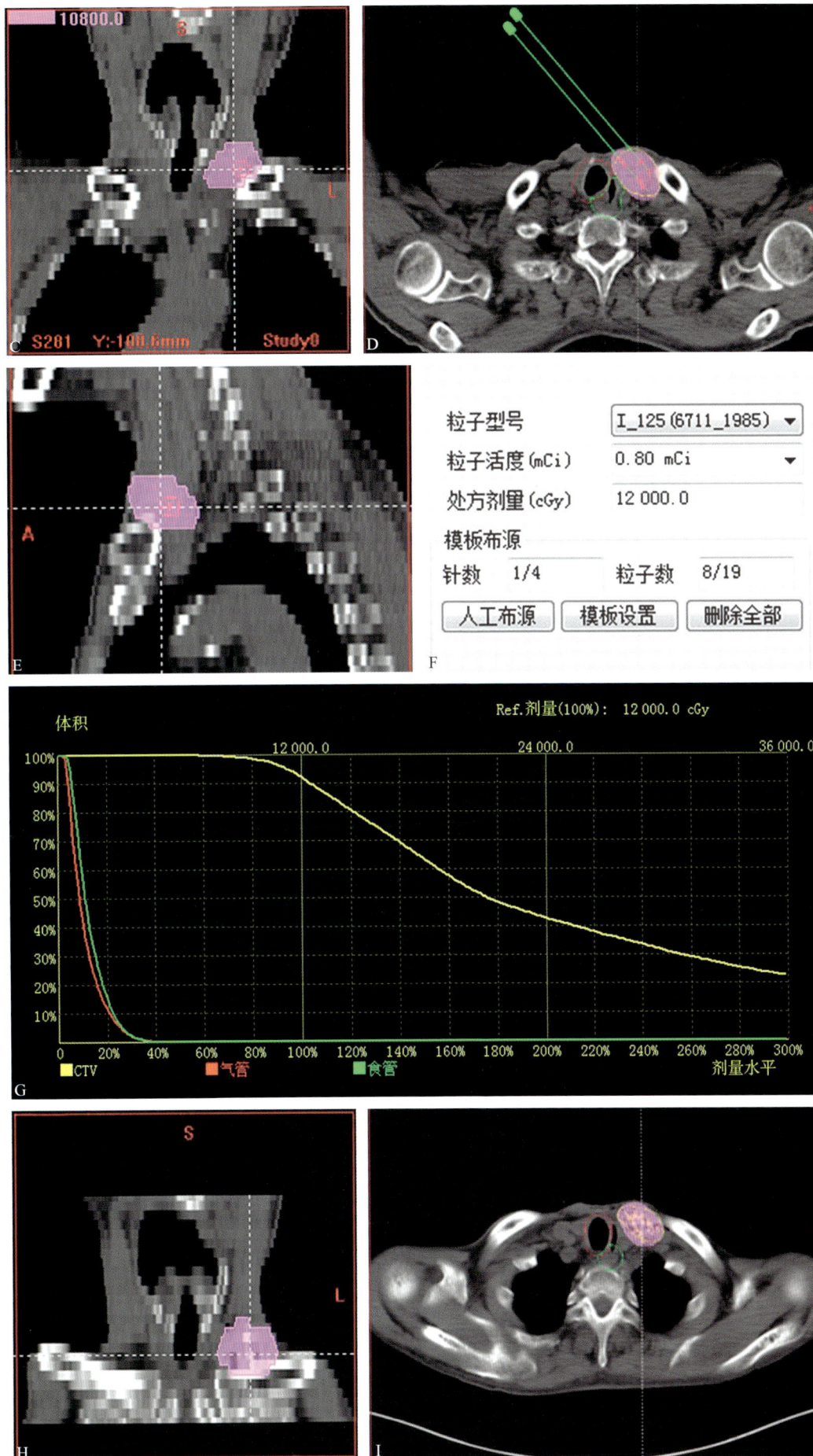

粒子型号	I_125(6711_1985) ▼
粒子活度(mCi)	0.80 mCi　　　▼
处方剂量(cGy)	12 000.0
模板布源	
针数　1/4	粒子数　8/19

人工布源　模板设置　删除全部

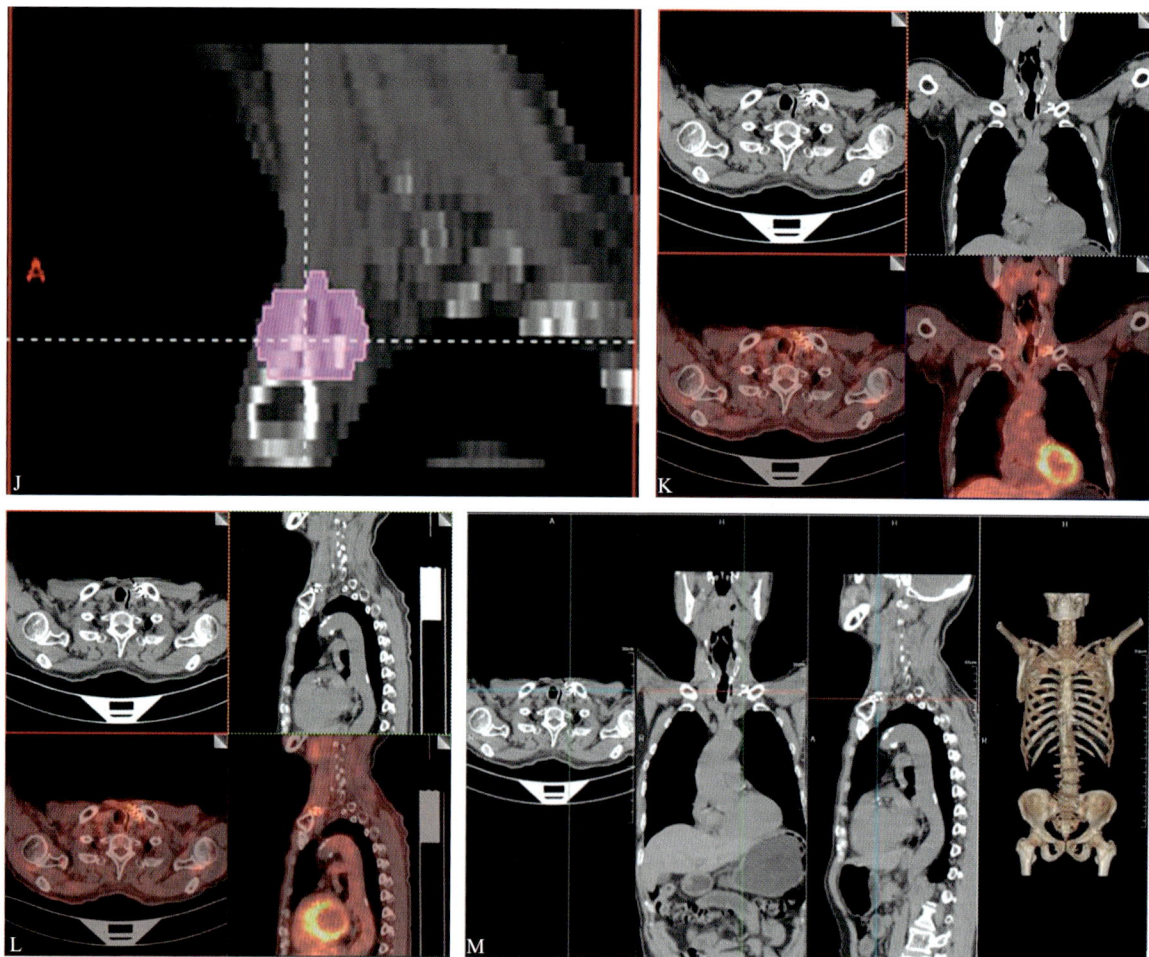

图 28-0-1　甲状腺乳头状癌淋巴结转移 ^{125}I 粒子植入

A. ^{125}I 粒子植入术前 PET-CT：左侧颈部甲状腺癌转移灶 FDG 高代谢，提示甲状腺癌复发；B. 剂量 - 体积直方图（DVH）术前计划；C. 冠状位 CT 显示病灶（粉红色区域）；D. 横断位 CT 显示病灶（粉红色区域）；E. 矢状位显示病灶（粉红色区域）；F. 粒子信息；G. DVH 术前验证；H. 冠状位 CT 显示粒子植入后位置（粉红色区域）；I. 横断位 CT 显示粒子植入后位置（粉红色区域）；J. 矢状位 CT 显示粒子植入后位置（粉红色区域）；K ~ M. ^{125}I 粒子植入术后半年 PET-CT：左侧颈部肿块缩小，左侧颈部甲状腺癌转移灶局部缓解（三角形）。

【病例 2】

1．**简要病史**　患者女性，67 岁。2009 年行甲状腺癌手术。术后行 3 次 ^{131}I 治疗，每次 150mCi；一直行 TSH 抑制治疗，每年复查 1 次。2017 年因喘息入院，检查发现左侧甲状腺床内肿瘤复发，细胞穿刺活检病理结果为 PTC，外科评估因肿瘤侵犯气管左侧壁，无法剥离手术。核医学科会诊。2017 年 10 月 13 日行经皮 CT 引导下甲状腺癌原位复发肿瘤放射性 ^{125}I 粒子植入术。

2．**重要实验室检查**　无。

3．**影像学检查**　超声检查见图 28-0-2。

4．**术前及术后复查肿瘤标志物**　抑制状态下 Tg 见表 28-0-1。

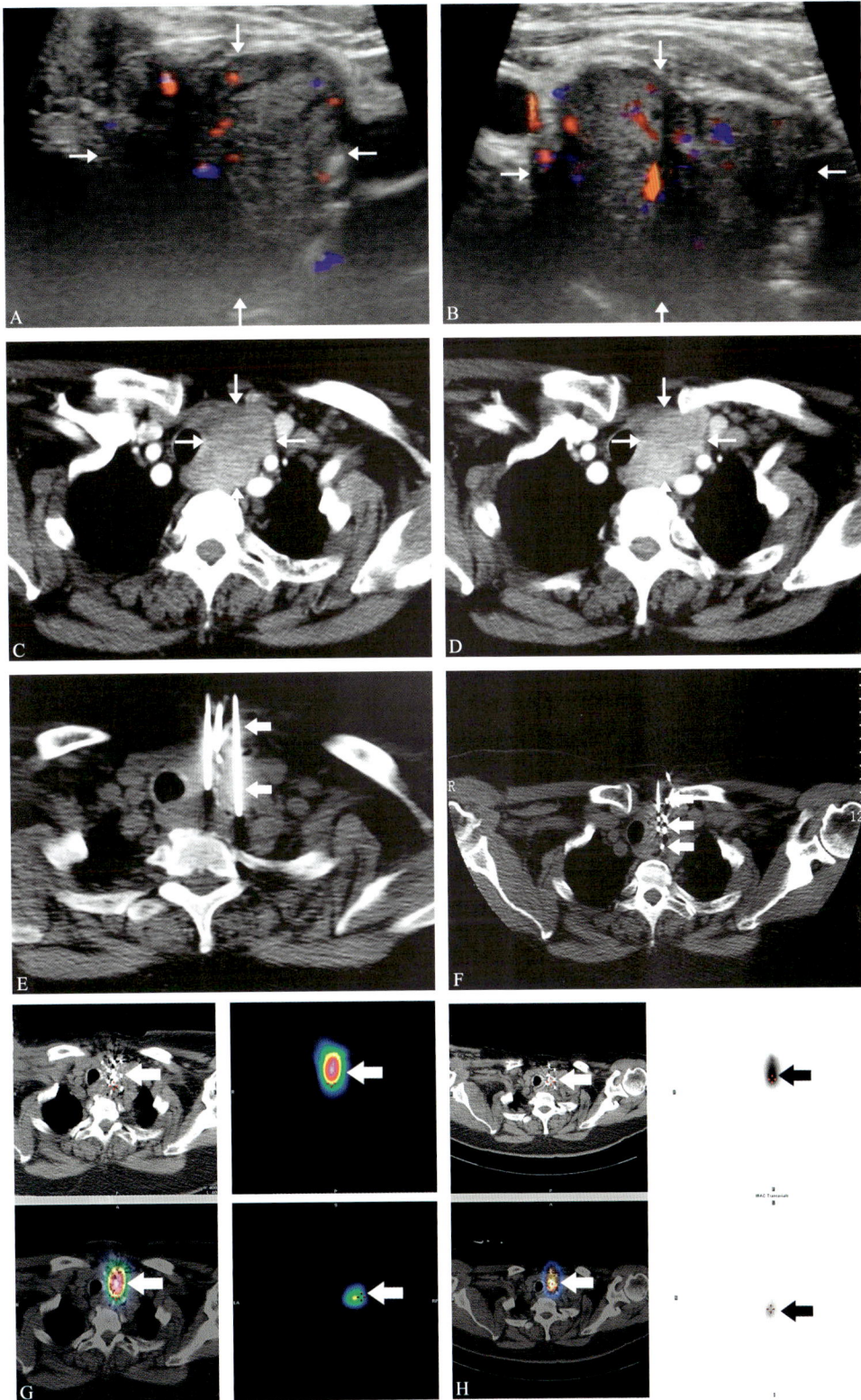

图 28-0-2　甲状腺乳头状癌复发灶 ^{125}I 粒子植入

A，B. 术前 CDFI：示左侧甲状腺床内见一个低回声区（箭头），边界尚清，形态欠规则，内部回声欠均匀，其内部见少量血流信号；C，D. 术前增强 CT：示甲状腺左侧叶区内软组织肿块（箭头），与气管左侧壁分界不清，气管向右侧推移；E，F. 治疗过程：行 CT 引导下 ^{125}I 粒子植入术，共植入 ^{125}I 粒子 29 颗（活度 0.5mCi/ 颗），术中、术后均无出血等并发症发生（粗箭头）；G. 术后评估：术后即刻行 ^{125}I SPECT/CT 断层融合显像，提示 ^{125}I 射线范围覆盖肿瘤主体（粗箭头）；H. 术后 1 个月行 ^{125}I SPECT/CT 断层融合显像复查，肿瘤缩小，^{125}I 射线覆盖肿瘤主体范围（粗箭头），甲状腺球蛋白明显下降，气管受压缓解，喘息明显减轻。

表 28-0-1　术前及术后复查肿瘤标志物：抑制状态下 Tg

日期	FT$_3$/（pmol·L^{-1}）	FT$_4$/（pmol·L^{-1}）	TSH/（mU·L^{-1}）	Tg/（ng·mL^{-1}）	TgAb/（U·mL^{-1}）	TPoAb/（U·mL^{-1}）
2017-10-12	4.60	17.91	0.4125	2.67	0	1.11
2017-11-27	5.61	22.72	0.0044	1.99	0.67	
2018-05-31	4.72	18.09	0.0034	0.30	0.80	
2018-09-27	3.78	15.78	0.0039	0.11	0.72	

参考值：FT$_3$ 2.43～6.01pmol/L；FT$_4$ 9.01～19.05pmol/L；TSH 0.35～4.94mU/L；Tg 3.5～77ng/mL；TgAb ＜4.11U/mL；TPoAb ＜5.61U/mL。

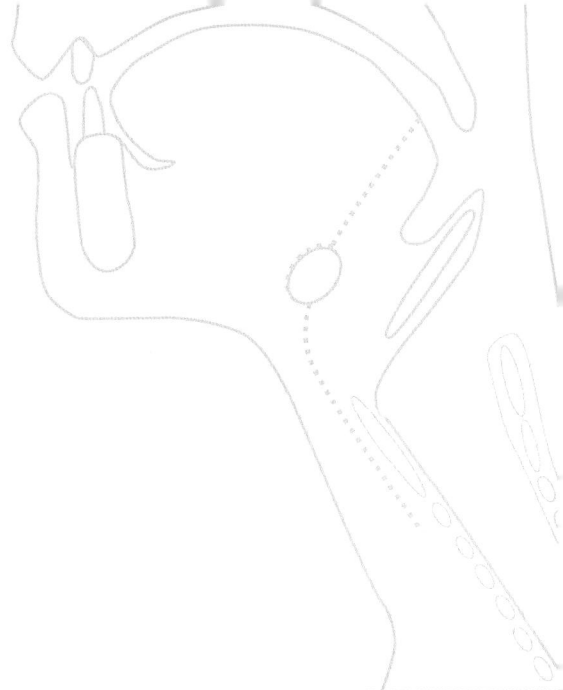

第四篇

甲状旁腺总论

第二十九章
甲状旁腺解剖与功能

第一节　甲状旁腺解剖

一、形态与大小

　　甲状旁腺位置及数量多不固定，80% 的正常人有 4 枚甲状旁腺，分上、下 2 对，分别附于甲状腺两侧叶背面（图 29-1-1）。少者有 1 枚，多者有 12 枚。4 枚以外的甲状旁腺常异位于胸腺内，少数异位于甲状腺内。正常成人甲状旁腺的单个腺体重量平均为 30~50mg，平均长 0.3~0.6cm，宽 0.2~0.4cm，厚 0.05~0.2cm。

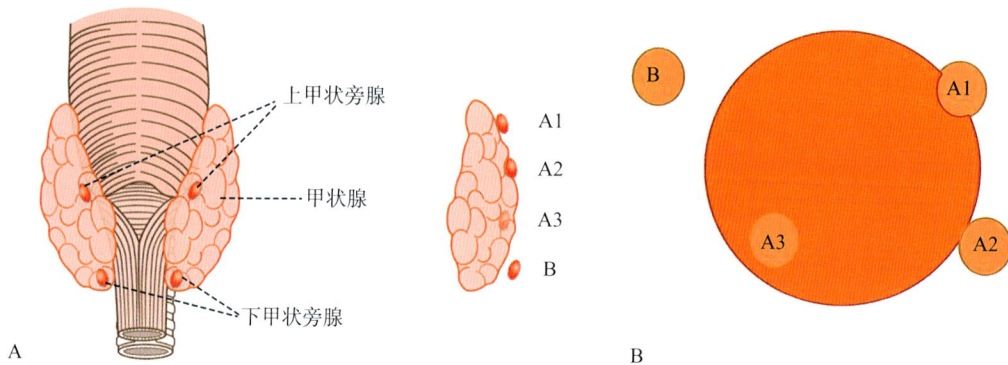

图 29-1-1　甲状旁腺

A. 甲状旁腺正常位置解剖示意图；B. 甲状旁腺分型示意图：A1 型，甲状旁腺与甲状腺表面平面相贴；A2 型，甲状旁腺嵌入甲状腺内，但位于甲状腺被膜外；A3 型，甲状旁腺位于甲状腺组织内，但位于甲状腺被膜内；B 型，位于甲状腺外。

　　甲状旁腺单个腺体的形状多样，上甲状旁腺常呈平饼形及树叶形，下甲状旁腺可呈圆形、椭圆形及泪珠形，少见腊肠形、杆状形及蚕豆形。根据甲状旁腺血供及脂肪的含量多少，其颜色可呈红棕色或黄褐色，质地软。

二、位置与分型

（一）位置

　　上面一对甲状旁腺起源于第四鳃裂，位置较恒定，85% 集中在甲状腺两侧叶背面中、上 1/3 交接处的后缘，以甲状软骨下角为圆心、半径为 1cm 的区域内。
　　下面一对甲状旁腺腺体起源于第三鳃裂，随胸腺一起下降至甲状腺下极水平，但位置不恒定。大多在甲状腺两侧叶后缘的下部，近甲状腺下极的位置。

胚胎发育过程中，甲状旁腺迁徙异常可导致其数量和解剖位置发生变异，异位甲状旁腺的发生率为2%～3%。

尸体研究发现，甲状旁腺数量变异有1～12个。通常上甲状旁腺的位置较恒定，如发生异位通常在甲状腺上极血管旁、食管气管沟内、咽及食管之后；下甲状旁腺在胚胎发育过程中迁徙的路程较长，从而位置变化较大，常见的变异位置为甲状腺下极背后或侧面的脂肪组织内、胸腺内，其他位置包括纵隔大血管旁、心包旁、下颌角、颈动脉分叉旁或颈动脉鞘中部。

纵隔内的异位上甲状旁腺一般在后纵隔，下甲状旁腺则多在前纵隔。

包埋在甲状腺或胸腺内的异位甲状旁腺，超声较难与甲状腺或胸腺内的病变相鉴别。

（二）分型

为避免甲状腺或甲状旁腺手术后发生严重的永久性甲状旁腺功能低下，一般需原位保留1枚及1枚以上具有良好血供的甲状旁腺。

根据甲状旁腺与甲状腺的位置关系及手术原位保留的难易程度，可将甲状旁腺分为A、B两型，A、B型各自可分为3个亚型，详见图29-1-2。A型为紧密型，即甲状旁腺与甲状腺的关系紧密、相对较难原位保留（见图29-1-1B）。B型为非紧密型，即甲状旁腺与甲状腺之间有自然间隙，比较容易原位保留。

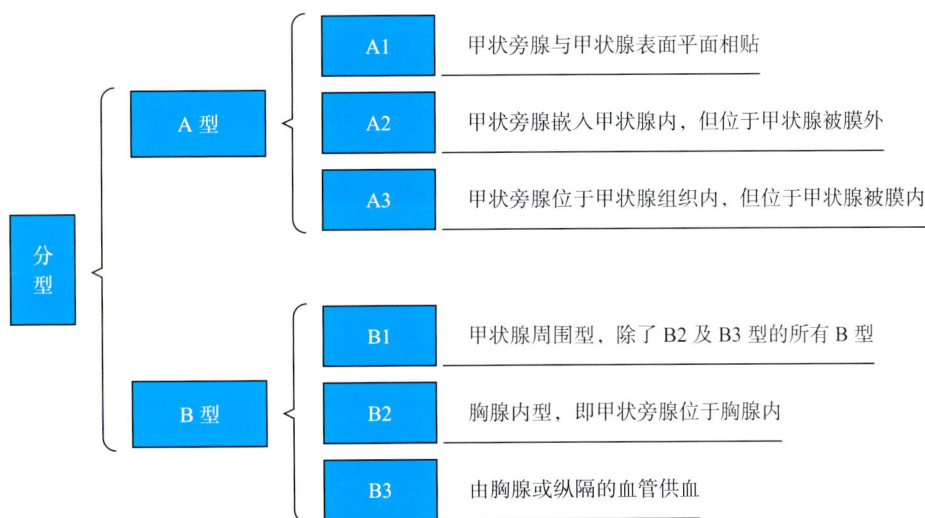

图 29-1-2　甲状旁腺分型关系图

根据甲状旁腺与甲状腺的位置关系，理论上B型比A型更容易原位保留，A1型比A2型更容易原位保留，位于甲状腺组织内的A3型原位保留最为困难。因此，甲状旁腺分型有利于甲状旁腺手术方案的设计及原位保留甲状旁腺难易程度的评估。

三、甲状旁腺的血供

甲状旁腺血供丰富，上甲状旁腺的血液供应通常有3种来源：①甲状腺上动脉后支，为其最主要的动脉血供来源；②甲状腺上、下动脉的吻合支；③甲状腺最下动脉及喉部、气管、食管等处动脉。

下甲状旁腺的血供主要来源于甲状腺下动脉，在甲状腺后方未发现下甲状旁腺时，沿甲状腺下动脉分支追寻常可找到下甲状旁腺。

在胚胎期下降至纵隔的甲状旁腺由内乳动脉或主动脉分支供血。

第二节　甲状旁腺生理功能

甲状旁腺由大量的主细胞、少量无分泌功能的嗜酸性细胞和基质构成。主细胞分泌甲状旁腺激素（PTH），与体内的钙、磷代谢有关。PTH 和降钙素一起，共同维持体内的钙平衡。

一、甲状旁腺激素的主要生理作用

1. **对肾脏的作用**　促进远端肾小管和集合管对钙的重吸收，使尿钙减少、血钙升高。抑制近端和远端肾小管对磷的吸收，使尿磷增加、血磷减少。

2. **对骨的作用**　甲状旁腺激素对骨细胞的作用较复杂，不但可促进破骨细胞的骨溶解作用，使磷酸钙自骨基质释放，提高血钙和血磷的浓度，而且可促进成骨细胞的骨形成作用。通常，甲状旁腺激素分泌过量时溶骨作用增强，而小剂量使用甲状旁腺激素，则成骨作用增强。

3. **促使维生素 D 的羟化作用**　激活近端肾小管的 1α- 羟化酶，催化 25- 羟维生素 D_3 生成具有活性的 1,25- 二羟维生素 D_3，后者促进肠道对钙的吸收。

二、甲状旁腺激素的分泌调节

甲状旁腺激素的合成和释放受血清钙离子浓度的调节，二者间呈负反馈关系。血钙过低时刺激甲状旁腺激素的合成和释放，升高血钙；血钙过高则抑制甲状旁腺激素的合成和释放，使血钙向骨骼转移，降低血钙。甲状旁腺功能正常时血钙与血磷的乘积恒定，血钙高则血磷低，正常范围维持在 35～40mg/mL。甲状旁腺激素正常范围为 1～10pmol/L。

甲状旁腺功能亢进时，血钙升高、血磷降低，主要临床表现为骨质疏松、骨折、多尿、烦渴、多饮、反复肾结石、软组织钙化。甲状旁腺功能低下时，血钙降低、血磷升高，神经肌肉兴奋性增高、手足抽搐。

第三十章
甲状旁腺病理诊断

第一节　甲状旁腺细胞学

　　甲状旁腺病变多数较小，触诊不明显，临床很少直接对甲状旁腺进行 FNA 检查。当甲状旁腺由于肿瘤性或非肿瘤性病变导致腺体增大或于颈部形成明显肿块时，FNA 可取到正常或病变的甲状旁腺成分。

　　甲状旁腺细胞一般较甲状腺滤泡上皮细胞稍小，主要包括主细胞、嗜酸性细胞和水样透明细胞。主细胞与甲状腺滤泡上皮细胞类似，而嗜酸性细胞与嗜酸性变的甲状腺滤泡细胞（Hürthle 细胞）常无明显区别。

　　FNA 中，甲状旁腺来源的成分 Bethesda 分类多为 Ⅲ ~ Ⅳ 类。表现为细胞量丰富，胶质背景缺乏，为富含血管的基质成分（图 30-1-1）。细胞排列紧密，重叠，呈小团状或片状，与丰富的血管基质关系

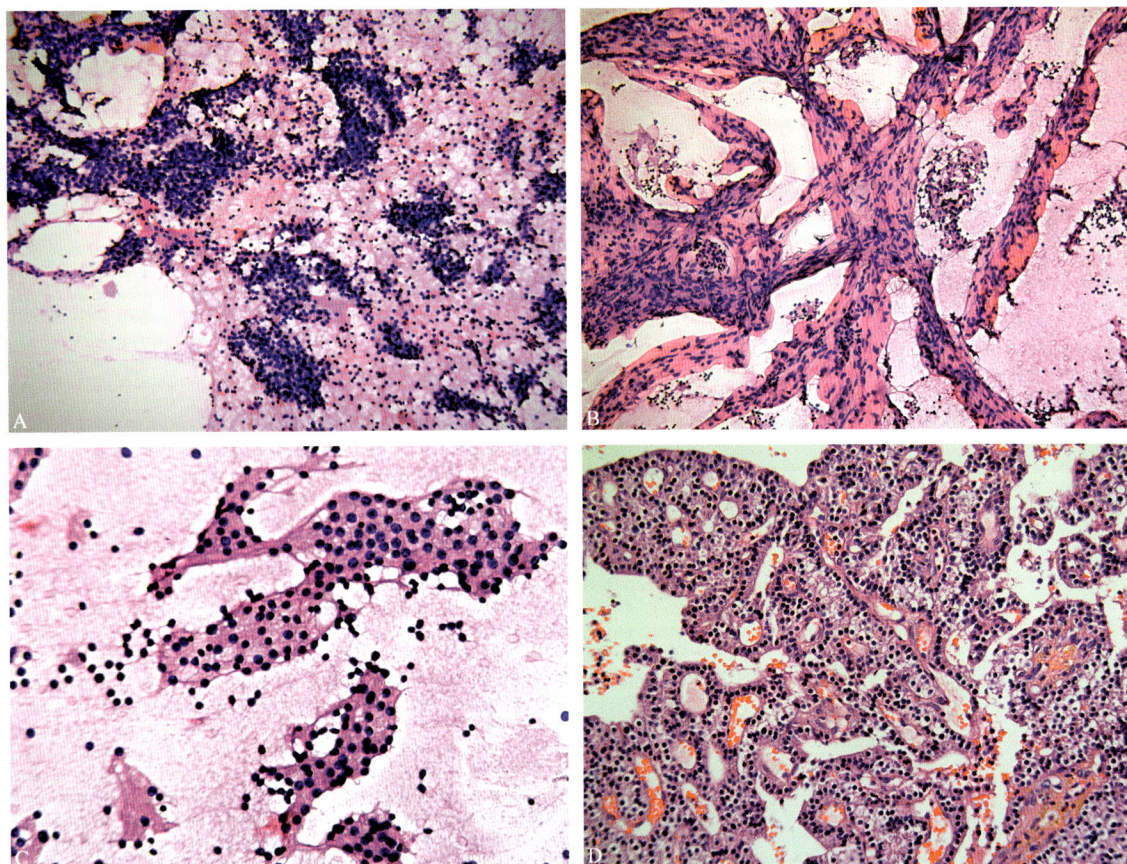

图 30-1-1　甲状旁腺腺瘤的细胞学及对应组织学

甲状旁腺腺瘤的细胞学（A ~ C）。A. 涂片中见丰富的细胞，胶质缺乏；B. 富含血管基质成分；C. 甲状旁腺细胞核小而一致，小片状排列，无明显异型性，见较多的裸核（涂片，HE 染色）；D. 对应的组织学表现为增生的乳头结构，间质血管丰富，甲状旁腺细胞胞质透明或略嗜酸性（石蜡，HE 染色）。

密切，裸核多见。胞质透明或嗜酸性变，核质比（N：C）较高。细胞核圆形，大小较一致，无明显异型性，有神经内分泌细胞核的特点，细颗粒状，核仁不明显（图30-1-2）。偶见少量异形核及核内包涵体。当FNA细胞异型性明显、细胞核增大、核仁突出、出现病理性核分裂或见肿瘤性坏死时，提示恶性可能。

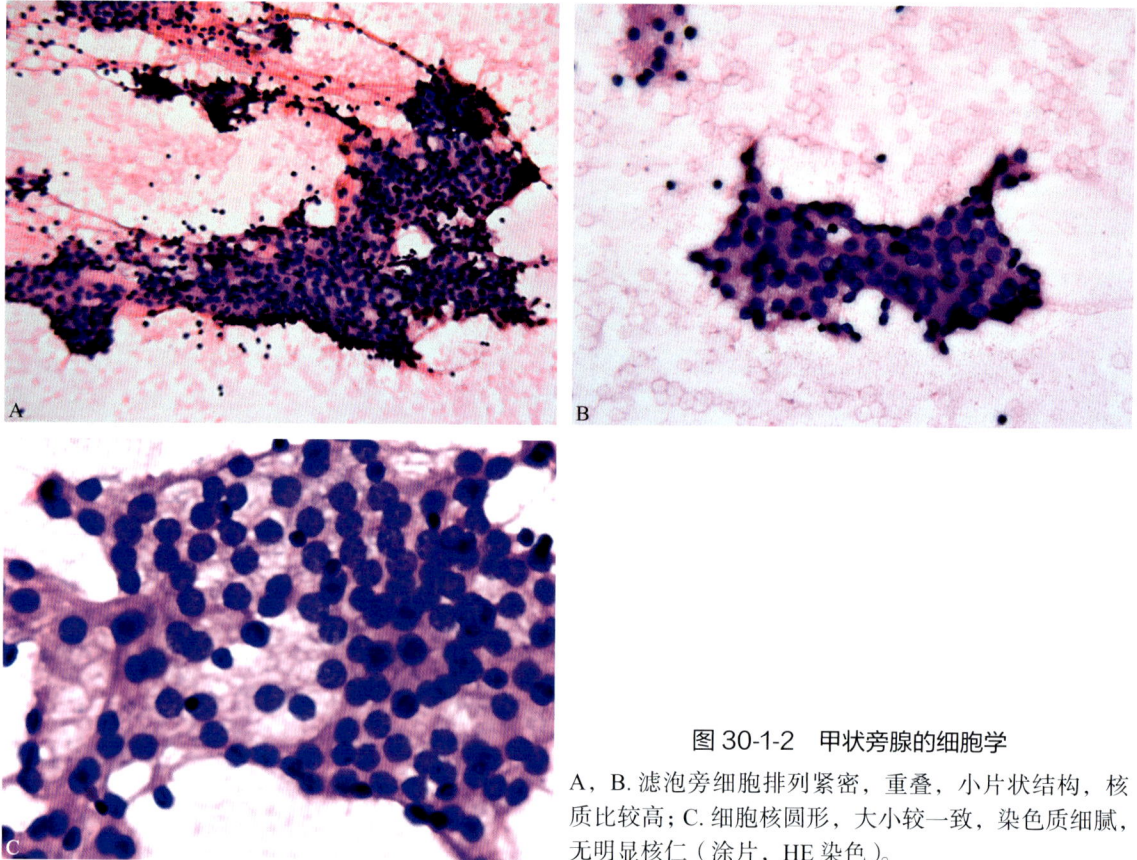

图30-1-2　甲状旁腺的细胞学
A，B.滤泡旁细胞排列紧密，重叠，小片状结构，核质比较高；C.细胞核圆形，大小较一致，染色质细腻，无明显核仁（涂片，HE染色）。

由于正常甲状旁腺与甲状旁腺增生、腺瘤或癌的细胞形态极为相似，FNA在鉴别甲状旁腺肿瘤良恶性方面较困难，目前仍主要依靠组织病理学检查。

尽管FNA细胞形态对甲状旁腺来源有一定的提示作用，但由于其与甲状腺滤泡上皮细胞无明显能鉴别的特点，只有结合临床、生化及细胞免疫学检查才能有效地辨别穿刺细胞成分为甲状旁腺来源。

甲状旁腺腺瘤继发囊性变时，抽吸液体的甲状旁腺激素测定有助于与甲状腺发生的囊肿相互区别。当FNA判读为FLUS或FN/SFN时，还可进一步分子检测。

甲状旁腺肿瘤容易复发，穿刺活检可能会增加肿瘤种植和播散的风险。

第二节　甲状旁腺组织学

一、正常甲状旁腺

正常甲状旁腺有薄的纤维包膜，组织学表现为甲状旁腺细胞小巢状、条索状排列，细胞间混有多少不等的脂肪（图30-2-1）。

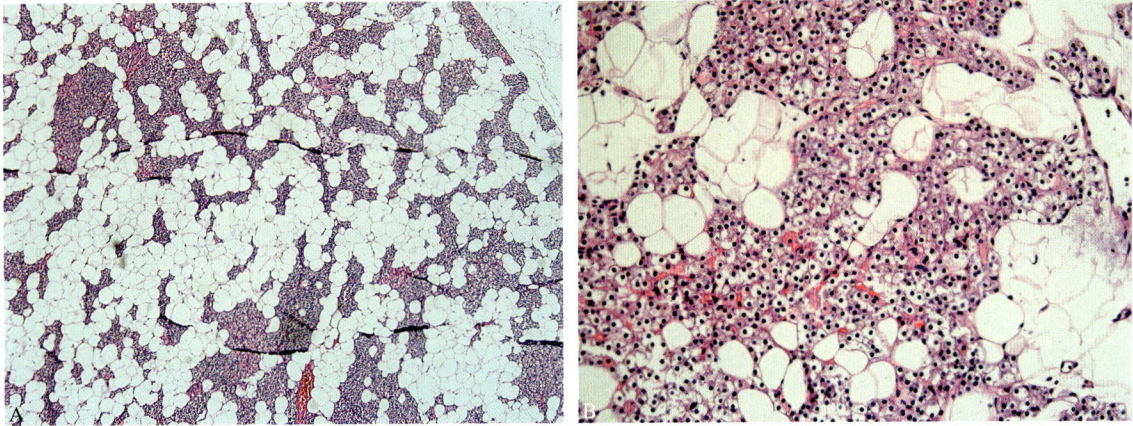

图 30-2-1　正常甲状旁腺的形态学特征

A. 甲状旁腺通常有薄的纤维包膜，组织学表现为甲状腺细胞小巢或条索状，混有多少不等的脂肪组织；B. 甲状旁腺细胞以主细胞多见，此图还可见少量嗜酸性细胞（石蜡，HE 染色）。

甲状旁腺实质细胞有几种不同的形态学变化，根据其不同的形态特点，将其分为几种截然不同的类型：主细胞、嗜酸性细胞、水样细胞、过渡性嗜酸性细胞、过渡性水样透明细胞。

现有的研究发现，主细胞是其唯一的细胞类型，其他之前描述的旁腺细胞均为主细胞的不同形态学变异。

免疫组织化学染色显示，甲状旁腺细胞表达 PTH、各种角蛋白和神经内分泌标志物。

二、甲状旁腺增生

组织学上，根据增生细胞的形态学特点分为主细胞增生和水样透明细胞增生两种类型。

（一）主细胞增生

此类型增生常见。表现为所有甲状旁腺腺体均增大，呈红褐色至黄褐色。偶尔也可见其中一个腺体明显增大，呈腺瘤样外观。

显微镜下，增大的甲状旁腺间质内脂肪细胞数量减少或缺失，主细胞增生排列成片状或条索状，部分细胞嗜酸性变。可见纤维间隔，结节状或假腺瘤样（图 30-2-2）。

（二）水样透明细胞增生

此类型增生少见，表现为所有甲状旁腺腺体均明显增大，腺体总重量 5 ~ 10g。大体上，增大的腺体形状不规则，位于背侧上面一对的甲状旁腺腺体可显著大于下面腺体，甚至相互融合。增大的腺体呈红褐色或棕色，质软，可伴有囊性变或出血。部分增生的腺体可见伪足形成。

显微镜下，肿瘤几乎全部由胞质透明的细胞组成，其他类型细胞少见，排列成片状、腺泡状。肿瘤细胞大小差异明显，部分细胞显著大于正常甲状旁腺细胞。

组织学形态一般无法区分甲状旁腺增生是原发性还是继发性。另外，甲状旁腺增生与腺瘤的鉴别也较困难，因为两者增大的腺体形状、质地，细胞类型及细胞的增殖指数均无明显区别。甲状旁腺增生常累及多个腺体，而腺瘤常表现为单个结节。少见情况下，腺瘤也可表现为多个结节，如双腺瘤或三个腺瘤。腺瘤一般有完整的包膜，周围见残存的正常甲状旁腺组织，并且存在至少一个正常的甲状旁腺。

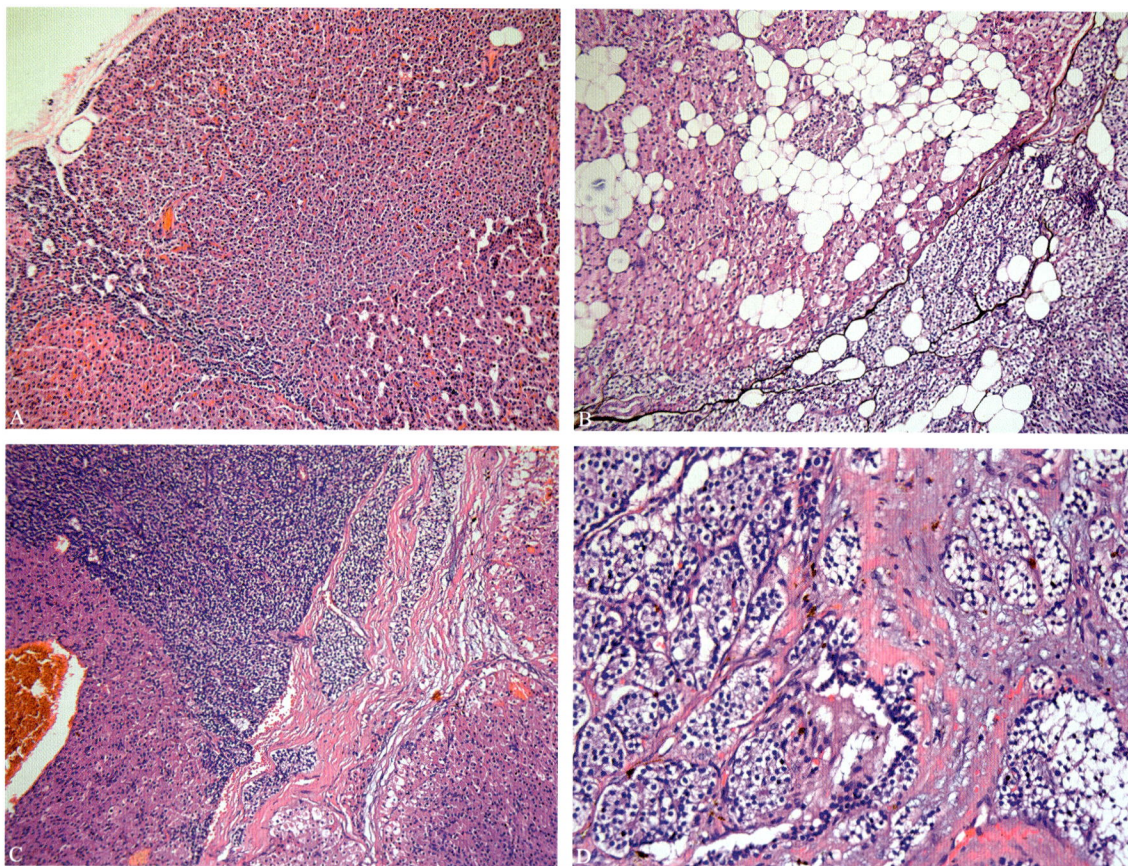

图 30-2-2　甲状旁腺增生组织学特征

A.甲状旁腺增生通常以主细胞为主，间质脂肪细胞减少，包膜外无正常甲状旁腺组织，可与甲状旁腺腺瘤相互区别；B.主细胞（右下）和嗜酸性细胞增生（左上），间质脂肪细胞减少；C.增生的甲状旁腺内可见纤维性间隔；D.细胞被纤维间隔分割成大小不一的结节状（石蜡，HE 染色）。

三、甲状旁腺腺瘤

甲状旁腺腺瘤（parathyroid adenoma）大体为卵圆形光滑的结节，表面为薄的纤维包膜，部分可略呈分叶状。腺瘤切面呈红褐色或棕色，均质，质软，与周围正常的甲状旁腺比较，腺瘤柔软性更差。当腺瘤较大时，可伴发灶状出血或囊性变。

显微镜下，腺瘤有完整的包膜，边界清楚，约 60% 的腺瘤周围见残存受压的正常甲状旁腺组织。腺瘤内细胞密度增高，脂肪细胞明显减少或缺乏，间质血管丰富。腺瘤细胞以主细胞增生为主，也可见嗜酸性细胞、水样细胞及过渡性细胞混合存在。肿瘤细胞弥漫片状排列，亦可呈巢状、假腺样或乳头状结构。与周围正常的甲状旁腺细胞相比，腺瘤细胞稍大，可出现良性到明显非典型性的一系列变化（图30-2-3）。

一般情况下，腺瘤细胞分化较好，细胞小而一致，核深染，缺乏核分裂象和坏死。约 10% 的腺瘤内可见形状怪异的巨核细胞，但当缺少其他恶性特征时，异形核不提示恶性。间质可见薄的纤维间隔。

根据腺瘤细胞形态学差异，可分为嗜酸细胞腺瘤、腺脂肪瘤、水样透明细胞腺瘤和非典型腺瘤，但无明显临床意义。

1.嗜酸细胞腺瘤（oncocytic/oxyphilic adenoma）　特指腺瘤全部或几乎全部由嗜酸性细胞构成。嗜酸性细胞常比主细胞腺瘤大，胞质丰富，嗜酸性颗粒样。典型的嗜酸性细胞核呈圆形，核仁明显，可伴异型性。嗜酸细胞腺瘤可以伴或不伴甲状旁腺功能亢进症状。

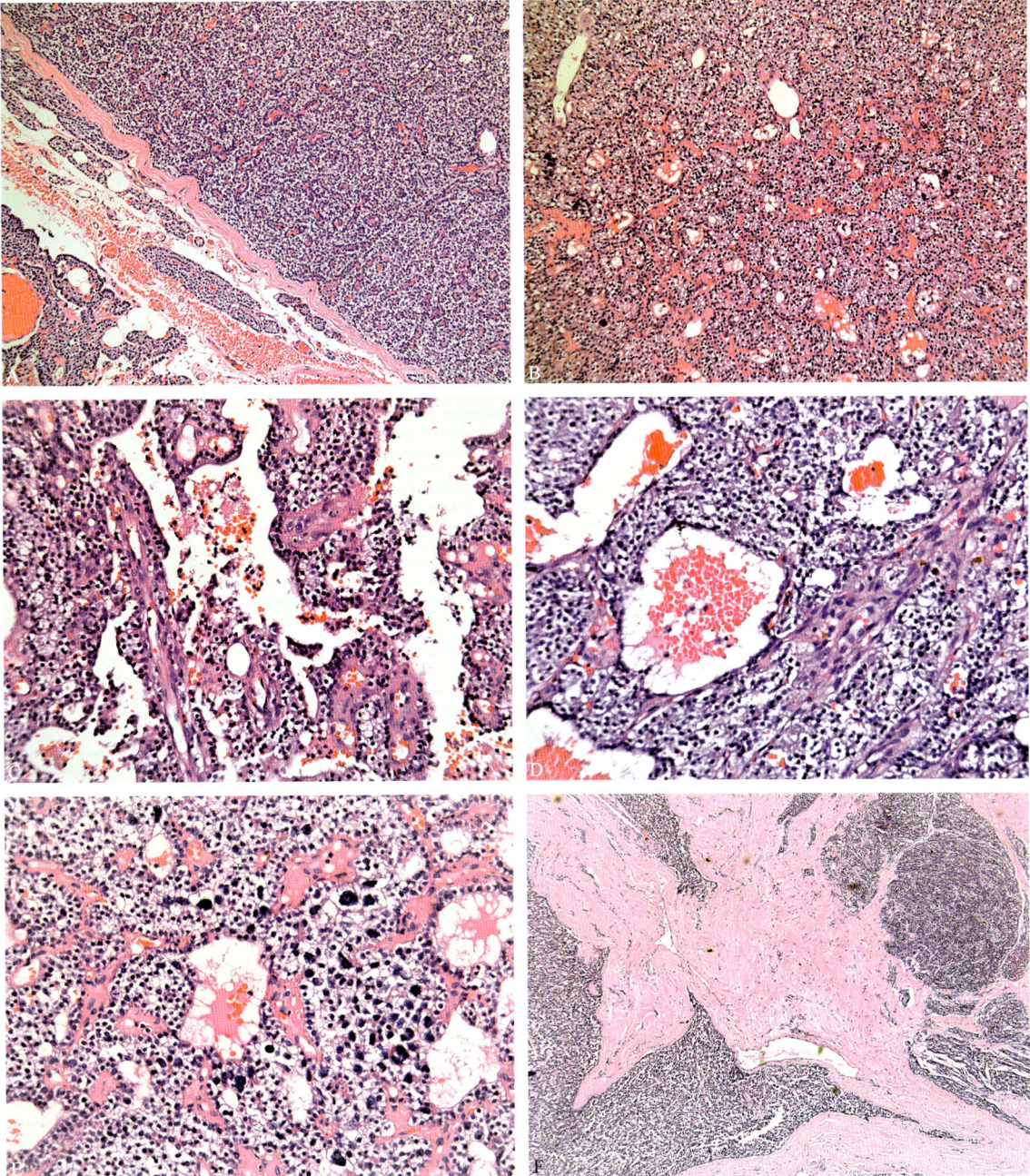

图 30-2-3　甲状旁腺腺瘤组织学特点

A.甲状旁腺腺瘤包膜完整，包膜外见残存受压的正常甲状旁腺组织；B.增生的细胞通常以主细胞为主，间质血管丰富，脂肪细胞缺乏；C.瘤细胞排列呈假腺样或乳头状结构；D.瘤细胞弥漫片状；E.部分瘤细胞可伴有异形核，当缺乏其他恶性证据时不提示恶性；F.非典型腺瘤中可见厚的胶原纤维分割带（石蜡，HE 染色）。

　　2. **脂肪腺瘤**（lipoadenoma）　也被称作甲状旁腺错构瘤（hamartoma）或甲状旁腺瘤伴黏液性变的间质。腺脂肪瘤常较大，重量可达 40g 左右。组织学特点是腺瘤富含成熟的脂肪细胞，间质部分黏液变，主细胞或嗜酸细胞巢状或条索状排列。大部分脂肪腺瘤为功能性。

　　3. **水样透明细胞腺瘤**（water-clear cell adenoma）　罕见，腺瘤由大多数水样透明细胞构成。瘤细胞胞质丰富、透明，细胞膜清晰。

　　4. **非典型腺瘤**（atypical adenoma）　这类肿瘤形态学特点介于腺瘤和癌之间。非典型腺瘤大体常与周围组织粘连，显微镜表现为肿瘤细胞间见增厚的胶原纤维分割带，细胞具有多形性和异型性，核分裂增加，伴少量坏死，局灶可疑但无明确的包膜、血管及神经浸润的证据。甲状旁腺不典型腺瘤多为良性病变，但有一定的恶性潜能，需长期密切的随访。

免疫组织化学染色：同正常甲状旁腺细胞，腺瘤细胞表达 PTH、各种角蛋白和神经内分泌标志物，但腺瘤细胞 PTH 表达通常较周围正常的甲状旁腺稍弱。增殖标记指数低，Ki67/MIB1 多<5%，当 Ki67>5% 时，须除外恶性。由于 Ki67 指数值在甲状旁腺良恶性肿瘤中有很大的重叠，诊断价值有限。当 Ki67 指数较高而无其他恶性的形态学特征时，建议长期密切随访。

甲状旁腺腺瘤与增生的鉴别前面已经提及。需注意的是，当甲状旁腺腺瘤以滤泡状结构为主时，部分滤泡内可包含类胶质样物，使得其与甲状腺滤泡性腺瘤或癌形态相似。另外甲状旁腺腺瘤可发生明显的出血和囊性变，大体上也与甲状腺腺瘤容易相混淆。免疫组化染色有助于两者鉴别：甲状旁腺细胞 PTH 阳性，甲状腺转录因子 -1、甲状腺球蛋白（Tg）阴性，而甲状腺滤泡上皮细胞则相反。

四、甲状旁腺癌

甲状旁腺癌（parathyroid carcinoma）多表现为质硬且体积较大的肿块，与周围组织粘连紧密，导致部分肿瘤无法完全切除。大体检查，肿瘤切面呈灰白色，质硬，平均直径 3cm，重约 3g 或以上。

组织学上，甲状旁腺癌与甲状旁腺腺瘤相似，肿瘤细胞分化较好，均匀一致，以主细胞多见，细胞实性片状、密集巢状或小梁状生长。罕见情况下，可见菊形团样结构，肿瘤细胞常被粗大不规则的胶原纤维束分割，核分裂象较多（>5 个 /10HPF）。少部分肿瘤核异型性明显，可见明显的去分化或未分化成分，核质比增大，核仁明显，散在灶性凝固性坏死。甲状旁腺癌中核分裂象差异明显，可仅表现为局灶核分裂活跃，当核分裂象>5 个 /10HPF 时，恶性风险增加。

甲状旁腺癌的确诊依据有：①明确的血管或周围神经的侵犯；②肿瘤穿透包膜，广泛浸润周围组织；③局部或远处转移。由于甲状旁腺异位较常见，甲状腺癌的浸润成分需与异位甲状旁腺相鉴别。

免疫组织化学：甲状旁腺癌尚无特异的免疫标志物，大部分标志物在甲状旁腺良、恶性肿瘤间无明显差异。除 Ki67 以外，其他具有鉴别作用的标志物还有 Parafibromin、P53、Bcl-2、Rb、CCND1 和 p27。

五、继发性肿瘤

甲状旁腺继发性肿瘤常由邻近肿瘤的直接浸润，多无甲状旁腺功能亢进症状。根据肿瘤浸润程度，可表现为明显的颈部肿块、声音嘶哑、吞咽困难及疼痛。

最常见的继发性肿瘤是甲状腺癌，也可由远隔部位的肿瘤经血管或淋巴管转移所致。

第三节　甲状旁腺分子检测

由于甲状旁腺增生和癌的临床表现及组织学均存在明显的重叠，于术前和术中诊断甲状旁腺癌极为困难。目前，确诊甲状旁腺癌主要依赖术后的组织病理检查。部分尚未发生转移或浸润的病例，术后的病理诊断也存在很大的困难，常于复发或转移后才获得确诊。准确的诊断对甲状旁腺良、恶性病变的治疗至关重要。手术是甲状旁腺肿瘤的主要治疗方法，包括甲状旁腺切除术和根治性切除。

甲状旁腺肿瘤的发生与异常的分子机制有关，从分子水平上对不同甲状旁腺疾病进行研究，寻找良、恶性肿瘤不同的生物学标志物，有助于甲状旁腺肿瘤的明确诊断和规范化治疗。现有的遗传学研究发现，甲状旁腺腺瘤和甲状旁腺癌具有明显不同的分子学特征，提示甲状旁腺癌并非由腺瘤发展而来。

一、*CDC73* 基因突变

甲状旁腺功能亢进症 – 颌骨肿瘤综合征（hyperarathyroidism-jaw tumor syndrome，HPT-JT）是一种常染色显性遗传病，表现为甲状旁腺肿瘤、颌骨骨化性纤维瘤及各种肾脏囊肿或肿瘤。

HPT-JT 发生的甲状旁腺肿瘤中，15% 为甲状旁腺癌，并于该综合征中发现了较具特征性的 *CDC73* 基因突变，该基因最初命名为 *HPRT2*。*CDC73/ HPRT2* 是一抑癌基因，位于 1q31.1，编码的蛋白质 parafibromin 参与细胞周期的调节，可使细胞周期停滞于 G_1 期。*CDC73* 基因突变导致 parafibromin 表达水平下降，进而引起细胞周期的失控。*CDC73* 突变符合"二次打击"学说，分为胚系突变和体细胞突变，许多散发性甲状旁腺癌中也存在相似的基因改变，*CDC73* 突变率约为 70%。

CDC73 突变在其他甲状旁腺疾病中少见，散发性甲状旁腺腺瘤突变率仅为 0 ~ 4%。*CDC73* 突变无明显的热点突变区，以第 1、2 和 7 号外显子较多见。散发性或疑有家族甲状旁腺病变的患者均应常规进行 *CDC73* 突变检测，排除 HPT-JT 等遗传相关性疾病。

二、癌基因 *cyclinD1*

原发性甲状旁腺功能亢进多为散发性，部分与遗传综合征相关。分子学研究证实，甲状旁腺腺瘤为克隆性。部分原发性或继发性甲状旁腺增生也有克隆性增生，提示这种增生可能为腺瘤的早期阶段。甲状旁腺肿瘤相关的克隆性事件中，癌基因 *cyclinD1* 的激活与甲状腺肿瘤的发生密切相关。*cyclinD1* 定位于 11q13，染色体倒位使得 *cyclinD1* 与人甲状旁腺激素基因 PTH 发生重排，原癌基因 *cyclinD1* 基因激活。

三、多发性神经内分泌肿瘤 1 型基因

多发性神经内分泌肿瘤 1（*MEN1*）型基因是一种抑癌基因，位于 11q13，与多发性内分泌肿瘤 1 型（multiple endocrine neoplasia-1，MEN1）相关。MEN1 为常染色体显性遗传，编码蛋白为 menin。*MEN1* 的突变原理亦符合"二次打击"学说。*MEN1* 基因突变导致 menin 蛋白的失活。

分子机制研究增进了对甲状旁腺肿瘤病因的认识，研究结果为甲状旁腺肿瘤的诊断和治疗提供新的参考依据，有助于合理治疗方案的制订、肿瘤复发率的降低和患者预后的改善。

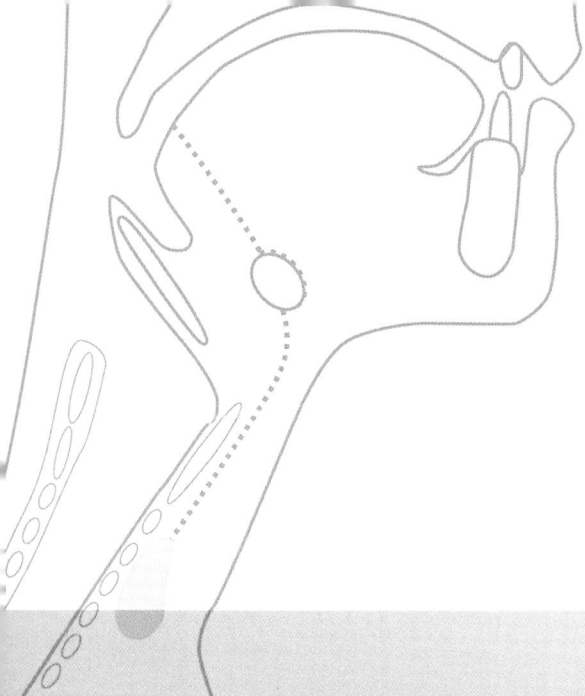

第五篇

甲状旁腺超声诊断

第三十一章
正常甲状旁腺超声

　　甲状旁腺超声检查的临床意义主要在于及时、无创地发现较小的甲状旁腺新生物，为外科手术提供定位信息，提高手术准确性、节约手术时间，同时避免不必要的外科手术。也可用于指导超声引导下经皮消融治疗，监控肿瘤的进展，协助用药过程中疗效的评估并指导用药。

一、正常甲状旁腺灰阶超声表现

（一）正常甲状旁腺灰阶超声

　　正常甲状旁腺超声表现为边界清楚、内部回声均匀、形态规则的等回声或稍高回声（图 31-0-1），少数表现为等回声（回声接近周围邻近的甲状腺组织）或低回声（回声低于周围邻近的甲状腺组织）。正常甲状旁腺的形态多样，最常见的是椭圆形，也可表现为梭形或不规则形。甲状旁腺大小差异较大，多为长 3 ~ 8mm，宽 2 ~ 5mm，厚 0.5 ~ 2mm。下甲状旁腺的长、宽径均略大于上甲状旁腺，而厚径则明显大于上甲状旁腺。

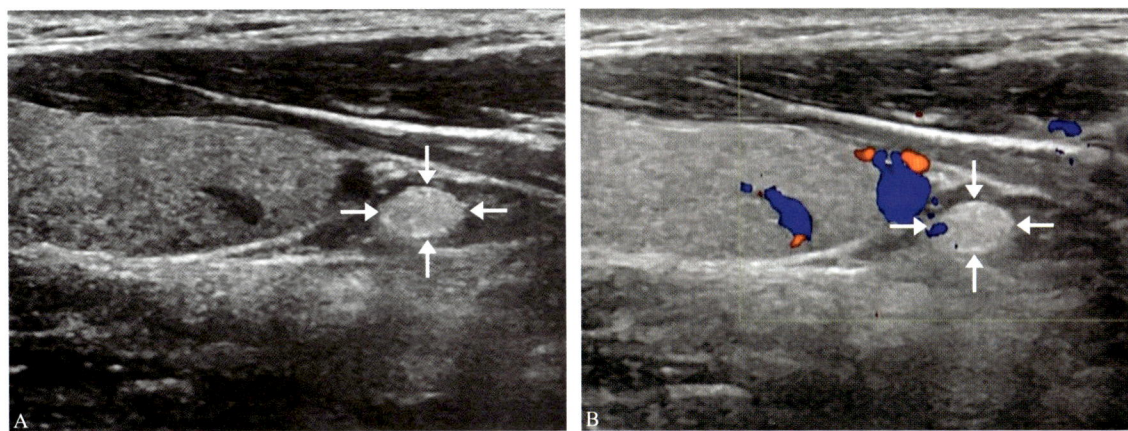

图 31-0-1　正常甲状旁腺超声表现

A. 灰阶超声：正常甲状旁腺呈边界清楚、内部回声均匀、形态规则的稍高回声；与甲状腺下极之间有明确的分界；B. CDFI：正常甲状旁腺内部可见点状血流信号显示。

　　甲状旁腺位置有较大的变异，上甲状旁腺位置相对固定，多位于甲状腺两侧叶中上 1/3 段后外侧、后内侧和正后方，但有时不易显示。而下甲状旁腺超声常容易显示，但其位置变异较大，多位于甲状腺两侧叶下 1/3 段后缘及以下 2cm 的范围内，所以超声检查时需要在甲状腺下极的附近区域仔细扫查，以甲状腺下极为中心半径 2.5cm 的范围内扫查。部分甲状旁腺可异位于颈侧方或胸骨上窝，更有少数可异位至胸骨后方或上纵隔处，对此部分甲状旁腺超声较难显示（图 31-0-2）。

　　正常甲状旁腺扫查时需熟悉颈部解剖结构，尤其是甲状旁腺周围的解剖结构，甲状旁腺常见位置在

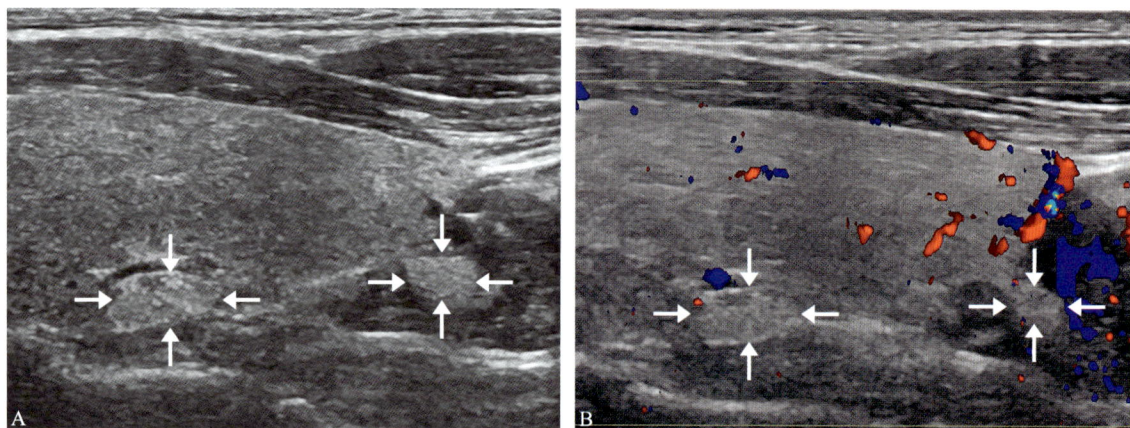

图 31-0-2　正常甲状旁腺超声表现

A. 灰阶超声：在甲状腺中部后方和下极后方同时显示 2 枚正常甲状旁腺，分别为上甲状旁腺和下甲状旁腺（箭头）；
B. CDFI：2 枚正常甲状旁腺内部均未见明显血流信号显示（箭头）。

甲状腺筋膜鞘（真被膜）和纤维囊（假被膜）之间，双侧上甲状旁腺多位于甲状腺的真假被膜之间，而双侧下甲状旁腺有一半位于甲状腺下缘及胸骨甲状肌筋膜鞘后方。

（二）注意事项和扫查技巧

扫查时要掌握一定的扫查技巧，充分利用甲状腺为透声窗和定位标志，对甲状旁腺的常见部位进行重点扫查。对甲状旁腺声像图的正确认识有助于超声医师识别异常的甲状旁腺，尤其是一些体积偏大、血流信号丰富的低回声型甲状旁腺，一定要特别注意与甲状旁腺腺瘤、甲状旁腺增生、颈部淋巴结及甲状腺向背侧突出的结节相鉴别。

1. **正常甲状旁腺需与颈部淋巴结鉴别**　前者多呈稍高回声，后者多呈低回声。少数甲状腺存在 PTC 合并颈中央区淋巴结转移可呈高回声，但转移淋巴结回声多不均匀，可有液化及钙化；淋巴结转移 CDFI 显示内部血供丰富，而正常甲状旁腺一般血供稀少（图 31-0-3）。

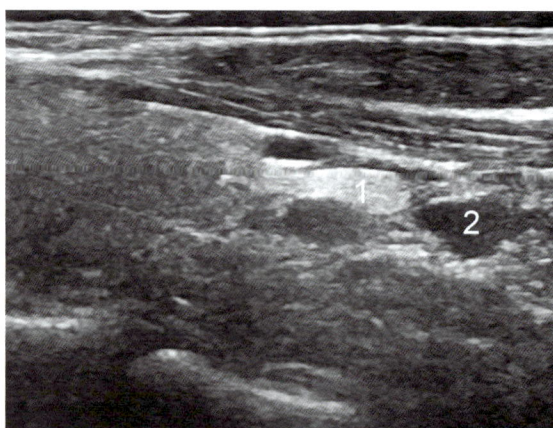

图 31-0-3　正常甲状旁腺与颈部淋巴结

1：正常甲状旁腺；2：颈部淋巴结。

2. **正常甲状旁腺与外突的甲状腺鉴别**　部分正常甲状腺组织或等回声的甲状腺结节可向外局部突出，与正常甲状旁腺鉴别困难。仔细观察甲状腺被膜的线样回声是否包绕结节，前者多在被膜以内，后者多在被膜以外；另仔细观察内部回声特点、CDFI 内部血供、吞咽运动时的活动度也有助于两者的鉴别（图 31-0-4，图 31-0-5）。

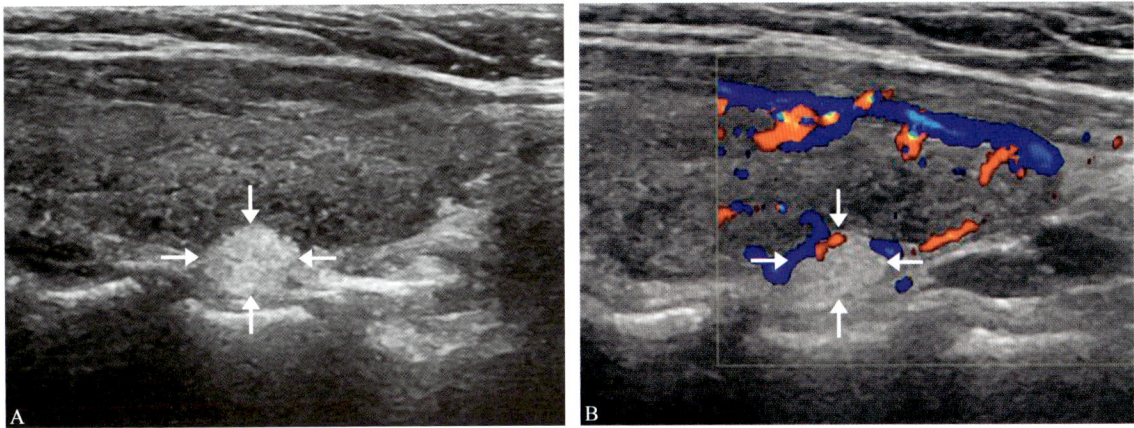

图 31-0-4　正常甲状旁腺

A. 灰阶超声：甲状腺左叶背侧可见高回声的甲状旁腺（箭头）；B. CDFI：甲状旁腺与前方的甲状腺之间可见血流信号，也是区分两者的标志。

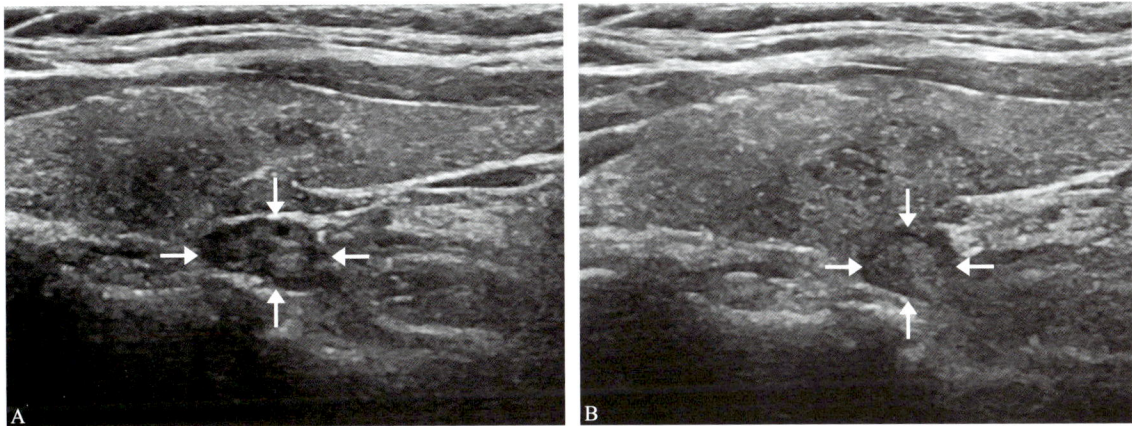

图 31-0-5　甲状腺外突的结节

A. 灰阶超声：甲状腺右叶背侧可见一个稍低回声的结节（箭头），与前方的甲状腺之间可见带状高回声分隔，易与甲状旁腺混淆；B. 灰阶超声：探头方向稍微调整后，可见背侧结节与前方甲状腺相连，证实为甲状腺来源的结节（箭头）。

二、正常甲状旁腺彩色多普勒超声表现

正常甲状旁腺内部血流信号表现差异较大，可表现为无明显血流信号、点状血流信号（见图 31-0-1，图 31-0-2）、条索状血流信号或轮辐状血流信号。

甲状旁腺的血供主要来自甲状腺下动脉，少数来自甲状腺上动脉和上、下动脉的吻合支，故其血流特点与相邻甲状腺实质基本一致。

三、正常甲状旁腺超声造影

甲状旁腺超声造影条件基本同甲状腺超声造影。使用配有超声造影处理软件的彩色多普勒超声诊断仪，探头频率 4 ~ 9MHz。造影剂为 SonoVue，造影剂制备和注射方法同前。同时显示甲状旁腺及部分甲状腺组织进行对比，嘱受检者避免吞咽动作，保持平静呼吸，观察时间不少于 3min。

　　正常甲状旁腺组织在注射造影剂后 8 ~ 20s（平均 12.6s）开始增强，在注入造影剂后 34.8s 开始减退，其造影剂灌注特征与相邻甲状腺实质的造影剂灌注特征基本一致，呈同步等增强，同步消退。增强持续时间约（5.2 ± 2.2）s。增强特征表现为均匀增强，轮廓清晰（图 31-0-6）。

　　一般仍以注射造影剂后 30s 之内定义为增强早期，＞30s 为增强晚期。

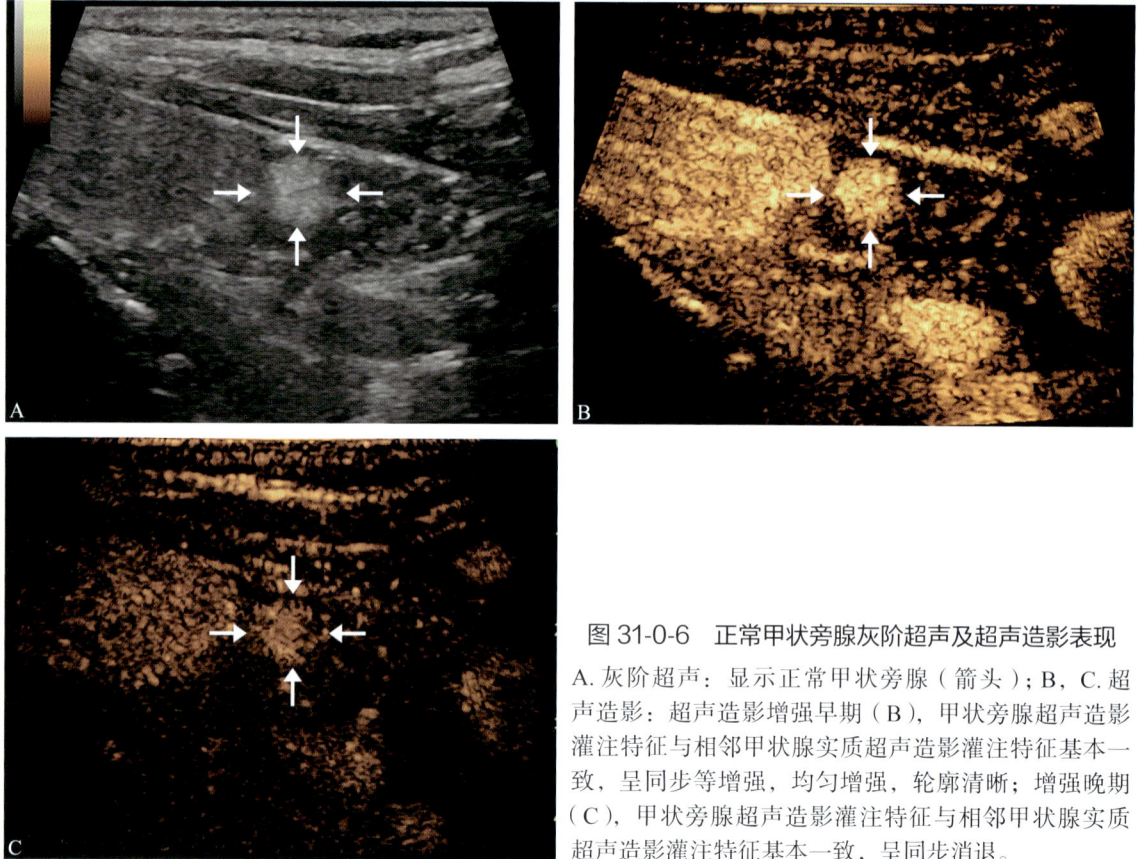

图 31-0-6　正常甲状旁腺灰阶超声及超声造影表现

A. 灰阶超声：显示正常甲状旁腺（箭头）；B，C. 超声造影：超声造影增强早期（B），甲状旁腺超声造影灌注特征与相邻甲状腺实质超声造影灌注特征基本一致，呈同步等增强，均匀增强，轮廓清晰；增强晚期（C），甲状旁腺超声造影灌注特征与相邻甲状腺实质超声造影灌注特征基本一致，呈同步消退。

第三十二章
甲状旁腺疾病超声诊断

甲状旁腺功能亢进症是指甲状旁腺分泌过多PTH而引起的一系列临床征象，是甲状旁腺最常见的疾病。PTH主要靶器官是骨骼和肾脏，对肠道也有间接作用，其生理功能是调节体内钙的代谢并维持钙磷平衡，PTH可促进破骨细胞的作用，使骨钙溶解释放入血，致血钙浓度升高。

根据发生原因不同，可分为原发性甲状旁腺功能亢进（primary hyperparathyroidism，PHPT）、继发性甲状旁腺功能亢进（secondary hyperparathyroidism，SHPT）、三发性甲状旁腺功能亢进（tertiary hyperparathyroidism，THPT）。

由于甲状旁腺本身发生病变导致PTH分泌过多，称为原发性甲状旁腺功能亢进，最常见的病因是甲状旁腺腺瘤，约占所有病例的90%；其次为甲状旁腺增生，占所有病例的5%~10%；甲状旁腺癌较少见，仅占0.5%~1%。这也是甲状旁腺最常见的3种病理学改变。目前本病的真正病因尚不明确。甲状旁腺增生、甲状旁腺腺瘤和甲状旁腺癌均可导致明显的甲状旁腺功能亢进，尽管分子机制不同，但三者之间的形态改变并不明显，组织学存在较大重叠，鉴别困难。部分原发性甲状旁腺功能亢进可能与遗传综合因素有关，包括多发性内分泌肿瘤（MEN），甲状旁腺功能亢进症-颌骨肿瘤综合征（HPT-JT）和家族性孤立性甲状旁腺功能亢进（familial isolated hyperparathyroidism，FIHPT）等。原发性甲状旁腺功能亢进时PTH分泌过多，PTH可导致血钙升高，血钙上升超过一定水平会致使尿钙、尿磷排出增多，血磷水平随之降低。实验室检查特点为：血钙和甲状旁腺素升高、血磷降低和高尿钙。

原发性甲状旁腺功能亢进的主要临床表现如下。①骨骼系统病变：如腰背部、髋部、胸肋部和四肢疼痛，局部有压痛，严重时可出现骨骼畸形、病理性骨折、四肢活动受限、骨软化等；②泌尿系统病变：可出现多尿、夜尿、口渴等症，还可出现反复泌尿系结石和肾实质钙化；③其他系统病变：如性格改变、智力迟钝、记忆力减退、肌张力减弱、易疲劳、四肢肌肉软弱、食欲缺乏、恶心、呕吐、反酸、腹胀腹痛、便秘、消化道溃疡等。

继发性甲状旁腺功能亢进较原发性甲状旁腺功能亢进多见。各种原因引起的低钙血症或者高磷血症都会促使甲状旁腺分泌过多的PTH。常见原因包括以肾小球为主的肾功能减退（慢性肾小球炎、肾盂肾炎等）、维生素D缺乏（多由摄入不足、妊娠期、哺乳期、肝病等原因引起）、长期进行肾透析治疗、胃肠术后、胆道疾病、肾上腺皮质功能亢进、甲亢、糖尿病等营养吸收障碍。上述原因都会造成血钙减低和/或血磷升高，进而刺激甲状旁腺分泌PTH增加，引起继发性甲状旁腺功能亢进。继发性甲状旁腺功能亢进的治疗主要是病因治疗以及降血钙、维持钙磷平衡。

三发性甲状旁腺功能亢进是在继发性甲状旁腺功能亢进基础上发生的，长期继发性甲状旁腺功能亢进没有得到有效控制，甲状旁腺长期受刺激致自身结构发生变化，表现为增生或腺瘤形成，此时甲状旁腺由代偿性分泌PTH增加转变为同时存在甲状旁腺自主性分泌PTH增加。发展成三发性甲状旁腺功能亢进后，即使解除引起继发性甲状旁腺功能亢进的原发病，甲状旁腺功能亢进症状也不能恢复。慢性肾功能不全是引起继发性甲状旁腺功能亢进最常见的原因，由于透析技术的使用，慢性肾功能不全患者生存期明显延长，长期继发性甲状旁腺功能亢进刺激甲状旁腺明显增生或形成腺瘤，发生三发性甲状旁腺功能亢进的概率也明显升高。

第一节　甲状旁腺增生

一、概述

甲状旁腺增生（parathyroid hyperplasia，PH）表现为所有甲状旁腺腺体均匀或不均匀增大，伴甲状旁腺功能亢进。主要见于继发性甲状旁腺功能亢进，也可见于少部分的原发性甲状旁腺功能亢进。继发性甲状旁腺增生可分为弥漫性与结节性，后者多由前者发展而来。甲状旁腺增生主要病理改变是腺体内的透明细胞或主细胞呈弥漫性或结节性增生，常累及多个腺体。增生的腺体比正常腺体大30～100倍，腺体质地软，表面不光整。根据增生的细胞类型可分为两型：透明细胞增生型与主细胞增生型。

二、超声表现

1. **灰阶超声**　甲状旁腺增生多表现为位于甲状腺背侧或甲状腺下极下方的椭圆形或圆形低回声结节，常为双侧多发性，边界清晰，内部回声尚均匀，可伴有囊性变（图32-1-1），但钙化少见。

2. **CDFI**　具有多样性，多表现为结节内部血流信号丰富，部分结节周边可见绕行血管及多条动脉分支进入（图32-1-1）。少数表现为内部见少量血流信号或无明显血流信号。

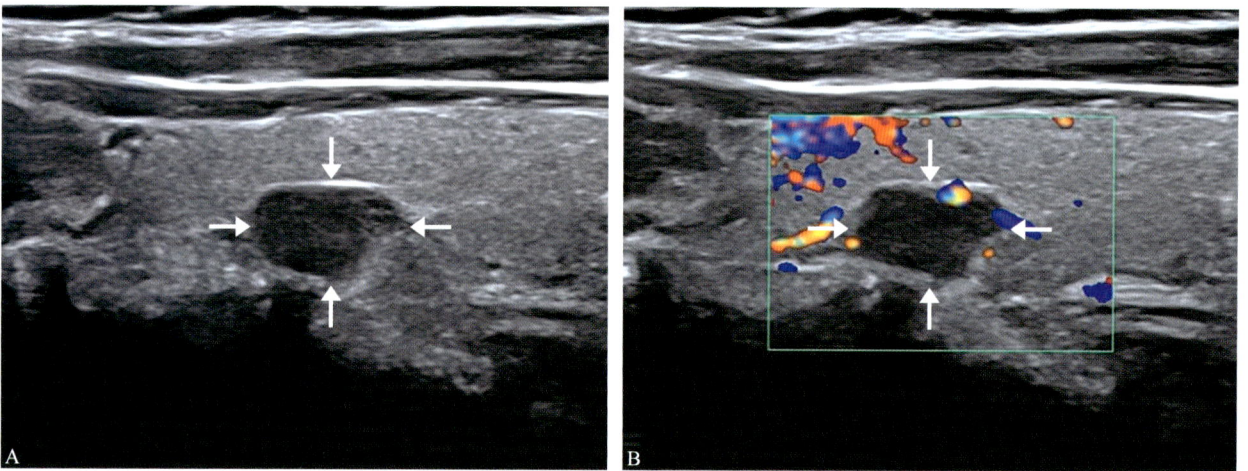

图32-1-1　甲状旁腺增生超声表现

A. 灰阶超声：甲状腺右侧叶中下部后方见一椭圆形低回声结节，边界清晰，内部回声欠均匀；B. CDFI：结节周边可见绕行血管及多条动脉分支进入。

三、其他影像学表现

1. **放射性核素显像**　^{99}mTc-MIBI 2h延迟显像显示甲状腺两侧叶背侧深面见高放射性浓聚灶（图32-1-2），其放射强度明显高于周围组织，可诊断甲状旁腺增生及定位增生的甲状旁腺。

2. **CT**　一般表现为多个甲状旁腺体积轻度增大，密度或信号较均匀，与周围组织分界清楚。

3. **MRI**　用于甲状旁腺的定位（当反应呈阳性时），阳性率不到75%，故一般很少用其作为常规检查。

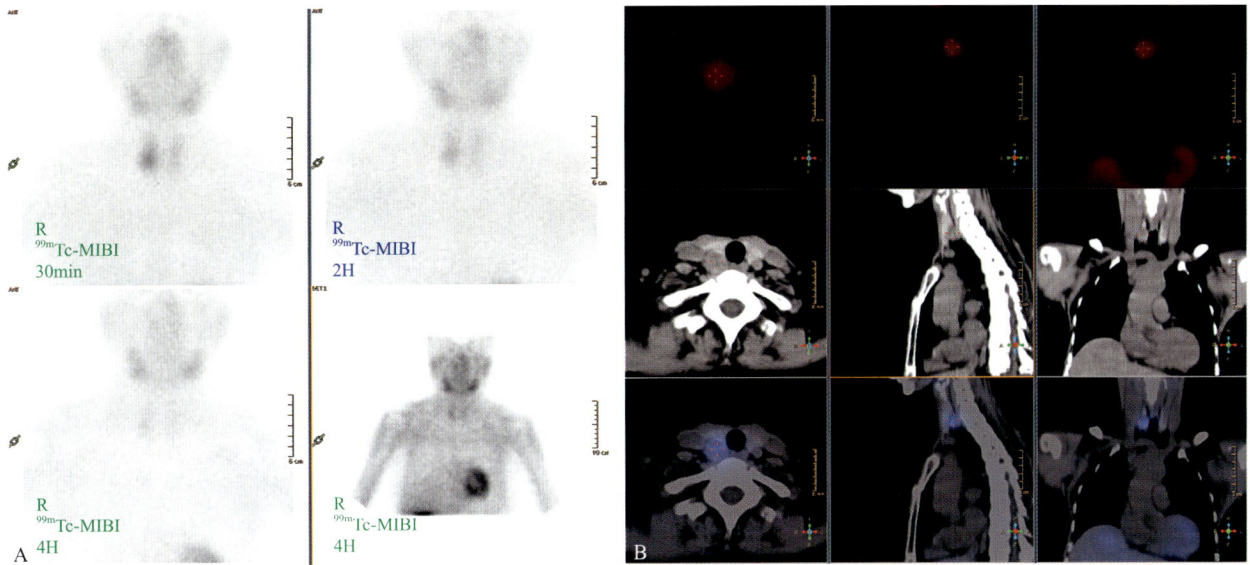

图 32-1-2 放射性核素显像和局部 SPECT/CT 融合显像

A. ^{99m}Tc-MIBI 显像：注射 ^{99m}Tc-MIBI 10mCi 后 30min（左上图），甲状腺显影清晰，位置形态正常，显像剂分布均匀；2h（右上图）：甲状腺影像均匀性变淡，左叶甲状腺中下部投影区见 MIBI 显像剂浓聚区；4h（左下及右下图），甲状腺影像已基本消退，左叶甲状腺中下部投影区见异常 MIBI 显像剂稍滞留；B. 甲状旁腺局部融合图像：甲状腺左叶中下部后方见放射性浓聚灶，同机 CT 见大小为 2cm×1.5cm×1.7cm 的低密度灶，内部密度欠均匀，边界尚清。

四、鉴别诊断

1. **甲状旁腺腺瘤** 常累及单个腺体，增大的程度较甲状旁腺增生明显。内部呈低回声或中等回声，边界清晰，边缘光滑，有包膜，多呈圆形、椭圆形。与单发的甲状旁腺增生相比，体积增大程度更明显，声像图上二者难以鉴别，必须结合临床考虑。

2. **甲状腺两侧叶近背侧的结节** 甲状腺结节位于甲状腺被膜内，吞咽运动时与甲状腺一起移动，一般情况下灰阶超声即可鉴别，个别鉴别诊断困难者可行超声引导甲状旁腺病灶穿刺液 PTH 测定，有助于鉴别诊断。

3. **甲状旁腺囊肿** 多位于甲状腺背侧下缘，一般无明显临床表现，增大后可伴有压迫征象。约 70% 的甲状旁腺囊肿为非功能性。灰阶超声表现为无回声且壁薄的囊性结构，与甲状旁腺增生鉴别不难。

4. **颈部Ⅵ区甲状腺两侧叶背侧淋巴结** 当颈部Ⅵ区甲状腺两叶背侧淋巴结异常改变（反应性增生、甲状腺癌淋巴结转移等）时，其声像图表现与正常甲状旁腺或甲状旁腺增生较为相似。当诊断有困难时，可通过超声引导下穿刺细胞学检查明确诊断（图 32-1-3）。

五、诊断要点

甲状旁腺功能亢进症根据病史、典型的临床表现，以及高钙血症和高 PTH 血症，可做出定性诊断。

定性诊断明确后，术前精准定位甲状旁腺病变非常关键，可以保证手术顺利进行，减少不必要的探查性操作，缩短手术时间。超声一般作为首选的影像学方法。

1. 灰阶超声于甲状腺两侧叶后方或下极下方见椭圆形低回声结节，常为双侧对称多发，结合临床表现及实验室检查即可明确诊断。

2. 对异位的甲状旁腺增生，如纵隔、气管或食管后方等部位，超声的检出率有所减低。为了提高检出率，对异位于纵隔内的病变，检查时可将探头尽量向患者足侧倾斜，并嘱其做吞咽动作；对异位于

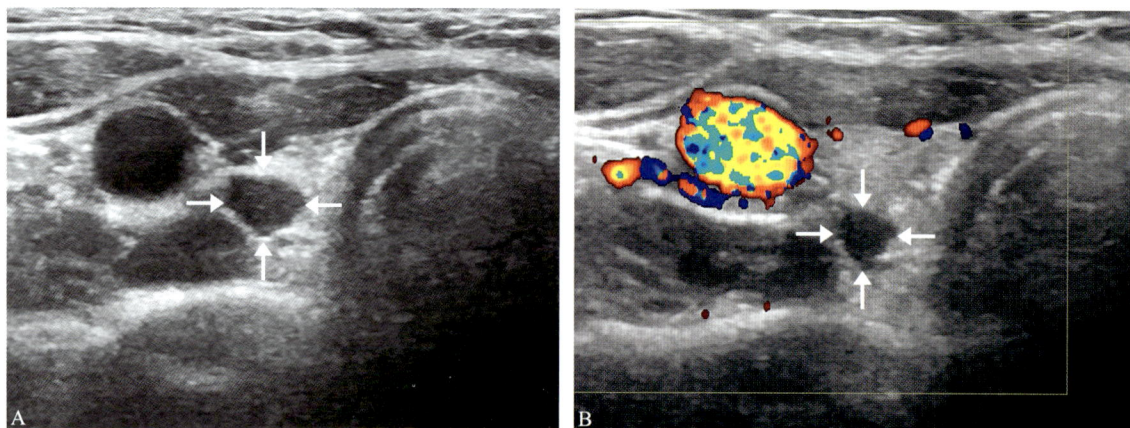

图 32-1-3　甲状腺背侧淋巴结

A. 灰阶超声：甲状腺右侧叶背侧可见表现为低回声的淋巴结（箭头），需注意与甲状旁腺增生鉴别；B. CDFI：淋巴结内未见明显血流信号（箭头）。

气管或食管后方的病变，可让患者取前倾位，以扩大椎前间隙，并用探头冠状断面检查。甲状旁腺异位于纵隔内、气管或食管后方时，超声检查时可通过选择适合的探头、调整扫查方式等帮助提高甲状旁腺的显示率，如仍不能显示，需结合其他影像学检查。

当超声未发现异常甲状旁腺，而临床上高度怀疑甲状旁腺增生时，应联合其他影像检查技术，以发现较小或异位的腺体病变，提高诊断的准确率。

超声引导甲状旁腺病灶穿刺液 PTH 测定有助于确定病灶是否来源于甲状旁腺。可联合穿刺细胞学评估、免疫组织化学染色等，以进一步提高诊断准确性。该方法为术前影像学定位不清的患者提供了有效的术前定位诊断方法。

六、临床意义

随着超声技术的发展，超声已被临床用作甲状旁腺检查的首选影像学方法。超声对甲状旁腺病变诊断的准确率为 65%～92%。对于正常位置的甲状旁腺增生，超声检出率与 CT、MRI 及放射性核素显像相当；对于异位的甲状旁腺增生，如纵隔、气管或食管后方等部位，超声的检出率较低。此时应联合其他影像检查技术，如 MIBI 显像、CT 引导，甚至术中 PTH 等检查，以发现较小或异位的甲状旁腺病变，提高诊断的准确率。

对于诊断困难者，还可行超声引导甲状旁腺病灶穿刺液 PTH 测定，以及联合穿刺细胞学评估、免疫组织化学染色等进一步明确诊断。

七、典型病例

1. **简要病史**　患者自觉双下肢膝关节疼痛并持续加重伴后背酸痛。实验室检查：甲状旁腺激素升高。超声检查提示：甲状腺右叶后方及甲状腺左叶后方实性结节，考虑甲状旁腺来源（图 32-1-4）。ECT：左侧锁骨区（甲状腺左叶后外侧）及甲状腺右叶中部后方病变，考虑甲状旁腺增生或腺瘤。为了进一步治疗收治入院。

2. **实验室检查**　钙（干）2.87mmol/L（↑）、磷（干）1.90mmol/L（↑）、镁（干）1.11mmol/L（↑）、氯（干）94mmol/L（↓）、骨碱性磷酸酶 150mmol/L（↑）、全段甲状旁腺激素 1 998.0pg/mL（↑）。

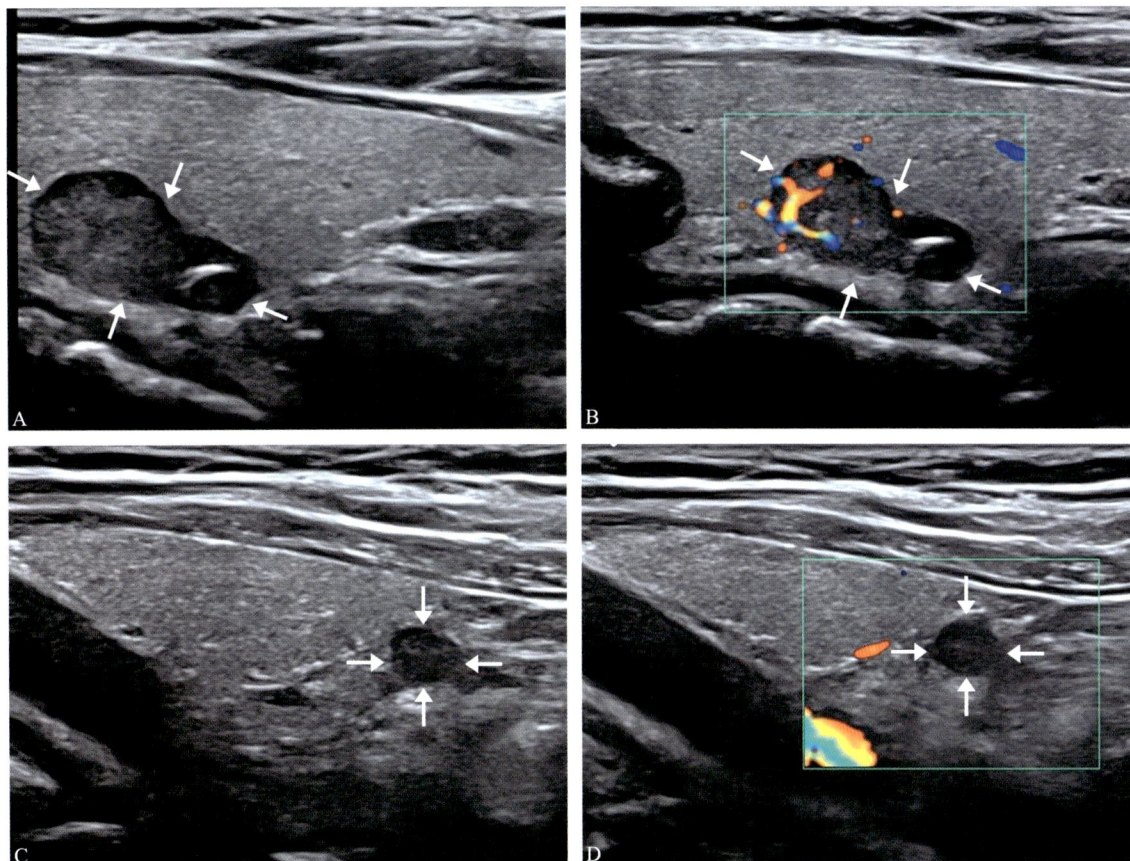

图 32-1-4　甲状旁腺增生

A. 灰阶超声：甲状腺右叶中部背侧见一个低回声结节，边界清晰，形态欠规则，内见粗大钙化灶的强回声；B. CDFI：右叶中部背侧结节内部见较丰富血流信号；C. 灰阶超声：甲状腺左叶中下部后方见低回声结节，边界尚清晰，形态尚规则；D. CDFI：左叶中下部后方结节内部未见明显血流信号。

3．**术中**　甲状腺右侧叶中部后方见一个直径约为 1.7cm 的肿块，质软，边界清晰，形态欠规则；甲状腺左叶中下部后方见一个直径约为 1.5cm 肿块，边界尚清晰，形态尚规则；左侧叶下极下方见一个直径约为 0.6cm 肿块，边界尚清晰，形态尚规则。

4．**病理**　甲状旁腺组织腺瘤样增生。

5．**术后第 2 天复查实验室检查**　钙（干）2.15mmol/L、磷（干）1.82mmol/L（↑）、全段甲状旁腺激素 736.0pg/mL（↑）。

6．**术后 1 周复查实验室检查**　钙（干）2.11mmol/L、磷（干）1.59mmol/L、全段甲状旁腺激素 536.0pg/mL。

★ 甲状旁腺增生常见于继发性甲状旁腺功能亢进，常为双侧多发腺体增大，可伴有囊性变，但钙化少见。

★ 甲状旁腺异位于纵隔内、气管或食管后方时，超声检查时可通过选择适合的探头、调整扫查方式等帮助提高甲状旁腺的显示率，如仍不能显示，需结合其他影像学检查。

第二节 甲状旁腺腺瘤

一、概述

甲状旁腺腺瘤（parathyroid adenoma，PA）可发生于任何年龄，多见于中老年人。女性多于男性，男女比例约为 1 :（2~3），以 40~50 岁多见。单发多见，常累及单个甲状旁腺腺体，其余甲状旁腺多正常。甲状旁腺腺瘤偶尔也可为多发，表现为 2 个或 3 个结节。可异位于甲状腺、胸膜、食管等部位，常见有一纤维性的蒂附着。典型的甲状旁腺腺瘤镜下呈棕褐色至红褐色，表面光滑，质软，包膜薄、多较完整，内部可发生出血、囊性变和包膜钙化等改变。

腺瘤大小悬殊，一般较小（直径 1cm 或更小），小者仅显微镜下可见，颈部触诊很难发现。微小甲状旁腺腺瘤是指直径 <6mm 的功能性腺瘤。

甲状旁腺腺瘤可以是功能性或非功能性的，功能性腺瘤是原发性甲状旁腺功能亢进最常见病因，约 90% 的甲状旁腺功能亢进由此引起。临床表现与甲状旁腺增生相似，主要表现为高钙血症和低磷血症，患者可出现骨质疏松、骨折等症状。实验室检查可发现血钙 >2.6mmol/L（每家单位由于检测试剂不一样，正常值下限会有所不同）。

此外，分子生物学研究表明多发性内分泌肿瘤 1 型基因在甲状旁腺腺瘤患者中常为低表达。

甲状旁腺腺瘤的治疗方式主要是手术切除或热消融治疗，功能性甲状旁腺腺瘤切除或热消融治疗后即刻出现 PTH 水平显著下降，术后 24~48h 血钙水平显著下降。若出现低钙血症，患者可能出现口面部或肢端麻木等症状，严重者出现手足抽搐，需予以积极补钙等治疗，一般术后 3~4d 血钙恢复正常。

二、超声表现

（一）灰阶超声表现

1. **位置** 病灶以下甲状旁腺多见，常见于甲状腺下方、后方或侧方。部分病灶可异位于甲状腺内及纵隔等位置。

2. **数目** 病灶以单发为主，多发性甲状旁腺腺瘤少于 1%~5%。

3. **回声** 病灶多呈低回声，内部回声均匀，少数可见囊性变或钙化灶。

4. **形态** 部分病灶形态规则，呈椭圆形或三角形；部分形态不规则。病灶长轴与身体矢状面平行。

5. **边界** 病灶边界清楚、整齐，常伴有高回声包膜。与甲状腺间有双层中高回声带，为甲状腺被膜与甲状旁腺瘤包膜（图 32-2-1）。

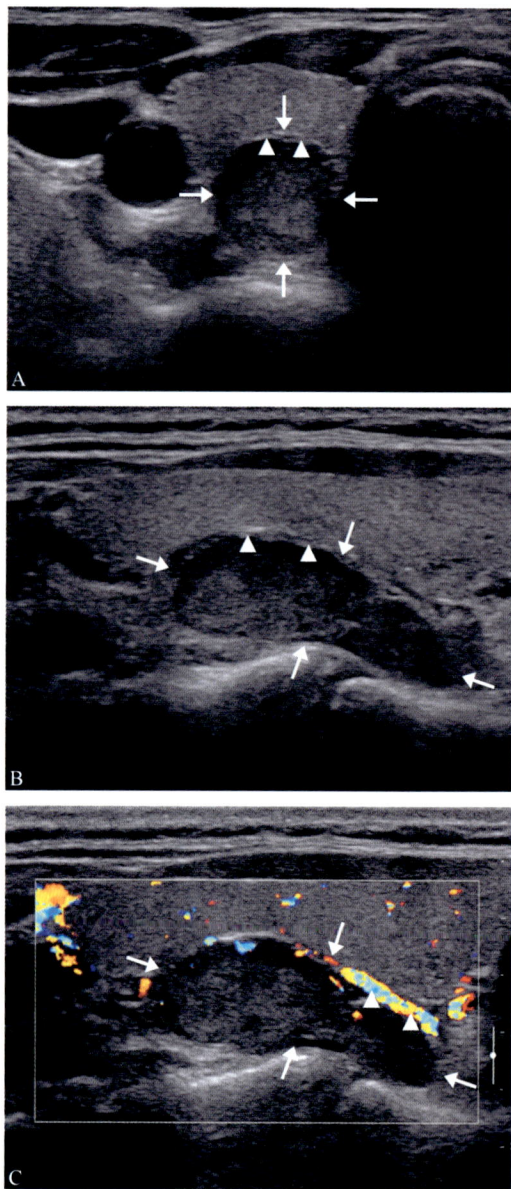

图 32-2-1 甲状旁腺腺瘤

A，B.灰阶超声：甲状腺右叶中下部背侧见一个低回声区（箭头），大小为 2.7cm×1.0cm×1.2cm，形态规则，呈椭圆形，边界清晰，与甲状腺间有双层中高回声带（三角形），内部回声均匀；C. CDFI：病灶右前方可见滋养血管（三角形），病灶周边血流信号丰富。

（二）CDFI

CDFI 可显示病灶前缘绕行的血管，部分 PA 可见特征性的极性血供模式，即滋养动脉从 PA 长轴的一端进入病灶内，通常 PA 内部血流信号丰富（图 32-2-2）。

三、其他影像学表现

1.**甲状旁腺显像**　显像早期及晚期，^{99m}Tc-MIBI 显像剂在甲状旁腺腺瘤内均聚集较多。正常甲状腺早期显像剂聚集较多，晚期影像明显减淡。^{99m}Tc-MIBI 显像可清晰显示病灶的位置，尤其是对于生长于纵隔内的甲状旁腺腺瘤诊断具有较高的价值。

2.**颈胸部 CT**　病灶密度稍低，边界清晰，形态规则，多呈类圆形。CT 可以帮助明确病灶范围、与周围重要脏器及血管的毗邻关系（图 32-2-3）。

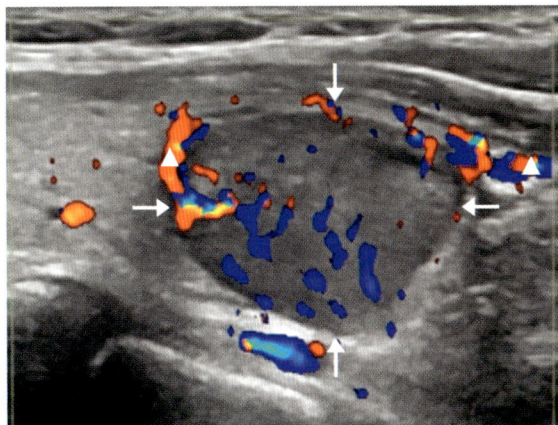

图 32-2-2　甲状旁腺腺瘤
CDFI：病灶左前方可见绕行的血管（三角形）。

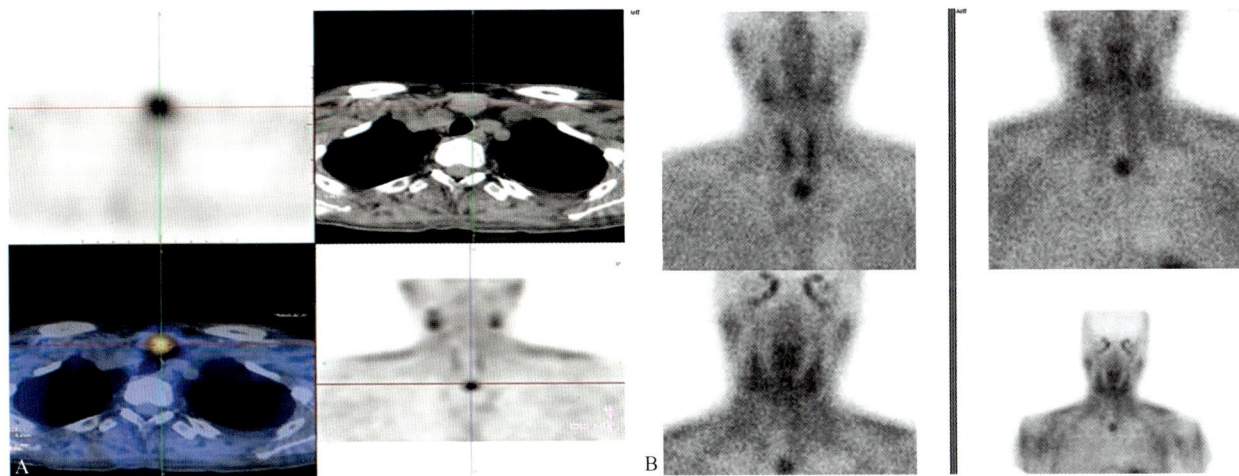

图 32-2-3　甲状旁腺腺瘤 ^{99m}Tc-MIBI 显像和局部 SPECT/CT 融合显像

A. ^{99m}Tc-MIBI 显像：图 A 左上角小图示静脉注射 ^{99m}Tc-MIBI 10mCi 30min，甲状腺显影清晰，位置形态正常，显像剂分布均匀，甲状腺下方见一类圆形显像剂浓聚灶；图 A 右上角小图示静脉注射 ^{99m}Tc-MIBI 10mCi 2h，甲状腺影像均匀性变淡，甲状腺正下方仍见一类圆形显像剂浓聚灶；图 A 左下角及右下角两个小图示静脉注射 ^{99m}Tc-MIBI 10mCi 4h，甲状腺影像已基本消退，甲状腺正下方仍见一类圆形显像剂浓聚灶。余胸部全视野未见异常 MIBI 显像剂滞留。B. 局部融合图像：平面显像所见颈部显像剂浓聚灶，SPECT/CT 定位于胸骨上窝处，见一大小约 2.2cm × 1.7cm × 2.0cm 类圆形稍低密度灶，形态规则，边界清晰。

四、鉴别诊断

1. 甲状旁腺腺瘤、甲状旁腺增生结节及甲状旁腺癌均可导致甲状旁腺功能亢进，三者的解剖在位置可重叠，临床表现相似，需要鉴别（表 32-2-1）。

表 32-2-1　甲状旁腺腺瘤、甲状旁腺增生结节及甲状旁腺癌临床及超声特征

疾病		甲状旁腺腺瘤	甲状旁腺癌	甲状旁腺增生
流行病学		原发性甲状旁腺功能亢进最常见的病因，约占90%	原发性甲状旁腺功能亢进少见的病因，占1%～2%	占原发性甲状旁腺功能亢进的5%～10%，同时也是继发性甲状旁腺功能亢进最常见原因
		女性多于男性	男女比例约1∶1	女性多于男性
数量		单发为主，少于1%～5%为多发	单发为主，常累及单个甲状旁腺的整个腺体	多累及多个腺体，亦可累及单个腺体
超声表现	形状	单个腺体呈圆形或椭圆形、体积增大程度不如甲状旁腺癌	单个腺体呈椭圆或不规则形、体积增大	多个腺体体积增大、增生结节呈椭圆形、分叶状或不规则
	边界	边界清晰，边缘光滑	边缘模糊，边界不清	边界清晰
	内部回声	低回声或中高回声	不均匀低回声，可见钙化灶	均匀等回声或低回声
	包膜	有包膜	包膜常较厚、连续性不完整	增生结节无包膜
	CDFI	血流信号常较丰富	血流信号常较丰富	表现多样，多数结节内血流信号丰富
血钙水平		增高，>3.0mmol/L	较腺瘤更高，常>3.0mmol/L	常增高不明显
病理诊断		两者的冷冻切片鉴别价值有限，须根据以后复发转移的情况方能明确诊断		可明确诊断
手术治疗		效果较好	效果较腺瘤差，易复发	效果较好，但易复发

2. 甲状腺腺体内甲状旁腺腺瘤（图 32-2-4）与甲状腺来源结节在位置上重叠，易误诊，需要鉴别两者。甲状腺来源结节与甲状腺间无双层中高回声带（图 32-2-5），实验室检查 PTH、血钙及血磷正常。

3. 甲状旁腺腺瘤与颈部淋巴结位置上亦可重叠，后者超声上可见淋巴门结构，呈长条形或梭形，实验室检查 PTH、血钙及血磷正常。

4. 正常椎间盘在超声上也表现为低回声（图 32-2-6），位于甲状腺后方，需要与甲状旁腺腺瘤鉴别。

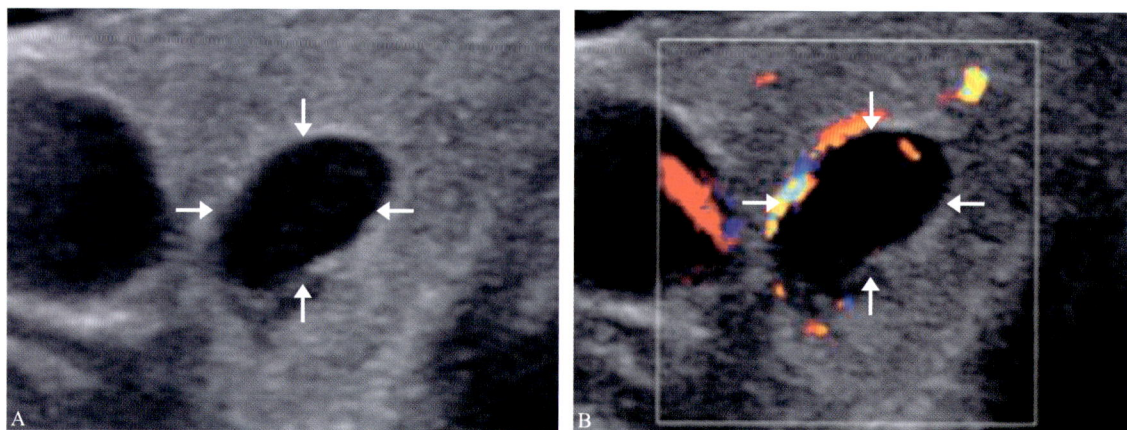

图 32-2-4　甲状腺腺体内甲状旁腺腺瘤

A. 灰阶超声：甲状腺右叶中下部背侧低回声区，大小为 1.0cm×0.6cm×1.3cm，边界清晰，形态尚规则，内部回声尚均匀（箭头）；B. CDFI：低回声区周边见丰富血流信号（箭头）。

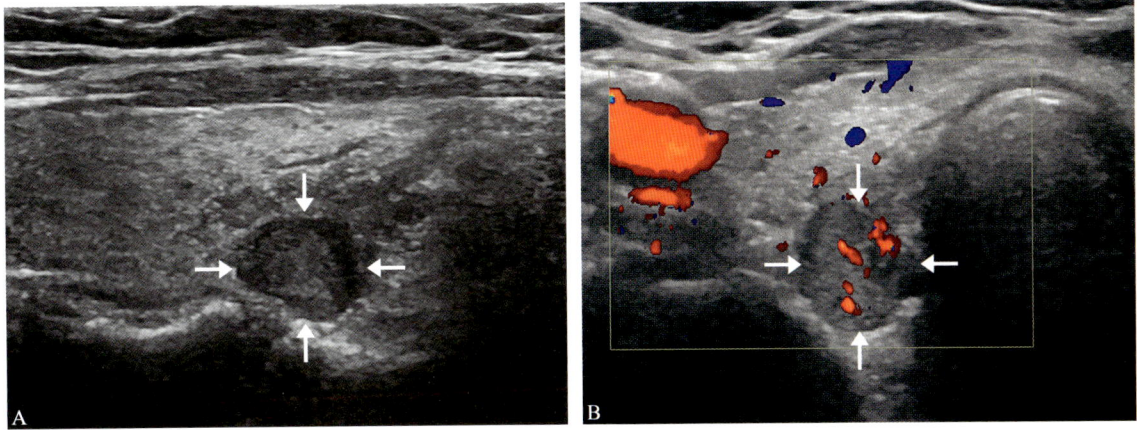

图 32-2-5 与甲状旁腺来源结节难以区分的甲状腺结节

A. 灰阶超声：甲状腺背侧结节，与甲状旁腺来源结节难以区分，仔细观察结节与甲状腺间无双层中高回声带，提示来源于甲状腺；B. CDFI：结节内部见少许血流信号。

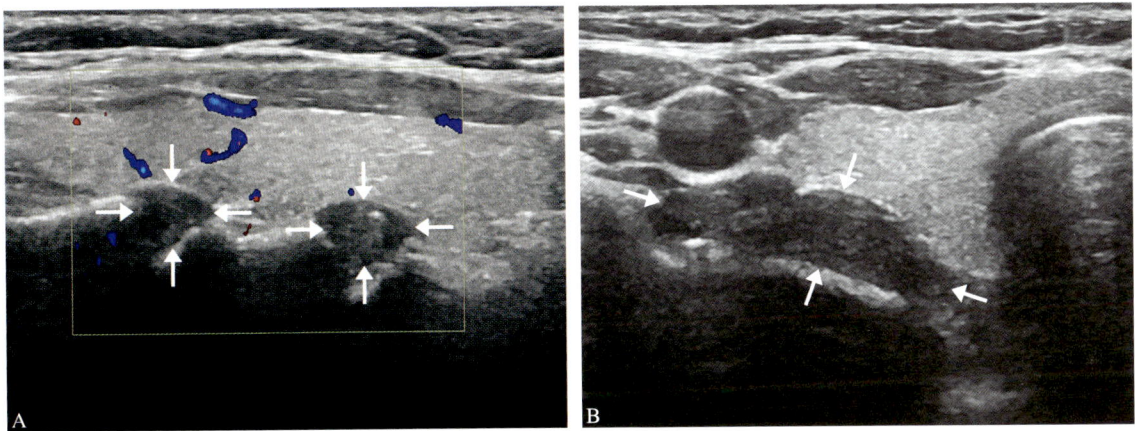

图 32-2-6 正常椎间盘

A. 甲状腺右侧叶背侧可见两个近似椭圆形的低回声区（箭头）；B. 探头旋转 90° 后，低回声区形态拉长，提示为椎间盘（箭头），需与甲状旁腺结节鉴别。

五、诊断要点

1. 临床表现伴有骨质疏松、骨纤维囊性变、泌尿系结石等甲状旁腺功能亢进的表现；血清学检测提示 PTH 升高、血钙升高及血磷降低。

2. 典型甲状旁腺腺瘤一般位于甲状腺下方、后方及侧方，结节单发，呈低回声，边界清，伴有高回声包膜，与甲状腺组织间有高回声细薄分隔；CDFI 可见结节内部血流信号丰富，在结节前方可见绕行的血管。

六、临床意义

甲状旁腺功能亢进的管理非常重要，长期的甲状旁腺功能亢进可以引发患者骨折、反复的尿路结石、高钙血症等一系列问题。甲状旁腺腺瘤作为甲状旁腺功能亢进最常见的原因，需要及早诊断并予治疗，可以缓解患者的症状。

高频超声检查可以较敏感地发现甲状旁腺占位性病灶，超声检查时需要从横断面及纵断面同时扫查，以免将甲状腺结节、淋巴结及颈长肌等误诊为甲状旁腺腺瘤。术前超声可以对甲状旁腺腺瘤进行准确定位，提高手术治疗的准确性。

★ 甲状旁腺腺瘤是原发性甲状旁腺功能亢进最常见的原因，主要表现为高钙血症和低磷血症。
★ 甲状旁腺腺瘤以单发多见，病灶边界清楚、整齐，常伴有高回声包膜。与甲状腺间有双层中高回声带。病灶内部血供丰富。

第三节　甲状旁腺囊肿

一、概述

甲状旁腺囊肿（parathyroid cyst，PC）以往临床上较少见，占所有甲状腺和甲状旁腺疾病的 6%。近年来随着高频超声的广泛应用，检出率有所增高。中青年女性多见，好发于甲状腺双侧叶后下方，左侧多见，偶可见于纵隔内。甲状旁腺囊肿临床表现与囊肿大小和位置有关，多无特异性。囊肿较小时多无明显的临床症状，而增大到一定程度后，压迫气管、食管和喉返神经才有一定的症状，包括呼吸困难、吞咽困难、咳嗽、声嘶和反复发作的神经麻痹症状等。

临床上根据是否合并甲状旁腺功能亢进，分为功能性甲状旁腺囊肿（functional parathyroid cyst，FPC）与无功能性甲状旁腺囊肿（nonfunctional parathyroid cyst，NPC）。后者更为多见，约占甲状旁腺囊肿的 80%。甲状旁腺囊肿发病原因可能为：①在胚胎发育过程中连接第三鳃囊胸腺、甲状旁腺原基的 Kursteiner 管残留；②由甲状旁腺组织的局部退化或分泌物在小囊泡内潴留形成；③正常甲状旁腺内多个微小囊泡扩大或融合形成囊肿；④第三和第四鳃裂胚胎发育残留；⑤PTH 产生过多或分泌受阻，导致潴留性囊肿形成。

囊肿常为单房，壁薄、光滑，囊内液体 PTH 含量高。病理检查是甲状旁腺囊肿诊断的重要手段，其典型的镜下表现为被覆单层立方上皮的菲薄结缔组织，可见巢状分布的甲状旁腺细胞，核小而圆，居中，胞质呈淡染、颗粒状，可见细小过碘酸希夫染色（PAS）阳性糖原颗粒的细胞或大嗜酸细胞。免疫组织化学检查结果可见嗜铬素（+）、突触素（+）、神经元特异性烯醇化酶（+），甲状腺球蛋白（−）。

二、超声表现

1. **灰阶超声**　一般位于甲状腺双侧叶后下方，呈椭圆形或类圆形的无回声区。囊肿大小不一，边界清晰，囊壁光滑，囊液透声良好。若伴有出血或感染时，囊内可有点状回声、混合回声。囊壁与甲状腺实质间存在一条高回声分隔，囊壁较薄，厚度一般小于 1mm，囊壁与甲状腺的被膜之间呈锐角（图 32-3-1）。

2. **CDFI**　囊肿内部一般无血流信号（图 32-3-1）；伴有出血或感染时，较厚的囊壁可见血流信号。

3. **超声造影**　囊肿内部无造影剂充填，但囊肿的囊壁轮廓清晰，可呈细线状等增强。

三、其他影像学检查

CT 表现为甲状腺后方可见椭圆形或类圆形低密度影，边界清晰，密度均匀。MRI 表现为甲状腺后方可见椭圆形或类圆形、边界清晰的结构，T_1WI 呈低信号，T_2WI 呈高信号。

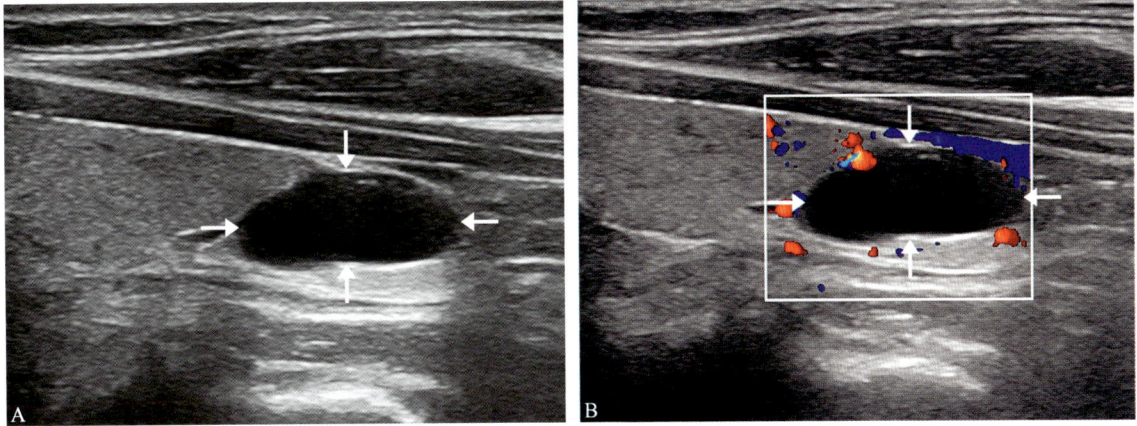

图 32-3-1　甲状旁腺囊肿

A. 灰阶超声：甲状旁腺区见一个无回声区，位于同侧甲状腺下极下方，形态呈椭圆形，边界清晰，壁较薄，厚度<1mm，囊壁与甲状腺包膜之间呈锐角；B. CDFI：甲状旁囊肿内部未见血流信号。

四、鉴别诊断

1. **甲状腺囊肿**　甲状腺囊肿常为多发，部分囊内可以观察到悬浮的细小碎片和彗星尾伪影。甲状腺囊肿囊壁稍厚（为1~2mm），多为圆形；而甲状旁腺囊肿囊壁更为细薄，多小于1mm，一般为椭圆形。甲状腺囊肿一般位于甲状腺下动脉的前侧方，而甲状旁腺囊肿位于甲状腺下动脉的后侧方（图32-3-2）。

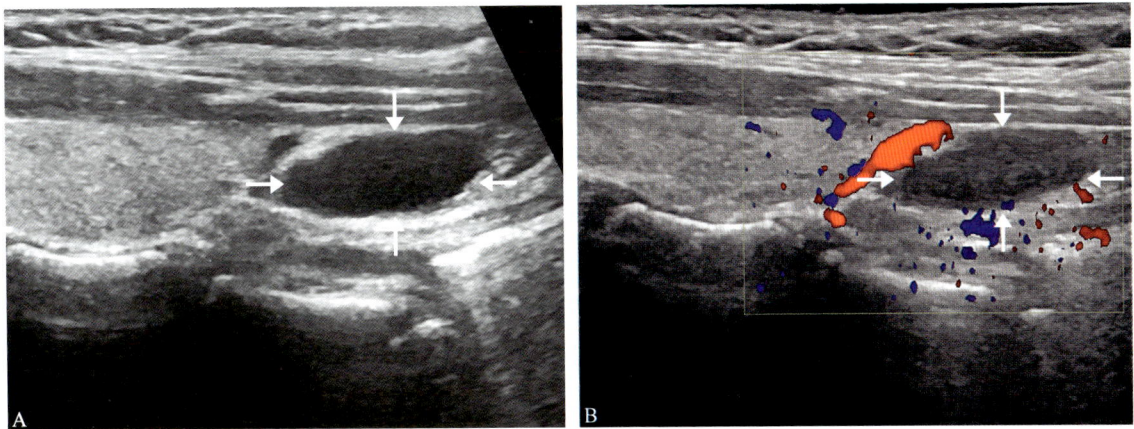

图 32-3-2　甲状旁腺囊肿

A. 灰阶超声：甲状腺下极下方可见一个椭圆形无回声区，壁薄，边界清晰；B. CDFI：囊肿位于甲状腺下动脉的后侧方。

囊肿较大时，术前采用针刺抽吸囊液做PTH测定有助于与甲状腺囊肿的鉴别，如抽出为无色清亮的液体则高度怀疑为甲状旁腺囊肿，如吸出为混浊、咖啡色或血性液体则甲状腺囊肿的可能性大（图32-3-3）。

2. **甲状舌管囊肿**　儿童及成人最常见的颈部囊性病变之一。囊肿可位于颈正中线自舌根盲孔至甲状腺峡部之间的任何部位，显著的特点是位于颈正中线、与舌骨关系密切，部分囊肿可延伸至舌骨后。

视频：经细针穿刺抽吸囊液及PTH测定证实为甲状旁腺囊肿

3．**鳃裂囊肿**　属先天性，最常位于胸锁乳突肌前缘中、下 1/3 交界区，与胸锁乳突肌密切相邻。穿刺物内可含有皮肤附件及胆固醇结晶，需通过病理切片进行鉴别。

4．**皮样囊肿**　与皮肤相连，不随吞咽和伸舌活动，无波动感。超声表现椭圆形囊性肿块，囊壁较厚，内部多呈不均匀低回声，可见散在强弱不等的点状回声，有时可见高回声团块。穿刺抽出豆渣样或皮脂样物可帮助诊断。

5．**甲状腺下静脉**　扩张的甲状腺下静脉透声好，与甲状腺实质之间有明显分界，单纯灰阶超声易误认为甲状旁腺囊肿。彩色多普勒超声可帮助区分二者（图 32-3-4）。

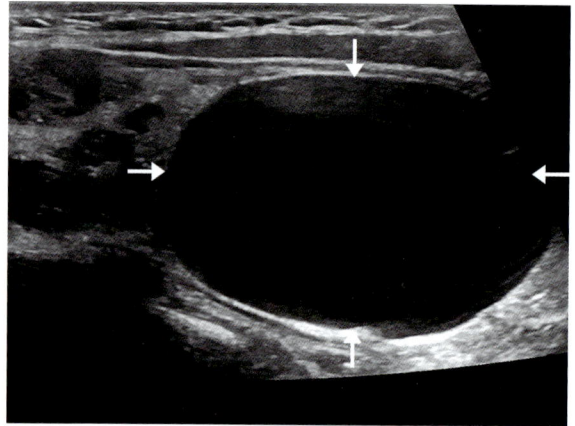

图 32-3-3　甲状旁腺囊肿

甲状旁腺囊肿误诊为甲状腺下极囊肿。

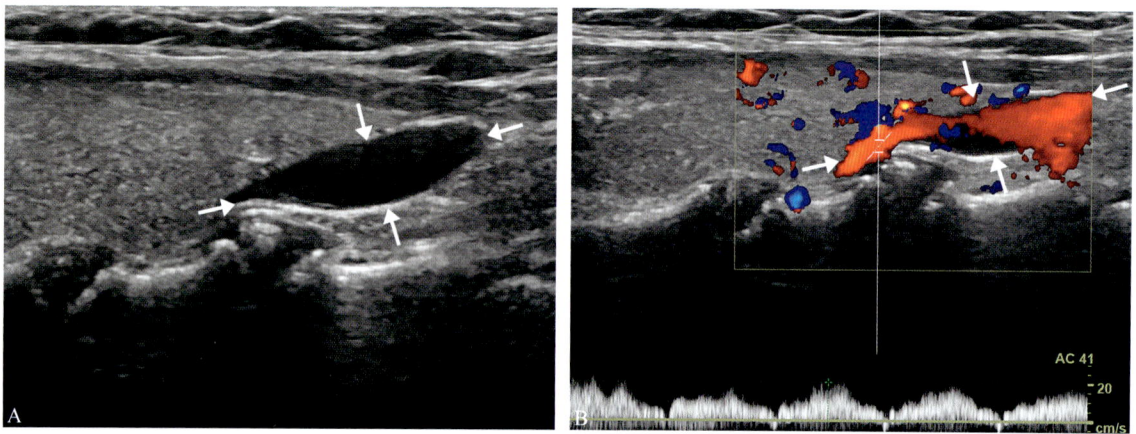

图 32-3-4　扩张的甲状腺下静脉

A．灰阶超声：甲状腺下极可见一囊状无回声区，类似甲状旁腺囊肿；B．CDFI：囊状无回声区内可见血流信号显示，频谱多普勒检出静脉频谱，证实为扩张的甲状腺下静脉。

五、诊断要点

1．**典型甲状旁腺囊肿**　一般位于甲状腺后下方，呈椭圆形或类圆形、边界清晰的无回声区，与甲状腺组织间有高回声细薄分隔。

2．**功能性甲状旁腺囊肿**　常伴血钙和血碱性磷酸酶增高、血磷降低，引起骨质疏松、骨纤维囊性变、泌尿系结石等甲状旁腺功能亢进的表现。如果发现甲状腺后下方囊肿及合并上述症状时，应高度怀疑本病。

穿刺液细胞学检查发现甲状旁腺细胞或穿刺液甲状旁腺素高于血浆水平，则可为诊断提供依据。如血钙正常，细针穿刺抽吸囊液为清亮液体，测出其内甲状旁腺素高于血清水平，即可支持非功能性甲状旁腺囊肿的诊断。

六、临床意义

甲状旁腺囊肿病因尚不明确，临床表现多样，超声诊断无明显特异性。当发现颈部囊肿，尤其是甲状腺后下方囊肿时，应考虑甲状旁腺囊肿的可能。

非功能性甲状旁腺囊肿的治疗方法包括随访、穿刺抽液硬化与切除等，细针穿刺能同时起到诊断与治疗的作用。对于功能性甲状旁腺囊肿最有效的治疗方式是常规手术或腔镜技术等切除病变，术前可通过超声引导下细针穿刺抽液检查 PTH 水平进行初步诊断。

★ 囊肿的位置对于诊断甲状旁腺囊肿尤为重要，一般位于甲状腺后下方，与甲状腺组织间有细薄分隔。

★ 当灰阶超声无法诊断囊肿来源时，可行超声引导下穿刺抽吸并测定囊液的 PTH，囊液的 PTH 定量分析是可靠的术前诊断方法。

第四节　甲状旁腺癌

一、概述

甲状旁腺癌是甲状旁腺实质细胞来源的恶性肿瘤，也是临床工作中较为少见的一类内分泌恶性肿瘤。其发病率低，占全身肿瘤的 0.05%。分为功能性和无功能性两种，以前者为主。1%～2% 的原发性甲状旁腺功能亢进可由甲状旁腺癌引起。发病年龄 34～56 岁，发病率在男女间无差异。

1909 年，学者 De Quervain 首次报道了无功能性甲状旁腺癌。其病因尚未十分明确，家族性甲状旁腺功能亢进、长期甲状旁腺增生以及头颈部的放射性照射治疗史可增加该疾病的风险。少数情况下，甲状旁腺癌发生于有多发性内分泌肿瘤 1 型（MEN1）或家族性孤立性甲状旁腺功能亢进症（FIHPT）的患者中。相关的遗传及分子学研究发现，这部分患者与散发性甲状旁腺癌的患者存在部分相似的基因改变。

大体标本可见切面红褐色，质地较硬，外形不规则，有灰白色致密纤维与周围组织粘连，肿瘤包膜侵犯，可伴有钙化和坏死。光镜表现为多结节状分布，包膜厚，细胞被粗纤维束分隔成团，呈小梁状排列。甲状旁腺癌多累及单个甲状旁腺的整个腺体，下甲状旁腺较为多见。电镜下，可见功能活跃的主细胞，核形态不规则，胞质内充满粗面内质网、光面内质网及线粒体。可见发达的高尔基体。

甲状旁腺癌一般体积较大，颈部有可触及的肿块是重要的临床线索。质地坚韧，常与周围组织粘连，甚至可侵犯颈部血管。

功能性甲状旁腺癌的临床表现常与分泌过量的甲状旁腺激素有关，表现为明显的高钙血症和其伴随症状，且较良性病灶引起的高钙血症症状更为严重。主要临床表现如下。①高钙血症：多数血钙 3.0mmol/L 以上，甚至可超过 3.5mmol/L。临床表现早期多为非特异症状，包括疲劳、消化不良、便秘、骨痛、关节痛、肌肉痛、多尿、厌食等；晚期及重症患者可发生甲状旁腺危象（parathyroid storm），表现出乏力、厌食、恶心、呕吐、多尿、失水、虚脱以及神志改变，甚而出现昏迷。②肾损害。③骨损害。④复发及转移，包括术后局部复发、颈部淋巴结转移、远处转移，如肺、骨、肝脏等。⑤颈部包块：30%～76% 可发现质地硬且固定的颈部包块，如侵犯喉返神经可表现为声音嘶哑。⑥其他表现：少数并发胰腺炎、消化性溃疡等。

无功能性甲状旁腺癌更为少见，主要表现为颈部肿块，较功能性甲状旁腺癌的颈部肿块更大、更容易侵犯喉返神经。由于其高钙血症表现不明显，甲状旁腺激素水平不高，没有功能性甲状旁腺癌典型的骨改变、尿路结石等表现，因此容易被误诊为甲状腺肿瘤。

甲状旁腺癌的实验室检查结果包括血钙、甲状旁腺素升高，血碱性磷酸酶明显升高、血磷降低、尿钙持续升高。

超声是甲状旁腺癌的首选检查方法。除此之外，CT、MRI 和放射性核素显像包括 PET-CT 可协助诊断。

甲状旁腺癌生长缓慢，易复发，最基本的治疗手段是手术治疗。术后转移复发率可达 40% 以上，故术后随访至关重要。手术到疾病复发平均为 2~3 年。可伴有肺、肝、骨等远隔部位转移，肺转移最多见。死亡原因多为甲状旁腺功能亢进、高钙血症的并发症。

二、超声表现

（一）灰阶超声

1. 形态　甲状旁腺癌多体积较大，平均可达 2cm 以上。形态不规则，可呈分叶状，包膜较厚。
2. 数目　一般累及一个腺体，多为下甲状旁腺。
3. 边界　由于肿瘤浸润包膜，累及甲状腺及喉返神经等周围组织，常表现为边缘模糊和边界不清。该征象常常为甲状旁腺癌的唯一可靠的诊断依据。甲状旁腺癌在患者吞咽时较良性肿瘤相对固定。
4. 回声　肿瘤多为实性，低回声，内部回声不均匀，可出现囊性变及钙化，后方可出现回声衰减。甲状旁腺癌钙化较良性肿瘤多见，出现钙化须考虑到甲状旁腺癌的可能。

（二）CDFI

病灶内血供丰富，可出现甲状腺功能亢进时的"火海"征表现。肿瘤内可检测出低速低阻的动脉性血流信号及静脉性血流信号。

三、其他影像学表现

1. CT　颈部甲状旁腺区较大的分叶状肿块，因多发生出血坏死，密度呈不均匀性分布，可出现钙化。可有局部淋巴结转移以及肺、肝等远处转移。
2. MRI　肿瘤在 T_1WI 呈等或稍低信号，T_2WI 呈高信号，少数肿瘤可由于肿瘤陈旧性出血或纤维化，在 T_1WI 及 T_2WI 均呈混杂信号。
3. PET-CT　甲状旁腺癌与甲状旁腺腺瘤均可表现为颈部或纵隔内局灶性摄取浓聚，但是前者病灶更大，肿瘤密度不均匀，内伴有钙化影，边界不清。

PET-CT 在甲状旁腺癌的 TNM 分期以及术后随访评估中有一定意义。如 PET-CT 提示骨质破坏伴 FDG 摄取增高，须警惕骨转移。原发性甲状旁腺功能亢进患者核素显像提示颈部或纵隔内有较大的异常浓聚灶应考虑甲状旁腺癌，如同时发现转移灶则是提示甲状旁腺癌的有力依据。

四、鉴别诊断

尽管甲状旁腺癌较为少见，但当甲状旁腺区出现分叶状、近圆形或者椭圆形的实质占位，浸润包膜及周围组织，边缘不清，形态不规则，后方回声衰减，内部回声不均匀出现囊性变或钙化者，结合病史及临床表现需高度怀疑甲状旁腺癌。同时，须与以下疾病进行鉴别诊断（表 32-4-1）。

表 32-4-1　甲状旁腺增生、甲状旁腺腺瘤及甲状旁腺癌的鉴别要点

病种	发病特点	血钙水平	超声表现	手术效果	病理诊断
甲状旁腺增生	5%~10% 原发性甲状旁腺功能亢进症是由甲状旁腺增生引起的；男女比例为 1:2~4；常累及多个腺体	血钙常增高不明显	超声常可见多个腺体呈椭圆形或不规则形增大，无包膜，内部回声呈均匀等回声或低回声	较差	术中快速切片可明确诊断

续表

病种	发病特点	血钙水平	超声表现	手术效果	病理诊断
甲状旁腺腺瘤	约90%原发性甲状旁腺功能亢进症是由甲状旁腺腺瘤引起的；女性多于男性；常累及单个腺体，少数为多发	高血钙	超声常可见单个腺体呈圆形或椭圆形增大，增大程度不如甲状旁腺癌，有包膜，内部呈低回声或中高回声，边界清晰，边缘光滑，内部血流信号常较丰富	较好	二者在病理上缺乏特异性，冰冻切片鉴别价值有限，需要待以后出现复发或转移时才可确定
甲状旁腺癌	1%~2%原发性甲状旁腺功能亢进症是由甲状旁腺癌引起的；常单发	较腺瘤更高，常>3.5mmol/L	超声常可见单个腺体体积明显增大，形态不规则，可呈分叶状，边缘模糊，边界不清，内部回声呈不均匀低回声，内部血流信号常较丰富	差	

1. **甲状旁腺增生**　甲状旁腺增生多为继发性，常累及2~4个腺体。腺体内增生结节呈椭圆形或不规则形，无包膜，内部回声呈均匀等回声或低回声，囊性变少见。两者主要鉴别点在于甲状旁腺癌常累及单个腺体，容易出现囊性变及钙化。

2. **甲状旁腺腺瘤**　常累及单个腺体，有包膜，多呈圆形、椭圆形，增大的程度不如甲状旁腺癌明显。内部呈低回声或中高回声，边界清晰，边缘光滑，相对甲状旁腺癌血流丰富。而甲状旁腺癌具有恶性肿瘤的特征，边界不清晰，可侵犯甲状腺被膜，血供较丰富。

3. **甲状旁腺囊肿**　多位于甲状腺背侧下缘，一般无明显临床表现，增大后可产生压迫征象。约70%的甲状旁腺囊肿为非功能性。灰阶超声呈无回声且壁薄的囊性结构。而甲状旁腺癌为实质性占位，具有恶性肿瘤的侵袭性表现。

4. **甲状腺背侧的结节**　位于甲状腺被膜内的良性结节，吞咽运动后随甲状腺一起移动，通过部位的改变可与甲状旁腺癌加以鉴别。恶性甲状腺结节如侵犯被膜，与甲状旁腺癌诊断困难，结合病史及临床表现，必要时超声引导下穿刺活检有助于鉴别。

5. **颈部淋巴结**　当甲状腺疾病合并甲状腺周围淋巴结肿大时，淋巴结的位置、回声常常可与正常甲状旁腺或甲状旁腺肿瘤具有相似特征。良性淋巴结常呈椭圆形、中央有淋巴门凹陷结构，表现为条索状高回声。恶性淋巴结常为多发性，分布区域与淋巴引流区域有关，淋巴结位置常相对固定，而甲状旁腺肿瘤可随吞咽移动。转移性淋巴结内部也可出现液化坏死，当诊断有困难时，可通过超声引导下穿刺活检明确诊断。

6. **突入颈部的异位胸腺**　突入颈部位于斜长肌前方的异位胸腺与甲状旁腺位置邻近，多发生在左颈部，常于胸锁乳突肌前缘深部，伸入咽后间隙。男性多见。表现为均匀回声，边界清晰且无侵袭性表现。而甲状旁腺癌具有侵袭性的表现，内部回声不均匀，常出现囊性变或钙化表现。

五、诊断要点

1. 当发现颈前区肿瘤形态不规则、边界不清，同时伴有甲状旁腺功能亢进者，应考虑甲状旁腺癌。

2. 超声提示甲状旁腺区肿瘤体积较大，呈分叶状，内部呈低回声，向周围组织浸润。如侵犯喉返神经可造成声音嘶哑。术后复发者，肿瘤内常有钙化灶。

六、临床意义

由于甲状旁腺癌发病率低，无论从临床表现还是超声特征来鉴别诊断甲状旁腺良恶性肿瘤均有一定局限性。超声对甲状旁腺良恶性结节鉴别诊断的敏感性为65.2%，特异性为94.4%，阳性预测值为

78.9%，阴性预测值为 89.3%，准确度为 87.2%。

恶性肿瘤对周围组织浸润的间接表现往往是诊断甲状旁腺癌的可靠依据之一。当诊断不明确时，超声引导下 FNA 对甲状旁腺病灶作细胞学评估和穿刺液的 PTH 测定能进一步提高诊断水平；但是也有文献报道其存在皮下种植性转移的风险，如 2016 年美国内分泌外科医生协会（American Association of Endocrine Surgeons，AAES）指南提出，不推荐 FNA 用于甲状旁腺癌的术前诊断。

七、典型病例

1．**简要病史**　患者女性，62 岁。因体检发现甲状腺结节要求入院手术。4 年前患有卵巢癌及手术史。查体提示：颈软，气管居中，颈前区有肿大，甲状腺左叶可触及直径 3cm 肿块，边界尚清，形态尚规则，可随吞咽上下活动。颈部未及明显淋巴结肿大。

2．**实验室检查**　血钙 2.22mmol/L、血镁 0.72mmol/L、血磷 0.78mmol/L（↓）、全段甲状旁腺激素 171.0pg/mL（↑）、降钙素 35pg/mL、骨碱性磷酸酶 150U/L（↑）。

3．**普通超声检查**　见图 32-4-1。

4．**其他影像学检查**　无。

5．**术后病理**　符合甲状旁腺癌，多处侵犯包膜，局部浸润至周围脂肪组织，周围甲状旁腺组织未见萎缩，镜下肿瘤大小 1.5cm×1.2cm×1.0cm；其余甲状腺组织呈结节状甲状腺肿伴局部出血囊性变。免疫组化结果：肿瘤细胞 CK-p（+），PTH（+），P53（少量+），CEA（−），Calcitonin（−），CD34（血管+），ER（−），PR（−），Cal125（−）。

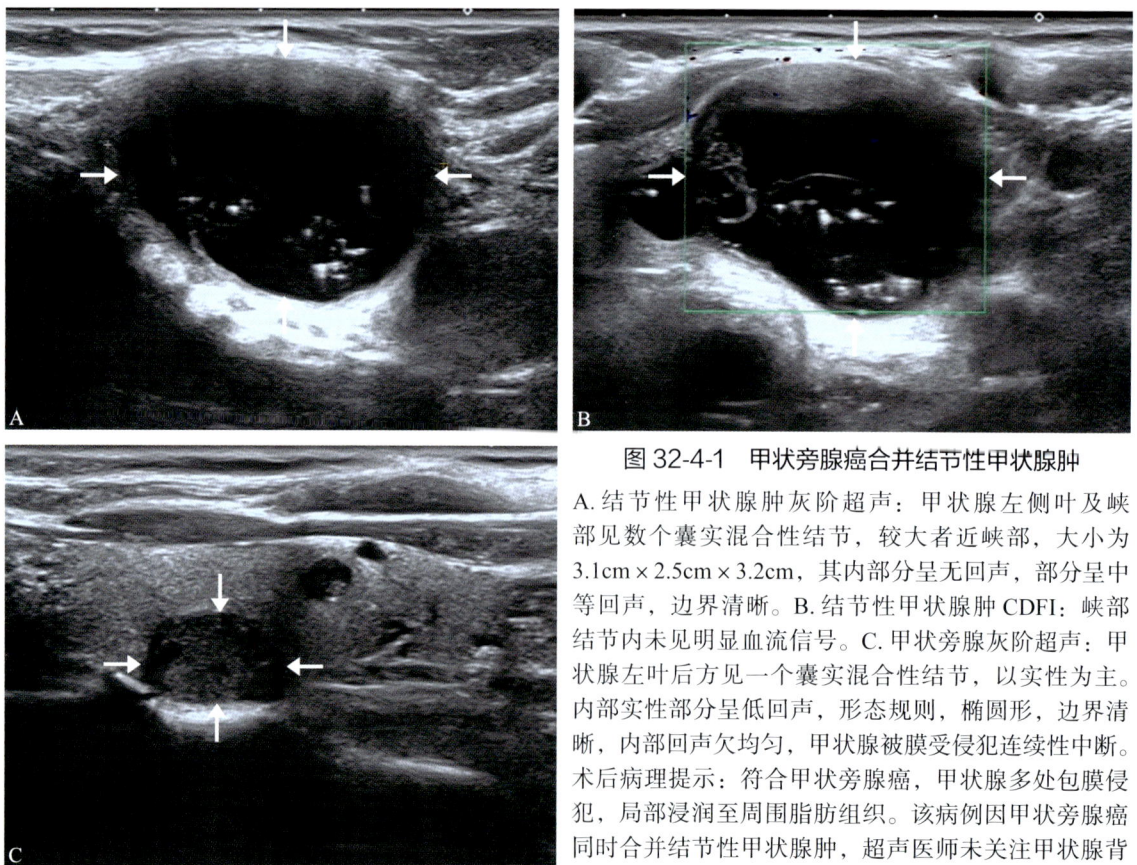

图 32-4-1　甲状旁腺癌合并结节性甲状腺肿

A. 结节性甲状腺肿灰阶超声：甲状腺左侧叶及峡部见数个囊实混合性结节，较大者近峡部，大小为 3.1cm×2.5cm×3.2cm，其内部分呈无回声，部分呈中等回声，边界清晰。B. 结节性甲状腺肿 CDFI：峡部结节内未见明显血流信号。C. 甲状旁腺灰阶超声：甲状腺左叶后方见一个囊实混合性结节，以实性为主。内部实性部分呈低回声，形态规则，椭圆形，边界清晰，内部回声欠均匀，甲状腺被膜受侵犯连续性中断。术后病理提示：符合甲状旁腺癌，甲状腺多处包膜侵犯，局部浸润至周围脂肪组织。该病例因甲状旁腺癌同时合并结节性甲状腺肿，超声医师未关注甲状腺背侧的甲状旁腺病灶，因此在术前未能诊断出是来源于甲状旁腺的病变。

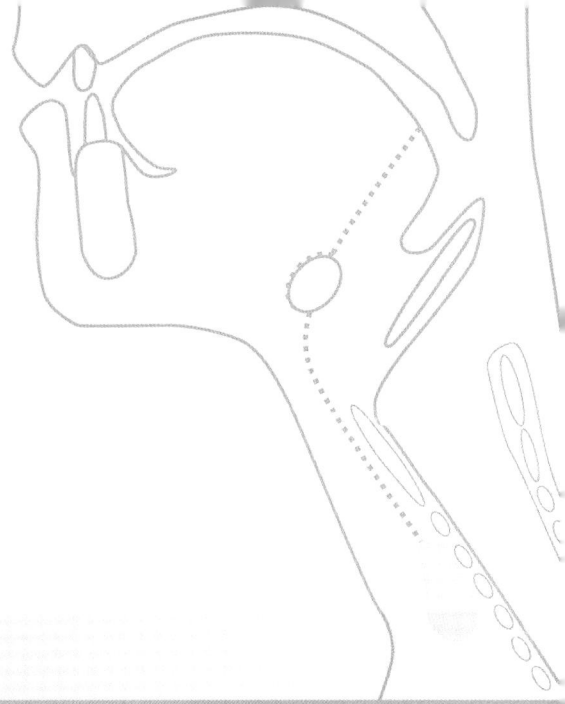

第六篇

甲状旁腺超声介入

第三十三章
超声引导下甲状旁腺病变细针穿刺洗脱液检测

甲状旁腺腺瘤、甲状旁腺增生结节及甲状旁腺癌均易导致甲状旁腺功能亢进，所以甲状旁腺病变及时、准确的诊断十分重要。

甲状旁腺病变常与甲状腺结节及颈部淋巴结鉴别较困难，除进行粗针穿刺活检外，超声引导下细针抽吸细胞学检查亦可帮助鉴别。但细针穿刺细胞学检查对甲状旁腺病灶的诊断敏感性和特异性不高，甲状旁腺病变与甲状腺滤泡性病变在细胞学形态上存在重叠，易造成误诊。

甲状旁腺会分泌 PTH，测定 PTH 对于判断病变是否来源于甲状旁腺具有高度的特异性及敏感性。甲状旁腺病变细针抽吸物 PTH 值可高达 1 300~262 000pg/mL，而血清 PTH 均小于 340pg/mL，非甲状旁腺来源病变洗脱液 PTH 更低于血清 PTH。因此可采用细针穿刺洗脱液 PTH 即时检测（point-of-care testing，POCT）对甲状旁腺病变进行鉴别诊断。PTH-POCT 快速、便捷、准确，可以大大提高甲状旁腺病变检测的准确性。

一、仪器及材料

PTH-POCT 所需相关仪器及材料包括孵育器和读卡器（图 33-0-1）、稀释液、PTH-POCT 检测卡条（图 33-0-2）及试纸条（图 33-0-3）。

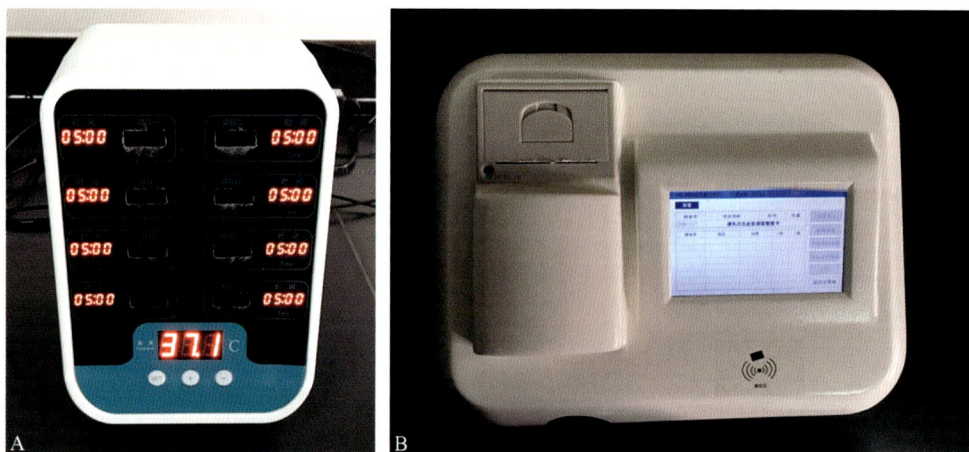

图 33-0-1　PTH-POCT 仪器

A. 孵育器；B. 读卡器。

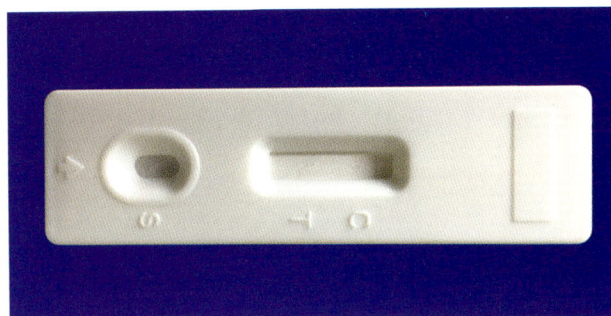

图 33-0-2　PTH-POCT 检测卡条

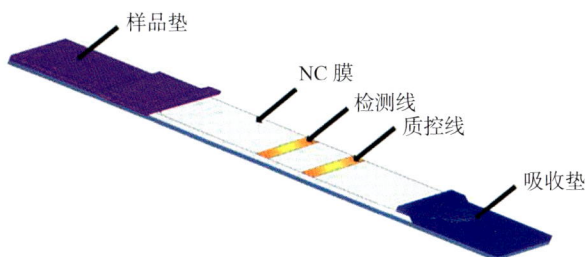

图 33-0-3　PTH-POCT 检测试纸条

二、原理

稀释液的作用是将微量穿刺液从穿刺针头中冲洗出来，以便在取样量很少的情况下仍然可以保证检测所需的样本量。

若穿刺液中含有 PTH，当样本滴加至测试卡加样孔后，便会与 PTH 抗体（Ab1）标记的荧光微球结合形成反应复合物（Ab1-PTH）。

该反应复合物在层析作用下，会沿着硝酸纤维素（NC）膜前移，被 NC 膜检测线上的 PTH 抗体（Ab2）捕获，进而形成双抗体夹心的三元复合物（Ab1-PTH-Ab2）。三元复合物的荧光信号强度与样本中的 PTH 含量呈正相关。通过荧光检测仪，可检测出样本中相应的 PTH 含量。

三、方法

（一）仪器及试剂准备

1. 打开测试仪器，点击仪器屏幕"测量"按钮，IC 智能卡放置于读卡区，点击"读取 IC 智能卡"，读取智能卡中信息（每次测试仪器开机均须点读 IC 智能卡）。

2. 孵育器电源开关（已设置好孵育器温度 37℃，计时 5min）。

3. 提前 30min，将试纸卡铝箔袋、样品上样缓冲液溶液从冷藏环境中取出，平衡至室温。

（二）试验步骤

1. **样品预处理**　取一支样品上样缓冲液，使用前轻甩试管，确保所有液体都在管底。将含待测物的穿刺针直接置入上述样品上样缓冲液管中，反复轻柔吸打 3~5 次（注意：轻柔吸打，防止液体溅出和产生大量气泡）。

2. **加样**　将试管上下颠倒 5s。撕开试纸卡铝箔袋，取出试剂卡。用 1mL 注射器全部吸出后滴加上述混合样品加入试剂卡加样孔中，直至与 0.8 刻度齐平。

3. **孵育**　将试纸卡正面向上，加样口朝外，插入孵育器卡槽中，达到正确位置后，孵育器自动开始倒计时 5min。

4. **测试**　5min 后，听到孵育器提示声，立即将试纸卡插入仪器左下部卡槽中（试纸卡正面向上，加样口朝外），直至与黑色卡槽齐平。点击"样品即时测量"，仪器检测后自动给出结果。

5. **退卡**　将使用过的试纸卡从仪器中取出，并和多余的缓冲液及移液器枪头按传染性物品进行处理。

PTH-POCT 检测操作流程见图 33-0-4。

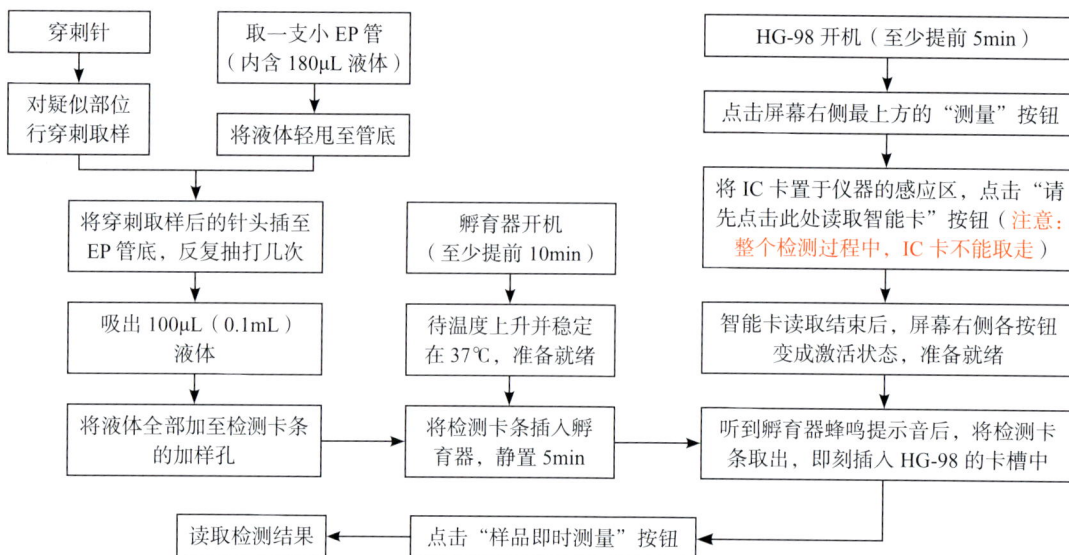

图 33-0-4　PTH-POCT 操作流程图

四、结果解读

PTH-POCT 结果为 3 种：阴性结果，提示病灶为非甲状旁腺组织；阳性结果，提示病灶为甲状旁腺组织；无效结果，提示操作有误，需重换试纸检测（图 33-0-5）。

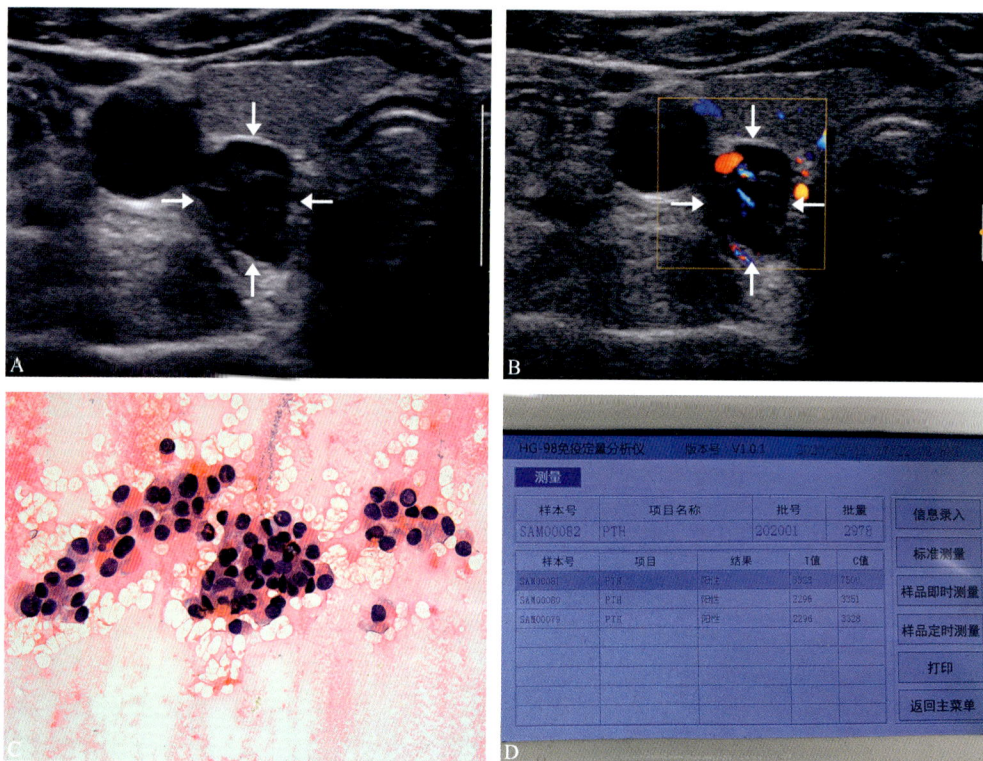

图 33-0-5　甲状旁腺病变 PTH-POCT 检测

A. 灰阶超声：甲状腺左侧叶中下部后方实性低回声结节，大小为 1.0cm×0.6cm×0.8cm，边界清晰，形态规则；B. 彩色多普勒超声：结节内部可见明显血流信号；C. FNA 细胞学结果：非典型病变；D. PTH 结果阳性。

★ PTH-POCT 检测可以对甲状旁腺病变做出敏感、特异的定位诊断。

第三十四章
超声引导下甲状旁腺结节介入治疗

第一节　超声引导下甲状旁腺囊肿抽液硬化治疗

一、适应证及禁忌证

1. 适应证

（1）经穿刺明确或影像学明确为甲状旁腺囊肿的患者。

（2）囊肿产生压迫症状，如吞咽异物感、声音改变，甚至呼吸困难等。

（3）囊肿影响美观。

（4）囊肿合并感染者。

（5）功能性甲状旁腺囊肿出现临床症状，需要治疗。

2. 禁忌证

（1）有严重出血倾向、凝血机制障碍或1周内应用抗凝药物者。

（2）对硬化剂（无水乙醇、聚桂醇等）过敏。

（3）无安全穿刺路径。

（4）一般情况差或合并其他严重疾病，无法配合者。

二、术前准备

同其他有关章节类似。另需增加血PTH、碱性磷酸酶、血钙、血磷等指标检测。

三、操作流程

（一）治疗前准备

1. **术前超声评估**　包括灰阶超声、CDFI及超声造影评估，评估囊肿大小、囊内有无实性结构、血供、与周围结构关系等（图34-1-1）。术前充分评估可以大大提高操作的有效性及安全性。

2. **穿刺体位选择**　一般取仰卧位，充分暴露颈部。根据囊肿位置选择穿刺路径。

（二）术中

1. **消毒、铺巾**　1%碘伏消毒颈部皮肤3遍，铺无菌单。

2. **麻醉**　1%~2%利多卡因依次注射至皮肤、皮下组织直至囊壁表面，穿刺路径全程麻醉。

3. **穿刺抽液**　超声引导下将穿刺针穿入囊肿，拔出针芯，接上连接管和注射器，抽吸囊液。术中可开展PTH-POCT检测。

视频：穿刺抽液

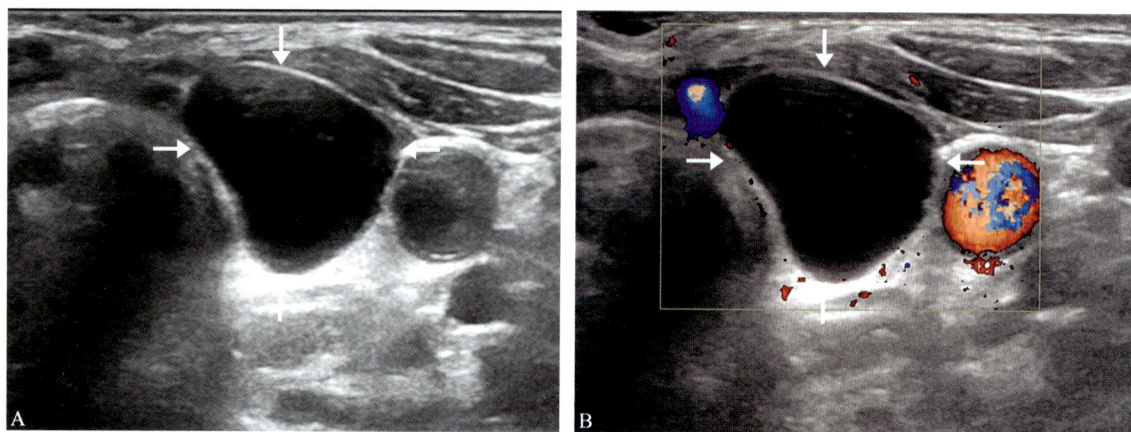

图 34-1-1　术前超声评估

A. 灰阶超声：气管和左侧颈总动脉之间见一个无回声区，大小为 1.4cm×1.6cm，形态规则，边界清晰，内部透声好；
B. CDFI：囊肿内未见明显血流信号。

4．冲洗　尽可能多地抽净囊液后，向囊腔内注入不超过所抽囊液量的生理盐水，反复向囊壁各方向冲刷置换，至冲洗液清亮后完全抽出。如果囊液清亮可不冲洗。

5．硬化治疗　抽净囊液、清洗至清亮后，注入不超过所抽出囊液总量 1/5 ~ 1/4 的聚桂醇注射液，并反复冲刷囊壁后保留少量聚桂醇。

6．穿刺针退出　完成穿刺、抽液、冲洗、硬化各步骤后，穿刺针内插入针芯后将穿刺针退至体外。

视频：生理盐水
冲洗

（三）术后

皮肤穿刺进针点贴无菌敷贴或输液贴，观察患者有无声音改变。按压穿刺区域 30min，密切观察患者生命体征。

视频：聚桂醇
硬化治疗

四、疗效评估

1. 超声引导甲状旁腺囊肿穿刺硬化治疗后，应于术后 1 个月、3 个月、6 个月、12 个月复查超声及甲状旁腺功能。囊肿体积变化用缩小率表示，囊肿体积采用椭圆球体公式 $V=\pi a \times b \times c/6$（$V$ 的单位为 mL，a、b、c 为囊肿的 3 个相互垂直平面的长径，单位为 cm），即：囊肿体积缩小率＝（治疗前囊肿体积－复查时囊肿体积）/治疗前囊肿体积×100%。

2．**美观评分**　见有关章节。

3．**症状评分**　见有关章节。采用视觉模拟评分法（VAS）对比术前术后分值，评判疗效。

4．**实验室检查**　包括 PTH、血钙、血磷、碱性磷酸酶等。

五、并发症及处理

1．**出血**　为穿刺针尖刺伤囊壁血管或囊肿周边的血管引起。对于囊壁出血，经硬化剂治疗后出血一般即可停止；对于大量出血，可静脉推注注射用血凝酶（立止血）等快速止血。

2．**感染**　如消毒不严格可引起或加重感染。对有感染征象的囊肿，应及时采用抗生素治疗，避免严重感染的发生。

3．**发热**　少数患者硬化治疗后可能出现发热，多为反应热，一般不超过 38.5℃。可多饮水及物理

降温。体温超过 39℃ 者，可使用退热药，如双氯芬酸钠栓剂等。

4．乙醇中毒症状　少数患者对乙醇耐受性低，产生皮肤潮红、头晕、呕吐、多语等症状，对症处理即可。

5．聚桂醇相关不良反应　极少数患者聚桂醇治疗后可伴有肌肉痛、口腔金属味、舌麻等特殊表现。保留聚桂醇时以不超过 2~4mL 为宜。

6．疼痛　少数患者伴有轻微的颈部疼痛不适，一般观察后可缓解，剧烈疼痛可对症治疗。

六、注意事项

1．术前需仔细评估囊肿大小、位置及内部透声情况等，做好术前预案。

2．术中注意患者有无声音改变，有无硬化剂外漏，有无出血。消融术中应密切观察患者生命体征。

3．术后定期复查，观察囊肿缩小情况。

七、临床价值

甲状旁腺囊肿的治疗方法目前较多，主要包括手术治疗、单纯抽吸及囊肿硬化治疗。

囊肿硬化治疗作为一种微创治疗方法，在甲状腺、肝、肾等囊肿治疗方面已经取得确切的疗效。对于需要治疗的甲状旁腺囊肿（有压迫症状或颈部不适等），囊肿穿刺硬化治疗可作为首选治疗方法。

第二节　超声引导下甲状旁腺结节的热消融治疗

甲状旁腺是生长并隐藏于甲状腺背面的重要器官，呈黄豆大小，水滴状，超声对下组甲状旁腺显示的概率高于上组。

甲状旁腺最常见的疾病是原发性及继发性甲状旁腺增生。甲状旁腺增生引起的甲状腺功能亢进内科药物治疗效果常常不佳，而外科治疗创伤大、成本高、恢复慢、并发症多，所以超声引导微创消融甲状旁腺，可以使甲状旁腺全部或部分坏死，甲状旁腺激素分泌降低，进而消除甲状旁腺功能亢进症状。适用于原发性、继发性及三发性甲状旁腺功能亢进。在甲状旁腺消融时，需注意以下几点：

1．甲状旁腺位置深，血流供应丰富，常见独立的粗大血管绕行，消融技术难度较甲状腺结节消融更高，特别是保护喉返神经以及防止出血的难度更高。消融时可优先消融滋养血管。

2．原发性甲状旁腺功能亢进可由单个甲状旁腺增生引起，此时消融治疗后甲状旁腺素降低的效果明显。但继发于慢性肾功能不全等的甲状旁腺增生常见多个腺体同时增生，消融治疗时要对所有增生的腺体同时消融才有效。同时还必须要注意预防原发性孤立性甲状旁腺增生完全消融后导致甲状旁腺功能减退的情况。术前需详细检查排除孤立性甲状旁腺的变异。

3．甲状旁腺素的半衰期约 15min，所以术中以及术后即刻患者的皮肤瘙痒和骨痛就会得到缓解。但慢性肾功能不全对钙、磷代谢的影响持续存在，将长期刺激甲状旁腺分泌增加，故治疗后症状容易反弹。

4．甲状旁腺功能亢进消融术中、术后对喉返神经影响导致的声音嘶哑、臂丛神经卡压综合征等发生率高于甲状腺结节消融，主要是术后组织水肿粘连引起。术前要仔细观察喉返神经走向，注射隔离液保护喉返神经。如果术中出现一侧喉返神经受影响、声音嘶哑等改变，则不可同时再对另一侧实施消融，以防双侧喉返神经损伤导致呼吸困难、窒息等危及生命的风险。

5．甲状旁腺功能亢进主要影响钙磷代谢失调，出现高钙、高磷血症。当消融甲状旁腺后，会导致血钙快速降低，甚至出现低钙血症，心脏传导、骨骼肌运动受影响，出现手足麻木感，四肢抽搐，甚至出现呼吸困难、心搏骤停等严重问题。所以，消融前要制订低钙血症的应急预案。术前、消融时及术后要保持静脉通道，随时为实施补钙等抢救措施做好准备。

6. 继发性甲状旁腺多伴有慢性肾功能不全、尿毒症，患者基础疾病多，身体虚弱衰竭，体力耐受性下降，要注意考虑患者的身体情况，必要时分批分次消融，减少并发症。如果在透析治疗时，要求在消融前停止肝素透析 1~2 次，防止消融术中、术后出血。

一、适应证及禁忌证

（一）适应证

1. 超声或其他影像学发现甲状旁腺结节（甲状旁腺增生、甲状旁腺腺瘤），后经临床诊断或穿刺活检明确结节性质。

2. 患者自身条件差不能耐受手术，或手术困难。

（二）禁忌证

1. 甲状旁腺结节在超声上无法显示、没有穿刺路径或与周边结构（气管、食管、颈动脉、喉返神经等）无法隔离开。

2. 存在严重凝血功能障碍。

3. 有严重心肺功能不全。

4. 有严重高血压且控制不佳，特别对于继发性甲状旁腺功能亢进患者。

5. 身体情况差，难以耐受热消融治疗。

二、操作流程

（一）消融术前

术前准备类似甲状腺结节消融。

1. **患者准备**　术前停服抗凝药 1 周左右、签署知情同意书等。

2. **器械准备**　检查消融设备及消融针无异常，根据结节大小、部位等选择消融设备和针型。

3. **手术医生准备**　术前确认甲状旁腺结节位置、大小、血供及与周边组织结构的关系等。

（二）消融术中

1. **超声检查**　超声对甲状旁腺结节进行全面扫查，明确结节的部位、大小、数量、与周围组织关系、血供情况等。

2. **患者准备**　患者取仰卧位，肩背部垫高，常规消毒铺巾。

3. **局部麻醉**　注射 2% 利多卡因，从皮肤穿刺点至甲状旁腺结节穿刺路径上进行麻醉。

4. **液体隔离**　在甲状旁腺与周围甲状腺组织、血管、气管、喉返神经等重要组织器官之间注射液体隔离带，使甲状旁腺与上述结构分离开。

5. **穿刺**　通常由颈外侧向颈内侧进针，将消融针穿刺进入甲状旁腺结节内。

6. **消融**　根据甲状旁腺结节大小可采取固定式消融或移动式消融方法，当超声图像上显示甲状旁腺结节被消融时产生的强回声气体所覆盖，并即刻行超声造影确认甲状旁腺结节完全消融后，即可结束消融。一般对于原发性甲状旁腺功能亢进，可一次完全消融；对于继发性甲状旁腺功能亢进，增生腺体≤3 个时，可一次全部消融；多于 3 个时，可选择较大的 2~3 个消融。

（三）消融术后

消融术后应予以颈部压迫止血，局部用冰袋冷敷，再次行超声观察有无出血等。返回病房后仍应注意观察患者生命体征情况。

三、疗效评估

1. **安全性评估**　治疗中及治疗后需评估患者出血、声音变化、疼痛、吞咽困难等。

2. **临床症状、影像及血液学评估**　应于治疗后 1d、1 周、1 个月、3 个月、6 个月对患者进行如下评估：

（1）临床症状：包括患者生活质量评分（ZPS 或 KPS 评分，见附录 4）、骨痛、精神症状及皮肤瘙痒等。

（2）影像学评估

1）灰阶超声及 CDFI：主要评估甲状旁腺结节大小、血供情况。一般消融后结节会逐渐缩小，如果结节体积增大，需进行超声造影进一步检查明确是否有复发。

2）超声造影：完全消融表现为甲状旁腺结节消融区增强早期及晚期均呈无增强；不完全消融表现为甲状旁腺内部分区域增强早期及晚期呈高或等增强。

3）实验室检查：主要是血清甲状旁腺激素和血钙、血磷、碱性磷酸酶水平在消融之后的变化情况。

四、并发症及处理

（一）主要并发症

1. **死亡**　发生率极低，常见原因为出血性休克。特别是继发性甲状旁腺功能亢进的患者，血压较高，穿刺过程中容易引发出血。

2. **大出血**　及时压迫止血，应用止血药，必要时手术清除血块。

3. **低血钙危象**　及时对症治疗。

4. **永久性神经损伤**　如喉返神经、颈交感神经节或脊柱副神经。

5. **永久性甲状旁腺功能低下**。

6. **声音嘶哑**　一般在 2~3 个月内恢复或改善。

（二）轻微并发症

1. **术中疼痛**　当消融暂停时可自行缓解。

2. **少量出血**　局部加压即可。

3. **手麻木、暂时性低钙血症**　通过使用骨化三醇和钙可缓解。

4. **皮下水肿**　在 1~4 周内消失。

5. **呕吐**　术后偶尔出现，可酌情予以止吐药物（如甲氧氯普胺等）。

6. **皮肤烧伤**　现在已经很少发生，一般表现为皮肤的 I 度烧伤，可在 1 周内自行恢复。

7. **高血压**　停止消融，安抚患者，给予降压药物（如硝苯地平等）。

8. **咳嗽**　对症治疗即可。

五、注意事项

注意事项基本同甲状腺良性结节消融。另外，甲状旁腺结节患者术前需综合评估患者身体状况，特别是对于继发性甲状旁腺功能亢进患者，需控制好血压、保护肾功能等。

六、临床价值

热消融作为一种微创治疗方法，可达到与手术相似的治疗效果。因此，对于不能手术或不适合手术的甲状旁腺增生的患者，热消融可作为一种理想的替代选择。

热消融具有疗效显著、并发症少等优势，在甲状旁腺功能亢进治疗中有较大的应用前景。但是甲状旁腺功能亢进的患者往往伴有多处全身疾病，需结合内外科同时治疗，必要时请内外科医师会诊，以取得更好疗效。对于继发性甲状旁腺功能亢进，往往血压较高且难以控制，手术出血风险较大，手术前及手术中需谨慎处理。

目前甲状旁腺消融治疗仍存在较多问题，如消融术前综合评估、消融方案制订及标准、病灶处于危险部位时的消融方法、消融后疗效评估标准、消融辅助药物的选择及剂量等。

七、典型病例

【病例1】

1．**简要病史**　患者女性，67岁。患者13年前因"肾衰竭"开始定期行血液透析，当时无肢体抽搐、四肢疼痛、腰痛、血尿等不适。1年前外院血液透析时发现甲状旁腺激素升高，自觉双下肢关节轻度疼痛，予以口服钙片对症治疗。现反复双下肢乏力2个月余。偶有抽筋，休息后可缓解，伴脸部、四肢凹陷性水肿，拟诊骨质疏松收入院。查全段甲状旁腺激素升高（459pg/mL ↑），予以帕米膦酸二钠30mg，每日1次，静脉滴注、依降钙素注射液20U肌内注射、阿仑膦酸钠维 D_3 片（1片/周）后，好转出院。后复查甲状旁腺超声：甲状腺左侧叶后方实性占位，甲状旁腺来源可能。ECT提示：甲状旁腺腺瘤。考虑手术并发症风险可能较大，患者选择射频消融治疗。

2．**重要实验室检查**　消融术前全段甲状旁腺激素459pg/mL（↑）、血钙2.31mmol/L、血磷0.75mmol/L（↓）、骨碱性磷酸酶150U/L（↑）、降钙素15pg/mL、血小板 172×10^9/L、PT 14s。

3．**ECT提示**　甲状腺左叶中部结节伴异常MIBI显像剂滞留，考虑左侧甲状旁腺高功能腺瘤。

4．**超声表现**　见图34-2-1。

5．**消融术后**　消融术后3d全段甲状旁腺激素17.7pg/mL、血钙2.32mmol/L、血磷1.11mmol/L、骨碱性磷酸酶125U/L（↑）、降钙素6pg/mL。消融术后4个月复查：超声显示消融灶大小为1.4cm×1.0cm，较前缩小。全段甲状旁腺激素179pg/mL（↑）、血钙2.26mmol/L、血磷1.22mmol/L。

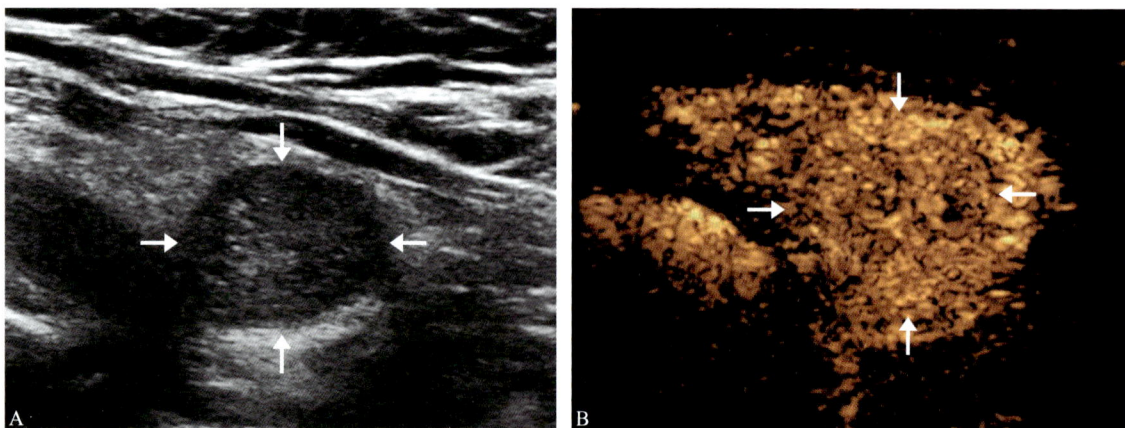

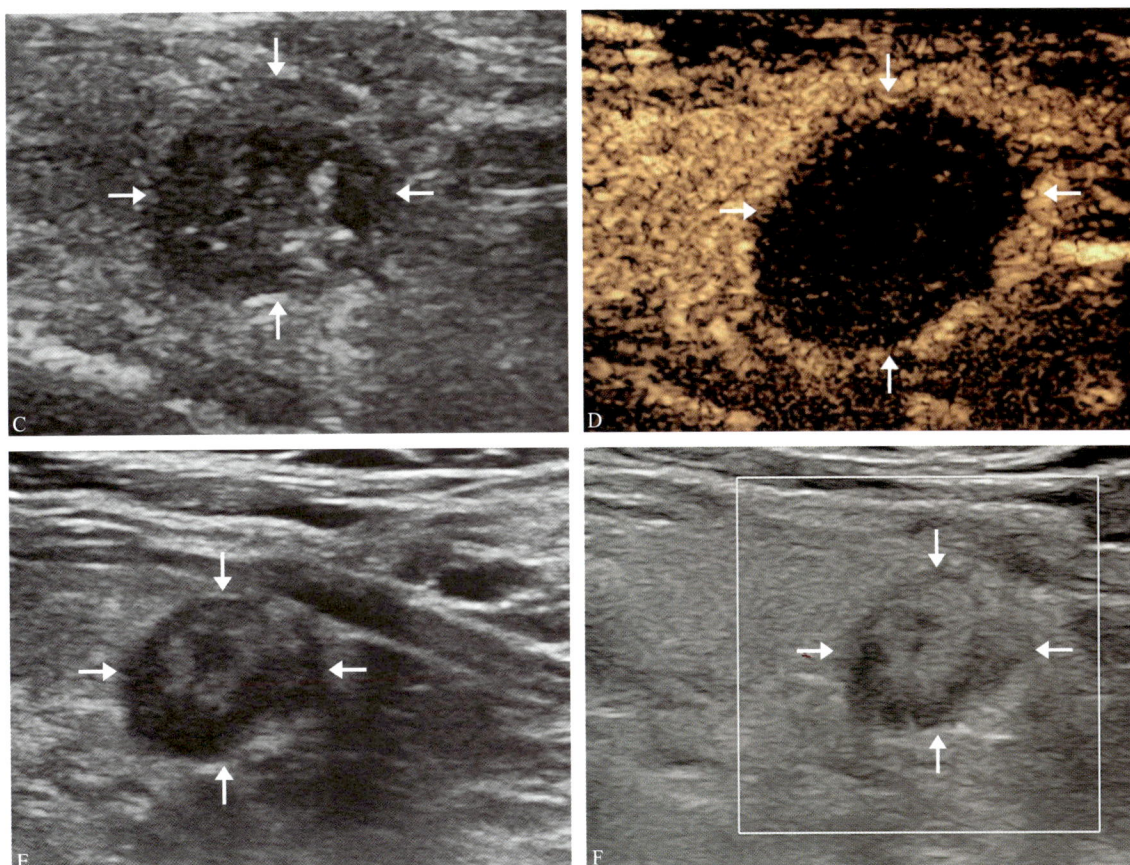

图 34-2-1 甲状旁腺功能亢进射频消融

A. 消融术前灰阶超声：甲状腺左叶中部后方见一个低回声区（箭头），大小为 1.6cm×1.3cm，椭圆形，边界清晰，内部回声欠均匀，考虑甲状旁腺腺瘤可能；B. 消融术前 CEUS：甲状腺左叶中部后方低回声结节增强早期呈稍高增强（箭头），考虑甲状旁腺腺瘤可能；C. 消融术后即刻灰阶超声：甲状腺左叶中部后方见一个混合回声区（箭头），大小为 2.0cm×1.8cm（消融灶），椭圆形，边界清晰，内部回声欠均匀；D. 消融术后即刻 CEUS：甲状腺左叶中部后方混合回声结节增强早期呈无增强（箭头），提示完全消融；E. 消融术后 2 个月普通超声：甲状腺左叶中部后方见一个混合回声区（箭头），大小为 1.4cm×1.0cm（消融灶），椭圆形，边界清晰，内部回声欠均匀，较前缩小；F. CDFI：消融灶内未见明显血流信号（箭头）。

【病例 2】

1．简要病史 患者男性，52 岁。发现尿毒症后规律透析 8 年余。发现甲状旁腺多发结节 1 年余，伴发甲状旁腺功能亢进。现为行射频消融治疗转诊至本院。

2．重要实验室检查 消融术前全段甲状旁腺激素＞2 500pg/mL（↑）、血钙 1.57mmol/L（↓）、血磷 1.56mmol/L（↑）、血碱性磷酸酶 758.5U/L（↑）、骨碱性磷酸酶 200U/L（↑）、降钙素 37pg/mL、25- 羟基维生素 D 49.5nmol/L。

3．超声表现 见图 34-2-2。

4．消融术后 消融术后 1d 全段甲状旁腺激素 8.2pg/mL（↓）、血钙 1.51mmol/L（↓）、血磷 1.33mmol/L（↑）。消融术后 5d 全段甲状旁腺激素 7.7pg/mL（↓）、血钙 1.88mmol/L（↓）、血磷 1.10mmol/L。消融术后 1 个月血钙、血磷正常。

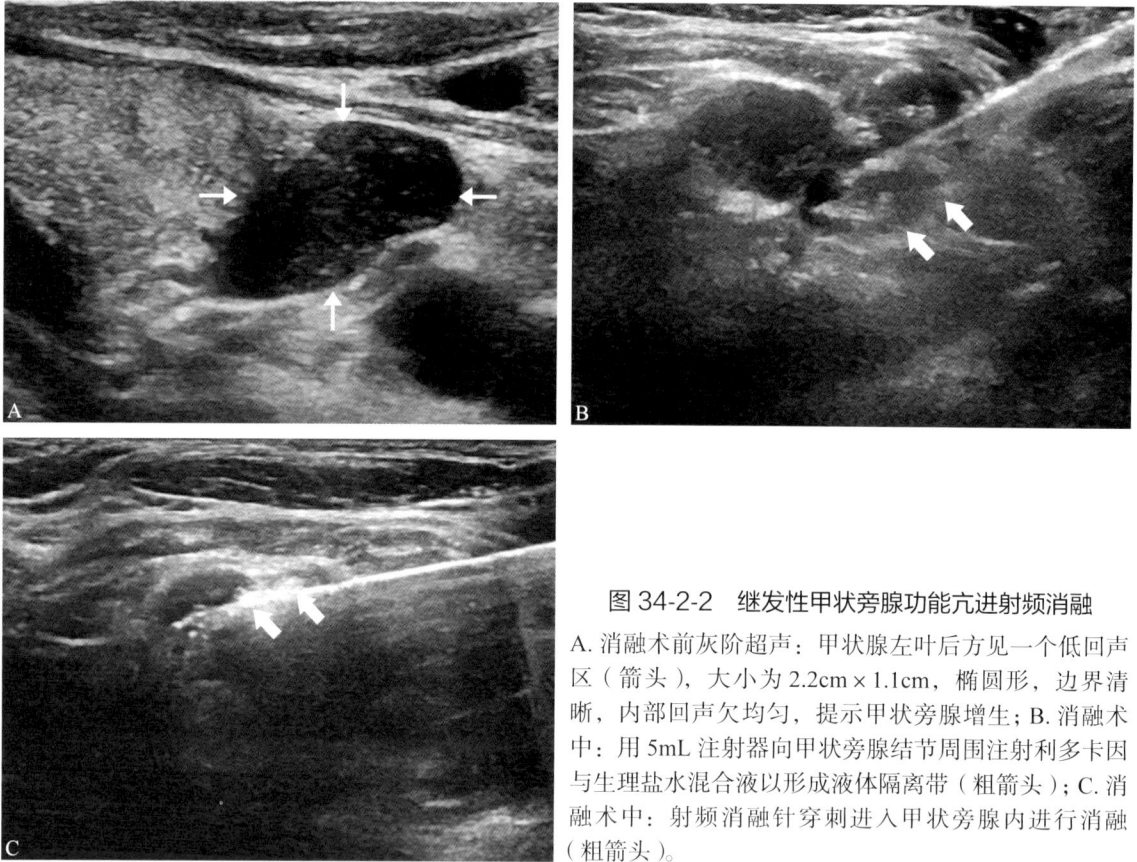

图 34-2-2　继发性甲状旁腺功能亢进射频消融

A. 消融术前灰阶超声：甲状腺左叶后方见一个低回声区（箭头），大小为 2.2cm×1.1cm，椭圆形，边界清晰，内部回声欠均匀，提示甲状旁腺增生；B. 消融术中：用 5mL 注射器向甲状旁腺结节周围注射利多卡因与生理盐水混合液以形成液体隔离带（粗箭头）；C. 消融术中：射频消融针穿刺进入甲状旁腺内进行消融（粗箭头）。

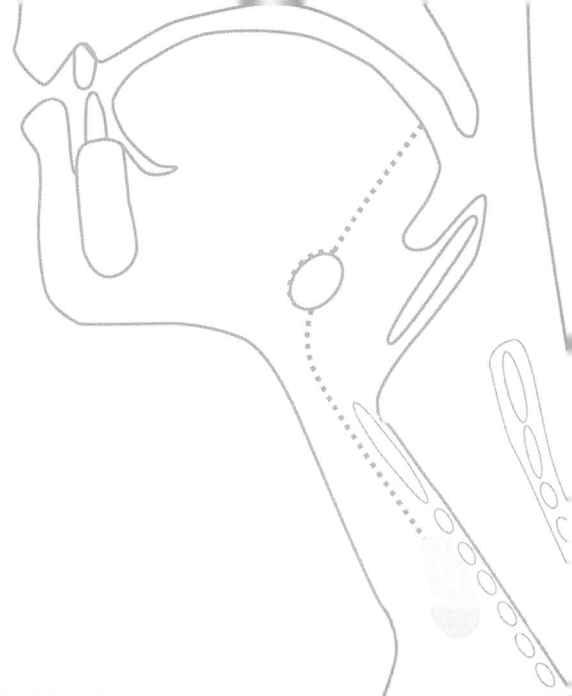

第七篇

颈部淋巴结与其他颈部肿块超声诊断及介入

第三十五章
颈部淋巴结超声诊断

第一节　概　述

淋巴结是人体重要的免疫器官，其主要功能是滤过淋巴、产生淋巴细胞，是淋巴管回流过程中产生免疫应答的必经器官，同时也是恶性肿瘤最常见的转移部位。

淋巴结多呈卵圆形或扁豆形，一侧由 15～20 条输入淋巴管进入，另一侧为淋巴门，由 1～2 条输出淋巴管、血管及神经等结构出入。淋巴液经由输入淋巴管收集至淋巴管内，汇入皮质淋巴窦，通过皮髓质交界进入髓质淋巴窦，再由输出淋巴管排出（图 35-1-1）。

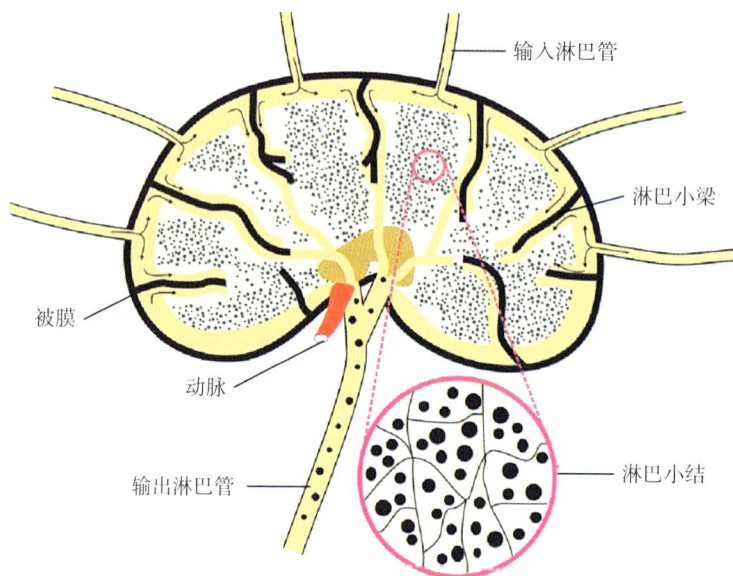

图 35-1-1　淋巴结示意图

颈部淋巴结作为甲状腺引流区域的淋巴结，是甲状腺癌转移的第一站。甲状腺癌颈部淋巴结转移对整体生存率影响不大，但却是甲状腺癌复发的一个重要危险因素。甲状腺癌复发不仅影响患者生存质量，更会带来诸如再次手术创伤、手术难度增大、创伤大、费用高等问题。术前对甲状腺癌患者颈部转移淋巴结准确的定性诊断及定位病灶，对手术方式选择和预后判断意义重大。

30%～80% 的甲状腺癌合并颈部淋巴结转移（cervical lymph node metastasis，CLNM），术前超声检查仅可发现 33%～39% 的触诊阴性转移性淋巴结，敏感性 51%～62%、特异性 79%～98%。术前超声检查能够显著提高对甲状腺癌 CLNM 的诊断准确性，并可为临床制订手术方式、预后评估及危险分层提供重要依据。

第二节　颈部淋巴结分区

目前颈部淋巴结分区最常用的是美国癌症联合委员会（AJCC）的方法，将颈部淋巴结分区划分为7个区域，即Ⅰ区～Ⅶ区。Ⅰ区为颏下淋巴结及下颌下淋巴结，其中Ⅱ区～Ⅴ区为颈侧区淋巴结，Ⅵ区为中央区淋巴结（图35-2-1）。

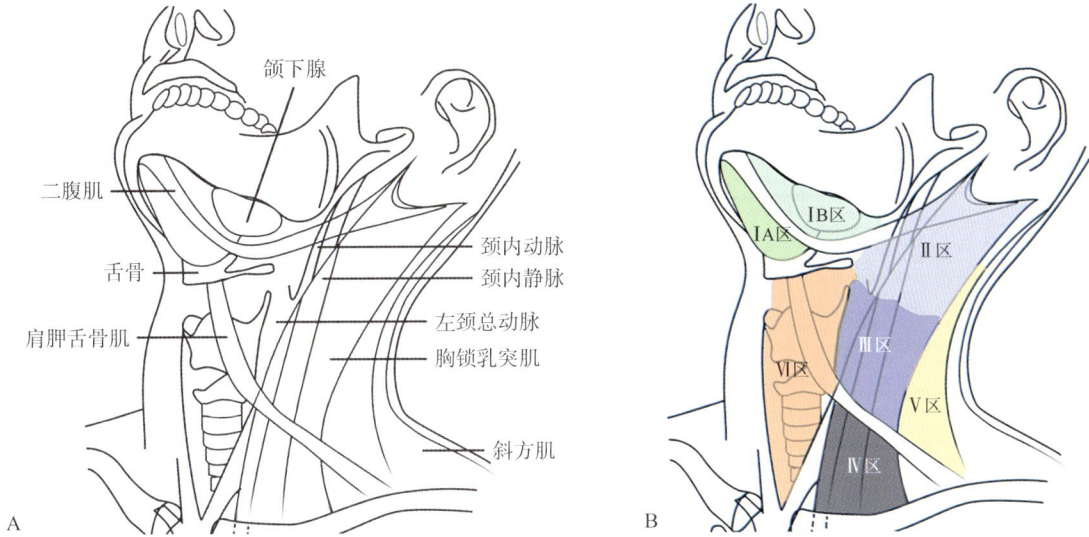

图 35-2-1　颈部解剖及颈部淋巴结分区
A.颈部解剖示意图；B.颈部淋巴结分区示意图。

一、Ⅰ区淋巴结

1. **解剖分区**　包括颏下淋巴结（ⅠA区）及下颌下淋巴结（ⅠB区）。颏下淋巴结位于舌骨、下颌骨和二腹肌之间。下颌下淋巴结位于舌骨下缘、下颌骨体、二腹肌前腹、茎突舌骨肌间。

2. **超声分区**　包括舌骨体、下颌舌骨肌、颌下腺后缘之前的范围内淋巴结。超声的解剖标志有舌骨体（图35-2-2A）、二腹肌前缘（图35-2-2B）、颌下腺后缘（图35-2-2C）。ⅠA区指位于双侧二腹肌前腹之间、舌骨体之上的淋巴结，ⅠB区指位于颌下腺后缘至舌骨体之上的淋巴结（图35-2-2D）。

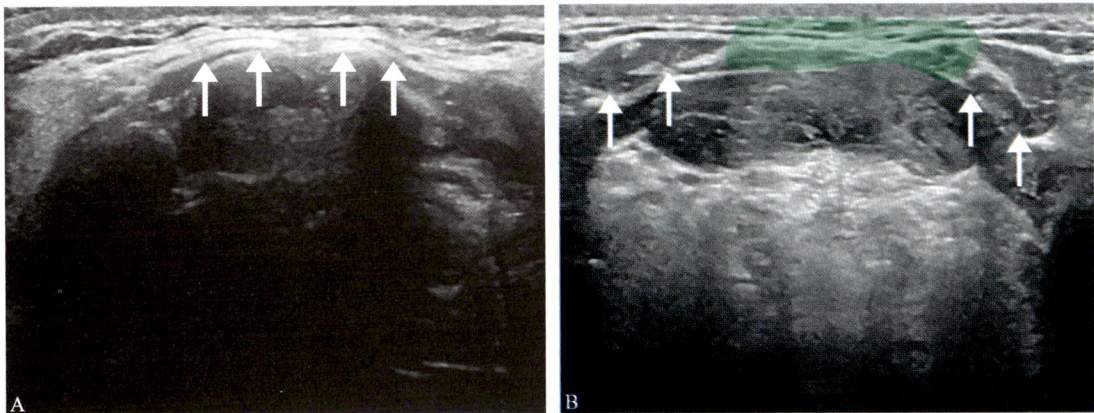

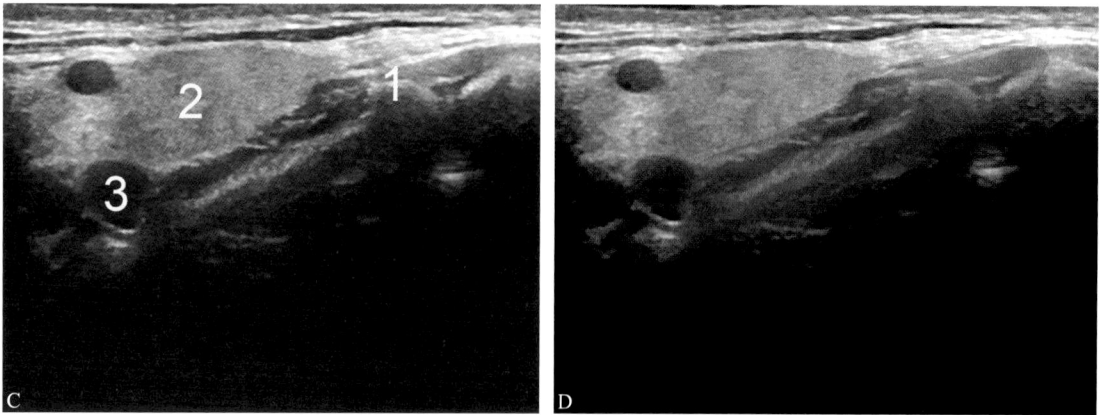

图 35-2-2　颈部淋巴结分区 I 区解剖标志超声图

A. 舌骨体，颈前中部横向走行的弧形强回声（箭头）；B. 双侧二腹肌（箭头），图中绿色所示为 I A 区横断面（双侧二腹肌前腹之间、舌骨体之上）；C. I B 区（1：舌骨体；2：颌下腺；3：颈内动脉）；D. 绿色所示为 I B 区横断面（颌下腺后缘至舌骨体之上）。

二、II 区淋巴结

1. **解剖分区**　包括颈内静脉上组淋巴结，上界为颅底，下界为舌骨，颌下腺后缘与胸锁乳突肌后缘之间。

2. **超声分区**　包括位于颌下腺后缘之后、胸锁乳突肌后缘之前、颈总动脉分叉之上的淋巴结。超声标志包括颌下腺后缘、胸锁乳突肌后缘、颈总动脉分叉（图 35-2-3）。

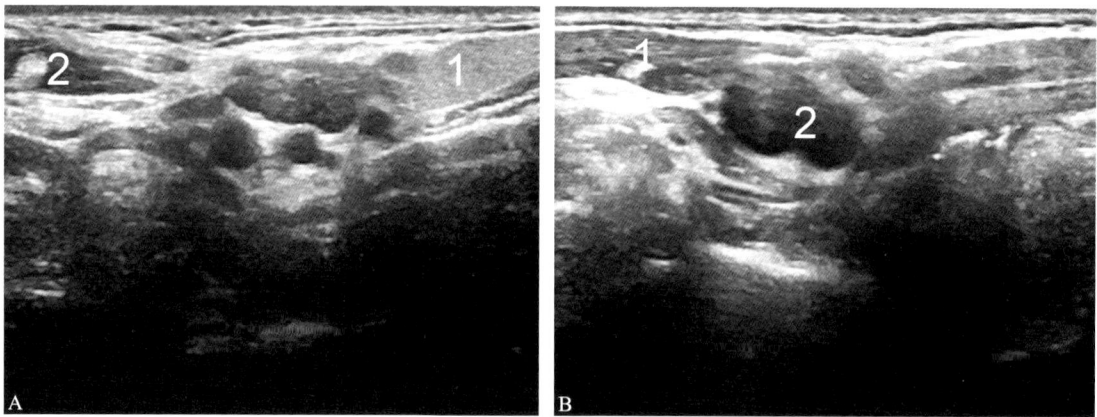

图 35-2-3　颈部淋巴结分区 II 区解剖标志超声图

A.1：颌下腺；2：胸锁乳突肌；B.1：胸锁乳突肌；2：颈总动脉分叉处。

三、III 区淋巴结

1. **解剖分区**　包括颈内静脉中组淋巴结，上界为舌骨下缘，下界为环状软骨下缘，胸锁乳突肌后缘与颈总动脉之间。

2. **超声分区**　指颈总动脉分叉之下至肩胛舌骨肌与颈内静脉交叉处，前界为胸骨舌骨肌侧缘或胸锁乳突肌前缘，后界为胸锁乳突肌后缘。超声标志包括颈总动脉分叉处、胸锁乳突肌两侧缘、肩胛舌骨肌与颈内静脉交叉处（图 35-2-4）。

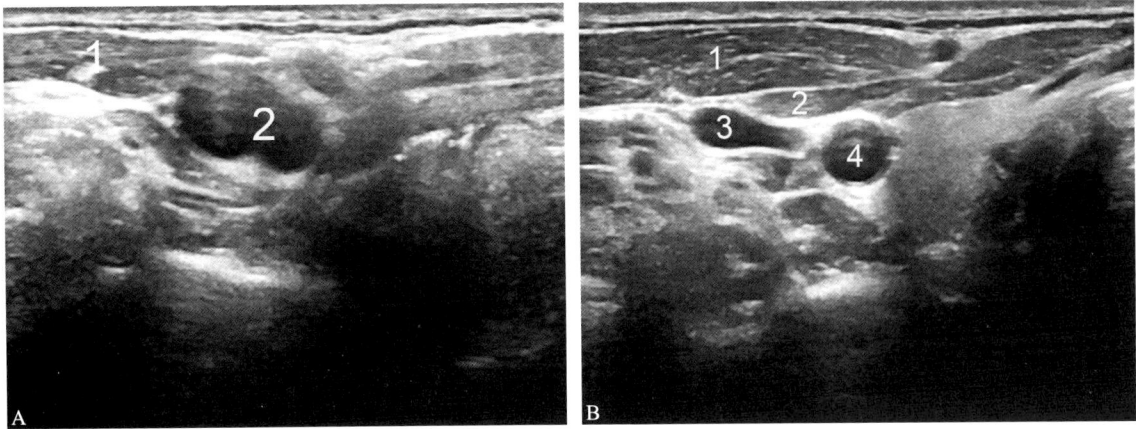

图 35-2-4　颈部淋巴结分区Ⅲ区解剖标志超声图

A. Ⅲ区上界（1：胸锁乳突肌；2：颈总动脉分叉）。B. Ⅲ区下界（1：胸锁乳突肌；2：肩胛舌骨肌；3：颈内静脉；4：颈总动脉）。

四、Ⅳ区淋巴结

1. **解剖分区**　包括颈内静脉下组淋巴结，上界为环状软骨下缘，下界为锁骨，胸锁乳突肌后缘与前斜角肌外侧缘连线至颈总动脉。

2. **超声分区**　指肩胛舌骨肌与颈静脉交叉至锁骨上，前界为胸骨舌骨肌侧缘或胸锁乳突肌前缘、后界为胸锁乳突肌后缘。超声标志包括肩胛舌骨肌下腹、胸锁乳突肌后缘、颈总动脉内侧缘、锁骨下动脉上缘（图 32-2-5、图 32-2-6）。

五、Ⅴ区淋巴结

1. **解剖分区**　为颈后三角淋巴结，包含副神经节淋巴结、颈横淋巴结、锁骨上淋巴结，上界为环状软骨，下界为锁骨，斜方肌前缘与胸锁乳突肌后缘之间。

2. **超声分区**　上界为胸锁乳突肌与斜方肌交界处，下界为锁骨，前界为胸锁乳突肌后缘，后界为斜方肌前缘。超声标志包括胸锁乳突肌后缘、斜方肌前缘（图 35-2-7）。

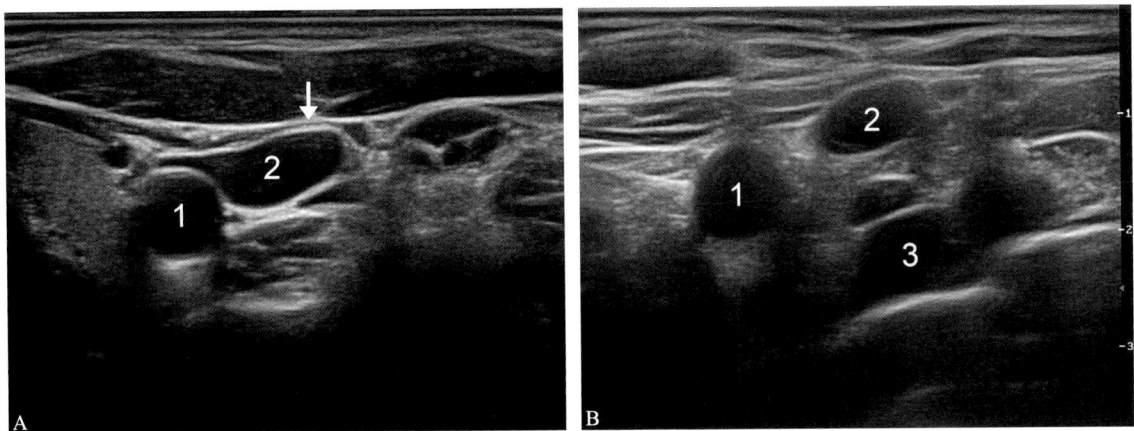

图 35-2-5　颈部淋巴结分区Ⅳ区解剖标志超声图

A. Ⅳ区上界（1：颈总动脉；2：颈内静脉，箭头示颈内静脉与肩胛舌骨肌交界处）。B. Ⅳ区下界（1：颈总动脉；2：颈内静脉；3：锁骨下动脉）。

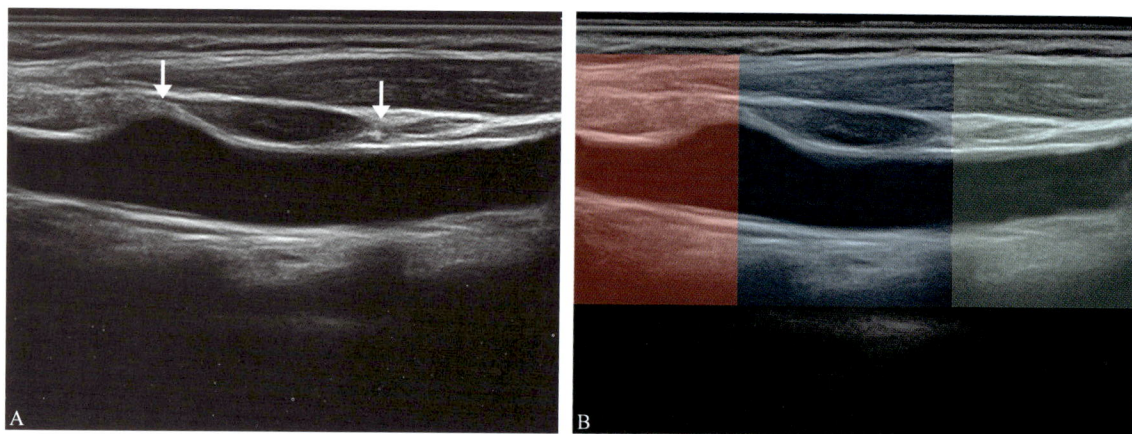

图 35-2-6　颈内静脉淋巴结组解剖标志超声图

A.颈动脉长轴断面超声图像（左侧箭头示颈动脉分叉处，表示Ⅱ区与Ⅲ区分界；右侧箭头示颈内静脉与肩胛舌骨肌交界处，表示Ⅲ区与Ⅳ区分界）。B.Ⅱ区、Ⅲ区、Ⅳ区示意图（红色示Ⅱ区，蓝色示Ⅲ区，灰色示Ⅳ区）。

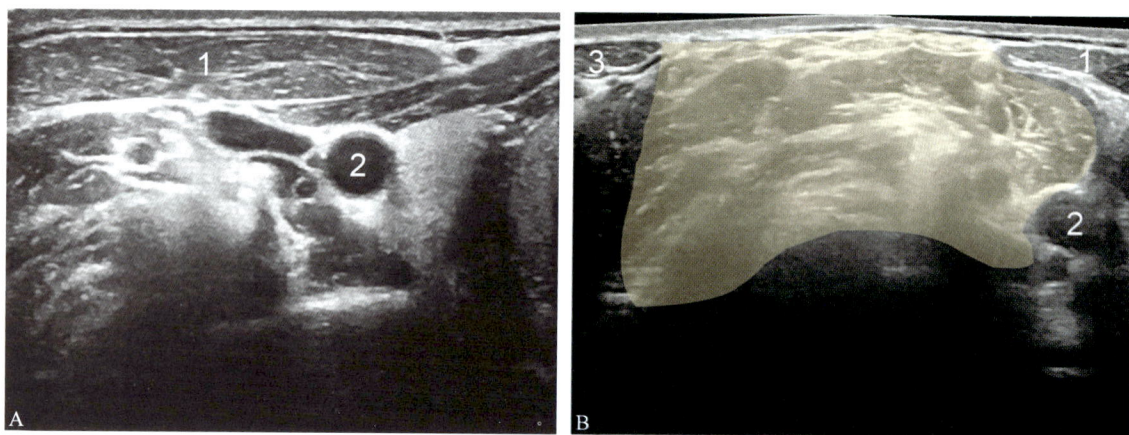

图 35-2-7　颈部淋巴结分区Ⅴ区解剖标志超声图

A.Ⅴ区前界（1：胸锁乳突肌；2：颈总动脉）。B.Ⅴ区超声宽景成像（1：胸锁乳突肌；2：颈总动脉；3：斜方肌），黄色所示为Ⅴ区。

六、Ⅵ区淋巴结

1. **解剖分区**　为颈前中央区淋巴结，包含喉前淋巴结、气管前淋巴结、气管旁淋巴结，上界为舌骨下缘，下界为胸骨上切迹，外侧界为颈动脉鞘内侧缘。

2. **超声分区**　舌骨与胸骨上窝之间，两侧界为颈总动脉内侧缘之间。超声标志包括舌骨、环状软骨、气管、颈总动脉（图 35-2-8）。

七、Ⅶ区淋巴结

1. **解剖分区**　为胸骨上切迹下方的上纵隔淋巴结，胸骨上窝之下，两侧颈总动脉与主动脉弓水平围成的区域。

2. **超声分区**　两侧颈总动脉之间，胸骨上窝以下、主动脉弓水平以上。

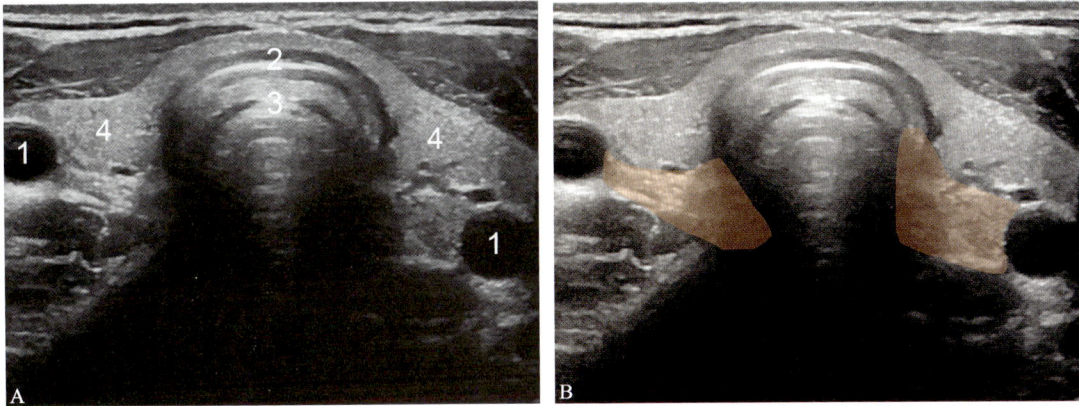

图 35-2-8　颈部淋巴结分区Ⅵ区解剖标志超声图

A.Ⅵ区（1：颈总动脉；2：环状软骨；3：气管；4：甲状腺）。B.橙色所示为Ⅵ区横断面。

第三节　颈部淋巴结超声图像解读

一、灰阶超声图像解读

超声观察颈部淋巴结时，主要观察以下内容。

1. **形态**　正常淋巴结通常呈椭圆形或扁圆形，包膜光滑完整。当淋巴结呈圆形、类圆形或不规则形时，应警惕是否为异常淋巴结（图 35-3-1）。

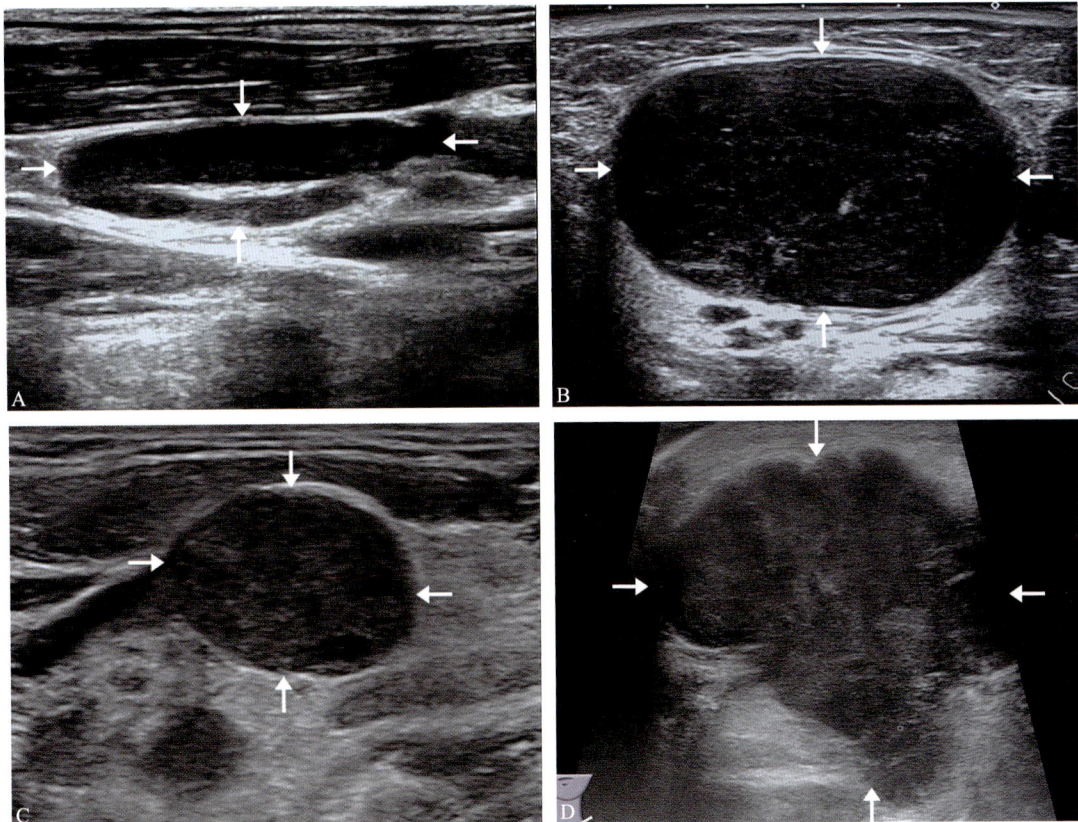

图 35-3-1　淋巴结形态

A.椭圆形；B.类圆形；C.圆形；D.不规则形。

2．**大小**　不同区域正常淋巴结大小不同，如：颈部体积最大淋巴结通常位于颌下腺区域。正常颈部淋巴结长径（long diameter，L）差异性较大，多数在 0.5～2.5cm。短径（shot diameter，S）范围 0.2～0.8cm，95% 淋巴结的短径≤0.5cm。一般认为，长/短径测值绝对值的意义较小，长短径比值诊断意义较大。

3．**长短径比值**　长短径比值（L/S）为淋巴结长径与短径的比值，正常淋巴结通常 L/S＞2（图35-3-2A），范围 2～4，84% 的反应性增生淋巴结或者炎性淋巴结长/短径＞2。L/S＜2 可考虑淋巴结异常，71% 的转移性淋巴结 L/S＜1.5，L/S 接近 1 时应高度怀疑异常淋巴结（图35-3-2B）。同时应注意的是，某些正常颈部淋巴结有时亦可 L/S＜2，如颌下淋巴结常略呈圆形，长/短径＞1.4。对甲状腺癌患者淋巴结研究发现，11.5% 的良性淋巴结呈圆形，34.4% 的转移性淋巴结呈椭圆形，所以应同时结合其他特征分析淋巴结性质。

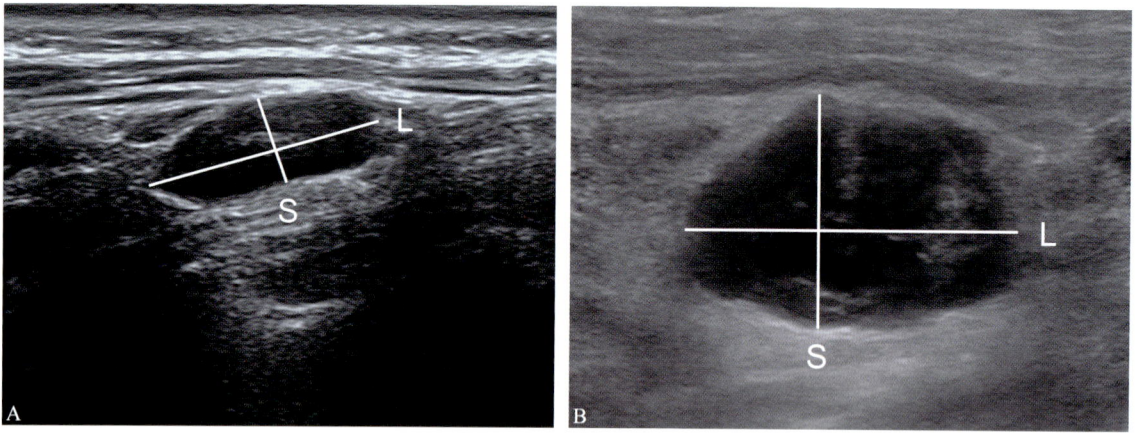

图35-3-2　颈部淋巴结长短径比值（L/S）

A. L/S＞2；B. L/S＜2。

4．**内部回声**　当淋巴结内部出现液化时可表现为部分区域呈无回声区，内部出现液化、微钙化及团块状高回声是甲状腺乳头状癌来源的转移淋巴结的特征性表现（图35-3-3）。

5．**淋巴门**　正常淋巴结或良性反应性增生淋巴结通常淋巴门可清楚显示，淋巴门消失对诊断转移性淋巴结很有意义，但特异性较低，早期转移性癌仅局限于被膜下或皮质，淋巴门仍存在。研究显示，19% 的转移性淋巴结存在淋巴门，而反应性增生的淋巴结结核也可导致淋巴门消失。大部分正常淋巴

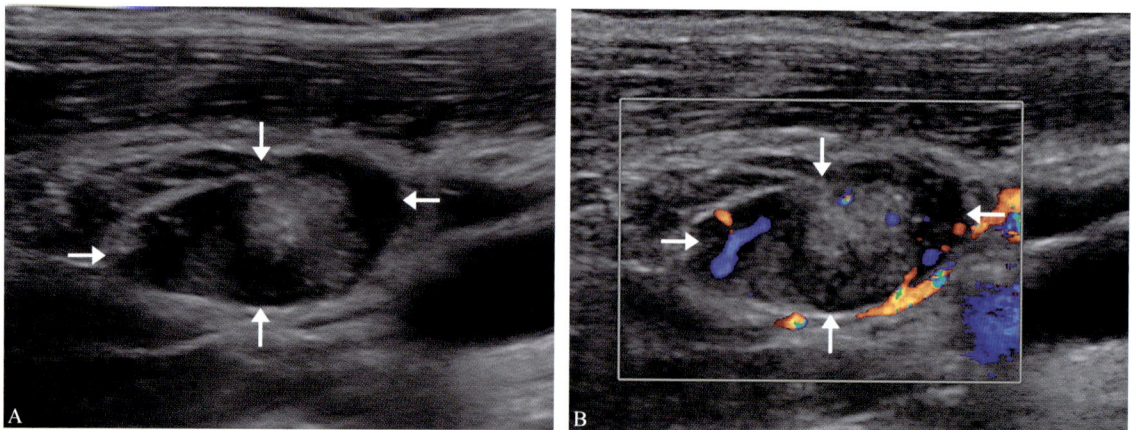

图35-3-3　颈部转移淋巴结

患者女性，37 岁。甲状腺癌术后 1 年余。右侧颈部Ⅲ区肿大淋巴结，细针穿刺结果考虑为甲状腺乳头状癌来源的转移淋巴结。A. 灰阶超声：实性，内见高回声团块及多个点状强回声；B. CDFI：内部及周边见少量血流信号。

结在超声图像上可区分皮质和髓质，皮质位于淋巴结周围，表现为均匀的低回声，而髓质在中央或与淋巴门连成一片，呈高回声。低回声的皮质包绕高回声的髓质，形成规则的 C 形，它是正常淋巴结和良性增生淋巴结的特征。

大部分转移性淋巴结可表现为皮髓质分界不清或消失（图 35-3-4）。应注意的是，部分正常淋巴结（约 17%）因为淋巴结体积小、位置深、皮下脂肪厚等原因，皮髓质分界也可显示不清，此时应同时注意观察淋巴结有无肿大等其他特征。

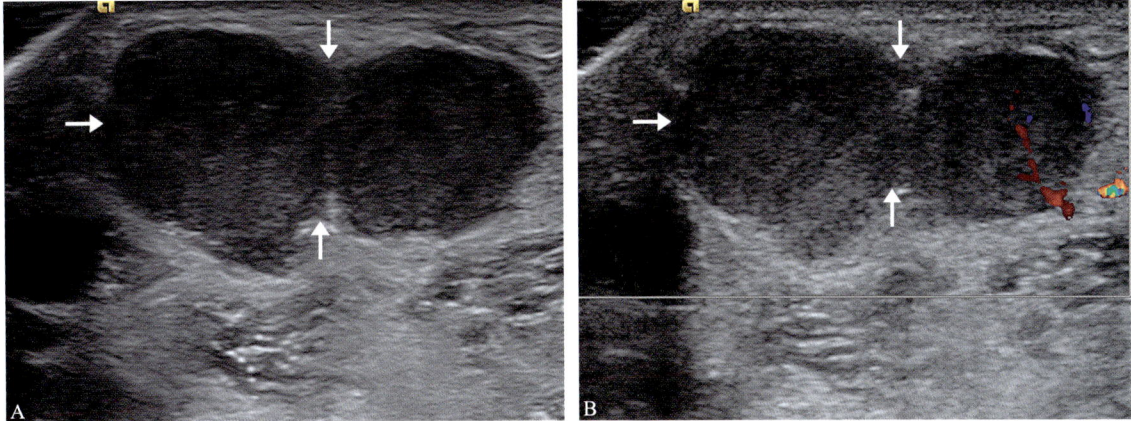

图 35-3-4 颈部转移淋巴结

患者男性，57 岁。右侧颈部 II 区肿大淋巴结，粗针穿刺病理结果为低分化癌伴坏死，考虑低分化鳞状细胞癌，后经病理证实为肺癌转移来源。
A. 灰阶超声：实性，低回声，形态不规则，皮髓质分界消失；B. CDFI：淋巴结内部见少量血流信号。

二、彩色多普勒超声图像解读

正常淋巴结中细小的动静脉经淋巴门进入淋巴结内，在 CDFI 上表现为淋巴门和髓质细线状或点状的血流信号，称为门型血流信号。

有学者将淋巴结内血流信号分为 5 种类型，分别为 I 型淋巴结门型、II 型树枝状血流型、III 型周围型、IV 型网状血流型、V 型无血流型。反应性增生淋巴结可表现为门型血流、树枝状或星点状血流信号（图 35-3-5），淋巴结内发生组织坏死时可表现为无血流信号，当门型血流信号消失或呈周围型血流信号时应考虑异常淋巴结。

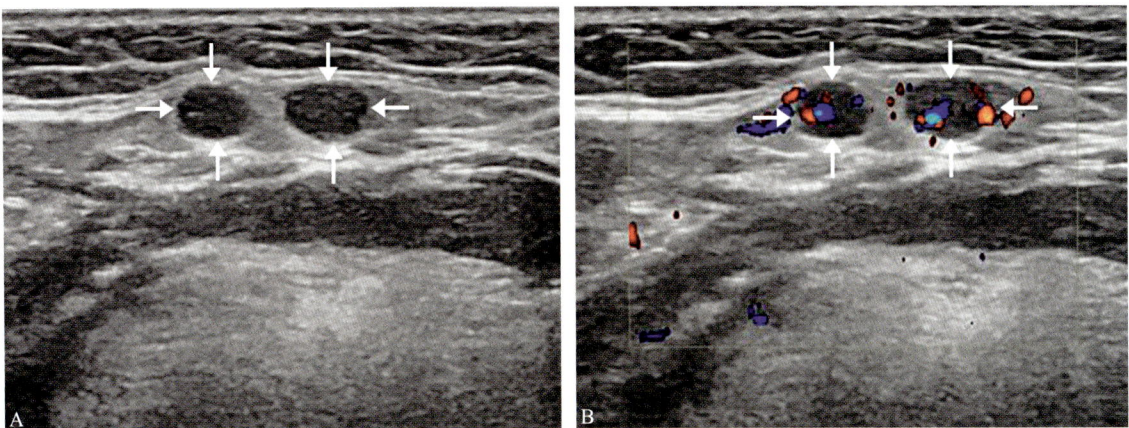

图 35-3-5 反应性增生淋巴结

A. 灰阶超声：颈部 I 区可见数个淋巴结，低回声，边界清楚；B. CDFI：淋巴结内可见点状血流信号。

第四节　正常颈部淋巴结超声表现

一、灰阶超声表现

1．**直径**　长径变化范围较大。上组淋巴结最大径可达 1.5 ~ 2.0cm，中组淋巴结最大径达 0.8 ~ 1.0cm，下组淋巴结和锁骨上淋巴结最大径约 0.6cm。短径变化范围相对较小，一般为 0.5 ~ 0.8cm。

2．**形态**　一般表现为纤细的形态（最大长径 / 最大短径>2），多呈边界光滑，清晰的长条形、梭形、椭圆形或扁圆形（图 35-4-1）。

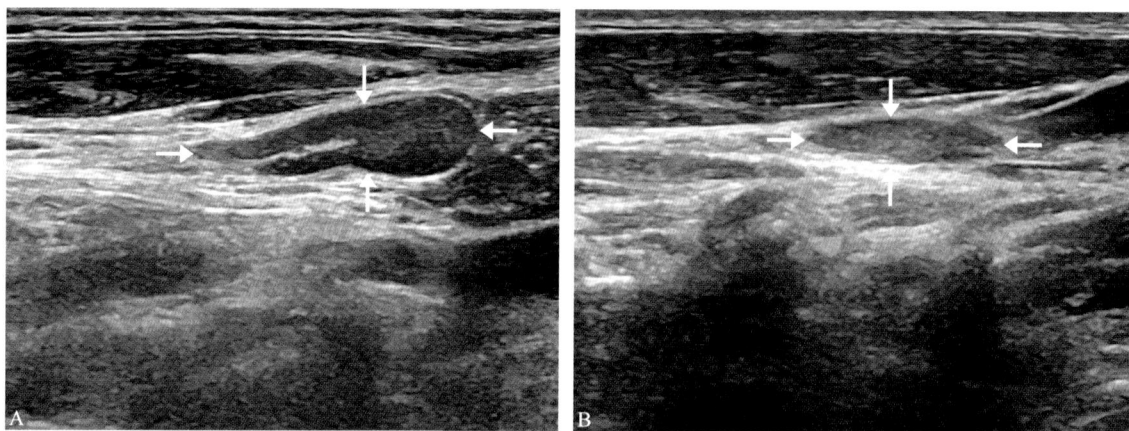

图 35-4-1　正常颈部淋巴结

A. 灰阶超声：正常颈部淋巴结表现为实性，低回声，大小为 1.3cm×0.4cm，椭圆形，皮髓质分界清晰，长径 / 短径>2；B. 灰阶超声：正常颈部淋巴结表现为实性，低回声，大小为 1.0cm×0.3cm，梭形，长径 / 短径>2。

3．**内部回声**　周边皮质为均匀低回声，中央髓质 – 门结构呈线样、条带状或团状高回声，呈肾形回声。最外侧偶可见高回声的包膜。

4．**淋巴门**　显示清晰，常见位于淋巴结表面凹陷处，内部与髓质相连，是血管及淋巴管等结构出入淋巴结的枢纽部位。

二、彩色多普勒超声表现

正常颈部淋巴结 CDFI 内部常表现为星点状血流信号（图 35-4-2A），部分可见门型血流信号（图 35-4-2B），即于髓质门区域显示少量血流信号，常呈单条或多条状。在门区可检测到动静脉频谱，动脉血流阻力指数<0.8，静脉血流频谱呈连续性低速血流。

三、超声造影表现

正常淋巴结增强早期呈均匀、稍高增强或等增强，从中央增强开始，然后逐步往周围扩散；增强晚期呈等增强或低增强（图 35-4-3）。

四、弹性成像表现

正常淋巴结质地较软，与周边脂肪、肌肉组织硬度相当。应变式弹性成像表现为蓝色、绿色为主（质地较软）（图 35-4-4）；剪切波弹性上表现为蓝色（质地较软）（图 35-4-5）。

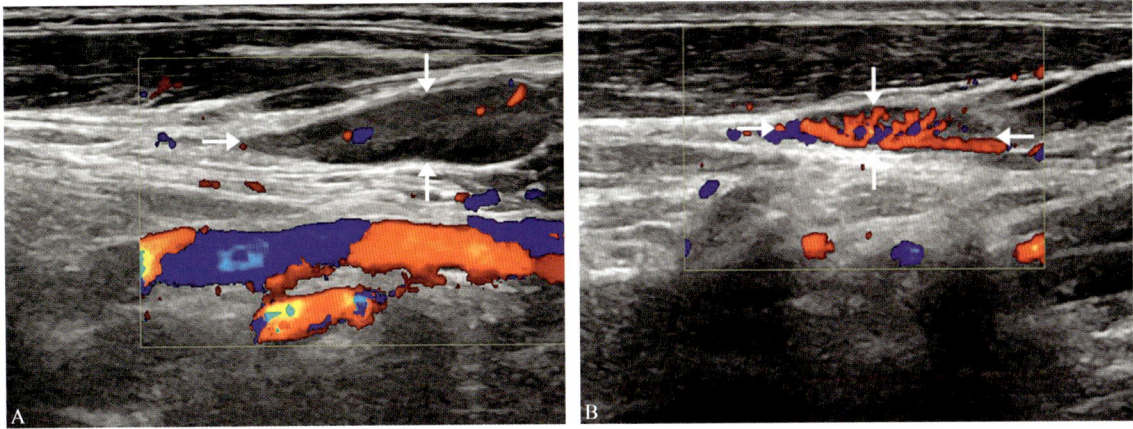

图 35-4-2　正常颈部淋巴结 CDFI 表现

A. 淋巴结内可见星点状血流信号；B. 淋巴结内见门型血流信号。

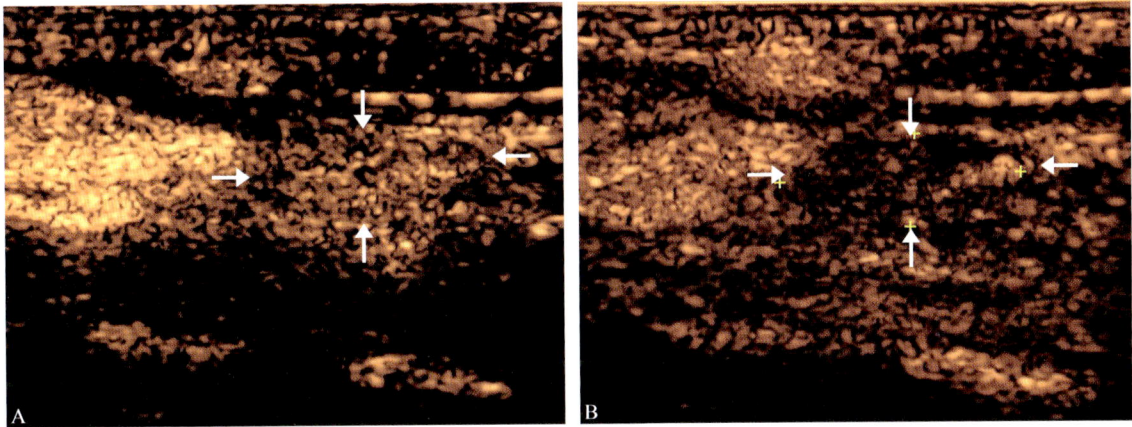

图 35-4-3　正常淋巴结超声造影

A. 增强早期呈等增强（造影剂注射后第 15 秒）；B. 增强晚期呈低增强（造影剂注射后第 108 秒）。

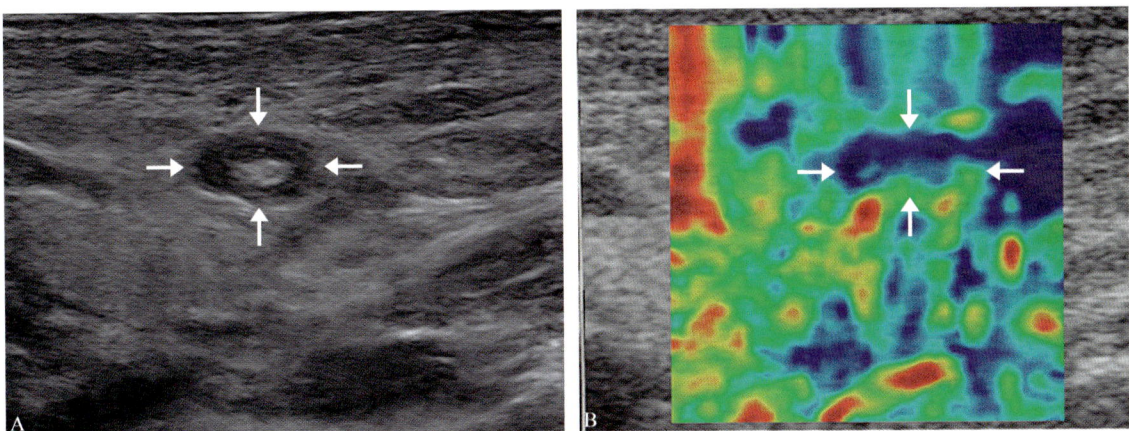

图 35-4-4　正常淋巴结应变式弹性成像

A. 灰阶超声图像；B. 应变式弹性成像，淋巴结以蓝色和绿色填充为主。

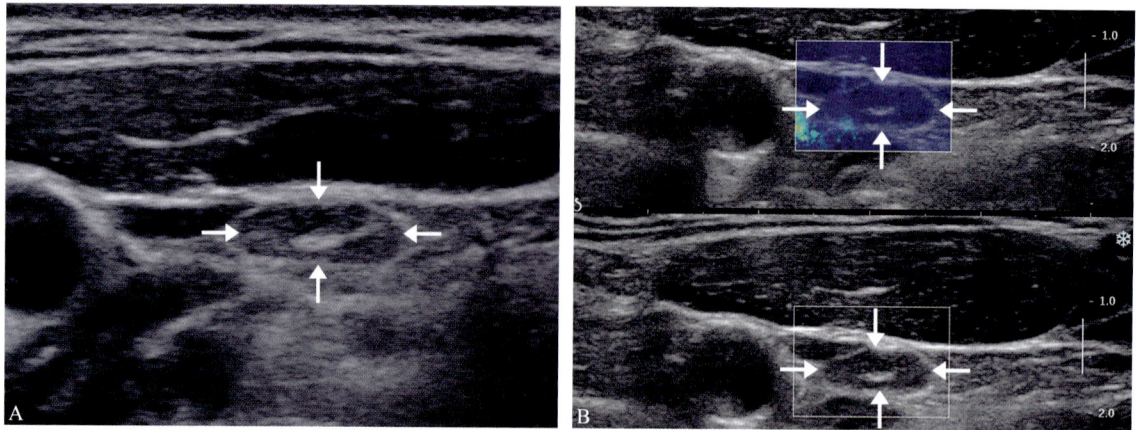

图 35-4-5　正常淋巴结剪切波弹性成像

A. 灰阶超声图像；B. 剪切波弹性成像，淋巴结以蓝色填充为主。

第五节　淋巴结反应性增生

一、概述

淋巴结反应性增生（reactive hyperplasia of lymph node）是指各种原因引起的淋巴细胞和淋巴组织反应性增生导致的淋巴结肿大。常见的原因包括化脓性扁桃体炎、牙龈炎、腮腺炎、上呼吸道感染等。

临床表现为颈部可触及的多发肿物，大小不等，质软、光滑、活动度好，部分伴有轻微压痛或酸胀感，短期内迅速长大（但长径一般不超过 2.5cm）。患者多患有牙龈炎、扁桃体炎等感染性疾病，部分患者伴有发热。实验室检查可见白细胞、中性粒细胞、C 反应蛋白升高。

二、超声表现

（一）灰阶超声表现

1. **数目**　常为多发，单发少见。
2. **形态**　规则的椭圆形或梭形，少数呈类圆形，包膜完整光滑，无融合现象。
3. **回声**　皮质呈均匀的低回声，回声低于邻近的肌肉组织，一般无钙化或液化。
4. **大小**　长径常＞1.5cm，一般＜3.0cm。多数淋巴结长短径比值＞2。
5. **淋巴门**　绝大多数淋巴门清晰可见，皮髓质分界清晰（图 35-5-1A）。

（二）彩色多普勒超声表现

CDFI 检查以门型血流多见，呈树枝状、放射状对称分布（图 35-5-1B）。频谱多普勒血流成像显示血流速度增高，呈低阻状态。

三、其他影像学表现

其他影像学检查如 X 线、CT、MRI 在淋巴结反应性增生上应用较少。一般表现为多发的低密度或低信号、椭圆形、边界清晰、包膜光滑完整。

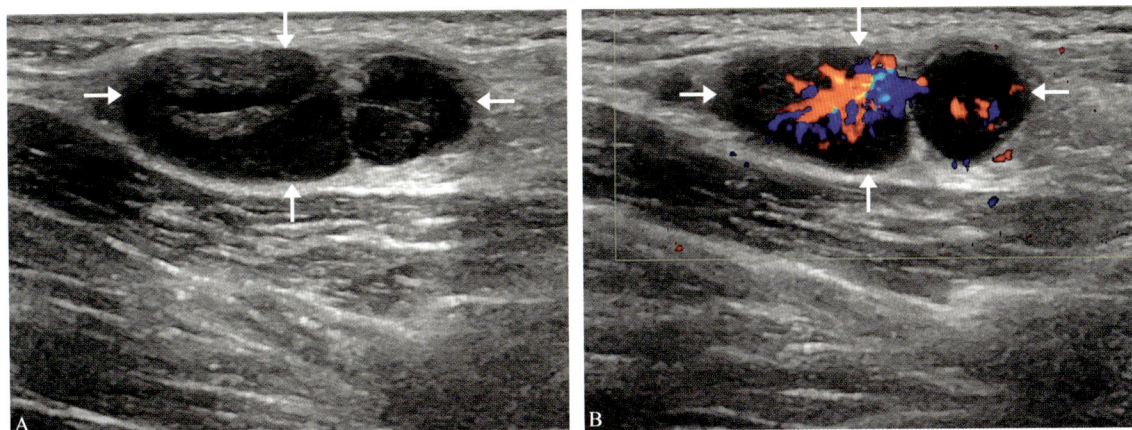

图 35-5-1　反应性增生淋巴结

患者女性，29 岁。因发现颈部多发肿块就诊。无发热，白细胞、中性粒细胞正常水平。超声检查可见左侧颈部Ⅳ区、
Ⅴ区多发肿大淋巴结，超声引导下穿刺活检，病理结果考虑反应性增生。
A. 灰阶超声：淋巴结呈实性、低回声、椭圆形，长径 / 短径＞2，淋巴门存在；B. CDFI：淋巴结内血流表现为门型血供。

四、鉴别诊断

1. 结核　颈部结核根据病程不同而表现多样，病灶为单发或多发，圆形或类圆形，低回声或存在
部分液化的无回声区，粗大钙化是颈部结核特征性表现，部分病灶可融合。结核病灶一般皮髓质分界不
清、淋巴门不可见，以此与反应性增生淋巴结鉴别。结核通常可合并其他部位的结核病史，结核抗体阳
性有助于诊断。

2. 脓肿　脓肿形成早期常表现为低回声，与反应性增生淋巴结鉴别困难。但脓肿一般伴有明显压
痛，质软、活动度差。随着脓肿进展，可见病灶内部分液化或完全液化，并可抽出淡黄色脓液。

3. 淋巴瘤　好发于老年人。病灶常多发并伴融合现象，一般直径显著大于反应性增生淋巴结。典
型的淋巴瘤内部皮髓质分界消失、淋巴门消失，内部呈网格样、条索样改变，缺乏特征性表现的淋巴瘤
在超声图像上与反应性增生淋巴结难以鉴别，粗针穿刺可帮助确诊淋巴瘤（图 35-5-2）。

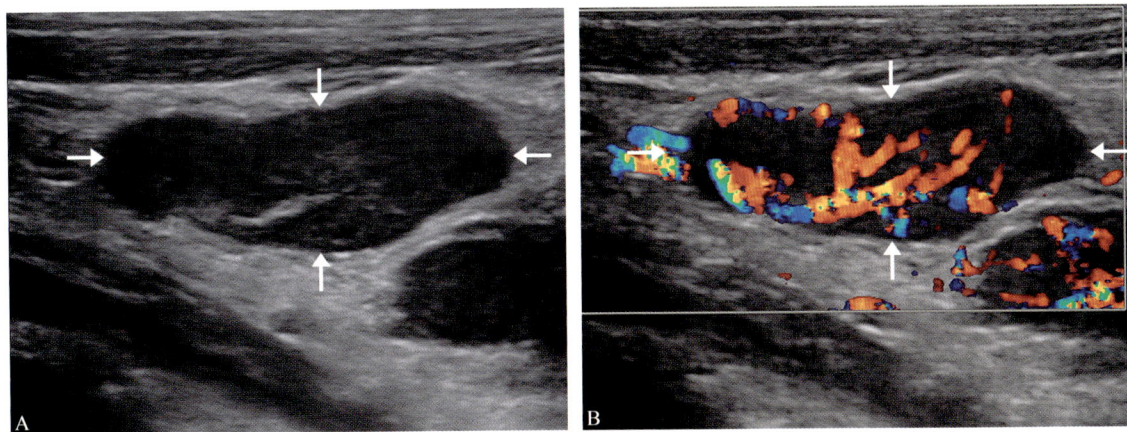

图 35-5-2　颈部淋巴瘤

患者男性，61 岁。左侧颈部多个肿大淋巴结，较大者位于Ⅱ区，大小为 2.7cm×1.0cm，粗针穿刺病理结果为 T 细胞淋
巴瘤。
A. 灰阶超声：实性低回声，椭圆形，形态尚规则，淋巴门欠清；B. CDFI：内部见门型血流信号。

五、诊断要点

1. **病史** 常由扁桃体炎、腮腺炎、牙龈炎等感染性疾病引起。颈部多发可触及的肿块，质韧、活动度好。

2. **超声** 颈部多发低回声肿块，椭圆形或梭形，长径 1.5～2.5cm，长径/短径＞2，皮髓质分界清晰，淋巴门存在，多呈门型血供。

3. **随访** 可自行或经抗炎治疗后恢复正常。

六、临床意义

颈部淋巴结反应性增生在临床上非常常见，患者通常因触及颈部肿块或颈部肿痛而就诊。超声应重点观察淋巴结形态、大小、回声及数量，淋巴结皮髓质分界、淋巴门、血供及是否有融合等特点，对淋巴结反应性增生的诊断和鉴别诊断具有较高的应用价值。当怀疑淋巴结结构异常时，可在超声引导下行穿刺活检明确诊断。

- ★ 淋巴结反应性增生多伴有感染病史，颈部可触及质软、活动度好的肿块。
- ★ 超声表现为多发的肿大淋巴结，单纯性肿大，长径/短径＞2，皮髓质分界清晰，淋巴门清晰，血流呈门型血流，分布规则。
- ★ 多数病例可自行或经抗炎治疗后恢复至正常大小。

第六节 转移性淋巴结

一、概述

淋巴结转移是恶性肿瘤最常见的转移方式，任何恶性肿瘤均可发生淋巴结转移。颈部淋巴结转移的原发病灶最常见的是头颈部恶性肿瘤，以甲状腺癌和鼻咽癌最为多见，颈部恶性肿瘤转移常见区域如表 35-6-1 所示。其他身体部位常见的原发病灶，包括肺癌、乳腺癌、胃癌、胰腺癌等，常转移至锁骨上淋巴结，其中胃癌、胰腺癌常转移至左锁骨上淋巴结。

表 35-6-1 颈部恶性肿瘤转移常见淋巴结区域

原发部分	常见淋巴结转移区域
口腔	Ⅰ、Ⅱ、Ⅲ
咽、喉部	Ⅱ、Ⅲ、Ⅳ
腮腺	耳前淋巴结、腮腺内及周边淋巴结Ⅱ、Ⅲ
颌下腺、舌下腺	Ⅰ、Ⅱ、Ⅲ
甲状腺	Ⅵ、Ⅳ、Ⅲ、Ⅱ、Ⅴ

甲状腺癌中以甲状腺乳头状癌最多见，颈部淋巴结转移也以甲状腺乳头状癌淋巴结转移多见，30%～80% 的乳头状癌合并颈部淋巴结转移，多数位于同侧颈部，10%～20% 发生双侧颈部淋巴结转

移。乳头状癌颈部淋巴结转移中以Ⅵ区为多见（约60%），其次是Ⅲ、Ⅳ区，Ⅱ、Ⅴ区较少见。滤泡癌和髓样癌合并颈部淋巴结转移较少。甲状腺未分化癌恶性程度高，病情进展迅速，常合并颈部淋巴结转移及全身多发远处转移。

当发生恶性肿瘤淋巴结转移时，病理上表现为局灶淋巴结受累、癌细胞广泛坏死、淋巴管内癌栓。癌细胞随淋巴液经淋巴管进入淋巴结，首先在淋巴结的边缘窦生长，而后浸润和破坏整个淋巴结，并可穿透包膜，侵犯周围组织。病理上通过镜下表现结合免疫组化表现，有助于确认转移淋巴结原发病灶来源。

临床表现常为单发或多发的颈部肿块，质硬，一般无压痛，活动度一般。当出现多个转移性淋巴结并侵及周围组织时，肿块呈结节状、活动度差、与周边分界不清，有局部或放射性疼痛，晚期肿块可发生溃破、感染、出血。实验室检查无特殊。超声引导下进行细针或粗针穿刺活检可明确诊断及来源。

治疗方式主要根据转移性淋巴结情况及原发肿瘤治疗情况而决定。来源明确的转移性淋巴结，按原发部位肿瘤的治疗原则进行治疗；来源不明的转移性淋巴结，应根据穿刺病理及相应部位的影像学检查明确诊断后，依据原发肿瘤制订治疗方案。当颈部转移性淋巴结体积较大、有压迫气管、血管或破溃、感染等情况时，可对转移性淋巴结进行局部治疗，如局部放疗、消融治疗等。

二、超声表现

（一）灰阶超声表现

1. **体积** 体积可增大、也可在正常范围内，体积增大与否对转移性淋巴结诊断特异性不高。通常以Ⅱ区淋巴结最大短径>0.7cm、其他分区淋巴结最大短径>0.6cm作为诊断异常淋巴结的标准，诊断敏感性、特异性分别为85%、79%。要注意的是Ⅵ区淋巴结径线较小，而反应性增生淋巴结径线较大，不能完全采用这个标准。

2. **形态** 呈椭圆形或类圆形（最大长径/最大短径<2）。当突破包膜时可表现为不规则形态，部分病例可见转移性淋巴结相互融合。通常需要注意的是，颌下腺和腮腺周围正常淋巴结也可表现为圆形或类圆形。

3. **内部回声** 呈弥漫性低回声，髓质变薄、变形或消失，皮、髓质分界不清甚至完全消失（图35-6-1）。内部常出现出血坏死的无回声区，好发于甲状腺乳头状癌、鼻咽癌、肺癌来源的转移性淋巴结（图35-6-2）。甲状腺乳头状癌转移性淋巴结可呈片状、团块状高回声，内可见点状钙化，这是乳头状癌转移性淋巴结的特征性表现，见于86%的PTC转移（图35-6-3）。

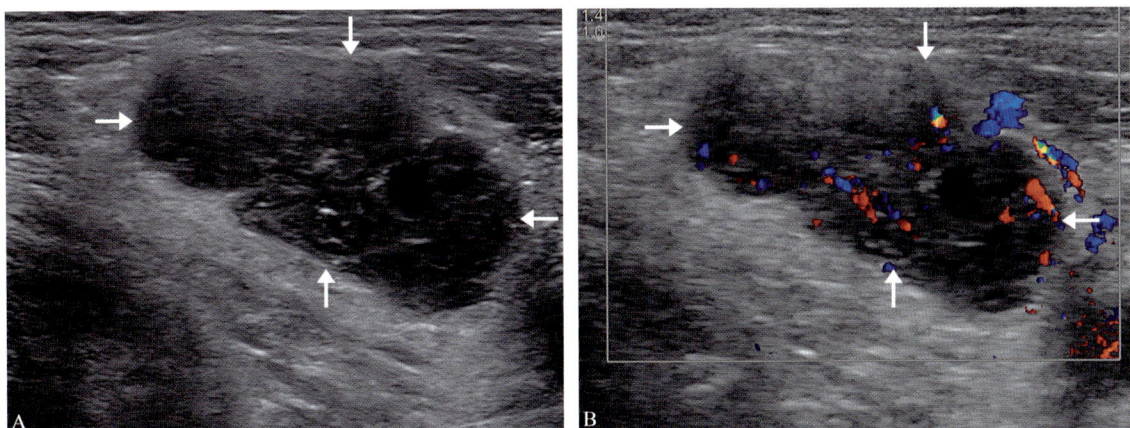

图35-6-1 颈部转移性淋巴结超声图像

患者女性，58岁。右侧锁骨上见肿大淋巴结，大小为2.7cm×1.4cm。粗针穿刺病理结果为转移性低分化癌，倾向肺癌来源。A. 灰阶超声图像：实性低回声，皮髓质分界不清，淋巴门消失；B. CDFI图像：内部及周边见明显血流信号。

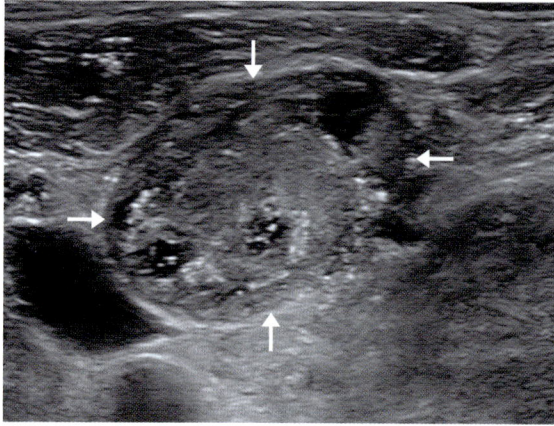

图 35-6-2 颈部转移性淋巴结超声图像

患者男性，52岁。左侧颈部见数个肿大淋巴结，较大者为 2.9cm×1.7cm，呈囊实混合性，皮髓质分界不清，内见多个点状强回声。粗针穿刺活检病理提示甲状腺乳头状癌转移来源，后经手术病理证实为甲状腺乳头状癌并颈部淋巴结转移。

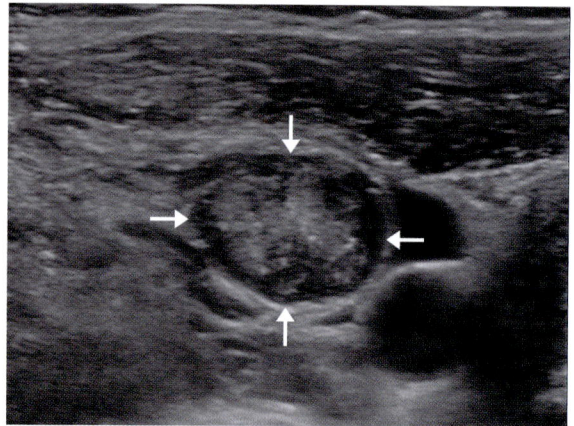

图 35-6-3 颈部转移性淋巴结超声图像

患者女性，27岁。甲状腺癌术后 1 年余。右侧颈部Ⅲ区见一个肿大淋巴结，大小为 1.7cm×1.3cm。皮髓质分界不清，内见高回声团块及多个点状强回声。细针穿刺活检病理提示甲状腺乳头状癌转移来源。

4. 淋巴门 变窄、偏心、显示不清或完全消失。

（二）彩色多普勒超声表现

CDFI 可在淋巴结周边及中央检测出丰富的血流信号，以周围型或混合型多见，门型血供方式完全消失。不少 PTC 来源的转移性淋巴结可见丰富的血流信号，并可测出动脉频谱（图 35-6-4）。转移性淋巴结血流分布表现多样：淋巴结周围型血流信号（不存在于正常或反应性增生淋巴结）、混合型血流信号（淋巴门及周边）以及血流分布紊乱。一旦发现周围型血流信号，高度提示转移性淋巴结。

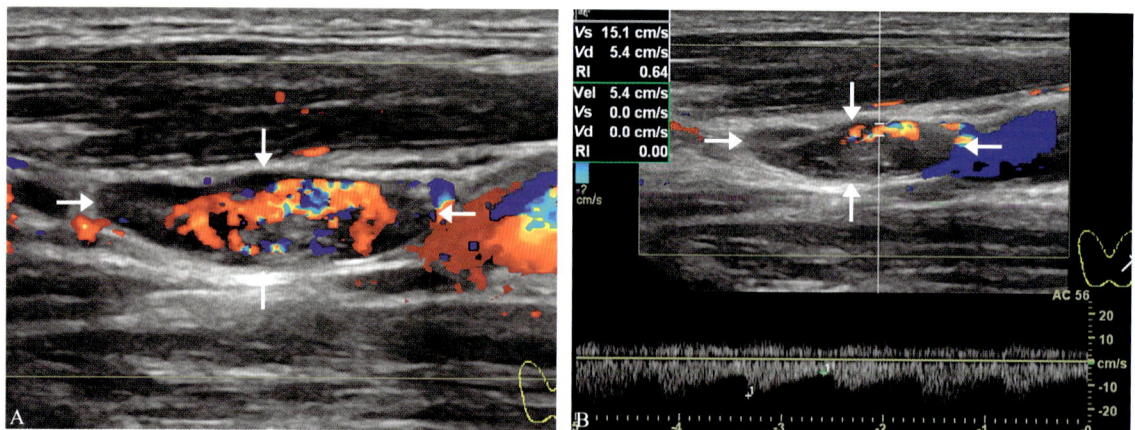

图 35-6-4 颈部转移性淋巴结 CDFI 表现

患者女性，25岁。甲状腺乳头状癌术后 1 年余。
A. 彩色多普勒超声图像：左侧颈部转移性淋巴结内可见丰富的血流信号；B. 频谱多普勒超声图像：转移性淋巴结内检测出动脉性血流频谱。

转移性淋巴结的各项灰阶超声、彩色多普勒超声表现诊断敏感性、特异性总结如表 35-6-2 所示。

表 35-6-2　转移性淋巴结灰阶超声、彩色多普勒超声表现诊断价值比较

特征	敏感性 /%	特异性 /%
皮质内微钙化	5 ~ 69	93 ~ 100
皮质内囊性改变	10 ~ 34	91 ~ 100
皮质内高回声	30 ~ 87	43 ~ 95
形态变圆	37	70
周围血流	40 ~ 86	53 ~ 97

（三）超声造影表现

转移性淋巴结新生血管较细且分布杂乱，表现为增强早期快速向心性高增强、增强晚期呈高增强（图 35-6-5）。转移性淋巴结少血供或发生缺血坏死时，增强早期呈不均匀增强或存在无增强区。经消融治疗的转移淋巴结术后呈无增强（图 35-6-6）。

（四）弹性超声

转移性淋巴结一般较正常淋巴结偏硬，剪切波弹性成像呈绿色或彩色分布，杨氏模量大于周边肌肉组织（图 35-6-7）。当出现囊性变或大部分坏死时，弹性图像填充差，弹性图像质量差。

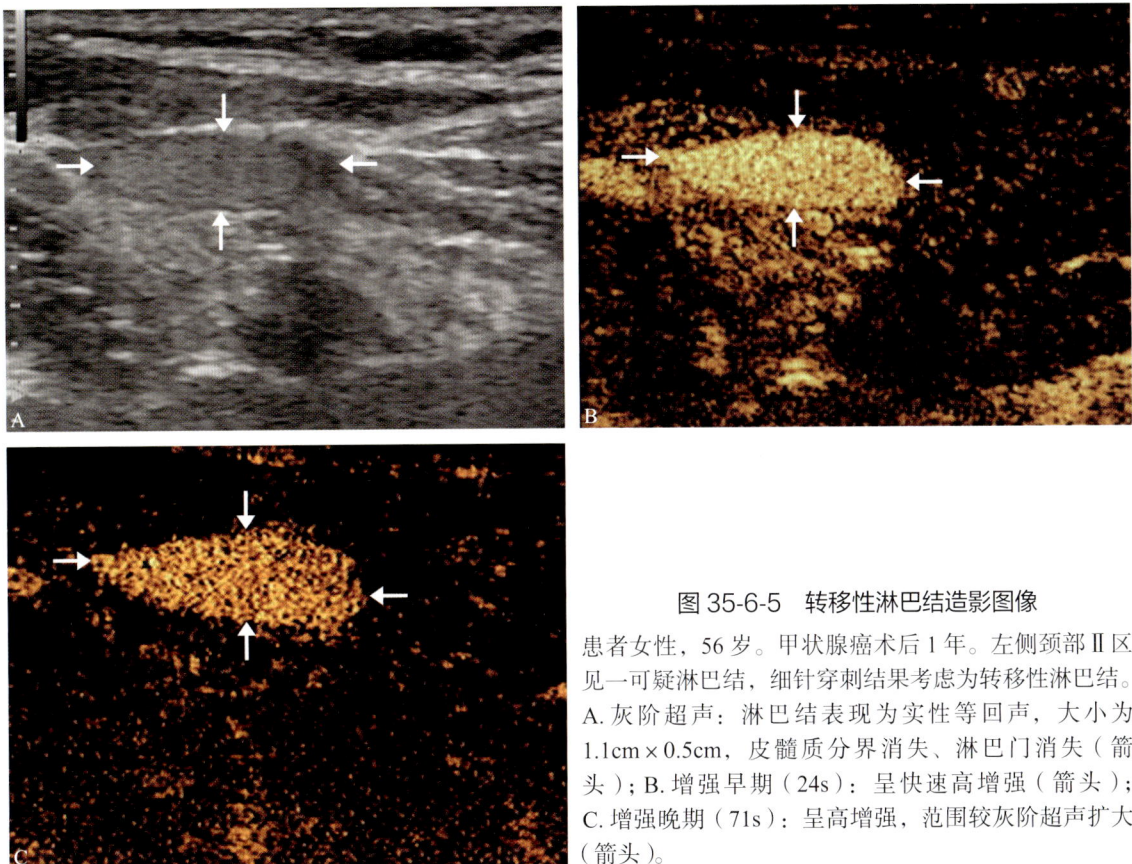

图 35-6-5　转移性淋巴结造影图像

患者女性，56 岁。甲状腺癌术后 1 年。左侧颈部 Ⅱ 区见一可疑淋巴结，细针穿刺结果考虑为转移性淋巴结。A. 灰阶超声：淋巴结表现为实性等回声，大小为 1.1cm×0.5cm，皮髓质分界消失、淋巴门消失（箭头）；B. 增强早期（24s）：呈快速高增强（箭头）；C. 增强晚期（71s）：呈高增强，范围较灰阶超声扩大（箭头）。

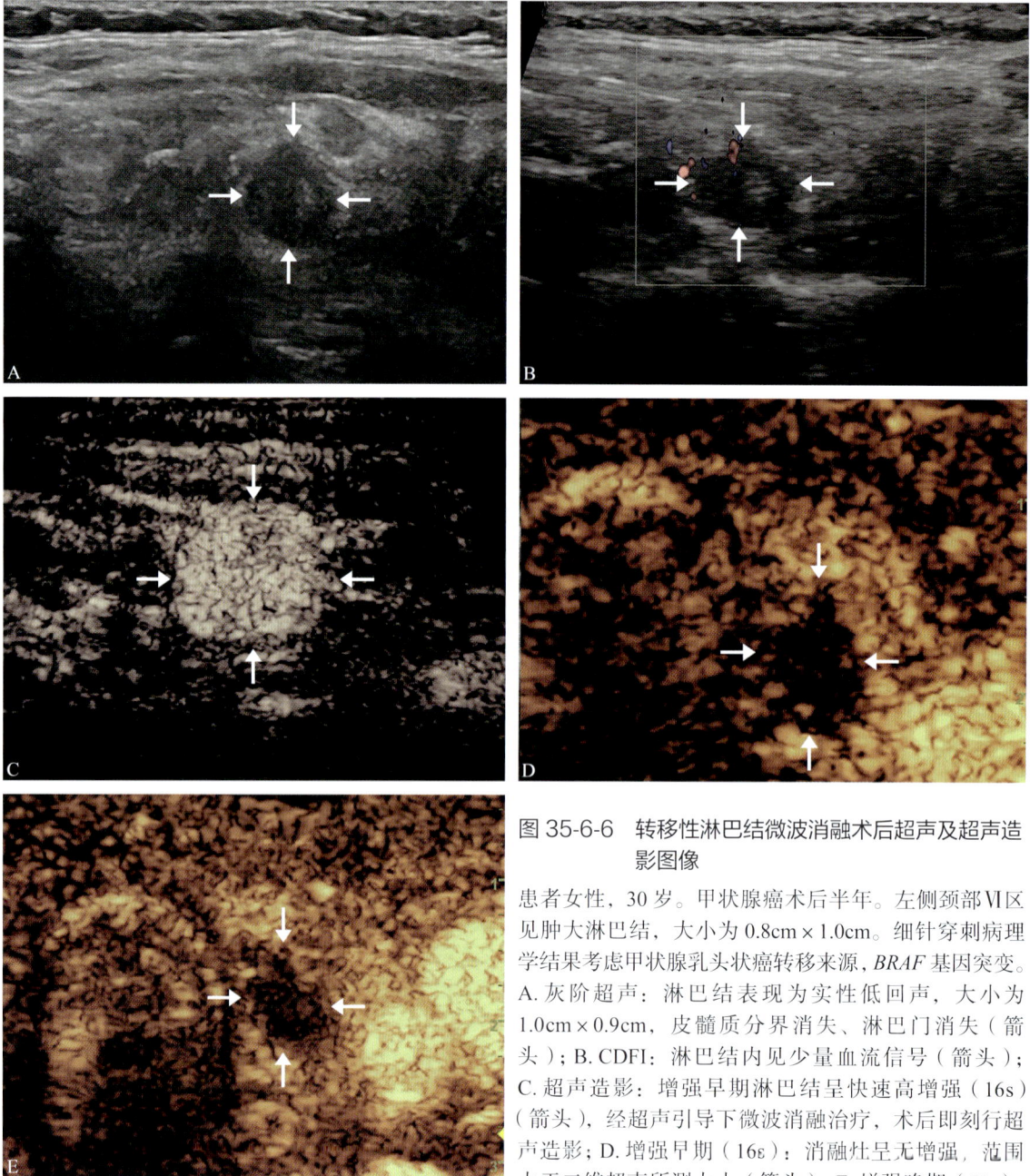

图 35-6-6　转移性淋巴结微波消融术后超声及超声造影图像

患者女性，30 岁。甲状腺癌术后半年。左侧颈部Ⅵ区见肿大淋巴结，大小为 0.8cm×1.0cm。细针穿刺病理学结果考虑甲状腺乳头状癌转移来源，*BRAF* 基因突变。A. 灰阶超声：淋巴结表现为实性低回声，大小为 1.0cm×0.9cm，皮髓质分界消失、淋巴门消失（箭头）；B. CDFI：淋巴结内见少量血流信号（箭头）；C. 超声造影：增强早期淋巴结呈快速高增强（16s）（箭头），经超声引导下微波消融治疗，术后即刻行超声造影；D. 增强早期（16ε）：消融灶呈无增强，范围大于二维超声所测大小（箭头）；E. 增强晚期（51s）：消融灶呈无增强（箭头）。

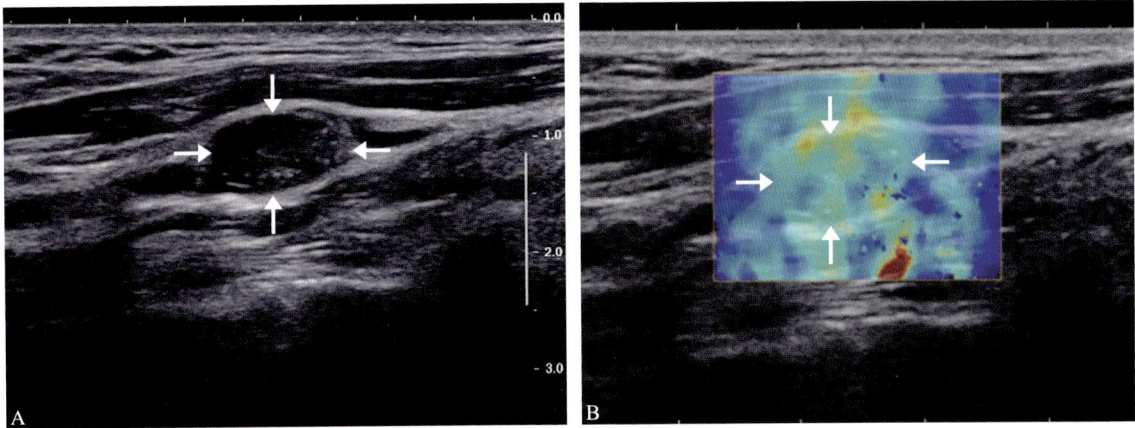

图 35-6-7　转移性淋巴结普通超声及弹性超声成像图

患者女性，41 岁。甲状腺乳头状癌术后，右侧颈部 Ⅱ 区见可疑淋巴结，细针穿刺结果为甲状腺乳头状癌转移，*BRAF* 基因突变。

A. 灰阶超声：淋巴结表现为实性低回声，大小为 1.0cm×0.6cm，长径/短径<2，皮髓质分界、淋巴门消失，内见多个点状强回声；B. 二维剪切波弹性成像：以彩色为主，淋巴结质地较硬。

三、其他影像学表现

（一）全身碘扫描

常用于观察分化型甲状腺癌术后患者的颈部淋巴结、肺、骨等部位转移情况。转移性淋巴结通常会有放射性碘摄取，图像呈放射性浓聚（图 35-6-8）。

（二）CT

CT 检查的分辨率不如高频超声，但是 CT 用于观察甲状腺肿瘤向胸骨后延伸以及颈部有无肿大淋巴结优于超声。CT 可观察颈部淋巴结的大小、数目、边缘、钙化、强化方式、与周边组织有无浸润，转移性淋巴结在 CT 上常表现为肿大、圆形或类圆形、边缘模糊、不均匀强化、中央坏死等（图 35-6-9）。

（三）MRI

MRI 对于软组织的分辨率较高且具有多平面成像功能，能较好地观察颈部肿大淋巴结的数目、大小、与周边组织的关系，但对于钙化的显示能力不足。

颈部转移淋巴结在 MRI 上常表现为肿大、圆形或椭圆形、低信号或混杂信号、边缘模糊、与周边分界欠清，增强后呈不均匀强化（图 35-6-10）。由于 MRI 检查时间长、费用昂贵，应用受到限制。

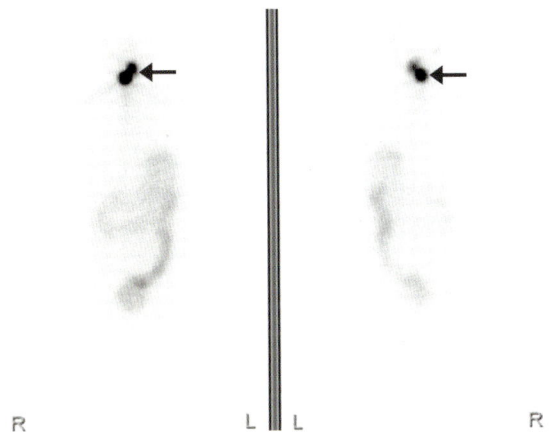

图 35-6-8　全身碘扫描显示转移性淋巴结

患者女性，14 岁。双侧甲状腺乳头状癌伴双侧颈部淋巴结转移，双侧甲状腺全切除术 + 双侧颈部淋巴结清扫术后，半年后行全身碘扫描，右侧颈部见数个放射浓聚区（箭头），考虑转移性淋巴结。

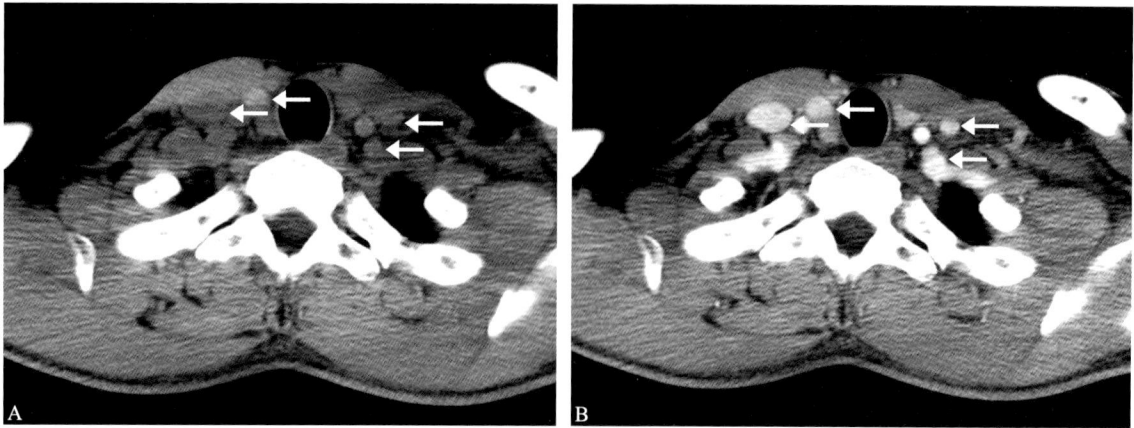

图 35-6-9　转移性淋巴结 CT 表现

患者男性，36 岁。双侧甲状腺乳头状癌伴双侧颈部淋巴结转移。

A. CT 平扫：双侧颈部见多发低密度影，与周边分界欠清（箭头）；B. CT 增强：增强后淋巴结呈不均匀强化（箭头）。

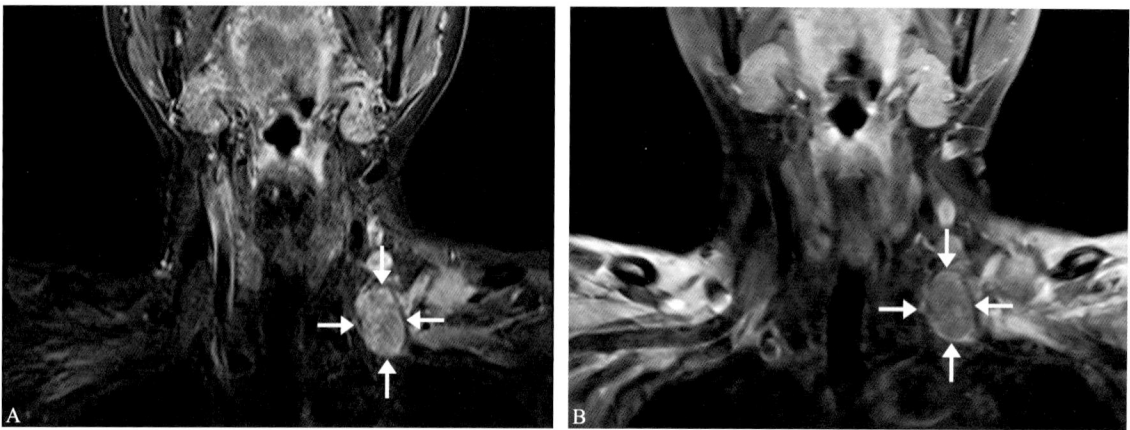

图 35-6-10　转移性淋巴结 MRI 表现

患者男性，66 岁。前列腺癌伴骶骨、左侧耻骨、右侧坐骨转移，前列腺癌根治术后 2 年余。左侧锁骨上见数个肿大淋巴结，穿刺病理结果为转移性低分化肿瘤，结合免疫组化结果符合前列腺癌转移。

A. 左侧锁骨上见数个高信号肿大淋巴结影（箭头），类圆形，与周边分界欠清；B. 增强后淋巴结呈不均匀强化（箭头）。

四、鉴别诊断

（一）正常淋巴结或反应性增生淋巴结

转移性淋巴结与正常淋巴结或反应性增生淋巴结最重要的鉴别点除了临床病史之外，主要包括淋巴结大小、形态、皮髓质分界、淋巴门等。主要鉴别点见表 35-6-3。

表 35-6-3　颈部正常淋巴结、反应性增生淋巴结、转移性淋巴结鉴别点

鉴别点	正常淋巴结	反应性增生淋巴结	转移性淋巴结
临床症状	一般无症状	无症状或触及颈部肿物	无症状或触及颈部肿物
质地	不可触及 / 软	软 / 韧	硬
病史	无相关病史	无病史或感染性病史	恶性肿瘤病史
好发部位	无	颌下 / 耳后	中央区 / 颈侧区 / 锁骨上
转归	无变化	无变化或缩小	增大、数目增多
体积	正常	肿大	肿大 / 正常
形态	纤细	饱满	饱满 / 类圆形 / 不规则

鉴别点	正常淋巴结	反应性增生淋巴结	转移性淋巴结
长径 / 短径	>2	>2 或 <2	<2
皮髓质分界	清晰	清晰 / 不清晰	不清晰 / 消失
淋巴门	清晰	清晰	消失
回声	低	低	低 / 囊性变 / 片状高回声
钙化	无	无	无 / 点状强回声
边界	清晰	清晰	清晰 / 不清晰，有融合
血供方式	门型	门型	周围型 / 混合型（杂乱）
血供情况	稀少	丰富	丰富

（二）淋巴结肉芽肿

淋巴结肉芽肿在超声上表现为实性低回声，圆形、椭圆形或形态不规则，边缘欠清（图 35-6-11），与转移性淋巴结在超声图像上难以鉴别（图 35-6-12）。肉芽肿患者一般无相关恶性肿瘤病史，部分患者可有局部感染病史，多数病例确诊需依赖穿刺活检后病理学检查。

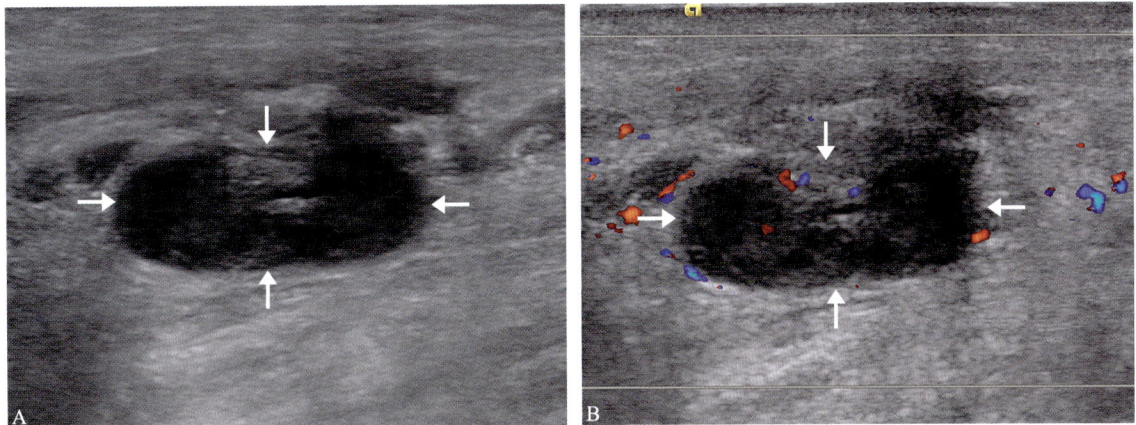

图 35-6-11　淋巴结肉芽肿超声图

患者女性，75 岁。左侧颈部淋巴结肉芽肿。
A.灰阶超声：表现为颈部实性、低回声肿块（箭头），内部回声欠均匀，与周边分界欠清；B. CDFI：淋巴结肉芽肿内部见星点状血流信号（箭头）。

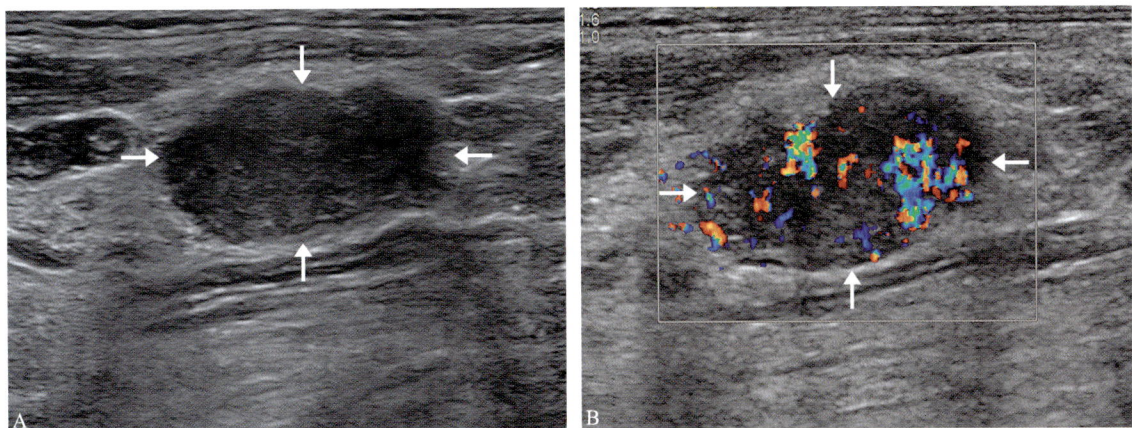

图 35-6-12　转移性淋巴结

患者男性，53 岁。右侧颈部见多个肿大淋巴结，细针穿刺病理结果考虑为甲状腺乳头状癌转移来源。
A.灰阶超声：颈部实性低回声肿块（箭头），形态不规则；B. CDFI：肿块内部见丰富血流信号（箭头）。

（三）淋巴瘤

淋巴瘤好发于老年人。病灶常多发并伴融合现象，淋巴瘤内部呈较均匀的低回声，皮髓质分界消失、淋巴门消失，内部呈网格样、条索样改变，粗针穿刺可帮助确诊淋巴瘤。

五、诊断要点

1.**病史**　患者多有相关恶性肿瘤病史（甲状腺癌、鼻咽癌、肺癌、乳腺癌、胃癌等），颈部触及单个或多个肿块，活动度差、与周边组织分界不清，压痛。

2.**超声表现**　超声上表现为单个或多个低回声肿块，长径/短径<2，部分可呈类圆形或不规则形。皮髓质分界消失、淋巴门消失，部分淋巴结内部可见片状高回声、囊性变、点状强回声，淋巴结边界可不清晰、有融合现象。门型血流消失，周围型或混合型血供。

3.**穿刺病理**　超声引导下细针或粗针穿刺取得病理结果有助于确诊。

六、临床意义

甲状腺癌尤其是乳头状癌，颈部淋巴结转移率30%～80%，术前超声对于可疑淋巴结的提示有助于手术方式的选择。对于相关恶性肿瘤术后（如甲状腺癌、乳腺癌、肺癌、胃癌、胰腺癌等）的患者，颈部淋巴结超声检查有助于早期发现或提示可疑淋巴结，对患者接受积极、恰当的处理具有重要意义。此外，对于发现颈部可疑淋巴结为首诊的患者，超声引导下穿刺活检取得病理结果，有助于判断原发病灶来源，为患者的进一步检查和治疗提供帮助。

七、典型病例

【病例】

1.**简要病史**　患者女性，25岁。因发现右侧叶甲状腺结节就诊。查体：气管居中，双侧叶甲状腺未见明显肿大。右侧叶甲状腺内触及一质硬结节，大小约1cm，活动度差、与周边分界不清。

2.**实验室检查**　血清总T_3、总T_4、游离T_3、游离T_4、TSH、甲状腺球蛋白抗体、TPoAb正常水平。

3.**超声检查**　右侧叶甲状腺结节灰阶超声（图35-6-13A）、彩色多普勒超声（图35-6-13B）；右侧颈部淋巴结灰阶超声（图35-6-13C）、CDFI（图35-6-13D）；超声引导下细针穿刺细胞学检查提示，右侧叶甲状腺乳头状癌（图35-6-13E）、右侧颈部淋巴结转移（图35-6-13F）。

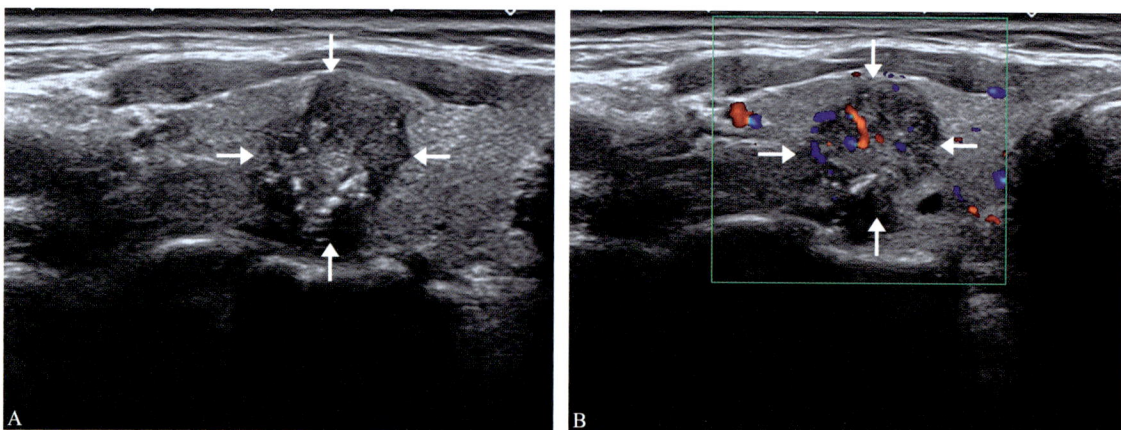

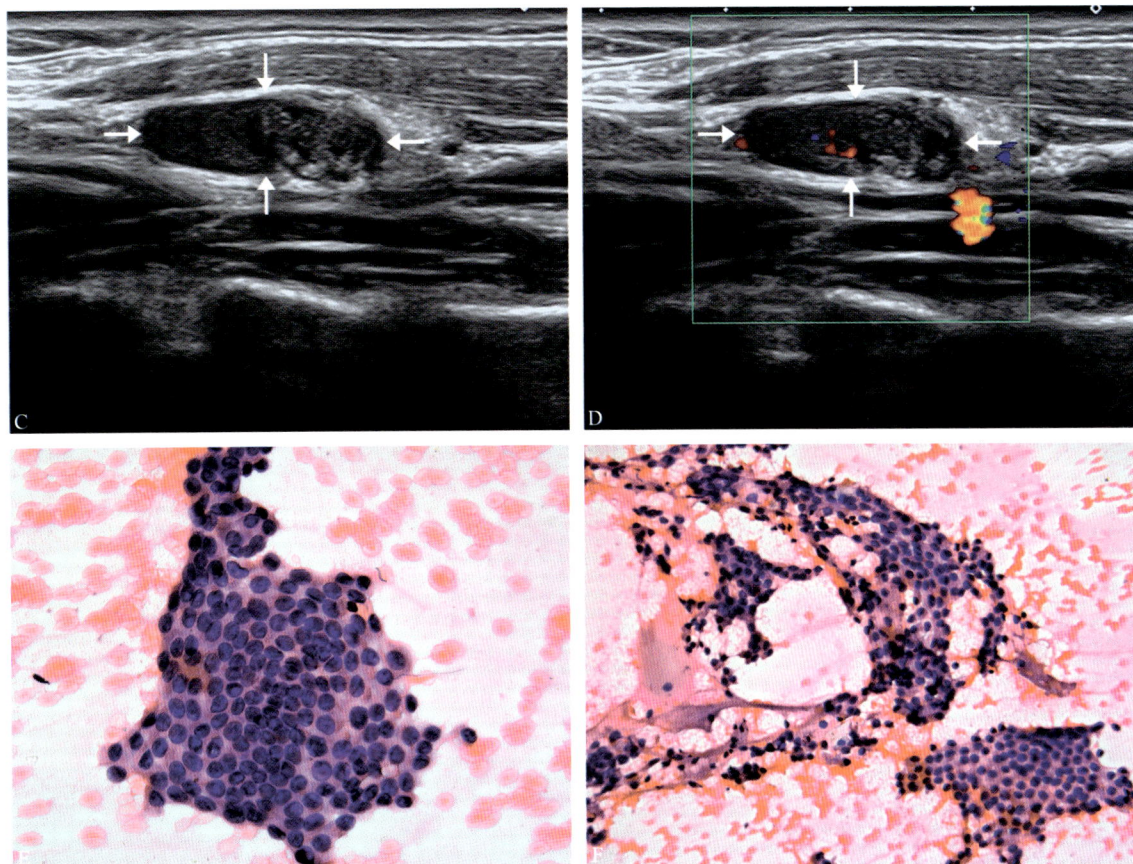

图 35-6-13　甲状腺乳头状癌伴颈部淋巴结转移

A. 甲状腺癌灰阶超声：右侧叶甲状腺中部见一实性低回声结节，大小为 1.1cm×1.4cm，分叶状，纵横比＞1，内见多个点状强回声及粗大强回声，与包膜分界不清；B. 甲状腺癌 CDFI：结节内部及周边见少量血流信号；C. 转移性淋巴结灰阶超声：右侧颈部Ⅱ区见数个低回声，较大者为 1.4cm×0.6cm，皮髓质分界及淋巴门消失，内见数个点状强回声；D. 转移性淋巴结 CDFI：内部见点状血流信号；E. 乳头状癌细胞学：细针穿刺细胞学结果提示为乳头状癌（HE 染色，10×40倍）；F. 转移性淋巴结细胞学：细针穿刺细胞学结果提示为乳头状癌来源的淋巴结转移（HE 染色，10×20倍）。最终手术病理结果证实为甲状腺乳头状癌伴淋巴结转移。

4．**诊疗**　全麻下行右侧甲状腺全切术＋颈部淋巴结清扫术。

5．**手术后病理**　右侧甲状腺乳头状癌并右侧颈部淋巴结转移。

★ 颈部淋巴结转移来源的恶性肿瘤，以甲状腺癌、肺癌、鼻咽癌、乳腺癌、胃癌等常见。

★ 在进行甲状腺超声检查时，无论有无结节发现、无论结节初步判断性质如何，都应常规对颈部淋巴结进行仔细扫查。

★ 转移性淋巴结超声常表现为低回声、圆形或类圆形、皮髓质分界消失、淋巴门消失、钙化、片状高回声、囊性变等。高回声和微钙化是甲状腺乳头状癌来源的转移性淋巴结的特征性表现，可通过细胞学检查确诊。

第七节　颈部淋巴瘤

一、概述

淋巴瘤（lymphoma）起源于淋巴结和淋巴组织，是一组异质性的肿瘤性疾病。淋巴瘤发生过程多数与淋巴细胞在免疫应答过程中发生细胞恶变有关，是一种免疫系统的恶性肿瘤。发病原因包括病毒感染、遗传因素、免疫缺陷等。淋巴瘤可发生在全身任何部位，其中淋巴结、脾、骨髓是最好发的部位，本节主要介绍累及颈部淋巴结的淋巴瘤。

颈部淋巴瘤最常见的临床表现是无痛性进行性淋巴结肿大和颈部局限性包块，淋巴结可活动或融合成团，质地较软，无压痛，肿块较大时可有压迫症状，常伴贫血、不规则发热、肝脾大等。淋巴瘤常可多个部位同时发病，出现相应的症状和体征。当淋巴瘤浸润血液和骨髓时可形成淋巴细胞白血病，患者常有发热、消瘦等全身表现，最后出现恶病质。

按照组织病理学改变，淋巴瘤可分为霍奇金淋巴瘤（Hodgkin lymphoma，HL）和非霍奇金淋巴瘤（non Hodgkin lymphoma，NHL）。70%~80%为非霍奇金淋巴瘤，而霍奇金淋巴瘤好发于颈部。非霍奇金淋巴瘤主要发生于老年人，而霍奇金淋巴瘤好发于儿童和青年，男性略多于女性。治疗主要以化疗为主，放疗为辅，5年生存率可达85%以上。

二、超声表现

（一）灰阶超声

1. **数目**　主要发生于Ⅱ区、Ⅲ区、Ⅳ区及Ⅴ区；可单发，多数为多发，相互粘连、融合。
2. **大小**　直径1~20cm，大小不等，平均直径3~4cm。
3. **形态**　圆形或椭圆形，L/S常<2，可见清晰的包膜。多个淋巴结受累时可融合成不规则形态（图35-7-1）。

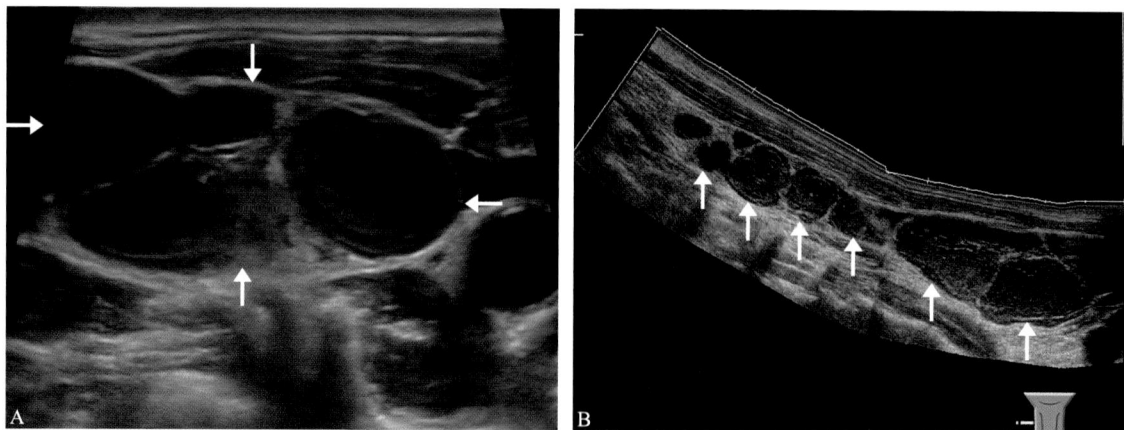

图35-7-1　颈部淋巴瘤

患者男性，57岁。右侧颈部多发实性肿块，较大者为2.9cm×1.5cm。粗针穿刺病理结果示非霍奇金淋巴瘤（小B细胞淋巴瘤）。
A. 灰阶超声：多个受累淋巴结融合成团（箭头）；B. 宽景成像：可见多个淋巴结融合，排列呈串珠样，分界不清（箭头）。

4. **回声**　内部呈低回声或极低回声，少数表现为等回声，极少出现液化或钙化。内部回声不均匀，可表现为条索状或网格样回声，是淋巴瘤的特异性超声表现（图35-7-2）。
5. **其他**　当淋巴瘤侵犯周围组织时，包膜模糊中断，与周边组织分界不清。

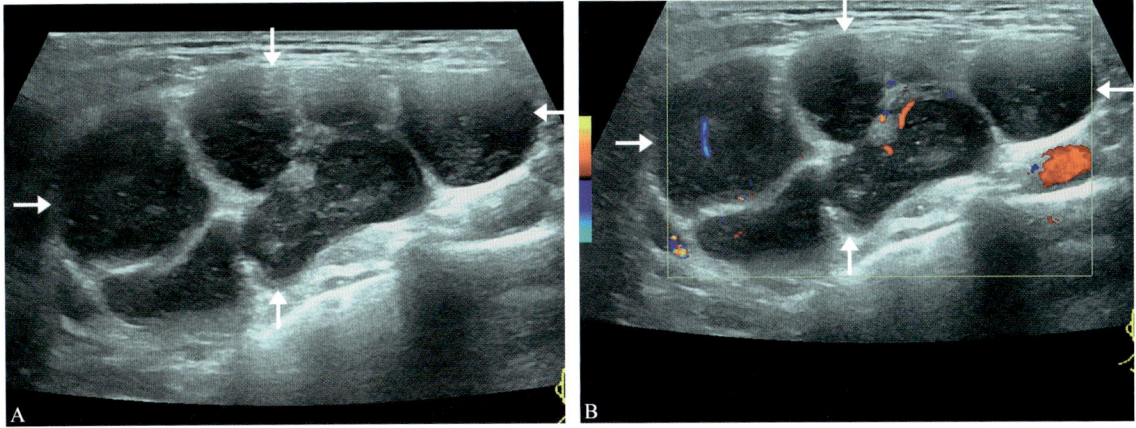

图 35-7-2　颈部淋巴瘤

患者女性，75 岁。左侧颈部多发实性肿块，较大者为 5.5cm×2.5cm。粗针穿刺病理结果示弥漫性大 B 细胞淋巴瘤。
A. 灰阶超声：多个受累淋巴结融合成团；B. CDFI：淋巴瘤内部见少量血流信号。

（二）彩色多普勒超声表现

　　颈部淋巴瘤血流信号较丰富，以门型或混合型血流多见（图 35-7-3），可见增粗扭曲的血管走行，经过治疗的淋巴瘤血流信号可减少。淋巴瘤血管阻力指数较高，常＞0.7。

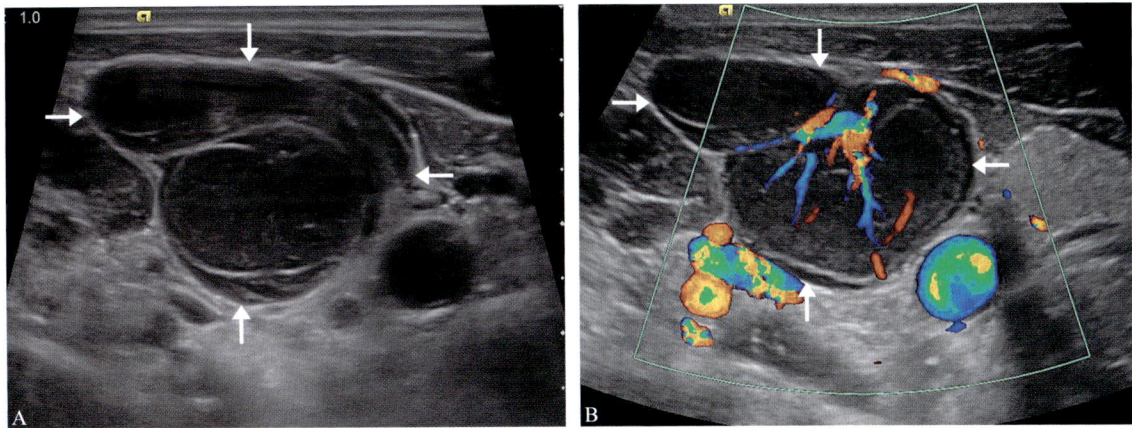

图 35-7-3　颈部淋巴瘤

患者男性，57 岁。右侧颈部多发实性肿块，粗针穿刺病理结果示非霍奇金淋巴瘤（小 B 细胞淋巴瘤）。
A. 灰阶超声：多个受累淋巴结融合成团；B. CDFI：淋巴瘤呈门型血流信号，内可见粗大血管走行。

（三）超声造影

　　多数淋巴瘤呈快速高增强，大部分为均匀高增强，少数为不均匀高增强。部分病例可出现无增强区，与内部出现液化坏死相关。

（四）弹性超声

　　淋巴瘤质地中等或较软，在弹性超声成像上表现为中等硬度或较软，在应变弹性上表现为蓝色、绿色为主，评分 2~3 分；在二维剪切波弹性成像上表现为蓝色为主，平均杨氏模量不超过 20kPa（图 35-7-4）。当淋巴瘤较大时，剪切波弹性成像图像填充差。

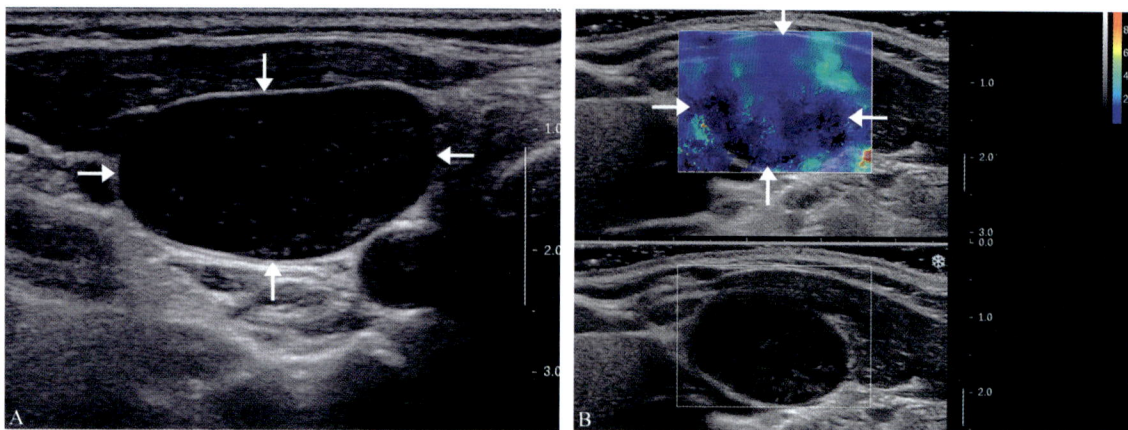

图 35-7-4　淋巴瘤弹性成像图

患者女性，54 岁。右侧颈部多个实性肿块，粗针穿刺病理结果为非霍奇金淋巴瘤。
A. 灰阶超声：淋巴瘤呈实性、低回声，形态规则；B. 二维剪切波弹性成像：淋巴瘤内蓝色为主，质地较软。

三、其他影像学表现

主要通过颈部 CT 观察颈部淋巴瘤数目、大小、位置、与周边组织分界以及对其他器官组织的压迫情况。

四、鉴别诊断

1. 颈部转移性淋巴结　颈部淋巴瘤和转移性淋巴结均表现为实性低回声，在超声图像上具有许多共同点。颈部转移性淋巴结一般有恶性肿瘤病史，可单发或多发，多呈圆形或类圆形，血流信号丰富，单侧或双侧均可发生。淋巴瘤好发于老年人。单侧多见，一般直径较大，多见>4cm。常累及多个淋巴结、融合成团，内部条索状高回声是其特征性超声表现。超声引导下穿刺活检组织学病理可明确诊断。

2. 反应性增生淋巴结　反应性增生淋巴结常合并全身或局部炎症，双侧多见。淋巴结单纯性肿大，一般情况下呈椭圆形，L/S>2，淋巴门清晰，反应性增生淋巴结经对症治疗后可恢复至正常大小。淋巴瘤一般呈类圆形或融合成不规则形，内部可见高回声的条索状结构，抗感染治疗后体积不缩小。

五、诊断要点

1. 病史　老年人多见，颈部触及单个或多个质地中等的包块。

2. 超声表现　淋巴瘤常表现为实性低回声或极低回声，类圆形，L/S<2。单发或者多个肿大淋巴结融合成团，部分后方回声增强。多呈门型血流信号并可见增粗血管进入。内部高回声条索状结构及网格样回声是特异性的超声表现。

3. 随访　大部分淋巴瘤经化学治疗后可缩小，部分消失。

六、临床意义

老年人、颈部触及肿块；超声图像上表现为实性、低回声、椭圆形或类圆形肿块、内部可见条索状高回声或网格样回声时，应高度怀疑颈部淋巴瘤。应建议患者行超声引导下粗针穿刺活检，取得组织学病理结果可以帮助明确淋巴瘤类型，指导化疗方案。化疗过程中超声可随访淋巴瘤数目及大小的变化，以评估治疗效果。

七、典型病例

【病例1】

1. **简要病史**　患者男性，63 岁。因左侧颈部触及多个包块就诊。查体：左侧颈部及锁骨上可触及多个肿大淋巴结，质韧，活动度差。

2. **影像学检查**　颈部灰阶超声见图 35-7-5A，颈部增强 CT 见图 35-7-5B。

3. **诊疗**　超声引导下穿刺活检，穿刺病理结果为弥漫性大 B 细胞淋巴瘤。经化疗 4 个月后复查超声（图 35-7-5C）及颈部增强 CT（图 35-7-5D），肿大淋巴结消失。

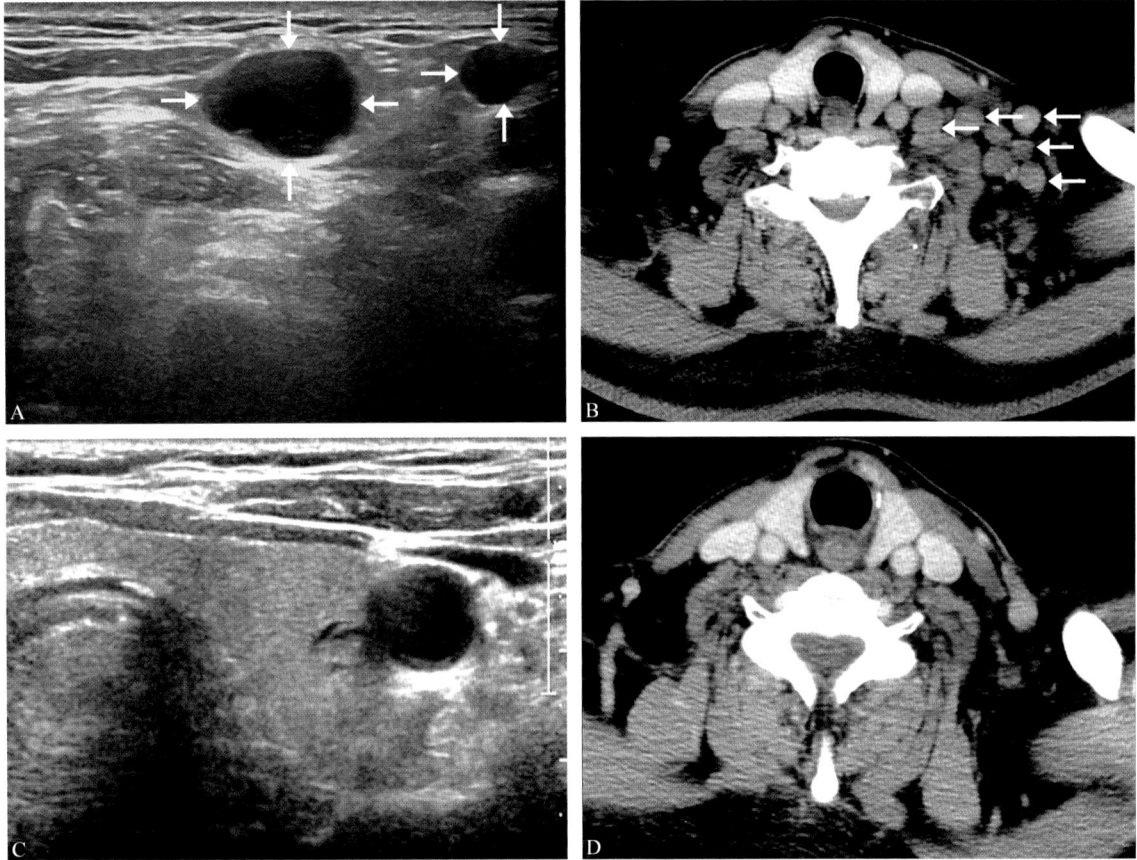

图 35-7-5　颈部淋巴瘤

A.淋巴瘤灰阶超声：左侧颈部见多个实性、极低回声肿块，类圆形，内部呈网格样回声（箭头）；B.颈部增强 CT：颈部 CT 可见左侧颈深部血管周围、胸锁乳突肌深部、颈根部、锁骨上可见多个肿大淋巴结影，增强后呈均匀中等强化（箭头）；C.化疗后颈部超声：化疗后左侧颈部未见肿大淋巴结；D.化疗后颈部增强 CT：原肿大淋巴结影消失。

【病例2】

1. **简要病史**　患者女性，68 岁。因左侧颈部触及数个包块就诊。查体：左颈部 ⅡB 区可扪及大小为 4cm×5cm、3cm×2cm 的肿块，质地偏硬，活动欠佳，与周围分界欠清。

2. **实验室检查**　血常规：白细胞 $5.1×10^9$/L、中性粒细胞 $3.0×10^9$/L、血红蛋白 124g/L、血小板 $191×10^9$/L。生化：谷丙转氨酶 19U/L、肌酐 78.2μmol/L、白蛋白 42.7g/L，糖化血红蛋白 7.70%（↑），尿糖（+）（↑）。

3. **超声检查**　普通超声见图 35-7-6A、B；超声造影见图 35-7-6C、D；应变式弹性超声见图 35-7-6E。

4. **诊疗经过**　超声引导下粗针穿刺活检，穿刺病理结果为淋巴组织呈多克隆性增生（图 35-7-6F、G）。手术完整切除后大病理结果为非霍奇金淋巴瘤，首先考虑滤泡性淋巴瘤（图 35-7-6H）。后续行化疗。

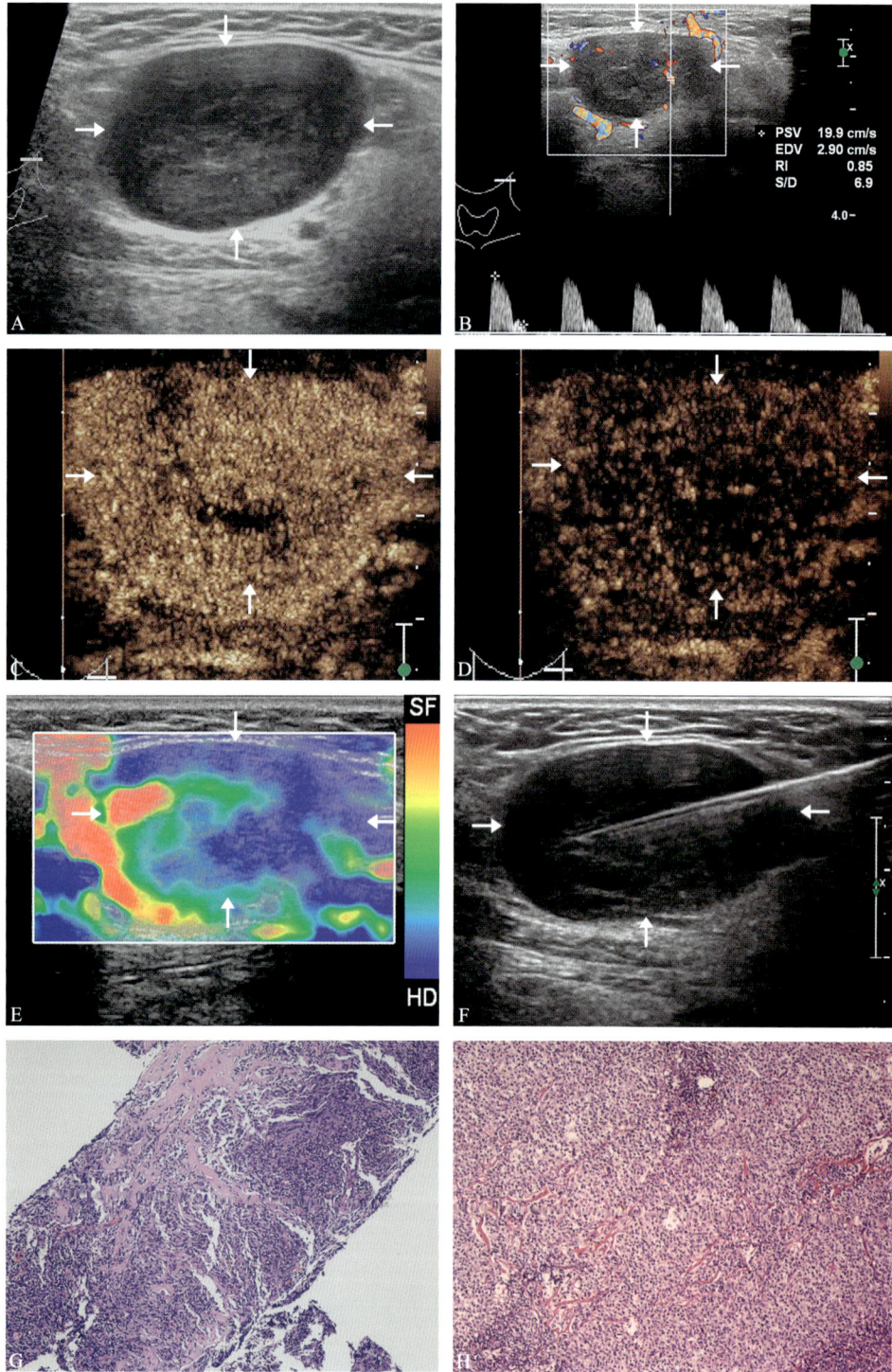

图 35-7-6　颈部淋巴瘤

S/D：收缩舒张比值；SF：软；HD：硬。

患者女性，68 岁。左侧颈部淋巴瘤。

A. 灰阶超声：实性，低回声，椭圆形，边界清楚，皮髓质分界消失，内部回声不均匀；B. 彩色多普勒超声：内部及周边见明显血流信号，并测出高阻动脉频谱，阻力指数 0.85；C. 超声造影：增强早期（15s）呈快速不均匀高增强；D. 超声造影：增强晚期（63s）呈不均匀低增强；E. 应变弹性：以蓝色为主，肿块较周边组织硬；F. 穿刺：行超声引导下粗针穿刺活检；G. 穿刺病理：镜下见增生的淋巴组织，部分细胞呈梭形上皮样形态，间质玻璃样变，免疫组化结果提示淋巴组织呈多克隆性增生（HE 染色，×40 倍）；H. 术后病理：镜下可见肿瘤性滤泡弥漫增生，灶区边缘可见正常淋巴结结构残留（约 5%），弥漫增生区可见大片肿瘤性淋巴滤泡融合、呈弥漫浸润性生长（约占肿瘤性成分的 60%），肿瘤性滤泡可见中心细胞和中心母细胞混合存在，中心母细胞＞15 个 /HPF，病理性核分裂 5 ~ 10 个 /HPF；考虑非霍奇金淋巴瘤，首先考虑滤泡性淋巴瘤（HE 染色，×100 倍）。

★ 颈部淋巴瘤老年人多见。颈部单发或多发无痛性肿块。

★ 淋巴瘤在超声图像上常表现为实性低回声或极低回声肿块，椭圆形或类圆形，累及多个淋巴结时可融合成团，内部条索状高回声或网格样回声是淋巴瘤的特征性超声表现。

★ 超声引导下粗针穿刺活检可取得病理学结果，帮助明确淋巴瘤类型，协助制订治疗方案。

第八节　颈部淋巴结结核

一、概述

淋巴结结核是结核分枝杆菌感染后导致的一种感染性疾病，全身各处的淋巴结均可发病，发生于颈部的淋巴结结核最为常见。青少年及年轻女性多见。颈部淋巴结结核大多数继发于肺结核，由淋巴管引流而来，也可由饮食或呼吸时结核分枝杆菌从外界侵入并在口腔、鼻腔黏膜下形成病灶，进一步通过淋巴管到达颈部淋巴结。

根据淋巴结结核的发病过程可分为四个阶段。第一阶段，病灶主要由上皮样细胞及淋巴细胞组成，形成结核性肉芽肿；第二阶段为干酪样坏死形成期，病灶中心为干酪样坏死；第三阶段为淋巴结被膜破坏，互相融合并与周边组织粘连；第四阶段为淋巴结内组织液化坏死，形成结核脓肿，产生窦道通至皮肤导致皮肤破溃。结核病变过程中可能伴有不规则钙化。

颈部淋巴结结核主要表现为单侧或双侧颈部大小不一的肿块，患者多无不适症状或轻度压迫的不适感。多表现为局部炎性改变。肿块多质硬，可有轻度压痛，有时活动度差、粘连呈串珠样，发生液化形成脓肿时可伴有波动感。合并肺结核时，可有低热、盗汗、乏力等全身反应。形成窦道通至皮肤时，可在皮肤表面见窦道口，挤压可有淡黄色脓液溢出。

实验室检查血常规可在正常范围，红细胞沉降率可加快，血清结核抗体可阳性也可阴性，结核菌素皮肤试验常呈强阳性。治疗上以抗结核治疗和对症治疗为主。

二、超声表现

（一）灰阶超声

1. **形态**　淋巴结大小不一，呈圆形、椭圆形或蜂窝状；常多发并可见相互融合，呈串珠样或簇状改变（图35-8-1）。边缘清晰，也可模糊不清。病程早期 L/S≥2，后期 L/S<2 多见。

2. **内部回声**　淋巴结内部结构杂乱，以低回声为主，髓质多数显示不清（图35-8-2）。发生液化坏死时内部出现无回声区，多位于中央；淋巴结中央呈无回声伴边缘低回声是淋巴结结核的特征性表现之一。探头加压扫查时可见淋巴结内液体流动。当整个淋巴结发生液化坏死时，淋巴结整体表现为部分或大部分无回声区（图35-8-3）。当淋巴结结核发生干酪样坏死及纤维化时，淋巴结内部可出现高回声且形态各异。淋巴结结核内常伴有粗大钙化，表现为片状、弧形或团块状高回声。

3. **其他征象**　淋巴结结核边界模糊时常出现周边组织炎症反应，周边组织水肿或炎性渗出。被膜破溃时可见连续性中断，坏死物流出常形成皮下脓肿（图35-8-4）。穿透皮肤形成窦道是淋巴结结核的特征性表现之一（图35-8-5）。

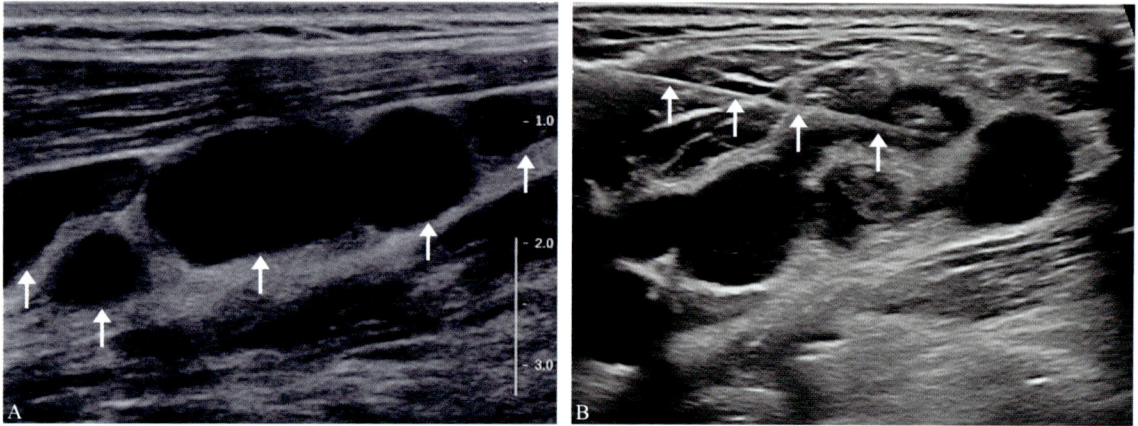

图 35-8-1 淋巴结结核超声图

患者男性，19 岁。左侧颈部多个实性肿块，粗针穿刺病理结果为淋巴结结核。

A. 灰阶超声：多个淋巴结排列呈串珠样（箭头）；B. 超声引导下穿刺图像（箭头示穿刺针）。

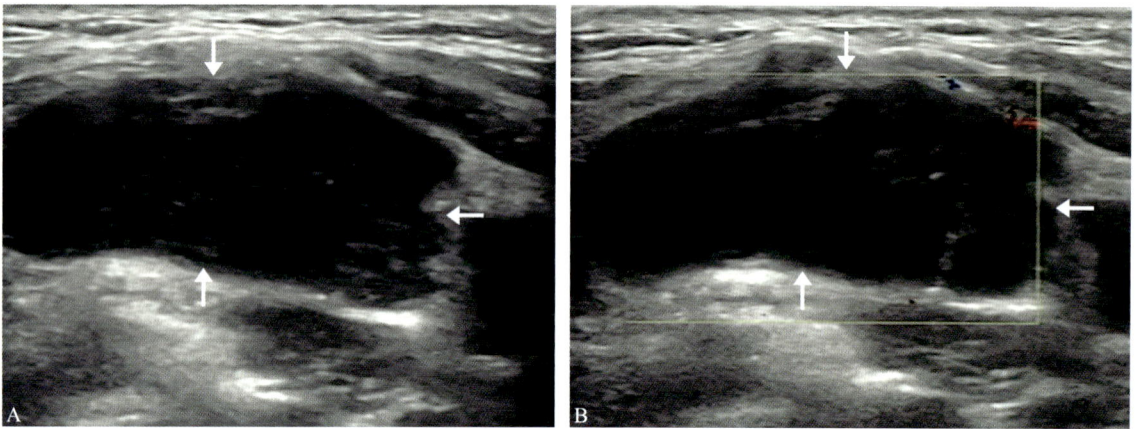

图 35-8-2 淋巴结结核超声图

患者女性，22 岁。右侧颈部淋巴结结核。

A. 灰阶超声：病灶呈实性低回声，形态不规则，内部回声不均匀，与周边分界欠清；B. CDFI：病灶内部未见明显血流信号。

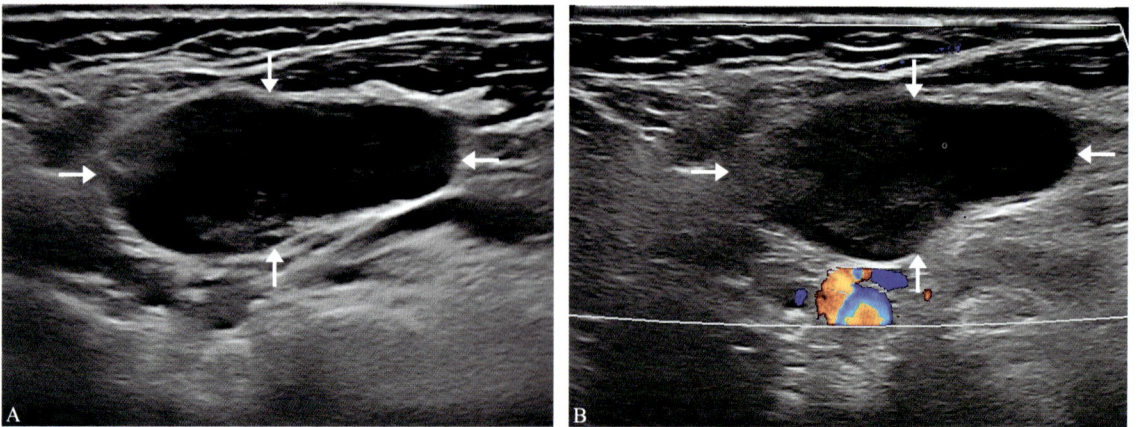

图 35-8-3 淋巴结结核超声图

患者女性，25 岁。左侧颈部多发肿块，超声引导下粗针穿刺病理结果示淋巴结结核。

A. 灰阶超声：病灶呈囊实混合性，囊性为主，无回声部分透声差；B. CDFI：病灶内部未见明显血流信号。

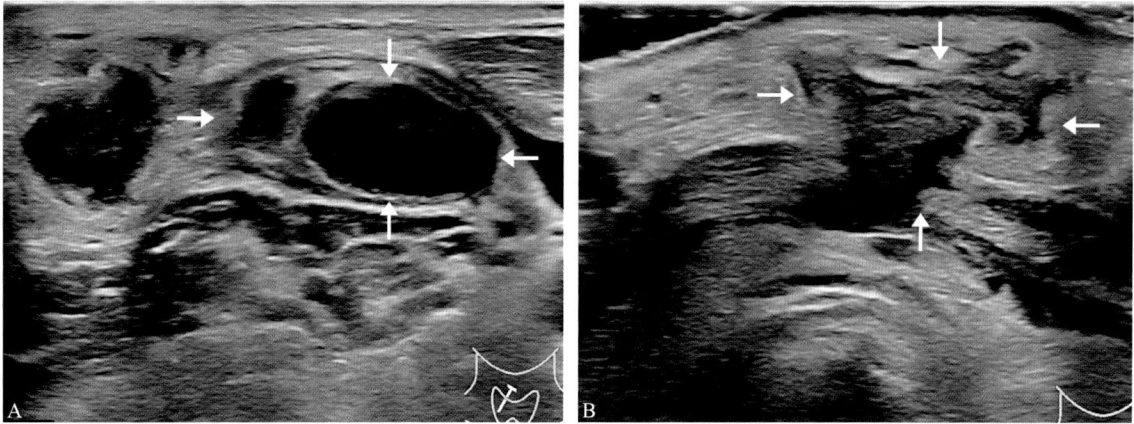

图 35-8-4　淋巴结结核伴皮下脓肿超声图

患者男性，72 岁。右侧颈部多发囊实性肿块，颈部正中皮下脓肿，超声引导下粗针穿刺病理结果淋巴结结核。

A.淋巴结结核图像：病灶呈囊实混合性，囊性为主，无回声部分透声差；B.皮下脓肿图像：呈不规则弱回声，伴流动感。

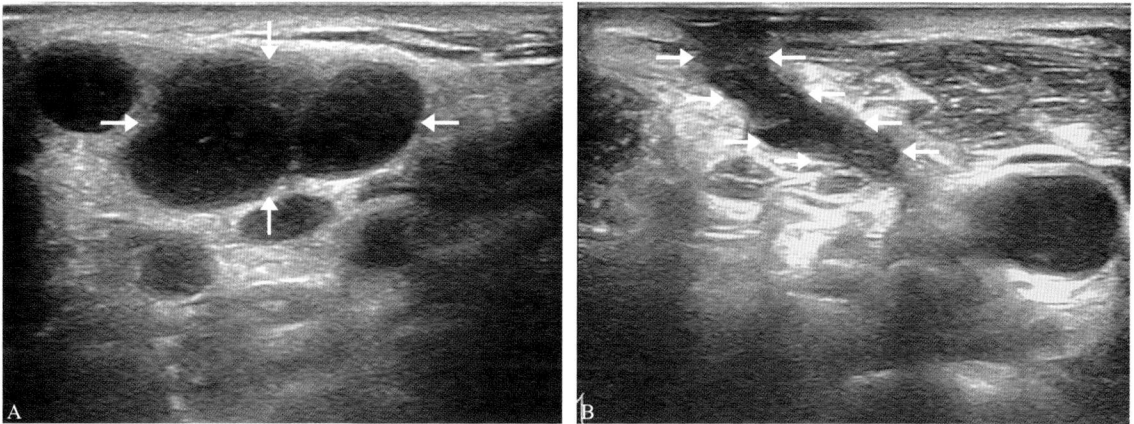

图 35-8-5　淋巴结结核伴窦道超声图

患者男性，67 岁。右侧颈部多发肿大淋巴结，右侧颈部局部窦道形成，超声引导下粗针穿刺病理结果示淋巴结结核。

A.淋巴结结核图像：病灶呈弱回声，串珠样排列（箭头）；B.窦道图像：见窦道形成，边界欠清，与皮肤层相通（箭头）。

（二）彩色多普勒超声

1. **CDFI**　淋巴结结核常表现为内部血流信号减少或消失，血流分布以边缘型、乏血流为主（图 35-8-6）。

2. **频谱多普勒**　淋巴结结核内血流速度减低甚至无血流信号，最高流速显著低于淋巴瘤和转移性淋巴结。血流阻力以中等阻力指数为主，范围 0.5～0.7，与反应性增生淋巴结类似，低于转移淋巴结。

（三）超声造影

颈部淋巴结结核在超声造影增强早期多表现为非向心性增强，以不均匀增强多见，常表现为蜂窝状增强、分隔样增强或环形增强；均匀增强较少见。

颈部淋巴结结核窦道的超声造影表现多样，一般为不均匀增强，内见散在的无增强区，呈片状或不规则状。

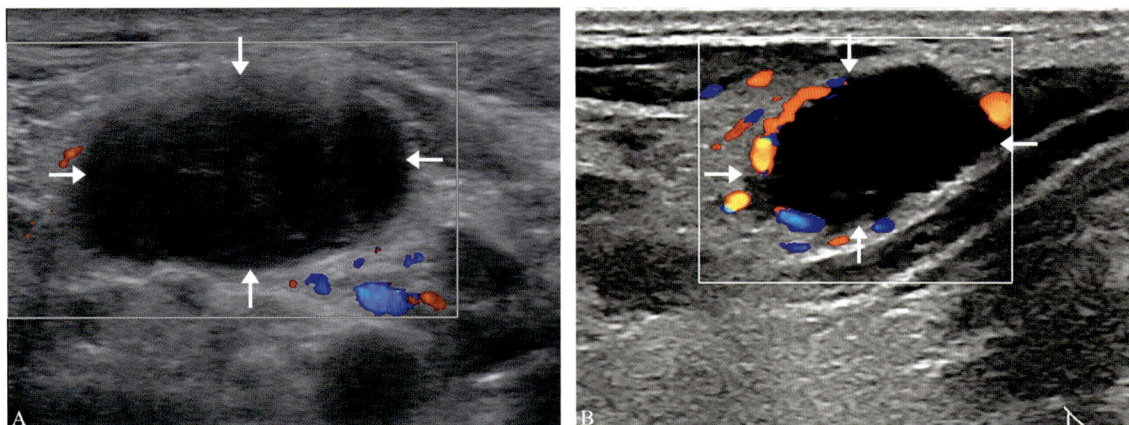

图 35-8-6　颈部淋巴结结核 CDFI 图

A.CDFI：淋巴结内未见血流信号；B.CDFI：淋巴结周边见明显血流信号，与周边炎症反应相关。

（四）弹性超声

颈部淋巴结结核处于不同时期，因其不同的组成成分，在弹性超声成像上可有不同表现。

急性炎症期及干酪样坏死时较硬，应变弹性评分多数为 3 ~ 4 分，剪切波弹性成像表现为中等偏硬（图 35-8-7）。

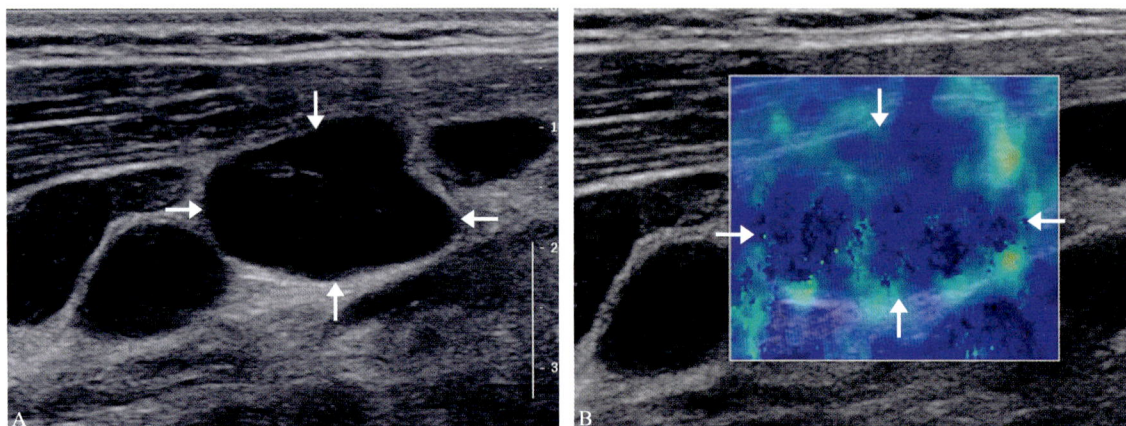

图 35-8-7　淋巴结结核超声图

患者男性，19 岁。左侧颈部淋巴结结核。

A.灰阶超声：多个肿大淋巴结，排列呈串珠样；B.二维剪切波弹性成像：淋巴结内部以蓝色、绿色为主，质地较软，周边较硬为彩色。

脓肿形成时较软，应变弹性评分多数为 1 ~ 2 分，而在剪切波弹性成像表现为无回声区填充差或不填充，周边可见雪花点样的伪像形成。

当淋巴结结核处于愈合状态并伴钙化时表现为质地较硬，应变弹性评分多数为 4 ~ 5 分，剪切波弹性成像表现为彩色的填充，质地较硬。

三、其他影像学表现

主要通过颈部 CT 观察颈部淋巴结结核数目、大小、范围以及结核内部液化及钙化情况，同时可以观察淋巴结结核与周边组织分界情况，以及皮下软组织脓肿形成及窦道走行情况。

四、鉴别诊断

1. **淋巴结脓肿**　淋巴结脓肿形成时呈囊实混合性，与淋巴结结核伴脓肿形成难以鉴别（图 35-8-8），一般淋巴结脓肿形成时边界尚清晰，无融合现象，伴有红、肿、热、痛及白细胞、中性粒细胞计数升高，而淋巴结结核一般无发热及白细胞计数升高，脓肿形成时可破溃形成皮下脓肿，甚至形成与皮肤相通的窦道，常可合并其他部位结核。确诊需依赖组织病理。

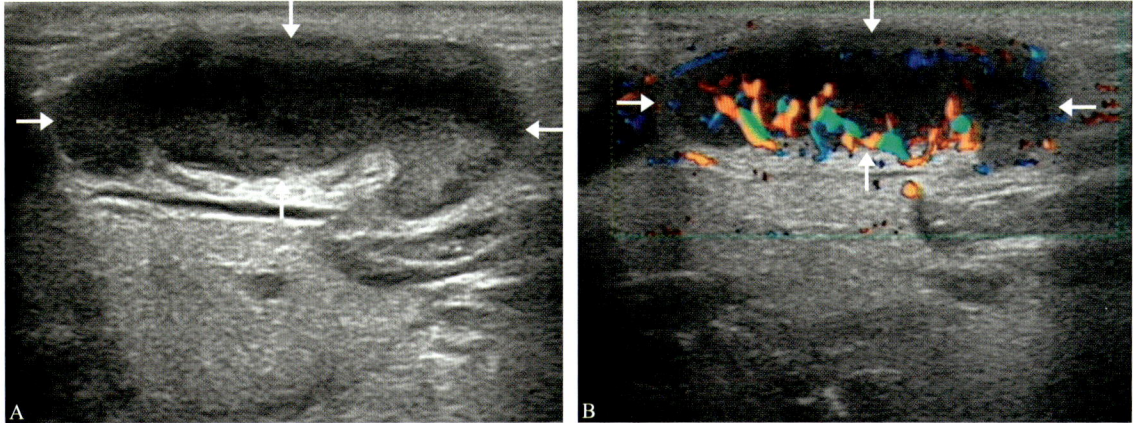

图 35-8-8　淋巴结脓肿超声图

患者男性，57 岁。右侧颈部多发肿大淋巴结，较大者为 3.6cm×1.3cm。粗针穿刺病理：淋巴组织增生伴多灶脓肿。A. 灰阶超声：呈囊实混合性，囊性部分透声差；B. CDFI：实性部分内见丰富血流信号。

2. **淋巴瘤**　淋巴瘤好发于老年人，颈部淋巴结结核好发于青少年，以青年女性多见。淋巴瘤单发或多发，超声检查内部可见特征性的条索状高回声或网格样回声，CDFI 内部常可见增粗的血管走行；而淋巴结结核常呈串珠样，内部常伴液化坏死或粗大钙化，伴流动感，破溃时可在皮下软组织形成脓肿或窦道，CDFI 以乏血供表现多见。仔细分析病史及超声表现不难鉴别。

3. **转移性淋巴结**　淋巴结结核早期表现与转移性淋巴结在超声图像上鉴别困难。淋巴结结核好发于青少年，青年女性多见，细菌抗炎治疗效果不明显；具有典型特征的淋巴结结核表现为液化坏死、粗大钙化、流动感、破溃脓肿、窦道；与转移性淋巴结不难鉴别。转移性淋巴结多伴有恶性肿瘤病史，多数血供丰富。超声引导下细针或粗针穿刺可以帮助鉴别早期淋巴结结核和转移性淋巴结。

五、诊断要点

1. **病史**　好发于青少年，以青年女性多见。单侧或双侧肿块，发生液化形成脓肿时可伴有波动感。结核菌素皮肤试验常呈强阳性。

2. **超声表现**　毗邻软组织水肿和淋巴结融合（串珠样排列和块状融合）是颈部淋巴结结核常见特征，低回声、圆形或椭圆形，常发生液化坏死并伴有粗大钙化，多种超声表现的淋巴结同时存在，淋巴结边缘型血流分布有助于诊断。破溃时脓液流出可在皮下形成不规则形状脓肿，形成窦道通至皮肤表现，可有淡黄色脓液溢出。

3. **穿刺病理**　超声引导下细针或粗针穿刺取得病理结果有助于确诊。

六、临床意义

淋巴结结核早期在超声图像上与转移性淋巴结有较多共同点，超声引导下细针或粗针穿刺可帮助获得病理结果。当淋巴结结核破溃融合形成皮下脓肿时，可在超声引导下进行诊断性穿刺和脓液穿刺引流。穿刺病理和结核菌素试验结果有助于诊断。

七、典型病例

【病例1】

1. 简要病史　患者男性，88岁。结肠癌术后7年。因发现右侧颈部肿块就诊。查体：右侧颈部近腮腺触及肿块，直径约为2.5cm，质软，活动度差，表皮红肿。颈部可触及多个大小不等肿块。

2. 实验室检查　白细胞、淋巴细胞正常，红细胞 3.25×10^{12}/L（↓）、血红蛋白92g/L（↓）、单核细胞11.8%（↑），C反应蛋白116mg/L（↑），癌胚抗原、糖类抗原CA125、糖类抗原CA199正常水平。

3. 影像学检查　灰阶超声见图35-8-9A，彩色多普勒超声见图35-8-9B，胸部CT见图35-8-9C。

4. 穿刺活检　超声引导下颈部肿块粗针穿刺活检术（图35-8-9D）。

5. 组织病理　慢性肉芽肿性炎伴凝固性坏死，可见朗格汉斯多核巨细胞，考虑结核。

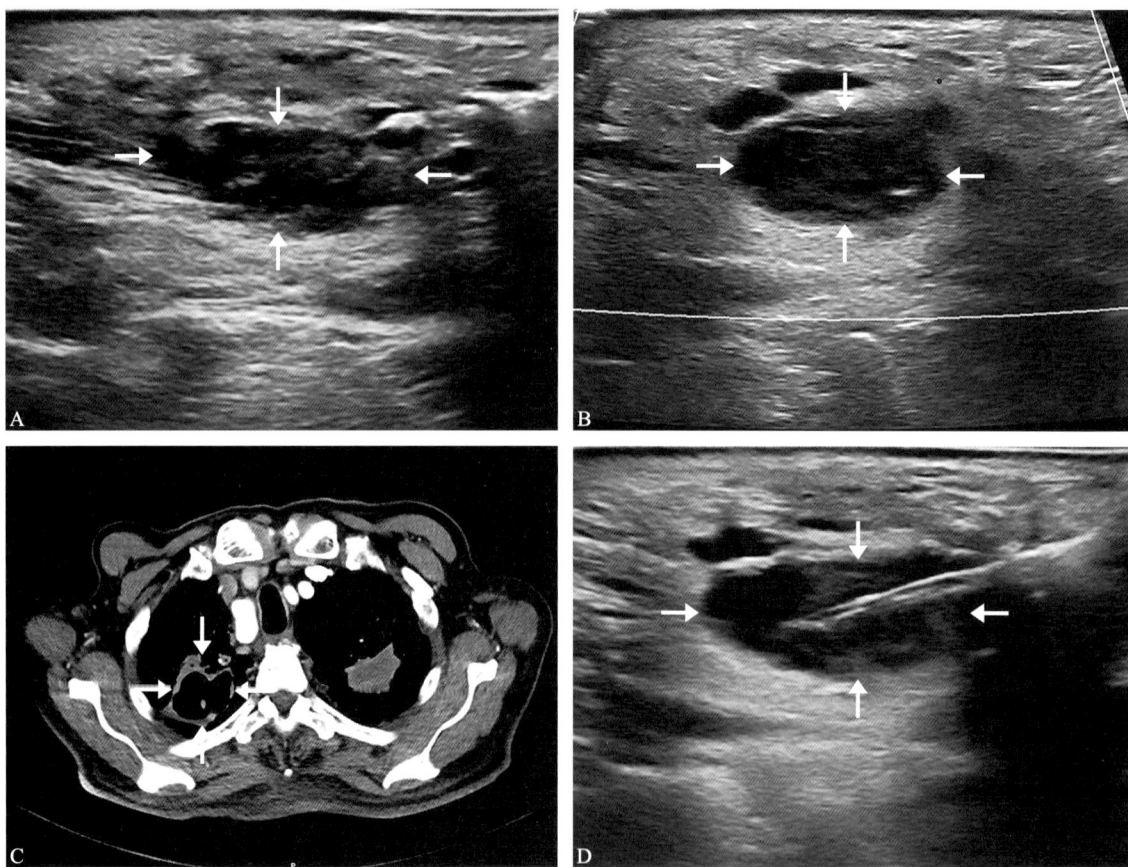

图35-8-9　颈部淋巴结结核并肺结核

A. 灰阶超声：颈部淋巴结表现为低回声为主，内见无回声区，与周边分界欠清；B. 彩色多普勒超声：内部未见血流信号；C. 胸部CT：右肺上叶后壁空洞形成；D. 穿刺活检：超声引导下粗针穿刺活检，病理结果考虑淋巴结结核。

【病例2】

1. 简要病史　患者女性，33岁。因发现颈部包块2个月余来院就诊。2个月前无意中发现双侧颈部包块，于当地医院拟诊淋巴结炎予以头孢西丁治疗3d。1周后复查淋巴结未见明显缩小。查体：双侧颈部触及多个包块，活动度较差，较大者位于右侧颈部，大小约2cm。颈部活动度尚可，吞咽自如，颈部包块不随吞咽而活动。患者无发热史，近 2 个月来偶有夜里盗汗。

2．**超声检查**　灰阶超声见图 35-8-10A，彩色多普勒超声见图 35-8-10B，弹性超声见图 35-8-10C，超声造影见图 35-8-10D。

3．**穿刺活检**　超声引导下颈部肿块粗针穿刺活检术（图 35-8-10E）。

4．**组织病理**　淋巴结慢性肉芽肿性炎伴干酪样坏死，提示淋巴结结核（图 35-8-10F）。

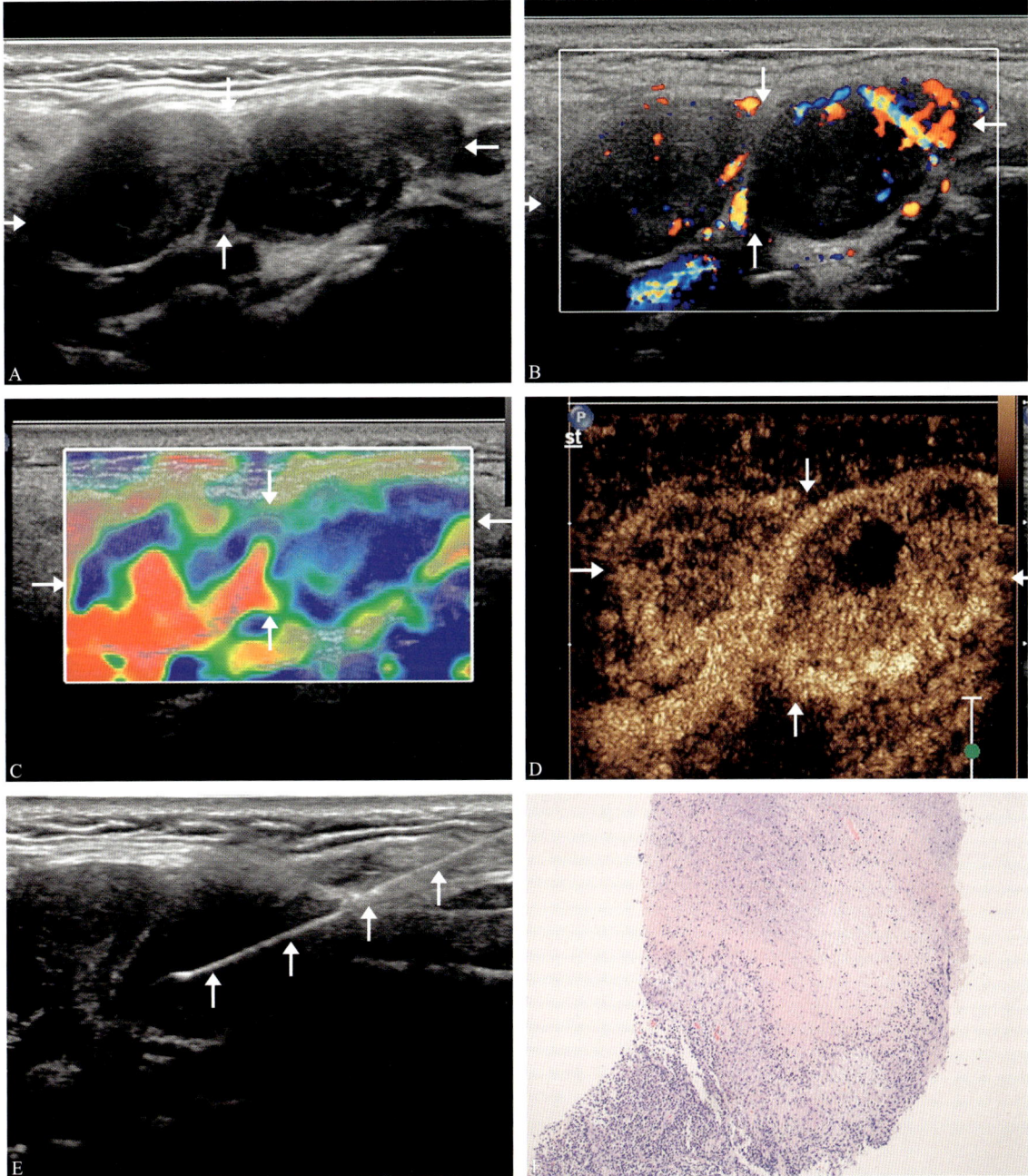

图 35-8-10　颈部淋巴结结核

A. 灰阶超声：双侧颈部可见多枚淋巴结样回声，较大的位于右侧颈部Ⅱ~Ⅲ区，大小为 2.2cm×1.6cm，淋巴门显示不清，内回声欠均匀；B. CDFI：淋巴结内部及周边见血流信号；C. 弹性超声：应变弹性超声图像上淋巴结大部分表现为蓝色，质地偏硬；D. 超声造影：增强早期淋巴结呈不均匀增强，伴淋巴结周围环形高增强（29s）；E. 穿刺：超声引导下淋巴结粗针穿刺活检术（箭头示穿刺针）；F. 病理：淋巴结慢性肉芽肿性炎伴干酪样坏死，提示淋巴结结核（HE 染色）。穿刺组织条行 Xpert 检测：阳性，利福平敏感（该病例由浙江大学医学院附属杭州市胸科医院、杭州市红十字会医院超声科赵丹主任提供）。

- ★ 淋巴结结核以青少年多见，多表现为单侧或双侧颈部多发肿块，质软，可有波动感，部分可见窦道通至皮肤表面，伴有皮肤破溃并有淡黄色脓液溢出。
- ★ 淋巴结结核超声上常表现为实性低回声，典型者呈串珠样改变，内部回声表现多样，常可见无回声区、粗大钙化。
- ★ 淋巴结结核早期需与转移性淋巴结鉴别，可通过超声引导下穿刺活检获取病理结果。形成皮下脓肿时可行超声引导下脓肿穿刺引流，并可做药敏试验进一步明确诊断。

第三十六章
颈部其他肿块的超声诊断

颈部是由支持、传导、运动等结构构成的圆柱体，其上界是下颌角下缘、下颌角、乳突上项线和颈外粗隆的连线，下界是胸骨切迹、锁骨、肩峰和第 7 颈椎椎突的连线。颈部有许多重要组织和器官，还有许多重要的血管和神经通过。

颈部疾病常常表现为肿块的形式。颈部肿块可以由颈部本身的疾病引起，也可以由非颈部疾病引起（表 36-0-1）。据统计，颈部恶性肿瘤、良性肿瘤、甲状腺疾病和先天性疾病各占颈部肿块的 1/4。颈部恶性肿瘤占有相当比例，所以颈部肿块的鉴别诊断具有非常重要的意义。

表 36-0-1　颈部各区常见肿块

部位	单发性肿块	多发性肿块
颌下、颏下区	颌下腺炎、颏下皮样囊肿	急慢性淋巴结炎
颈前正中区	甲状舌骨囊肿、甲状腺疾病、梨状窝瘘、咽食管憩室	
颈侧区	囊状淋巴管瘤、颈动脉体瘤、血管瘤、神经源性肿瘤、毛母质瘤	急慢性淋巴结炎、淋巴结结核、转移性肿瘤、恶性淋巴瘤
锁骨上窝	神经源性肿瘤	淋巴结结核、转移性肿瘤
颈后区	纤维瘤、脂肪瘤、神经源性肿瘤、毛母质瘤	急慢性淋巴结炎

第一节　唾液腺来源的肿块

一、多形性腺瘤

（一）概述

多形性腺瘤又称为混合瘤，最常发生在腮腺，其次为颌下腺，是腮腺最常见的肿瘤，多见于中青年，女性略多于男性。一般无明显临床症状，常因腮腺区触及肿块就诊，多位于腮腺浅叶上极，生长缓慢。病理上由多种上皮组织及丰富的黏液和软骨样间质构成，以组织结构的多形性为其特征表现。

多形性腺瘤不仅可呈膨胀性生长，而且可以发生局部组织浸润，所以其具有恶变可能，是一种交界性肿瘤。如果出现肿块突然迅速增大、移动度明显减少、出现疼痛或同侧面瘫等，要考虑有恶变的可能。

（二）超声表现

1. **灰阶超声**　多表现为类圆形或椭圆形低回声区（图 36-1-1A），少数为囊实混合性回声区。边界清晰，形态规则或呈分叶状改变（图 36-1-2A）。内部回声均匀或欠均匀，后方常伴回声增强。
2. **CDFI**　肿块内常无明显血流信号（图 36-1-1B）或周边可见少量血流信号（图 36-1-2B）。

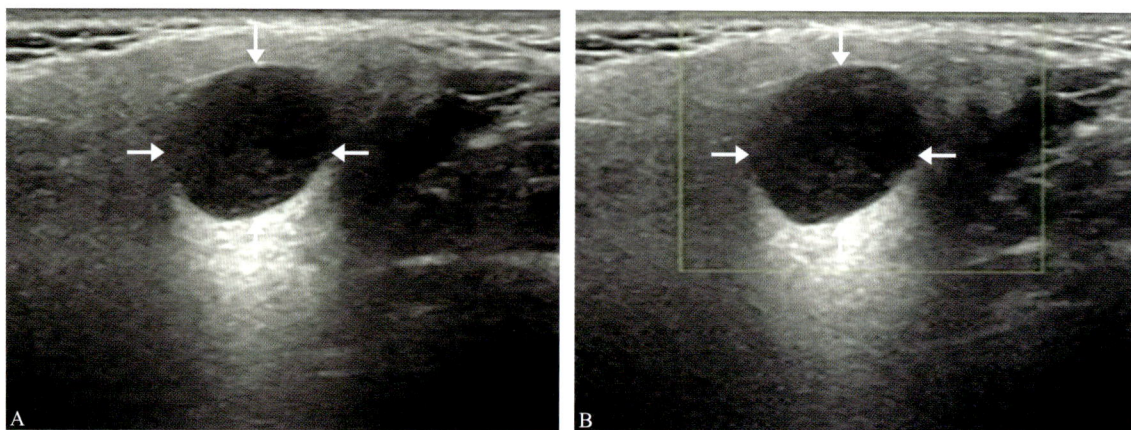

图 36-1-1　腮腺多形性腺瘤

A. 灰阶超声：于腮腺内见低回声结节，边界清晰，形态规则，内部回声尚均匀，后方回声增强；B. CDFI：肿块内未见明显血流信号。

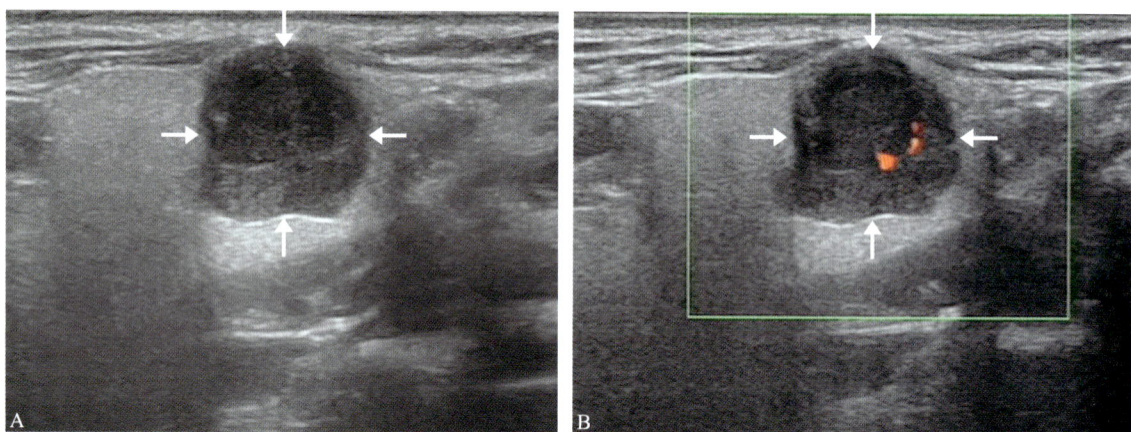

图 36-1-2　颌下腺多形性腺瘤

A. 灰阶超声：于颌下腺内见一低回声结节，边界清晰，形态欠规则，伴分叶状改变，内部回声欠均匀，后方回声增强；B. CDFI：肿块内见少量血流信号。

二、腺淋巴瘤

（一）概述

　　腺淋巴瘤又称为 Warthin 瘤或乳头状淋巴囊腺瘤。好发于中老年男性，多有长期吸烟史，最常发生于腮腺下极后部。临床上患者常因触及无痛性肿块就诊，一般瘤体不超过 6cm。病理上肿瘤由嗜酸性上皮细胞、大量滤泡样淋巴组织及蛋白囊腔组成。

（二）超声表现

　　1. 灰阶超声　常表现为腮腺内圆形或类圆形低回声区（图 36-1-3A）或囊实混合性肿块。可伴浅分叶，边界清晰，内部回声不均匀，部分呈网格样改变（图 36-1-4A），为其特征性表现之一，后方回声增强。

　　2. CDFI　肿块内部血流信号较丰富或仅可见少量血流信号（图 36-1-3B）。特征表现为中央区树枝状血流信号（图 36-1-4B）。

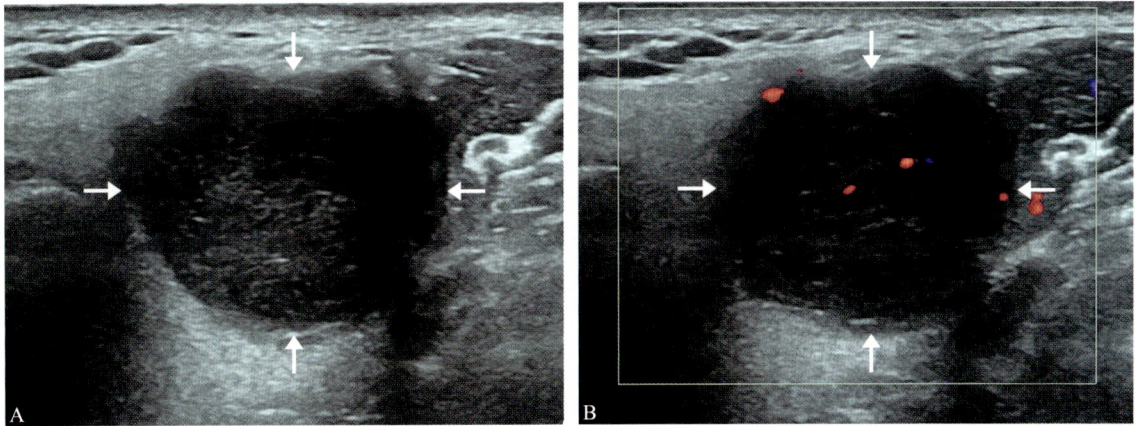

图 36-1-3　腮腺腺淋巴瘤

A. 灰阶超声：于腮腺下极见一个低回声结节，边界欠清，形态欠规则，伴浅分叶改变，内部回声欠均匀，后方回声增强；B. CDFI：肿块内见少量血流信号。

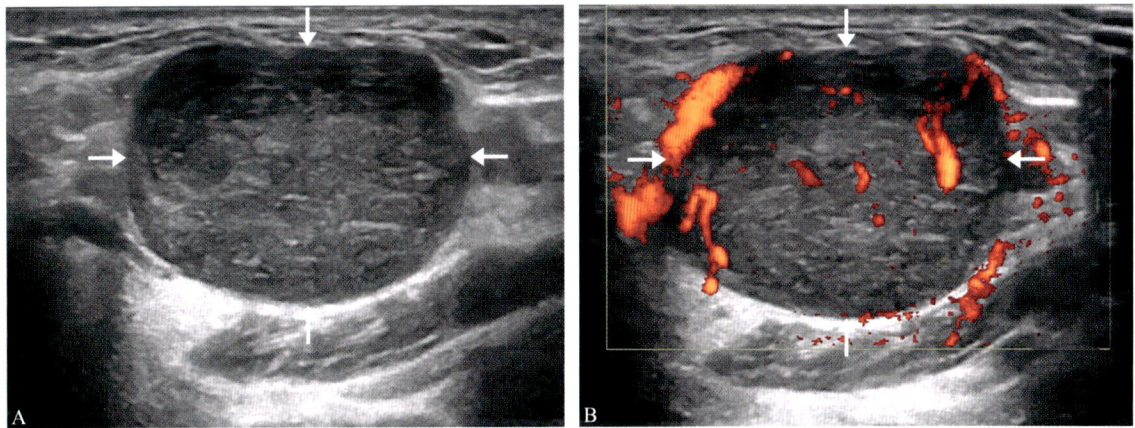

图 36-1-4　颌下腺腺淋巴瘤

A. 灰阶超声：于颌下腺内见一个低回声结节，边界清晰，形态尚规则，内部回声欠均匀，呈网格状改变；B. CDFI：肿块内见较丰富血流信号。

三、基底细胞腺瘤

（一）概述

基底细胞腺瘤是由 Klein 和 Kleinsasser 在 1967 年提出，其由基底细胞样外观的细胞组成，缺少多形性腺瘤的黏液样基质成分。基底细胞腺瘤最常发生于腮腺，约占 75%，约 5% 发生于颌下腺，也可少见于上唇及颊黏膜等小唾液腺。基底细胞腺瘤占腮腺良性肿瘤的 1%~3%，其发病率远低于多形性腺瘤和腺淋巴瘤。

基底细胞腺瘤多见于中老年人。生长缓慢，病程较长，无自觉症状，常以触及无痛性肿块就诊。肿瘤多呈圆形或椭圆形，质地较软，与周围组织无粘连，可移动。

基底细胞腺瘤组织来源主要是储备细胞或闰管细胞，由单一的基底样细胞构成，并有清晰的基底细胞层和基膜样结构。

（二）超声表现

1. **灰阶超声**　常表现为腮腺内类圆形低回声区或混合性回声区，边界清楚，常无钙化及分叶状表现，内部回声不均，常可见较大范围无回声区（图 36-1-5A）。

2. **CDFI**　肿瘤内部血流信号常较丰富（图 36-1-5B）。

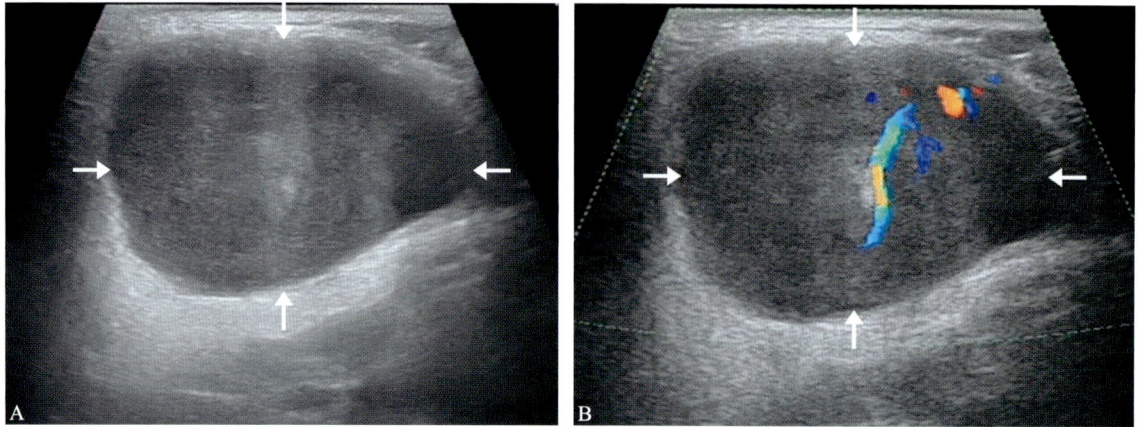

图 36-1-5 腮腺基底细胞腺瘤

A. 灰阶超声：于腮腺内见一个低回声区，边界清晰，形态尚规则，内部回声欠均匀；B. CDFI：肿块内见粗大血流信号。

四、嗜酸细胞腺瘤

（一）概述

嗜酸细胞腺瘤由富含线粒体的嗜酸性细胞组成，是一种罕见的良性上皮性肿瘤，占所有唾液腺肿瘤的 1%~2%，主要发生于腮腺，好发于 50 岁以上中老年人。临床上常表现为腮腺区的无痛性肿块，缓慢生长，偶有间歇性疼痛，当肿物恶变时可增长迅速或出现疼痛、麻木等症状。

（二）超声表现

1. **灰阶超声** 常表现为腮腺内低回声区或混合性回声区；边界清晰，形态欠规则；内部回声不均匀，边缘可见无回声区，部分无回声区内充满点状强回声伴彗星尾征（图 36-1-6A）。

2. **CDFI** 肿块内部常见较丰富血流信号或仅见少量血流信号（图 36-1-6B）。

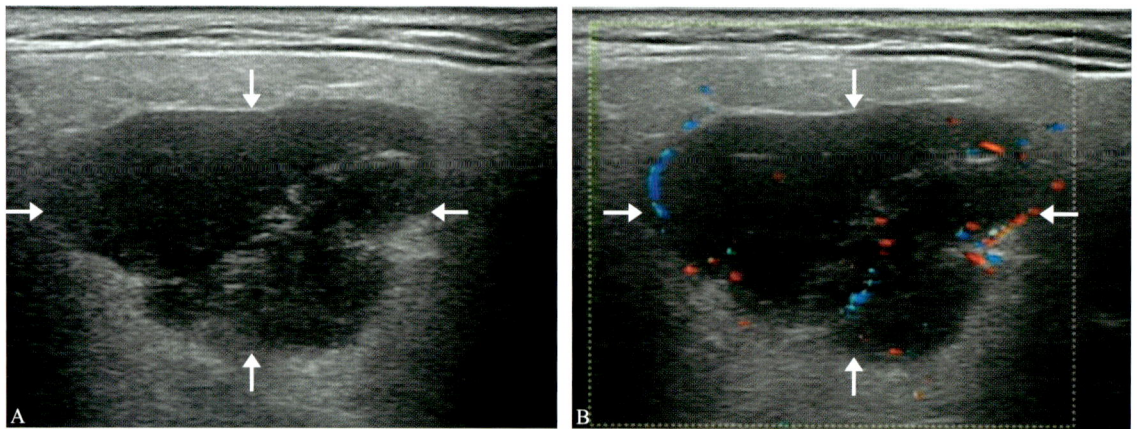

图 36-1-6 腮腺嗜酸细胞腺瘤

A. 灰阶超声：于腮腺内见一个低回声区，边界清晰，形态欠规则，内部回声不均；B. CDFI：肿块内见较丰富血流信号。

五、面神经鞘瘤

（一）概述

神经鞘瘤是来源于神经鞘膜的神经源性良性肿瘤，面神经鞘瘤很少见。面神经鞘瘤可发生在从桥小脑角到腮腺行程中的任何部位，9%～23%的面神经鞘瘤发生于面神经的腮腺段。

腮腺区面神经鞘瘤占所有腮腺肿瘤的0.5%～1.5%。临床上常表现为腮腺区无痛性肿块，无特异性；移动性较其他良性肿瘤差，常无疼痛或面神经麻痹，恶变罕见。

（二）超声表现

1．**灰阶超声**　常表现为腮腺内长条状低回声区，边界清楚；形态欠规则，常呈串珠样改变；内部回声欠均匀（图36-1-7A）。

2．**CDFI**　肿块内无明显血流信号或见少量血流信号（图36-1-7B）。

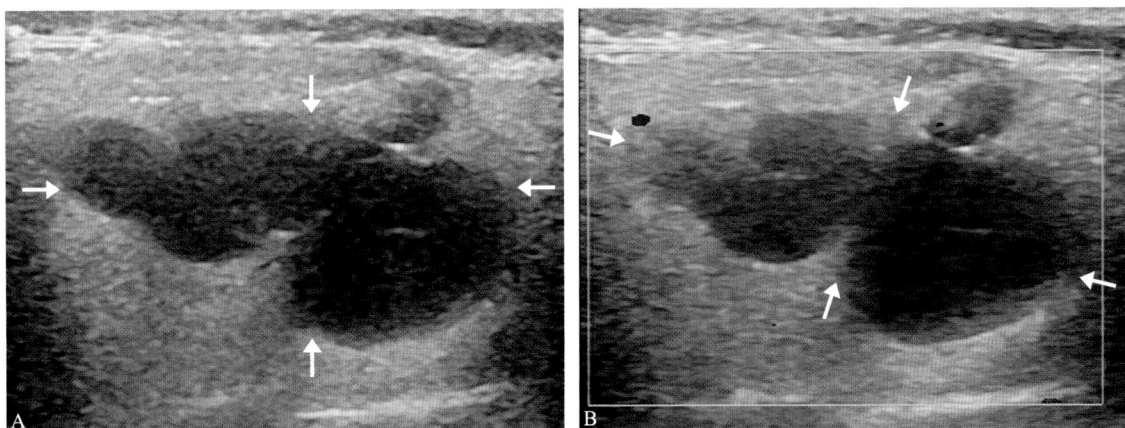

图36-1-7　腮腺面神经鞘瘤

A.灰阶超声：于腮腺内见一长条状低回声区，呈串珠样改变，边界清晰，形态欠规则，内部回声欠均匀；B. CDFI：肿块内未见明显血流信号。

六、肌上皮瘤

（一）概述

肌上皮瘤是一种唾液腺良性肿瘤，由外分泌腺闰管与腺泡间的肌上皮细胞及其衍生物组成。发病率为唾液腺肿瘤的4%～5%，多见于50～70岁的女性，70%发生于腮腺。临床上常表现为在一侧腮腺区触及无症状、无痛性的肿块，生长较慢，与周围结构界限较清，触诊活动度较好。肌上皮瘤如突然迅速增大、明显疼痛、肿块活动度差、出现面瘫等表现，应警惕为恶变可能。

（二）超声表现

1．**灰阶超声**　常表现为腮腺内低回声（图36-1-8A）或中等回声肿块，边界清楚，形态规则，内部回声尚均匀。

2．**CDFI**　肿块内常无明显血流信号或见少量血流信号（图36-1-8B）。

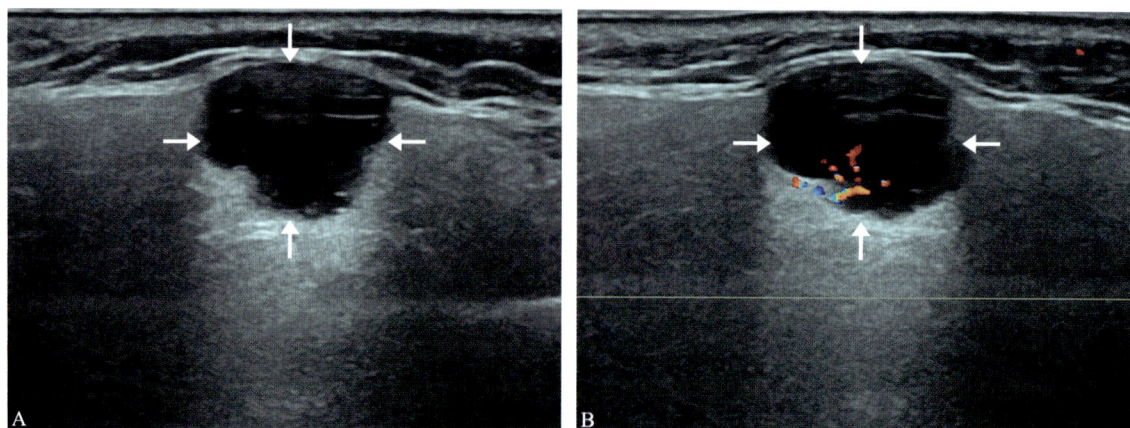

图 36-1-8　腮腺肌上皮瘤

A. 灰阶超声：于腮腺内见一低回声结节，边界清晰，形态欠规则，内部回声尚均；B. CDFI：肿块内见少量血流信号。

七、黏液表皮样癌

（一）概述

腮腺黏液表皮样癌是腮腺最常见的恶性肿瘤，也可发生于颌下腺，主要来源于腺管上皮细胞，占头颈部恶性肿瘤的 1%～3%，好发于中青年女性。临床常表现为一侧腮腺无痛性膨隆和浸润生长的肿块，生长缓慢，少数患者可有压痛和轻微麻木感。

（二）超声表现

1．**灰阶超声**　黏液表皮样癌分化程度不同，灰阶超声差异较大。高分化黏液表皮样癌常表现为低回声或混合性回声区（图 36-1-9A），形态规则，边界清晰，肿瘤的侵袭性较低。低分化黏液表皮样癌多表现为低回声或混合性回声区，形态不规则，边界不清，侵袭性较高。

2．**CDFI**　肿块内常无或仅见少量血流信号（图 36-1-9B），少数可见较丰富血流信号。

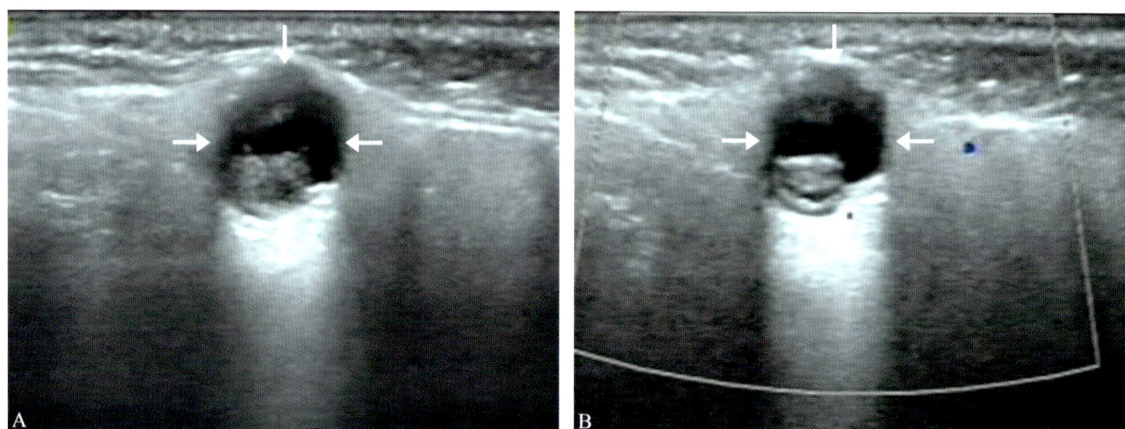

图 36-1-9　腮腺高分化黏液表皮样癌

A. 灰阶超声：于腮腺内见一囊实混合性回声结节，边界清晰，形态欠规则，内部回声不均；B. CDFI：肿块内未见明显血流信号。

八、原发性鳞状细胞癌

（一）概述

原发性鳞状细胞癌临床罕见，发病率仅占全部腮腺肿瘤的 0.5%～2%，也可发生于颌下腺。恶性程度高，预后很差，5 年生存率 33%～50%。临床表现为腮腺区肿瘤迅速增长，部分病例有明显疼痛，面神经麻痹不多见，区域淋巴结转移常见。早期原发性鳞状细胞癌治疗方法以手术为首选，多数腮腺高度恶性肿瘤病例均要进行术后放疗。

（二）超声表现

1. **灰阶超声** 常表现为低回声或囊实混合性肿块（图 36-1-10A），边界欠清晰或不清，形态欠规则，可伴分叶改变（图 36-1-11A），常可见同侧颈部淋巴结异常肿大。

2. **CDFI** 肿块内未见明显血流信号（图 36-1-10B）或可见少量血流信号（图 36-1-11B）。

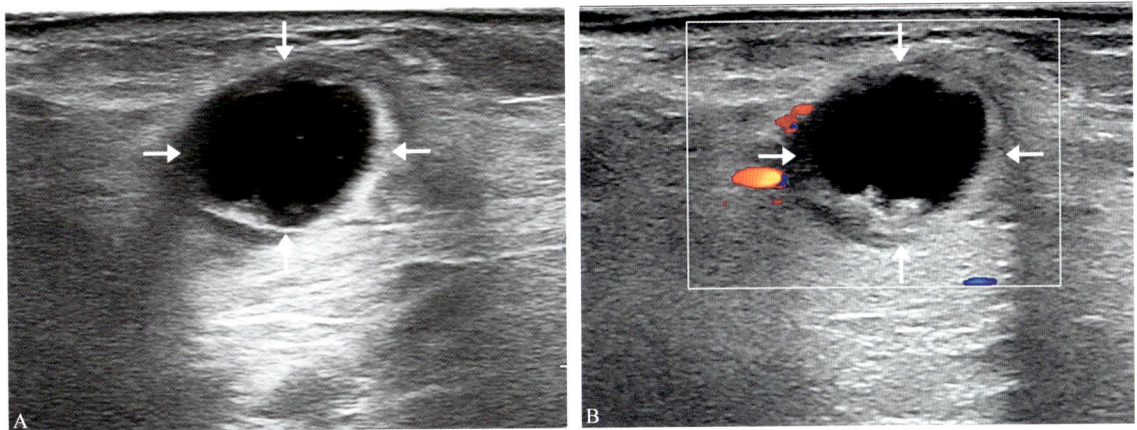

图 36-1-10 腮腺原发性鳞状细胞癌

A. 灰阶超声：于腮腺内见一个囊实混合性结节，边界清晰，形态欠规则，内部回声不均；B. CDFI：肿块内未见明显血流信号，肿块周边见少量血流信号。

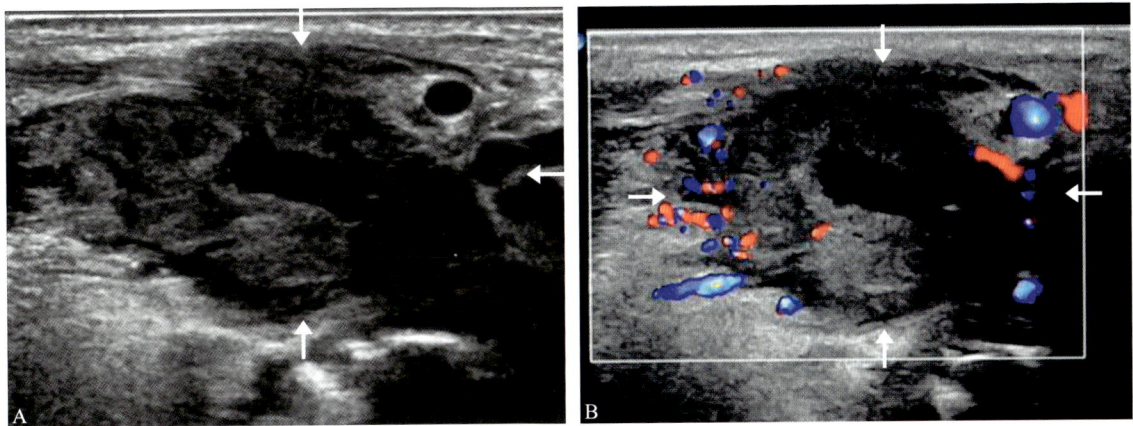

图 36-1-11 颌下腺鳞状细胞癌

A. 灰阶超声：于颌下腺内见一个囊实混合性肿块，边界不清晰，形态欠规则，呈分叶状改变，内部回声不均；B. CDFI：肿块内见少量血流信号。

九、腺样囊腺癌

（一）概述

腺样囊腺癌是起源于上皮组织的恶性肿瘤。多发于唾液腺，以腮腺最常见，其次是颌下腺，约占唾液腺恶性肿瘤的30%。生长缓慢，但侵袭性较强，早期即可侵犯神经、血管，晚期易远处转移，预后差。

（二）超声表现

1．灰阶超声　常表现为低回声结节，形态多欠规则，边界清晰，内部回声均匀或不均匀（图36-1-12，图36-1-13）。

2．CDFI　多数病例肿块内未见明显血流信号或仅见少量血流信号（图36-1-12，图36-1-13），少数病例肿块内血流信号较丰富。

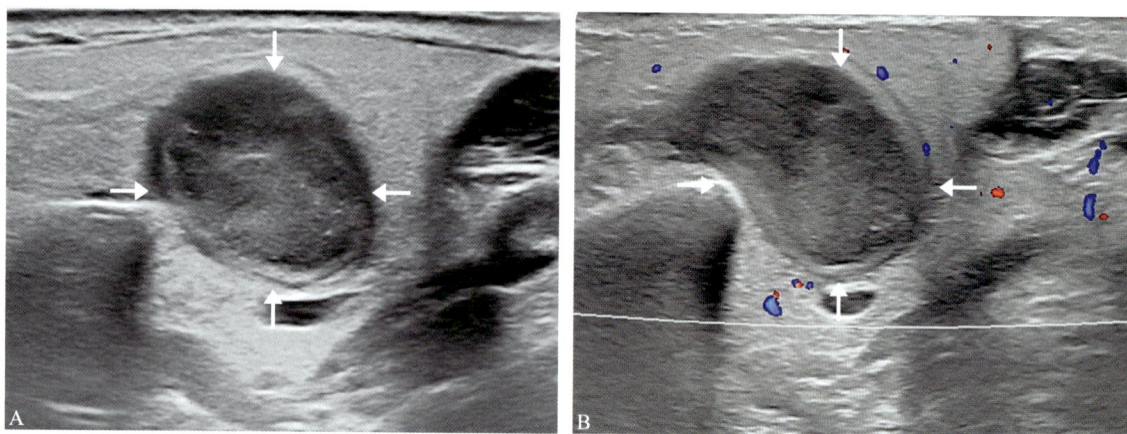

图 36-1-12　腮腺腺样囊腺癌

A.灰阶超声：于腮腺内见一个低回声结节，边界清晰，形态规则，内部回声欠均匀；B.CDFI：肿块内未见明显血流信号。

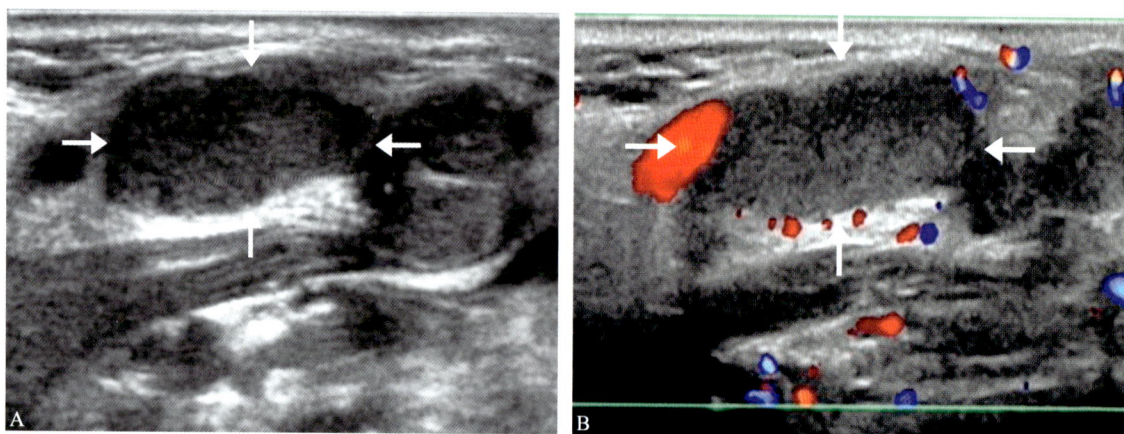

图 36-1-13　颌下腺腺样囊腺癌

A.灰阶超声：于颌下腺内见一个低回声结节，边界欠清晰，形态欠规则，内部回声欠均；B.CDFI：肿块周边见少量血流信号。

十、颌下腺导管结石

颌下腺导管结石时也可表现为颈部肿块（图36-1-14）。

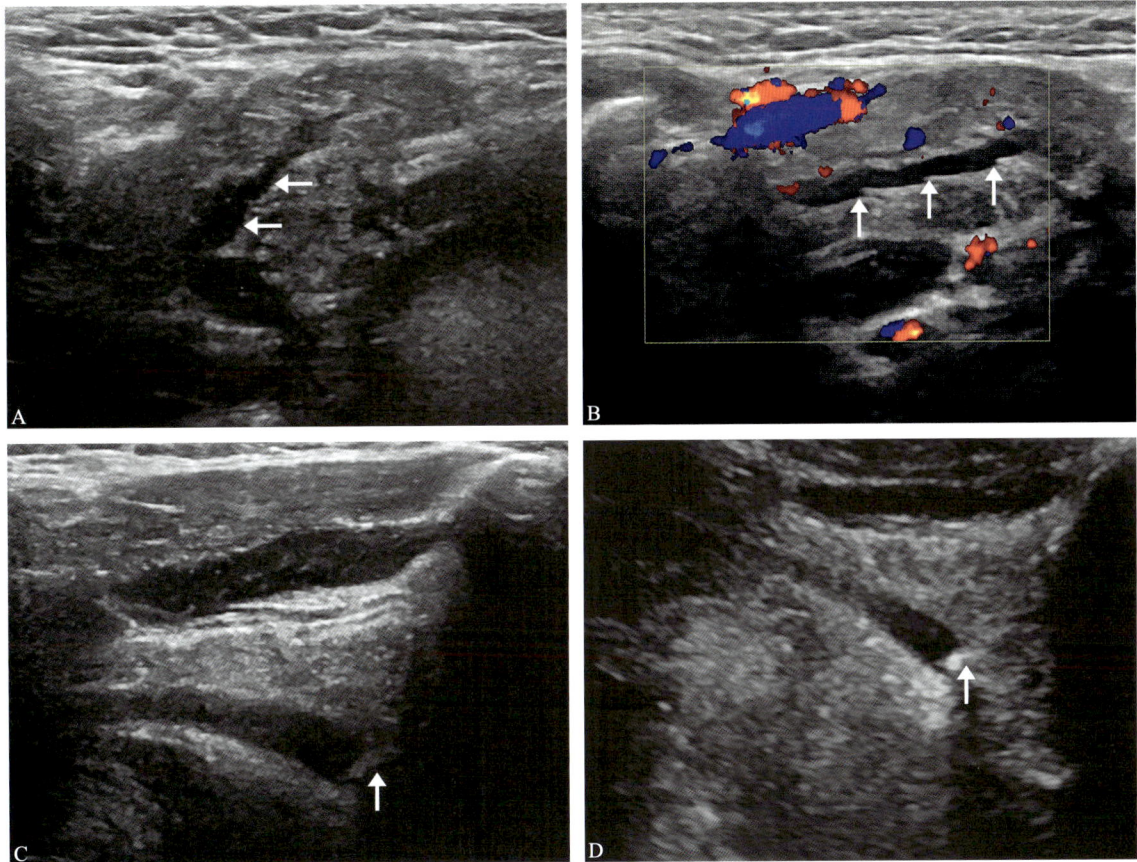

图 36-1-14 颌下腺导管结石

A. 灰阶超声：颌下腺内见导管扩张（箭头）；B. CDFI：腺体内可见少许血流信号；C. 灰阶超声：扩张的导管内可见结石（箭头）（高频超声）；D. 灰阶超声：扩张的导管内可见结石（箭头），后方伴声影（低频超声）。

第二节 神经来源的颈部肿块

一、颈部神经鞘瘤

（一）概述

神经鞘瘤是较为常见的外周神经良性肿瘤，来源于神经鞘膜的施万细胞。好发于中青年，多单发。包膜完整，呈椭圆形或圆形，表面光滑，常偏心生长。生长缓慢，最常见于头颈部、四肢的屈侧、腹膜后和脊神经后根等部位。病变范围较小时，常无明显症状。肿瘤较大时，可压迫神经、血管等周围组织，出现临床症状，具体症状与肿块发生的部位有关。颈部较大的神经鞘瘤可突向咽部，使咽侧壁内移、饱满，严重时可影响呼吸。

神经鞘瘤癌变极其罕见，通常见于神经纤维瘤病的患者，表现为短期内肿瘤迅速增大，或伴迷走、舌下神经麻痹等症状。

（二）超声表现

1. **灰阶超声** 表现为类圆形、椭圆形低回声肿块（图 36-2-1），形态规则，边界清晰，有薄层完整包膜。内部回声均匀或欠均匀，部分内部可见不规则无回声区，可伴后方回声增强。

对于部分发生于较粗大神经的病例，灰阶超声可显示肿块沿神经干偏心性生长，压迫而不是浸润神经纤维，肿块较小时可见肿块自神经一侧向外突出，两端与神经相连，呈鼠尾征表现。但如肿瘤发生部位的神经较细时，超声很难显示神经结构，无法准确判断肿瘤与神经关系，此时定性诊断较困难，必要时可选择超声引导下穿刺活检明确诊断。

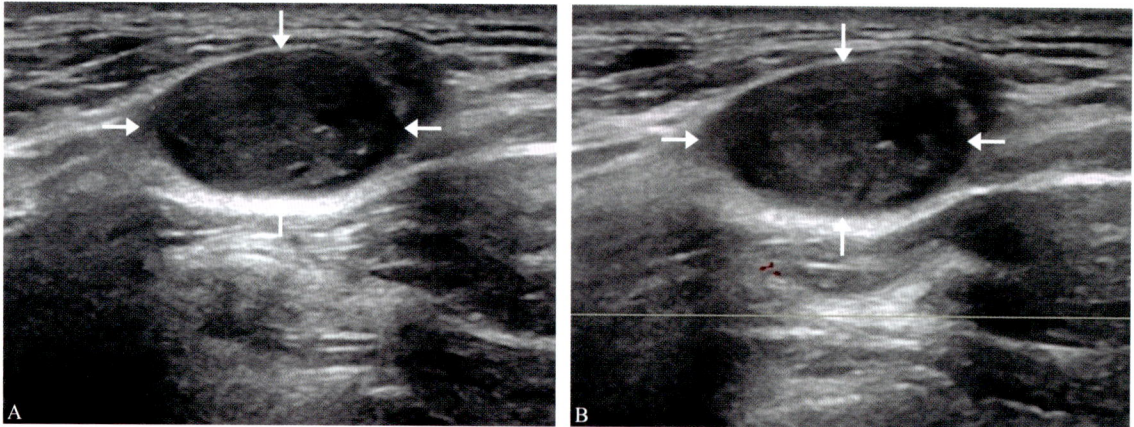

图 36-2-1 神经鞘瘤

A. 灰阶超声：于左侧颈部Ⅴ区皮下见一类圆形低回声肿块，内部回声欠均匀，形态尚规则，边界清晰，伴有后方回声增强；B. CDFI：肿块内部未见明显血流信号。

2．**彩色多普勒超声** 肿块内血流信号不丰富（图 36-2-2）。

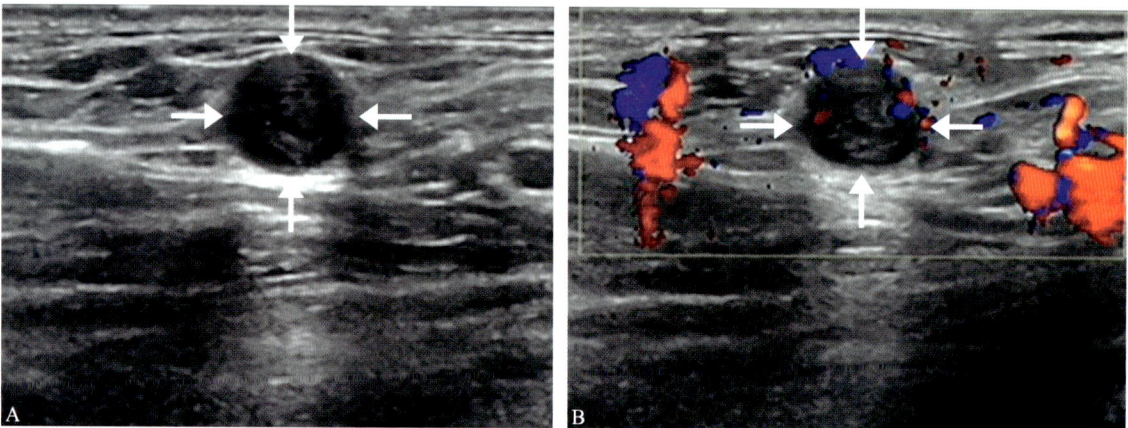

图 36-2-2 颈部神经鞘瘤

A. 灰阶超声：于左侧颈部Ⅴ区皮下见一类圆形低回声肿块，内部回声欠均匀，形态尚规则，边界清晰，伴有后方回声增强；B. CDFI：肿块内部见少量血流信号。

（三）其他影像学

1．MRI T$_1$WI 示皮下梭形等信号肿块，上端见增粗的神经；T$_2$WI 及 T$_2$WI 压脂成像示肿块呈中间等信号、周围高信号。

2．CT 低密度区中伴团状高密度改变为颈部神经鞘瘤最具特征的 CT 增强影像表现，点状改变为颈部神经鞘瘤另一特征性 CT 增强表现。点状改变大小 1 ~ 4mm，可在肿瘤内弥漫分布，也可位于肿瘤的中心或厚环上。CT 增强影像上可见小至点状、大至裂隙，甚至呈均匀低密度改变，高密度改变可小至点状、大至团状，甚至呈均匀等密度改变。

（四）诊断要点

1. 灰阶超声表现为类圆形、椭圆形低回声肿块，形态规则，边界清晰。当显示肿块两端与神经相连，呈鼠尾征表现时，可基本明确肿块为神经源性。

2. 灰阶超声显示神经鞘瘤是压迫而不是浸润神经纤维，需仔细观察，与神经纤维瘤相鉴别。

（五）鉴别诊断

1. **孤立性神经纤维瘤**　灰阶超声表现为类圆形低回声肿块，其包绕神经干，内部极少发生囊性变，周围无包膜回声，内部血流信号常不明显。

2. **表皮样囊肿**　灰阶超声表现为低回声肿块，其内部常呈洋葱样或旋涡状改变，CDFI 其内部常无明显血流信号。部分病灶可见表面较粗的条索状低回声结构延伸至皮肤，呈"苹果征"表现，为其特异性超声表现。

3. **颈部脂肪瘤**　多发生在皮下脂肪层或肌层内，可推动且质地柔软。灰阶超声表现为椭圆形或类圆形的高回声肿块，与周围组织存在清晰边界，内部多呈条索状改变，探头加压可稍压扁。

4. **颈动脉体瘤**　与颈部神经鞘瘤在解剖结构上非常相似，主要发生在颈部上方、胸锁乳突肌上方的 1/3，在颈动脉三角的附近部位。颈动脉体瘤与来源于交感神经和迷走神经的神经鞘瘤多位于颈动脉后方。颈动脉体瘤多发生在颈总动脉分叉处，与颈动脉有着密切解剖关系。向上方生长体积不断增大，导致颈外动脉向内以及前方移动，颈内动脉向外以及后方移动，颈总动脉分叉角度明显增加。CDFI 检查肿块内部见丰富血流信号。

（六）临床意义

颅外的神经鞘瘤以头颈部多见，而且其发生部位多位于浅表，与其他颈部肿块鉴别诊断非常重要。正确的诊断能帮助外科手术术前制订最佳的手术方案，避免一些手术并发症的出现。

超声对来源于较大神经的神经鞘瘤诊断特异性很高，鼠尾征是其特征性的表现；但对来源于小神经的神经鞘瘤，超声很难判断其与神经之间的关系，诊断难度较大，必要时可进行超声引导下穿刺活检帮助明确其性质。

超声对神经鞘瘤与神经纤维瘤的鉴别诊断有一定的帮助，超声显示神经鞘瘤主要压迫神经而不是浸润神经纤维，而神经纤维瘤正好相反，两者的鉴别对于临床手术方式的选择非常重要。

★ 神经源性肿瘤特征性的超声表现为鼠尾征，即肿块两端与神经相连。

★ 超声很难判断来源于小神经的神经鞘瘤与神经之间的关系，诊断难度较大，必要时可进行超声引导下穿刺活检，帮助明确其性质。

二、颈部神经纤维瘤

（一）概述

神经纤维瘤是较多见的外周神经良性肿瘤，常见于青年，男性较常见。神经纤维瘤来源于神经内膜，无包膜；神经干穿越肿瘤中心，肿瘤则沿神经浸润性生长。

神经纤维瘤可以有以下几种形态：一是孤立性神经纤维瘤，呈局限性结节，界限清楚，神经干穿越肿瘤中心，或肿瘤本身即为神经干的梭形膨大；二是弥漫型神经纤维瘤，神经组织在皮肤、皮下组织内弥漫性生长，并包裹其中正常结构，同时伴有血管的扩张，皮肤及皮下组织弥漫增厚，界限不清；三是丛状神经纤维瘤，即肿瘤沿较大神经干生长，受累神经增粗迂曲，呈蠕虫样多结节生长，如由一群神经干扭曲纠结而成者，似一团面条。弥漫型和丛状神经纤维瘤多见于神经纤维瘤病患者。

（二）超声表现

1. **灰阶超声**　表现为圆形或椭圆形低回声或以低回声为主的混合性回声，边缘较光滑平整，边界欠清晰，无明显包膜，少部分也可伴无回声区，两端可见与其相连的神经，呈鼠尾征表现（图36-2-3A）。

2. **彩色多普勒超声**　内部血流信号多不丰富（图36-2-3B）。

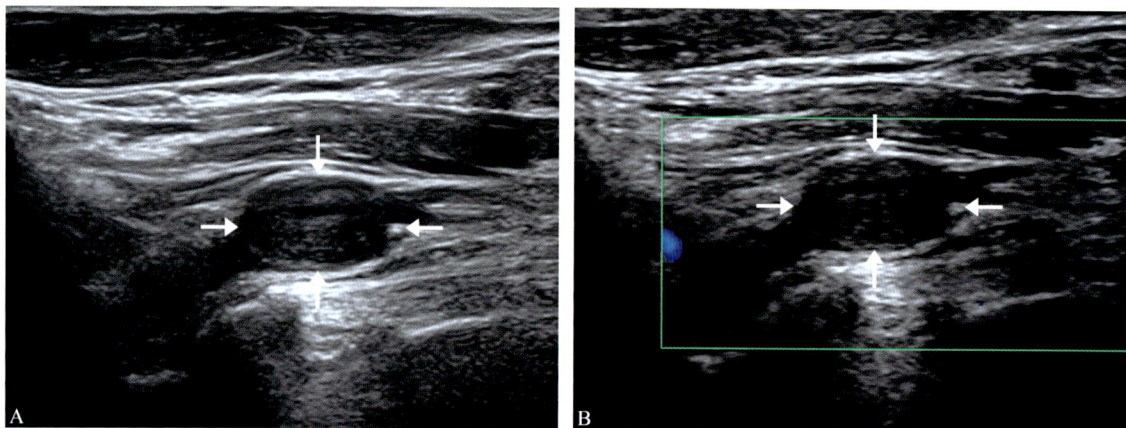

图 36-2-3　颈部神经纤维瘤

A. 灰阶超声：于颈5神经根走行区域见一个椭圆形低回声肿块，边缘较光滑，边界欠清晰，两端与颈5神经根相连；B. CDFI：肿块内部未见明显血流信号。

（三）其他影像学

MRI肿瘤多呈梭形，与骨骼肌相比，T_1WI呈等信号，T_2WI呈高信号，不均匀强化。常可见肿瘤两端与神经相连。

（四）诊断要点

1. 灰阶超声表现为类圆形或椭圆形低回声肿块，形态规则，边界清晰。当显示肿块两端与神经相连，呈鼠尾征表现时，可明确肿块为神经源性。

2. 灰阶超声显示神经纤维瘤是浸润而不是压迫神经纤维，可仔细观察，以与神经鞘瘤相鉴别。

（五）鉴别诊断

1. **神经鞘瘤**　神经鞘瘤与孤立性神经纤维瘤灰阶超声多表现为类圆形低回声肿块，有时可见其两端与神经相连。神经鞘瘤内部可见囊性变；而神经纤维瘤内部极少发生囊性变。神经纤维瘤是浸润而不是压迫神经纤维，而神经鞘瘤正好相反。

2. **表皮样囊肿**　超声表现见相关章节。

3. **颈部脂肪瘤**　超声表现见相关章节。

（六）临床意义

超声对于来源于较大神经的孤立性神经纤维瘤诊断特异性很高，鼠尾征是其特征性的超声表现。但超声对来源于小神经的神经纤维瘤很难判断其与神经之间的关系，必要时可进行超声引导下穿刺活检帮助明确其性质。

　　超声还可以对神经纤维瘤与神经鞘瘤的鉴别诊断提供帮助，超声显示神经纤维瘤以浸润神经为主而不是压迫神经纤维，而神经鞘瘤正好相反，两者的鉴别对于临床选择手术方式非常重要。

　　★ 神经源性肿瘤特异性超声表现为肿块两端与神经相连，呈鼠尾征表现。
　　★ 超声对来源于小神经的神经纤维瘤很难判断其与神经之间的关系，必要时可进行超声引导
　　　下穿刺活检以帮助明确其性质。

三、颈动脉体瘤

（一）概述

　　颈动脉体瘤是一种少见的发生于颈动脉体的化学感受器肿瘤。肿瘤起源于肾上腺外自主神经系统副神经节的神经嵴细胞，故也称颈动脉体副神经节瘤。

　　大多数为良性，90% 为散发性，10% 为家族遗传性。散发性病例的发生可能与慢性缺氧刺激颈动脉体增生有关，而家族遗传性发病与基因缺陷有关。

　　颈动脉体瘤生长缓慢，瘤体多沿着动脉壁蔓延发展，逐渐包裹血管和神经，难以分离。

　　治疗方式主要是手术切除，由于该肿瘤富含血管，周围结构复杂，手术切除容易发生严重并发症，如大出血、脑血管意外、神经损伤，甚至死亡，故术前的准确诊断至关重要。

（二）超声表现

　　1. 灰阶超声　表现为类圆形低回声肿块（图 36-2-4A），边界尚清晰，形态尚规则，内部回声均匀或不均匀。由于肿瘤的存在，颈内、外动脉间距增大，颈外动脉前移，颈内动脉和颈内静脉后移。

　　超声可明确显示颈动脉与肿块的关系。有时颈动脉可穿过肿瘤，即瘤体包绕颈动脉分叉部或颈内、外动脉。

　　2. 彩色多普勒超声　表现为其肿块内部见丰富血流信号（图 36-2-4B）。

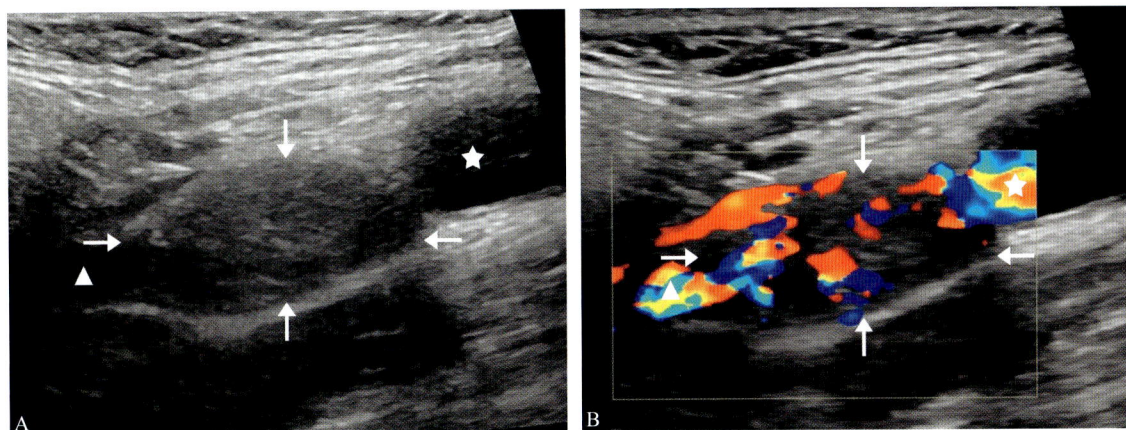

图 36-2-4　颈动脉体瘤

A. 灰阶超声：于左侧颈动脉分叉处见一低回声肿块，边界尚清晰，形态尚规则，内部回声欠均匀，颈内、外动脉间距增大；B. CDFI：肿块内部见丰富血流信号。"三角形"所指为颈外动脉，"五角星"所指为颈内动脉。

（三）其他影像学

1. MRI　表现为肿块在所有成像序列上呈中等信号强度，T_2WI 病灶内可见一些散在局限性高信号，其最特征表现是肿块内随意散在迂曲的代表血管流空影的低信号影，增强扫描病变呈明显均匀增强。

2. CT　表现为颈动脉鞘区类圆形病灶，平扫呈等或略低密度；增强扫描病灶明显均匀强化，强化程度与血管一致。

（四）诊断要点

1. 颈动脉体瘤灰阶超声表现为类圆形低回声肿块，边界尚清晰，形态尚规则。

2. 颈动脉体瘤多发生在颈总动脉分叉处，与颈动脉有着密切的解剖关系。向上方生长且体积不断增大，导致颈外动脉向内以及前方移动，颈内动脉向外以及后方移动。颈总动脉分叉角度明显增加。

3. CDFI 在肿块内部可见丰富血流信号。

（五）鉴别诊断

1. **颈部神经鞘瘤**　颈部神经鞘瘤与颈动脉体瘤在解剖结构上非常相似，鉴别要点同前。

2. **肿大淋巴结**　淋巴结肿大亦多位于颈动脉浅侧，常多发，可相互融合，与颈动脉没有直接的解剖关系，颈总动脉分叉角度正常。淋巴结可见淋巴门结构，内部血流信号多不丰富。

（六）临床意义

超声对颈动脉体瘤的诊断准确性变异范围较大，为 70%～90%，原因可能与超声诊断医师操作手法及诊断主观性较大有关。CT 对颈动脉体瘤的诊断准确性较高，约为 90%，因此规范操作，深入全面地掌握该疾病声像图特征，可以进一步提高颈动脉体瘤诊断的准确性。有经验的超声医师诊断水平可以与 CT 相媲美，而超声较 CT 具有简便、无辐射等优势，目前已成为颈动脉体瘤的首选影像学方法。

★ 超声可以清晰地显示颈动脉体瘤与颈动脉的密切解剖关系，为手术提供更多的信息。

★ CDFI 于颈动脉体瘤内部常见丰富血流信号。

第三节　皮肤及皮下来源的肿块

一、表皮样囊肿

（一）概述

表皮样囊肿又称角质囊肿，系由表皮组织包绕的囊肿，其囊壁由成层的内含角质透明蛋白颗粒的鳞状上皮细胞组成，囊内容物主要为像奶酪样黏稠的角质物质。多数为单发，多见于青少年，通常好发于头、面、颈和躯干部位的皮肤或皮下软组织浅层。发生的高危因素包括男性、有粉刺病史、暴露于强烈日光下、有皮肤损伤史等。

表皮样囊肿的病因有多种，包括毛囊损伤、皮脂腺破裂、发育缺陷、遗传等，其中因皮肤损伤致表皮植入而发生的表皮样囊肿常见于手掌、趾端等，又称植入性囊肿；而因毛囊损伤或皮脂腺破裂所致的表皮样囊肿既往常被临床上称为皮脂腺囊肿，以皮脂腺分泌旺盛的青年时期较为多见，由于其上部有延伸的腺体导管与皮肤相连接，故病变区的皮肤上常可见一类似粉刺状的腺体导管开口。目前这类囊肿已统称为表皮样囊肿，以往临床上常用的"皮脂腺囊肿"一词已被弃用，而真正病理组织学上所称的皮脂腺囊肿又称皮脂腺囊瘤，非常少见，其特点为囊壁由复层鳞状上皮组成，缺乏表皮样囊肿壁上所含有的颗粒层。

（二）超声表现

由于表皮样囊肿的成熟度、类型以及囊内角质物含量的不同，所以表皮样囊肿有着不同的超声表现。

1．**灰阶超声**　多表现为圆形或椭圆形低回声结节，边界尚清晰，形态尚规则。内部回声差异较大，洋葱样或旋涡状改变是其特征性超声表现（图36-3-1A），有时内部会出现条索状或点状强回声、裂隙样不规则无回声，也具有一定的特征性。

浅层与皮肤紧邻，基底部可以移动，囊肿破裂或继发感染时边界不清晰，部分病灶可见较粗的条索状低回声结构延伸至皮肤，呈"苹果"征表现（图36-3-2A），可见后方回声增强。

2．**彩色多普勒超声**　显示病灶内部多无血流信号（图36-3-1B，图36-3-2B），继发感染时病灶周边可见少量血流信号。

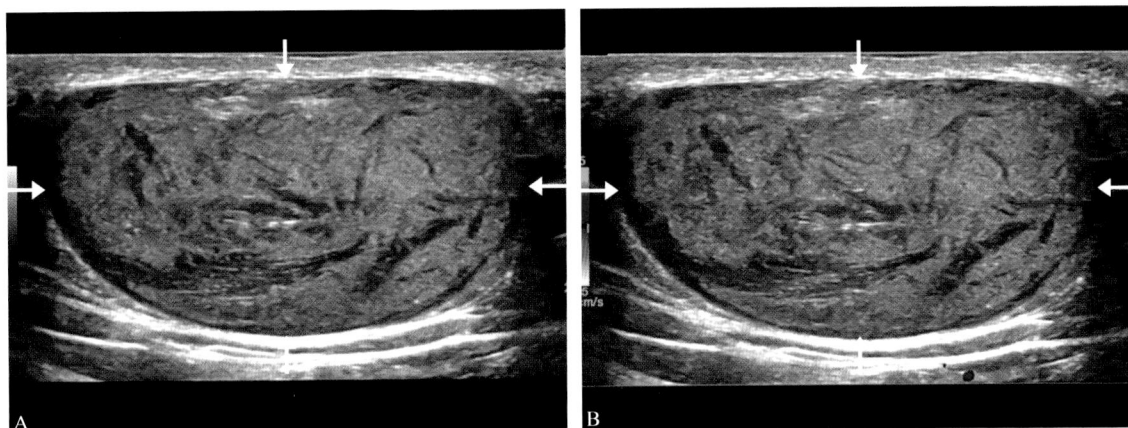

图 36-3-1　表皮样囊肿

A. 灰阶超声：于右侧颈部皮下见一混合性肿块，呈椭圆形，边界尚清晰，形态尚规则，内部呈洋葱样或旋涡状改变；B. CDFI：肿块内部无明显血流信号。

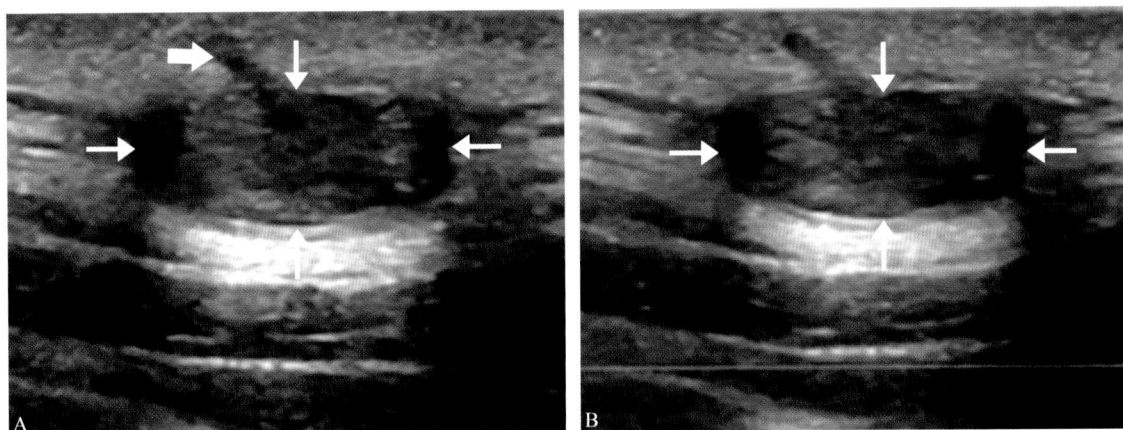

图 36-3-2　表皮样囊肿

A. 灰阶超声：于颈后部皮下见一低回声结节，可见较粗的条索状低回声结构延伸至皮肤，呈"苹果征"；B. CDFI：结节内部无明显血流信号。

（三）其他影像学

1. MRI　多表现为 T_1WI 呈低信号或稍高信号，T_2WI 呈不均匀高信号，由于囊内角蛋白和胆固醇结晶的比例不同，其内部信号多不均匀。

2. CT　表现为皮下囊性低密度肿块，与皮肤粘连，单房或多房状，边界清楚，囊壁薄。增强后囊壁和分隔无强化或轻度强化。

（四）诊断要点

1. 表皮样囊肿常单发，好发于头、面、颈和躯干部位的皮肤或皮下软组织浅层。

2. 灰阶超声多表现为圆形或椭圆形低回声结节，边界清晰，形态规则，洋葱样或旋涡状改变是其特征性表现。

3. 部分病灶可见较粗的条索状低回声结构延伸至皮肤，呈"苹果"征，为其特征性表现。

4. CDFI 检查病灶内部多无明显血流信号，继发感染时病灶周边可见少量血流信号。

（五）鉴别诊断

1. **颈部脂肪瘤**　详见相关章节。

2. **颈部神经纤维瘤与神经鞘瘤**　详见相关章节。

3. **颈部血管瘤**　灰阶超声常表现为混合性回声肿块，与周围组织边界不清晰，形态多不规则。探头挤压时其内部的血流信号明显增加，部分病例可见表现为强回声的"静脉石"征，为其特征性的超声表现，探头加压时可明显压扁。

4. **毛母质瘤**　毛母质瘤与表皮样囊肿灰阶超声均表现为皮下浅层的低回声肿块，但是毛母质瘤内部常可见强回声钙化灶，而表皮样囊肿内部多呈洋葱样或旋涡状改变；毛母质瘤内部常可见点状或较丰富血流信号，而表皮样囊肿内部常无明显血流信号；毛母质瘤病灶后方常伴不同程度的衰减，而表皮样囊肿病灶后方常伴回声增强。

（六）临床意义

表皮样囊肿是一种较常见的皮下软组织肿块，其超声表现具有较高的特异性，多数可明确诊断，诊断明确后患者可通过超声随访观察，一般不需手术治疗。对于要求手术的患者，超声可为临床医师提供有价值的术前影像学信息，包括肿块的大小、边界，周围毗邻结构及肿块发生的部位和深度等。

二、颈部脂肪瘤

（一）概述

脂肪瘤是一种常见的软组织良性肿瘤，由成熟脂肪细胞构成。多见于成人，儿童较少见。好发于肩、背、颈、腹部等，其次为四肢（如上臂、大腿、臀部等）。

发生在皮下者称为浅表脂肪瘤；见于肢体深部肌肉间隙或肌肉内部者，称为深部脂肪瘤。深部脂肪瘤多沿肌肉生长，可深达骨膜，但很少侵犯邻近骨骼。脂肪瘤很少恶变，可随访观察，较大者也可手术切除。

（二）超声表现

1. **灰阶超声**　表现为椭圆形实性肿块，肿块的长轴与皮肤平行，边界清晰，也可因包膜纤细菲薄而边界欠清或不清。内部回声表现多样化，可表现为低回声、等回声或高回声，但以高回声较常见（图 36-3-3A）。

2. **彩色多普勒超声**　肿块内部多无明显血流信号（图 36-3-3B）或仅可见点状血流信号。

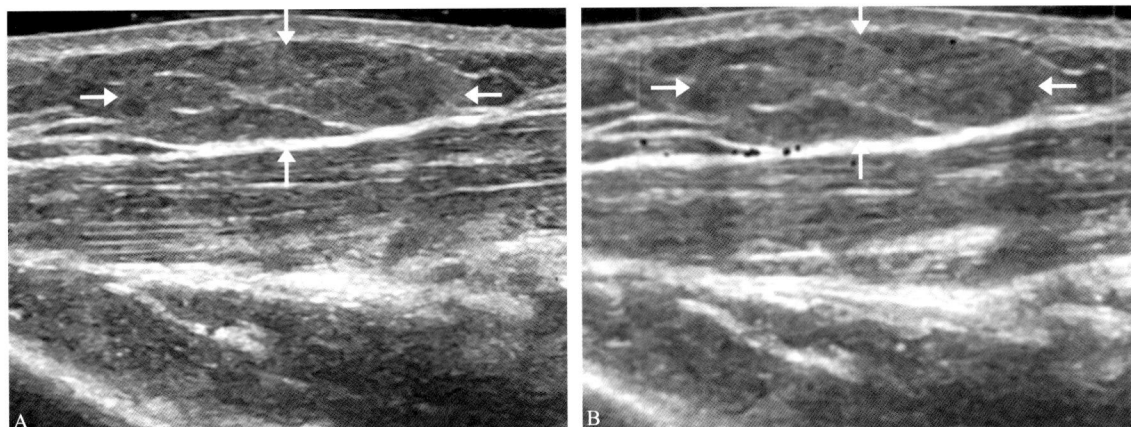

图 36-3-3 颈部脂肪瘤

A. 灰阶超声：于颈部皮下见一等回声实性肿块，形态规则，椭圆形，边界清晰；B. CDFI：肿块内未见明显血流信号。

（三）其他影像学

1．CT 肿瘤呈单发或多发边缘光滑平整的极低密度区，CT 值 –120～–80Hu，密度均匀，多呈分叶状，有包膜，内部可有分隔。周围组织受压，肿瘤的密度与周围脂肪组织难以区分。增强 CT 肿块多无增强。

2．MRI 脂肪瘤信号具有特征性，呈短 T_1、中长 T_2 信号，边界清晰；在所有序列中均与皮下脂肪组织信号相同，可含有等信号的纤维间隔；在脂肪抑制序列上其短 T_1、中长 T_2 信号可被抑制。

（四）诊断要点

脂肪瘤触之质软，多发。多发生于皮下脂肪层，少数发生于肌层。结合典型超声表现一般诊断不难。

（五）鉴别诊断

1．**颈部神经鞘瘤和神经纤维瘤** 鉴别要点详见相关章节。

2．**表皮样囊肿** 鉴别要点详见相关章节。

3．**颈部海绵状血管瘤** 鉴别要点详见相关章节。

4．**毛母质瘤** 鉴别要点详见相关章节。

（六）临床意义

脂肪瘤是一种较常见的皮下软组织肿块，其超声表现具有一定的特征性，多数可明确诊断。超声诊断脂肪瘤的敏感性、特异性以及准确性分别为 92%、100%、96%，诊断明确后患者可通过超声随访观察，一般不需手术等治疗。

对于要手术的患者，超声可为临床医师提供有价值的术前影像学信息，包括肿块的大小、边界，周围毗邻结构，尤其是肿块发生的部位（如皮下脂肪内或肌层等）。

三、颈部血管瘤

（一）概述

血管瘤分为毛细血管瘤、海绵状血管瘤和蔓状血管瘤 3 种。

1. **毛细血管瘤** 多发生于婴儿，女性多见。出生时或生后早期皮肤有红点或小红斑，慢慢长大、红色加深并可隆起。如增大速度比婴儿发育更快，则为真性肿瘤。瘤体境界分明，压之可稍褪色，松开后恢复红色。

2. **海绵状血管瘤** 一般由小静脉和脂肪组织构成。多数生长在皮下组织内，也可在肌层内，少数可生长在骨或内脏等。皮下海绵状血管瘤可使局部轻微隆起。皮肤正常，或有毛细血管扩张，呈青紫色。肿块质地软而境界不清，可伴有压缩性，有时有触痛。

3. **蔓状血管瘤** 由较粗的弯曲血管构成，大多数为静脉，也可有动脉或动静脉瘘。除了发生在皮下和肌肉，还常侵入骨组织，范围较大。血管瘤外观常见蜿蜒迂曲的血管，有明显的压缩性和膨胀性。或可闻及血管杂音，或可触及硬结。在下肢者皮肤可因营养障碍而变薄、着色，甚至破溃出血。累及较多的肌群者会影响到运动能力。累及骨组织的青少年，肢体可增长、增粗。

本章主要讨论海绵状血管瘤。

（二）超声表现

1. **灰阶超声** 海绵状血管瘤多表现为形态不规则、大小不等的分格状、网格状低回声区或无回声区，无明显边界，无明显包膜；病变也可呈蜂窝样低回声改变，网格改变不明显，边界欠清晰。

病变若侵犯真皮和皮下组织时，正常皮肤结构消失，代之以细点状不规则回声。有时还可见强回声伴声影，即"静脉石"征（图 36-3-4A）。

2. **彩色多普勒超声** 肿块内部见不规则的条状血流信号，血流速度常偏低，探头挤压后其内部血流速度增高，血流信号也明显增多（图 36-3-4B）。

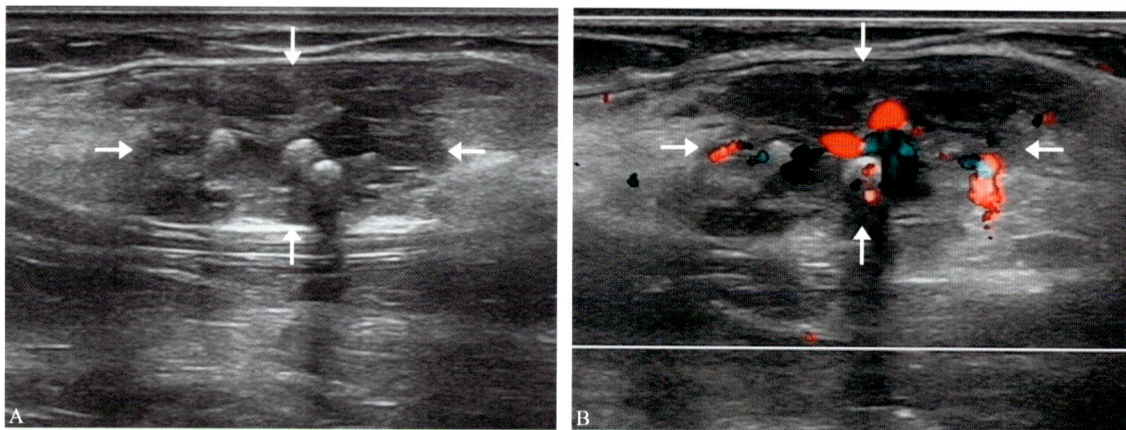

图 36-3-4 颈部海绵状血管瘤

A. 灰阶超声：于右侧颈部偏后方见一混合性肿块，形态欠规则、呈网格状改变，无明显边界及包膜，内可见强回声伴声影（"静脉石"征）；B. CDFI：探头加压后肿块内血流信号明显增多。

（三）其他影像学

MRI 检查：T_1WI 皮下见增粗迂曲成团的低信号血管影，T_2WI 压脂病灶呈明显高信号。

（四）诊断要点

根据病灶部位、外观、质地、典型超声表现，诊断一般不难。

（五）鉴别诊断

须与颈部脂肪瘤、表皮样囊肿、毛母质瘤等鉴别，具体表现参见有关章节。

（六）临床意义

血管瘤是一种较常见的皮下软组织肿块，可位于皮下软组织或较深的肌层内，往往无明显临床表现，但有时会出现疼痛等不适，需要手术切除。因为海绵状血管瘤形态不规则、边界不清晰，手术切除往往会不彻底，复发率较高。超声可清晰显示血管瘤形态、边界等信息，为临床术前明确切除范围提供帮助，可明显降低血管瘤术后复发率。

★ 超声可清晰显示血管瘤的形态、边界等信息，为术前明确切除范围提供帮助，可明显降低血管瘤术后复发率。

★ 血管瘤超声特征性的表现为蜂窝状改变的结构，内部见强回声伴声影，即"静脉石"征。

四、毛母质瘤

（一）概述

毛母质瘤是一种发生在真皮深部与皮下脂肪交界处的良性肿瘤，为来源于向毛母质细胞分化的原始上皮胚芽细胞的良性肿瘤，由未成熟的毛母质细胞及已角化的毛发细胞组成，故命名为毛母质瘤。

毛母质瘤约占所有皮肤肿瘤的 0.12%，通常为单发，多发病例占 2%～3.5%。毛母质瘤最常累及儿童和青少年，约 60% 的毛母质瘤患者年龄≤20 岁，女性发病率稍高，男女比例为 1∶1.5。

（二）超声表现

1. **灰阶超声**　表现为椭圆形或类圆形的低回声或等回声肿块，长轴与躯干长轴平行，边界清晰或欠清，周围常可见声晕；其内部常可见散在点状或斑片状强回声，伴或不伴声影，或者边缘可见弧形钙化伴声影（图 36-3-5A）。

2. **彩色多普勒超声**　肿块内部常可见点状或较丰富血流信号（图 36-3-5B）；内部钙化灶较大时，多无明显血流信号。

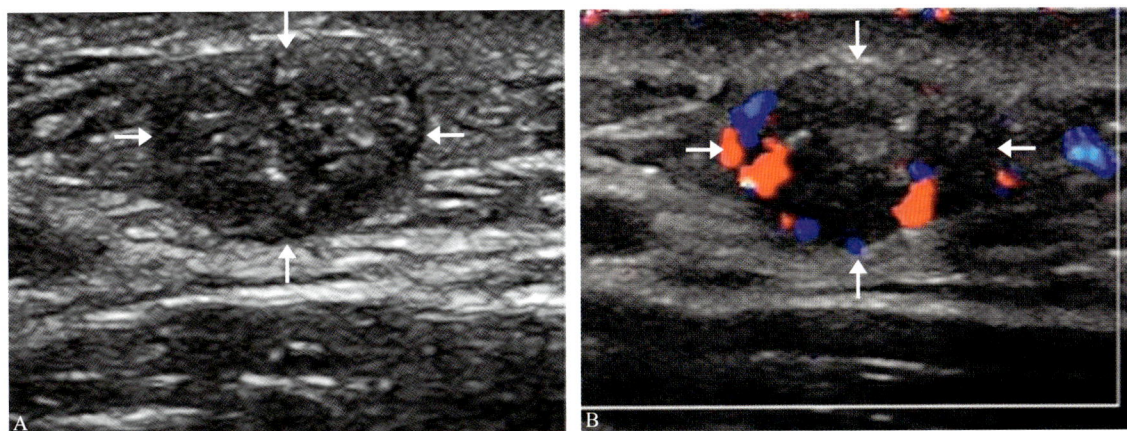

图 36-3-5　颈部毛母质瘤

A. 灰阶超声：于右侧颈后部皮下见实性低回声肿块，边界尚清晰，形态尚规则，内部回声欠均匀，内见数个点状强回声；B. CDFI：肿块内部见较丰富血流信号。

（三）其他影像学检查

1. **CT 平扫**　表现为肿瘤实质呈均匀稍高密度，增强呈轻至中度强化。
2. **MRI**　表现为 T_1WI 呈等或低信号，T_2WI 呈等高或高低混杂信号，增强呈不均匀环状强化。

（四）诊断要点

1. **位置特殊**　多位于头面部及颈部皮下，病灶位于皮肤真皮与皮下脂肪层交界处。
2. **声像图表现**　皮下实性低回声结节伴有钙化为其特征性的超声表现，边界清楚，周围常伴有低回声晕，后方常有衰减或声影。较大结节内部及边缘常可见较丰富血流信号，频谱多普勒可见低速动脉频谱。

（五）鉴别诊断

1. **表皮样囊肿**　鉴别要点见相关章节。
2. **颈部脂肪瘤**　鉴别要点见相关章节。
3. **神经鞘瘤与神经纤维瘤**　鉴别要点见相关章节。

（六）临床意义

高频超声能够明确病灶部位、内部特征及周边结构，彩色多普勒能够观察病灶内部及边缘血流情况，用于诊断及鉴别诊断。对伴有多发点状、斑片状或弧形宽大钙化的毛母质瘤，超声对其诊断准确率非常高，但对于内部无钙化的毛母质瘤，诊断准确率较低。

五、颈部隆突性皮肤纤维肉瘤

（一）概述

隆突性皮肤纤维肉瘤起源于真皮，是一种罕见的皮肤恶性肿瘤。其来源于成纤维细胞或组织细胞，目前病因还不明。常见于中年人，可发生于身体任何部位，但多发于躯干及四肢，腹侧多于背侧，少见于头面部、颈部，10%～20% 患者诉发病前曾有创伤史。

隆突性皮肤纤维肉瘤一般生长缓慢，开始为硬性包块，肤色或暗红色，皮面微凹似萎缩状，而瘤周围皮肤淡蓝红，以后出现淡红、暗红或紫蓝色。单结节或大小不一的相邻性多结节生长，呈隆突性外观，且可突然加速生长而表面破溃。该病呈局部侵袭，偶有广泛播散，但罕见转移。

（二）超声表现

1. **灰阶超声**　常表现为皮肤或皮下层的低回声为主肿块，其内见裂隙及片状高回声，也可表现为高低回声相间的肿块，边界尚清晰，形态尚规则，多呈水平方向生长，内部回声欠均匀（图 36-3-6A）。
2. **CDFI**　肿块内可见较丰富血流信号（图 36-3-6B）。

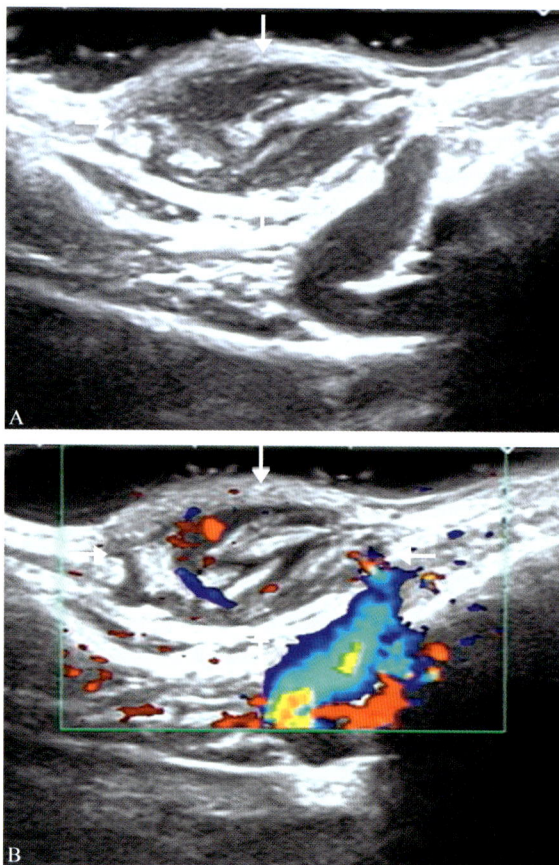

图 36-3-6　颈部隆突性皮肤纤维肉瘤

A. 灰阶超声：于左侧颈部皮下见一个高低回声相间的肿块，边界尚清晰，形态尚规则，内部回声欠均匀；
B. CDFI：肿块内部见较丰富血流信号。

第四节　肌肉来源的颈部肿块

一、颈部增生性肌炎

（一）概述

增生性肌炎（proliferative myositis）最早是由 Kern 等于 1960 年首次报道并命名的，是发生于肌肉间质内的一种假肉瘤性病变，在目前最新版世界卫生组织软组织和骨肿瘤分类中归为成纤维细胞/肌成纤维细胞肿瘤（良性组）。其好发年龄为 45～65 岁，女性略高于男性，好发于四肢及颈胸部等处的肌肉组织内。

发病初期常无明显临床症状，大多在无意间触及结节或包块，开始时生长迅速，但一般 2～3 周后不再继续增长，目前其发病机制尚不明确。增生性肌炎有自限性趋势，很多病例可自行消退。

（二）超声表现

1. **灰阶超声**　常表现为肌肉局部增厚，沿肌束走行的梭形或椭圆形中等偏高回声区，边界常欠清晰。短轴扫查表现为略高回声与低回声相间，呈龟背样或棋盘样特征性表现，表示增生的纤维组织包绕相对正常的肌纤维（图 36-4-1A）。

2. **CDFI**　病灶区血流信号多不明显或仅见少量血流信号（图 36-4-1B）。

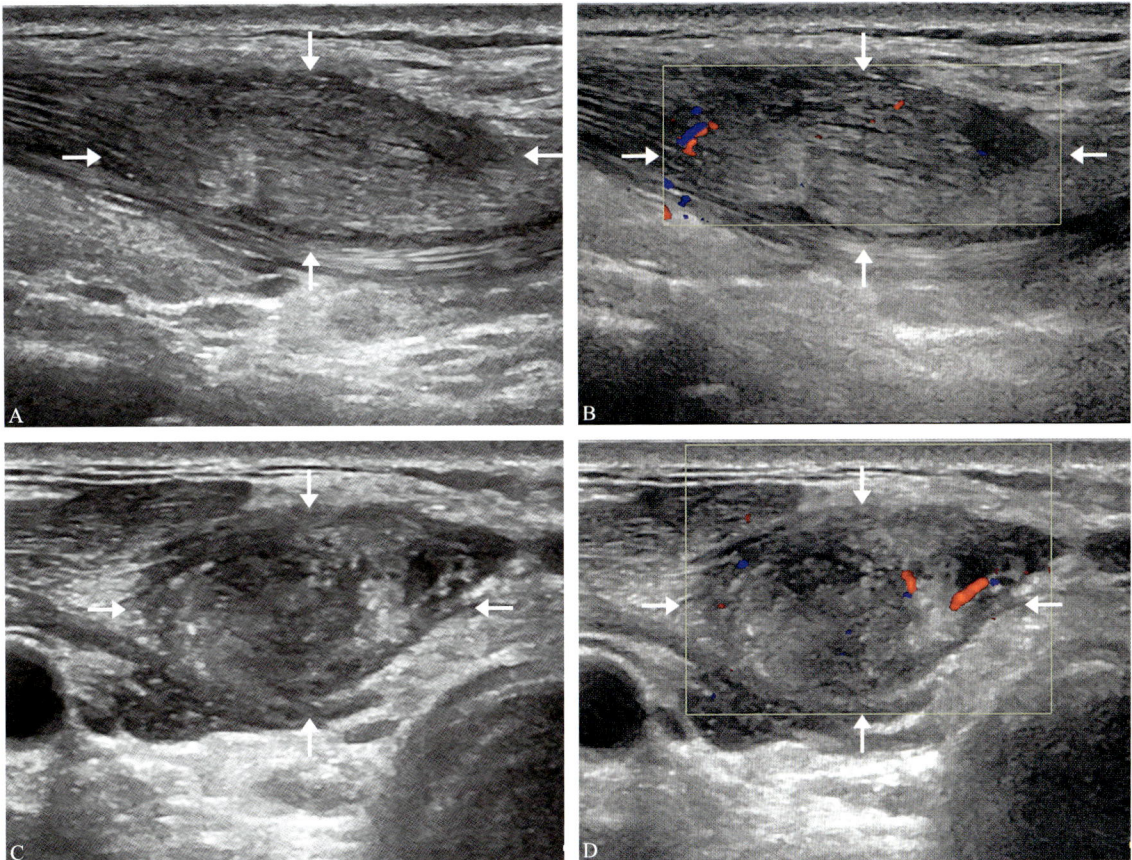

图 36-4-1　颈部增生性肌炎

A. 灰阶超声（纵断面）；胸骨甲状肌局部增厚，呈梭形中等稍高回声，边界欠清，内见正常肌纤维走行；B. CDFI（纵断面）：病灶内见少量血流信号；C. 灰阶超声（横断面）：短轴扫查表现为稍高回声与低回声相间，呈龟背样或棋盘样特征性表现；D. CDFI（横断面）：病灶内见少量血流信号。

二、颈部肌内血管瘤

（一）概述

肌内血管瘤是来源于骨骼肌的血管畸形增生的良性肿瘤。其为深部血管瘤的常见形式，常伴有脂肪、纤维浸润。多见于年轻人，80%～90% 发生于 30 岁之前，男女发病率相当。可发生于全身各部位的骨骼肌，但下肢多发，头颈部肌内血管瘤好发于咬肌和斜方肌。

肌内血管瘤病程一般较长，可达几个月甚至几十年，常表现为颈部触及肿物，有时伴有局部疼痛。疼痛往往在运动后加重，休息或服用非甾体抗炎药可缓解。肿物一般活动度小，在运动或受累肌肉紧张时可隆起而变得明显，休息或肌肉放松时可缩小。

（二）超声表现

1. 灰阶超声　肌内血管瘤常表现为肌层内见大小不等、分格状的实混合性回声区，形态不规则，无明显边界，无明显包膜。病变也可呈蜂窝样低回声改变，网格改变不明显，边界欠清晰。有时其内还可见强回声伴声影，即"静脉石"征，为其特异性表现之一。

2. 彩色多普勒超声　肿块内部可见不规则的条索状血流信号，但有时因其血流速度偏低，彩色多普勒常无法显示其内部血流信号情况，探头挤压后其内部血流速度增高，血流信号明显增多，为其另一特异性表现。

三、斜颈

（一）概述

先天性肌性斜颈是婴幼儿较常见的畸形之一，俗称"弯脖子病"，是由于各种原因造成胸锁乳突肌肌肉纤维化、挛缩而形成的畸形，发病率为 0.4%～1.9%。如不能及时发现及早期治疗，极易造成患儿颜面部继发性畸形、脊柱侧弯、小儿斜视等疾病。目前先天性肌性斜颈的病因有多种学说，如静脉受阻学说、产伤学说、胸锁乳突肌先天发育不良学说、室间综合征后遗症学说、遗传学说等，其中静脉受阻学说在试验中已证实先天性斜颈的发生与胸锁乳突肌静脉受阻有关。

先天性肌性斜颈临床上常发现小儿颈部胸锁乳突肌增大或触及一规则状肿块，该疾病诊断以往主要依靠医师经验，随着超声技术的发展，先天性肌性斜颈的诊断多了一项准确的检查方法。

（二）超声表现

1. 灰阶超声　常表现为 3 种类型：①肿块型；②弥漫型；③混合型。

（1）肿块型先天性肌性斜颈：超声表现为患侧胸锁乳突肌内见局部呈大小不等的梭形包块回声，无明显包膜，上下两端均与胸锁乳头肌相连，内部回声尚均匀，稍减低（图 36-4-2）。

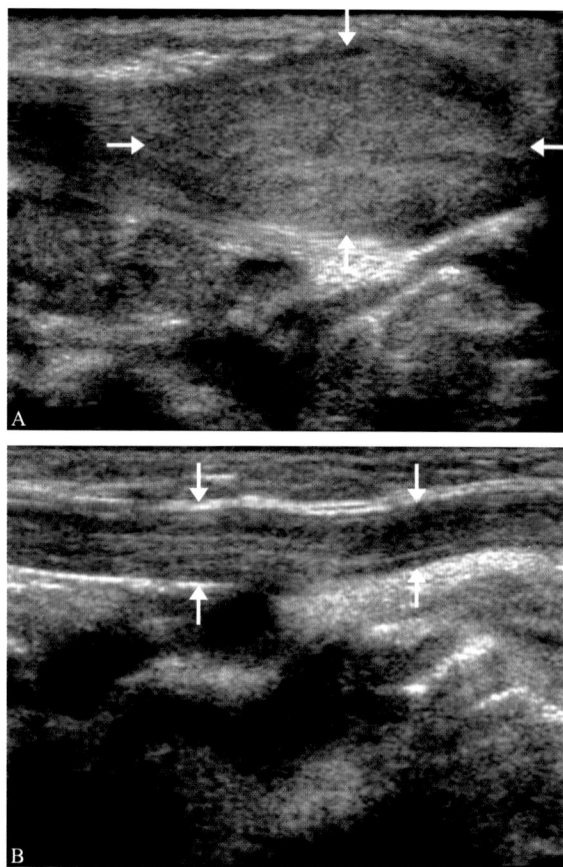

图 36-4-2　先天性肌性斜颈超声表现

A. 灰阶超声：患者右侧胸锁乳突肌局部增粗、呈梭形稍低回声，正常肌肉纹理消失（箭头）；B. 灰阶超声：患者左侧正常胸锁乳突肌（箭头）（图片来源于上海交通大学附属新华医院）。

（2）弥漫型先天性肌性斜颈：超声表现为患侧胸锁乳头肌未见明确肿块回声，整个胸锁乳头肌呈弥漫性回声减低、不均匀，肌纤维紊乱，未见正常肌纤维回声。

（3）混合型先天性肌性斜颈：超声图像同时具有肿块型与弥漫型的超声表现特征。

2．彩色多普勒超声　肿块内常见少量点状血流信号。

第五节　淋巴管来源的肿块

淋巴管瘤

（一）概述

淋巴管瘤属于错构瘤，是淋巴管来源的良性疾病，并非真性肿瘤，由增生、结构紊乱的淋巴管组成。本病少见，常见于婴幼儿。

本疾病主要起源于原始淋巴囊，常沿着神经血管轴分布，全身均可发生，但颈部最为常见，多见于颈上 1/3 或锁骨上区。

临床根据组织形态学将淋巴管瘤分为囊状淋巴管瘤、海绵状淋巴管瘤、单纯型淋巴管瘤。由于病理特征不同，临床常采用不同的治疗措施。

（二）超声表现

1．灰阶超声

（1）囊状淋巴管瘤：表现为边界清晰的无回声结构，囊壁薄，内可见分隔，后方回声增强（图 36-5-1A）。

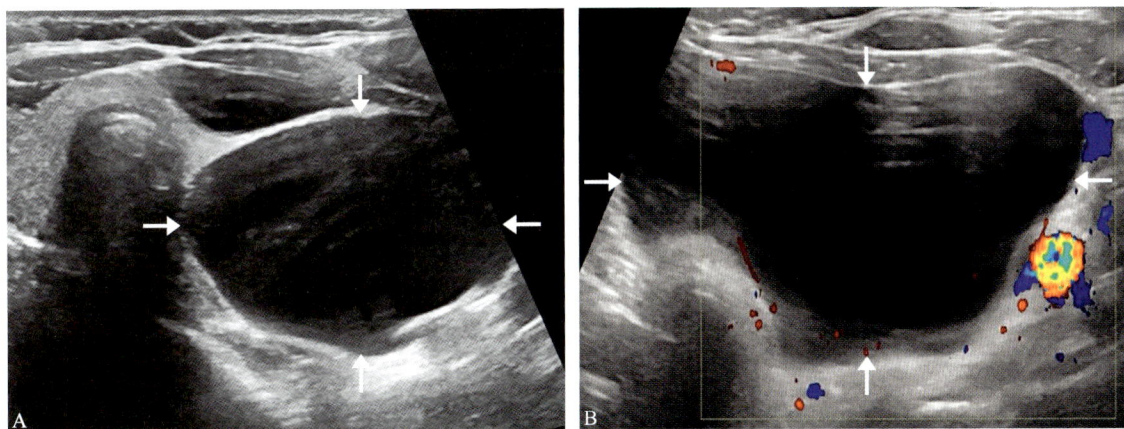

图 36-5-1　颈部囊状淋巴管瘤

A. 灰阶超声：于左侧颈部见一囊性包块，其边界清晰，囊壁薄，内见分隔，后方回声稍增强；B. CDFI：包块内部未见明显血流信号。

（2）单纯型淋巴管瘤：表现为边界不清晰的无回声结构，其内常见多发条索状强回声分隔，呈蜂窝状改变（图 36-5-2）。

（3）海绵状淋巴管瘤：表现海绵状囊实混合性回声结构，边界欠清晰，形态不规则，部分肿块内可见絮状回声漂浮，内部呈网格状改变（图 36-5-3）。

2．彩色多普勒超声　肿块内部未见明显血流信号（图 36-5-1B），部分海绵状淋巴管瘤网状分隔上可见点状血流信号。

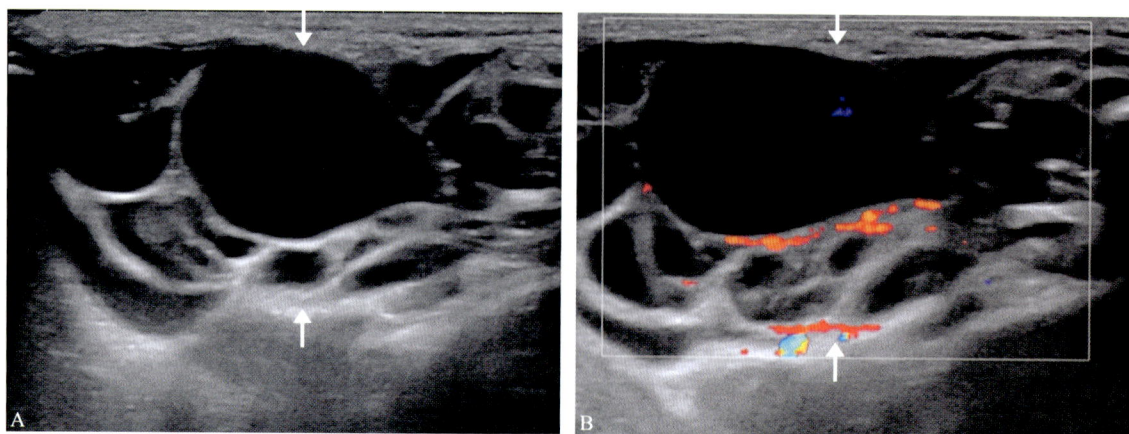

图 36-5-2 颈部单纯型淋巴管瘤

A. 灰阶超声：于右侧颈部见一囊性包块，其边界欠清晰，内见多条分隔，后方回声稍增强；B. CDFI：囊内分隔见少量血流信号（图片来自昆明市儿童医院郭峻梅医生）。

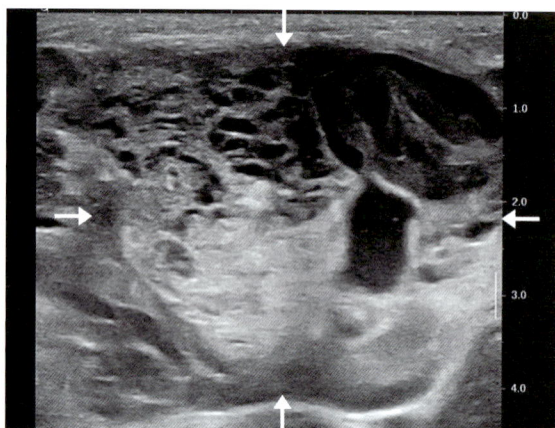

图 36-5-3 海绵状淋巴管瘤

图中灰阶超声于右侧颈部见一混合回声包块，边界欠清晰，形态不规则，内部呈网格状改变（图片来自昆明市儿童医院郭峻梅医生）。

（三）其他影像学

1. MRI 单囊型主要表现为圆形或类圆形长 T_1、T_2 信号，边缘光滑，形态不规则，囊体积多较大，内呈线样分隔，增强后囊壁及分隔有轻度强化，囊内未见强化。感染多囊型患者平扫呈等 T_1 信号，稍长 T_2 信号，增强后囊壁及分隔增厚，中度强化。感染单囊型壁增厚，信号与多囊型相似。出血多囊型表现为囊内 T_2 呈分层液平面，单囊型囊内信号、液平面与多囊型相似。

2. CT 可有单囊型、多囊型表现，单囊型主要表现为圆形或类圆形低密度灶，密度均匀，边缘光滑；而多囊型则呈现出不规则形低密度灶，内部存在线样分隔情况，增强后囊壁及分隔轻度强化，囊内不强化。感染多囊型表现为周围脂肪间隙模糊，囊内高密度，囊壁及分隔增厚，增强后呈中度强化；而单囊型则表现为囊壁增厚，囊内容物密度类似于多囊病变，囊壁增厚，增强后呈重度强化。出血多囊型平扫可见囊内分层液平面，增强扫描后可见高密度，单囊型与多囊型表现相似。

（四）诊断要点

1. 淋巴管瘤以颈部最为常见，多见于颈上 1/3 或锁骨上区。

2. 淋巴管瘤灰阶超声多表现为不同类型的囊性结构（单囊型、多囊型、海绵状等）。

3．CDFI 检查肿块内部未见明显血流信号，部分海绵状淋巴管瘤网状分隔上可见点状血流信号。

（五）鉴别诊断

1．**甲状舌管囊肿**　儿童及成人最常见的颈部囊性病变，囊肿可位于颈正中线自舌根盲孔至甲状腺峡部之间的任何部位，显著的特点是位于颈正中线、与舌骨关系密切，部分囊肿部分可延伸至舌骨后。

2．**鳃裂囊肿**　最常位于胸锁乳突肌前缘中、下 1/3 交界区，与胸锁乳突肌密切相邻。

上述两类病变以单房多见，范围多较局限，而淋巴管瘤多为沿间隙蔓延生长的多发病变，但合并感染或术后复发者，单纯超声鉴别有一定的困难。

（六）临床意义

尽管超声对位于纵隔内淋巴管瘤的价值受限，不及 CT 或者 MRI；但随着对淋巴管瘤超声表现认识的提高，超声对浅表淋巴管瘤的诊断准确率也有所提高。超声因无辐射、无创，对于婴幼儿更有利于多次复查。另外随着微创医学的发展，超声引导下聚桂醇硬化治疗为淋巴管瘤患儿提供了另外一种可供选择的手术替代治疗方法，是目前治疗小儿淋巴管瘤的主流方式之一。

★ 淋巴管瘤超声表现为不同类型的囊性结构（单囊型、多囊型、海绵状等）。
★ 淋巴管瘤常多沿间隙蔓延生长，范围较大，边界不清。

第六节　血管来源的肿块

颈静脉扩张症

（一）概述

颈静脉扩张症（jugular phlebectasia）是指颈静脉系统管腔局部梭状或囊状扩张。其病因可能与局部解剖、颈静脉瓣受损或缺陷、先天性静脉结构缺陷以及外伤等有关。病理表现为静脉壁变薄、扩张、平滑肌减少稀疏或发生断裂。

临床表现为一侧或双侧颈部肿块，呈囊状或梭形，质地较软。当屏气、大声说话或咳嗽时肿块可明显变大。肿块表面皮肤色泽正常，且无局部搏动、震颤或血管杂音。儿童更为常见，约占 80%。男性多于女性，约为 4：1，右侧多于左侧。

颈静脉扩张症多发生于颈内静脉，主要位于其下 1/3 段，颈外静脉、颈前静脉、面后静脉也可发生。

（二）超声表现

1．**灰阶超声**　一侧或双侧颈静脉管腔局部呈梭状或囊状扩张，扩张内径超过邻近正常管径的 1.5 倍。扩张段管腔光滑平整，内部透声良好。Valsalva 试验时，扩张段长径及短径可明显增加。扩张段探头加压后，管腔可完全闭合消失（图 36-6-1A）。

2．**CDFI**　扩张段管腔内血流信号呈红蓝相间的涡流，但血流通畅，无充盈缺损。其余颈部静脉如锁骨下静脉、头臂静脉、上腔静脉内血流充盈良好，无狭窄、中断及侧支循环形成（图 36-6-1B ~ D）。

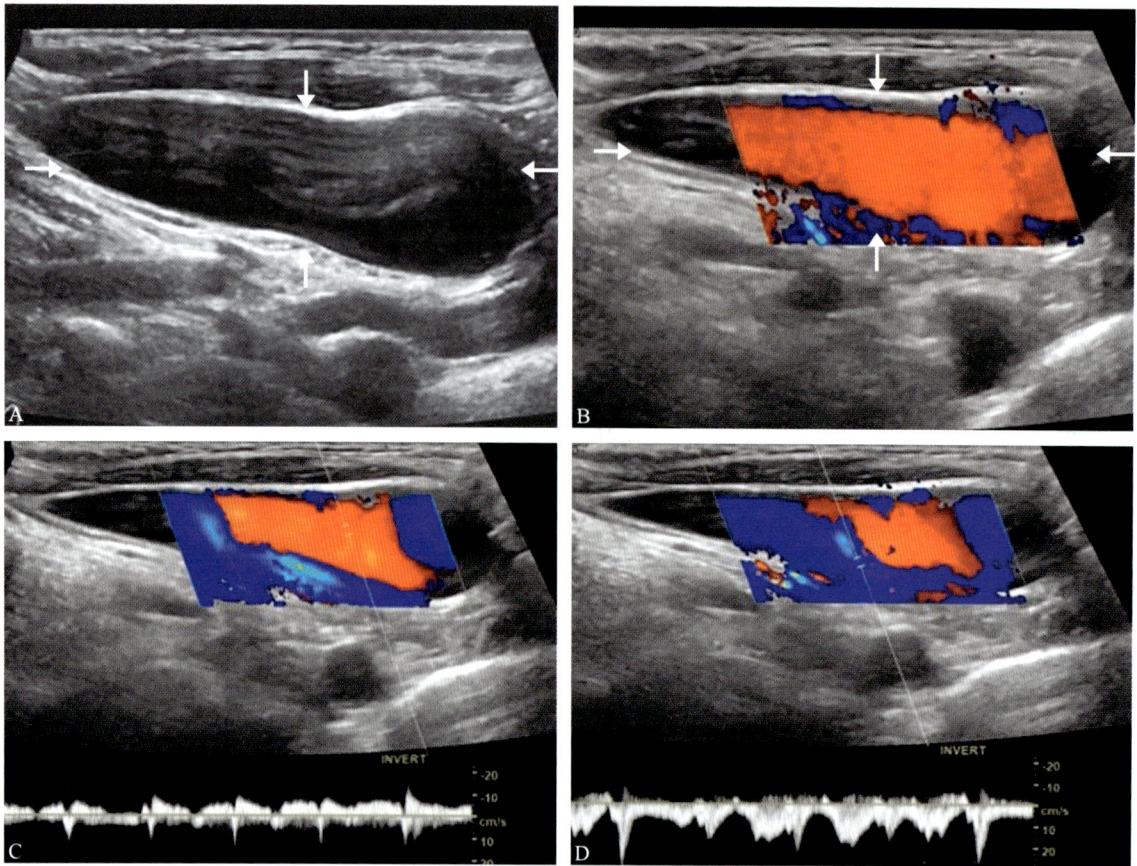

图 36-6-1　颈部左侧颈静脉扩张症

A. 灰阶超声：左侧颈部可见囊性包块，呈梭形；B. CDFI：囊性包块内部可见静脉血流信号填充；C. CDFI：内可见红蓝相间的涡流信号，频谱多普勒在一侧检出正向血流；D. CDFI：内可见红蓝相间的涡流信号，频谱多普勒在另一侧检出负向血流。

第七节　食管来源的肿块

一、咽食管憩室

（一）概述

咽食管憩室指咽食管壁局限性向外突出，形成与食管腔相通的具有完整覆盖上皮的盲袋。多为后天性，先天性憩室罕见。常见于 50 岁以上的成年人，男性多于女性。发生于咽食管交界处，也称 Zenker 憩室，其发生与咽食管肌运动失调，环咽肌失弛缓引起食管腔内压力增高，以及该局部肌肉解剖结构上的薄弱有关。

临床症状包括高位颈段食管的咽下困难，呼吸有腐败恶臭气味，吞咽食物或饮水时咽部"喀喀"作响。不论咳嗽与否，患者常有自发性食管内容物反流现象。典型的反流物为新鲜、未经消化的食物，无苦味或酸味或不含有胃十二指肠分泌物。个别患者在进食后立即出现食管反流现象，这种反流与憩室内容物被误吸到气道内而引起的剧烈咳嗽和憋气有关。由于食管反流和咳嗽，患者进食过程缓慢而费力。

随着咽食管憩室体积不断增大，患者咽部常有发胀的感觉，用手压迫患侧颈部，这种感觉便可缓解或减轻。患者偶尔因憩室内容物分解腐败所产生的臭味而来就诊。极少数的患者因主诉颈部有一软性包块就诊。

较小无症状的憩室可不需要手术治疗；症状轻微的可行内科保守治疗；症状明显的较大憩室应该手术治疗。

（二）超声表现

1. **灰阶超声**　表现为甲状腺左叶后方出现内部回声不均的低回声病灶，可见病灶边缘与食管壁回声相连。部分病灶可见条索状边缘或晕环，部分呈 Ω 状。其内可见不均质强回声，伴不稳定的声影及彗星尾伪像（图 36-7-1A）。

憩室辅以超声动态观察可提供有意义的诊断信息。患者患侧卧位吞咽或饮水时，液体进入与食管相通体积较大的憩室，并因重力在憩室内滞留，部分憩室体积有增大，病灶内原有的中央强回声减弱、消失，并可见食管与病灶之间有液体往返流动；另外，甲状腺因韧带牵拉可随吞咽上下移动，而较大的憩室固定，因此憩室与甲状腺之间可发生相对移动。

2. **彩色多普勒超声**　肿块内部多未见明显血流信号（图 36-7-1B）。

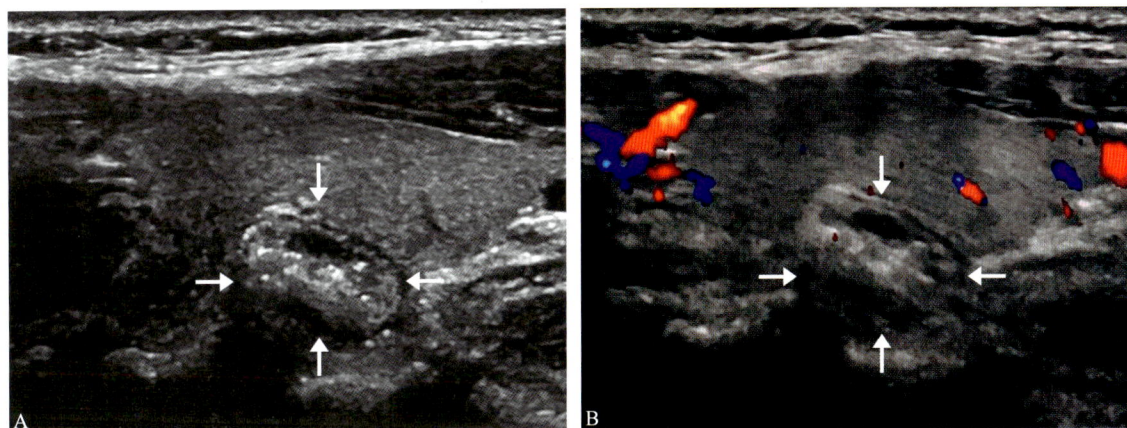

图 36-7-1　咽食管憩室

A. 灰阶超声：甲状腺左叶后方见一个回声不均的混合回声病灶，其边缘与食管壁回声相延续，其内部见不均质强回声伴淡声影；B. CDFI：病灶内部未见明显血流信号。

（三）其他影像学

1. **食管钡剂造影**　可见受累食管边缘有圆形、椭圆形或梨形的咽食管憩室，吞入憩室囊内的钡剂、空气与液体呈 3 层；食管镜检查可见憩室内有异物，个别患者有食管炎、食管狭窄、食管蹼或食管癌等。

2. **食管镜检查**　咽食管憩室的临床诊断通常不需要做食管镜检查。但若怀疑憩室合并肿瘤，患者有其他器质性病变引起症状，或憩室内有异物时，则应进行食管镜（胃镜）检查。但在检查过程中要格外谨慎，以免将内镜的镜头插至憩室囊内而造成憩室的机械性穿孔。个别咽食管憩室患者通过食管镜检查，可以发现食管炎、食管狭窄、食管蹼或食管癌等改变。

（四）诊断要点

1. 甲状腺左叶后方出现不均质低回声病灶，多断面扫查显示病灶与食管壁相连。

2. 检查时应嘱患者做吞咽动作、加压，该肿块与甲状腺活动不同步；患者左侧卧位饮水，可观察结节大小变化，可见液体在病变与食管之间往返。

3. CDFI 检查可见食管壁环形血流信号，以动脉样血流频谱为主。

（五）鉴别诊断

咽食管憩室因紧贴甲状腺，部分甚至可能突入甲状腺实质内。同时内部的气体容易被认为是结节合并钙化。没有经验的医师易误诊为甲状腺癌。通过发生部位、吞咽动作、饮水、与食管间的解剖关系等方法和指标观察，一般诊断不难。

此外，还需与甲状旁腺增生或腺瘤等鉴别。

（六）临床意义

咽食管憩室较小时一般无明显临床症状或仅有轻微的异物感，往往都是在颈部超声检查时无意发现。超声对于咽食管憩室诊断准确性比较高，其与甲状腺肿块的鉴别诊断更重要，避免错误地误认为甲状腺癌而进行手术切除或消融微创治疗。

二、食管癌

（一）概述

食管癌是常见的恶性肿瘤，其常用检查方法为胃镜、X 线钡剂及 CT 等。而由于颈段食管位置较浅表，位于甲状腺左叶后方，高频超声可清晰显示颈段食管，当食管癌发生在颈段时，高频超声可清晰显示食管壁增厚、食管壁结构层次中断或消失、肿块大小范围，另外还可显示颈部淋巴结是否出现转移的表现。如发现转移征象，既可以增加诊断的依据，又能为临床提供更全面的信息，帮助其判断预后及选择治疗方案。

（二）典型病例

【病例 1】

1．**简要病史**　患者男性，63 岁。因喉癌术后 7 年，进食后哽噎感入院。

2．**实验室检查**　癌胚抗原 3.25ng/mL，细胞角蛋白 19 片段 2.74ng/mL，鳞状细胞癌抗原 2.70ng/mL（↑），神经元特异烯醇化酶 13.02ng/mL，糖类抗原 12 532.73U/mL。

3．**超声检查**　见图 36-7-2。

4．**术后病理**　食管髓质型鳞状细胞癌，高分化，大小为 5cm×4cm×1.2cm。肿瘤浸润外膜及周围脂肪组织，见神经脉管侵犯。

【病例 2】

1．**简要病史**　患者男性，71 岁。因进食哽噎 1 个月余收入院。

2．**其他影像学检查**

（1）钡剂检查：吞服造影剂见食管胸上段充盈缺损表现，局部管腔狭窄，管壁僵硬，黏膜纹破坏，造影剂通过稍受阻，余段食管未见异常改变，管腔扩张，贲门通过尚好，贲门上缘见小空腔影。

（2）食管镜：距门齿 16～22cm 见新生物，占 1/2 周，位于前壁，不规则隆起，中央溃疡，活检；距门齿 22～28cm 近环周黏膜发红、粗糙，血管网消失，内镜窄带成像术（narrow band imaging，NBI）下见呈褐色改变。

（3）PET-CT：①食管上中段占位，FDG 代谢增高，考虑恶性病变；②左侧锁骨上淋巴结增大，FDG 代谢不高，建议随访复查；③纵隔和双肺门多枚淋巴结肿大，FDG 代谢增高，考虑炎性淋巴结可能。

3．**超声检查**　见图 36-7-3。

4．**术后病理**　（食管活检）鳞状细胞癌。

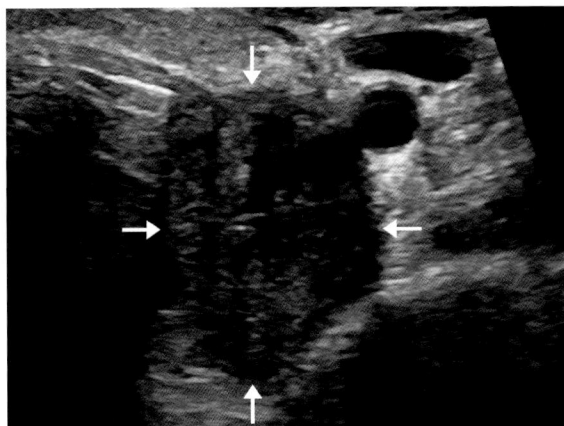

图 36-7-2　食管癌（1）

灰阶超声显示颈段食管区见一个低回声区，大小为 2.1cm×2.8cm。边界尚清，形态欠规则，内部回声欠均匀。

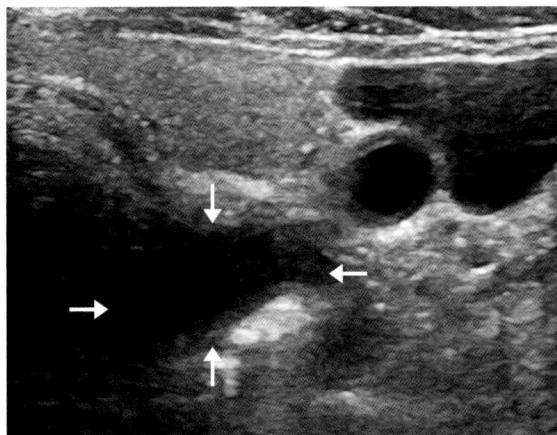

图 36-7-3　食管癌（2）

图中灰阶超声显示颈段食管区见一低回声，大小为 1.5cm×0.6cm。边界欠清，形态欠规则，内部回声欠均，正常食管结构消失。

第八节　胸腺及纵隔来源的肿块

一、胸腺肿瘤

（一）概述

胸腺瘤起源于胸腺上皮，是最常见的前上纵隔肿瘤。占成人纵隔肿瘤的 20%～40%，绝大多数位于前纵隔，附着于心包，少数发生在纵隔以外部位，如胸膜、心膈角、肺实质内、肺门或颈部。肿瘤生长缓慢，多为良性，包膜完整；但临床上有潜在的侵袭性，易浸润周围组织和器官。胸腺瘤的年发病率是 0.15/10 万，男女比例为 1∶1，好发于 40～50 岁。儿童胸腺瘤罕见，但恶性程度更高。

1999 年，WHO 将胸腺瘤分为 A、AB、B1、B2、B3 和 C 型。C 型即胸腺癌，其细胞异型性明显。2004 年，WHO 又进一步将胸腺癌分为鳞状细胞癌、基底样癌、黏液样癌、淋巴上皮瘤样癌、透明细胞癌、腺癌、未分化癌等。胸腺癌无论在发病、临床表现、诊断、治疗还是预后等各方面，都与胸腺瘤极为相似。

（二）超声表现

1. **灰阶超声**　①良性胸腺瘤多表现为圆形或类圆形低回声肿块，边界清晰，形态规则，偶有分叶状，常可见明显包膜回声，可有不同程度囊性变及钙化灶；②恶性胸腺瘤常表现为低回声肿块，边界不清，形态不规则，包膜回声消失或中断，内部回声不均匀（图 36-8-1A），伴胸膜及远处淋巴结异常肿大。

2. **CDFI**　肿块内多无明显血流信号或仅可见少量血流信号（图 36-8-1B）。

二、纵隔神经源性肿瘤

（一）概述

纵隔神经源性肿瘤多发生于交感神经干或肋间神经，少数发生在迷走神经、膈神经或喉返神经。生长缓慢，肿瘤较大时可出现压迫症状。

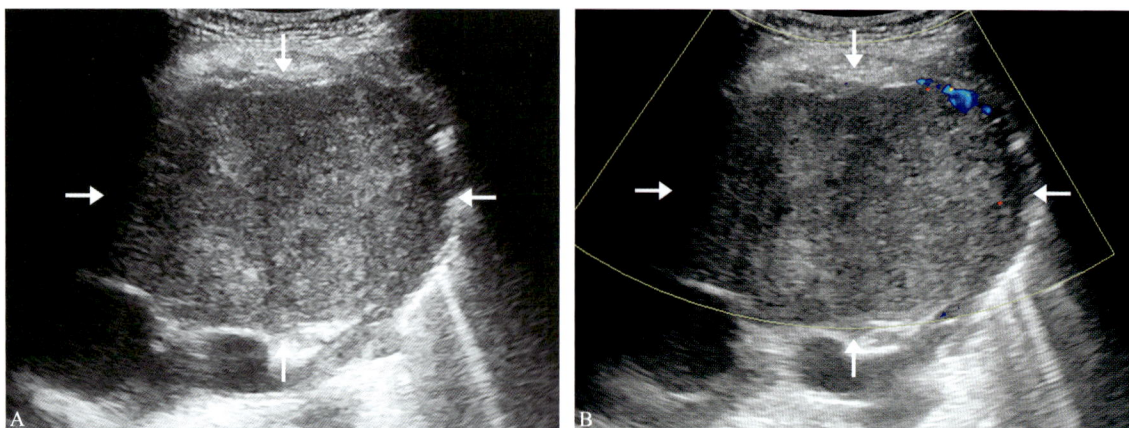

图 36-8-1 胸腺低分化鳞状细胞癌

A. 灰阶超声：于前纵隔内见一类圆形低回声肿块，边界欠清，形态欠规则，呈浅分叶改变，内部回声不均；B. CDFI：肿块内未见明显血流信号，周边可见少量血流信号。

（二）超声表现

1. **灰阶超声** 常表现为圆形或类圆形实性低回声肿块，边界清晰，形态规则，偶见哑铃状改变；有包膜，内部回声尚均匀，常伴囊性变（图 36-8-2A）。

2. **CDFI** 肿块内常可见少量血流信号（图 36-8-2B）。

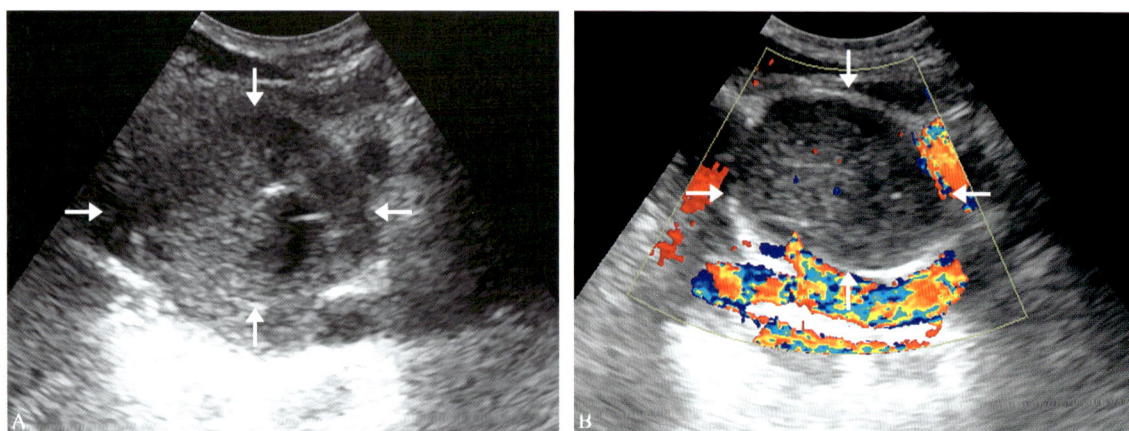

图 36-8-2 纵隔神经鞘瘤

A. 灰阶超声：于前纵隔内见一椭圆形低回声肿块，边界清晰，形态规则，内见小片状无回声区；B. CDFI：肿块内见少量血流信号。

第九节 其他部位来源的肿块

一、颈部转移性肿瘤

（一）概述

颈部转移性肿瘤仅次于慢性淋巴结炎和甲状腺疾病，约占颈部恶性肿瘤的 3/4。约 80% 的颈部转移性肿瘤的原发病灶在头颈部，尤以鼻咽癌和甲状腺癌的转移为多见。位于锁骨上窝转移性肿瘤的原发癌灶多来源于胸腹部，包括肺、乳房、纵隔、胃肠道和胰腺、妇科等肿瘤。

（二）超声表现

1. **灰阶超声**　颈部转移性肿瘤超声表现差异较大，常表现为低回声或囊实混合性回声。边界清晰或不清，内部回声不均，常无钙化灶（图 36-9-1A，图 36-9-2A）。

2. **CDFI**　肿块内部血流信号多不丰富，仅见少量血流信号（图 36-9-1B，图 36-9-2B）。

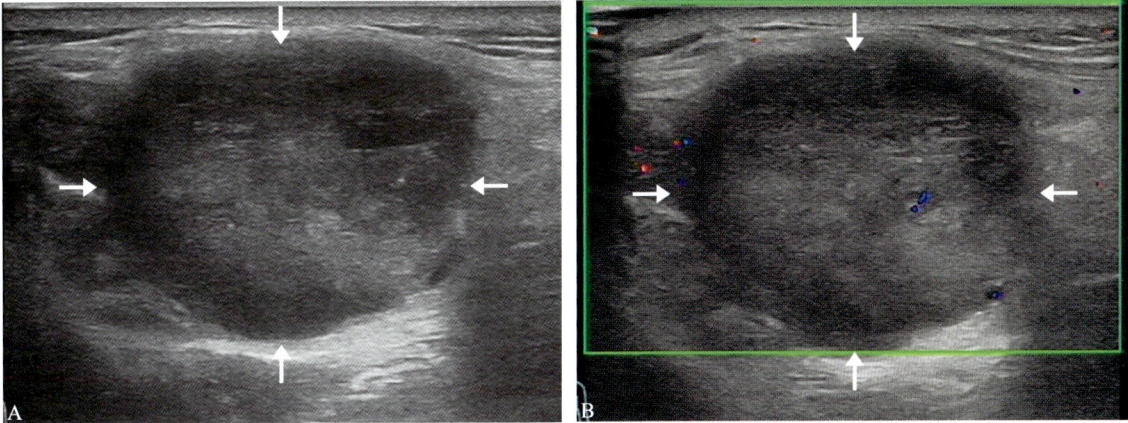

图 36-9-1　宫颈癌颈部转移瘤

A. 灰阶超声：左侧颈部 V 区见一个低回声区，边界欠清晰，形态欠规则，内部回声不均匀；B. CDFI：肿块内部见少量血流信号。

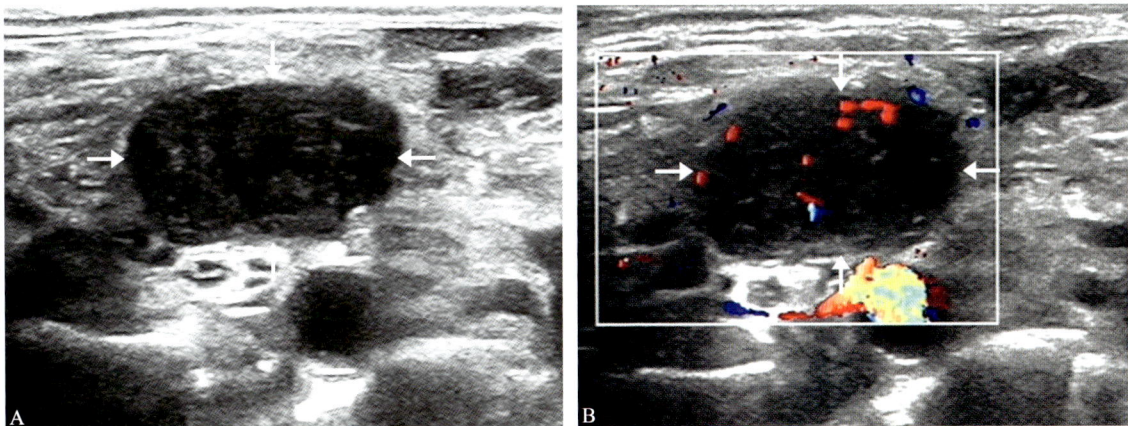

图 36-9-2　食管癌颈部转移瘤

A. 灰阶超声：右侧颈部 Ⅳ 区见一个低回声区，边界尚清晰，形态规则，内部回声不均匀；B. CDFI：肿块内部见少量血流信号。

二、支气管源性囊肿

（一）概述

支气管源性囊肿是由先天性的呼吸系统发育异常引起的，又称支气管囊肿。本病罕见，病情发展缓慢。按发病部位分为肺内型、纵隔型和异位型。可发生于颈部、脑部、硬脊膜、腹腔等。囊肿较小时无任何症状；囊肿增大或合并感染时，出现压迫症状或感染症状。

典型的组织学表现为单房性囊肿，囊壁被覆单层或复层纤毛柱状上皮，可出现鳞状上皮化生。囊壁可含有软骨、浆液黏液腺体、弹力纤维、平滑肌、神经组织等。

（二）超声表现

1. **灰阶超声**　常于颈Ⅲ、Ⅳ、Ⅵ、Ⅶ区气管旁区见一囊性包块或以囊性为主的囊实混合性包块（图36-9-3A）。多呈椭圆形，边界清楚，形态规则，囊壁薄。囊内有细弱点状回声，较少伴分隔及钙化，部分病灶可延伸到胸骨上窝区及上纵隔区域。当伴发感染时，可见囊壁不规则增厚。

2. **CDFI**　囊内多无明显血流信号（图36-9-3B）。合并感染时，囊壁及周围组织血流信号可增多。

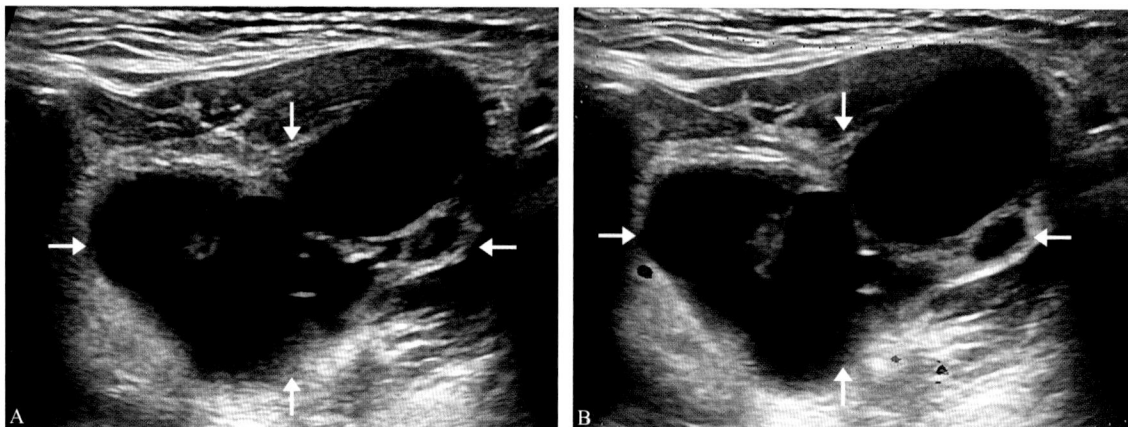

图 36-9-3　支气管源性囊肿

A. 灰阶超声：于左侧颈部Ⅳ区气管旁区见一囊性包块，边界清楚，形态规则，囊壁薄，囊内见分隔及絮状回声；
B. CDFI：肿块内部未见明显血流信号。

三、先天性梨状窝瘘

（一）概述

梨状窝位于喉咽部。喉口的两侧和甲状软骨内面之间，黏膜下陷形成的深窝，称梨状隐窝，是异物易嵌顿停留的部位。先天性梨状窝瘘（congenitalpyriform sinus fistula，CPSF）是一种源于咽囊结构残留的少见先天畸形。常为左侧发病，右侧罕见。CPSF可表现为颈部复发性脓肿、急性化脓性甲状腺炎、颈部瘘管、新生儿呼吸窘迫或纵隔脓肿等，以下颈部脓肿、急性化脓性甲状腺炎为首发者多见。初发时常得不到正确的诊断，致使患者经受长期反复发作颈部感染和频繁切开引流。

（二）超声表现

1. **非感染期 CPSF**　瘘管多位于颈总动脉前内侧与甲状腺上极外侧缘间，穿透颈前肌层延伸至皮下。瘘管壁薄、光滑，管径 0.1～0.3cm，长度 1.9～3.3cm。瘘管与周围组织分界清晰，瘘管内呈均匀低回声。

2. **感染期 CPSF**　瘘管管径明显增粗，与周围组织分界不清。壁增厚毛糙，内见无回声区及斑块状、点状回声，内部透声差，部分夹杂有气体强回声。瘘管反复感染后可形成深部脓肿，表现为不规则的液性无回声区，其内见点、片状强回声漂浮，CDFI 显示周围组织可见较丰富血流信号（图36-9-4）。瘘管反复感染可累及甲状腺并形成脓肿，表现为甲状腺内不规则的无回声区，其内可见点、片状强回声漂浮。

（三）其他影像学检查

1. **咽造影检查**　作为疑似 CPSF 的初筛手段，具有容易操作、价廉、直观等优点，可直接显示

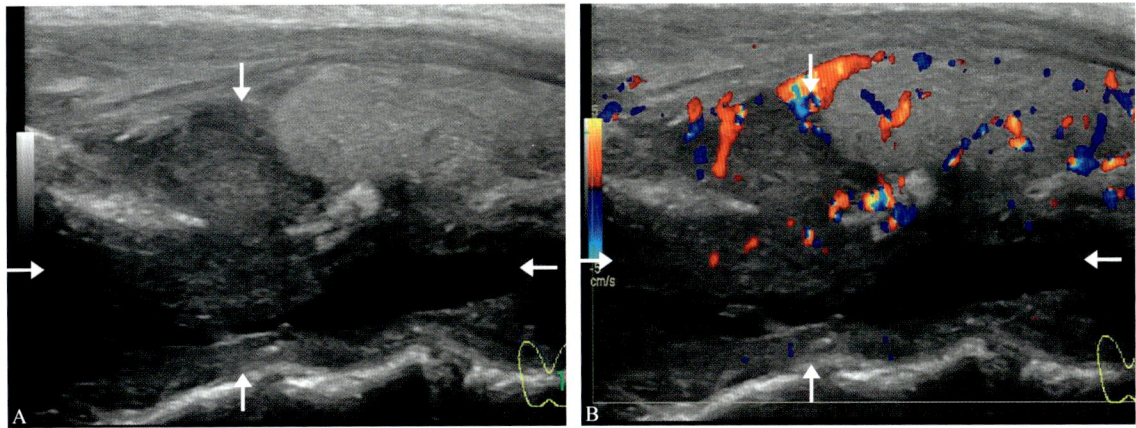

图 36-9-4　左侧颈部梨状窝瘘

A. 灰阶超声：于左侧颈部见一个囊实混合性回声区，位于甲状腺左叶外后方，胸锁乳突肌内侧，边界尚清晰，形态欠规则，内部回声不均匀，内可见管道样无回声结构及絮状、点状回声漂浮；B. CDFI：病变内部与周边见少量血流信号。

梨状窝尖的长度和形态改变（梨状窝尖加深、窦道和瘘管形成）。咽造影的诊断阳性率为 50%~80%。咽造影不能反映 CPSF 炎症感染的间接征象，临床疑似 CPSF 的患者如单纯咽造影阴性，尚不能排除 CPSF 的可能，需行进一步的影像学检查。

2. CT 检查　是诊断 CPSF 的有效手段，阳性率＞80%。典型静止期 CPSF 的 CT 表现如下。①窦道和/或瘘管征象：梨状窝-甲状腺区域或颈前区皮肤异常密度影，其内可有含气腔，如环甲关节内侧、下缘或甲状腺上极组织内含气腔隙；②甲状腺形态改变：甲状腺增大、包膜不完整；③颈部慢性炎症：环甲关节甲状腺上极周围和下颈深部软组织纤维瘢痕形成。除前述征象外，炎症期 CPSF 的 CT 表现还包括梨状窝黏膜水肿增厚、环甲关节间隙扩大、甲状腺前间隙消失、甲状腺或颈深部脓肿（可压迫气管）、颈鞘周围蜂窝织炎等。

3. MRI 检查　也是诊断 CPSF 的重要影像手段，对颈部软组织显影（尤其是对炎症显影）优于 CT，无需碘对比剂。MRI 诊断阳性率与 CT 相当。MRI 同样可显示窦道和/或瘘管、甲状腺和颈部炎症改变，并提供病灶与周围组织毗邻关系，诊断阳性率不受年龄和不同炎症时期的影响。

（四）诊断要点

1. CPSF　灰阶超声显示瘘管，呈长条状低回声表现，多位于颈总动脉前内侧与甲状腺上极外侧缘间，穿透颈前肌层延伸至皮下；瘘管壁薄、光滑。

2. CPSF　伴发感染时超声表现为瘘管管径明显增粗，与周围组织分界不清，壁增厚毛糙，内见无回声区。当形成脓肿时，表现为不规则的液性无回声区，其内见点、片状强回声漂浮，CDFI 于周围组织见较丰富血流信号；瘘管反复感染可累及甲状腺并形成脓肿。

（五）鉴别诊断

1. **甲状舌管囊肿**　一般位于颈前正中舌骨水平，位置表浅易扪及，超声表现为类圆形无回声或低回声肿块。

2. **第二鳃裂瘘管**　第二鳃裂瘘管的外瘘口多位于胸锁乳突肌前缘的中、下 1/3 交界处；内瘘口位于扁桃体窝上部。瘘口处纵向超声可见管状结构，自下而上（至口咽部）追踪探查可见第二鳃裂瘘管多与颈总动脉伴行，位于颈总动脉前缘。

3. **原发性急性化脓性甲状腺炎**　儿童甲状腺被膜完整，解剖结构完好，局部血供和淋巴回流丰富，使得儿童甲状腺既不易发生自身组织的原发性细菌感染，又不易被邻近组织器官的感染病灶所累及，一般不容易发生原发性化脓性感染。但是，小儿如果存在甲状腺内部的先天性瘘管（最常见为 CPSF，其次为甲状舌管囊肿），口咽喉部细菌可经先天性瘘管的内瘘口进入甲状腺，诱发化脓性感染。

成人急性化脓性甲状腺炎形成脓肿，灰阶超声检查病变侧的甲状腺体积增大，内见不规则的无回声区，周边无完整包膜回声，内部透声差，其内可见多个散在点状强回声，余甲状腺实质回声均匀。CDFI：病灶无回声区周边见环状血流信号，其内未见明显血流信号。但甲状腺周围结构一般未见明显异常表现。

（六）临床意义

梨状窝瘘在临床中相对少见，临床和影像学对此病的误诊、误治率较高。由于梨状窝瘘管很细且长短不一，给诊断带来一定的困难，容易被误诊为甲状舌管囊肿、第二鳃裂瘘管、原发性急性化脓性甲状腺炎、淋巴结炎、颈部结核等。在被正确诊断之前常经历相当长时间的反复感染，以及多次切开引流或外科探查。

随着超声技术的发展，目前高频超声可清晰显示瘘管的存在与否及其走向，颈部感染情况以及是否累及旁边的甲状腺。

对于不明原因的低位颈部脓肿或瘘管、急性化脓性甲状腺炎，尤其是发生在左侧者，应高度怀疑是否有 CPSF 的存在。同时非感染期和感染期 CPSF 有着不同的超声表现，急性感染期过后，完整切除瘘管是治疗 CPSF 的最佳选择，因此高频超声可为 CPSF 手术时机的选择提供有用的信息。

（七）典型病例

1. **简要病史** 患者女性，24 岁。自述 5d 前外出旅游期间受凉后出现畏寒、发热，伴咽喉肿痛。疼痛向枕部放射，左侧为重，遂至医院就诊。

2. **重要实验室检查** 白细胞 $18 \times 10^9/L$（↑）、中性粒细胞 $14.6 \times 10^9/L$（↑）、淋巴细胞 $1.3 \times 10^9 g/L$（↑）。

3. **其他影像学检查** 无。

4. **超声检查** 见图 36-9-5。

5. **诊疗经过** 结合病史及超声表现，考虑诊断为左侧梨状窝瘘合并含气性脓肿形成伴少许液化，同时累及左侧甲状腺并形成颈静脉栓子。经超声引导下穿刺置管引流及抗感染治疗后好转。

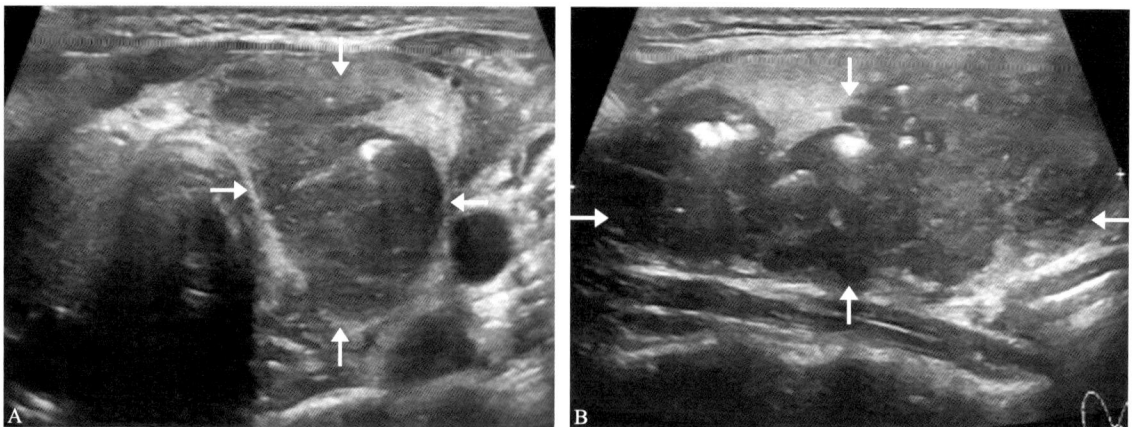

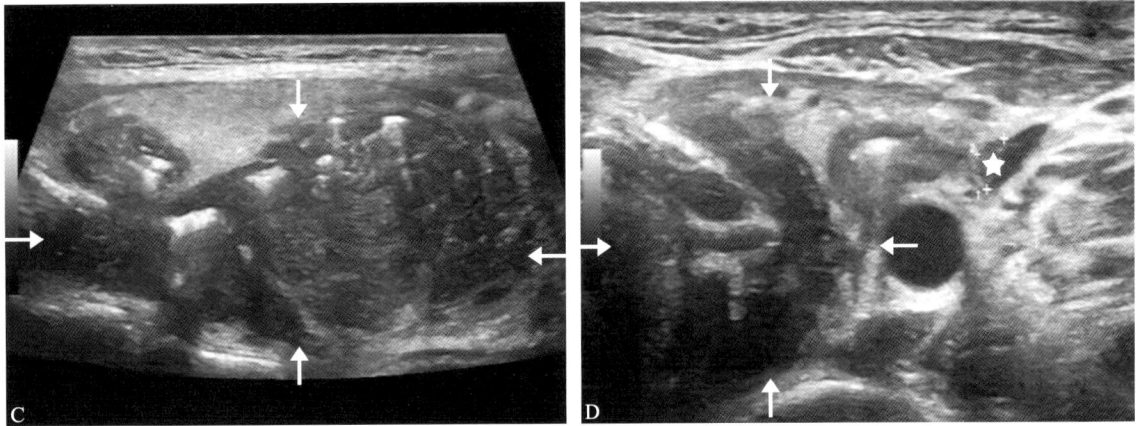

图 36-9-5　梨状窝瘘合并含气性脓肿

A～C. 灰阶超声：甲状腺左叶上方、后方及周围软组织内见一个囊实混合性回声区，大小为 6.6cm×2cm×2.6cm，边界欠清晰，形态不规则，内见无回声区及高回声，并累及甲状腺左侧叶；D. 左侧颈内静脉内见絮状回声（五角星所指处）。

第十节　颈部肿块的超声诊断思路

患者主诉颈部触及肿块就诊，医师进行超声检查时应该依次逐步思考以下问题。

第一步：超声检查是否发现肿块。少数肥胖、短颈的女性患者自诉颈部触及肿块，超声检查未发现肿块样结构，仅发现颈部局部脂肪堆积增厚。这样的脂肪垫不是肿块，更不是疾病，所以第一步要明确超声有无发现肿块。

第二步：超声发现肿块后，根据肿块发生部位，判断其来自哪里，是来源于甲状腺、淋巴组织，还是其他组织结构。如果能明确肿块来源，可以在很大程度上有助于下一步的诊断。

第三步：判断肿块来源后，下一步根据超声图像特点及病史、实验室检查、其他影像学检查等，尽可能做出较明确或者可能性大的诊断。首先应判断肿块是肿瘤病变、炎性病变、先天性病变还是其他疾病；如果是肿瘤性病变，鉴别其良恶性；如果是恶性，判断其为原发病灶还是转移病灶；如果是转移病变，结合其他检查，找出原发部位。

当肿块诊断有困难时，可借助超声引导下针吸细胞学检查或组织活检明确诊断。Skandalakis 曾提出"80% 规律"，即颈部非甲状腺肿块中，80% 是肿瘤病变，其中 80% 是恶性的；恶性肿瘤中，80% 是转移性的，其中 80% 以上来源于锁骨以上（即头、面、鼻、咽喉、口腔）原发肿瘤的转移。对于原发肿瘤的诊断，需要借助 CT、MRI 等其他影像学检查。

第三十七章
颈部淋巴结及其他肿块的介入治疗

第一节　颈部肿块穿刺活检

一、颈部淋巴结穿刺活检

参见相关章节。

二、颈部肿物穿刺活检

与颈部淋巴结穿刺活检基本类似，可参见相关章节。

三、典型病例

1. **简要病史**　患者男性，61 岁。因左侧锁骨上触及肿块就诊。
2. **重要实验室检查**　红细胞 5.58×10^{12}/L，白细胞 7.26×10^{9}/L，血小板 246×10^{9}/L，凝血常规（－）。
3. **其他影像学检查**　无。
4. **超声检查**　见图 37-1-1。

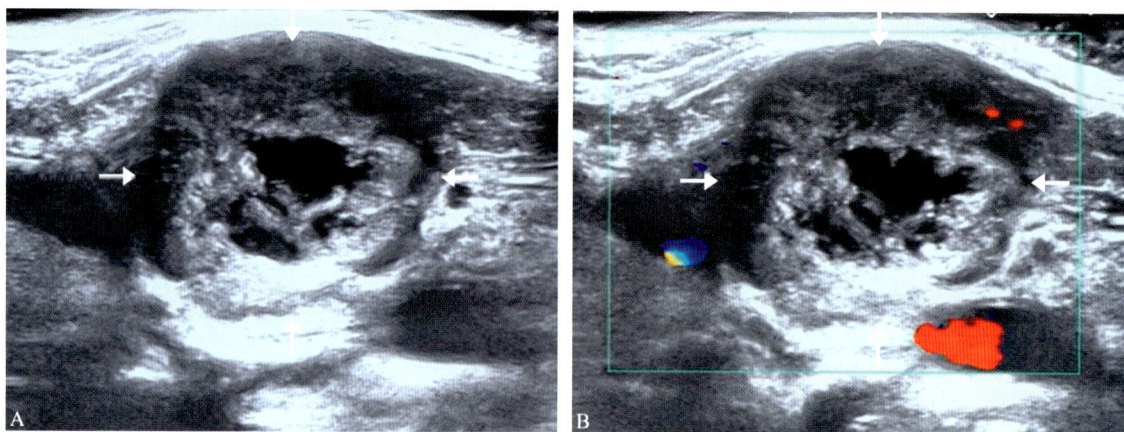

图 37-1-1　左侧锁骨上窝肿块

A. 灰阶超声：左侧锁骨上窝见一个囊实混合性肿块，以实性为主，实性部分表现为等回声，边界欠清晰，形态不规则，内部回声不均匀，与周边结构边界模糊不清；B. CDFI：肿块内部见少量血流信号。

5. **处置过程**　颈部肿块超声引导下穿刺活检术。

颈部皮肤常规消毒、铺巾、2% 利多卡因局麻后，超声引导下将 16G 穿刺针穿刺进入肿物内（图 37-1-2），共取出 0.8~2.0cm 的组织物 3 条送病理。术毕，患者无明显不适，生命体征平稳。穿刺

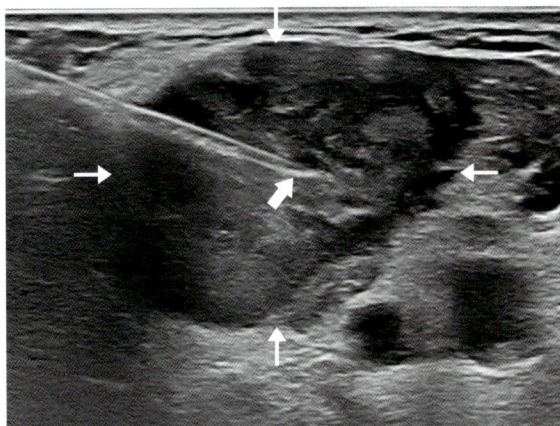

图 37-1-2　超声引导下穿刺活检（粗箭头所指为穿刺针）

路径周围未见明显积液。

6．**穿刺病理**　（左颈部皮下肿物穿刺）浸润 / 转移性癌，倾向鳞状细胞癌，中分化；建议临床结合病史进一步详查原发灶。免疫组化结果：21-16047b 肿瘤细胞 ck5/6（＋）。

第二节　颈部肿块硬化治疗

一、颈部淋巴管囊肿硬化治疗

1．**简要病史**　患者女性，66 岁。体检发现颈部囊肿 1 个月余，患者 1 个月前于当地医院体检发现颈部囊肿，大小为 7cm。无声音嘶哑等不适。颈部查体示：右侧颈部可触及肿块，质软，活动度欠佳，随吞咽不移动，无明显压痛。既往高血压病史 10 余年，糖尿病病史 20 余年，均控制良好。

2．**重要实验室检查**　血常规（－），凝血常规（－），电解质（－），肿瘤标志物（－），肝肾功能（－），甲状腺功能（－），甲状旁腺功能（－），尿常规（－），乙型肝炎、丙型肝炎、梅毒（－）。

3．**超声表现**　见图 37-2-1。

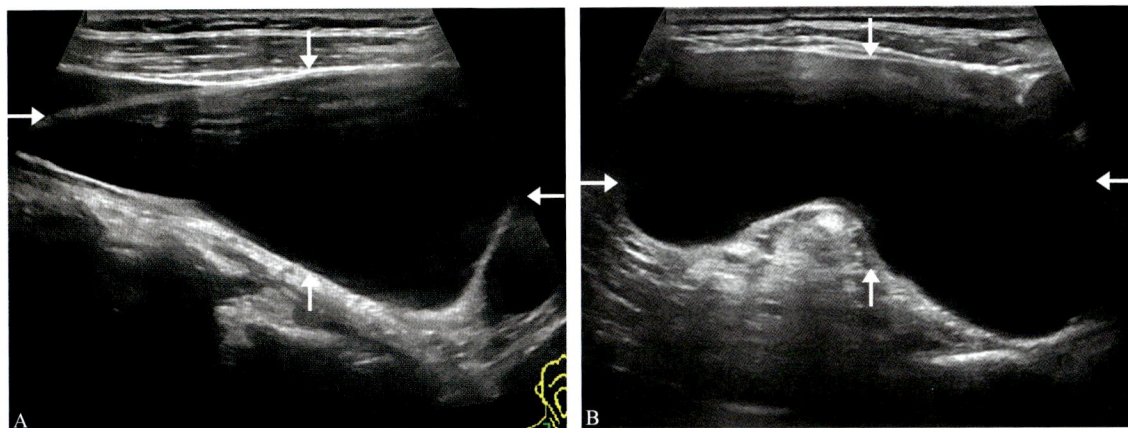

图 37-2-1　术前超声检查

A，B. 灰阶超声示右侧颈部见一无回声区（箭头所示），大小为 6.7cm×3.0cm×7.0cm。边界清晰，形态规则。

4．**介入治疗**　超声引导下右侧颈部淋巴管囊肿抽液硬化术，见图 37-2-2。

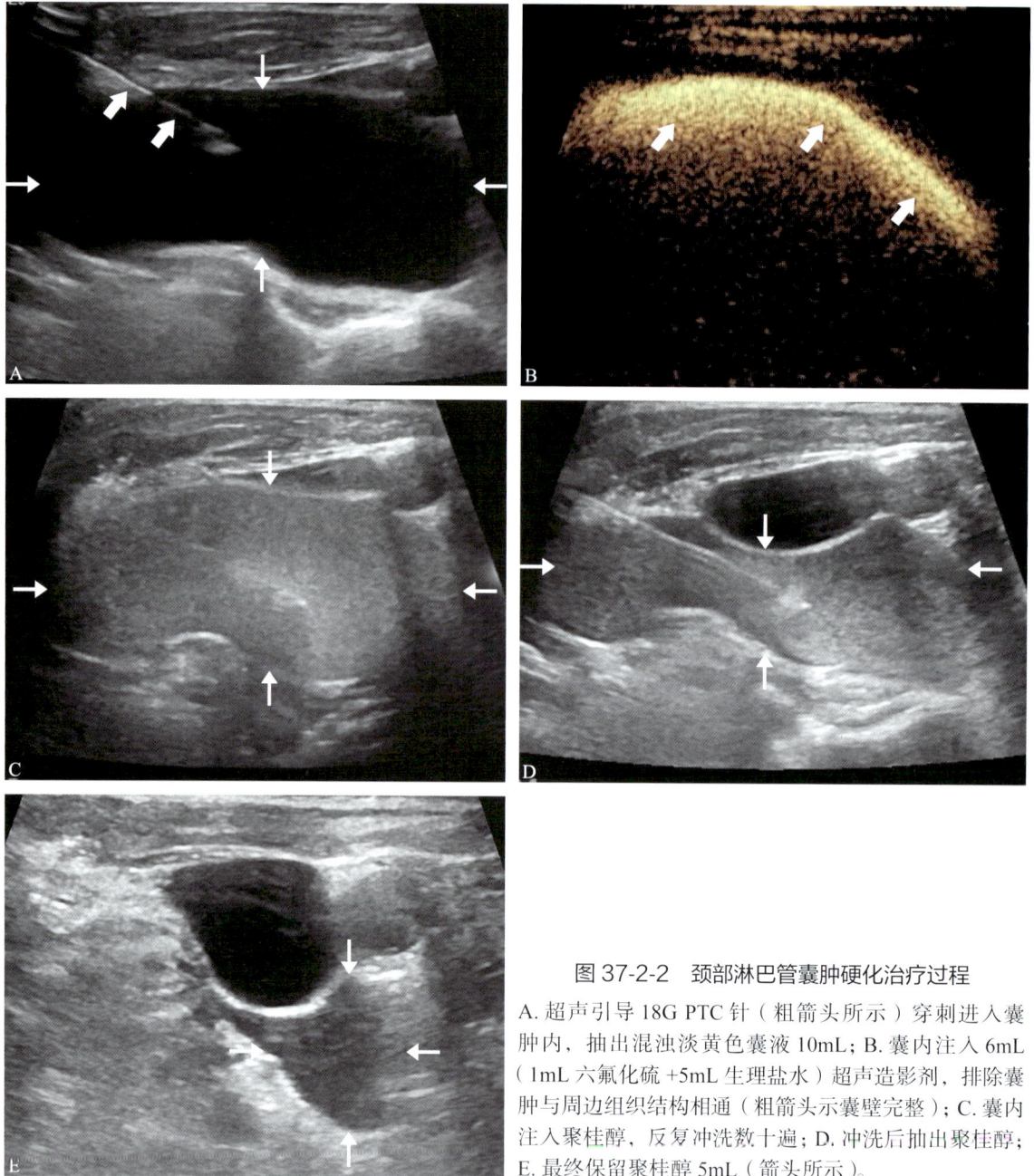

图 37-2-2　颈部淋巴管囊肿硬化治疗过程

A. 超声引导 18G PTC 针（粗箭头所示）穿刺进入囊肿内，抽出混浊淡黄色囊液 10mL；B. 囊内注入 6mL（1mL 六氟化硫 +5mL 生理盐水）超声造影剂，排除囊肿与周边组织结构相通（粗箭头示囊壁完整）；C. 囊内注入聚桂醇，反复冲洗数十遍；D. 冲洗后抽出聚桂醇；E. 最终保留聚桂醇 5mL（箭头所示）。

二、甲状舌管囊肿硬化治疗

【病例1】

1. **简要病史**　患者女性，39 岁。自述 3 个月前颈部正中偏上触及一肿物，肿物可随吞咽上下活动。门诊就诊超声检查提示：颏下囊实混合性结构，考虑甲状舌管囊肿可能。随后住院治疗。

2. **重要实验室检查**　红细胞 4.58×10^{12}/L，白细胞 6.21×10^{9}/L，血小板 283×10^{9}/L，凝血常规（－），肿瘤标志物（－），肝肾功能（－）。

3. **其他影像学检查**　无。

4. **超声检查**　见图 37-2-3。

5. **治疗过程**　颈部皮肤常规消毒、铺巾、2% 利多卡因局麻后，超声引导下将 20G 穿刺针进入囊肿内，抽出脓稠液体 2mL，注入生理盐水反复冲洗至清亮后，注入超声造影剂观察与周围结构不相通，抽出后注入 1% 聚桂醇 2mL 反复冲洗后抽出，反复 5 次，再注入 1mL 保留（图 37-2-4）。术毕，患者无明显不适，生命体征平稳。

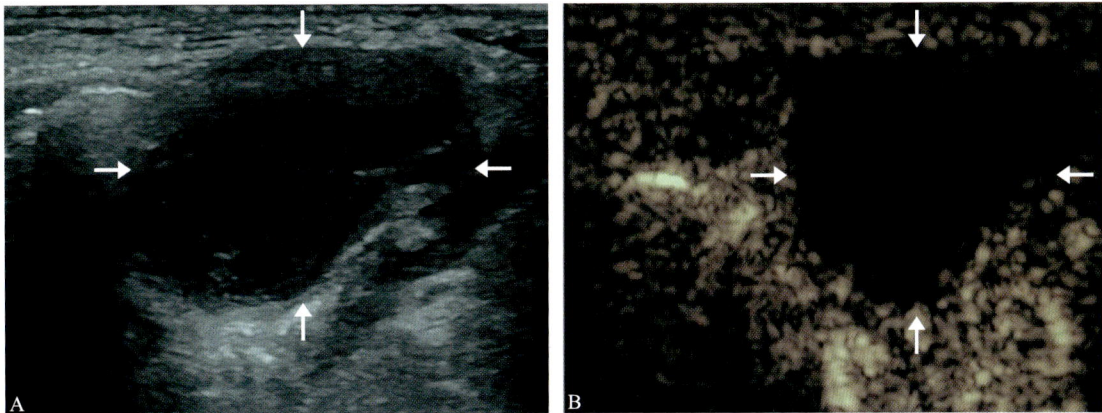

图 37-2-3　甲状舌管囊肿术前超声表现

A. 灰阶超声：颈前正中见囊实混合性包块，以囊性为主，大小为 2.6cm×1.8cm×1.5cm，边界欠清，形态欠规则，内部透声不佳；B. 超声造影：囊壁呈环状高增强，延迟期消退，囊内动脉期及延迟期均未见明显增强。

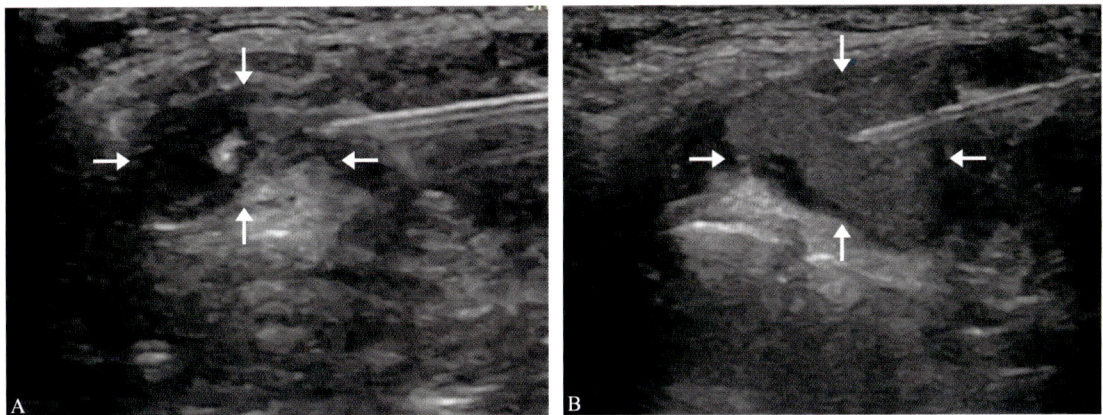

图 37-2-4　甲状舌管囊肿治疗过程

A. 超声引导穿刺进入囊肿内，抽净囊内液体；B. 囊内注入聚桂醇，反复冲洗数十遍。

6. 随访复查　术后 1 个月复查超声检查（图 37-2-5），囊肿明显缩小。

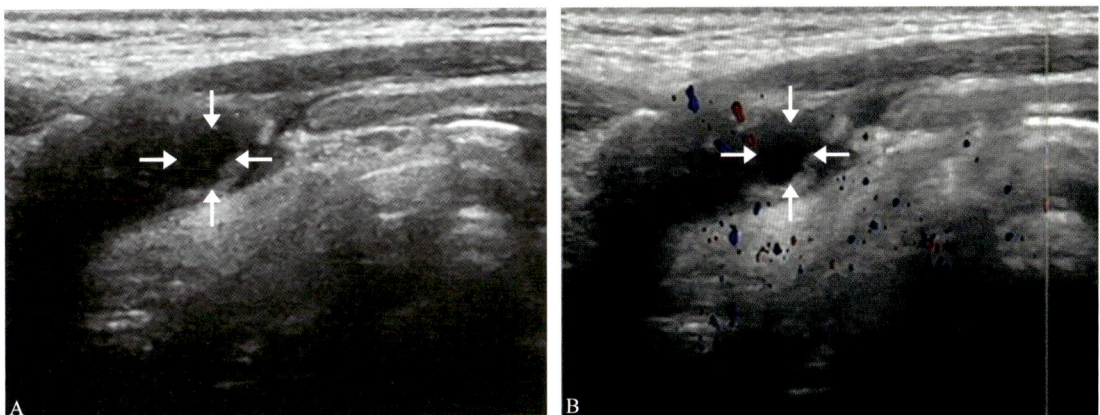

图 37-2-5　甲状舌管囊肿术后复查超声表现

A. 灰阶超声：颏下见一以囊性为主的混合回声区，大小为 0.6cm×0.4cm×0.5cm，边界尚清，形态尚规则；B. CDFI：病灶内未见明显血流信号。

【病例2】

1．**简要病史** 患者女性，71岁。10余年前发现颈部结节，无颈部疼痛、声音嘶哑等不适，未行特殊治疗，予规律复查。2020年12月20日颈部超声检查提示：颈前正中囊性结构，考虑甲状舌管囊肿。于2020年12月29日行超声引导下甲状舌管囊肿穿刺抽液硬化治疗。

2．**重要实验室检查** 无特殊。

3．**其他影像学检查** 无。

4．**超声检查** 见图37-2-6。

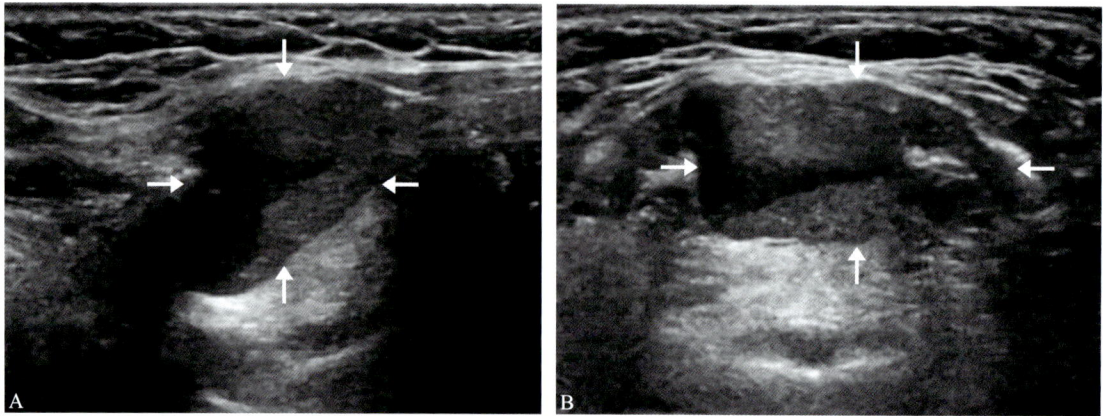

图37-2-6 甲状舌管囊肿术前超声表现

A，B.灰阶超声（横断面及纵断面）：颈前正中见囊实混合性包块，以囊性为主，大小为2.2cm×1.5cm×1.5cm。边界尚清，形态尚规则，内部透声欠佳。

5．**治疗过程** 超声引导下甲状舌管囊肿穿刺抽液硬化治疗。颈部皮肤常规消毒、铺巾、2%利多卡因局麻后，超声引导下将18G穿刺针进入囊肿内，抽出混浊咖啡色液体3mL，注入生理盐水反复冲洗至清亮后，注入超声造影剂观察与周围结构不相通，抽出后注入1%聚桂醇3mL反复冲洗后抽出，再注入0.5mL保留。术毕，患者无明显不适，生命体征平稳。

6．**随访复查** 术后8个月超声复查（图37-2-7），囊肿明显缩小。

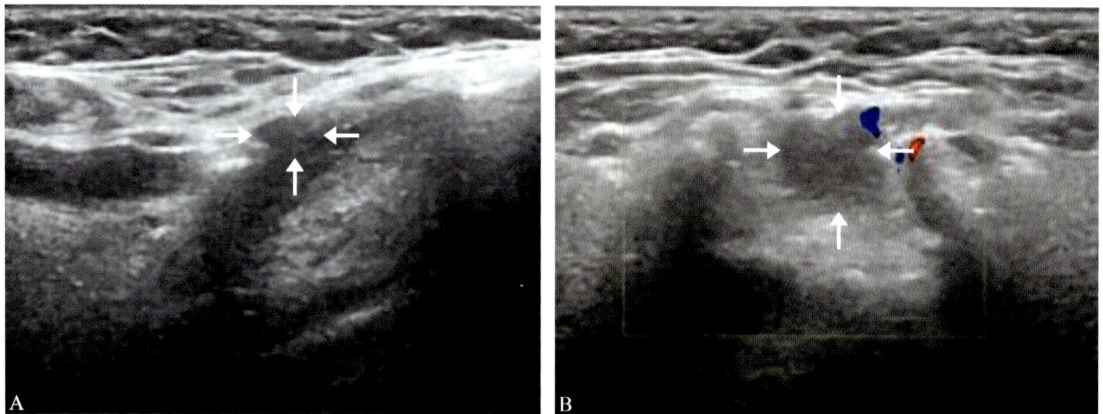

图37-2-7 甲状舌管囊肿术后8个月复查超声表现

A.灰阶超声：颈前正中见一无回声区，大小为0.9cm×0.6cm，边界尚清，形态尚规则，内部透声欠佳；B.CDFI：其内未见明显血流信号。

第三节　颈部脓肿置管引流

一、颈部脓肿置管引流

颈部脓肿置管引流是颈部介入超声常见的操作之一。

二、典型病例

1. **简要病史**　患者女性，24 岁。自述 5d 前外出旅游期间受凉后出现畏寒、发热，伴咽喉肿痛。疼痛向枕部放射，左侧为重，遂至医院就诊。

2. **重要实验室检查**　白细胞 $18 \times 10^9/L$（↑），中性粒细胞 $14.6 \times 10^9/L$（↑），淋巴细胞 $1.3 \times 10^9 g/L$（↑）。

3. **其他影像学检查**　无。

4. **超声检查**　见图 37-3-1。

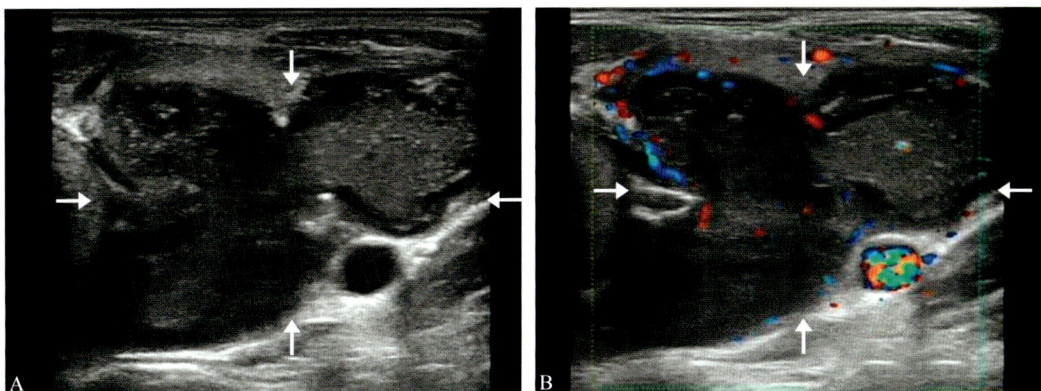

图 37-3-1　左侧颈部梨状窝瘘超声表现

A. 灰阶超声：甲状腺左叶上方、后方及周围软组织内见一个囊实混合性回声区，大小为 6.6cm×2cm×2.6cm，边界尚清晰，形态不规则，内见无回声区及高回声区；B. CDFI：肿块内见少量血流信号。

5. **治疗过程**　超声引导下左侧颈部梨状窝瘘穿刺置管引流术。颈部皮肤常规消毒、铺巾、2% 利多卡因局麻后，超声引导下将中心静脉导管置入病灶内，抽出褐色恶臭液体 12mL，留置引流管。术毕，患者无明显不适，生命体征平稳。

6. **术后随访**　术后 1 周超声复查（图 37-3-2），脓肿明显缩小。

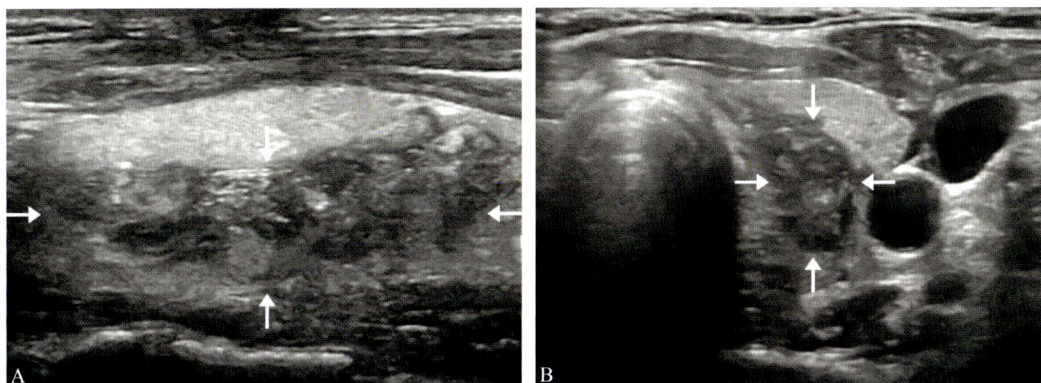

图 37-3-2　术后复查超声表现

A. 灰阶超声：甲状腺左叶上方、后方及周围软组织内见一低回声区，大小为 4.3cm×1cm×0.9cm，边界欠清，形态不规则，内部回声不均；B. CDFI：肿块内未见明显血流信号。

第四节 颈部热消融

一、热消融方法和注意事项

参见相关章节。

二、典型病例

(一)颌下腺热消融

超声引导下颌下腺微波消融治疗唾液腺功能亢进所致的流涎症。

1. **简要病史** 患者男性，35岁。主诉唾液分泌过多10余年。2007年，患者因唾液量过多，严重影响生活质量，于某口腔医院行左侧颌下腺切除术，但效果不满意。其间口服抗胆碱能受体药物（具体药物与剂量不详）治疗半年多，因不良反应放弃药物治疗。为进一步治疗，拟以"流涎症"收入院。查体：左侧颌下见一长3cm手术瘢痕。触诊时双侧颈部无明显异常；口唇皮肤正常，未见明显红肿、皮疹等。超声与磁共振提示：左侧颌下腺缺如、右侧颌下腺未见明显异常。清晨自测静息状态下唾液流率（saliva flow rate，SFR）12mL/15min。术前流涎症临床评分：流涎频率和严重性评分（drooling frequency and drooling severity score，DFDS）为6分，流涎生活质量影响量表评分（drooling impact scale，DIS）为43分。

2. **重要实验室检查** 血常规（－），凝血常规（－），电解质（－），肿瘤标志物（－），肝肾功能（－），尿常规（－），乙型肝炎、丙型肝炎、梅毒（－）。

3. **术前超声表现** 见图37-4-1。

4. **术前MRI表现** 见图37-4-2。

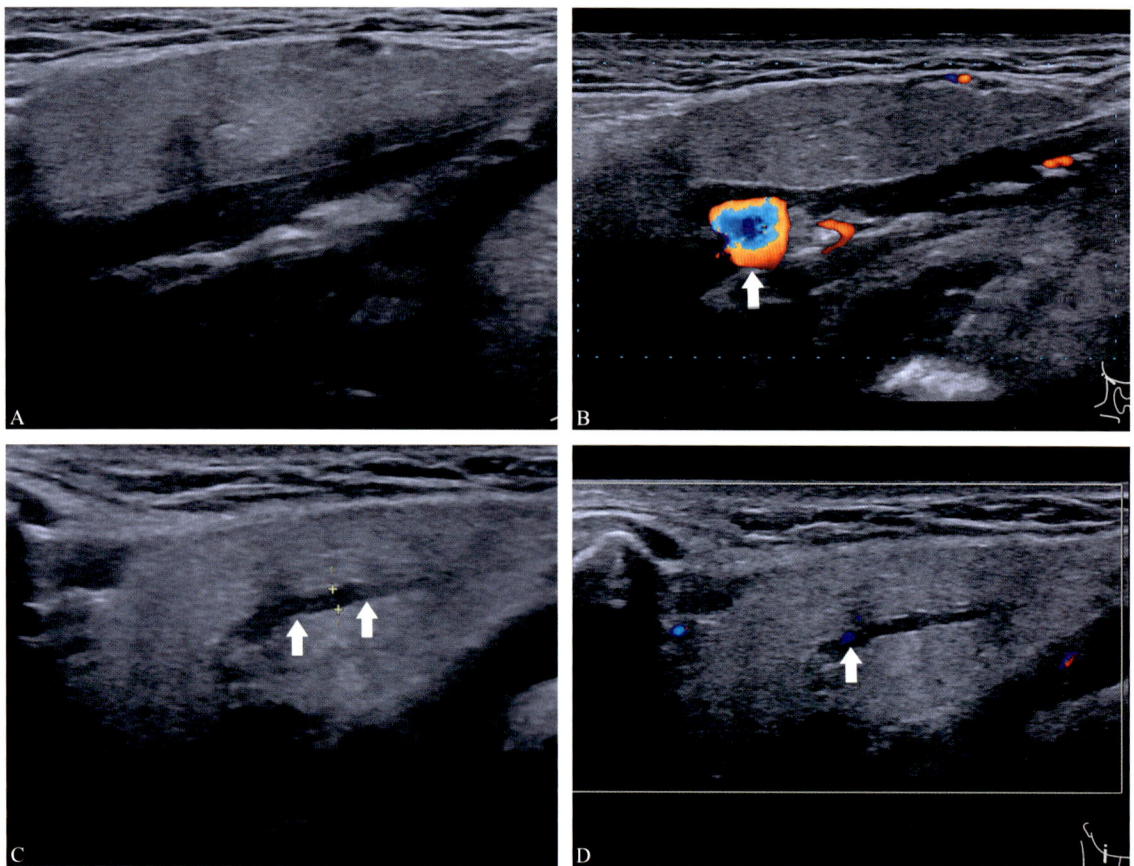

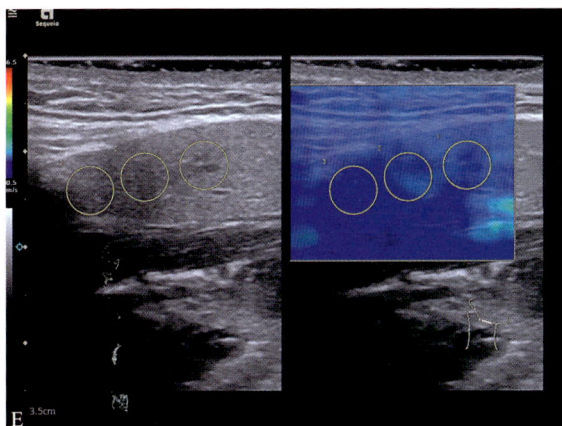

图 37-4-1　术前右侧颌下腺的超声表现

A. 灰阶超声（长轴面）：颌下腺腺体形态规则、回声均匀，长径约 3.8cm；B. CDFI（长轴面）：颌下腺腺体内未见明显血流信号，其右后方见颈外动脉横断面（箭头）；C. 灰阶超声（短轴面）：腺体中央见颌下腺导管（箭头），内径 1.3mm；D. CDFI（短轴面）：颌下腺导管周边见少量血流信号，提示其周边有分支血流；E. SWE（长轴面）：腺体呈均匀一致的质软组织，E_{mean} 为 4.2～6.4kPa。

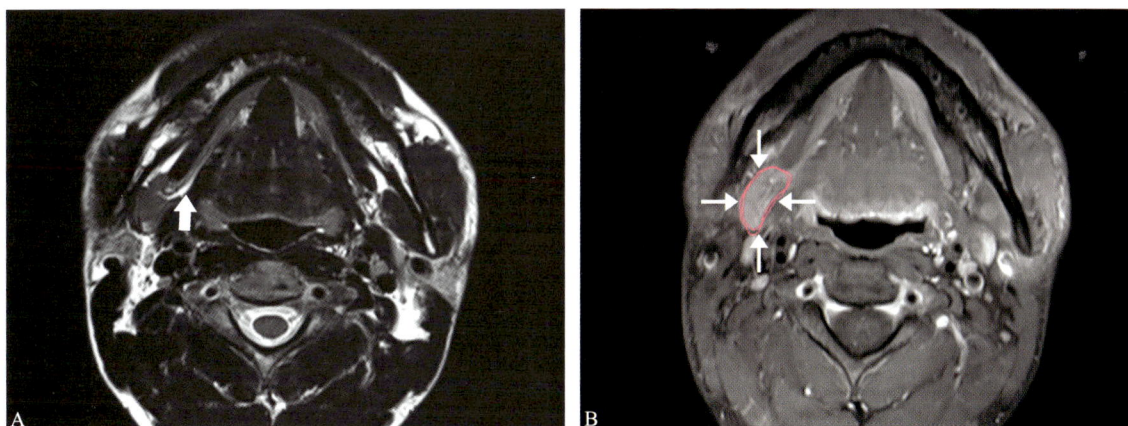

图 37-4-2　术前右侧颌下腺的 MRI 表现

A. T_2WI 平扫序列（横断面）：右侧颌下腺腺体形态规则、信号均匀；见颌下腺导管呈高信号（粗箭头）延伸至舌下腺区，内径正常；B. T_1WI 增强序列（横断面）：颌下腺腺体均匀增强呈高信号；三维重建图像显示右侧颌下腺腺体容积为 6.2mL（细箭头）。

5. 术前诊断及依据　原发性唾液腺功能亢进导致流涎症：回顾该患者的病史，并排除由神经肌肉功能障碍、感觉神经功能障碍、口腔结构异常、药物作用、癔症等其他病因导致的继发性流涎症以后，术前超声、MRI 检查均显示大唾液腺未见明显异常。如表 37-4-1 所示，正常成年男性的静息状态下唾液分泌量应<6mL/15min，而该患者入院后测量清晨 SFR 为 12mL/15min，明显高于正常值。考虑该患者为原发性唾液腺功能亢进导致的流涎症。

表 37-4-1　患者唾液分泌情况

患者状态	唾液分泌速率 /（mL·min⁻¹）	时长 /h	唾液分泌总量 /mL
静息	0.3～0.4	15	270～360
进食	4	1	240
睡眠	0.1	8	48

6. 术前规划　人体几个唾液腺在静态下分泌唾液量的比例大致为颌下腺 60%～65%，腮腺 20%～25%，舌下腺 7%～8%，小唾液腺 7%～8%。该患者目前 SFR 12mL/15min，治疗目标 SFR 为 6mL/15min。由于左侧颌下腺已切除，按比例估算目前右侧颌下腺分泌唾液量约占比 48.15%。为达有效治疗目的，右侧颌下腺消融率应至少 60%，同时需保证周边大血管、面神经以及穿行在其下半部分的面动脉不受损伤。术前右侧颌下腺体积约为 6.3mL，因而术中应对右侧颌下腺浅叶消融体积达 3.8mL 左右。

7. 治疗过程　超声引导下右侧颌下腺浅部微波消融减容术，具体步骤见图 37-4-3。

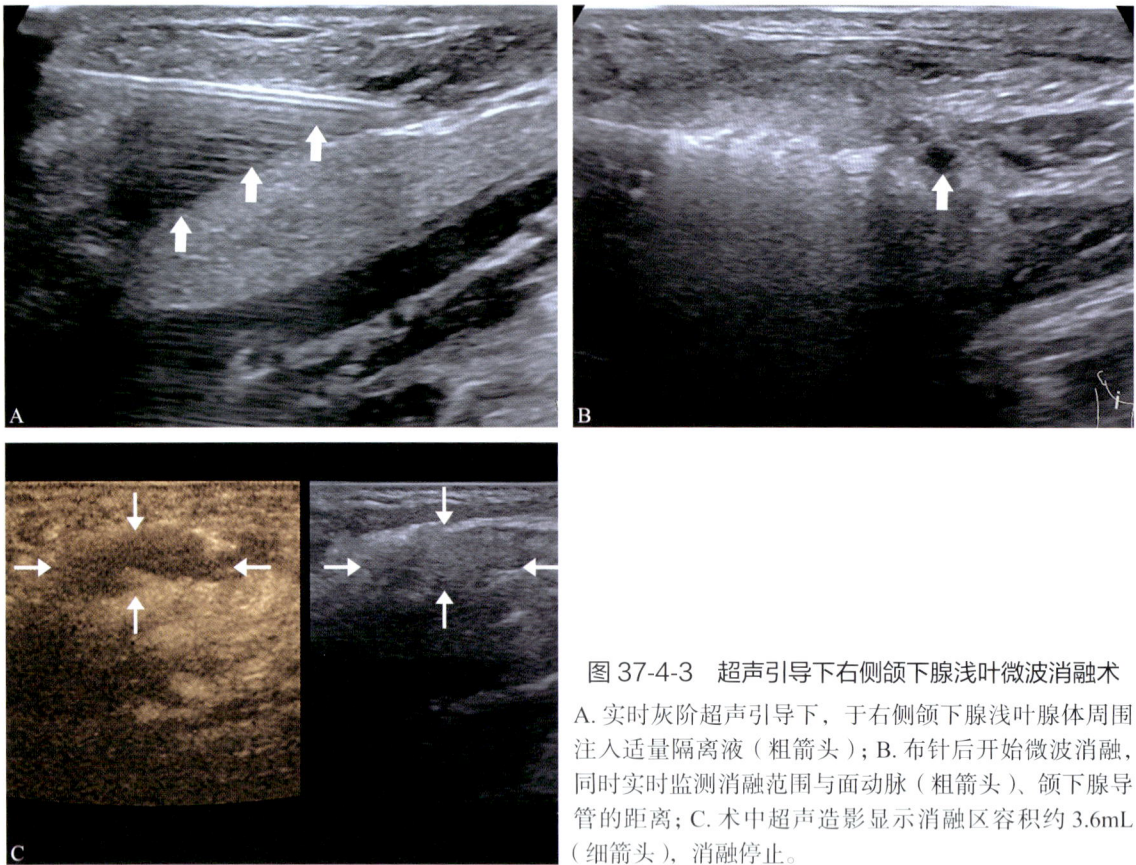

图 37-4-3　超声引导下右侧颌下腺浅叶微波消融术

A. 实时灰阶超声引导下，于右侧颌下腺浅叶腺体周围注入适量隔离液（粗箭头）；B. 布针后开始微波消融，同时实时监测消融范围与面动脉（粗箭头）、颌下腺导管的距离；C. 术中超声造影显示消融区容积约 3.6mL（细箭头），消融停止。

灰阶超声成像实时引导下将微波消融天线置入右侧颌下腺浅叶内，从深到浅开始移动式消融，过程中探头动态扫查观察消融气化区与面动脉、颌下腺导管的关系，消融边缘距离导管 5mm 时停止消融。术中超声造影显示颌下腺浅叶消融区无造影剂灌注，无灌注区容积约 3.5mL。术毕，患者无明显不适，生命体征平稳。

8. 术后影像学复查与评估　见图 37-4-4。

9. 术后临床随访结果　术后 SFR 逐渐下降，在术后 1～2 周有轻微浮动，见图 37-4-5。

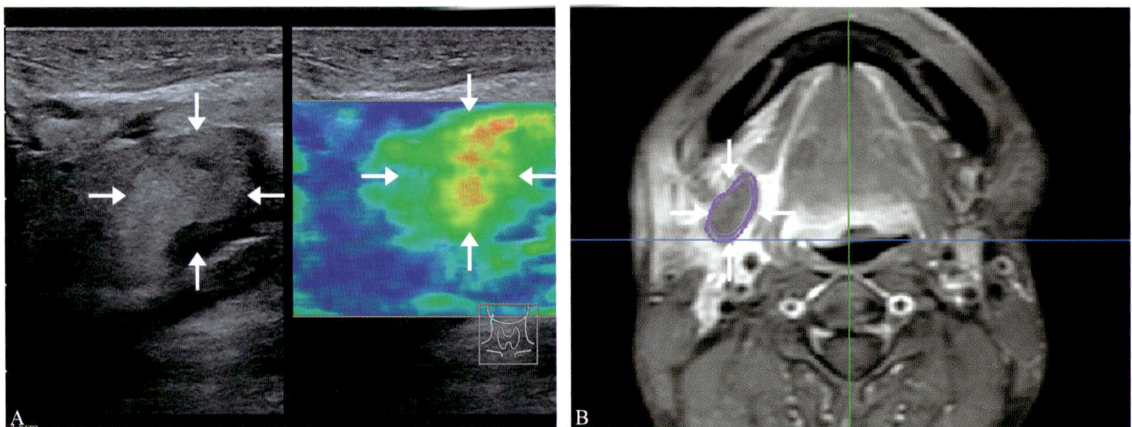

图 37-4-4　术后 1d 超声 SWE 与 MRI 三维重建图像

A. 超声 SWE 显示消融区域变硬（箭头），E_{mean}＞24kPa；B. T_1WI 增强序列（横断面）：右侧颌下腺浅叶消融区无明显增强（箭头）；三维重建图像显示右侧颌下腺腺体容积为 3.78mL。

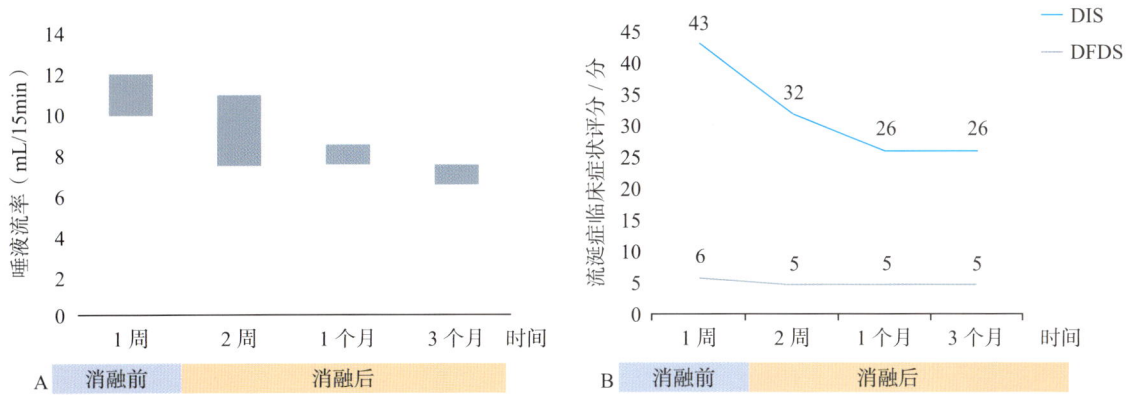

图 37-4-5　术后 3 个月患者临床评分结果

A. 唾液总流率在术后第 1 天下降到 7mL/15min，术后 1~2 周内有一定幅度的浮动，术后 2 周后稳定在 8mL/15min 左右，术后 3 个月稳定在 7.5mL/15min 左右；B. 术后流涎症临床评分：DFDS 评分术后下降至 5 分；DIS 评分术后逐渐下降，术后 1 个月、3 个月评分均为 26 分。

（二）颈部血管瘤微波消融治疗

1. **简要病史**　患者男性，30 岁。发现左侧颈部肿物 16 年余。自诉直立位肿大不明显，平卧位可触及明显肿大，无明显疼痛、红肿，不伴头晕、头痛等不适。自发现后未行治疗，不定期随访。查体：平卧位可于左侧后颈部触及肿物，搏动感不明显。外院磁共振提示颈部异常信号，范围 3.8cm×2.7cm，考虑血管瘤可能性大。

2. **重要实验室检查**　血常规（－），凝血常规（－），电解质（－），肿瘤标志物（－），肝肾功能（－），尿常规（－），乙型肝炎、丙型肝炎、梅毒（－）。

3. **超声表现**　见图 37-4-6、图 37-4-7。

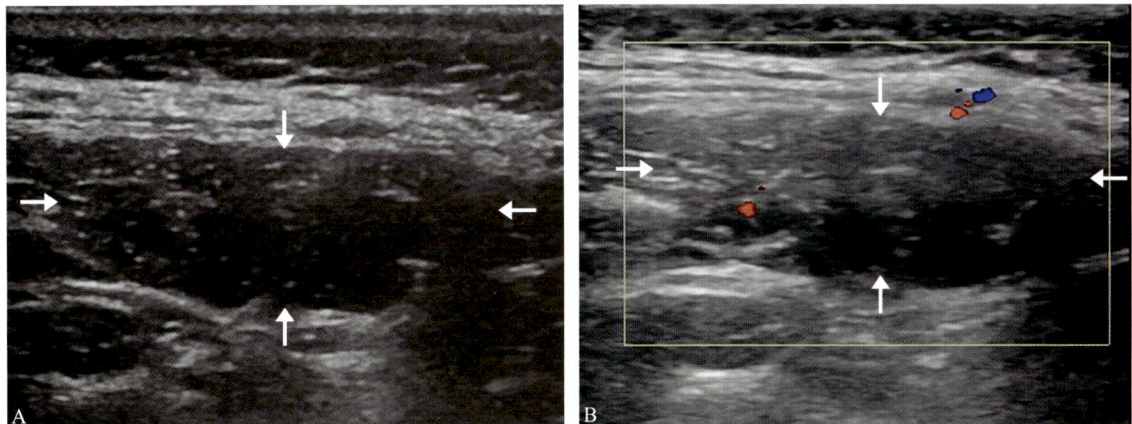

图 37-4-6　术前灰阶超声及 CDFI 表现

A. 灰阶超声示左侧枕后皮下软组织及肌间隙见一个低回声区，大小为 4.6cm×1.4cm×4.8cm，边界不清晰，形态不规则，内部回声欠均匀，未见明显包膜，肌纹理受压；B. CDFI 示病灶内见少量血流信号。

4. **介入治疗**　超声引导下颈部血管瘤微波消融治疗（图 37-4-8）。

5. **术后评估**

（1）术后即刻超声造影评估：消融区无血供（图 37-4-9）。

（2）术后次日颈部增强 MR：见图 37-4-10。

（3）术后 3 个月复查：消融 3 个月，超声检查见图 37-4-11。

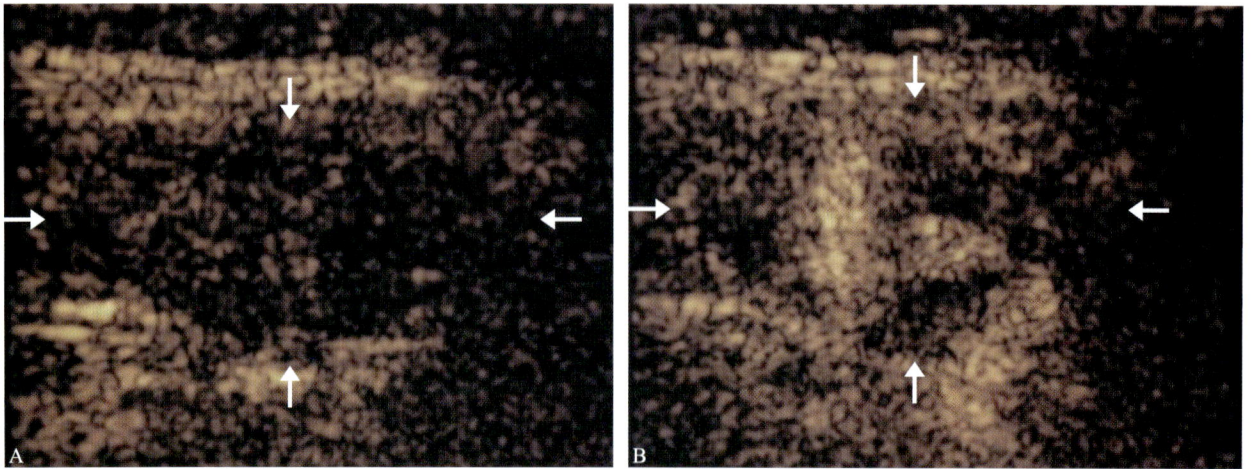

图 37-4-7 术前超声造影表现

A. 超声造影增强早期（30s）：病灶（较周围组织）呈不均匀低增强；B. 超声造影增强中晚期（56s）：病灶（较周围组织）呈不均匀稍高增强。

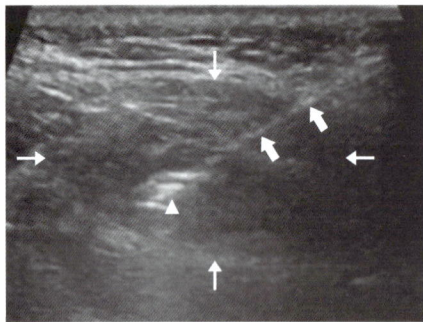

图 37-4-8 超声引导下颈部血管瘤微波消融过程

图示超声引导下消融过程，将消融针（粗箭头）插入颈部血管瘤内，从远及近，从深至浅逐层消融，三角形箭头所指处为开始消融后组织气化。

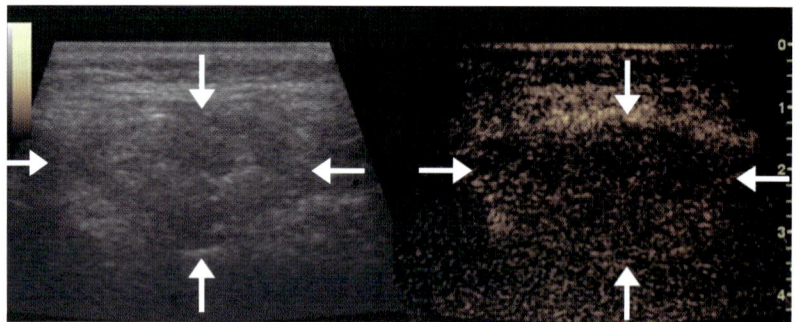

图 37-4-9 术后即刻超声造影

超声造影显示消融区内无增强，病灶达完全消融。

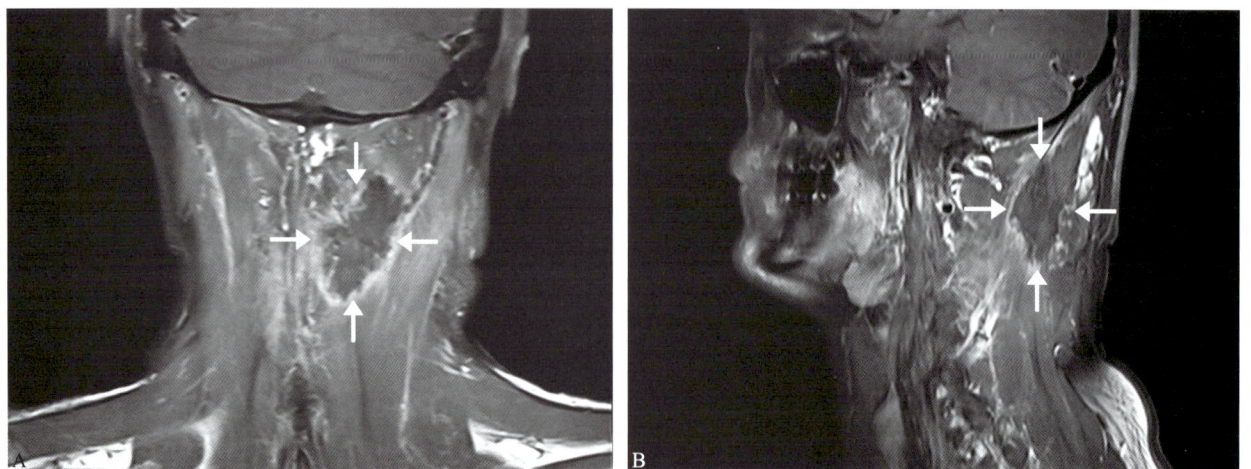

图 37-4-10 术后颈部增强 MR

A. T_1WI 增强序列（冠状切面）：示颈部血管瘤（箭头所示）消融后改变；B. T_1WI 增强序列（矢状切面）：示颈部血管瘤（箭头所示）消融后改变，病灶大部分无增强。

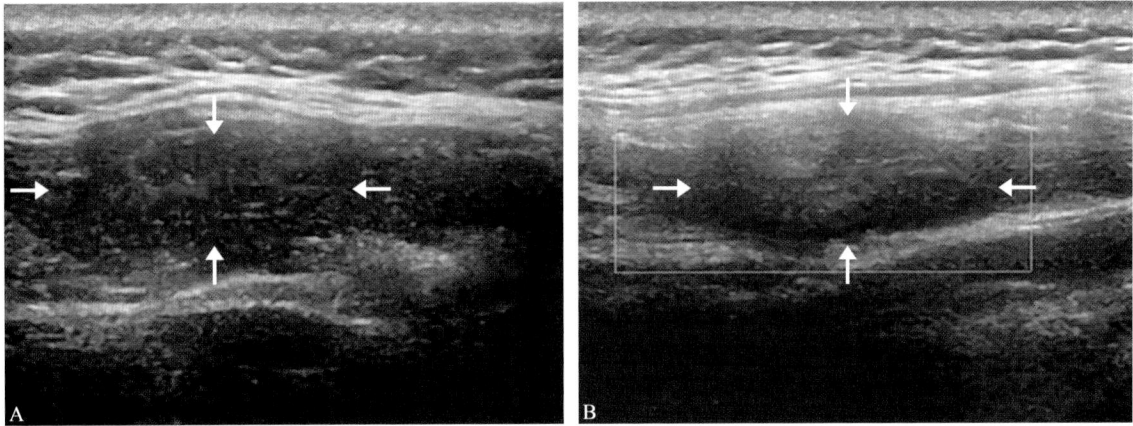

图 37-4-11 术后 3 个月灰阶超声检查

A. 灰阶超声示病灶内部回声不均，大小约 3.2cm×1.2cm；B. CDFI：内部无明显血流信号。

第五节 颈部肿瘤粒子植入

一、粒子植入方法和注意事项

参见相关章节。

二、典型病例

胸腺巨大恶性肿瘤微波消融联合粒子植入治疗。

1. **简要病史** 患者男性，80 岁。反复胸闷、胸痛半年余。无明显诱因出现持续性胸闷、胸痛，无心悸、呼吸困难、进食困难等不适，未予重视，未行特殊治疗。当地医院胸部 CT 提示：前纵隔占位。经皮穿刺活检病理提示：胸腺低分化鳞状细胞癌。患者拒绝开放手术、外放射、全身化疗等治疗。

2. **重要实验室检查** 血常规：红细胞 $4.26×10^{12}/L$；血小板 $407×10^9/L$；凝血常规（−）；肿瘤标志物（−）；肝肾功能（−）；尿常规（−）；乙型肝炎、丙型肝炎、梅毒（−）。

3. **其他影像学检查** 见图 37-5-1。

4. **超声表现** 见图 37-5-1。

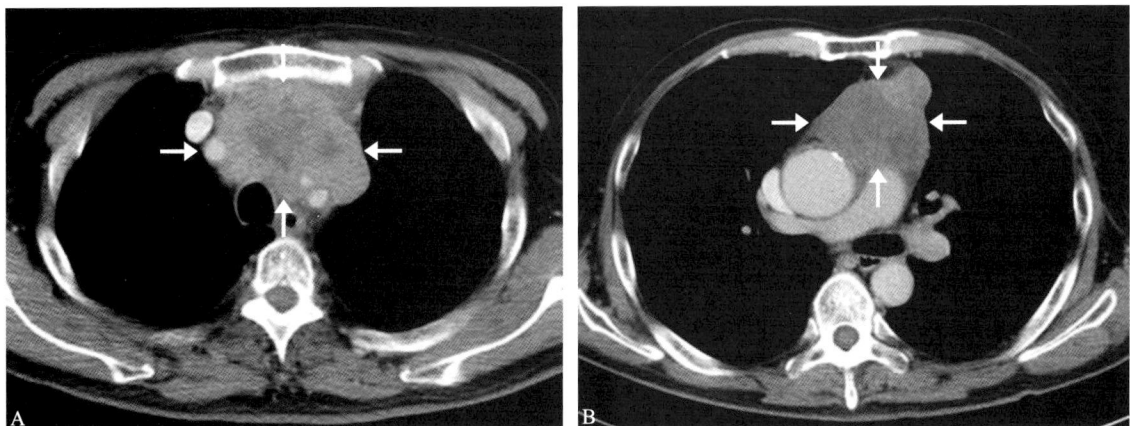

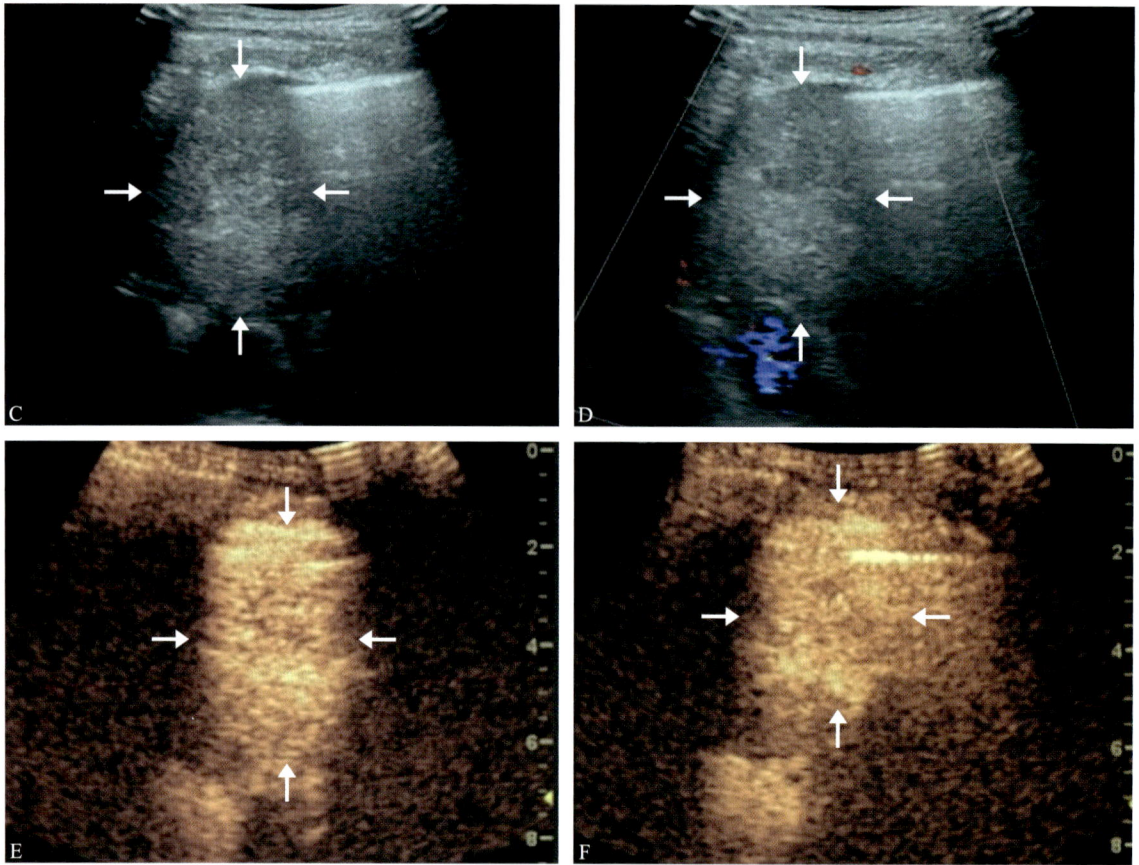

图 37-5-1　术前影像学检查

A，B. CT 显示前上中纵隔肿块，大小为 7.5cm×6.6cm×12.5cm，考虑胸腺来源恶性肿瘤性病变，肿块包绕左锁骨上动脉近端、致血管狭窄，心包受侵；C. 灰阶超声：于胸腔前纵隔见一稍低回声区，上达胸部上窝，经胸部超声显示肿块，大小为 7.0cm×5.9cm×5.7cm，边界尚清晰，形态尚规则，内部回声不均匀；D. CDFI：肿块内部见少量血流信号；E. 超声造影：增强早期（30s）病灶（较周围组织）呈略高增强；F. 超声造影：增强晚期（62s）病灶（较周围组织）呈等增强。

5. 介入治疗

第一步：超声引导下经皮穿刺胸腺巨大恶性肿瘤微波消融术（图 37-5-2）。

术后即刻超声造影检查：见图 37-5-3。

消融术后第 2 天：患者胸闷、胸痛症状较前明显好转。

第二步：放射性粒子植入（图 37-5-4）。

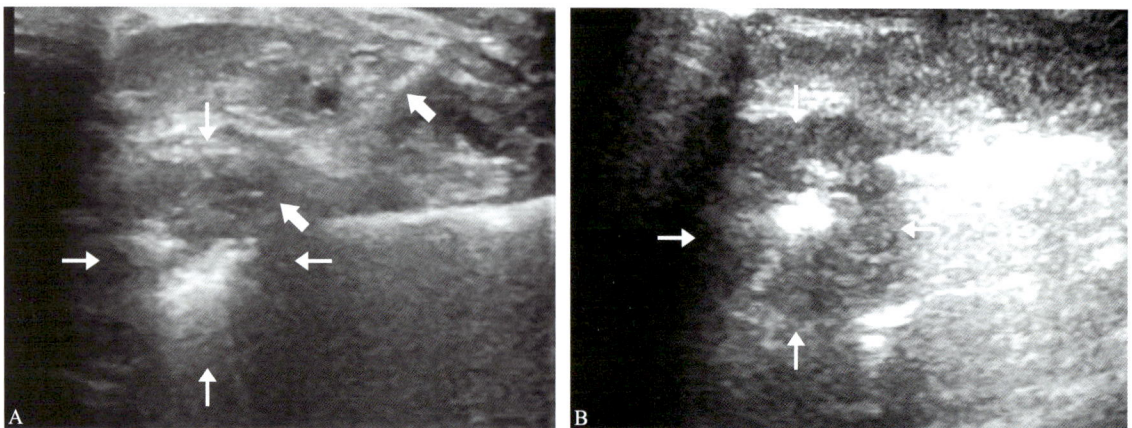

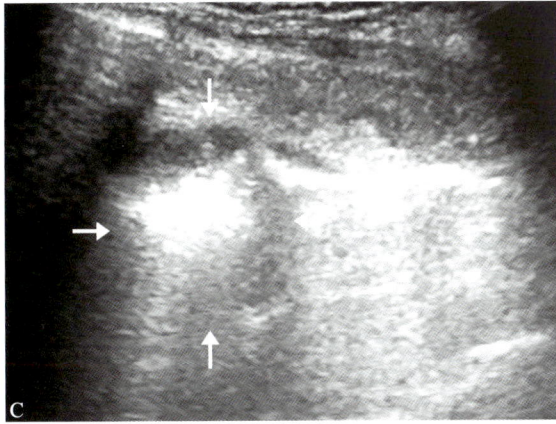

图 37-5-2　超声引导下消融过程

A ~ C.示采用移动消融的方式依次进行消融，细箭头所指为消融针，粗箭头所指为病灶范围，病灶内完全被强回声覆盖后，消融治疗结束。

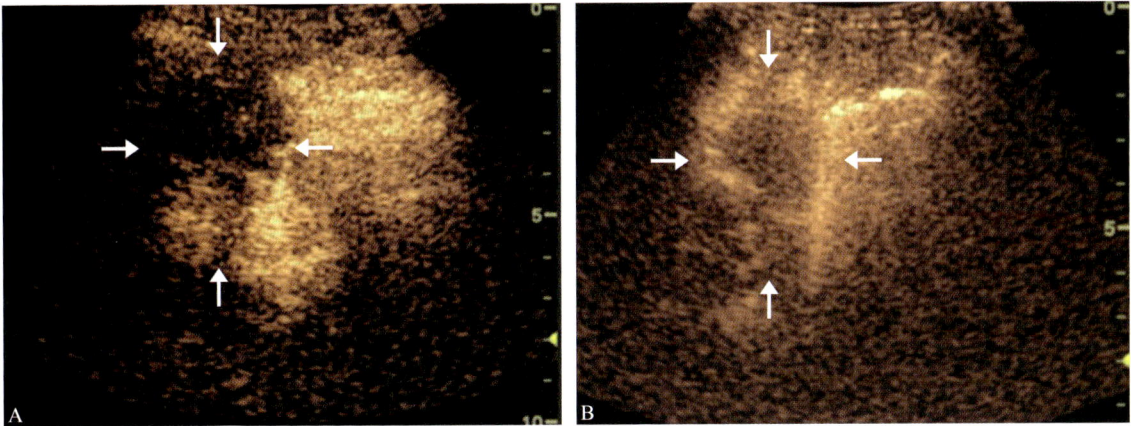

图 37-5-3　术后即刻超声造影

A.增强早期：消融灶部分呈高增强，部分呈无增强；B.增强晚期：高增强部分消退。消融术后即刻评估，提示病灶部分坏死。

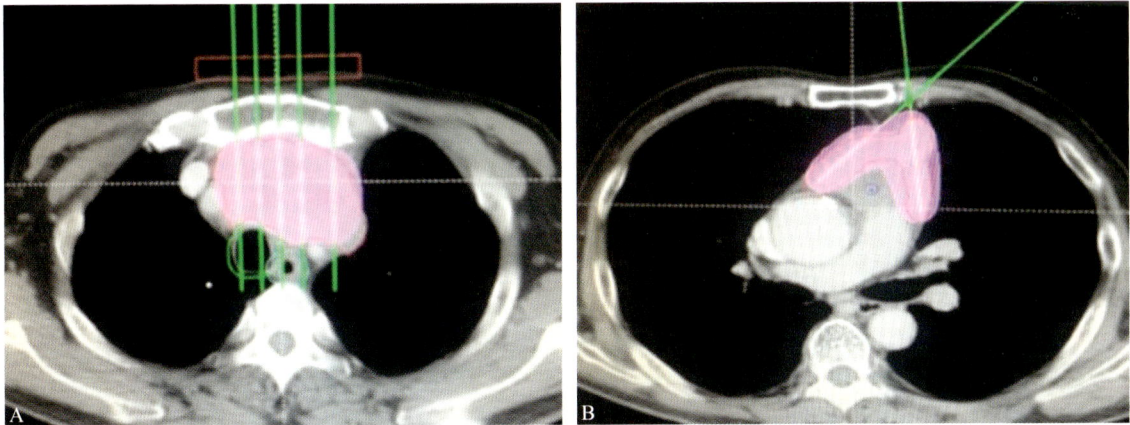

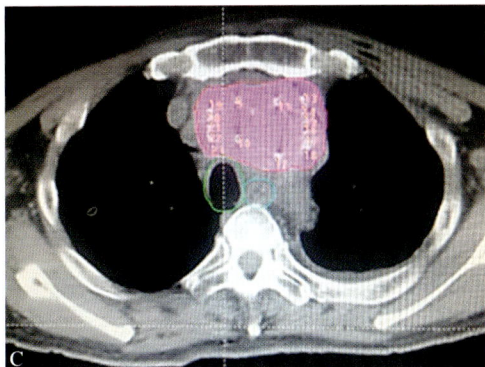

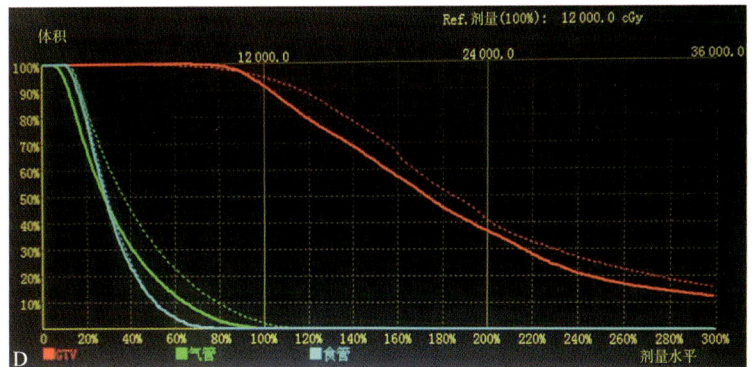

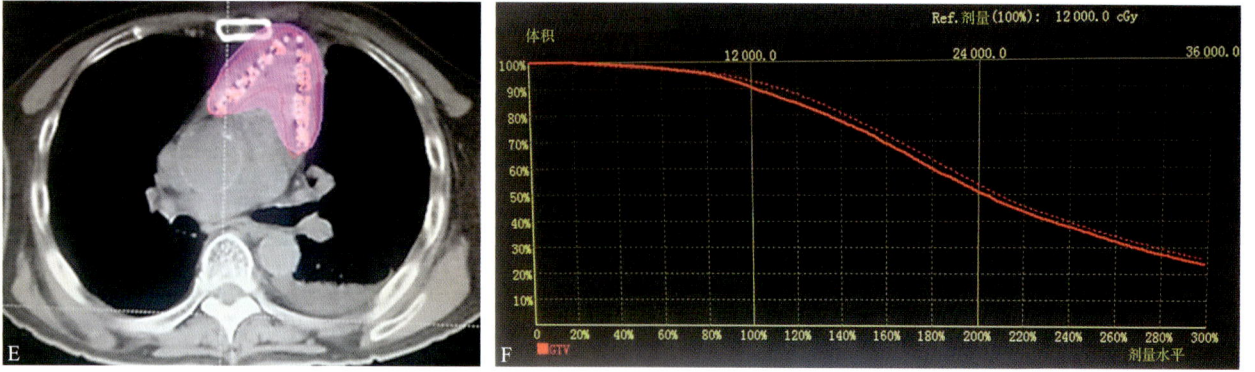

图 37-5-4　胸腺巨大恶性肿瘤放射性粒子植入术

A，B. 术前 TPS 规划；C，D. 术后剂量验证（上部）；E，F. 术后剂量验证（下部）。

6. 术后 3 个月复查 CT（图 37-5-5）。

经过超声引导下微波消融联合粒子植入治疗后，患者肿瘤明显缩小，症状明显减轻，取得满意治疗效果。

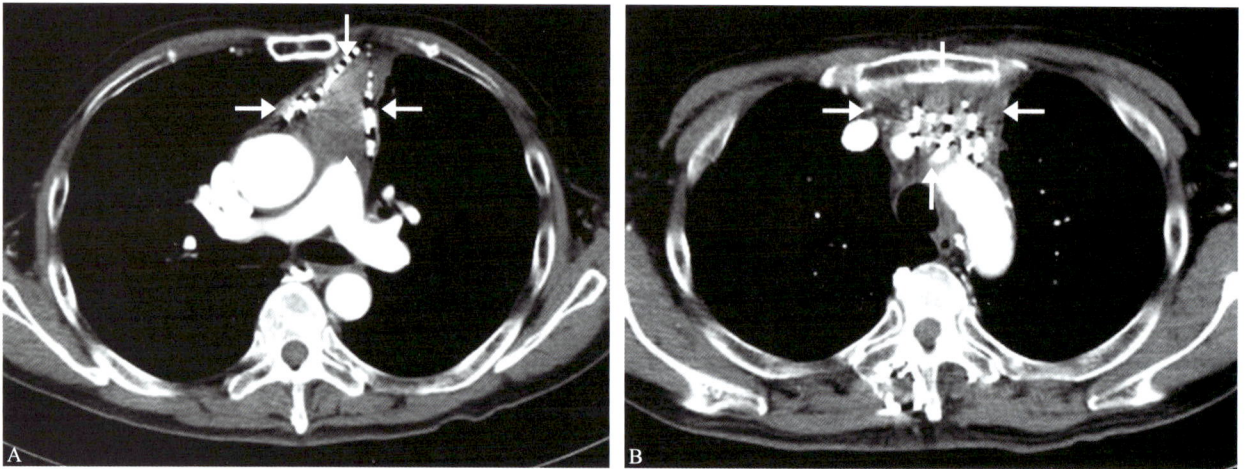

图 37-5-5　微波消融及粒子植入后 3 个月复查胸部 CT

A，B. CT 显示纵隔肿瘤消融术后改变，肿块体积明显缩小。

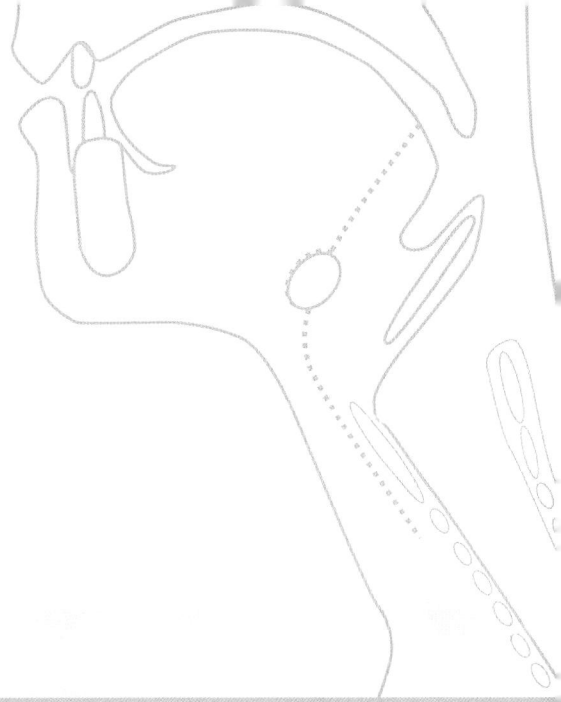

附录

附录 1   甲状腺疾病相关指南

一、国际指南

1.《2023 欧洲甲状腺协会甲状腺结节管理临床实践指南》[COSIMO DURANTE, LASZLO HEGEDUS, AGNIESZKA CZARNIECKA, et al. Eur Thyroid J, 2023, 14; 12(5): e230067.]

2.《2023 甲状腺超声的标准化成像和报告：韩国甲状腺放射学会共识声明和建议》[MIN KYouNG LEE, DONG GYU NA, LEEHI JOO, et al. Korean J Radiol, 2023, 24(1):22-30.]

3.《2023 美国国立综合癌症网络（NCCN）临床实践指南：甲状腺癌》[NCCN clinical practice guidelines in oncology, thyroid carcinoma (version 4. 2023)]

4.《2021 日本甲状腺协会（JTA）：成人低危甲状腺乳头状微小癌（T1aN0M0）患者的管理》[HORIGUCHI K, YOSHIDA Y, IWAKU K, et al. Position paper from the Japan Thyroid Association task force on the management of low-risk papillary thyroid microcarcinoma (T1aN0M0) in adults. Endocr J, 2021, 68(7): 763.]

5.《2021 美国甲状腺协会（ATA）指南：甲状腺未分化癌患者的管理》[BIBLE KC, KEBEBEW E, BRIERLEY J, et al. 2021 American Thyroid Association guidelines for management of patients with anaplastic thyroid cancer. Thyroid, 2021, 31(3): 337-386.]

6.《2019 美国国立综合癌症网络（NCCN）临床实践指南：甲状腺癌》[NCCN clinical practice guidelines in oncology, thyroid carcinoma (version 1. 2019)]

7.《2018 中国临床肿瘤学会（CSCO）：持续 / 复发及转移性分化型甲状腺癌诊疗指南（英文版）》[Chinese Society of Clinical Oncology (CSCO) diagnosis and treatment guidelines for persistent/recurrent and metastatic differentiated thyroid cancer 2018 (English version). Chin J Cancer Res, 2019, 31: 99-116.]

8.《波兰国家指南：甲状腺癌的诊断和治疗（2018 版）》[JARZĄB B, DEDECJUS M, SŁOWIŃSKA-KLENCKA D, et al. Guidelines of Polish national societies diagnostics and treatment of thyroid carcinomA. 2018 update. Endokrynol Pol, 2018, 69(1): 34-74.]

9.《2017 欧洲甲状腺协会（ETA）指南：成人甲状腺结节超声恶性危险分层（EU-TIRADS）》[RUSS G, BONNEMA SJ, ERDOGAN MF, et al. European Thyroid Association guidelines for ultrasound malignancy risk stratification of thyroid nodules in adults: the EU-TIRADS. Eur Thyroid J, 2017, 6(5): 225-237.]

10.《2016 英国国家多学科指南：甲状腺癌的管理》[MITCHELL AL, GANDHI A, SCOTT-COOMBES D, et al. Management of thyroid cancer: United Kingdom national multidisciplinary guidelines. J Laryngol Otol, 2016, 130(S2): S150-S160.]

11.《2016 韩国甲状腺放射学会（KSThR）共识建议：甲状腺结节超声诊断和成像管理》[SHIN JH, BAEK JH, CHUNG J, et al. Ultrasonography diagnosis and imaging-based management of thyroid nodules: revised Korean Society of Thyroid Radiology consensus statement and recommendations. Korean J Radiol, 2016, 17(3): 370-395.]

12.《2016 美国临床内分泌医师学会 / 美国内分泌学院 / 意大利临床内分泌学家协会（AACE/ACE/AME）甲状腺结节诊断与管理指南》[GHARIB H, PAPINI E, GARBER JR, et al. American Association of Clinical Endocrinologists, American College of Endocrinology, and Associazione Medici Endocrinologi medical guidelines for clinical practice for the diagnosis and management of thyroid nodules–2016 update. Endocr Pract, 2016, 22(5): 622-639.]

13.《2015 美国放射学会（ACR）白皮书：甲状腺超声检查报告专用词汇及 ACR-TIRADS》[GRANT EG, TESSLER FN, HOANG JK, et al. Thyroid ultrasound reporting lexicon: white paper of the acr thyroid imaging, reporting and data system (TIRADS) Committee. J Am Coll Radiol, 2015, 12(12): 1272-1279.]

14.《2015 美国甲状腺协会（ATA）：成人甲状腺结节与分化型甲状腺癌指南》[HAUGEN BR, ALEXANDER EK, BIBLE KC, et al. 2015 American Thyroid Association management guidelines for adult patients with thyroid nodules and differentiated thyroid cancer. Thyroid, 2016, 26(1): 1-133.]

15.《2015 美国甲状腺协会（ATA）：甲状腺髓样癌的管理（修订版）》[WELLS SA JR, ASA SL, DRALLE H, et al. Revised American Thyroid Association guidelines for the management of medullary thyroid carcinomA. Thyroid, 2015, 25(6): 567-610.]

16.《2015 美国甲状腺协会（ATA）：儿童甲状腺结节和分化型甲状腺癌的管理指南》[FRANCIS GL, WAGUESPACK SG, BAUER AJ, et al. Management guidelines for children with thyroid nodules and differentiated thyroid cancer. Thyroid, 2015, 25(7): 716-759.]

17.《2018 欧洲超声医学与生物学联合会（EFSUMB）指南和建议：弹性成像技术在非肝脏器官的应用（更新版）》[SĂFTOIU A, GILJA OH, SIDHU PS, et al. The EFSUMB guidelines and recommendations for the clinical practice of elastography in non-hepatic applications: update 2018. Ultraschall Med, 2019, 40(4): 425-453.]

18.《2015 世界超声医学与生物学联合会（WFUMB）指南和建议：甲状腺弹性超声临床应用》[COSGROVE D, BARR R, BOJUNGA J, et al. WFUMB guidelines and recommendations on the clinical use of ultrasound elastography: part 4. thyroid. Ultrasound Med Biol, 2017, 43(1): 4-26.]

二、国内指南

1. 中华医学会内分泌学分会，中华医学会外科学分会甲状腺及代谢外科学组，中国抗癌协会头颈肿瘤专业委员会，中华医学会核医学分会，中国抗癌协会甲状腺癌专业委员会，中国医师协会外科医师分会甲状腺外科医师委员会，中华医学会超声医学分会：《甲状腺结节和分化型甲状腺癌诊治指南（第二版）》（中华内分泌代谢杂志，2023，39（3）：181-226.）

2. 中华人民共和国国家卫生健康委员会医改医管局：《甲状腺癌诊疗指南（2022 年版）》（中国实用外科杂志，2022，42（12）：1343-1357，1363.）

3. 中华医学会超声医学分会甲状腺弹性成像工作组：《甲状腺结节剪切波弹性成像临床应用指南》[XU HX, YAN K, LIU BJ, et al. Guidelines and recommendations on the clinical use of shear wave elastography for evaluating thyroid nodule. Clin Hemorheol Microcirc, 2019, 72(1): 39-60.]

4. 中华医学会超声医学分会浅表器官和血管学组 / 中国甲状腺与乳腺超声人工智能联盟：《2020 甲状腺结节超声恶性危险分层中国指南：C-TIRADS》[中华医学会超声医学分会浅表器官和血管学组，中国甲状腺与乳腺超声人工智能联盟. 2020 甲状腺结节超声恶性危险分层中国指南：C-TIRADS. 中华超声影像学杂志，2021，30（3）：185-200.]

5. 中华医学会核医学分会：《131I 治疗分化型甲状腺癌指南（2021 版）》[中华医学会核医学分会. 131I 治疗分化型甲状腺癌指南（2021 版）. 中华核医学与分子影像杂志，2021，41（4）：218-241.]

6. 国家儿童医学中心等：《中国儿童甲状腺结节及分化型甲状腺癌专家共识》[国家儿童医学中心，国家儿童肿瘤监测中心，中华医学会小儿外科学分会，等. 中国儿童甲状腺结节及分化型甲状腺癌专家共识. 中华实用儿科临床杂志，2020，35（20）：1521-1530.]

7. 中国抗癌协会甲状腺癌专业委员会（CATO）：《甲状腺微小乳头状癌诊断与治疗专家共识（2016版）》[中国抗癌协会甲状腺癌专业委员会（CATO）. 甲状腺微小乳头状癌诊断与治疗中国专家共识（2016 版）. 中国肿瘤临床，2016，43（10）：405-411.]

8．中华医学会／中华医学会杂志社／中华医学会全科医学分会：《甲状腺功能亢进症基层诊疗指南（实践版·2019）》［中华医学会，中华医学会杂志社，中华医学会全科医学分会，等．甲状腺功能亢进症基层诊疗指南（2019 年）．中华全科医师杂志，2019，18（12）：1118-1128.］

9．中华医学会／中华医学会杂志社／中华医学会全科医学分会：《甲状腺功能减退症基层诊疗指南（实践版·2019）》［中华医学会，中华医学会杂志社，中华医学会全科医学分会，等．甲状腺功能减退症基层诊疗指南（2019 年）．中华全科医师杂志，2019，18（11）：1029-1033.］

10．中华人民共和国国家卫生健康委员会：《甲状腺癌诊疗规范（2018 年版）》［中华人民共和国国家卫生健康委员会．甲状腺癌诊疗规范（2018 年版）．中华普通外科学文献（电子版），2019，13（1）：1-15.］

11．中国抗癌协会甲状腺癌专业委员会：《甲状腺良性结节、微小癌及颈部转移性淋巴结热消融治疗专家共识及操作指南（2018 版）》［中国医师协会甲状腺肿瘤消融治疗技术专家组，中国抗癌协会甲状腺癌专业委员会，中国医师协会介入医师分会超声介入专业委员会，等．甲状腺良性结节、微小癌及颈部转移性淋巴结热消融治疗专家共识（2018 版）．中国肿瘤，2018，27（10）：768-773.］

12．2017 中华医学超声杂志（电子版）编辑委员会浅表器官学组：《甲状腺结节超声诊断规范》［中华医学超声杂志（电子版）编辑委员会浅表器官学组．甲状腺结节超声诊断规范．中华医学超声杂志（电子版），2017，14（4）：241-244.］

13．中国临床肿瘤学会指南工作委员会甲状腺癌专家委员会：《中国临床肿瘤学会（CSCO）持续／复发及转移性分化型甲状腺癌诊疗指南 -2019》［中国临床肿瘤学会指南工作委员会甲状腺癌专家委员会．中国临床肿瘤学会（CSCO）持续／复发及转移性分化型甲状腺癌诊疗指南 -2019．肿瘤预防与治疗，2019，32（12）：1051-1080.］

14．中华医学会内分泌学分会／中华医学会围产医学分会：《妊娠和产后甲状腺疾病诊治指南（第 2 版）》［《妊娠和产后甲状腺疾病诊治指南》（第 2 版）编写委员会，中华医学会内分泌学分会，中华医学会围产医学分会．妊娠和产后甲状腺疾病诊治指南（第 2 版）．中华围产医学杂志，2019，22（8）：505-506.］

15．上海市医学会超声医学分会介入学组：《超声引导下甲状腺结节细针穿刺细胞学检查实践指南（2019 版）》［上海市医学会超声医学分会介入学组，上海市社会医疗机构协会超声医学分会介入与重症超声专业委员会．超声引导下甲状腺结节细针穿刺细胞学检查实践指南（2019 版）．中华超声影像学杂志，2020，29（5）：369-383.］

16．中国医师协会介入医师分会超声介入专业委员会：《甲状腺良性结节解剖位置分类与热消融风险防控专家共识》［中国医师协会介入医师分会超声介入专业委员会，中国医师协会介入医师分会肿瘤消融治疗专业委员会，中国抗癌协会肿瘤消融治疗专业委员会，等．甲状腺良性结节解剖位置分类与热消融风险防控专家共识．中华医学超声杂志（电子版），2020，17（1）：6-10.］

1. 甲状腺肿大分度 （附表 2-1）

附表 2-1 甲状腺肿大分度

分度	标准
轻度（Ⅰ度）	视诊看不到，但触诊可以摸到甲状腺
中度（Ⅱ度）	视诊可看到，触诊可摸到甲状腺，但甲状腺的前缘没有超过胸锁乳突肌的前缘
重度（Ⅲ度）	视诊和触诊都可以发现甲状腺肿大，甲状腺的前缘超出了胸锁乳突肌的前缘

2. 疼痛评分量表（视觉模拟评分法，VAS）（附图 2-1）

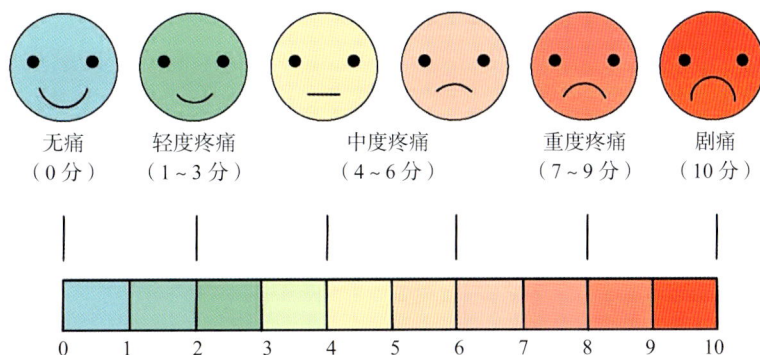

附图 2-1 疼痛评分量表

3. 美观评分（1~4 分）（附表 2-2）

附表 2-2 美观评分

评分 / 分	标准
1	无明显病灶
2	有病灶但无外观问题
3	仅吞咽时可见的外观问题
4	容易发现的外观问题

附录 3　改良实体瘤疗效评价标准与应用参考

一、概述

对于肿瘤患者而言，其治疗后肿瘤负荷变化是临床治疗中疗效评价的一个重要评估标准。肿瘤缩小，即肿瘤的客观缓解，和疾病进展是癌症临床治疗及试验的重要终点。世界卫生组织（WHO）于1981 年针对以肿瘤疗效为主要重点的试验，首次对实体瘤治疗后效果进行客观疗效分类。因其较多标准制定不明确，导致评估混乱、采用标准的不同而使研究结果之间不具有可比性。针对这些问题，1990年成立的一个国际工作组对 WHO 标准中的各项进行简化及标准化，并于 2000 年发布了第 1 版《实体瘤疗效评价标准》（Response Evaluation Criteria in Solid Tumors，RECIST）。RECIST 标准主要定义了可测量病灶、需随访病灶数量、一维评估肿瘤负担等。该标准随后被广泛用于各学术机构、合作团体等进行的以肿瘤客观缓解或进展为主要终点的试验中。该评价标准在 2009 年针对靶病灶的数目、疗效确认的必要性以及淋巴结的测量方面做了更新。因仍然运用基于肿瘤负荷的解剖成像技术进行疗效评估，故新标准被称为 RECIST 1.1 版本。

WHO 标准和 RECIST 标准均为将影像观察转化为定量和统计上易于处理的框架，用于测量肿瘤大小对治疗的反应。然而除肿瘤缩小外，它们不涉及抗肿瘤活性的评价。当应用其他抗肿瘤药物（分子靶向治疗、其他干预措施等）时，仅仅基于肿瘤大小变化的评估可能造成结果的误导。2005 年发布的美国肝病研究协会（AASLD）《肝癌治疗实践指南》指出，治疗反应的评估应考虑肿瘤内坏死区域来估计肿瘤负荷的减少，而不仅仅是肿瘤整体大小的减少。因此，美国肝病研究协会 – 国家癌症研究所杂志（AASLD-JNCI）指南首次正式修改了基于 RECIST 标准中的治疗反应评估标准，并于 2010 年发布了针对肝癌的改良实体瘤疗效评价标准（Modified Response Evaluation Criteria in Solid Tumors，mRECIST）。

二、肿瘤可测量性的基线检查

（一）定义

1. **可测量**　至少在一个径线上可精确测量的肿瘤病灶，需记录可测量病灶的最长径。
2. **不可测量**　最长径<10mm 的小病灶、真正不可测量的病灶。

（二）测量方法规范

患者应使用螺旋 CT（最好为多层扫描）或 MRI 进行基线及随访评估，所有 CT 及 MRI 检查均建议使用静脉造影剂。所有基线评估应尽可能在治疗开始之前进行，且不得超过治疗开始前 4 周。

增强 CT 或 MRI 的动脉期时肿瘤内血管与非强化坏死组织的对比度最高，因此存活肿瘤应在动脉期 CT 或 MRI 上进行测量。同时存活肿瘤直径的测量不应包括任何主要的坏死区域（附图 3-1）。

根据 mRECIST 标准测量存活肿瘤最长径评估治疗反应只适用于典型病变，对于非增强型的非典型病变以及任何肝外的肿瘤，应根据常规 RECIST 标准测量肿瘤的最长径总和。

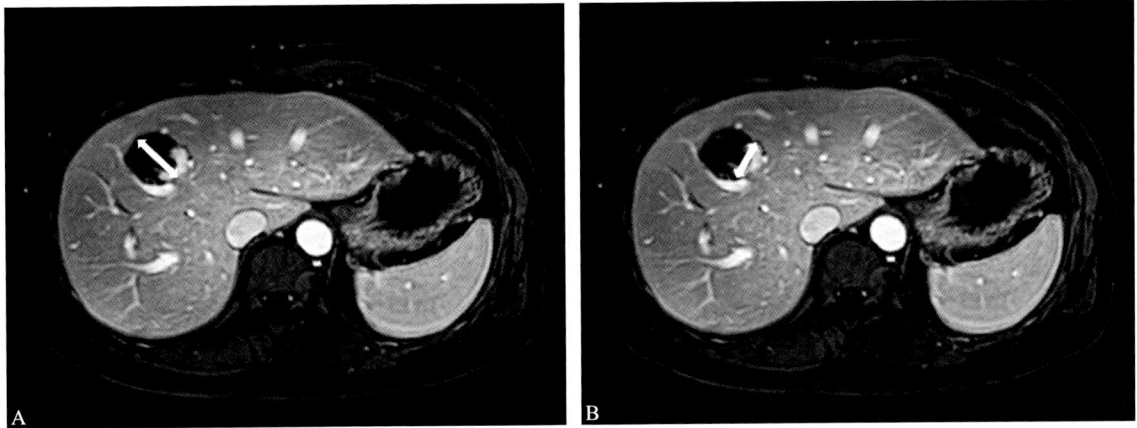

附图 3-1　存活肿瘤最长径的测量

A. 根据 RECIST1.0/1.1 标准测量治疗后肿瘤总直径（箭头）；B. 根据 mRECIST 标准测量治疗后最长存活肿瘤直径（箭头）。

（三）靶病灶的选择

靶病灶的选择应基于其大小及是否适合精确的重复测量。所有其他病变（或病变部位）应定义为非靶病灶，并且在基线检查时进行记录。非靶病灶无须测量，但应在整个随访过程中注意其存在与否。靶病灶具体选择标准如下：①病灶至少在一个径线上可精确测量为 1cm 或更大；②病灶边界清晰，可重复测量；③病灶内动脉在增强 CT 或增强 MR 检查中显示强化。

三、肿瘤疗效评价

（一）病灶疗效评价

1. 靶病灶评估

（1）完全缓解（complete response，CR）：所有靶病灶动脉期增强均消失。

（2）部分缓解（partial response，PR）：以靶病灶总直径基线为参考，靶病灶动脉期增强总直径较前减少 30% 以上。

（3）疾病稳定（stable disease，SD）：靶病灶改变介于部分缓解和疾病进展之间。

（4）疾病进展（progressive disease，PD）：以靶病灶总直径基线为参考，靶病灶动脉期增强总直径较前增加 20% 以上。

2. 非靶病灶评估

（1）完全缓解（complete response，CR）：所有非靶病灶消失，或所有非靶病灶内动脉期增强消失。

（2）不完全缓解（incomplete response，IR）：一个或多个非靶病灶存在；一个或多个非靶病灶内动脉期增强持续存在。

（3）疾病稳定（stable disease，SD）：一个或多个非靶病灶存在；一个或多个非靶病灶内动脉期增强持续存在。

（4）疾病进展（progressive disease，PD）：一个或多个新病灶出现和 / 或现有非靶病灶明显进展。

3. 新病灶
对新病灶在影像学的识别上没有具体的标准，但新病灶的发现应是明确的：即不能归因于扫描技术的差异、成像方式的改变或可被判定为非肿瘤性改变。PET-CT 对病灶评估需额外的研究，必要时可将其用于补充检查以评估疾病疗效，尤其是 PET-CT 可能发现"新病灶"。

（二）总体反应评估

与常规 RECIST 标准相同，在 mRECIST 评价标准中，患者的总体反应由靶病灶、非靶病灶及新病灶三者综合评估后得出结果，详见附表 3-1。

附表 3-1　mRECIST 标准总体反应评估

靶病灶	非靶病灶	新病灶	总体反映
CR	CR	无	CR
CR	IR/SD	无	PR
PR	非 PD	无	PR
SD	非 PD	无	SD
PD	任何	有或无	PD
任何	PD	有或无	PD
任何	任何	有	PD

四、mRECIST 标准在甲状腺介入治疗中的临床应用参考

目前相关研究表明，甲状腺良性及恶性的结节相较于正常甲状腺组织均表现出更多的血管生成。通过外周静脉注射微泡超声造影剂，可明显见到甲状腺结节出现增强，而甲状腺结节在消融治疗后多呈无增强。因此可通过超声造影观察消融区域血供的变化来评估局部治疗效果，超声造影被认为是甲状腺结节局部治疗后疗效评估的重要方法。

在改良实体瘤疗效评价标准（mRECIST）中，要求以螺旋 CT 或者 MRI 进行肿瘤基线及随访的评估，以保证病灶测量的精确及各方面可比性。考虑到社会资源消耗及患者依从性问题，临床上甲状腺结节（良性或恶性）介入消融治疗通常不采用 CT 或 MRI 检查进行术前评估及术后随访。此时可考虑参考 mRECIST 标准，以超声造影作为图像采集及测量手段，以甲状腺结节为靶病灶并根据靶病灶具体增强情况，进行甲状腺结节术前基线及术后随访的疗效评估。

甲状腺结节（靶病灶）评估参考示例如下：

1．**完全缓解**　甲状腺结节超声造影增强均消失。

2．**部分缓解**　以甲状腺结节总直径基线为参考，甲状腺结节超声造影增强总直径较前减少30%以上。

3．**疾病稳定**　甲状腺结节改变介于部分缓解和疾病进展之间。

4．**疾病进展**　以甲状腺结节总直径基线为参考，甲状腺结节超声造影增强总直径较前增加20%以上。

在实际临床工作中，甲状腺结节消融后的疗效评估更多采用体积缩小率（%）等指标。mRECIST 标准可用于低分化 / 未分化甲状腺癌靶向或免疫治疗后的疗效评估。

患者生活质量评分

一、Zubrod-ECOG-WHO 体力状态（Zubrod-ECOG-WHO Performance Status，ZPS）评分

活动状态是从患者的体力来了解其一般健康状况和对治疗耐受能力的指标。美国东部肿瘤协作组（Eastern Cooperative Oncology Group，ECOG）制订了一个较简化的活动状态评分表，将患者的活动状态分为 0~5 共 6 级（附表 4-1）。

附表 4-1　患者生活质量 ZPS 评分

ZPS 评分	体力状态
0	活动能力完全正常，与起病前活动能力无任何差异
1	能自由走动及从事轻体力活动，包括一般家务或办公室工作，但不能从事较重的体力活动
2	能自由走动及生活自理，但已丧失工作能力，日间不少于一半时间可以起床活动
3	生活仅能部分自理，日间一半以上时间卧床或坐轮椅
4	卧床不起，生活不能自理
5	死亡

二、Karnofsky 体力状态（Karnofsky Performance Status，KPS）评分

一般认为 Karnofsky 80 分以上为非依赖级（independent），即生活自理级；50~70 分为半依赖级（semi-independent），即生活半自理；50 分以下为依赖级（dependent），即生活需要别人帮助。大于 80 分者术后状态较好，存活期较长（附表 4-2）。

附表 4-2　患者生活质量 KPS 评分

KPS 评分	体力状况
100	正常，无症状和体征
90	能进行正常活动，有轻微症状和体征
80	勉强进行正常活动，有一些症状或体征
70	生活能自理，但不能维持正常生活和工作
60	生活能大部分自理，但偶尔需要别人帮助
50	常需要人照料
40	生活不能自理，需要特别照顾和帮助
30	生活严重不能自理
20	病重，需要住院和积极的支持治疗
10	病重，需要住院和积极的支持治疗
0	死亡

1. 甲状腺普通超声报告模板

超声检查报告单

超声号：

姓名：	性别：	年龄：	门诊号/住院号：
科别：	病床：	图像等级：	送检日期：
检查项目：		临床诊断：	
仪器型号：	探头频率：	检查途径：	

普通超声描述：

甲状腺右叶大小：左右径 11mm，前后径 13mm。

甲状腺左叶大小：左右径 12mm，前后径 12mm。

甲状腺峡部厚度：2.2mm。

甲状腺体积正常，形态正常，表面光滑，包膜完整，内部回声中等，细密，分布不均匀。CDFI：腺体内血流信号未见明显异常。

甲状腺右侧叶可见数个囊实性结节，较大者位于上极，大小 10mm×7mm×8mm，形态规则，水平位生长，边界清，边缘光整，内部回声欠均匀，内部未见明显点状强回声，未见明显声晕，后方回声无明显变化。CDFI：内见少量血流信号。

双侧甲状旁腺区未见明显异常回声。

右侧颈部见数个低回声区，较大者为 10mm×3mm。形态尚规则，边界尚清晰，淋巴门欠清晰，CDFI：内部见星点状血流信号。

左侧颈部见数个低回声区，较大者为 10mm×4mm。形态尚规则，边界尚清晰，淋巴门尚清晰，CDFI：内部见星点状血流信号。

超声提示：

甲状腺右侧叶囊实性结节，TI-RADS：3 类，请结合临床

目前双侧甲状旁腺区未见明显异常

双侧颈部淋巴结可显示

（解释：TI-RADS 1-2 类，恶性可能 0%；TI-RADS 3 类，恶性可能 1.7%；TI-RADS 4a 类，恶性可能 3.3%；TI-RADS 4b 类，恶性可能 9.2%；TI-RADS 4c 类，恶性可能 44.4%～72.4%；TI-RADS 5 类，恶性可能 87.5%。）

检查日期：	记录者：	报告医师：

注：本报告仅供临床医师参考。

2．甲状腺弹性超声报告模板

超声检查报告单

超声号：

姓名：	性别：	年龄：	门诊号／住院号：
科别：	病床：	图像等级：	送检日期：
检查项目：		临床诊断：	
仪器型号：	探头频率：	检查途径：	

超声描述：

普通超声：甲状腺左叶中上部见一个实性低回声区，大小为 10mm×8mm×10mm。边界欠清晰，形态呈分叶状，纵横比＞1，其内见数个点状强回声，未见明显声晕，后方回声无明显变化。CDFI：内部见少量血流信号。

剪切波弹性成像测值：结节内部及周边填充可，内部呈不均匀彩色分布，测量 3 次，取 3 次测值平均值。

弹性测值	杨氏模量最大值 /kPa	杨氏模量平均值 /kPa
第一次	64.9	28.7
第二次	58.8	27.5
第三次	61.7	29.0
平均值	61.8	28.4

应变弹性成像结果：该结节及周边组织均呈蓝色，按照 Itoh 5 分法，该结节为 5 分。

弹性成像提示：

甲状腺左叶中上部实性结节伴钙化，TI-RADS：4c 类。剪切波弹性成像结节杨氏模量最大值 61.8kPa，平均值 28.4kPa。结节质地偏硬，建议超声引导下细针穿刺。

检查日期：	记录者：	报告医师：

注：本报告仅供临床医师参考。

3. 甲状腺囊肿超声介入报告模板

超声检查报告单

超声号:

姓名:	性别:	年龄:	门诊号／住院号:
科别:	病床:	图像等级:	送检日期:
检查项目:		临床诊断:	
仪器型号:		探头频率:	检查途径:

超声描述:

　　术前超声示:甲状腺右侧叶中上部颈动脉前外侧见一纺锤形弱无回声区,大小为 32mm×12mm×22mm。壁光滑,形态规则,水平位生长,内透声尚可。CDFI:内部未见血流信号。

　　经术前讨论和知情同意告知后,拟行超声引导下甲状腺右侧叶囊肿穿刺抽液硬化术。

　　术中:平卧,右侧颈部皮肤常规消毒、铺巾、2% 利多卡因局麻后,超声引导下将 7 号针穿刺进入囊肿内,抽出混浊液体 6mL。注入生理盐水反复冲洗至清亮后,注入超声造影剂观察,囊肿与外部无相通,抽出全部液体后,每次注入 1% 聚桂醇 2mL 反复冲洗后抽出,冲洗抽出 5 次后,再注入 1mL 聚桂醇保留,退针。术毕,患者无明显不适,生命体征平稳,嘱其局部加压,不适随诊。

术后注意事项:

　　1. 局部压迫 30min,休息 2h,对症处理。

　　2. 保持创口干燥、清洁 24h。

　　3. 术后 1 个月、3 个月、6 个月、12 个月复查。

　　4. 不适随诊。

超声提示:

　　超声引导甲状腺右侧叶囊肿穿刺抽液药物硬化术

检查日期:	记录者:	报告医师:

　　注:本报告仅供临床医师参考。

4．甲状腺肿瘤超声介入报告模板

超声检查报告单

超声号：

姓名：	性别：	年龄：	门诊号 / 住院号：
科别：	病床：	图像等级：	送检日期：
检查项目：		临床诊断：	
仪器型号：		探头频率：	检查途径：

超声描述：

术前检查：甲状腺双侧叶大小形态正常，甲状腺右叶下极见一个等回声区，大小为 38mm×21mm×28mm。边界尚清晰，形态尚规则，水平位生长，边缘光整，内部回声欠均匀，未见明显点状强回声，周边未见声晕。CDFI：结节内部见血流信号。

经术前讨论和知情同意告知后，拟行超声引导下甲状腺右叶结节微波消融术：

1．患者取仰卧位，颈部过伸位，常规消毒、铺巾，超声引导下以 2% 盐酸利多卡因与生理盐水 1∶1 配比液局部麻醉皮肤至甲状腺被膜，将右侧叶甲状腺与颈前肌群分离。

2．将微波针置入结节内预定位置，开启微波消融仪，移动式消融。术中密切观察肿瘤内消融灶情况并随时调整针尖位置，消融功率 30W，消融时间 8min30s。

3．消融完成后予以针道消融。穿刺点加压包扎。术后超声造影提示消融区未见明确血供，范围大于灰阶所测范围。

4．手术过程顺利，术后患者生命体征平稳，无明显不适。

5．嘱局部压迫 30min，禁食 3h；必要时予以镇痛。于术后 1 个月、3 个月、6 个月、12 个月、18 个月、24 个月来院随访。

超声提示：

超声引导下甲状腺右叶结节微波消融术

检查日期：　　　　　记录者：　　　　　报告医师：

注：本报告仅供临床医师参考。

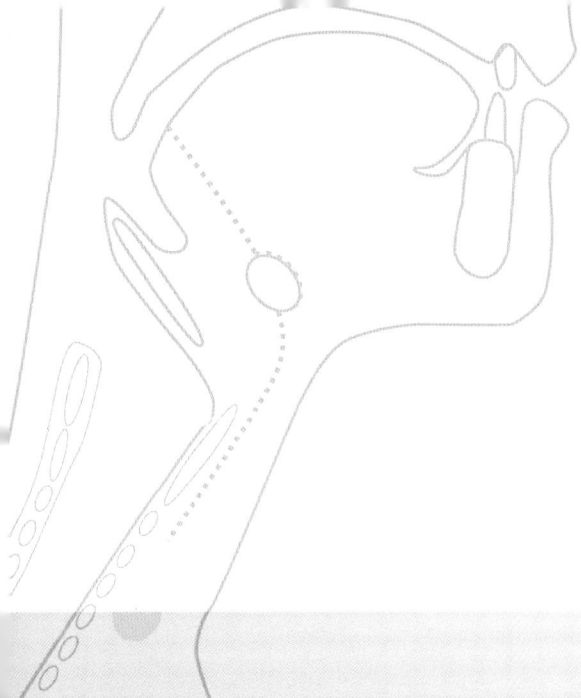

参考文献

[1]　高明，葛明华. 甲状腺肿瘤学. 北京：人民卫生出版社，2018.

[2]　成令忠、王一飞、钟翠平. 组织胚胎学——人体发育和功能组织学. 上海：上海科学技术文献出版社，2003.

[3]　高英茂. 组织学与胚胎学. 北京：人民卫生出版社，2004.

[4]　纪小龙，吉米. 甲状腺病理诊断. 北京：人民军医出版社，2011.

[5]　燕山，詹维伟，周建桥. 甲状腺与甲状旁腺超声影像学. 北京：科学技术文献出版社，2009.

[6]　武忠弼，杨光华. 中华外科病理学. 北京：人民卫生出版社，2002.

[7]　朱大年，王庭槐. 生理学. 8 版. 北京：人民卫生出版社，2013.

[8]　贺亚萍，徐辉雄. 超声引导细针穿刺抽吸活组织检查联合分子标志物诊断甲状腺肿瘤的进展. 中华医学超声杂志（电子版），2015，12（10）：753-756.

[9]　梁萍，姜玉新. 超声 E 成像临床应用指南. 北京：人民卫生出版社，2018.

[10]　万学红，卢雪峰. 诊断学. 8 版. 北京：人民卫生出版社，2013.

[11]　高明，于洋，李树玲，等. 58 例甲状腺髓样癌降钙素及其基因相关肽检测的临床意义. 中国肿瘤临床，2004，31（14）：784-787.

[12]　中华医学会内分泌学分会，《中国甲状腺疾病诊治指南》编写组. 中国甲状腺疾病诊治指南——甲状腺疾病的实验室及辅助检查. 中华内科杂志，2007，46（8）：697-702.

[13]　中国抗癌协会甲状腺癌专业委员会（CATO）. 甲状腺癌血清标志物临床应用专家共识（2017 版）. 中国肿瘤临床，2018，45（1）：7-13.

[14]　李玉林. 病理学. 8 版. 北京：人民卫生出版社，2013.

[15]　吴孟超，吴在德. 黄家驷外科学. 7 版. 北京：人民卫生出版社，2008.

[16]　张玉，吴秋良，云径平. 2017 年第四版世界卫生组织甲状腺肿瘤病理新分类解读. 中华耳鼻咽喉头颈外科杂志，2018，53（9）：718-720.

[17]　中华医学会内分泌学分会，中华医学会外科学分会内分泌学组，中国抗癌协会头颈肿瘤专业委员会，等. 甲状腺结节和分化型甲状腺癌诊治指南. 中华核医学与分子影像杂志，2013，33（2）：96-115.

[18]　李兴睿，徐滔. 美国癌症联合委员会第 8 版分化型甲状腺癌 TNM 分期更新解读. 临床外科杂志，2019，27（1）：33-35.

[19]　董芬，张彪，单广良. 中国甲状腺癌的流行现状和影响因素. 中国癌症杂志，2016，26（1）：47-52.

[20]　李小毅. 2015 年美国甲状腺学会《成人甲状腺结节与分化型甲状腺癌诊治指南》解读：外科部分. 中国癌症杂志，2016，26（1）：13-18.

[21]　朱精强. 甲状腺手术中甲状旁腺保护专家共识. 中国实用外科杂志，2015，35（7）：731-736.

[22]　田文，张浩. 甲状腺外科能量器械应用专家共识（2017 版）. 中国实用外科杂志，2017，37（9）：992-997.

[23]　高明，葛明华. 甲状腺外科 ERAS 中国专家共识（2018 版）. 中国肿瘤，2019，28（1）：26-38.

[24]　田文，郗洪庆. 分化型甲状腺癌外科诊疗进展及展望. 中国实用外科杂志，2020，40（1）：78-82.

[25]　王宇，田文，嵇庆海，等. 甲状腺髓样癌诊断与治疗中国专家共识（2020 版）. 中国实用外科杂志，2020，40（9）：1012-1020.

[26]　宫子木，杨威. 2015 年美国国家综合癌症网弥漫大 B 细胞淋巴瘤诊疗指南解读. 中国实用内科杂志，2015，35（5）：406-410.

[27]　MOHEBATI A, SHAHA AR. Anatomy of thyroid and parathyroid glands and neurovascular relations. Clin Anat, 2012, 25(1): 19-31.

[28]　NOUSSIOS G, ANAGNOSTIS P, GOULIS DG, et al. Ectopic thyroid tissue: anatomical, clinical, and surgical implications of a rare entity. Eur J Endocrinol, 2011, 165(3): 375-382.

[29]　CLINKSCALES W, ONG A, NGUYEN S, et al. Diagnostic value of RAS mutations in indeterminate thyroid nodules. Otolaryngol Head Neck Surg, 2017, 156(3): 472-479.

[30]　NAJAFIAN A, NOURELDINE S, AZAR F, et al. RAS mutations, and RET/PTC and PAX8/PPAR-gamma chromosomal rearrangements are also prevalent in benign thyroid lesions: implications thereof and a systematic review. Thyroid, 2017, 27(1): 39-48.

[31] NIKIFOROVA MN, WALD AI, ROY S, et al. Targeted next-generation sequencing panel (ThyroSeq) for detection of mutations in thyroid cancer. J Clin Endocrinol Metab, 2013, 98(11): E1852-E1860.

[32] NIKIFOROV YE, CARTY SE, CHIOSEA SI, et al. Impact of the multi-gene ThyroSeq next-generation sequencing assay on cancer diagnosis in thyroid nodules with atypia of undetermined significance/follicular lesion of undetermined significance cytology. Thyroid, 2015, 25(11): 1217-1223.

[33] DE KOSTER EJ, DE GEUS-OEI LF, DEKKERS OM, et al. Diagnostic utility of molecular and imaging biomarkers in cytological indeterminate thyroid nodules. Endocr Rev, 2018, 39(2): 154-191.

[34] GOLDNER WS, ANGELL TE, MCADOO SL, et al. Molecular variants and their risks for malignancy in cytologically indeterminate thyroid nodules. Thyroid, 2019, 29(11): 1594-1605.

[35] PENNA GC, VAISMAN F, VAISMAN M, et al. Molecular markers involved in tumorigenesis of thyroid carcinoma: focus on aggressive histotypes. Cytogenet Genome Res, 2016, 150(3-4): 194-207.

[36] LIU X, QU S, LIU R, et al. TERT promoter mutations and their association with BRAF V600E mutation and aggressive clinicopathological characteristics of thyroid cancer. J Clin Endocrinol Metab, 2014, 99(6): E1130-E1136.

[37] MELO M, DA ROCHA AG, VINAGRE J, et al. TERT promoter mutations are a major indicator of poor outcome in differentiated thyroid carcinomas. J Clin Endocrinol Metab, 2014, 99(5): E754-E765.

[38] YIP L, NIKIFOROVA MN, YOO JY, et al. Tumor genotype determines phenotype and disease-related outcomes in thyroid cancer: a study of 1510 patients. Ann Surg, 2015, 262(3): 519-525.

[39] AFKHAMI M, KARUNAMURTHY A, CHIOSEA S, et al. Histopathologic and clinical characterization of thyroid tumors carrying the BRAF(K601E) mutation. Thyroid, 2016, 26(2): 242-247.

[40] VALVO V, NUCERA C. Coding molecular determinants of thyroid cancer development and progression. Endocrinol Metab Clin North Am, 2019, 48(1): 37-59.

[41] KURE S, WADA R, NAITO Z. Relationship between genetic alterations and clinicopathological characteristics of papillary thyroid carcinoma. Med Mol Morphol, 2019, 52(4): 181-186.

[42] ZHU Z, CIAMPI R, NIKIFOROVA MN, et al. Prevalence of RET/PTC rearrangements in thyroid papillary carcinomas: effects of the detection methods and genetic heterogeneity. J Clin Endocrinol Metab, 2006, 91(9): 3603-3610.

[43] XING M, HAUGEN BR, SCHLUMBERGER M. Progress in molecular-based management of differentiated thyroid cancer. Lancet, 2013, 381(9871): 1058-1069.

[44] Cancer Genome Atlas Research Network. Integrated genomic characterization of papillary thyroid carcinoma. Cell, 2014, 159(3): 676-690.

[45] DURANTE C, GRANI G, LAMARTINA L, et al. The diagnosis and management of thyroid nodules: a review. JAMA, 2018, 319(9): 914-924.

[46] PAULSON VA, RUDZINSKI ER, HAWKINS DS. Thyroid cancer in the pediatric population. Genes (basel), 2019, 10(9): 723.

[47] LIU R, XING M. TERT promoter mutations in thyroid cancer. Endocr Relat Cancer, 2016, 23(3): R143-R155.

[48] XING M, LIU R, LIU X, et al. BRAF^{V600E} and TERT promoter mutations cooperatively identify the most aggressive papillary thyroid cancer with highest recurrence. J Clin Oncol, 2014, 32(25): 2718-2726.

[49] MAYSON SE, HAUGEN BR. Molecular diagnostic evaluation of thyroid nodules. Endocrinol Metab Clin North Am, 2019, 48(1): 85-97.

[50] RAMAN P, KOENIG RJ. Pax-8-PPAR-γ fusion protein in thyroid carcinoma. Nat Rev Endocrinol, 2014, 10(10): 616-623.

[51] PASKAŠ S, JANKOVIĆ J, ŽIVALJEVIĆ V, et al. Malignant risk stratification of thyroid FNA specimens with indeterminate cytology based on molecular testing. Cancer Cytopathol, 2015, 123(8): 471-479.

[52] CHU YH, LLOYD RV. Medullary thyroid carcinoma: recent advances including microRNA expression. Endocr Pathol, 2016, 27(4): 312-324.

[53] STOKOWY T, WOJTAS B, JARZAB B, et al. Two-miRNA classifiers differentiate mutation-negative follicular thyroid carcinomas and follicular thyroid adenomas in fine needle aspirations with high specificity. Endocrine, 2016, 54(2): 440-447.

[54] AZIZI G, KIRK F, OGDEN L, et al. Precision medicine with 3D ultrasound. Video Endocrinology, 2020, 7(3): ve. 2020. 0191.

[55] ZHAO CK, CHEN SG, ALIZAD A, et al. Three-dimensional shear wave elastography for differentiating benign from malignant thyroid nodules. J Ultrasound Med, 2018, 37(7): 1777-1788.

[56] SHIINA T, NIGHTINGALE KR, PALMERI ML, et al. WFUMB guidelines and recommendations for clinical use of ultrasound elastography: Part 1: basic principles and terminology. Ultrasound Med Biol, 2015, 41(5): 1126-1147.

[57] COSGROVE D, BARR R, BOJUNGA J, et al. WFUMB guidelines and recommendations on the clinical use of ultrasound elastography: part 4. Thyroid. Ultrasound Med Biol, 2017, 43(1): 4-26.

[58] SHIN HJ, KIM MJ, KIM HY, et al. Comparison of shear wave velocities on ultrasound elastography between different machines, transducers, and acquisition depths: a phantom study. Eur Radiol, 2016, 26(10): 3361-3367.

[59] ZHANG YF, XU HX, XU JM, et al. Acoustic radiation force impulse elastography in the diagnosis of thyroid nodules: useful or not useful? Ultrasound Med Biol, 2015, 41(10): 2581-2593.

[60] ZHANG YF, XU HX, HE Y, et al. Virtual touch tissue quantification of acoustic radiation force impulse: a new ultrasound elastic imaging in the diagnosis of thyroid nodules. PLoS One, 2012, 7: e49094.

[61] ZHANG YF, HE Y, XU HX, et al. Virtual touch tissue imaging on acoustic radiation force impulse elastography: a new technique for differential diagnosis between benign and malignant thyroid nodules. J Ultrasound Med, 2014, 33(4): 585-595.

[62] XU JM, XU XH, XU HX, et al. Conventional US, US elasticity imaging, and acoustic radiation force impulse imaging for prediction of malignancy in thyroid nodules. Radiology, 2014, 272(2): 577-586.

[63] XU JM, XU HX, ZHANG YF, et al. Virtual touch tissue imaging for differential diagnosis of thyroid nodules: additional value of the area ratio. J Ultrasound Med, 2016, 35(5): 917-926.

[64] ZHOU H, ZHOU XL, XU HX, et al. Virtual touch tissue imaging and quantification in the evaluation of thyroid nodules. J Ultrasound Med, 2017, 36(2): 251-260.

[65] MAO F, XU HX, ZHOU H, et al. Assessment of virtual touch tissue imaging quantification and the ultrasound thyroid imaging reporting and data system in patients with thyroid nodules referred for biopsy. J Ultrasound Med, 2018, 37(3): 725-736.

[66] PARK AY, SON EJ, HAN K, et al. Shear wave elastography of thyroid nodules for the prediction of malignancy in a large scale study. Eur J Radiol, 2015, 84(3): 407-412.

[67] LIU BJ, LI DD, XU HX, et al. Quantitative shear wave velocity measurement on acoustic radiation force impulse elastography for differential diagnosis between benign and malignant thyroid nodules: a meta-analysis. Ultrasound Med Biol, 2015, 41(12): 3035-3043.

[68] FRIEDRICH-RUST M, VORLAENDER C, DIETRICH CF, et al. Evaluation of strain elastography for differentiation of thyroid nodules: results of a prospective DEGUM multicenter study. Ultraschall Med, 2016, 37(3): 262-270.

[69] DOBRUCH-SOBCZAK K, ZALEWSKA EB, GUMINSKA A, et al. Diagnostic performance of shear wave elastography parameters alone and in combination with conventional B-mode ultrasound parameters for the characterization of thyroid nodules: a prospective, dual-center study. Ultrasound Med Biol, 2016, 42(12): 2803-2811.

[70] LIU BJ, XU HX, ZHANG YF, et al. Acoustic radiation force impulse elastography for differentiation of benign and malignant thyroid nodules with concurrent Hashimoto's thyroiditis. Med Oncol, 2015, 32(3): 50.

[71] SAMIR AE, DHYANI M, ANVARI A, et al. Shear-wave elastography for the preoperative risk stratification of follicular-patterned lesions of the thyroid: diagnostic accuracy and optimal measurement plane. Radiology, 2015, 277(2): 565-573.

[72] PARK AY, KIM JA, SON EJ, et al. Shear-wave elastography for papillary thyroid carcinoma can improve prediction

of cervical lymph node metastasis. Ann Surg Oncol, 2016, 23(Suppl 5): 722-729.

[73] LAM AC, PANG SW, AHUJA AT, et al. The influence of precompression on elasticity of thyroid nodules estimated by ultrasound shear wave elastography. Eur Radiol, 2016, 26(8): 2845-2852.

[74] CILEDAG N, ARDA K, ARIBAS BK, et al. The utility of ultrasound elastography and MicroPure imaging in the differentiation of benign and malignant thyroid nodules. Am J Roentgenol, 2012, 198(3): W244-W249.

[75] MACK LM, MASTROBATTISTA JM, GANDHI R, et al. Characterization of placental microvasculature using superb microvascular imaging. J Ultrasound Med, 2019, 38(9): 2485-2491.

[76] HAUGEN BR, ALEXANDER EK, BIBLE KC, et al. 2015 American thyroid association management guidelines for adult patients with thyroid nodules and differentiated thyroid cancer: the American thyroid association guidelines task force on thyroid nodules and differentiated thyroid cancer. Thyroid, 2016, 26(1): 1-133.

[77] ZHAN J, DING H. Application of contrast-enhanced ultrasound for evaluation of thyroid nodules. Ultrasonography, 2018, 37(4): 288-297.

[78] HENNESSEY JV. CLINICAL REVIEW: Riedel s thyroiditis: a clinical review. J Clin Endocrinol Metab, 2011, 96(10): 3031-3041.

[79] ITO Y, FUJII K, MURASE T, et al. Striated duct adenoma presenting with intra-tumoral hematoma and papillary thyroid carcinoma-like histology. Pathol Int, 2017, 67(6): 316-321.

[80] MICHALOPOULOS N, PAPAVRAMIDIS TS, KARAYANNOPOULOU G, et al. Cervical thymic cysts in adults. Thyroid, 2011, 21(9): 987-992.

[81] CHAUDHARI J, FERNANDEZ G, NAIK L, et al. Intrathyroidal multiloculated proliferating thymic cyst. Endocr Pathol, 2015, 26(1): 45-47.

[82] AHUJA AT, CHANG AR, TO E, et al. Intrathyroidal lymphoepithelial (branchial) cyst: sonographic features of a rare lesion. AJNR Am J Neuroradiol, 2000, 21 (7): 1340-1343.

[83] GERAMIZADEH B, MALEKI Z. Non-invasive follicular thyroid neoplasm with papillary-like nuclear features (NIFTP): a review and update. Endocrine, 2019, 64(3): 433-440.

[84] GIOVANELLA L, TREGLIA G, IAKOVOU I, et al. EANM practice guideline for PET/CT imaging in medullary thyroid carcinoma. Eur J Nucl Med Mol Imaging, 2020, 47(1): 61-77.

[85] ALEXANDER EK, PEARCE EN, BRENT GA, et al. 2017 Guidelines of the American thyroid association for the diagnosis and management of thyroid disease during pregnancy and the postpartum. Thyroid, 2017, 27(3): 315-389.

[86] ROSS DS, BURCH HB, COOPER DS, et al. 2016 American thyroid association guidelines for diagnosis and management of hyperthyroidism and other causes of thyrotoxicosis. Thyroid, 2016, 26(10): 1343-1421.

[87] NABHAN F, RINGEL MD. Thyroid nodules and cancer management guidelines: comparisons and controversies. Endocr Relat Cancer, 2017, 24(2): R13-R26.

[88] KAHALY GJ, BARTALENA L, HEGEDÜS L, et al. 2018 European thyroid association guideline for the management of Graves, hyperthyroidism. Eur Thyroid J, 2018, 7(4): 167-186.

[89] TOUMI A, DIGENNARO C, VAHDAT V, et al. Trends in Thyroid surgery and guideline-concordant care in the United States, 2007-2018. Thyroid, 2021, 31(6): 941-949.

[90] GUAN H, TORALDO G, CERDA S, et al. Utilities of RAS, mutations in preoperative fine needle biopsies for decision making for thyroid nodule management: results from a single-center prospective cohort. Thyroid, 2020, 30(4): 536-547.

[91] BALOCH ZW, LIVOLSI VA. Special types of thyroid carcinoma. Histopathology, 2018, 72(1): 40-52.

[92] WELLS SA JR, ASA SL, DRALLE H, et al. Revised American thyroid association guidelines for the management of medullary thyroid carcinoma. Thyroid, 2015, 25(6): 567-610.

[93] YUN G, KIM YK, CHOI SI, et al. Medullary thyroid carcinoma: Application of thyroid imaging reporting and data system (TI-RADS) classification. Endocrine, 2018, 61(2): 285-292.

[94] ZHAO J, YANG F, WEI X, et al. Ultrasound features value in the diagnosis and prognosis of medullary thyroid

carcinomA. Endocrine, 2021, 72(3): 727-734.

[95] MOLINARO E, ROMEI C, BIAGINI A, et al. Anaplastic thyroid carcinoma: from clinicopathology to genetics and advanced therapies. Nat Rev Endocrinol, 2017, 13(11): 644-660.

[96] CARDOSO L, STEVENSON M, THAKKER RV. Molecular genetics of syndromic and non-syndromic forms of parathyroid carcinoma. Hum Mutat, 2017, 38(12): 1621-1648.

[97] BATTISTELLA E, POMBA L, MATTARA G, et al. Metastases to the thyroid gland: review of incidence, clinical presentation, diagnostic problems and surgery, our experience. J Endocrinol Invest, 2020, 43(11): 1555-1560.

[98] AHN HS, KIM HJ, WELCH HG. Korea s thyroid-cancer "epidemic" —screening and overdiagnosis. N Engl J Med, 2014, 371(19): 1765-1767.

[99] VACCARELLA S, FRANCESCHI S, BRAY F, et al. Worldwide thyroid-cancer epidemic? the increasing impact of overdiagnosis. N Engl J Med, 2016, 375(7): 614-617.

[100] TESSLER FN, MIDDLETON WD, GRANT EG, et al. ACR thyroid imaging, reporting and data system (TI-RADS): white paper of the ACR TI-RADS committee. J Am Coll Radiol, 2017, 14(5): 587-595.

[101] ANDREOTTI RF, TIMMERMAN D, BENACERRAF BR, et al. Ovarian-Adnexal Reporting lexicon for ultrasound: A white paper of the ACR Ovarian-Adnexal reporting and data system committee. J Am Coll Radiol, 2018, 15(10): 1415-1429.

[102] GORE RM, PICKHARDT PJ, MORTELE KJ, et al. Management of incidental liver lesions on CT: a white paper of the ACR incidental findings committee. J Am Coll Radiol, 2017, 14(11): 1429-1437.

[103] HERTS BR, SILVERMAN SG, HINDMAN NM, et al. Management of the incidental renal mass on CT: a white paper of the ACR incidental findings committee. J Am Coll Radiol, 2018, 15(2): 264-273.

[104] HORVATH E, SILVA CF, MAJLIS S, et al. Prospective validation of the ultrasound based TIRADS classification: results in surgically resected thyroid nodules. Eur Radiol, 2017, 27(6): 2619-2628.

[105] RUSS G, ROYER B, BIGORGNE C, et al. Prospective evaluation of thyroid imaging reporting and data system on 4550 nodules with and without elastography. Eur J Endocrinol, 2013, 168(5): 649-655.

[106] KWAK JY, HAN KH, YOON JH, et al. Thyroid imaging reporting and data system for US features of nodules: a step in establishing better stratification of cancer risk. Radiology, 2011, 260(3): 892-899.

[107] ZHOU J, SONG Y, ZHAN W, et al. Thyroid imaging reporting and data system (TIRADS) for ultrasound features of nodules: multicentric retrospective study in China. Endocrine, 2021, 72(1): 157-170.

[108] ZHOU H, YUE WW, DU LY, et al. A modified thyroid imaging reporting and data system (mTI-RADS) for thyroid nodules in coexisting Hashimoto s thyroiditis. Sci Rep, 2016(6): 26410.

[109] ZHAO CK, REN TT, YIN YF, et al. A comparative analysis of two machine learning-based diagnostic patterns with thyroid imaging reporting and data system for thyroid nodules: diagnostic performance and unnecessary biopsy rate. Thyroid, 2021, 31(3): 470-481.

[110] LI X, ZHANG S, ZHANG Q, et al. Diagnosis of thyroid cancer using deep convolutional neural network models applied to sonographic images: a retrospective, multicohort, diagnostic study. Lancet Oncol, 2019, 20(2): 193-201.

[111] WILDMAN-TOBRINER B, BUDA M, HOANG JK, et al. Using artificial intelligence to revise ACR TI-RADS risk stratification of thyroid nodules: diagnostic accuracy and utility. Radiology, 2019, 292(1): 112-119.

[112] JIANG M, LI C, TANG S, et al. Nomogram based on shear-wave elastography radiomics can improve preoperative cervical lymph node staging for papillary thyroid carcinoma. Thyroid, 2020, 30(6): 885-897.

[113] YU J, DENG Y, LIU T, et al. Lymph node metastasis prediction of papillary thyroid carcinoma based on transfer learning radiomics. Nat Commun, 2020, 11(1): 4807.

[114] LEE JH, BAEK JH, KIM JH, et al. Deep learning-based computer-aided diagnosis system for localization and diagnosis of metastatic lymph nodes on ultrasound: a pilot study. Thyroid, 2018, 28(10): 1332-1338.

[115] YE R, ZHOU X, SHAO F, et al. Feasibility of a 5G-based robot-assisted remote ultrasound system for cardiopulmonary assessment of patients with coronavirus disease 2019. Chest, 2021, 159(1): 270-281.

[116] GEORGESCU M, SACCCOMANDI A, BAUDRON B, et al. Remote sonography in routine clinical practice between two isolated medical centers and the university hospital using a robotic arm: a 1-year study. Telemed J E Health, 2016, 22(4): 276-281.

[117] WANG D, FU HJ, XU HX, et al. Comparison of fine needle aspiration and non-aspiration cytology for diagnosis of thyroid nodules: A prospective, randomized, and controlled trial. Clin Hemorheol Microcirc, 2017, 66(1): 67-81.

[118] PARK HS, BAEK JH, CHOI YJ, et al. Innovative techniques for image-guided ablation of benign thyroid nodules: combined ethanol and radiofrequency ablation. Korean J Radiol, 2017, 18(3): 461-469.

[119] KHOO TK. Ethanol ablation of cystic thyroid nodules. Mayo Clin Proc, 2019, 94(1): 171.

[120] TRIMBOLI P, D, AURIZIO F, TOZZOLI R, et al. Measurement of thyroglobulin, calcitonin, and PTH in FNA washout fluids. Clin Chem Lab Med, 2017, 55(7): 914-925.

[121] CHRISTAKIS I, BUSSAIDY N, CLARKE C, et al. Differentiating atypical parathyroid neoplasm from parathyroid cancer. Ann Surg Oncol, 2016, 23(9): 2889-2897.

[122] LIU J, ZHAN WW, ZHOU JQ, et al. Role of ultrasound in the differentiation of parathyroid carcinoma and benign parathyroid lesions. Clin Radiol, 2020, 75(3): 179-184.

[123] SUNG JY. Parathyroid ultrasonography: the evolving role of the radiologist. Ultrasonography, 2015, 34(4): 268-274.

[124] WILHELM SM, WANG TS, RUAN DT, et al. The American association of endocrine surgeons guidelines for definitive management of primary hyperparathyroidism. JAMA Surg, 2016, 151(10): 959-968.

[125] XU JM, XU XH, XU HX, et al. Prediction of cervical lymph node metastasis in patients with papillary thyroid cancer using combined conventional ultrasound, strain elastography, and acoustic radiation force impulse (ARFI) elastography. Eur Radiol, 2016, 26(8): 2611-2622.

[126] TIAN X, SONG Q, XIE F, et al. Papillary thyroid carcinoma: an ultrasound-based nomogram improves the prediction of lymph node metastases in the central compartment. Eur Radiol, 2020, 30(11): 5881-5893.

[127] LIU C, XIAO C, CHEN J, et al. Risk factor analysis for predicting cervical lymph node metastasis in papillary thyroid carcinoma: a study of 966 patients. BMC Cancer, 2019, 19(1): 622-632.

[128] CHEN J, LI XL, ZHAO CK, et al. Conventional ultrasound, immunohistochemical factors and BRAFV600E mutation in predicting central cervical lymph node metastasis of papillary thyroid carcinoma. Ultrasound Med Biol, 2018, 44(11): 2296-2306.

[129] GHARIB H, PAPINI E, GARBER JR, et al. American Association of Clinical Endocrinologists, American College of Endocrinology, and Associazione Medici Endocrinologi medical guidelines for clinical practice for the diagnosis and management of thyroid nodules—2016 update. Endocr Pract, 2016, 22(5): 622-639.

[130] HAN PA, KIM HS, CHO S, et al. Association of BRAF(V600E) mutation and microRNA expression with central lymph node metastases in papillary thyroid cancer: A prospective study from four endocrine surgery centers. Thyroid, 2016, 26(4): 532-542.

[131] JEON MJ, KIM WG, CHOI YM, et al. Features predictive of distant metastasis in papillary thyroid microcarcinomas. Thyroid, 2016, 26(1): 161-168.

[132] SPINELLI C, TOGNETTI F, STRAMBI S, et al. Cervical lymph node metastases of papillary thyroid carcinoma, in the central and lateral compartments, in children and adolescents: predictive factors. World J Surg, 2018, 42(8): 2444-2453.

[133] FISHER SB, PERRIER ND. The incidental thyroid nodule. CA Cancer J Clin, 2018, 68(2): 97-105.

[134] HEGEDÜS L. Clinical practice. The thyroid nodule. N Engl J Med, 2004, 351(17): 1764-1771.

[135] BONGIOVANNI M, SPITALE A, FAQUIN WC, et al. The Bethesda System for reporting thyroid cytopathology: a meta-analysis. Acta Cytol, 2012, 56(4): 333-339.

[136] SAIEG MA, BARBOSA B, NISHI J, et al. The impact of repeat FNA in non-diagnostic and indeterminate thyroid nodules: A 5-year single-centre experience. Cytopathology, 2018, 29(2): 196-200.

[137] JARAGH M, CARYDIS VB, MACMILLAN C, et al. Predictors of malignancy in thyroid fine-needle aspirates "cyst fluid only" cases: can potential clues of malignancy be identified? Cancer, 2009, 117(5): 305-310.

[138] GARCÍA-PASCUAL L, BARAHONA MJ, BALSELLS M, et al. Complex thyroid nodules with nondiagnostic fine needle aspiration cytology: histopathologic outcomes and comparison of the cytologic variants (cystic vs. acellular). Endocrine, 2011, 39(1): 33-40.

[139] STRACCIA P, ROSSI ED, BIZZARRO T, et al. A meta-analytic review of the Bethesda system for reporting thyroid cytopathology: has the rate of malignancy in indeterminate lesions been underestimated? Cancer Cytopathol, 2015, 123(12): 713-722.

[140] RENSHAW AA. Does a repeated benign aspirate change the risk of malignancy after an initial atypical thyroid fine-needle aspiration? Am J Clin Pathol, 2010, 134(5): 788-792.

[141] VANDERLAAN PA, MARQUSEE E, KRANE JF. Clinical outcome for atypia of undetermined significance in thyroid fine-needle aspirations: should repeated FNA be the preferred initial approach? Am J Clin Pathol, 2011, 135(5): 770-775.

[142] DOMINGO RP, OGDEN LL, BEEN LC, et al. Identification of parathyroid tissue in thyroid fine-needle aspiration: A combined approach using cytology, immunohistochemical, and molecular methods. Diagn Cytopathol, 2017, 45(6): 526-532.

[143] DANIELS GH. Follicular thyroid carcinoma: a perspective. Thyroid, 2018, 28(10): 1229-1242.

[144] PATEL KN, ANGELL TE, BABIARZ J, et al. Performance of a genomic sequencing classifier for the preoperative diagnosis of cytologically indeterminate thyroid nodules. JAMA Surg, 2018, 153(9): 817-824.

[145] SANTHANAM P, KHTHIR R, GRESS T, et al. Gene expression classifier for the diagnosis of indeterminate thyroid nodules: a meta-analysis. Med Oncol, 2016, 33(2): 14.

[146] NIKIFOROVA MN. Analytical performance of the ThyroSeq v3 genomic classifier for cancer diagnosis in thyroid nodules. Cancer, 2018, 124(8): 1682-1690.

[147] KRANE JF. The atypia of undetermined significance/follicular lesion of undetermined significance: malignant ratio: a proposed performance measure for reporting in The Bethesda System for thyroid cytopathology. Cancer Cytopathology, 2012, 120(2): 111-116.

[148] FERRIS RL. American thyroid association statement on surgical application of molecular profiling for thyroid nodules: current impact on perioperative decision making. Thyroid, 2015, 25(7): 760-768.

[149] NIKIFOROV YE. Nomenclature revision for encapsulated follicular variant of papillary thyroid carcinoma: a paradigm shift to reduce overtreatment of indolent tumors. JAMA Oncol, 2016, 2(8): 1023-1029.

[150] MALETTA F, MASSA F, TORREGROSSA L, et al. Cytological features of "noninvasive follicular thyroid neoplasm with papillary-like nuclear features" and their correlation with tumor histology. Hum Pathol, 2016(54): 134-142.

[151] HOWITT BE. Fine-needle aspiration diagnoses of noninvasive follicular variant of papillary thyroid carcinoma. Am J Clin Pathol, 2015, 144(6): 850-857.

[152] VUONG HG. A meta-analysis of prognostic roles of molecular markers in papillary thyroid carcinoma. Endocr Connect, 2017, 6(3): R8-R17.

[153] STRICKLAND KC, HOWITT BE, MARQUSEE E, et al. The impact of noninvasive follicular variant of papillary thyroid carcinoma on rates of malignancy for fine-needle aspiration diagnostic categories. Thyroid, 2015, 25(9): 987-992.

[154] FAQUIN WC, WONG LQ, AFROGHEH AH, et al. Impact of reclassifying noninvasive follicular variant of papillary thyroid carcinoma on the risk of malignancy in the Bethesda system for reporting thyroid cytopathology. Cancer Cytopathol, 2016, 124(3): 181-187.

[155] RATHOD JK, RATHOD SJ, KADAM V. Papillary carcinoma of thyroid in a thyroglossal cyst. J Oral Maxillofac Pathol, 2018, 22(Suppl 1): S98-S101.

[156] GAMBLIN TC, JENNINGS GR, CHRISTIE DB, et al. Ectopic thyroid. Ann Thorac Surg, 2003, 75(6): 1952-1953.

[157] IBRAHIM NA, FADEYIBI IO. Ectopic thyroid: etiology, pathology and management. Hormones (Athens), 2011, 10(4): 261-269.

[158] SEVINÇ AI, UNEK T, CANDA AE, et al. Papillary carcinoma arising in subhyoid ectopic thyroid gland with no orthotopic thyroid tissue. Am J Surg, 2010, 200(1): e17-e18.

[159] MICHAL MP. MUKENSNABL, DV KAZAKOV, et al. Branchial-like cysts of the thyroid associated with solid cell nests. Pathology International, 2010, 56(3): 150-153.

[160] KAZDAGHLI LAGHA E, M SAKNI I, BOUGRINE F, et al. Amyloid goiter: first manifestation of systemic amyloidosis. Eur Ann Otorhinolaryngol Head Neck Dis, 2010, 127(3): 108-110.

[161] CATUREGLI P, DE REMIGIS A, ROSE NR. Hashimoto thyroiditis: clinical and diagnostic criteria. Autoimmun Rev, 2014, 13(4-5): 391-397.

[162] DESHPANDE V. IgG4 related disease of the head and neck. Head Neck Pathol, 2015, 9(1): 24-31.

[163] ZALA A, BERHANE T, JUHLIN CC, et al. Riedel thyroiditis. J Clin Endocrinol Metab, 2020, 105(9): E3469-E3481.

[164] SIMARD EP, WARD EM, SIEGEL R, et al. Cancers with increasing incidence trends in the United States: 1999 through 2008. CA Cancer J Clin, 2012, 62(2): 118-128.

[165] MORENO-EGEA A, RODRIGUEZ-GONZALEZ JM, SOLA-PEREZ J, et al. Multivariate analysis of histopathological features as prognostic factors in patients with papillary thyroid carcinoma. Br J Surg, 1995, 82(8): 1092-1094.

[166] UEKI I, ANDO T, HARAGUCHI A, et al. A case of mixed medullary and follicular cell carcinoma of the thyroid. Intern Med, 2011, 50(12): 1313-1316.

[167] SMALLRIDGE RC, AIN KB, ASA SL, et al. American thyroid association guidelines for management of patients with anaplastic thyroid cancer. Thyroid, 2012, 22(11): 1104-1139.

[168] YOO SK, SONG YS, LEE EK, et al. Integrative analysis of genomic and transcriptomic characteristics associated with progression of aggressive thyroid cancer. Nat Commun, 2019, 10(1): 2764.

[169] CANBERK S, GUNES P, ONENERK M, et al. New concept of the encapsulated follicular variant of papillary thyroid carcinoma and its impact on the Bethesda system for reporting thyroid cytopathology: a single-institute experience. Acta Cytol, 2016, 60(3): 198-204.

[170] NISHINO M. Molecular cytopathology for thyroid nodules: A review of methodology and test performance. Cancer Cytopathol, 2016, 124(1): 14-27.

[171] HAUGEN BR, SAWKA AM, ALEXANDER EK, et al. American Thyroid association guidelines on the management of thyroid nodules and differentiated thyroid cancer task force review and recommendation on the proposed renaming of encapsulated follicular variant papillary thyroid carcinoma without invasion to noninvasive follicular thyroid neoplasm with papillary-like nuclear features. Thyroid, 2017, 27(4): 481-483.

[172] GIORDANO TJ. Follicular cell thyroid neoplasia: insights from genomics and The Cancer Genome Atlas research network. Curr Opin Oncol, 2016, 28(1): 1-4.

[173] DE GROOT JW, LINKS TP, PLUKKER JT, et al. RET as a diagnostic and therapeutic target in sporadic and hereditary endocrine tumors. Endocr Rev, 2006, 27(5): 535-560.

[174] NIKIFOROVA MN, LYNCH RA, BIDDINGER PW, et al. RAS point mutations and PAX8-PPAR gamma rearrangement in thyroid tumors: evidence for distinct molecular pathways in thyroid follicular carcinomA. J Clin Endocrinol Metab, 2003, 88(5): 2318-2326.

[175] FERRARI SM, FALLAHI P, RUFFILLI I, et al. Molecular testing in the diagnosis of differentiated thyroid carcinomas. Gland Surg, 2018, 7(Suppl 1): S19-S29.

[176] YIP L, WHARRY LI, ARMSTRONG MJ, et al. A clinical algorithm for fine-needle aspiration molecular testing effectively guides the appropriate extent of initial thyroidectomy. Ann Surg, 2014, 260(1): 163-168.

[177] CELANO M, ROSIGNOLO F, MAGGISANO V, et al. Micrornas as biomarkers in thyroid carcinoma. Int J Genomics, 2017, 2017: 6496570.

[178] WEI WJ, SHEN CT, SONG HJ, et al. MicroRNAs as a potential tool in the differential diagnosis of thyroid cancer: a systematic review and meta-analysis. Clin Endocrinol (Oxf), 2016, 84(1): 127-133.

[179] MAZEH H, DEUTCH T, KARAS A, et al. Next-generation sequencing identifies a highly accurate miRNA panel that distinguishes well-differentiated thyroid cancer from benign thyroid nodules. Cancer Epidemiol Biomarkers Prev, 2018, 27(8): 858-863.

[180] LABOURIER E, SHIFRIN A, BUSSENIERS AE, et al. Molecular testing for miRNA, mRNA, and DNA on fine-needle aspiration improves the preoperative diagnosis of thyroid nodules with indeterminate cytology. J Clin Endocrinol Metab, 2015, 100(7): 2743-2750.

[181] STEWARD DL, CARTY SE, SIPPEL RS, et al. Performance of a multigene genomic classifier in thyroid nodules with indeterminate cytology: a prospective blinded multicenter study. JAMA Oncol, 2019, 5(2): 204-212.

[182] MILLER AB, HOOGSTRATEN B, STAQUET M, et al. Reporting results of cancer treatment. Cancer, 1981, 47(1): 207-214.

[183] THERASSE P, ARBUCK SG, EISENHAUER EA, et al. New guidelines to evaluate the response to treatment in solid tumors. European organization for research and treatment of cancer, national cancer institute of the United States, national cancer institute of Canada. J Natl Cancer Inst, 2000, 92(3): 205-216.

[184] EISENHAUER EA, THERASSE P, BOGAERTS J, et al. New response evaluation criteria in solid tumours: revised RECIST guideline (version 1.1). Eur J Cancer, 2009, 45(2): 228-247.

[185] LENCIONI R, LLOVET JM. Modified RECIST (mRECIST) assessment for hepatocellular carcinoma. Semin Liver Dis, 2010, 30(1): 52-60.

[186] BRUIX J, SHERMAN M. Practice Guidelines Committee, American Association for the Study of Liver Diseases. Management of hepatocellular carcinoma. Hepatology, 2005, 42, 1208-1236.